Nutrição Esportiva

Nutrição Esportiva

UMA VISÃO PRÁTICA

3ª EDIÇÃO REVISTA E AMPLIADA

Marcia Daskal Hirschbruch

ORGANIZADORA

Manole

Editor gestor: Walter Luiz Coutinho
Editora: Ana Maria Silva Hosaka
Produção editorial: Marília Courbassier Paris, Rodrigo de Oliveira Silva
Projeto gráfico: Departamento Editorial da Editora Manole
Diagramação: Andressa Lira Santos
Ilustrações: Ricardo Corrêa e André Escarmanhani Stefanini
Capa: Alexandre Akermann

Dados Internacionais de Catalogação na Publicação (CIP)
(Câmara Brasileira do Livro, SP, Brasil)

Nutrição esportiva: uma visão prática/[Marcia Daskal Hirschbruch, organização]. -- 3. ed. rev. e ampl. -- Barueri, SP: Manole, 2014.

Bibliografia
ISBN 978-85-204-3675-2

1. Esportes - Aspectos nutricionais 2. Nutrição 3. Suplementos dietéticos I. Hirschbruch, Marcia Daskal.

14-00072 CDD-796.01

Índices para catálogo sistemático:
1. Esportes : Suplementação nutricional 796.01
2. Nutrição esportiva : Suplementação nutricional 796.01

1ª edição – 2002
2ª edição – 2008
3ª edição – 2014; 1ª reimpressão – 2016

Editora Manole Ltda.
Av. Ceci, 672 – Tamboré
06460-120 – Barueri – SP – Brasil
Tel.: (11) 4196-6000 – Fax: (11) 4196-6021
www.manole.com.br
info@manole.com.br

Impresso no Brasil
Printed in Brazil

Ao Alexandre, pela capa do livro. Nutrição que se converte em resultado – o ideal de qualquer nutricionista.

Aos óleos essenciais e minhas companheiras de aromaterapia: Andrea, Renata, Vanderli, Ana, Flávia – o livro ocupou muito assunto de nossas aulas.

Ao Pedro e ao Rodrigo, pela paciência de aguentar a mamãe sempre pendurada no computador.

Special thanks to coach Erika Jackson from Wellcoaches, for "Dr Seussing" my job.

Organizadora

Marcia Daskal Hirschbruch

Nutricionista pela Faculdade de Saúde Pública da Universidade de São Paulo (FSP-USP). Mestre em Ciências pela Escola Paulista de Medicina da Universidade Federal de São Paulo (EPM-Unifesp) e especialista em Nutrição e Dietética (nutrição do adolescente) pela Associação Brasileira de Nutrição (Asbran). Teve forte atuação em consultório e academias, com foco em *fitness*, esporte, adolescência e qualidade de vida, coordenando uma equipe de nutricionistas em academias de São Paulo por 10 anos e sendo responsável pela implementação e coordenação do ambulatório de nutrição esportiva no Centro de Atendimento e Apoio ao Adolescente (CAAA) da Unifesp e do departamento de Nutrição nas academias Fórmula e Bio Ritmo. Recebeu o Prêmio Maria Lúcia Cavalcanti 2000 e 2003 na categoria Nutrição Esportiva e o Prêmio Top Enaf: destaque Profissional 2004. Recentemente, fez formação em *coaching* de Saúde e Bem-Estar pela Wellcoaches School of Coaching (chancelada pela American College of Sports Medicine, 2013). Atualmente trabalha em projetos de inovação para profissionais da saúde, saúde corporativa e atua em consultório com enfoque em mudança de comportamento, experiências nutricionais e nutrição comportamental, visando bem-estar, qualidade da dieta e empoderamento em saúde. Proprietária da Recomendo Assessoria em Nutrição e Qualidade de Vida.

Autores convidados

Alessandra Paula de Oliveira Nunes

Nutricionista e especialista em Nutrição Clínica pela Sociedade Brasileira de Nutrição. Mestre em Fisiologia Cardiovascular pela Escola Paulista de Medicina (Unifesp). Nutricionista da Seleção Brasileira de Boxe – Ciclo Olímpico 2004 a 2008 –, da Equipe de Boxe do Palmeiras e da Confederação Brasileira de Muay thai (Rio de Janeiro).

Alex Silva Ribeiro

Graduado em Educação Física pela Universidade Estadual de Londrina (UEL). Especialização em Fisiologia do Exercício pela Universidade Norte do Paraná (Unopar). Mestre e doutor em Educação Física pela UEL.

Anna Christina M. M. de Castilho

Nutricionista do Instituto de Metabolismo e Nutrição (IMeN). Consultora em *Personal Diet* e treinamento de cozinheiras. Especialista em Nutrição clínica pelo Centro Universitário São Camilo e em Fisiologia do exercício pela Universidade Federal de São Paulo (EPM-Unifesp).

Carla Cruz

Pós-graduada em Bases Nutricionais da Atividade Física (Universidade Gama Filho). Nutricionista da Confederação Brasileira de Tiro Esportivo. Atende em consultório, academias e domicílio. Trabalha com projetos de Qualidade de Vida em empresas.

Carlos Bandeira de Mello Monteiro

Fisioterapeuta, doutor em Fisioterapia, professor da Escola de Artes, Ciências e Humanidades da Universidade de São Paulo.

Carlos Estevão de Nadai

Nutricionista pelo Centro Universitário São Camilo. Pós-graduado em Nutrição e Suplementação Esportiva e em Periodização do Treinamento Esportivo pela Universidade Gama Filho. MBA executivo da Indústria Farmacêutica pela Fundação Getulio Vargas.

Carolina Maria Zulatto Carnevalli

Nutricionista formada pela Universidade de São Paulo (USP). Pós-graduada em Nutrição Clínica Funcional pela VP Consultoria Nutricional/Divisão Ensino e Pesquisa. Pós-graduada em Fisiologia do Exercício pela Universidade Federal de São Paulo (Unifesp). Atua em consultório particular desde 2006 e atuou por 5 anos na D'elia Sports Consulting junto ao preparador físico José Rubens D'elia. Admiradora de esportes, é praticante de *taekwondo*, musculação, *yoga* e corrida.

Catia Cristina Lorenzi Guerbali

Nutricionista com especialização em Tratamento Multidisciplinar da Obesidade e seus Aspectos Psicobiológicos (Unifesp). Especialista em Didática e Metodologia do Ensino Médio e Superior (Fefisa). *Coach* em Saúde e Bem-Estar pela Wellcoaches School of Coaching. Nutricionista do Programa Bem-Estar do Hospital Oswaldo Cruz.

Charles Ricardo Lopes

Mestre e doutor em Biodinâmica do Movimento Humano pela Universidade Estadual de Campinas (Unicamp). Atualmente é professor e pesquisador do mestrado e doutorado em Ciências do Movimento Humano da Universidade Metodista de Piracicaba (Unimep) e professor da Faculdade de Educação Física da Universidade Adventista de São Paulo de Hortolândia. Possui atuação em várias modalidades esportivas, nos últimos 20 anos, como preparador físico: tênis, basquete, voleibol e atletismo.

Cibele Crispim

Nutricionista pelo Centro Universitário São Camilo. Mestre e doutora em Nutrição pela Universidade Federal de São Paulo (Unifesp). Professora adjunta do curso de Nutrição da Faculdade de Medicina da Universidade Federal de Uberlândia. Especialista em Fisiologia do Exercício pela Unifesp e em Nutrição Esportiva pela Associação Brasileira de Nutrição (Asbran).

Cinthia Alves

Psicóloga com especialização em Psicologia Hospitalar e da Saúde pela Unisa. Especialização em Terapia Cognitiva pelo Centro de Terapia Cognitiva Veda, *personal* e *professional coach* pela Sociedade Brasileira de Coaching – SBC e *coach* em Saúde e Bem-Estar pela Wellcoaches School of Coaching Wellness and Health Coach do Hospital Oswaldo Cruz.

Cristiano Rigatto

Nutricionista pela Universidade de São Paulo, com pós-gradução em Desenvolvimento de Produtos e Processos pelo Instituto Mauá de Tecnologia. Atua como gerente de Pesquisa & Desenvolvimento na indústria de alimentos.

Erick Prado de Oliveira

Professor do curso de nutrição da Universidade Federal de Uberlândia (UFU). Nutricionista do Centro de Metabolismo em Exercício e Nutrição (CeMENutri) do Departamento de Saúde Pública da Faculdade de Medicina da Universidade Estadual Paulista (FMB-Unesp). Doutorando e mestre em Patologia pela Universidade Estadual Paulista (Unesp).

Erika Reinehr Ribeiro

Sócia-proprietária da Clínica Salute. Nutricionista pela UnB. Pós-graduada em Nutrição para Alto Rendimento e Fitness pela UniFOA. Possui curso de modulação Hormonal com o Dr Minuzzi. Sócia-fundadora da Associação Brasileira de Nutrição Esportiva (ABNE). Atleta capitã da Seleção Brasileira de Cricket (atual vice campeã sul-americana). Campeã brasileira de slalom (em 2005). Oito vezes campeã Brasileira de caiaque polo (1997 a 2004) e vice-campeã Pan-americana (2009). Capitã da Seleção Brasileira de caiaque polo durante esse período.

Fábio Lera Orsatti

Professor do Departamento de Ciências do Esporte da Universidade Federal do Triângulo Mineiro (UFTM). Mestre e doutor pela Faculdade de Medicina de Botucatu da Universidade Estadual Paulista (FMB-Unesp). Coordenador do Laboratório de Pesquisa em Biologia do Exercício (BioEx) – UFTM.

Fernanda Elpes

Psicóloga clínica formada pela Universidade Federal de Juiz de Fora/MG, especialista em Terapia Cognitiva e em Neuropsicologia e Reabilitação Cognitiva. Docente do Centro de Terapia Cognitiva CTC – Veda. Wellness and Health Coach.

Fernanda Lorenzi Lazarim

Formada em Educação Física (licenciatura e bacharelado) pela Universidade Estadual Paulista (Unicamp). Doutora em Biologia Funcional e Molecular na área de Bioquímica do Exercício (Unicamp). Pesquisador colaborador do Departamento de Bioquímica da Unicamp investigando os seguintes temas: proteoma do exercício, processo adaptativo e *overtraining* e suplementação. Professora do Departamento de Bioquímica do Instituto de Biologia da Unicamp. Professora convidada de diversos cursos de graduação e pós-graduação nas áreas de nutrição e educação física. Atualmente é diretora do Grupo Minian: Educação e Qualidade de Vida. Desenvolve projetos de nutrição e atividade física para empresas, além de cursos nessas áreas.

Glaucia Figueiredo Braggion

Nutricionista do Esporte da Prime Fitness Treinamento Individualizado, mestre em Saúde Pública pela Universidade de São Paulo, doutora em Educação Física pela USJT, pesquisadora em Ciências do Esporte pelo Celafiscs, docente dos cursos de graduação em Nutrição e Educação Física da Universidade São Judas Tadeu e Universidade Municipal de São Caetano do Sul.

Graziela Perlow Friedler

Nutricionista pela Universidade de São Paulo (USP), pós-graduada em Nutrição Clínica Hospitalar no Hospital do Servidor Público Estadual e no Laboratório de Metabolismos da USP. Pós-graduada em Fisiologia do Exercício pela USP. Colunista da revista Running Br, trabalha com nutrição esportiva desde 2001, atuando em conjunto com diversas assessorias esportivas, assim como atendendo atletas medalhistas de prata e ouro dos últimos Jogos Pan-Americanos.

Guilherme Leme de Souza

Médico pela Faculdade de Ciências Médicas da Santa Casa de São Paulo. Residência médica em Cirurgia Geral e em Urologia no Hospital das Clínicas da Faculdade de Medicina da Universidade de São Paulo (HCF-MUSP). Especialização em Reprodução Humana pela Universidade Federal de São Paulo – Escola Paulista de Medicina (Unifesp – EPM). Médico urologista da Polícia Militar do Estado de São Paulo. Membro titular da Sociedade Brasileira de Urologia (TiSBU).

Gustavo D. Magliocca

Médico pela Faculdade de Medicina da Universidade de São Paulo. Especialista em Medicina do Exercício e do Esporte pelo Hospital das Clínicas. Membro titular da Sociedade Brasileira de Medicina do Exercício e do Esporte. Médico da Confederação Brasileira de Desportes Aquáticos, com presença nos Jogos Olímpicos de Londres 2012. Ex-coordenador médico do Botafogo de Futebol e Regatas e ex-médico do Alto Rendimento do Esporte Clube Pinheiros.

Heloisa Vidigal Guarita Padilha

Nutricionista, especialista em Fisiologia do Exercício pela Escola Paulista de Medicina da Universidade Federal de São Paulo (EPM-Unifesp). Sócia-diretora da RGNutri Consultoria Nutricional, mestre em Psicobiologia pela Unifesp e presidente da Sociedade Brasileira de Nutrição Esportiva.

Ioná Zalcman

Nutricionista, mestre pelo Programa de Pós-Graduação em Nutrição da Universidade Federal de São Paulo (Unifesp), doutora pelo Departamento de Psicobiologia da Unifesp, pós-doutoranda pelo Departamento de Psicobiologia da Unifesp. Membro do Centro de Estudos em Psicobiologia e Exercício (Cepe). Coordenadora do Ambulatório de Nutrição Esportiva do Centro de Atendimento e Apoio ao Adolescente em 2004 e 2005.

Isabela Guerra

Mestre e doutora pela Universidade de São Paulo – Curso Interunidades de Nutrição Humana Aplicada. Coautora do livro Ciência do Futebol.

Isabella Alencar

Pós-graduada em Nutrição Clínica Funcional pela VP/Divisão de Ensino e Pesquisa. Graduação em Nutrição pela Universidade de Mogi das Cruzes. Atua com atendimento particular personalizado e oficinas culinárias.

Ivan de Marco

Bacharel em Esporte pela Escola de Educação Física e Esporte da Universidade de São Paulo (EEFE-USP) e especialista em Fisiologia do Exercício pela Universidade Federal de São Paulo (Unifesp). *Personal trainer* e *life coach* com mais de 15 anos de experiência. Palestrante corporativo e professor convidado em cursos de graduação e pós-graduação em Educação Física e em diversos cursos de capacitação e programas de treinamento de profissionais de *fitness* e *wellness*. *Service thinker* da Escola de Inovação em Serviços.

Jorge Hallak

Chefe do setor de Andrologia da Divisão de Clínica Urológica e coordenador da unidade de Toxicologia Reprodutiva do Departamento de Patologia da Faculdade de Medicina da Universidade de São Paulo. Diretor androscience da Clínica e Laboratório de Alta Complexidade em Andrologia, Criopreservação de Sêmen e Reprodução Masculina.

Juliana Escobar Magrini

Graduada em Nutrição pela Pontifícia Universidade Católica de Campinas (Puccamp). Mestre em Ciências Farmacêuticas pela Universidade São Francisco (USF). Especialista em Fisiologia do Exercício pela Escola Paulista de Medicina da Universidade Federal de São Paulo (EPM-Unifesp). Especialista em Nutrição Materno-Infantil pela EPM-Unifesp. Especialista em Teorias e Métodos de Pesquisa em Educação Física, Esporte e Lazer da Universidade Estadual de Campinas. Docente dos cursos de Nutrição e Educação Física da Fundação Municipal de Ensino Superior de Bragança Paulista.

Julio Tirapegui

Farmacêutico-bioquímico, doutor em Ciências, professor associado da Universidade de São Paulo – Faculdade de Ciências Farmacêuticas.

Laurita Marconi Schiavon

Docente do Departamento de Educação Física na Unesp/Rio Claro na área de ginástica. Licenciada em Educação Física pela Universidade Estadual de Campinas (Unicamp), mestre em Educação Física/Estudos da Ginástica (2003) pela Unicamp e doutora em Educação Física/Pedagogia do Esporte (2009) pela mesma instituição. Coordenadora do Grupo de Estudos e Pesquisas Pedagógicas em Ginástica da Unesp/Rio Claro e membro do Grupo de Pesquisa em Ginástica da FEF-Unicamp. Pesquisadora na área de Pedagogia do Esporte, atuando principalmente nos seguintes temas: ginástica, ginástica artística, ginástica rítmica e ginástica geral.

Lenice Zarth Carvalho

Nutricionista funcional, pós-graduada em Ciências do Esporte e mestre em Ciências do Movimento Humano.

Leslie Andrews Portes

Graduado em Educação Física pela Universidade Metodista de Piracicaba. Especialista em Fisiologia do Exercício pela Universidade Federal de São Paulo (Unifesp). Mestre em Ciências da Saúde (Fisiologia) e doutorando em Ciências da Saúde (Cardiologia) pela Unifesp. Professor e coordenador do Laboratório de Fisiologia do Exercício do Centro Universitário Adventista de São Paulo (Unasp). Docente dos cursos de graduação na área da saúde e do Mestrado Profissional em Promoção da Saúde e Estilo de Vida do Unasp.

Luciana Rossi

Nutricionista pela Faculdade de Saúde Pública da Universidade de São Paulo (FSP-USP). Mestre em Ciências dos Alimentos pela Faculdade de Ciências Farmacêuticas (FCF) da USP. Especialista em Nutrição em Esporte pela Associação Brasileira de Nutrição (Asbran). Coordenadora da Pós-Graduação em Nutrição Esportiva e Estética com ênfase em *wellness* do Centro Universitário São Camilo.

Luis Fernando Bicudo Pereira Costa Rosa (*in memoriam*)

Graduação em Biologia pela Universidade de São Paulo (USP). Mestrado em Patologia Experimental e Comparada e doutorado em Fisiologia pela USP. Pós-doutorado pela Universidade Oxford, Inglaterra (Departamento de Bioquímica) e pela Universidade de Potsdam, Alemanha (Departamento de Bioquímica da Nutrição).

Marcela Telles Ferreira

Nutricionista pela Universidade Federal Fluminense (UFF). Especialista em Fisiologia do Exercício pela Escola Paulista de Medicina (Unifesp), especialista em bases nutricionais para praticantes de atividade física pela Faculdades Metropolitanas Unidas (UniFMU) e especialista em Geriatria e Gerontologia pela Unifesp. Mestrado na área de atividade física em idosos pela Unifesp no Departamento de Medicina Interna e Terapêutica. Atua nas áreas de nutrição, atividade física e envelhecimento.

Marcelo de Mesquita Spinola

Médico pela Faculdade de Ciências Médicas da Pontifícia Universidade Católica de Campinas. Especialista em Medicina do Exercício e do Esporte pela Universidade Federal de São Paulo. Médico do esporte da Universidade Metodista de São Paulo desde 1996, da Confederação Brasileira de Handebol de 1996 a 2004, com participação nos Jogos Olímpicos de Atlanta (1996) e Atenas (2004), e do Sesi/SP desde 2013.

Marcelo Macedo Rogero

Nutricionista pela Faculdade de Saúde Pública da Universidade de São Paulo (FSP-USP). Especialista em Nutrição em Esporte pela Associação Brasileira de Nutrição (Asbran). Mestre em Ciência dos Alimentos pela Faculdade de Ciências Farmacêuticas da USP (FCF-USP). Doutor e pós-doutor em Ciência dos Alimentos pela FCF-USP. Professor doutor do Departamento de Nutrição da FSP-USP.

Marco Antonio Coelho Bortoleto

Graduado em Educação Física pela Universidade Metodista de Piracicaba, mestre em Educação Física pela Universidade Estadual de Campinas (Unicamp) e doutor pelo Instituto Nacional de Educação Física da Catalunha da Universidade de Lleida, Espanha. Pós-doutor no Laboratório do Centro de Estudos das Actividades Desportivas (Cead) da Faculdade de Motricidade Humana (FMH) da Universidade Técnica de Lisboa (UTL/Portugal). Professor visitante/convidado na Universidad de A Coruña (Espanha). Atualmente é professor e chefe do Departamento de Educação Física e Humanidades (DEFH) da Faculdade de Educação Física da Unicamp. Pesquisa na área de educação física, com ênfase na ginástica e no circo.

Maria Carliana Mota

Nutricionista pela Universidade Federal de Alfenas. Mestre e doutoranda em Ciências da Saúde pela Faculdade de Medicina da Universidade Federal de Uberlândia.

Maria Luisa Bellotto

Nutricionista pela Universidade Metodista de Piracicaba (Unimep), especialista em Nutrição do Esporte pelo Instituto Nacional de Educação Física da Universidade de Barcelona (INEFC-UB). Possui o Diploma de Estudos Avançados (DEA-Master) e doutorado pela Universidade de Lérida, Espanha. Atua como docente da Faculdade Metrocamp em Campinas e como Pesquisadora Colaboradora do Laboratório de Fisiologia (Fisex) vinculado à faculdade de Educação Física da Universidade Estadual de Campinas. Pesquisa na área de ginástica, obesidade e envelhecimento.

Mariana Lindenberg Alvarenga

Mestre em Ciência dos Alimentos e Nutrição Experimental pela Faculdade de Ciências Farmacêuticas da Universidade de São Paulo, especialista em Nutrição Clínica pela Universidade Gama Filho (UGF) e em Bases Nutricionais para Atividade Física na FMU. Sócia-diretora da Globalnutri Assessoria e Consultoria em Nutrição. Docente do curso de Pós-Graduação em Nutrição Clínica da UGF e do curso de graduação em Nutrição da FMU, sendo responsável pela disciplina de Nutrição na Atividade Física e atendimentos no Clube Hebraica.

Marina Bonilha de Toledo Leite

Nutricionista pelo Centro Universitário São Camilo. Especialista em Fisiologia do Exercício pela Universidade Federal de São Paulo (Unifesp). Atua em consultório particular com ênfase no atendimento de atletas amadores e de alto rendimento. Praticante de corrida (incluindo maratonas), natação e remo.

Marle Alvarenga

Nutricionista, mestre, doutora e pós-doutora em Nutrição pela Faculdade de Saúde Pública da Universidade de São Paulo (FSP-USP). Coordenadora do Grupo Especializado em Nutrição e Transtornos Alimentares (Genta). Supervisora da equipe de Nutrição do Programa de Transtornos Alimentares (Ambulim) do Instituto de Psiquiatria do Hospital das Clínicas da Faculdade de Medicina da USP.

Michele Caroline de Costa Trindade

Nutricionista pelo Centro Universitário Filadélfia (Unifil). Especialista em Treinamento Desportivo pela Universidade Estadual de Londrina (UEL). Mestre e doutora em Ciência dos Alimentos pela Faculdade de Ciências Farmacêuticas da Universidade de São Paulo (FCF/USP). Pós-doutorado pela UEL. Pesquisadora do Grupo de Estudo e Pesquisa em Metabolismo, Nutrição e Exercício (Gepemene).

Mirtes Stancanelli

Nutricionista pela Faculdade São Camilo. Mestre em Biologia Funcional e Molecular na área de Bioquímica do Exercício pela Universidade Estadual de Campinas. Coordenadora do Departamento de Nutrição da Associação Atlética Ponte Preta, ADC Bradesco Esporte e Educação, Vôlei Amil de Campinas, Osasco Futebol Clube, Grêmio Osasco e Seleção Brasileira de Basquete. Coordenadora dos navios temáticos Fitness e Bem-Estar da Costa Cruzeiros. Professora convidada em vários cursos de graduação e pós-graduação. Atende em consultório na cidade de Campinas e São Paulo há 16 anos. Vice-diretora do Grupo Minian: Educação e Qualidade de Vida.

Nailza Maestá

Nutricionista do Centro de Metabolismo em Exercício e Nutrição (CeMENutri) do Departamento de Saúde Pública da Faculdade de Medicina da Universidade Estadual Paulista (FM-Unesp). Doutora pelo Departamento de Ginecologia e Obstetrícia da FM-Unesp. Mestre em Metabolismo e Nutrição pelo Departamento de Clínica Médica da FM-Unesp. Professora das Faculdades Integradas de Botucatu. Professora da Universidade Metodista de Piracicaba.

Narayana Reinehr Ribeiro

Nutricionista e atleta (vice-capitã) da Seleção Brasileira Feminina de Cricket. Nutricionista pela Universidade de Brasília. Nutricionista da Clínica Salute – Nutrição e Saúde. Especialista em Nutrição e Alto Rendimento pela UniFOA. Professora da disciplina de Nutrição no Esporte do curso de pós-graduação *lato sensu* em Nutrição Esportiva da UniEuro. Sócia-fundadora da Associação Brasileira de Nutrição Esportiva. Nutricionista Esportiva de atletas de alto rendimento.

Natália Cristina Oliveira

Graduada em Educação Física pela Universidade de São Paulo (USP). Especialista em Fisiologia do Exercício pela Faculdade de Medicina da USP (FMUSP). Mestre em Ciências Médicas (Reumatologia) e doutora pela FMUSP. Docente da graduação em Educação Física e do Mestrado Profissional em Promoção da Saúde e Estilo de Vida do Centro Universitário Adventista de São Paulo.

Natalia Soares dos Santos

Graduada em Educação Física pela Universidade Federal do Rio Grande do Sul (UFRGS). Especialista em Treinamento Físico Personalizado pela UFRGS. Mestranda em Ciências do Movimento Humano pela UFRGS. Membro do Grupo de Pesquisa em Atividades Aquáticas e Terrestres (GPAT/UFRGS).

Patricia de Campos Pieri

Bióloga pelo Instituto de Biociências da Universidade de São Paulo (USP). Mestre em Biologia/Genética pelo Instituto de Biociências da USP e Aconselhamento Genético em Medicina Fetal. Doutora em Biotecnologia pelo Instituto de Biociências da USP e Desenvolvimento de Testes Genéticos para Identificação de Doenças Humanas (Microdeleções do Cromossomo Y). Pesquisadora do Hospital das Clínicas em Biologia Molecular em Plataformas de *High Throughput* para identificação de doenças humanas. Coordenadora científica na Clínica Dr. Jorge Hallak em Análise de Perfis Metabólicos .

Patrícia Lopes de Campos-Ferraz

Pós-Doutoranda da Escola de Educação Física e Esporte da Universidade de São Paulo (EEFE-USP). Doutora em Biologia Funcional e Molecular na área de bioquímica pela Universidade Estadual de Campinas. Mestre em Ciência dos Alimentos pela Faculdade de Ciências Farmacêuticas da USP. Nutricionista pela Faculdade de Saúde Pública da USP. Maratonista.

Regina Célia da Silva

Nutricionista, mestre em Nutrição Humana Aplicada, responsável pela equipe desportiva da Associação Desportiva para Deficientes de São Paulo-SP.

Roberta Lobato

Psicóloga clínica. Especialista em Terapia Cognitiva, em Psiclogia do Esporte e em Psicologia Hospitalar. MBA em Gestão de Pessoas pela FGV. *Wellness and Health Coach*. Psicóloga da Seleção Brasileira de Caratê – Pan-americano 2007.

Roberto Carlos Burini

Professor titular do Departamento de Saúde Pública da Faculdade de Medicina da Universidade Estadual Paulista (FM-Unesp). Doutor em Bioquímica Nutricional, livre-docente em Bioquímica Clínica. Professor titular em Patologia Clínica. Pós-doutor em Metabolismo Proteico no MIT (Massachusetts, EUA). Pesquisador visitante da Harvard Medical School (Massachusetts, EUA). Coordenador do Centro de Metabolismo em Exercício e Nutrição (CeMENutri). Bolsista de Produtividade CNPq nível I, membro da Academia de Ciências do Estado de São Paulo, Fellow do American College of Sports Medicine.

Roberto Fernandes da Costa

Mestre em Educação Física pela Universidade de São Paulo. Doutor em Ciências Aplicadas à Pediatria pela Universidade Federal de São Paulo. Pós-doutorando em Ciências do Movimento Humano pela Universidade Federal do Rio Grande do Sul (UFRGS). Membro do Grupo de Pesquisa em Atividades Aquáticas e Terrestres (GPAT/UFRGS).

Rodrigo Bornhausen Demarch

Médico especialista em Geriatria pelo Serviço de Geriatria do Hospital das Clínicas da Faculdade de Medicina da Universidade de São Paulo (HC-FMUSP). Especialista em Fisiologia do Treinamento Resistido na Saúde, na Doença e no Envelhecimento pela FMUSP. *Coach* em Saúde e Bem-Estar pela Wellcoaches School of Coaching. Gerente de Qualidade de Vida e Saúde do Hospital Oswaldo Cruz.

Rodrigo Gambaro Chaves

Mestre em Ciências da Saúde e pós-graduado em Fisiologia do Exercício pela Universidade Federal de São Paulo. Membro da Sociedade Americana de Treinamento de força. Professor de graduação e de pós-graduação da UniFMU, da Universidade Gama Filho, da Fefisa e da Estácio de Sá.

Rogério Eduardo Tavares Frade

Nutricionista pelo Centro Universitário São Camilo e graduado em Educação Física pelo Centro Universitário FMU. Pós-graduado em Bases Metodológicas do Treinamento em Voleibol da Iniciação ao Alto nível (FMU) e em Nutrição Esportiva pela Universidade Gama Filho (UGF). Especialista em Fitomedicina pela Sociedade Latino-americana de Fitomedicina, membro da Sociedade Brasileira de Personal Trainer. Docente dos cursos de extensão universitária e pós-graduação da FMU e UGF. Mestrando pelo Departamento de Gastroenterologia da Universidade Federal de São Paulo (Unifesp). Atua como Personal Trainer desde 2000. Nutricionista da equipe Adulta de Voleibol Feminino de São Caetano do Sul.

Sandra Maria Lima Ribeiro

Nutricionista pela Universidade de São Paulo (USP), graduada em Ciências Biológicas pela Universidade Santa Cecília, mestre em Ciências dos Alimentos e doutora em Nutrição Humana Aplicada pela USP, livre-docência pela Escola de Artes, Ciências e Humanidades da USP (Each-USP). Realizou estágio de pós-doutorado no Human Nutrition Research Center on Aging-Boston-MA-TUFTS University. Atualmente é professora associada da Each-USP, e orientadora no programa de pós-graduação em Nutrição Humana Aplicada (Pronut) da USP.

Silvio de Araujo Fernandes Junior

Fisioterapeuta, mestre pela Universidade Federal de São Paulo (Unifesp), supervisor do Centro Multidisciplinar em Sonolência e Acidentes do Instituto do Sono de São Paulo e supervisor técnico em Ritmos Biológicos da Associação de Incentivo a Pesquisa (Afip). Coordenador do Grupo de Estudo Transdisciplinar em Cronobiologia (Crono-Lógica). Professor convidado nos cursos de pós-

-graduação da Unifesp, da Universidade de São Paulo e da Faculdade de Medicina de Lisboa, Portugal.

Sueli Longo

Mestre em Comunicação Social pela Universidade Metodista de São Paulo. Nutricionista pela Faculdade de Ciências da Saúde São Camilo/Campus Ipiranga. Especialista em Nutrição Clínica pelas Faculdades Integradas São Camilo, em Nutrição Enteral e Parenteral pela SBNEP, em Nutrição em Cardiologia pela Socesp. Atualmente é professora da Universidade Metodista de São Paulo. Tem experiência na área de nutrição, com ênfase em nutrição clínica e nutrição esportiva. Nutricionista da Seleção Brasileira Masculina de Handebol (2000- 2005) e vice-presidente da Associação Brasileira de Nutrição Esportiva (2010-2012).

Suzana Bonumá

Nutricionista especializada em Fisiologia do Exercício pela Universidade de São Paulo. Autora do livro *Dieta do Corredor*. Sócia-diretora da consultoria Nutricional Food.Coach

Tânia Rodrigues

Nutricionista especialista em Fisiologia do Exercício e Nutrição Esportiva. Diretora técnica da RG Nutri Consultoria Nutricional. Presidente-fundadora da Associação Brasileira de Nutrição Esportiva. Docente convidada nos cursos de pós-graduação em Nutrição Esportiva no CEEN-PUC de Goiás e no Cefit de São Paulo.

Tatiana França de Vasconcelos

Nutricionista pela Universidade de Brasília, mestre em Nutrição Humana pela Universidade de Brasília e especialista em Nutrição Clínica e Esportiva pela Universidade Católica de Goiás. Atua na área de Nutrição Esportiva. Nutricionista do atleta César Castro, pelo Projeto Time Rio. Praticante de corrida de rua nas distâncias de meia maratona e maratona. Participou da corrida Nike 600k nos anos de 2009 e 2010.

Vanderli Marchiori

Vice-presidente da Associação Paulista de Fitoterapia. Assessora técnica da Associação Brasileira das Indústrias de Cacau, Amendoim e Balas, da Associação Brasileira das Indústrias do Trigo e da Associação Brasileira de Massas. Secretária geral da Associação Brasileira de Nutrição Esportiva. Colaboradora técnica da Associação Paulista de Nutrição, fitoterapeuta pelo Medicina Natural Alternativa no Manchester Institute of Medicine. Professora convidada de Hospitais e de várias universidades públicas e privadas nos cursos de graduação e pós-graduação em Nutrição, sócia-fundadora da Sociedade Brasileira de Nutrição Esportiva. Especialista em Nutrição Clínica Funcional pelo CVPE e em Psicologia Transpessoal pela Associação Luso Brasileira de Transpessoal. Autora e colaboradora em diversos livros da área de nutrição.

Sumário

Prefácio

Escrever um prefácio foi uma novidade para mim, mas quando a Marcia me convidou, além de me sentir prestigiada, tive muita tranquilidade sobre o que gostaria de falar: a prática da nutrição esportiva. Sendo uma ciência muito nova, levamos anos estudando fisiologia, bioquímica e nutrição para descobrir qual seria a melhor conduta. Só pudemos aprender alguma coisa depois de muita prática, essencial para ser um bom profissional.

O livro reúne os principais nomes da nutrição esportiva no Brasil, alguns muito amigos que começaram essa história há anos, outros mais jovens que já nos ensinaram muito. De alguma forma, só quem trabalha nessa área sabe o quanto foi e é difícil implantar um serviço de nutrição em clubes, academias, equipes ou orientar esportistas em geral a médio e longo prazo, e sabem também o quanto cada dia de dieta adequada e bem feita pode mudar a composição corporal, recuperação, e segundos na resposta de treino e competição.

É por essa razão que gosto deste livro. Ele inicia com a base para conhecer a nutrição esportiva: treinamento, fisiologia, bioquímica, e nutrição e entra nas modalidades esportivas de uma forma muito específica e claro, prática, contando grandes experiências que merecem ser compartilhadas e reproduzidas.

Quem dera tivéssemos começado com um livro como este!

Para aqueles que estão chegando, sejam bem-vindos e acreditem que cada experiência colocada nestas próximas páginas valem alguns anos de vivência e vocês estarão recebendo um grande presente. Para os mais experientes, temos muito o que aprender com esses grandes autores e essa é uma excelente oportunidade!

Que *Nutrição esportiva: uma visão prática* seja sempre seu livro de bordo!

HELOISA VIDIGAL GUARITA PADILHA
Nutricionista, especialista em Fisiologia do Exercício pela Escola Paulista de Medicina da Universidade Federal de São Paulo (EPM-Unifesp). Sócia-diretora da RGNutri Consultoria Nutricional, mestre em Psicobiologia pela Unifesp e presidente da Sociedade Brasileira de Nutrição Esportiva.

Prefácio da primeira edição

Es un placer para mí, como científico del ejercicio, el tener la oportunidad de apoyar un esfuerzo serio y nuevo como este libro de nutrición deportiva. Su buen fundamento científico, ligado a la clara orientación práctica de su contenido, le dan un valor especial en un campo donde hay una explosión de mala información y de intereses comerciales que a menudo van en detrimento del bienestar de la población físicamente activa.

En mis años como director del Gatorade Sports Science Institute para América Latina y Europa, he tenido la oportunidad de ver el alto nivel que tienen La educación física y las ciencias del ejercicio en el Brasil. Los programas de estudios formales universitarios, las asociaciones profesionales, y los programas de investigación están a la vanguardia de la América Latina. Las experiencias que he tenido en el último año me hacen creer que en la nutrición deportiva está sucediendo lo mismo.

En las palabras de las autoras principales, Marcia y Juliana, "En la nutrición deportiva, que es un área muy nueva y en algunos puntos todavía controversial, es común el encontrar técnicos, entrenadores y médicos con conceptos errados". El problema con frecuencia se generaliza a los profesionales en nutrición, ya que en algunos casos la fortaleza de su formación académica está en la nutrición clínica. Es sumamente importante ofrecer recursos para los profesionales responsables de aconsejar a la población en materia de nutrición deportiva, para que puedan ayudarles a alcanzar sus metas estéticas, de aptitud física, y de salud. Estoy seguro de que este libro será un ingrediente importante en los esfuerzos que sé que existen en el Brasil por mejorar constantemente la calidad de la práctica profesional en la nutrición deportiva.

Espero sinceramente que mi pequeñísima participación en este libro sea el comienzo de un intercambio científico muy enriquecedor con los nutricionistas brasileños que trabajan con deportistas y con personas físicamente activas.

Luis Fernando Aragón Vargas, Ph.D., FACSM
Gatorade Sports Science Institute
Profesor de Ciencias del Ejercicio,
Universidad de Costa Rica

Prefácio da segunda edição

A Nutrição Esportiva no Brasil vem se desenvolvendo num ritmo considerável nos últimos 25 anos. Uma das nossas maiores dificuldades era o acesso a referências bibliográficas nacionais que pudessem direcionar as condutas e o reconhecimento da necessidade do profissional nutricionista nesse contexto esportivo de preparação física. Em outros países da Europa e nos Estados Unidos, já podíamos buscar informações e troca de experiência em pesquisas, congressos científicos e com alguns profissionais atuantes e muito interessados na área.

Com a nobre iniciativa das autoras Marcia Daskal e Juliana Ribeiro percebemos que esse quadro hoje é bem diferente, e não precisamos ir tão longe. A segunda edição de *Nutrição Esportiva: uma visão prática* traz ao leitor bases para o entendimento da fisiologia do exercício, da composição corporal e da prescrição de dieta – tópicos imprescindíveis no acompanhamento do atleta ou esportista –, para estimar o nível de exigência das modalidades, a necessidade de adequar o seu peso e fazê-lo render o seu melhor. Além disso, relata as experiências de profissionais estudiosos em diferentes modalidades. O livro traz capítulos abordados de forma didática, abrangente e completa, ricos em informações e de fácil entendimento. São discutidas outras situações pertinentes e relacionadas à prática, como: imunologia, suplementação nutricional, fitoterapia, psicologia e grupos especiais.

Uma obra que nada deixa a desejar e que trará: para o profissional iniciante, um extenso conteúdo suficiente para que entre para o nosso time; para os que atuam e que ainda não se especializaram, uma ótima oportunidade para estudar um pouco mais; e para todos, a possibilidade de troca de experiência com os brilhantes profissionais que abordaram, cada um com sua forma particular, a sua experiência nas modalidades.

Parabéns às organizadoras!

Patrícia Bertolucci
Nutricionista graduada pela Universidade Federal de Goiás. Especialista em Fisiologia do exercício pela Unifesp-EPM. Nutricionista da equipe de futebol profissional do São Paulo Futebol Clube (1991-2000). Nutricionista da Seleção Brasileira de Futebol na Copa do Mundo de 1994. Coordenadora de nutrição da ONG – Projeto Arrastão. Praticante de triatlo, maratonas e provas de aventura, incluindo o *Iron Man Brasil* e o *Tour de France*.

Apresentação

Quando iniciei minha trajetória em nutrição esportiva, trabalhar em uma academia de ginástica de destaque era apenas um passaporte para chegar aos times de futebol. Mas eu não queria trabalhar com atletas profissionais. Meu interesse era nas pessoas que faziam esporte e queriam se alimentar bem para serem mais saudáveis.

Não havia bibliografia sobre pessoas comuns que se exercitavam para manter a saúde. A teoria, na década de 1990, falava muito em fisiologia, percentuais de nutrientes, hidratação, tríade da mulher atleta e a relação entre imunidade e exercício intenso. Havia estudos sobre hidratação, carboidratos e proteínas de grupos de atletas universitários ou de elite, mas nenhuma pesquisa sobre exercício físico não competitivo, e nada, nadinha sobre frequentadores de academias.

Eu queria estabelecer uma conduta científica, mas aquela não era a realidade das pessoas que eu atendia. O público da academia era bem mais parecido com o público que eu recebia no consultório, mas fazia exercício. Como aplicar toda a teoria da nutrição esportiva para estes esportistas, de uma forma que se encaixasse em sua rotina de vida e fosse factível? Aliando conhecimento técnico, bom senso e intuição, elaborei uma linha de trabalho. Fiz algumas pesquisas e comecei a apresentar os dados em congressos, simpósios e eventos. Aos poucos, os eventos de nutrição esportiva começavam a falar neles, os frequentadores de academias e, finalmente, a mensagem de que trabalhar com nutrição esportiva deveria incluir esse grupo — diferente dos outros — foi disseminada.

Durante o mestrado na Unifesp, implementei junto de alguns colegas o ambulatório de nutrição esportiva no Centro de Atendimento e Apoio ao Adolescente. Lá recebíamos adolescentes atletas de várias modalidades e fizemos a orientação e o acompanhamento de algumas equipes, entre elas a de judocas de uma academia especializada e a de nadadores federados do Clube Pinheiros, em São Paulo. A teoria era a mesma, mas como adaptá-la para a beira da piscina, para adolescentes que gastavam muita energia e ainda tinham que estudar?

Percebi que se fosse trabalhar com qualquer outra modalidade esportiva, teria a mesma dificuldade: adaptar a teoria à realidade daquela modalidade e passar de novo pelo mesmo processo de aprender, com o tempo, qual a cultura daquele esporte, o que funciona e o que não funciona na prática. Foi então que tive a ideia deste livro: e se tivéssemos acesso ao macetes, resultado dos erros e acertos dos profissionais que já atuavam em cada modalidade? Seria como encontrar uma parte do caminho trilhada!

O livro representou também uma ruptura no enfoque das publicações sobre nutrição esportiva, uma vez que não contemplava os tradicionais capítulos sobre cada macronutriente, suplementos e hidratação. O intuito não era fazer mais um livro, mas ir além da teoria: relatar a experiência pessoal de profissionais reconhecidos, dividir seus valiosos conhecimentos acumulados ao longo de anos de atuação. Tudo isso em uma linguagem mais objetiva e direta, mas mesmo assim, científica. Um livro técnico com duas edições esgotadas e que continua surpreendendo comprova que continuamos no caminho certo. A demanda por informação de teor científico com caráter prático só faz aumentar.

Do lançamento da primeira edição, em 2002, até agora, muita coisa mudou. Não só na estrutura do livro, que fica cada vez mais interessante com as novas experiências e capítulos complementares, mas também na própria ciência da nutrição no esporte. Por exemplo, se na segunda edição a novidade era o índice glicêmico dos carboidratos, nesta edição falamos também do impacto do carboidrato no trato gastrointestinal. Novos elementos e técnicas, como o *coaching* e a fitoterapia não podem ser ignorados.

Em pouco mais de uma década, temos muito mais nutricionistas atuando na área esportiva, e não necessariamente vinculados a centros de pesquisa. Alguns deles, inclusive, parte do *board* de especialistas de entidades e sociedades científicas nacionais e internacionais, porém muitos fazendo ciência na prática, a medida em que as questões específicas vão aparecendo. Esse foi o caso, por exemplo, de um cliente que fez o seu primeiro *ironman* em 2013, acompanhado por mim somente com alimentação e fitoterapia.

Às vésperas de sediarmos a Copa do Mundo e os Jogos Olímpicos, ouso dizer que, do ponto de vista da qualidade dos profissionais de nutrição e de medicina esportiva do país, estamos preparados. Nossos profissionais têm garra, competência e criatividade, e vêm fazendo um ótimo trabalho.

Organizar e padronizar uma obra com tantos autores não foi trabalho fácil. Meu agradecimento sincero a todos os autores que aceitaram meu convite com entusiasmo e fizeram o possível para compartilhar com você, leitor, informações únicas, que não estão presentes em artigos ou na literatura científica tradicional. É esse pioneirismo, na minha opinião, o valor deste projeto, que faz com que ele evolua e permaneça inovador a cada edição. Que você possa aproveitar a leitura e aprender tanto quanto eu!

Parte 1
Uma visão prática

O que é ser um nutricionista esportivo? 1

Marcia Daskal Hirschbruch

INTRODUÇÃO

No Brasil, o grande interesse pela nutrição esportiva foi despertado quando, na Copa do Mundo de 1994, a então nutricionista da seleção brasileira de futebol e uma das pioneiras no trabalho na área esportiva no Brasil, Patrícia Bertolucci, abandonou a equipe após ter vetado, sem sucesso, feijoadas durante a estadia do time nos Estados Unidos, fato que foi amplamente noticiado pela mídia[1].

O episódio demonstrou que o trabalho do nutricionista não era muito valorizado pelos atletas, pela equipe técnica e pelos dirigentes, porém deu destaque à área. Hoje, não só os atletas, mas também os esportistas desenvolveram grande interesse na nutrição esportiva e, embora nem sempre recebam orientação nutricional de nutricionistas (mas, sim, de técnicos, treinadores, preparadores físicos, fisiologistas e funcionários de lojas de suplementos)[2], cada vez mais o papel da nutrição para o sucesso no esporte – e, consequentemente, a importância do nutricionista – ganham destaque. Atualmente a consciência da necessidade de uma alimentação balanceada para o desempenho físico é maior do que nunca[3] e a oferta de suplementos e bebidas para esportistas no mercado não para de crescer[4-6].

Com a proximidade da Copa do Mundo e dos Jogos Olímpicos no país, muitos profissionais e estudantes de nutrição se voltam para a área do esporte com grande entusiasmo. Não é raro que façam uma imagem um pouco sonhadora do que significa trabalhar em nutrição esportiva. Imaginam que o nutricionista terá reconhecimento, *glamour*, dinheiro e um cotidiano completamente voltado para o esporte, quando na verdade muitos profissionais não têm nem sala para atender e precisam gastar boa parte de seu tempo e energia conquistando atletas e dirigentes, como fica claro no relato da Lenice Zarth sobre sua experiência como nutricionista de dois importantes times de futebol, no Capítulo 36.

O objetivo deste capítulo é discutir aspectos importantes envolvidos no trabalho do nutricionista esportivo. Para ilustrar, apresentam-se relatos da minha própria experiência e depoimentos de alguns dos nutricionistas autores dos capítulos deste livro.

QUEM SOMOS NÓS?

Muitos profissionais estão fazendo trabalhos interessantes isoladamente, como se percebe ao longo dos capítulos deste livro. Porém, quem está na linha de frente, orientando atletas, esportistas e curiosos, raramente é responsável pela produção do conhecimento científico, área na qual o Brasil também vem se destacando nos últimos anos. Os nomes relacionados à ciência do esporte no Brasil não necessariamente são nutricionistas. Os profissionais que publicam trabalhos, em geral, são pesquisadores vinculados a universidades, pois isso se torna mais difícil sem a infraestrutura de uma instituição e de um laboratório de pesquisa; os demais profissionais trabalham de forma bastante pulverizada, não sistemática e, muitas vezes, solitária.

Na prática, a rotina não é diferente da de muitos colegas que atuam nas áreas tradicionais da nutrição: atendimento nutricional individualizado, orientação nutricional a grupos, planejamento de compras e muito trabalho burocrático.

Marcela Telles, autora do Capítulo 41, conta como é o trabalho de um nutricionista esportivo:

> Na época de faculdade, achava que o nutricionista esportivo era aquele que somente prescrevia suplementos para os atletas. Contudo, quando me formei, verifiquei que o nosso papel é muito mais abrangente. Em primei-

ro lugar, somos educadores. Devemos sempre ensinar os princípios da alimentação saudável com o objetivo de promover a saúde. Para tal, precisamos conhecer o hábito alimentar do indivíduo e também os diversos fatores que influenciam sua alimentação. E o nosso público não se restringe ao atleta. Devemos cuidar também daquele que pratica algum tipo de atividade física e estimular o que não se exercita. Resta, ainda, a missão de individualizar a dieta. Torna-se, portanto, essencial conhecer a atividade esportiva, o objetivo e o dia a dia do atleta para aumentar a eficiência do processo de confecção da dieta. O nutricionista não é um profissional que prescreve receitas de bolos, que devem ser seguidas por qualquer atleta de qualquer modalidade. Para que o nosso objetivo seja alcançado, a boa comunicação com o atleta ou praticante de atividade física torna-se indispensável. Ser um nutricionista esportivo é ter a oportunidade de promover saúde para um indivíduo praticante de atividades físicas, de participar do sonho do atleta de alcançar uma medalha, de participar de suas conquistas e derrotas, de seus avanços ou, então, da felicidade de participar de uma competição sabendo que fez o seu melhor.

Cada um dos autores entrou ou atua na área por motivos diversos. Ser ele mesmo um atleta é o caso de vários autores deste livro, como a Luciana Rossi, autora dos Capítulos 20, 23 e 50:

> Tornei-me nutricionista com ênfase na abordagem esportiva para poder entender as dúvidas que sempre me acompanharam sobre o papel da nutrição no rendimento, na fase em que fui atleta de caratê. Atualmente, para minha total felicidade, algumas ainda são objetos de estudo, outras já foram respondidas e acrescentei inúmeras outras dúvidas à minha lista inicial.

Juliana Magrini, autora do capítulo 7, tem outra história interessante, que também não é incomum:

> Todo nutricionista que atua em consultório está sujeito a ter que responder dúvidas sobre uso de suplementos e o que comer antes ou após o exercício para otimizar resultados estéticos ou de *performance*. No meu caso, trabalhando com pacientes críticos em uma unidade de terapia intensiva de hospital e atendendo alguns atletas que me procuravam no consultório, percebi que havia muito em comum entre os públicos atendidos. Ambos eram, de alguma forma, metabolicamente estressados, precisavam de nutrientes específicos para construção e recuperação de tecidos, o manejo nutricional era sempre "complicado" e desafiador. Decidi trocar os corredores do hospital pela pista de atletismo, pela piscina, enfim.

A proatividade é uma característica comum aos profissionais que têm êxito na área. Diz Maria Luisa Bellotto, autora do Capítulo 34:

> Alguns nutricionistas esportivos começaram a se consolidar profissionalmente escrevendo ou desenvolvendo materiais educativos destinados à educação nutricional dos atletas. Geralmente, são profissionais com facilidade para falar em público, escrever em jornais e revistas, e que frequentemente participam de projetos de diversas naturezas.
>
> Esses profissionais devem ser inovadores e criativos ao promover hábitos alimentares saudáveis, buscando a sensibilização de seus clientes, respeitando a idade, a cultura e o nível de instrução de cada pessoa. Trata-se, portanto, de uma área multidisciplinar que oferece ao nutricionista empreendedor inúmeras oportunidades limitadas somente pela imaginação do profissional.

Trabalhar com nutrição e exercício físico pode ser um desafio, especialmente quando se procuram definições e protocolos. Por ser uma área abrangente, os estudos já existentes acabam servindo a todas as situações.

Em muitos casos, o nutricionista deve improvisar e adaptar o conhecimento, como é o caso dos autores dos capítulos da parte 3 deste livro – Desvendando Fronteiras –, e daqueles que foram trabalhar com esportes menos convencionais, como, *skate*, capoeira, críquete, exercícios em cadeiras de rodas e até mesmo com praticantes de exercícios em academias, já que os estudos existentes em geral são para grupos de atletas de modalidades específicas ou para atletas de ponta.

É mais comum encontrar dados referentes a alterações do metabolismo causadas pelo exercício intenso[7,8] do que das alterações metabólicas detalhadas induzidas por exercício leve e moderado. A própria definição de praticantes de exercícios é, por si só, pouco clara e a maioria dos estudos é feita com atletas. Isso se torna um problema na medida em que esportistas recreacionais podem acabar seguindo as recomendações dietéticas feitas para atletas de ponta, seja por falta de informação ou por falta de uma recomendação específica para eles[6,9]. Os praticantes de exercício físico englobam desde crianças em idade escolar a adultos de todas as idades, de competidores de elite a esportistas de final de semana. Apesar de se considerarem atletas, seus interesses, habilidades e necessidades de treinamento são variados[10].

A área da nutrição esportiva engloba tanto atletas como não atletas, e não se pode ignorar as diferenças entre eles. Mesmo assim, a maior parte dos estudos e recomendações atualmente é feita *com* e *para* atletas de elite (olímpicos ou de competição), havendo uma escassez de dados no que se refere aos chamados "atletas recreacionais", esportistas, desportistas ou praticantes de exercício físico, dificultando a atuação do profissional.

Por falta de opção, o próprio profissional acaba se utilizando de recomendações que não são específicas para o público com o qual trabalha. Sabe-se que os profissionais que atuam no esporte trabalham, em sua maioria, com praticantes de exercício físico que visam lazer, melhora da forma física e da saúde, sem objetivos competitivos e de desempenho, e não com atletas de elite, o que torna a presença de novos estudos cada vez mais necessária[11,12].

Na nossa opinião, o maior desafio é justamente adaptar as recomendações e os protocolos às modalidades específicas e à própria intensidade de treinamento do atleta. Além disso, como na área clínica, temos de considerar as variações individuais, o que muitas vezes acaba se tornando um processo de tentativa e erro. Ainda é um trabalho que requer muita flexibilidade e criatividade, além do conhecimento técnico.

ESTAMOS PREPARADOS PARA ATUAR NO ESPORTE?

Essa é uma discussão necessária na medida em que se abrem as portas da nutrição esportiva para novos profissionais.

Colegas que resolvem atuar na área e não estão devidamente preparados acabam valorizando ainda mais o papel de profissionais não legalmente habilitados em prescrever dietas e suplementos.

Para Tânia Rodrigues, autora do Capítulo 12:

> O nutricionista que deseja seguir a área esportiva precisa se preparar para algumas competências técnicas inerentes à área. Esse profissional, além do conhecimento básico de bioquímica e fisiologia geral e do exercício, deve se dedicar principalmente às seguintes disciplinas:
>
> - Avaliação nutricional:
>   Com conhecimentos em antropometria, composição corporal e biotipo ou somatotipia ideal para diferentes tipos de esportes, bem como análise dietética, avaliação bioquímica e sinais clínicos importantes à conduta alimentar.
>
> - Educação alimentar e nutricional:
>   Conhecer os mitos da alimentação, as necessidades nutricionais do esportista, as demandas necessárias em função da carga (volume + intensidade) da prática físico-esportiva.
>   Conhecer como o grau da preparação física do atleta pode afetar suas necessidades nutricionais, conhecer as características operacionais do deslocamento às competições e aos treinos, além de conhecer a preparação física do esportista e, assim, as diferentes técnicas e procedimentos necessários para orientar a modificação dos hábitos alimentares.
>
> - Nutrição clínica:
>   Detectar possíveis riscos de transtornos alimentares, consequências das interações entre fármacos e nutrientes e entre nutrientes, conhecer as condutas para distúrbios alimentares, amenorreia, anemia, osteoporose e gravidez.
>   Conhecer suplementos e complementos alimentares e compostos ergogênicos, bem como as políticas de regularização dos suplementos e seus critérios específicos.
>   Conhecer as características pertinentes das diversas modalidades esportivas (frequência, carga de treinamento, periodização do treinamento em função do calendário de competições etc.), estratégias de hidratação, estratégias de melhor recuperação após o exercício.
>   Conhecer os procedimentos adequados para manutenção, aumento e redução de peso.
>
> - Conhecimentos gerais sobre Nutrição.
>
> - Composição dos alimentos, técnicas dietéticas, administração de um serviço de alimentação.
>
> Além disso, é recomendável conhecer métodos de investigação científica e saber revisar e criticar publicações informativas ou científicas.

Grandjean[11], em um levantamento sobre recomendações e práticas dos profissionais que lidam com nutrição esportiva nos Estados Unidos, descobriu que apenas 16% trabalham com atletas de competição, enquanto a maior parte trabalha com esportistas; 20% dos pesquisados trabalham com atletas universitários; 5%, com estudantes de colégios; e 58% têm como clientela o público em geral e atletas recreacionais. Apenas 8% da amostra trabalhava com atletas nacionais e 3%, com atletas de elite.

A maior parte, tanto dos nutricionistas e estudantes de nutrição (49,2%), quanto dos profissionais e estudantes de educação física (80%), da amostra pesquisada em São Paulo[12] também trabalha com praticantes de exercício físico, contra 13,6% de nutricionistas e 8,6% de educadores físicos que trabalham com atletas. Apenas 5,1% dos nutricionistas e 2,9% dos educadores físicos atuam com os dois públicos.

Observa Sandra Lima, autora dos Capítulos 25 e 32:

> No meu caso, especificamente, quando iniciei minhas atividades nessa área ainda estava no Curso de Graduação. Naquela época, desenvolvi um trabalho de acompanhamento da equipe da Caloi-SP. E o trabalho de acompanhamento das competições e treinos deixou clara a atuação na área de esporte competitivo. Entretanto, depois de formada, ao iniciar o atendimento em consultório, observei que um aspecto importante desse trabalho é o público não atleta, ou seja, os indivíduos que se dispõem a praticar um tipo de atividade não com o intuito de ser um campeão, mas por uma determinação pessoal ou ainda na busca por melhorias na sua saúde.

Atuar na área requer um conhecimento específico e dirigido, porém a maior parte dos nutricionistas (67,8%) e dos educadores físicos (45,7%) não teve nenhuma disciplina de nutrição esportiva na vida acadêmica[12]. Outros estudos[13,14] revelam que 60% ou mais dos treinadores não tinha treinamento formal em nutrição apesar de a maioria ter admitido que influencia fortemente os hábitos alimentares dos alunos.

É comum que treinadores façam recomendações nutricionais com base em seu *feeling* e sua "experiência". Esse é um problema complexo, porque os atletas frequentemente recebem informações incorretas ou inadequadas sobre hábitos alimentares saudáveis[15]. Vale ressaltar que é sempre com a melhor das intenções e por causa de uma preocupação genuína com que os objetivos do atleta sejam atingidos rapidamente que acabam se propagando mitos e informações alimentares às vezes absurdas, às vezes obsoletas e, muitas vezes, incoerentes.

Um outro fato que preocupa é que é muito comum os profissionais do esporte informarem-se em revistas de *fitness*, e deixarem-se levar por mitos e informações errôneas que podem colocar em risco a saúde e o desempenho dos atletas e esportistas, já que estes confiam nas informações nutricionais que recebem dos treinadores, dos colegas e de revistas especializadas em condicionamento físico[2,9,12,16]. Não é raro encontrar técnicos, treinadores, médicos e até nutricionistas com conceitos errados sobre nutrição[17,18].

A maioria (66%) dos profissionais de educação física estudados por Pratt e Walberg[13] acredita possuir alguma influência nos hábitos alimentares dos alunos, e 80% se esforçam para influenciá-los. Em São Paulo, a maior parte dos profissionais e estudantes pesquisados julga-se razoavelmente influente (45,8%, nutrição e 22,9%, educação física) e extremamente influente (33,9%, nutrição e 20%, educação física) nos hábitos alimentares dos alunos. Mesmo assim, tanto os indivíduos da área de nutrição quanto os da de educação física não julgam seus conhecimentos em nutrição esportiva suficientes[12].

Nutricionistas, médicos, treinadores, fisioterapeutas e demais membros da equipe multidisciplinar são constantemente interrogados a respeito de nutrição, dieta e suplementos alimentares para manter a forma, melhorar o desempenho e agilizar o resultado esperado do exercício. Como profissionais da área da saúde, têm uma grande responsabilidade sobre as condições de saúde (atual e futura) de todos os que os procuram para orientação.

Em grande parte dos casos, o conhecimento e as recomendações dos profissionais refletem a literatura científica – eles concordam quanto aos pontos bem estabelecidos, enquanto os pontos polêmicos ainda suscitam dúvidas[11,13], mas nem sempre a teoria descrita nos livros corresponde ao que acontece na prática[17]. Os nutricionistas precisam se familiarizar com a rotina e os aspectos envolvidos na nutrição esportiva e se comunicar com os atletas e esportistas para educá-los e sensibilizá-los em relação a melhores hábitos alimentares.

A principal função do nutricionista sempre é modificar o hábito alimentar dos indivíduos para prevenir doenças, manter a saúde e melhorar o desempenho e o rendimento, isto é, influir positivamente sobre sua saúde e qualidade de vida. Os atletas e esportistas devem receber informações sobre os conceitos científicos de nutrição e sobre como colocar em prática hábitos alimentares saudáveis, coerentes com seu estilo de vida. Devem, ainda, receber soluções para os problemas alimentares apresentados no dia a dia.

Ainda de acordo com Juliana Magrini:

> O nutricionista esportivo deve conduzir com cuidado e respeito mudanças de hábitos alimentares. Alimentos devem ser valorizados por meio de estratégias de educação nutricional: vínculo, motivação, valorização do positivo, proposta de ajustes individualizada. Praticidade virou sinônimo de produtos industrializados, *shakes*, caixinhas, barrinhas, pacotinhos. Estimular o consumo de alimentos de baixo valor nutricional e de suplementos como substitutos de refeição pode ser um erro.

É o trabalho de (re)educação alimentar que permite ao cliente distinguir, entre todas as informações a que tem acesso, quais são corretas e quais não têm fundamento. Explicar ao cliente o que se está fazendo é tão ou mais importante do que fornecer a dieta em si, pois é o conhecimento da lógica do processo que lhe dá condições para conseguir se alimentar de maneira saudável diariamente, em qualquer circunstância, e não somente sob a tutela (e cardápios) do nutricionista.

Muito se fala do papel do treinador na prescrição de dietas e suplementos. É fato que os atletas e esportistas recorrem a seus treinadores para orientações referentes a todos os aspectos relacionados ao treinamento físico, porém é necessário prestar atenção em nossa conduta como nutricionistas para não incorrer na prescrição de treinamentos, atividade de competência do educador físico.

Não é raro o nutricionista ser questionado durante a consulta sobre o treinamento que o atleta vem fazendo ou sobre qual a combinação de treinos mais indicada. É desejável que o nutricionista que atua na área de esportes entenda sobre treinamento físico, assim como é desejável que os treinadores conheçam um pouco sobre nutrição. Ambas as áreas se complementam e o atleta só tende a ganhar se o trabalho for feito em conjunto. Apesar disso, o limite de atuação deve ser respeitado.

Em um estudo conjunto da American College of Sports Medicine, American Dietetic Association e International Food Information Council[16] com 623 membros das duas primeiras instituições, 64% dos profissionais da área de nutrição revelaram que aconselham e indicam a atividade física para 75% ou mais de seus clientes. Da mesma maneira, 70% dos profissionais de educação física aconselham e indicam a seus clientes uma alimentação balanceada.

Dos nutricionistas, 51% consideram saber bastante sobre a relação entre atividade física e saúde e quase dois terços (65%) acreditam ter conhecimento suficiente para iniciar seus clientes em um programa de atividade física. Do mesmo modo, 61% dos professores acreditam saber bastante sobre a relação entre alimentação e saúde e mais da metade (51%) dos profissionais de educação física acreditam ter conhecimento suficiente para iniciar seus clientes em um programa nutricional[16].

Cabe aos profissionais que atuam no esporte a firmeza necessária para fortalecer as áreas de nutrição e educação física, já que uma dieta adequada e balanceada é um componente essencial de qualquer programa esportivo ou de aptidão física[9].

IMPORTÂNCIA DA NUTRIÇÃO NO ESPORTE

A prática regular e moderada de exercício físico tem efeitos benéficos sobre o metabolismo, como redução de gordura corporal, aumento de massa magra, modificações positivas no perfil lipídico, aumento do metabolismo, diminuição nos riscos de desenvolvimento de doenças cardiovasculares, controle da pressão arterial e da glicemia, melhora do condicionamento físico, melhor equilíbrio e maior mineralização óssea[19-24]. Há evidências de que indivíduos treinados oxidam mais gordura e menos carboidrato do que indivíduos não treinados que se exercitam na mesma intensidade[20], e de uma maior taxa metabólica basal nos indivíduos treinados do que em indivíduos não treinados[25].

É possível verificar alterações reais no padrão alimentar de muitas pessoas que praticam exercícios físicos e se interessam na manutenção da saúde, o que sugere que grande parte dos indivíduos que fazem exercícios tende a cuidar mais da alimentação e a comer menos carne, menos gordura, mais vegetais e outras fontes de carboidrato complexo[19,26].

Além disso, adultos fisicamente ativos tendem a fumar menos, consumir dietas mais balanceadas e manter uma composição corporal mais saudável. Em geral, os jovens que se exercitam apresentam maior "consciência nutricional" do que os que não se exercitam[27,28]. Apesar desse quadro favorável, a qualidade da alimentação na maioria dos grupos fisicamente ativos não parece ser muito diferente da dos indivíduos sedentários, apesar da maior ingestão calórica[26,28].

Deficiências nutricionais não deveriam ser frequentes entre esportistas, dado que, em geral, eles consomem mais calorias do que a média da população e essas calorias seriam acompanhadas de uma determinada ingestão de nutrientes, o que contribuiria para atingir as recomendações[29]. Diversos estudos, no entanto, procuraram documentar a ingestão energética e de nutrientes e demonstraram que a análise da ingestão alimentar desses indivíduos indica um consumo inferior de energia para as suas necessidades[6,30]. Há uma importante relação entre a nutrição e a atividade física, porque a capacidade de rendimento físico do organismo melhora por meio de uma nutrição adequada, com a ingestão equilibrada de todos os nutrientes, sejam eles carboidratos, gorduras, proteínas, minerais e vitaminas[31].

A alimentação adequada durante o treino e a competição é crítica para um ótimo desempenho[32,33]. Uma dieta inadequada inibe o desempenho (mesmo em atletas bem treinados) e também pode prejudicar a saúde. A ingestão energética inadequada também está associada à ingestão marginal de macro e micronutrientes, principalmente de carboidratos, piridoxina, cálcio, folato, zinco e magnésio. Tal associação tem consequências prejudiciais sobre o crescimento (no caso de crianças e adolescentes), aumenta o risco de aparecimento de doenças e diminui a taxa metabólica[30,34-36].

Os atletas são interessados em orientações nutricionais e podem ser motivados a modificar seus hábitos alimentares, pois acreditam que isso poderá trazer maior vantagem competitiva[17]. Para o atleta de elite, a nutrição esportiva tem um papel vital na superação dos limites buscada, podendo ser o ingrediente extra para o sucesso quando todos os outros fatores se equiparam[4,33]. Esportistas também podem se beneficiar de um planejamento nutricional adequado para o esporte que praticam[4].

Mitos e informações errôneas desencorajam os consumidores a dar passos simples em direção a uma alimentação saudável. O medo de ter de largar alimentos favoritos e a ideia de que é necessário muito tempo para manter controle da dieta são algumas das justificativas para não melhorar os hábitos alimentares[37]. As pessoas ainda pensam que há inúmeros obstáculos no caminho em direção a uma alimentação saudável. Isso se dá pelo fato de ainda se sentirem muito confusas com as informações conflitantes sobre nutrição[38].

A consciência do público sobre a importância da alimentação balanceada continua a crescer e a se intensificar, mas, na prática, as melhorias alimentares não têm avançado muito. O desafio para os profissionais de nutrição é usar a educação nutricional para preencher a lacuna entre as atitudes e os comportamentos das pessoas relacionados à dieta. O elemento-chave na promoção da melhoria dos hábitos alimentares é mostrar que a alimentação saudável pode ser prazerosa e fácil de ser mantida. Isso pode ser alcançado por meio da promoção de ideias práticas, positivas e factíveis, para superar os obstáculos citados pelos consumidores na tentativa de melhorar a alimentação[38-40].

Observar os estudos que apontam as mudanças que os consumidores fazem para alcançar mais saúde é extremamente importante. O estudo dos hábitos alimentares não deve se restringir apenas ao consumo de alimentos, e sim a todas as práticas de alimentação e tentativas de se perder peso ou controlar o consumo de alimentos. Esses estudos ajudam a concluir quais atitudes os consumidores conseguem realmente colocar em prática e trazem muitas informações úteis sobre atitudes e hábitos alimentares[9,41]. Conhecer essas características pode auxiliar o profissional a determinar prováveis "pontos-problema" com os quais o cliente pode ter dificuldade, priorizando assim as mensagens que transmite. A orientação alimentar deve levar em conta esses fatores[42].

A determinação de uma recomendação específica para pessoas fisicamente ativas poderia colaborar com a prevenção de práticas nutricionais não saudáveis por parte dos indivíduos que praticam exercícios físicos. A identificação precoce de padrões alimentares potencialmente prejudiciais é fundamental para prevenir e tratar tais comportamentos[2,43].

O nutricionista deve estar atento, pois tanto atletas como praticantes de exercício podem se envolver em práticas não saudáveis de controle de peso, particularmente em esportes que exijam a manutenção de certo peso ou nos quais a forma física e a "magreza" sejam consideradas importantes para o sucesso, como fisiculturismo, dança, corridas de longa distância, mergulho, ginástica, natação, lutas, remo, hipismo e patinação[44-46].

Recomenda-se que o objetivo, tanto dos atletas como dos familiares, treinadores, desportistas, nutricionistas e médicos, seja a manutenção de um peso saudável por meio de comportamentos alimentares adequados e exercícios apropriados[47]. Um atleta bem nutrido tem menos probabilidade de sofrer lesões ou doenças[48].

Outro aspecto importante diz respeito ao modismo do consumo de suplementos. Os atletas acreditam que esses suplementos lhes darão maior vantagem competitiva quando, na verdade, podem tornar-se prejudiciais tanto para a saúde, quanto para o desempenho. O tipo de suplemento utilizado varia continuamente. Com frequência, determinadas substâncias são comercializadas sem base em nenhuma pesquisa científica que determine seus benefícios potenciais ou possíveis efeitos colaterais nocivos. Alguns suplementos entram e saem de moda antes que se façam estudos que estabeleçam seus efeitos[2,5,6,49,50]. A biodisponibilidade, a toxicidade e a qualidade dos suplementos merece atenção[2,5,6]. O Capítulo 50 traz uma discussão mais aprofundada sobre o tema.

CONSIDERAÇÕES FINAIS

Nutricionistas têm um papel fundamental no desenvolvimento de intervenções e na promoção de pesquisa no campo da nutrição e do esporte. A educação nutricional deve ser um componente significativo de programas de exercício físico[26,51].

Atletas de ponta e amadores estão expostos a informações nutricionais de diversas fontes[9,52] e os nutricionistas podem providenciar informações acuradas sobre vários tópicos de interesse, não só aos praticantes, mas à equipe técnica e aos demais profissionais que atuam na área[6,52].

O sucesso da comunicação e da motivação do comportamento requer conhecimento do que os atletas pensam e sentem a respeito de suas escolhas alimentares, do porquê eles fazem essas escolhas e de como eles respondem às mensagens nutricionais[53]. Conhecimento, por si só, não significa mudança de hábito. O efeito placebo e os mitos relacionados à nutrição esportiva vão funcionar enquanto os profissionais continuarem prescrevendo e reforçando as atitudes inadequadas.

É justamente por que indivíduos de todas as idades – atletas e o público em geral – querem acreditar em resultados rápidos que programas educacionais e uma legislação firme se tornam necessários para que os "produtos mágicos" não pareçam tão atrativos[54]. É essencial educar os profissionais da saúde e encorajá-los a triar e educar a população sobre hábitos de exercício e de alimentação[55], já que, muitas vezes, treinadores, preparadores físicos, professores e até mesmo o médico e o nutricionista propagam informações errôneas sobre nutrição.

Todo atleta, competitivo ou recreacional, precisa de níveis adequados de "combustível", líquidos e nutrientes para atingir o desempenho máximo. O papel do nutricionista esportivo é aconselhar os atletas acerca das necessidades nutricionais adequadas antes, durante e depois do exercício e para a manutenção de uma boa saúde, do peso e da composição corporal adequados[56].

Nutricionistas qualificados podem ajudar atletas e indivíduos ativos[56]:

- educando sobre os requerimentos de energia para o esporte praticado e sobre o papel dos alimentos como combustível;
- enfatizando a importância de uma ingestão energética adequada para a saúde, para a prevenção de lesões e para o desempenho;
- desencorajando objetivos de peso e composição corporal não realistas;
- avaliando e fazendo acompanhamentos antropométricos no intuito de estabelecer o peso e a composição corporal adequados para o esporte praticado;
- ensinando técnicas adequadas para manter o peso e a composição corporal sem a necessidade de recorrer a dietas milagrosas ou muito restritivas;
- avaliando a ingestão alimentar e de suplementos durante o período de treinamentos, competições e também fora das temporadas. Essa avaliação deve ser usada como base das propostas nutricionais, que devem conter recomendações apropriadas de energia e de nutrientes para a manutenção da saúde, do peso e da composição corporal adequados;
- fornecendo diretrizes específicas para boas escolhas de alimentos e de líquidos em viagens e refeições feitas fora de casa;
- avaliando a ingestão hídrica e a perda de peso dos atletas durante o exercício e fazendo recomendações apropriadas de ingestão de líquidos antes, durante e depois do treino. Ajudando o atleta a escolher o tipo de bebida e a quantidade adequada a ser ingerida nessas situações, especialmente se ele se exercita em ambientes adversos;
- garantindo a ingestão de energia, proteínas e micronutrientes por meio de informações nutricionais adequadas, particularmente aos atletas que requerem considerações nutricionais específicas, como vegetarianos, crianças e adolescentes;
- analisando cuidadosamente qualquer suplemento, fitoterápico, ergogênico ou droga que o atleta queira ingerir. Esses produtos devem ser utilizados com cautela e somente após a verificação de sua legalidade e da literatura atual sobre os ingredientes listados no rótulo. Suplementos só devem ser recomendados depois de uma análise da saúde, da dieta, das necessidades nutricionais e energéticas e dos suplementos e drogas atualmente utilizados pelo atleta.

Mais importante do que discutir prescrições alimentares é avaliar se essas prescrições são razoáveis e se podem ser traduzidas em escolhas alimentares consistentes. O nutricionista faz o seu melhor quando considera as pessoas e sua relação com a comida em vez de ser um "árbitro de dietas". A distância entre saber e fazer continuará enquanto o saber não for realista. Se uma dieta não for realista, ela não trará benefício algum. A prescrição alimentar precisa ultrapassar as recomendações nutricionais[57].

A interação com outros profissionais pode colaborar para que nossas prescrições sejam mais humanizadas. Juliana Magrini resume:

> Acredito que parcerias entre nutricionistas, médicos, educadores físicos e outros profissionais da saúde devem ser bem estabelecidas para que se reconheçam as ciências do esporte e da nutrição como ferramentas básicas para a construção de programas de treinamento e nutrição na promoção de saúde. Profissionais conscientes e bem informados podem lidar melhor com toda pressão de uma mídia fortemente organizada para ditar condutas de prescrição e comportamentos alimentares através do uso abusivo de suplementos. Nutricionista esportivo não deve ser visto como um prescritor de cápsulas e suplemento em pó. A essência de nossa formação deve se manter para que, no futuro, nutrientes não tenham maior valor que o próprio alimento.

Neste livro, você encontrará as visões e as adaptações de recomendações de profissionais bem-sucedidos na área. Desejo que essas experiências possam inspirá-lo e agregar valor à sua prática como profissional do esporte, da nutrição e da saúde. Essas três áreas são, na verdade, faces diferentes da mesma moeda.

REFERÊNCIAS

1. Rangel S. Nutricionista veta culinária alemã na seleção brasileira. Folha de São Paulo, 21/5/06. Disponível em: http://www1.folha.uol.com.br/folha/esporte/ult92u101565.shtml. Acesso em: maio 2013.
2. Hirschbruch MD, Fisberg M, Mochizuki L. Consumo de suplementos por jovens frequentadores de academias de ginástica em São Paulo. Rev Bras Med Esporte 2008;14(6).
3. Hultman E, et al. Work and exercise. In: Shills ME, et al. Modern nutrition in health and dsease. 8.ed. v. 1. Philadelphia: Lea & Febiger; 1994.

4. Burke L. Nutrition for sport, getting the most out of training. Australian Family Physician 1999;28(6):561-7.
5. Pereira RF, Lajolo FM, Hirschbruch MD. Consumo de suplementos por alunos de academia de ginástica em São Paulo. Revista de Nutrição 2003;16(3):265-72.
6. Hirschbruch MD. Consumo de suplementos por alunos de academia de ginástica em São Paulo [Tese]. São Paulo: Universidade Federal de São Paulo; 2003.
7. Hoffman-Goetz L, Pedersen BK. Exercice and the immune system: a model of the stress response? Immunology Today 1994;15(8):382-7.
8. Buskirk ER. Some nutritional considerations in the conditioning of athletes. Ann Rev Nutr 1981;1:319-50.
9. Pereira RF. Conhecimento de nutrição e hábitos alimentares de alunos de academias de ginástica na cidade de São Paulo. [Dissertação – Mestrado]. São Paulo, FCF/FEA/FSP/USP; 1999.
10. American Dietetic Association. Position of the American Dietetic Association: nutrition for the physical fitness and athletic performance for adults. J Am Dietetic Assoc 1987;87:933-9.
11. Grandjean AC. Practises and recommendations of sports nutritionists. Int J Sports Nutr 1993;3:232-42.
12. Hirschbruch MD. Perfil dos profissionais e alunos de nutrição e de educação física interessados na área de nutrição esportiva. Âmbito Medicina Desportiva 2006;12(107):5-12.
13. Pratt CA, Walberg JL. Nutrition knowledge and concerns of health and physical education teachers. J Am Dietetic Assoc 1988;88(7):840-1.
14. Sossin K, et al. Nutrition beliefs, attitudes, and resource use of high school wrestling coaches. Int J Sport Nutr 1997;7(3): 219-28.
15. McArdle WD, Katch FI, Katch VL. Exercise physiology – energy, nutrition and human performance. 4.ed. Baltimore: Williams & Wilkins; 1996.
16. American College of Sports Medicine; American Dietetic Association; International Food Information Council. For a healthful lifestyle: promoting cooperation among nutrition professionals and physical activity professionals. JADA 1999;99(5):593-6.
17. Short SH, Short W. Four-year study of university athletes' dietary intake. J Am Dietetic Assoc 1983;82:632-45.
18. Corley G, et al. Nutrition knowledge and dietary practises of college coaches. J Am Dietetic Assoc 1990;90:705-9.
19. Buskirk ER. Ejercicio. In: Organizacion Panamericana de La Salud. Conocimientos actuales sobre nutrición. 6.ed. Washington: OPAS; 1991.
20. Grandjean AC. Macronutrients intake of US athletes compared with the general population and recommendations made for athletes. Am J Clin Nutr 1989;49:1070-6.
21. Takemura Y, et al. The protective effect of good physical fitness when young on the risk of impaired glucose tolerance when old. Preventive Med 1999;28:14-9.
22. World Health Organization. The world health report/1997 – executive summary. Geneve; 1997.
23. Pollock ML, Evans WJ. Resistance training for health and disease: introduction. In: Symposium: resistance training for health and disease. Med Sci Sports Disease 1998:10-1.
24. Lewis RD, Modlesky CM. Nutrition, physical activity and bone health in women. Int J Sport Nutr 1998;8:250-4.
25. Grandjean AC, Ruud JS. Energy intake of athletes. In: Harries M, et al. Oxford textbook of sports medicine. London: Oxford University Press; 1994. p.53-65.
26. Butterworth DE, Nieman DC, Underwood BB, Lindsted KD. The relationship between cardiorespiratory fitness, physical activity, and dietary quality. Int J Sport Nutr 1994;4:289-98.
27. Pate RR, Heath GW, Dowda M, Trost SG. Associations between physical activity and other health behaviours in a representative sample of US adolescents. Am J Public Health 1996;86:1577-81.
28. Clark N. Nutrition support programs for young adult athletes. Int J Sport Nutr 1998;8:416-25.
29. Ortega RM. Nutrición y desporte en la adolescencia. An Esp Pediatr 1992;36(49 Suppl):100-2.
30. Juzwiak CR, Paschoal VCP, Lopez FA. Nutrição e atividade física. J Pediatr 2000;76(Supl 3):S349-58.
31. Araújo ACM, Soares NG. Perfil da utilização de repositores proteicos nas academias de Belém, Pará. Revista de Nutrição PUC/CAMP 1999;12(1):81-9.
32. Lindeman AK. Eating for endurance or ultraendurance. Physician Sportsmed 1992;20:87.
33. Maughan R. The athlete's diet: nutritional goals and dietary strategies. Proc Nutr Soc 2002;61(1):87-96.
34. Cupisti A, D'Alessandro C, Castrogiovanni S, Barale A, Morelli E. Nutrition knowledge and dietary composition in Italian adolescent female athletes and non-athletes. Int J Sport Nutr Exerc Metab 2002;12:207-19.
35. Toral N, Hirschbruch MD, Cintra IP, Costa RF, Fisberg M. Aspectos nutricionais e implicações do consumo energético insuficiente em adolescentes atletas. Nutrire: Rev Soc Bras Alim Nutr 2007;32(3).
36. Thompson JL. Energy balance in young athletes. Int J Sport Nutr 1998;8:160-74.
37. Ferguson L. Consumer's nutrition attitudes and actions in US and Canada. Food in Canada 1996;56(1):28-30.
38. Ific Foundation. Are you listening? What consumers tell us about dietary recommendations. Food Insight 1999.
39. American Dietetic Association; Kraft General Foods. Survey of american dietary habits, 1993 executive summary. Chicago, IL. 1993.
40. Morreale SJ, Schwartz NE. Helping americans eat right: developing practical and actionable public nutrition education messages based on the American Dietetic Association survey of american dietary habits. J Am Dietetic Assoc 1995;95:305-8.
41. International Food Information Council. 2007 consumer attitudes toward functional foods. Disponível em: http://www.foodinsight.org/Content/6/IFICExecSumSINGLE_vF2.pdf. Acesso em: maio 2013.
42. Keenan DP, et al. Use of qualitative and quantitative methods to define behavioral fat-reduction strategies and their relationship to dietary fat reduction in the Patterns of Dietary Change Study. J Am Dietetic Assoc 1996;96:1245-50,1253.
43. Cox LM, Lantz CD, Mayhew JL. The role of social physique anxiety and other variables in predicting eating behaviors in college students. Int J Sports Nutr 1997;7:310-7.
44. Thompson RA, Sherman RT. Specific sports and eating disorders. In: Helping athletes with eating disorders. Champaign: Human Kinetics; 1993. p.45-65.
45. Committee on Sports Medicine and Fitness. Promotion of healthy weight-control practises in young athletes. Pediatrics 1996;97(5):752-3.

46. Oppliger RA et al. Bulimic behaviors among interscholastic wrestlers: a statewide survey. Pediatrics 1993;91:826-31.
47. Risser WL, et al. Promotion of healthy weight control practices in young athletes. Comittee on Sports Medicine and Fitness 1995-1996. Pediatrics 1996;97:752-3.
48. Ruud JS, Grandjean AC. Nutritional concerns of female athlete. In: Nutrition in exercise and sport. 3.ed. Boca Raton: CRC Press; 1998. p.431-47.
49. Applegate LA. A mania das dietas e utilização de suplementos na prática esportiva. Sport Science Exchange. Gatorade Sports Science Institute 1996;4.
50. Probart CK, Bird PJ, Parker KA. Diet and athletic performance. Med Clin North Am 1993;77:757-72.
51. Neumark-Sztainer D, Story M, Falkner NH, Beuhring T, Resnick MD. Sociodemographic and personal characteristics of adolescents engaged in weight loss and weight/muscle gain behaviours: who is doing what? Prev Med 1999;28:40-50.
52. Rosenbloom CA, Jonnalagadda SS, Skinner R. Nutrition knowledge of collegiate athletes in a divison I national collegiate athletic association institution. J Am Dietetic Assoc 2002;102:418-20.
53. Ific Foundation. The challenge of feeding the world. Food Insight 2000.
54. Short SH. Health quackery: our role as professionals. J Am Dietetic Assoc 1994;94:607-11.
55. Middleman AB, Vazquez I, Durant RH. Eating patterns, physical activity, and attempts to change weight among adolescents. J Adolesc Health 1998;22:22-37.
56. American College of Sports Medicine; American Dietetic Association; Dietitians of Canada. Nutrition and athletic performance. Joint position statement. Med Sci Sports Exerc 2000;32(12):2130-45.
57. Satter E. A moderate view on fat restrition for young children. J Am Dietetic Assoc 2000;100(1):32-6.

Entendendo o treinamento 2

Ivan de Marco

INTRODUÇÃO

Os efeitos da prescrição de treinamento físico eficiente e segura são sempre potencializados com um acompanhamento nutricional adequado. A aceleração dos períodos de recuperação entre sessões de treinamento, a manutenção dos níveis de performance durante provas e competições atléticas, e a otimização de resultados estéticos e de saúde são apenas alguns dos exemplos dos benefícios obtidos quando treinamento físico e nutrição interagem estrategicamente.

As necessidades energéticas para um indivíduo que se engaja em um programa de exercícios físicos com o objetivo de introduzir mais movimento, qualidade e saúde em sua vida são significativamente diferentes das necessidades de um atleta de alta performance e, para o mesmo indivíduo, as necessidades podem variar de acordo com a fase de treinamento e até mesmo com o momento da vida.

É ideal que os programas de treinamento possam ser desenhados de modo a prever variações no gasto calórico, nas necessidades específicas de incremento ou de restrição de nutrientes específicos e, contemplando essas e outras variáveis, fornecer informações para que a interação com a nutrição ocorra de forma bem-sucedida.

Pensando nisso, serão apresentados alguns conceitos sobre o treinamento físico e sobre a periodização de treinamento e algumas propostas para a interação do planejamento de treino com a orientação nutricional adequada.

TREINAMENTO FÍSICO

Apesar de o treinamento físico ser uma atividade muito antiga, foi só no começo do século XX que os então "treinadores" e alguns estudiosos começaram a reunir e sistematizar suas experiências com a intenção de facilitar o processo e aumentar o rendimento esportivo[1]. Mais recentemente, esses conceitos e preocupações se expandiram também para a esfera das pessoas que entram na jornada dos exercícios físicos com o objetivo de melhorar sua saúde, sua qualidade de vida e obter independência funcional; ou seja, inicialmente, o conceito de treinamento físico era exclusivo dos esportes, orientado diretamente para que atletas obtivessem elevados resultados em suas modalidades esportivas e, mais recentemente, esse conceito se disseminou além da elite esportiva para várias outras áreas e tornou-se uma parte do estilo de vida ativo de muitas pessoas.

Conceito

O processo de treinamento físico pode ser entendido como um ciclo de períodos de estímulo e períodos de recuperação (repousos) que se alternam visando gerar alguma adaptação no organismo.

Quando se fala em estímulos, trata-se do conjunto de exercícios propriamente dito que será executado por um indivíduo. Esses estímulos são, em sua essência, momentos de perturbação da homeostase. O objetivo primário é provocar uma alteração no equilíbrio dinâmico de muitas das reações que ocorrem no organismo.

O programa de treinamento eficiente e seguro obedece aos chamados princípios do treinamento: adaptação, sobrecarga, especificidade, individualidade biológica, continuidade, reversibilidade e manutenção.

É fundamental considerar que a colocação estratégica dos repousos é tão importante quanto acertar na prescrição dos exercícios, pois a maior parte das adaptações positivas e esperadas do treinamento ocorrem exatamente no período de recuperação entre um estímulo e outro, quando o organismo está se restabelecendo da perturbação gerada pelos treinos.

Princípios do treinamento

Segue, de maneira resumida e aplicada, uma lista dos princípios do treinamento físico. Quando obedecidos, permitem o controle metodológico e o acompanhamento ideais.

Princípios da adaptação e da sobrecarga

"O corpo tem a capacidade constante de se adaptar, portanto precisa de estímulos cada vez mais fortes para continuar melhorando".

O princípio da *adaptação* diz que, sempre que ocorre uma perturbação do estado de equilíbrio do organismo, este reage procurando adaptar-se e a magnitude dessa adaptação é diretamente proporcional à do estímulo.

Tomando como exemplo um indivíduo que está em situação de repouso e que inicia uma corrida de 20 minutos em velocidade constante, nota-se uma série de respostas agudas em seu organismo, como aumento das frequências cardíaca e respiratória, que ocorre para que ele se adapte a essa nova situação. Percebe-se também que, após algumas semanas realizando sessões de corrida de 20 minutos na mesma velocidade, esse estímulo já se tornou significativamente mais fácil e, portanto, causa adaptações cada vez menos expressivas.

Assim, se o corpo for estimulado com a mesma atividade e os mesmos volume e intensidade de treinamento por um tempo prolongado, sofrerá pouca ou nenhuma adaptação a partir de determinado momento. O princípio da *sobrecarga* diz, então, que, estando o corpo adaptado às cargas (volume e intensidade) de uma atividade, são necessários estímulos com cargas cada vez maiores para gerar novas adaptações.

Princípio da especificidade

"Maratonistas e velocistas são corredores, porém seus treinos são muito diferentes". Segundo Barbanti[2], os efeitos do treinamento são *específicos* para as partes e os sistemas corporais solicitados. Isso explica por que o treinamento de força produz efeitos diferentes sobre o corpo comparado ao treinamento de resistência.

Monteiro[3] explica ainda que isso vale não somente para o treinamento das capacidades físicas, mas também para as próprias atividades em questão – por exemplo, nadadores bem treinados não são necessariamente bons ciclistas.

Princípio da individualidade biológica

"Atletas asiáticos e africanos respondem de maneira diferente ao mesmo treinamento".

A carga genética, também conhecida como genótipo, e as experiências e vivências adquiridas desde o nascimento, o que chamamos de fenótipo, fazem com que cada indivíduo responda de *maneira diferente* ao mesmo estímulo. Outro exemplo desse princípio considera que indivíduos que nascem com uma proporção maior de fibras musculares de contração rápida responderão melhor a um mesmo treinamento de força/velocidade do que os que nasceram com uma menor proporção dessas fibras.

Princípios da continuidade, da reversibilidade e da manutenção

"Os efeitos do treinamento são transitórios, mas possíveis de serem mantidos."

Infelizmente, condicionamento físico não se armazena. Assim como o organismo se adapta à sobrecarga, ele também pode adaptar-se à inatividade. Em outras palavras, a interrupção ou redução do treinamento leva o corpo a se *ajustar* a essa demanda reduzida de esforço e *reverter* os ganhos obtidos até então por meio do treinamento.

Se, por um lado, é possível perder o condicionamento e os resultados obtidos em um programa de treinamento, por outro, é igualmente possível *mantê-los*. Um aspecto interessante aplicado sobre esse princípio é que, apesar de o ganho de aptidão física obtido em meses de treinamento ser drasticamente reduzido em poucas semanas de inatividade, sabemos ser possível manter por algum tempo os níveis de condicionamento físico conquistados utilizando um volume reduzido de treinamento, porém com a mesma intensidade.

Supercompensação

"Como melhoramos com o treinamento?"

Ao final de uma sessão de treinamento, ficamos cansados e sofremos uma redução temporária de nossa capacidade de trabalho físico. É quando se inicia o processo de recuperação dessa capacidade.

Uma das coisas mais importantes e admiráveis sobre os efeitos do treinamento no corpo humano é que, após respeitado o período de recuperação ideal, o nível de aptidão e as reservas energéticas elevam-se acima do nível inicial e permanecem assim por algum tempo. Esse fenômeno é chamado de *supercompensação* (Figura 2.1). É como se o corpo, após se recuperar de uma perturbação, se preparasse sempre um pouco melhor para receber uma outra.

Portanto, como dito anteriormente, a preocupação em respeitar o intervalo (repouso) entre as sessões de treino é fundamental para garantir a melhora da capacidade de trabalho.

Intervalo ideal

Em um processo de treinamento, quando o intervalo entre as sessões é ideal, a sessão seguinte ocorre justamente durante a fase de supercompensação da sessão anterior e a capacidade de trabalho melhora (Figura 2.2).

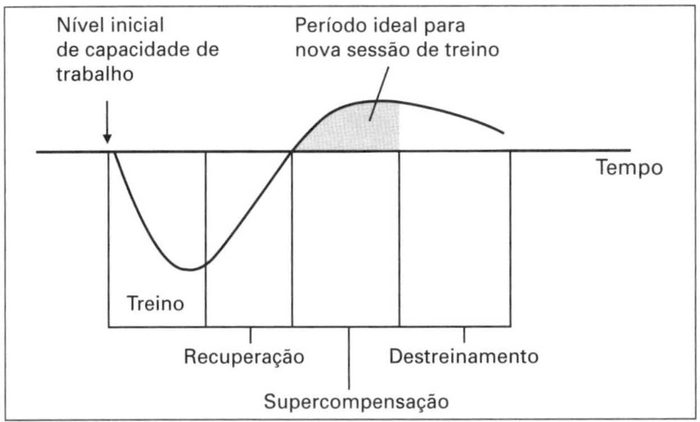

Figura 2.1 Tempo do processo de restauração da capacidade de trabalho após uma sessão de treinamento, representada pelo eixo vertical.

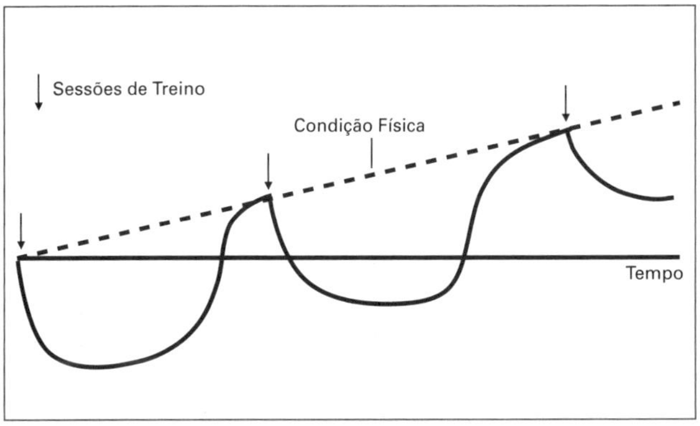

Figura 2.2 Intervalo ideal entre sessões de treino, assegurando a fase de supercompensação e consequente melhora da condição física.

Intervalo muito curto

Quando o intervalo entre as sessões é muito curto, ocorre um acúmulo do cansaço, provocando uma diminuição da condição física (Figura 2.3).

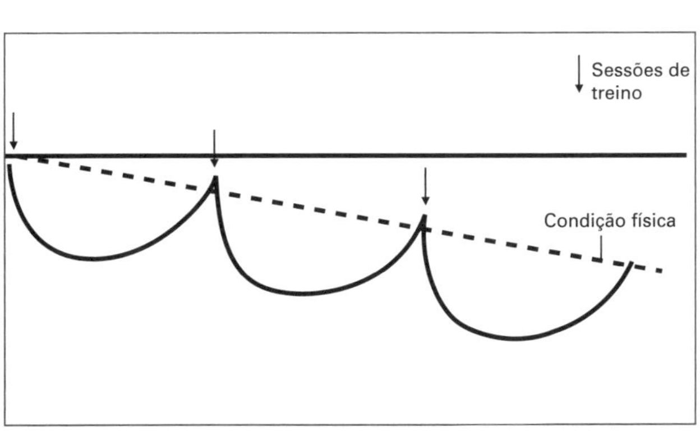

Figura 2.3 Intervalo muito curto entre sessões de treinamento, impedindo a recuperação completa e a supercompensação.

Treinadores habilidosos sabem que, principalmente para indivíduos bem condicionados e atletas, pode-se algumas vezes utilizar intervalos entre sessões de treinamento intencionalmente mais curtos, em que haverá acúmulo da fadiga e recuperação parcial, seguidos então de um intervalo mais longo, oferecendo assim um estímulo mais intenso e possivelmente um nível maior de adaptação. A ausência de repousos adequados pode também conduzir ao chamado *overtraining*.

Intervalo muito longo

Com intervalos muito longos entre as sessões de treino, não há efeito estável do treinamento e a condição física não se altera em um longo prazo (Figura 2.4).

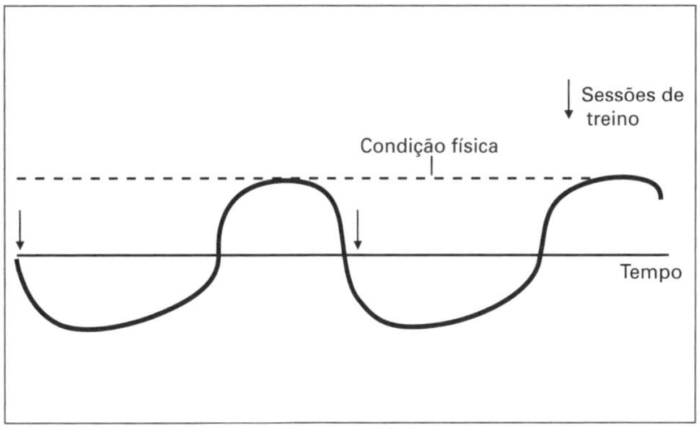

Figura 2.4 Intervalos muito longos entre as sessões de treino.

Períodos de recuperação × carga de trabalho

É competência fundamental do treinador mapear e saber quanto tempo após uma sessão de treino deve-se esperar para que a próxima sessão ocorra na fase de supercompensação. Sabe-se que esse tempo é diretamente proporcional à carga aplicada na sessão de treino, portanto, quanto maior a intensidade do treino, maior será o tempo de recuperação para que ocorra a supercompensação.

A Tabela 2.1 mostra a relação entre a magnitude da carga total de uma sessão de treinamento e o tempo necessário para a recuperação, além dos objetivos principais das diferentes magnitudes de carga.

De acordo com a Tabela 2.1, cargas que promovem aumento do nível de treinamento (ordinárias ou de choque) necessitam de 24 a 72 horas de recuperação e esses intervalos devem ser respeitados para que seja possível trabalhar com cargas dessa magnitude novamente, sobretudo para indivíduos pouco treinados.

No entanto, durante o período de recuperação, pode muitas vezes ocorrer treinos com carga recuperativa, a fim de acelerar o processo de recuperação, ou mesmo, como citado anteriormente para indivíduos com um nível possivelmente mais avançado de treinamento, treinos com cargas mais estimulantes e que vão agir sobre o organismo que ainda está em recuperação parcial do(s) estímulo(s) anterior(es).

Tabela 2.1 Carga, tempo de recuperação e objetivos da carga de treinamento

Carga	% do máximo	Tempo de recuperação	Objetivos
Recuperativa	10-20%	4-5 h	Acelerar recuperação
Manutenção	20-40%	4-8 h	Manter/estabilizar o nível de condicionamento
Estabilizadora	40-60%	12-18 h	
Ordinária	60-80%	24-36 h	Aumentar o nível de treinamento
Choque	80-100%	48-72 h	

Fonte: adaptada de Volkov[4].

É preciso levar em consideração que a Tabela 2.1 se refere fundamentalmente ao tempo de recuperação metabólica em situações em que variáveis importantes, como repouso e nutrição, ocorrem de maneira adequada ou ideal. A recuperação metabólica está diretamente ligada com o tempo necessário para que as reservas bioenergéticas e o equilíbrio bioquímico do corpo sejam restabelecidos.

Existe um aspecto importante da recuperação, pouco contemplado na Tabela 2.1, que depende sobretudo da intensidade relativa do treinamento para cada indivíduo: a recuperação estrutural. Essa recuperação está diretamente relacionada às inevitáveis microlesões que os tecidos do corpo sofrem com os exercícios físicos, principalmente o tecido muscular.

Ao se limitar exclusivamente à recuperação metabólica, pode-se arriscar o surgimento de lesões estruturais mais graves em regiões do sistema musculoesquelético que necessitam de um tempo maior para se regenerar das cargas às quais foram submetidas.

É desejável que o programa de treinamento seja, de certa forma, flexível, para poder acomodar repousos mais longos ou até mesmo poupar segmentos específicos do corpo quando houver indício de que esses segmentos, apesar de já estarem com suas estruturas bioquímicas e energéticas em plena recuperação, ainda não estejam estruturalmente prontos para absorver novos estímulos.

A essência do treinamento é, então, provocar no corpo um estímulo maior que o usual, dar um intervalo para o organismo fazer as adaptações necessárias e aplicar uma nova carga maior de treinamento, para provocar novas adaptações. E isso é também a essência do que se chama de periodização.

Periodização do treinamento

Programar a periodização do treinamento nada mais é do que desenhar uma programação de estresses (estímulos) e suas recuperações (repousos), dividindo o programa de treinamento em fases.

Parece adequado que, para produzir as respostas desejadas, tal planejamento obedeça a um caráter cíclico das cargas prescritas para as sessões de treinamento.

É por meio desse planejamento que se pode, por exemplo, estabelecer um objetivo de longo prazo para o processo e, então, fracionar esse objetivo em metas menores para conseguir atingi-lo.

A maneira tradicional de periodizar o treinamento é organizá-lo de forma a estabelecer um "ciclo maior" (macrociclo), composto por "ciclos menores" (mesociclos e microciclos).

Macrociclo

Ao ciclo maior, que vai do início ao fim do programa de treinamento, dá-se o nome de *macrociclo*. É dentro dele que são traçados os objetivos de longo prazo. Cada macrociclo pode ter aproximadamente 4 a 12 meses de duração. Tal duração é determinada principalmente de acordo com os objetivos do indivíduo, seu nível de preparo e a distância a que ele está de sua meta final. O macrociclo engloba os ciclos menores (Figura 2.5).

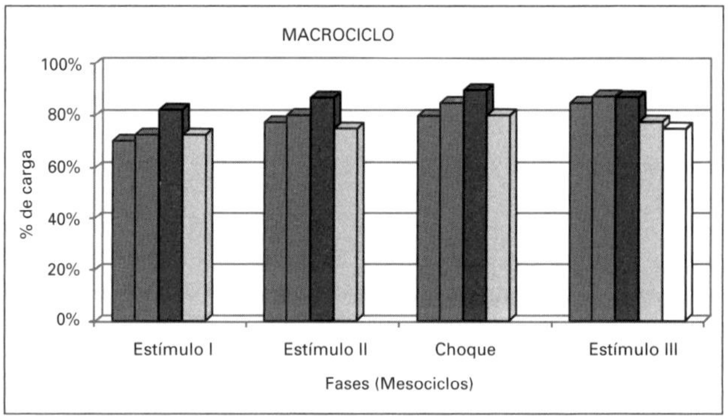

Figura 2.5 Evolução das cargas semanais de um macrociclo de 17 semanas (microciclos), separada em fases.

Mesociclo

Um macrociclo é normalmente dividido em fases menores chamadas de *mesociclos*. Cada mesociclo dura geralmente de 4 a 5 semanas e as mudanças de um mesociclo para o outro são momentos ideais para se realizar alterações nas relações entre volume e intensidade ou nas relações entre esforço e recuperação, alterando exercícios e propondo variações. Pode-se também alterar os objetivos de trabalho usando um mesociclo para trabalhar predominantemente a força, outro para a resistência aeróbia e até mesociclos dedicados à recuperação e à estabilização das adaptações adquiridas (Figura 2.6).

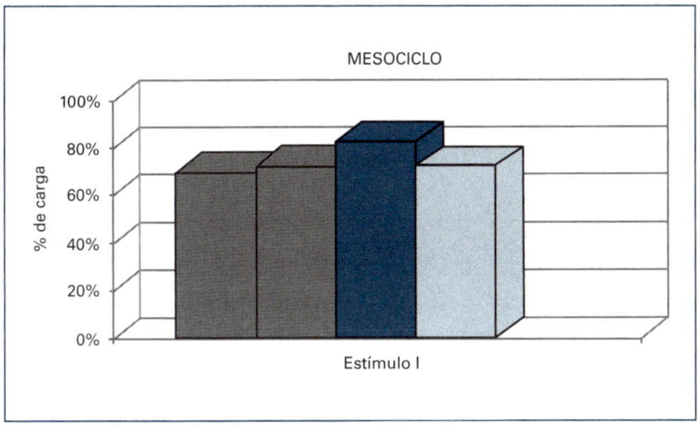

Figura 2.6 Mesociclo de estímulo I.

Microciclo

Os *microciclos* de um programa de treinamento são geralmente representados pelas semanas desse programa. Para fins de planejamento, os microciclos podem ser classificados da mesma forma que as cargas na Tabela 2.1 e, portanto, levam a mesma nomenclatura.

COMO INTERAGIR COM A NUTRIÇÃO?

Dentro de um programa planejado de treinamento, as variações dos diversos parâmetros da prescrição, como intensidade, volume, capacidades físicas trabalhadas, entre outros, podem trazer também necessidades nutricionais diferentes para as diversas fases do treinamento (Figura 2.7 e Tabela 2.2).

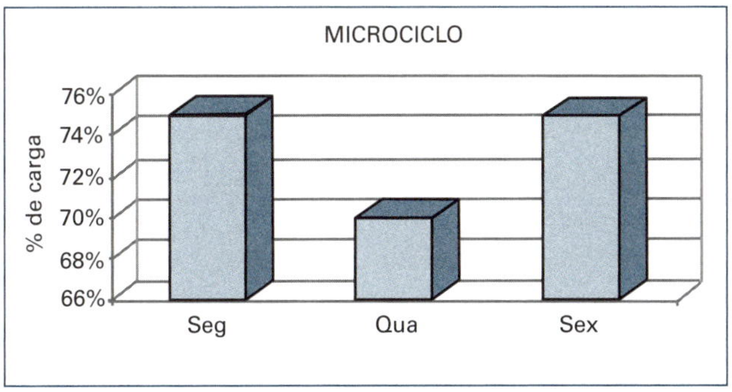

Figura 2.7 Microciclo.

Tabela 2.2 Classificação dos microciclos quanto à carga

Microciclo	% de carga máxima
Recuperativo	10-20%
Manutenção	20-40%
Estabilizador	40-60%
Ordinário	60-80%
Choque	80-100%

Quando se considera que a cada fase do programa de treinamento observam-se variações ideais nas necessidades calóricas, nas necessidades de determinados nutrientes ou até mesmo nos horários corretos para a ingestão de um suplemento alimentar, passam a ser consideradas a intervenção e a ajuda da nutrição como parte fundamental do programa individualizado de treinamento e grande auxiliar para potencializar todos os tipos de resultado.

Acertar na carga, no período de repouso e agora na nutrição tornam o planejamento individualizado do treino algo ainda mais desafiador e as possibilidades de suporte profissional se expandiram atualmente para áreas que até pouco tempo atrás pareciam ser pouco importantes.

Além de desenhar programas de treinamento e elaborar dietas personalizadas com precisão, deve-se estar atento e buscar conhecimentos que nos capacitem para intervir em outros aspectos absolutamente relevantes para o sucesso de nossas práticas, como comportamento, comunicação, terapias alternativas e psicologia, entre muitas outras possibilidades. Isso permite que o controle e o acompanhamento sejam mais ricos, mais bem monitorados e precisos, o que acelera, amplia e potencializa os resultados de qualquer programa.

Principalmente quando existe uma interação real e próxima entre os profissionais que cuidam do desenho e da prescrição dos treinos e os profissionais da área da nutrição, esse princípio de um cuidado mais amplo cria um ambiente favorável à mudança e à adoção de hábitos novos e mais positivos por parte dos indivíduos.

Exemplo prático de planejamento integrado

A seguir, apresenta-se um exemplo de como o desenho do programa de treinamento pode estrategicamente ser acompanhado pela interação com a nutrição.

Tomemos um indivíduo que deseja ingressar em um programa de treinamento resistido (musculação) com o desejo de hipertrofiar e definir seus músculos. Se, além de planejar uma relação progressiva ideal entre carga e repouso, pudermos também prever suas necessidades nutricionais para as diversas fases do treino, será que os resultados poderão ser atingidos em um tempo mais curto? Obviamente que sim.

A Figura 2.8 mostra um macrociclo da periodização do treinamento para esse indivíduo, já levando em conta diversos parâmetros de variação, inclusive os nutricionais.

Temos nesse planejamento quatro mesociclos (fases) que podem ser analisados separadamente (Figura 2.9). Foram utilizados dois microciclos ordinários (60 e 70%), por meio dos quais previmos um aumento de 10% da carga (pesos utilizados) e um volume de treino (séries, repetições, número de exercícios) crescente. Foi utilizado

Meses	JUN			JUL				AGO					SET				OUT
Fases	Estímulo I			Estímulo II				Hipertrofia Muscular					Definição Muscular				
Semanas	1	2	3	4	5	6	7	8	9	10	11	12	13	14	15	16	17
Avaliações	ANT					RM	ANT				RM	ANT				RM	ANT
Microciclos	ORD	ORD	CHO	ORD	ORD	CHO	EST	ORD	ORD	CHO	CHO	EST	ORD	ORD	CHO	CHO	REC
Treinamento – % Carga	60	70	80	75	80	85	75	80	80	90	90	75	75	85	90	90	50
Treinamento – Volume	⬀	⬀	⬂	⬀	⇨	⬂	⇨	⬀	⬀	⇨	⬀	⇩	⬀	⬀	⇨	⬂	⇩
Treinamento – Método	12 RM			8 - 10 RM			15 RM	8 - 10 RM					10 - 20 (ou mais) RM Circuitos				15 - 20 RM
Nutrição – Calorias	2.100 - 2.500			2.500 - 2.700				2.700 (ou mais)					2.000				
Nutrição – Ênfase	Variedade			Variedade				⇧ Proteínas					⇩⇩ Gordura		⇩ Carboidrato		
Nutrição – Suplementação	---			---				Creatina / Hiperproteico / CHO					---				
Gráfico	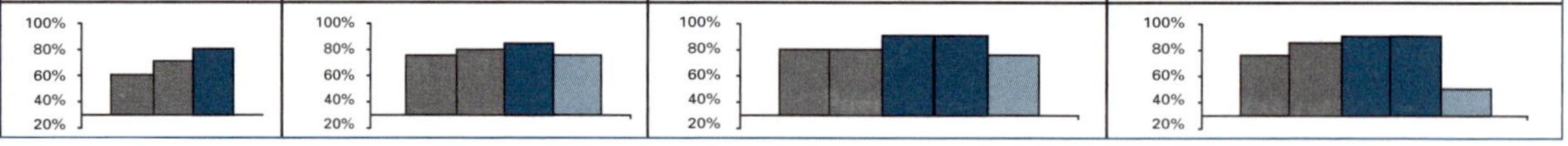																

ANT: avaliação antropométrica; RM: reposições máximas; ORD: microciclo ordinário; CHO: microciclo de choque; EST: microciclo estabilizador; REC: microciclo recuperativo.

Figura 2.8 Macrociclo de 17 semanas para um indíviduo que deseja hipertrofia e definição muscular.

Meses	JUN		
Fases (mesociclos)	Estímulo I		
Semanas	1	2	3
Avaliações	ANT		
Microciclos	ORD	ORD	CHO
Treinamento – % Carga	60	70	80
Treinamento – Volume	⬀	⬀	⬂
Treinamento – Método	12 RM		
Nutrição – Calorias	2.100 - 2.500		
Nutrição – Ênfase	Variedade		
Nutrição – Suplementação	---		
Gráfico	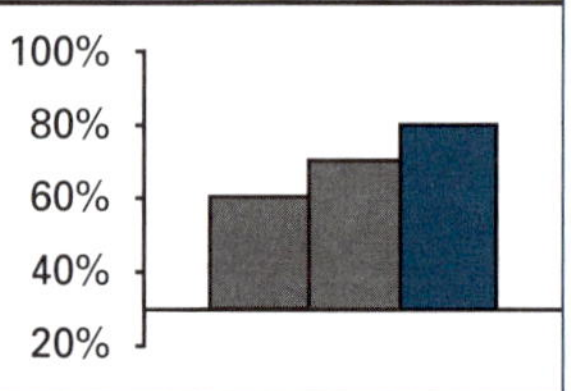		

Figura 2.9 Mesociclo da fase de estímulo I do treinamento.

também um microciclo de choque (80%), por meio do qual foi previsto um novo aumento de 10% na carga e na diminuição do volume. O objetivo dessa fase de 3 semanas foi adaptar o organismo do cliente às cargas crescentes de treinamento.

Como metodologia de trabalho, foram utilizados os valores de 12 repetições máximas (RM) para a prescrição do treino, portanto, se considerarmos, por exemplo, a semana 2 (70%), os valores de carga utilizados nos diferentes exercícios deverão estar próximos de 70% da carga utilizada para realizar 12 RM.

No aspecto nutricional, foi previsto um aumento progressivo da ingestão calórica, a fim de criar um discreto balanço energético positivo, e a recomendação para a ênfase do cardápio foi a variedade. Não houve recomendação para utilização de suplementos nutricionais nesse período.

Foi prevista também uma avaliação antropométrica na semana 1 para estabelecer algumas metas voltadas para o objetivo do cliente, como o aumento de determinado perímetro corporal ou da quantidade de massa magra.

Para ilustrar de maneira ainda mais detalhada esse planejamento de treino, pode-se analisar, por exemplo, a semana 2 de treinamento (Figura 2.10), em que a carga deve ser de 70%. Pelo fato de o objetivo dessa fase de treinamento ser a adaptação do organismo desse cliente às cargas crescentes, optamos por um microciclo de carga crescente, em que a média da semana resulta em 70%. Optamos também por trabalhar, a cada sessão de treinamento, todos os grupos musculares, uma vez que haverá pelo menos 48 horas de intervalo entre uma sessão e outra de treino e por causa da intensidade da carga (70%). Esse período deve ser suficiente para que ocorra a supercompensação.

Na fase de estímulo II (Figura 2.11), possivelmente já haverá alguma adaptação no organismo do cliente que possibilite a utilização de cargas maiores.

Para essa fase, optamos por utilizar uma das formas mais clássicas de mesociclo, que prevê 3 semanas com aumento progressivo de cargas, utilizando dois microciclos ordinários (75 e 80%), seguidos de um microciclo de choque (85%) e terminando com um microciclo de cargas estabilizadoras. O aumento de volume na primeira semana ocorrerá por causa do aumento da frequência semanal de treinos de três para quatro vezes.

A metodologia nas primeiras 3 semanas foi trabalhar com percentuais de 8 a 10 RM para as cargas, possibilitando a utilização de cargas maiores do que na fase anterior. Na última semana, visando diminuir a carga, optamos por trabalhar com valores de 15 RM.

Nos aspectos nutricionais, tem-se basicamente um aumento das necessidades energéticas por causa do aumento da intensidade do treinamento. Nesse período, então, a responsabilidade do nutricionista continua sen-

	Semana 2		
Microciclo	ORD		
Dia da semana	SEG	QUA	SEX
Grupos musculares	Todos	Todos	Todos
Carga (%)	65	70	75
Gráfico	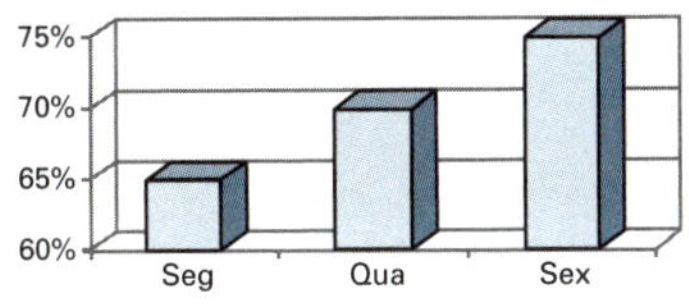		

Figura 2.10 Microciclo da semana 2 de treinamento.

	Meses	JUL			
	Fases (mesociclos)	Estímulo II			
	Semanas	4	5	6	7
	Avaliações			RM	ANT
	Microciclos	ORD	ORD	CHO	EST
Treinamento	% Carga	75	80	85	75
	Volume	⇗	⇨	⇘	⇨
	Método	8 - 10 RM			15 RM
Nutrição	Calorias	2.500 - 2.700			
	Ênfase	Variedade			
	Suplementação	---			
	Gráfico	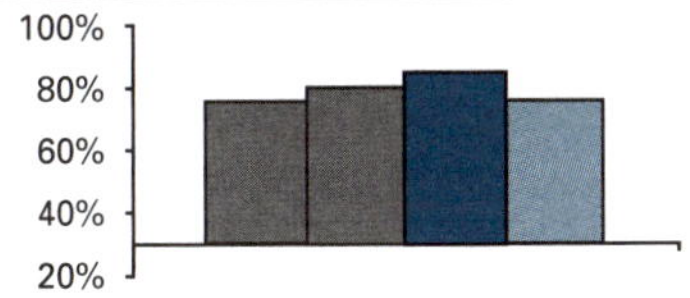			

Figura 2.11 Mesociclo da fase de estímulo II do treinamento.

do a de manter o cliente em balanço energético positivo com um cardápio variado.

Para essa fase estão previstas também duas avaliações:

- a primeira avaliação é a dos níveis de força, que ocorre na semana 6, em que podem ser escolhidos alguns exercícios-chave, como o supino reto, e realizados testes de RM. Essas avaliações fornecem dados para que possamos prescrever os percentuais de RM com mais precisão. Suponhamos que o nosso cliente tenha realizado um teste de 10 RM no supino e tenha conseguido utilizar um peso de 50 kg. Considerando 50 kg = 100% de 10 RM, fica fácil calcular quais seriam os percentuais menores para as mesmas repetições máximas (90% de 10 RM, 80% de 10 RM etc.);
- a segunda avaliação é novamente uma avaliação antropométrica, em que são coletadas as medidas de dobras cutâneas e perímetros corporais, além, obviamente, do peso do cliente. Essas medidas são comparadas com a avaliação antropométrica feita no mês anterior.

Dessa forma, podemos saber se estamos no caminho certo para atingir os objetivos do cliente. É bem possível que no começo certo do programa já tenhamos estabelecido, por exemplo, além de uma meta final de aumento de massa magra e, talvez, de algumas medidas, metas de médio prazo que nada mais são do que o fracionamento dessa meta final em etapas menores. Analisando o microciclo da semana 4 (Figura 2.12), veremos mudanças na estrutura do treinamento acontecendo não só no aumento da frequência semanal, mas também na divisão dos grupos musculares trabalhados em cada sessão de treino.

	Semana 4			
Microciclo	ORD			
Dia da semana	SEG	TER	QUI	SEX
Grupos musculares	Peitorais Tríceps Ombro Abdominais	Costas Bíceps MMII*	Peitorais Tríceps Ombro Abdominais	Peitorais Bíceps MMII*
Carga (%)	75	75	75	75
Gráfico	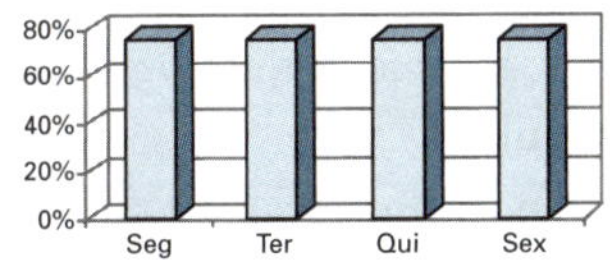			

*MMII: Membros inferiores.

Figura 2.12 Microciclo da semana 4 de treinamento.

O aumento da frequência semanal é uma das estratégias para adicionar sobrecarga ao treinamento por meio do aumento do volume de treino. Já a nova divisão de grupos musculares ocorre em consequência do aumento da intensidade das sessões de treinamento. Essa divisão é absolutamente necessária para respeitar os períodos de recuperação adequados entre um estímulo e outro para cada grupo muscular. Optamos também por usar um microciclo de carga constante de 75% para todos os dias de treinamento.

Na fase de hipertrofia muscular (Figura 2.13), o cliente já está bem adaptado às cargas de trabalho com a base construída nos mesociclos anteriores. Utilizamos, nesse ponto, 2 semanas com microciclos ordinários de mesma carga (80%), mais 2 semanas com microciclos de choque com mesma carga (90%) e 1 semana com um microciclo de estabilização (75%).

Durante esse período, o cliente deverá treinar 5 dias por semana, portanto o aumento de volume na semana 8 ocorrerá em razão da inclusão de mais 1 dia de treino na rotina semanal. O aumento de volume nas semanas 9 e 11 ocorrerá por causa do aumento do número de séries para determinados exercícios decorrente da utilização de "superséries" na metodologia dessas semanas. As "superséries" ocorrem quando dois ou mais exercícios são feitos um imediatamente após o outro, sem intervalo de repou-

Meses		AGO				
Fases (mesociclos)		Hipertrofia Muscular				
Semanas		8	9	10	11	12
Avaliações					RM	ANT
Microciclos		ORD	ORD	CHO	CHO	EST
Treinamento	% Carga	80	80	90	90	75
	Volume	⇗	⇗	⇨	⇗	⇩
	Método	6 - 10 RM Superséries				
Nutrição	Calorias	2.700 (ou mais)				
	Ênfase	⇧ Proteínas				
	Suplementação	Creatina/Hiperproteico/CHO				
Gráficos		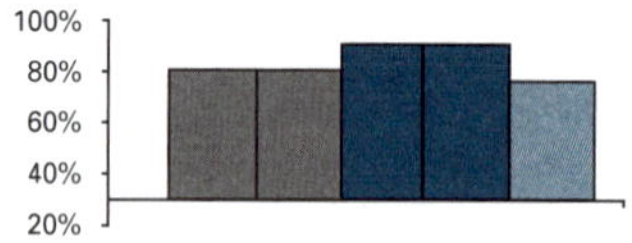				

Figura 2.13 Mesociclo da fase de hipertrofia muscular do treinamento.

so entre eles. É uma metodologia eficaz para aumento de massa muscular.

Além das "superséries", a metodologia utilizada foi trabalhar com cargas entre 6 e 10 RM, o que promoverá também um aumento no valor absoluto das cargas.

Nessa fase, o aspecto nutricional tem papel fundamental. As necessidades energéticas aumentarão ainda mais, e o nutricionista pode considerar adequado elevar a quantidade de proteínas no cardápio do cliente, uma vez que uma maior oferta desse nutriente pode auxiliar no anabolismo. Além disso, a fim de potencializar os ganhos de massa muscular, o nutricionista pode optar por prescrever alguns suplementos nutricionais, caso detecte que a dieta atual do cliente não seja suficiente para atingir os objetivos. Outros itens de grande importância nessa fase são as refeições pré e pós-sessão de treino e a possibilidade de ingestão de carboidratos durante a sessão, pois essas estratégias podem tanto otimizar a *performance* durante o treino como acelerar o processo de recuperação, já que o carboidrato é a principal fonte de energia utilizada nos exercícios resistidos nessa fase de hipertrofia.

Foram previstas para essa fase novamente duas avaliações, sendo uma dos níveis de força (10 RM) e uma antropométrica, nos mesmos moldes das fases anteriores.

Tomando como exemplo o microciclo da semana 11 (Figura 2.14), que é um dos mais intensos de todo o programa de treinamento, veremos que as mudanças na estrutura do treinamento acontecem principalmente por causa do aumento significativo de carga, que chega próximo do máximo (90%), e também da utilização de "superséries", que tornam o treino ainda mais intenso. Nesse microciclo, a divisão dos grupos musculares foi novamente reformulada para respeitar os períodos de re-

	Semana 11				
Microciclo	CHO				
Dia da semana	SEG	TER	QUA	QUI	SEX
Grupos musculares	Peitoral	Tríceps Bíceps	Costas Ombros	MMII*	Peitoral
Carga (%)	90	90	90	90	90
Gráfico	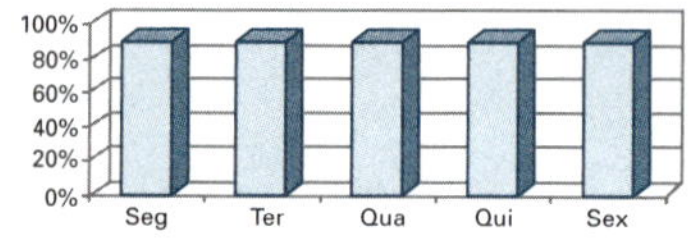				

*MMII: Membros inferiores.

Figura 2.14 Microciclo da semana 11 de treinamento.

cuperação adequados que agora devem ser ainda maiores, chegando a 96 horas entre um treino e outro para o mesmo grupo muscular.

Na sequência da fase de hipertrofia, em que ocorre grande aumento de carga acompanhado de ajustes na dieta para atender a essa grande demanda, planejamos uma fase dedicada ao trabalho de definição muscular, em que o objetivo é manter os ganhos de massa muscular adquiridos até aqui e promover uma diminuição nas camadas subcutâneas de gordura, para que a "definição muscular" possa acontecer (Figura 2.15).

Nessa fase, a frequência semanal pode manter-se em cinco vezes, porém o treinador pode considerar a possibilidade de incluir em seu planejamento algum tempo dedicado ao trabalho aeróbio, visando maximizar a mobilização de gorduras durante a sessão de treino.

Foram previstas novamente as avaliações de força (RM), na 16ª semana, e antropométrica (ANT), na 17ª.

Para a dieta, a sugestão seria realizar a diminuição da ingestão de calorias, principalmente à custa da redução das quantidades de gordura e carboidratos do cardápio,

Meses		SET				OUT
Fases (mesociclos)		Definição Muscular				
Semanas		13	14	15	16	17
Avaliações					RM	ANT
Microciclos		ORD	ORD	CHO	CHO	REC
Treinamento	% Carga	75	85	90	90	50
	Volume	⇗	⇗	⇨	⇘	⇩
	Método	10 - 20 (ou mais) RM Circuitos				15 - 20 RM
Nutrição	Calorias	2.000				
	Ênfase	⇩⇩ Gordura		⇩ Carboidrato		
	Suplementação	---				
Gráfico		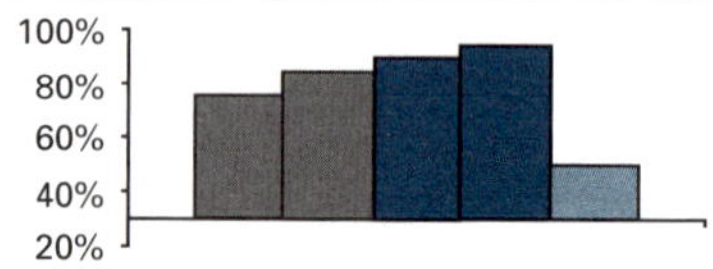				

Figura 2.15 Mesociclo da fase de definição muscular do treinamento.

conforme critério e avaliação do nutricionista. Essa estratégia visa provocar nesse período um discreto balanço energético negativo na tentativa de reduzir a gordura corporal.

Optamos aqui por utilizar dois microciclos ordinários, seguidos de outros dois de choque e um microciclo final de recuperação, marcando o término desse programa de treinamento e uma possível transição para um novo programa.

Nos microciclos ordinários, a estratégia do treinamento será utilizar bastante a metodologia em circuito, diminuindo as cargas em relação à fase anterior, porém com um aumento significativo de volume, trabalhando entre quinze e vinte repetições para cada exercício. Podem ser prescritos também alguns momentos de exercícios aeróbios com o objetivo de aumentar o gasto calórico durante a sessão de treinamento. Nos microciclos de choque, uma das estratégias será realizar um aumento progressivo de carga com redução proporcional no volume do treinamento, para que ocorram também estímulos entre 10 e 12 RM, intercalando esses treinos com treinos aeróbios.

Usaremos como exemplo o microciclo da semana 16 (Figura 2.16), em que se pode observar o planejamento de treinos aeróbios e de circuito dentro da programação semanal. Optamos por utilizar um microciclo do tipo crescente/decrescente.

A intenção desse microciclo é fazer com que o gasto calórico durante a sessão de treinamento aumente e, também, que a massa muscular adquirida possa ser preservada com os exercícios resistidos (musculação), mesmo o cliente entrando em uma dieta que provocará balanço energético negativo.

	Semana 16				
Microciclo	CHO				
Dia da semana	SEG	TER	QUA	QUI	SEX
Grupos musculares/ Metodologia	Circuito	Peitoral Costas Aeróbio	Tríceps Bíceps	MMII* Ombro Aeróbio	Circuito
Carga (%)	85	95	95	95	85
Gráfico	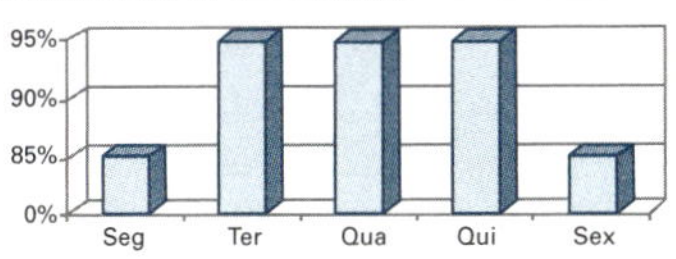				

*MMII: Membros inferiores.

Figura 2.16 Microciclo da semana 16 de treinamento.

Com esse exemplo de macrociclo e seus ciclos menores, fica clara a importância e a complementaridade entre o trabalho de um treinador e o de um nutricionista. Quanto mais estreita a interação e a troca de informações entre eles, melhor.

Agentes facilitadores de mudanças

A compreensão do que é fundamentalmente um processo de treinamento físico, com suas fases de estímulo e de repouso, justifica claramente a interação do desenho e da prescrição desse treinamento com a orientação nutricional adequada.

O movimento humano é uma manifestação de inúmeras (talvez infinitas) possibilidades que se multiplicam ainda mais quando ocorrem interações com áreas afins, como ocorre com a nutrição. O exemplo de integração descrito é apenas demonstrativo. Para que se possa oferecer o melhor para as pessoas com quem trabalhamos, é necessário haver sempre uma abertura para a ruptura com regras muito rígidas e fixas e assim permitir que aspectos individuais norteiem também todo o processo de orientação e suporte.

Profissionais da nutrição e da educação física são, na essência, facilitadores de mudanças positivas nas vidas das pessoas com quem trabalham. Suas possibilidades de interação devem seguir certo planejamento sempre que possível, mas devem também ser flexíveis o suficiente para que exista a possibilidade de criar soluções personalizadas e, quando possível, até cocriadas com seus clientes.

REFERÊNCIAS

1. Barbanti VJ, Tricoli V, Ugrinowitsch C. Relevância do conhecimento científico na prática do treinamento físico. Rev Paul Educ Fis 2004;18:101-9.
2. Barbanti VJ. Teoria e prática do treinamento desportivo. São Paulo: Blücher; 1997.
3. Monteiro AG. Treinamento personalizado: uma abordagem didático-metodológica. São Paulo: Phorte; 2002.
4. Volkov NI. Bioquímica. Moscou: Vneshtorgizdat; 1990.

Entendendo a medicina esportiva

3

Gustavo D. Magliocca

INTRODUÇÃO

A medicina do esporte é a especialidade médica encarregada de manter a saúde dos atletas e oferecer-lhes atenção preventivo-curativa a fim de elevar e/ou manter seu rendimento e ganho esportivo. É uma especialidade médica clínica que tem como fundamento o estudo da fisiologia do exercício, o planejamento e o controle do treinamento e a prevenção de traumas, sendo aplicada ao esporte de competição e à população geral em busca de saúde e bem-estar.

Apesar de ser considerada uma especialidade jovem, a medicina do esporte vem adquirindo cada vez mais importância, não somente no campo do esporte, em que é protagonista, mas também na área da saúde, na aplicação de importantes programas de prevenção e reabilitação de doenças crônicas degenerativas.

O médico do esporte atende atletas de alto rendimento, equipes esportivas e qualquer indivíduo fisicamente ativo e engajado em atividades esportivas padronizadas, competitivas ou não.

PRINCIPAIS CONCEITOS

Atividade física é definida como qualquer movimento corporal que exija um gasto energético. Dessa maneira, andar, saltar, arremessar e correr são formas de atividades físicas. O exercício, por sua vez, representa uma atividade física planejada, estruturada e repetitiva cujo objetivo é adquirir, manter ou melhorar um ou mais componentes das aptidões físicas[1,2].

Entre os componentes físicos mais associados à saúde, destaca-se a capacidade cardiorrespiratória, a força muscular, a flexibilidade e os componentes da composição corporal. Já para as atividades desportivas, além dos componentes citados, podem ser acrescidos a agilidade, o equilíbrio postural, a coordenação motora, a potência e a velocidade muscular[1,2].

Quando nos exercitamos, sentimos nosso coração mais acelerado, nosso corpo mais quente, nossa respiração mais ofegante, nossos músculos mais enrijecidos – essas e muitas outras alterações representam as respostas do organismo, por meio de mecanismos fisiológicos ditos adaptativos, diante das sobrecargas físicas geradas pela atividade. Essa capacidade orgânica de se adaptar aos estímulos gerados pelo exercício é conceituada como capacidade funcional.

Quanto maior a capacidade adaptativa de um organismo, maior sua aptidão para realizar determinada tarefa motora. Contudo, o que parece ser algo extremamente simples se torna complexo quando se entende que essa tal aptidão física é um estado dinâmico e multifatorial, manifestado pela contínua interação entre diversos fatores ambientais – entre os quais o treinamento físico é o mais importante – e modulado por fatores genéticos intrínsecos de cada indivíduo[3].

O objetivo da medicina do esporte é exatamente o de assistir as necessidades físicas do atleta, permitindo uma melhor interação entre seu potencial fisiológico e as cargas de exercício às quais é periodicamente submetido e que se refletem na forma de saúde, bem-estar ou desempenho esportivo.

MEDICINA DO ESPORTE – UMA CIÊNCIA MULTIDISCIPLINAR

A medicina do esporte é uma especialidade clínica que compreende os campos teóricos e práticos das áreas que estudam a influência do exercício em pessoas sadias e doentes, produzindo resultados importantes não só na *performance* atlética, mas também na prevenção, no tratamento e na reabilitação de doenças crônicas e lesões musculoesqueléticas relacionadas à prática esportiva[4]. O American College of Sports Medicine (ACSM) define a medicina esportiva como uma ciência de natureza multidisciplinar por causa da integração de áreas como fisiologia, biomecânica, psicologia, nutrição e fisiopatologia, todas aplicadas para melhorar e manter a capacidade funcional do indivíduo para o trabalho físico, exercícios e esportes[6].

O médico do exercício e do esporte atende tanto atletas de alto rendimento quanto iniciantes e indivíduos comuns, de todas as faixas etárias e ambos os sexos, saudáveis ou com alguma doença, sempre com um olhar voltado para a prática esportiva e para a qualidade de vida. O paciente hipertenso continua seu tratamento com o cardiologista, da mesma forma que o indivíduo que tem problema articular permanece com acompanhamento de seu ortopedista, contudo, a recomendação de exercício, treinamento e esporte requer as mesmas reflexões necessárias (ponderadas qualitativa e quantitativamente) que a prescrição de um medicamento, levando em consideração inúmeros aspectos relacionados à condição global do indivíduo, daí a necessidade de interação com profissionais habilitados.

O campo da medicina esportiva é tão amplo que engloba sob sua égide uma série de blocos especializados (Tabela 3.1), o que torna imperativa a prática interdisciplinar na gestão e no cuidado de populações fisicamente ativas[7].

Tabela 3.1 Blocos especializados da medicina do exercício e do esporte

Bloco I – Aparelho locomotor
Morfologia funcional e biomecânica do aparelho locomotor
Traumatologia esportiva
Medicina física e reabilitação musculoesquelética
Imagenologia musculoesquelética
Bloco II – Ciência do esporte e do exercício
Metodologia em pesquisa
Bioquímica e fisiologia do exercício
Bloco III – Clínica médica do esporte e do exercício
Promoção da medicina do exercício, da nutrição e da saúde
Medicina interna do exercício e do esporte (prevenção, tratamento, reabilitação e individualidades da prática física em doenças crônicas)
Atividade física na infância e na adolescência
Atividade física na mulher
Atividade física no idoso
Emergência médica em locais de práticas de atividade física
Bloco IV – Medicina do esporte de alto rendimento
Metodologia e planejamento do treinamento
Avaliação funcional e controle do treinamento

(continua)

Tabela 3.1 Blocos especializados da medicina do exercício e do esporte (*cont.*)

Bloco IV – Medicina do esporte de alto rendimento
Detecção de talentos esportivos e seu desenvolvimento até o alto rendimento
Doping e métodos de controle de dopagem
Nutrição e suplementos nutricionais ergogênicos
Psicologia do esporte
Medicina do esporte em ambientes extremos

PAPEL DO MÉDICO DO ESPORTE NO ALTO RENDIMENTO

No esporte de alto rendimento, o médico do esporte tem como objetivo fundamental facilitar o sucesso do atleta por meio do atendimento às suas necessidades físicas, permitindo uma melhor capacidade de desenvolver seu máximo potencial fisiológico e minimizando as ausências em treinamentos decorrentes de lesões e de doenças de ordem clínica[1]. Não é papel do médico a prescrição das cargas do exercício, e sim a participação na sistematização do treinamento, identificando e controlando fatores de risco, auxiliando nos processos recuperativos e propondo ações preventivas que convergem para uma maior regularidade e longevidade esportiva e, consequentemente, contribuindo com um constante processo de ganhos em termos de aptidão e *performance* atlética[4]. Resumidamente, pode-se estabelecer que as principais ações da medicina do esporte no alto rendimento são minimizar as ausências em treinamentos e auxiliar na maximização da *performance* desportiva.

O planejamento assistencial da equipe se fundamenta nos seguintes pilares de ações:

1. avaliar;
2. prevenir;
3. recuperar;
4. controlar;
5. educar;
6. assistir.

Avaliar

A equipe médica deve buscar métodos específicos de avaliação, tanto de laboratório como de campo, que tragam benefícios à saúde do atleta. Dados assistenciais, bem como os científicos, devem ser utilizados para identificar e controlar riscos e para solucionar problemas relacionados à saúde e à capacidade de rendimento específica da modalidade esportiva e sua influência por meio de diversos programas de treinamento[5].

Pode-se, didaticamente, separar em três categorias os métodos de avaliação:

- pré-temporada;
- intratemporada;
- pós-temporada.

Avaliação pré-temporada

A avaliação pré-temporada envolve a abordagem coletiva e individual com a intenção de classificar os atletas conforme padrões funcionais, morfológicos, motores e de desenvolvimento maturacional, além de, obviamente, eximir o atleta de qualquer risco ou contraindicação que envolva a prática de atividade extenuante e competitiva.

Avaliação intratemporada

A avaliação intratemporada corresponde à abordagem individual durante a temporada com a intenção de diagnosticar precocemente queixas tanto de âmbito clínico-ortopédico como morfofuncional, identificadas no decorrer da temporada.

Note-se que as avaliações realizadas durante o ciclo de treinamentos com o intuito de controlar funcionalmente e morfologicamente os atletas são definidas como métodos de controle, e não como avaliação intratemporada.

Avaliação pós-temporada

A avaliação pós-temporada é a abordagem individual feita com a intenção de dar uma devolutiva ao atleta e à comissão técnica dos fatores físicos que assolaram cada atleta durante a temporada, bem como dos benefícios atingidos com a prevenção, e tem o objetivo de fornecer sugestões de planejamento para a próxima temporada.

Prevenir

A prevenção é fator fundamental na ação da equipe médica que visa ao sucesso do atleta. A prevenção pode ser aplicada em três momentos distintos, todos objetivando um maior tempo de treinamento e um menor número de lesões e de doenças, sendo classificada como primária, secundária e terciária.

Prevenção primária (ação preparatória e antecipatória)

A prevenção primária é uma abordagem coletiva/individual que prioriza a proteção dos segmentos osteomusculares de maior desgaste na prática do gesto específico da modalidade esportiva.

O objetivo é promover estabilidade articular e simetria muscular, intencionando uma proteção maior contra as lesões por uso repetitivo e também lesões decorrentes de traumas.

Prevenção secundária (ação protetora específica)

A prevenção secundária envolve a abordagem individual que prioriza a proteção dos segmentos osteomusculares previamente lesionados. Nesse contexto, torna-se importante destacar que *o antecedente prévio é o principal fator de risco para o surgimento de uma lesão.*

O objetivo é identificar alterações que favoreceram o ressurgimento de lesão previamente referida e/ou anteriormente tratada.

Prevenção terciária (ação reabilitatória)

A prevenção terciária é a abordagem individual priorizando a reabilitação completa de atletas em curso de lesões osteomusculares. O processo de reabilitação envolve não só a restituição completa do tecido lesionado, como também a restituição da condição funcional do atleta como um todo.

O objetivo é recuperar por completo a articulação lesionada, devolvendo o atleta em condições ideais de treinamento e competição.

Recuperar

Entende-se como recuperação o processo de restauração dos vários sistemas fisiológicos envolvidos nos mecanismos de regulação (adaptação) e no fornecimento de energia aos músculos[3]. É o processo pelo qual nosso organismo, de forma brilhante, transforma as perdas sofridas pelas cargas da sessão de treino em ganhos funcionais. Como tudo tem seu preço, para que ocorra essa supercompensação é imprescindível que se respeite o tempo necessário para o organismo se regenerar antes que outro estímulo seja realizado. O tempo de recuperação varia para cada indivíduo e é influenciado por fatores como idade, nível de aptidão física e estado de saúde do atleta. A negligência desse tempo de recuperação impede que o atleta se mantenha em seu estado ideal para a prática da atividade física, limitando sua evolução em termos de rendimento e, principalmente, aumentando os riscos de lesões e outros distúrbios da saúde, como os estados de fadiga residual e crônica.

O planejamento de métodos e ações que tenham como objetivo primário otimizar a recuperação fisiológica dos atletas, permitindo um melhor rendimento nos ciclos de treinamentos, é função importante da equipe de medicina do esporte. Atualmente, métodos como recuperação ativa e passiva, hidratação e nutrição, sono, meditação, crioterapia de imersão, massoterapia, métodos de compressão tecidual e controle da variabilidade cardíaca são amplamente discutidos na literatura especializada.

Controlar

Fadiga é definida como a impossibilidade física, psíquica ou orgânica para continuar um trabalho na mesma intensidade em que se estava realizando, e é reversível com a diminuição das cargas de treinamento. Dentro de um espectro contínuo de evolução, pode-se classificar a fadiga como aguda, residual ou crônica. Em temos fisiopatológicos, a divisão em fadiga central e fadiga muscular periférica faz-se bastante presente na literatura científica.

É função da equipe de medicina do esporte o planejamento de procedimentos de controle biológico, em laboratório e em campo, capazes de auxiliar o treinador no desenvolvimento do melhor potencial de cada atleta.

As avaliações de controle do desempenho podem ser funcionais (como testes de limiares metabólicos), morfológicas (como métodos de análise antropométrica), mecânicas (por meio de análises biomecânicas objetivas e subjetivas) e com o uso de marcadores bioquímicos, como hemoglobina e hematócrito sanguíneo, pH, bicarbonato, ureia, TGO, glicemia, cortisol, amônia, insulina, testosterona, somatomedina (IGF-1), hormônio do crescimento, TSH, lactato e creatinofosfoquinase (CPK).

Educar

O médico do esporte tem papel importantíssimo na educação do atleta de alta *performance*. Aspectos como a importância da adoção de hábitos saudáveis, o respeito aos limites físicos e a política *antidoping* devem ser disseminados ao longo da temporada. Os temas devem atingir toda a comissão técnica e a equipe de gestão. O discurso, tal como o pensamento, deve ser de todas as áreas envolvidas no processo de desenvolvimento do atleta.

O atleta em formação é o maior foco das ações educacionais. Ciclos de palestras, cartilhas didáticas, vídeos e conversas pessoais são as principais ferramentas de educação do médico que vive o dia a dia esportivo.

Assistir

Além de desenvolver e coordenar uma cadeia assistencial que estabeleça e defina as responsabilidades de todas as partes envolvidas no cuidado do atleta, o médico do esporte deve fazer o gerenciamento clínico deste, integrando as ações de médicos especialistas, nutricionistas, fisioterapeutas, preparadores físicos, fisiologistas, entre outros profissionais pertencentes à equipe de medicina do esporte[5]. Ele tem de assumir a responsabilidade pela tomada das decisões médicas que afetam a segurança da participação do atleta, mantendo um canal aberto de comunicação com a equipe técnica para evitar sobrecargas prejudiciais aos atletas[5].

São responsabilidades do médico em relação ao atleta:

- oferecer uma assistência ótima ao atleta, estando disponível a todo momento, na beira da quadra, do campo, da piscina, nas salas de treinamento, no consultório e após o expediente;
- proteger o atleta de traumas, lesões repetitivas e incapacidades. Isso inclui protegê-los de si próprios;
- aperfeiçoar os mecanismos de recuperação biológicas do atleta em concordância com as cargas de treinamento e competição (combater a fadiga);
- melhorar e participar dos programas de reabilitação, evitando o retorno prematuro às atividades;
- colaborar com a comissão técnica do esporte no planejamento e no controle individual das cargas de treinamento para o desenvolvimento das diferentes intensidades de trabalho;
- atuar no processo de educação em saúde dos atletas (sexo, higiene, *doping*, nutrição etc.);
- assessorar todo o processo de destreinamento de um atleta de alto rendimento;
- responder eticamente por tomadas de decisões sobre a participação do atleta, não deixando de levar em conta motivos arbitrários ou insignificantes típicos do ambiente do esporte de alto rendimento;
- respeitar o caráter sigiloso de sua tarefa e da confiança a ela atribuída, sendo sensível para decidir quando divulgar informações sobre determinado atleta;
- ser contrário a todos os métodos para o aumento da capacidade de rendimento que não estejam em concordância com a ética do esporte (*doping*) e com a ética profissional médica (conservar a saúde do atleta acima de tudo);
- coordenar e integrar a assistência prestada por outros profissionais da equipe de medicina do esporte;
- reconhecer que trabalhar no esporte é estar a serviço do atleta e do treinador, sendo o sucesso do atleta,

naquele ambiente, mais importante que o sucesso profissional do próprio médico.

FORMAÇÃO EM MEDICINA DO ESPORTE

De acordo com a Sociedade Brasileira de Medicina do Exercício e do Esporte (SBMEE), o número de médicos com título em medicina do esporte é crescente. Atualmente, existe a possibilidade de o médico sair da faculdade já como médico do esporte, após período de residência médica especializada. A residência tem duração de 3 anos e representa a formação mais completa no segmento. No Brasil, quatro centros acadêmicos oferecem a residência médica em medicina do esporte, sendo três no Estado de São Paulo – Universidade de São Paulo, Escola Paulista de Medicina e Unesp de Botucatu – e outra no Estado do Rio Grande do Sul – Universidade de Caxias do Sul (UCS). Outros especialistas, contudo, podem obter o título por meio de um curso de pós-graduação. O foco desses profissionais é aplicar a ciência do esporte dentro da sua especialidade[8].

REFERÊNCIAS

1. American College of Sports Medicine Position Stand. The recommended quantity and quality of exercise for developing and maintaining cardiorespiratory and muscular fitness, and flexibility in healthy adults. Med Sci Sports Exerc 1998;30(6):975-91.
2. Araújo DSMS, Araújo CGS. Aptidão física, saúde e qualidade de vida relacionada à saúde em adultos. Rev Bras Med Esporte 2000;6(5):194-203.
3. Kiss MA. Esporte e exercício: avaliação e prescrição. São Paulo: Roca; 2003. p.4-12.
4. Sandoval AEP. Medicina do esporte: princípios e prática. São Paulo: Artmed; 2005. p.13-24.
5. Mellion MB, Putukian M, Madden CC. Segredos em medicina desportiva. 3.ed. São Paulo: Artmed; 2006. p.1-7.
6. American College of Sports Medicine. ACSM's guidelines for exercise testing and prescription. 8.ed. Philadelphia: Lippincott Williams & Wilkins; 2010.
7. Brukner & Khan's clinical sports medicine. Sports Medicine Series; 2012. p.1-2.
8. Sociedade Brasileira de Medicina do Exercicio e do Esporte (SBMEE). Disponível em: http//: www.medicinadoesporte.org.br/residenciaepos.htm.

Entendendo uma avaliação física

4

Natália Cristina Oliveira
Leslie Andrews Portes

AVALIAÇÃO FÍSICA

Os praticantes de atividades físicas e esportivas usualmente passam por um exame médico, especialmente o cardiológico, e por uma avaliação física antes de iniciar seu programa de treinamento. A avaliação física fornece subsídios para que os profissionais envolvidos conheçam o nível de aptidão e os objetivos do praticante, e com isso possam elaborar o programa e a dieta mais apropriados.

Cada indivíduo possui suas próprias características físicas, limitações e pontos fortes, além de objetivos próprios em relação a saúde, *performance* e estética. Para que os benefícios desejados de um esporte ou atividade física sejam obtidos, é importante que estejam claras as condições iniciais do praticante em questão.

Durante a avaliação física, é verificada a presença de quaisquer contraindicações que o indivíduo possa apresentar em relação a algum tipo específico de atividade ou exercício físico. Essas informações são essenciais para a segurança e a eficiência do planejamento dos treinos. Sem elas, a elaboração de programas específicos e individualizados torna-se inviável.

Com a realização periódica da avaliação física, também é possível acompanhar o progresso do praticante em sua atividade, verificar se seus objetivos iniciais estão sendo alcançados ou se existe a necessidade de rever a prescrição do exercício e da dieta.

A constatação de um desempenho insuficiente em uma segunda avaliação física, portanto, pode indicar tanto uma falha no programa de treinamento quanto na dieta prescrita para o praticante.

A avaliação física pode ser composta por vários tipos de testes. As avaliações mais eficientes são as que analisam parâmetros específicos da atividade que se pratica e que são específicas para a população em questão. Cada atividade física e cada esporte possuem demandas diferentes em termos de habilidades e capacidades físicas exigidas, portanto quanto mais próximos da realidade do praticante forem os testes, maior será a probabilidade de a avaliação medir o que se deseja efetivamente.

ANAMNESE

Antes de iniciar qualquer tipo de teste físico, o praticante deve passar por uma anamnese nutricional e de saúde. As informações coletadas nesse momento são de extrema importância, podendo inclusive contraindicar a realização de algum teste.

A anamnese de saúde[1] geralmente é composta por:

- termo de consentimento informado;
- questionário de antecedentes clínicos;
- avaliação médica (frequência cardíaca, pressão arterial e eletrocardiografia em repouso);
- análise de fatores de risco.

O American College of Sports Medicine[2] recomenda também que sejam realizados exame físico e alguns testes laboratoriais como parte da anamnese de saúde. Os exames laboratoriais, em jejum, incluem colesterol total e frações, triglicérides e glicemia. Após a anamnese, os testes físicos são realizados. Um conjunto de testes que atende às necessidades básicas de indivíduos adultos[1] contém:

- composição corporal;
- teste de esforço cardiopulmonar;
- avaliação da flexibilidade;
- avaliação de força e da resistência muscular.

No caso de atletas, além desses testes, pode-se considerar a utilização de testes mais específicos envolvendo as habilidades e os gestos esportivos mais utilizados em cada modalidade.

Esses dados, somados à anamnese nutricional, permitirão aos profissionais envolvidos traçar um perfil fidedigno das necessidades do praticante. Em conjunto, eles poderão analisar os resultados e elaborar uma prescrição que atenda às necessidades nutricionais e de treinamento do praticante.

AVALIAÇÃO DA CAPACIDADE AERÓBIA

O teste de esforço máximo (ergométrico) pode ser realizado em campo, em esteira ou em bicicleta ergométrica. Nas duas últimas situações, existe a possibilidade de um controle maior das variáveis envolvidas, fato que muitas vezes determina a escolha desse tipo de ergômetro para a realização do teste. Os principais parâmetros avaliados no teste de esforço máximo são:

- frequência cardíaca em repouso, durante o exercício e na recuperação;
- pressão arterial em repouso, no esforço e na recuperação;
- consumo máximo de oxigênio;
- limiares ventilatórios.

O consumo máximo de oxigênio ($VO_{2máx}$) reflete a capacidade máxima de uma pessoa captar, transportar e utilizar o oxigênio[3], e está diretamente ligado ao gasto calórico durante uma atividade física.

Os principais determinantes de desempenho de um esportista de *endurance* são o $VO_{2máx}$ e a porcentagem do $VO_{2máx}$ que ele pode manter durante um exercício prolongado[4]. Quando o teste de esforço é realizado em conjunto com a análise de gases, conhecido como teste ergoespirométrico (Figura 4.1), outros dois parâmetros importantes podem ser precisamente determinados: os limiares ventilatórios.

O primeiro limiar é também chamado de limiar anaeróbio e representa o ponto a partir do qual o indivíduo entra em atividade aeróbia, em que predomina o consumo de gordura como principal fonte energética. Já o segundo, o ponto de compensação respiratória, representa o ponto em que há um aumento desproporcional na ventilação, ou seja, o metabolismo aeróbio não é mais suficiente para suprir a demanda imposta pelo exercício[5].

Sabe-se que durante a atividade física as fontes energéticas utilizadas variam de acordo com a intensidade e a duração do esforço. No início de um exercício, a maior parte da energia fornecida para a atividade vem de fontes energéticas primárias e prontamente disponíveis: trifosfato de adenosina (ATP) e creatina fosfato (CP). Com a continuidade da atividade física, o glicogênio muscular começa a ser mais utilizado, de forma que o metabolismo dos carboidratos passa a predominar sobre as outras fontes energéticas[6]. Essa aparente "demora" na utilização do glicogênio se deve à quantidade de reações bioquímicas necessárias para extrair a energia desse substrato.

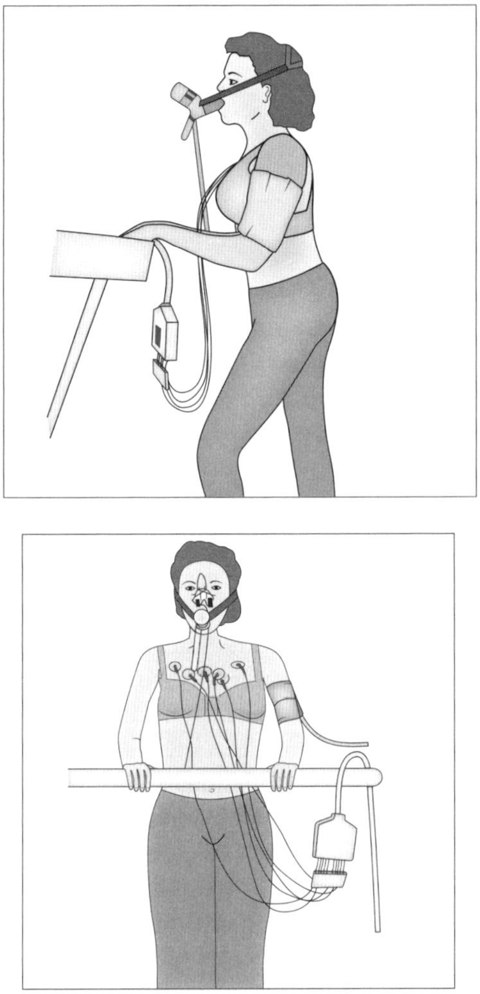

Figura 4.1 Teste ergoespirométrico.

O metabolismo dos carboidratos não é o mais eficiente em termos de fornecimento de grandes quantidades de energia para uma atividade física ou esportiva de longa duração, ou seja, uma atividade realizada entre os dois limiares citados anteriormente. Para esse tipo de atividade, o metabolismo aeróbio é acionado como principal fornecedor de energia.

A via metabólica aeróbia pode ocorrer tanto a partir da oxidação de carboidratos quanto pela oxidação dos lipídios. A quantidade de moléculas de alta energia (ATP = adenosina trifosfato) ressintetizadas por mol de lipídios pode ser dez vezes maior, ou mais, que a quantidade ressintetizada por mol de glicose. Contudo, a quantidade de reações bioquímicas necessárias para a oxidação de uma molécula simples de triglicerídio é muito grande e por isso se diz que a oxidação dos carboidratos é mais rápida que a dos lipídios. Em síntese, é na avaliação física que se determinam as condições orgânicas para a oxidação de creatina fosfato, de carboidratos e de lipídios.

Ao se planejar uma dieta para um praticante de atividades físicas, deve-se levar em consideração o tipo de treinamento ao qual ele será submetido, para que se possam identificar as principais fontes energéticas utilizadas. O teste ergoespirométrico fornece aos profissionais alguns detalhes essenciais sobre o condicionamento físico do praticante. Um teste com um intervalo de tempo muito curto entre os dois limiares ventilatórios pode indicar baixo condicionamento aeróbio, o que é muito importante para atividades de longa duração.

Outra forma de se obter resultados comparáveis aos do teste ergoespirométrico é por meio da detecção dos limiares de lactato sanguíneo. Os parâmetros fornecidos pelo teste podem ser utilizados para prescrição e controle das intensidades do treinamento físico[7]. Esse tipo de teste é bastante utilizado em atletas por causa da possibilidade de ser realizado em campo. Para a prescrição do treinamento e da dieta, o limiar de lactato pode funcionar da mesma forma que os limiares ventilatórios. Ele reflete o aumento da concentração de lactato sanguíneo, que ocorre concomitantemente com o aumento da demanda energética, causado pela crescente necessidade de utilização do sistema anaeróbio em um exercício de alta intensidade. É importante destacar que o ácido láctico não é o principal determinante da fadiga. O aumento do ácido láctico intracelular muscular indica que as taxas de oxigênio mitocondrial não são suficientes para a ressíntese de ATP. Por isso, seu aumento no sangue serve como indicador do predomínio da ressíntese de ATP pela via anaeróbia.

A Figura 4.2 ilustra quando o limiar de lactato é atingido. A partir desse momento, o metabolismo aeróbio não é mais suficiente para suprir sozinho a demanda do exercício. Fontes energéticas anaeróbias passam a ser exigidas do atleta.

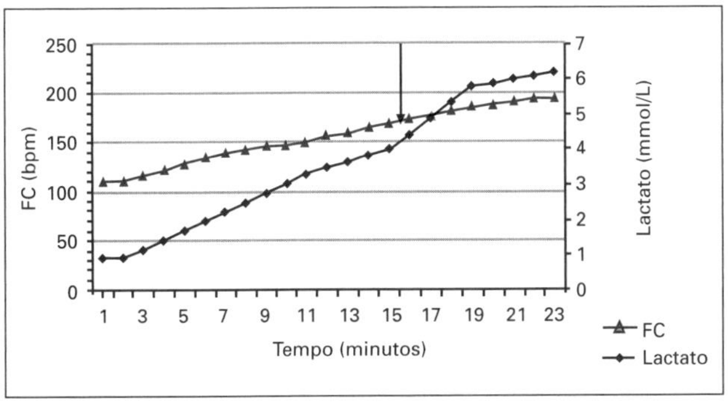

FC: frequência cardíaca.
Figura 4.2 Limiar lactato.

COMPOSIÇÃO CORPORAL

Existem vários métodos para se avaliar a composição corporal de um indivíduo, atleta ou não. Entre eles, destacam-se: pesagem hidrostática, densitometria e antropometria. A forma mais usual e de bom custo-benefício é a antropometria. Geralmente são utilizadas as medidas de circunferências e dobras cutâneas (mais detalhes no Capítulo 6).

Essa parte da avaliação é utilizada para predizer a densidade corporal e o percentual de gordura total[2]. O índice de massa corporal (IMC) é outro parâmetro importante verificado nessa parte da avaliação que, juntamente com o percentual de gordura, pode ser utilizado para estimar a adequação do peso à constituição corporal.

Existem diversos protocolos e fórmulas para o cálculo do percentual de gordura corporal a partir das medidas antropométricas. Há protocolos específicos para crianças, adultos e atletas, e a escolha deve sempre ser feita considerando as populações da quais as fórmulas foram originadas e as características do avaliado.

Um praticante ou atleta que apresente percentual de gordura acima do ideal para faixa etária e sexo pode e deve receber orientações quanto aos tipos de treino e de dieta mais indicados para que esse índice seja reduzido. O excesso de peso gordo, além de ocasionar distúrbios metabólicos, pode contribuir para lesões osteoarticulares durante a prática de uma atividade física ou esportiva.

Por outro lado, porcentagem de gordura muito abaixo do ideal também pode ser prejudicial à saúde, já que a gordura, além de ser a base para a síntese de alguns hormônios, é a fonte energética mais eficiente do organismo em exercício físico.

Em uma avaliação física, o IMC e a relação cintura-quadril (RCQ) também são parâmetros usualmente estudados e devem ser analisados sempre em conjunto com o resultado do percentual de gordura. No caso de atletas, nem sempre o IMC acima de 25 significa sobrepeso. Praticantes de atividades que exigem muita força podem apresentar percentual de gordura dentro da faixa considerada ideal, alto percentual de massa magra e, consequentemente, IMC elevado. Nesse caso, a avaliação baseada somente no IMC poderia levar à interpretação equivocada da condição do indivíduo.

AVALIAÇÃO DA FLEXIBILIDADE

A flexibilidade é definida como a amplitude de movimento possível em uma articulação ou em um conjunto de articulações[8]. A goniometria (Figura 4.3) é uma das formas de se avaliar a flexibilidade. Ela envolve medidas de amplitude de movimento em cada articulação avalia-

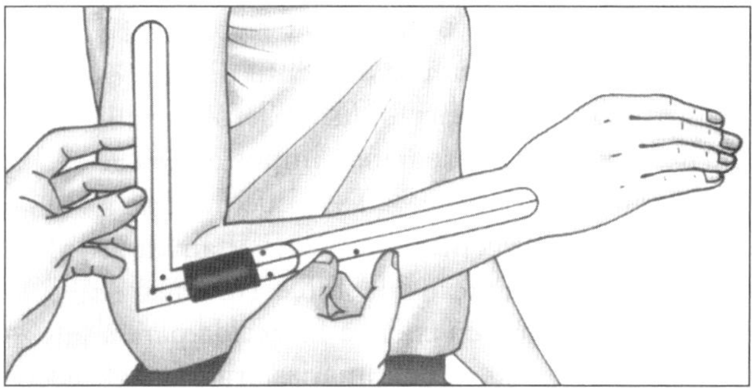

Figura 4.3 Goniometria da articulação do cotovelo.

da, uma vez que a flexibilidade é específica às articulações envolvidas, ao lado do corpo, à velocidade de execução do movimento e ao esporte praticado[8].

Um método simples e bastante utilizado para avaliar a flexibilidade é o teste de sentar e alcançar (Figura 4.4). Esse teste avalia a flexibilidade da musculatura lombar e isquiotibial e apresenta boa correlação com a flexibilidade geral de um indivíduo[9]. Os resultados obtidos nos testes de flexibilidade são geralmente comparados com valores preditos para a idade e o sexo do praticante, estabelecidos na literatura específica da área. Por ser uma capacidade física importante para o bom desempenho do praticante em diversas modalidades, a flexibilidade costuma fazer parte de qualquer programa de treinamento e, por isso, também deve ser avaliada periodicamente.

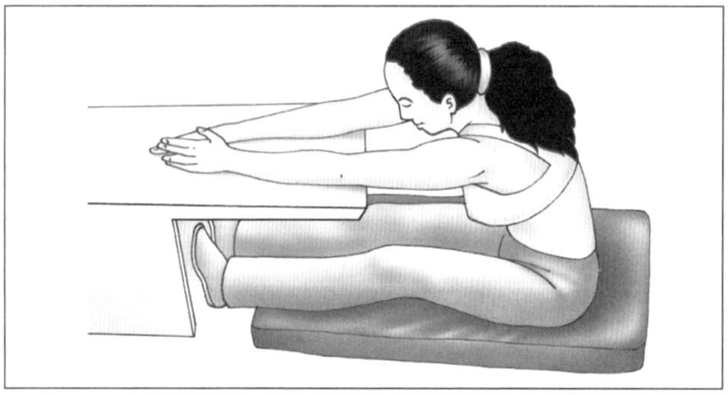

Figura 4.4 Teste de sentar e alcançar.

AVALIAÇÃO DA FORÇA E DA RESISTÊNCIA MUSCULAR

Força muscular é a capacidade de um músculo ou grupo muscular ir contra uma resistência em um esforço máximo[10]. Esse parâmetro normalmente é avaliado por testes de uma repetição máxima (1RM) nos exercícios, por exemplo, de agachamento e supino. Nos atletas de modalidades que requerem força, geralmente se avalia a força máxima (1RM) nos aparelhos em que o treino será realizado, de forma que o profissional tenha não somente um parâmetro objetivo para ajustar a carga nos diversos exercícios, mas também dados para futura comparação de desempenho.

Outra forma de se avaliar a força é por intermédio da avaliação isocinética. Esse tipo de teste permite o diagnóstico de possíveis desequilíbrios musculares que possam afetar a prática esportiva e até mesmo as atividades da vida diária de um indivíduo. A avaliação isocinética é realizada com uma velocidade fixa e uma resistência adaptável, de modo que seja possível sobrecarregar um músculo de forma dinâmica até sua capacidade máxima. Por permitir uma enorme variedade de velocidades angulares, esse tipo de avaliação pode atender às demandas específicas de cada modalidade esportiva[10].

A resistência muscular, por sua vez, é definida como a capacidade de permanecer em atividade ou resistir à fadiga[11]. Testes de resistência muscular localizada exigem que o indivíduo desempenhe determinado movimento o maior número de vezes possível. Exemplos de testes de resistência muscular bastante utilizados são máximas repetições de flexão de braços, flexões abdominais e agachamentos.

Os resultados dos testes de força e resistência muscular podem ser utilizados tanto para prescrever a intensidade dos exercícios quanto para avaliar a adequação da força ou resistência de um indivíduo ao gesto esportivo que ele deverá desempenhar.

Praticantes de atividades que exigem força muscular devem receber atenção especial não somente à ingestão calórica total relacionada à demanda da atividade, mas também à ingestão diária de proteínas.

Durante os exercícios de força, há degradação de substâncias estruturais e energéticas no músculo. Essa situação caracteriza o exercício como uma agressão e, como resposta, ocorrem adaptações fisiológicas que capacitam o indivíduo a suportar melhor os próximos treinos. Essas adaptações fisiológicas incluem o aumento muscular que ocorre no período de descanso que se segue aos exercícios[12].

A recuperação caracteriza-se pela síntese de proteínas além dos níveis anteriormente encontrados. Entretanto, quando os aminoácidos provenientes da dieta estão em baixa concentração no sangue, há diminuição no ritmo de formação de tecido muscular, o que não é desejável para um indivíduo que pratica exercícios.

AVALIAÇÃO DA AGILIDADE

O teste *shuttle run* é muito utilizado para avaliar a agilidade. Ele é considerado adequado para a avaliação desse parâmetro principalmente no caso dos atletas[13]. Existe na literatura uma adaptação do *shuttle run* com bola que apresenta boa correlação com o teste original e é mais indicada para praticantes de atividades com bola[11].

Os resultados desse teste podem ser comparados aos valores preditos ajustados para idade, sexo e nível de atividade física, mas sua principal utilização é para a comparação do desempenho de um atleta antes e depois de um programa específico de treinamento.

Os esportes que exigem agilidade são geralmente atividades de longa duração, com estímulos curtos de alta intensidade, ou seja, atividades de metabolismo predominantemente aeróbio com picos anaeróbios. O profissional responsável pelo planejamento da dieta de praticantes desse tipo de atividade deve estar atento a esse detalhe para que a prescrição da dieta atenda à alta demanda energética e às necessidades individuais do atleta.

Ao se realizar uma avaliação física, em primeiro lugar, os profissionais envolvidos devem ter em mente as características pessoais e as restrições apresentadas pelo praticante; depois, a demanda da modalidade praticada em termos de capacidades, habilidades físicas e gasto energético, aspectos que também devem influenciar a escolha dos testes e a interpretação dos resultados. A utilização correta desses dados para o treinamento físico e o desenvolvimento de um programa alimentar adequado são essenciais para o bom desempenho de qualquer atleta.

REFERÊNCIAS

1. Pollock ML, Wilmore JH. Medical screening and evaluation procedures. In: Pollock ML, Wilmore JH, editores. Exercise in health and disease: evaluation and prescription for prevention and rehabilitation. Philadelphia: WB Saunders; 1990. p. 239-370.
2. American College of Sports Medicine. Guidelines for Exercise Testing and Prescription. Philadelphia: Lippincatt Williams & Wilkins; 2014.
3. Brooks GA. Anaerobic threshold: review of the concept and directions for future research. Med Sci Sports Exerc 1985;17:22.
4. Wilmore JH, Costill DL. Metabolismo e sistemas energéticos básicos. In: Wilmore JH, Costill DL, editores. Fisiologia do esporte e do exercício. Barueri: Manole; 2001. p. 114-54.
5. Wilmore JH, Costill DL. Regulação respiratória durante o exercício. In: Wilmore JH, Costill DL, editores. Fisiologia do esporte e do exercício. Barueri: Manole; 2001. p. 244-73.
6. Newsholme EA, LeEch AR. Biochemistry for the medical sciences. Nova York: John Willey; 1988.
7. Bacon L, Kern M. Evaluating a test protocol for predicting maximum lactate steady state. J Sports Med Phys Fitness 1999;39(4):300-8.
8. Alter MJ. A modern overview of flexibility and stretching. In: Science of flexibility. Champaign: Human Kinetics; 1996. p.1-10.
9. Jackson AW, Langford NJ. The criterion-related validity of the sit and reach test: replication and extension of previous findings. Res Q Exerc Sport 1989;60:384-5.
10. Pedegana LR, Elsner RC, Roberts D, Lang J, Farewell V. The relationship of the upper extremity strength to throwing speed. Am J Sport Med 1982;10(6):352-4.
11. Semenick DM. Testing protocols and procedures. In: Baechle TR. Essentials of strength training and conditioning. Champaign: Human Kinetics, 1994. p.258-73.
12. Santarém JM. Treinamento avançado para competição. Santos: Atenas; 1991.
13. Oliveira MC. Influência do ritmo na agilidade em futebol. [Dissertação – Mestrado]. São Paulo: Universidade Federal de São Paulo; 2000.

Composição corporal: avaliação prática 5

Roberto Fernandes da Costa
Natalia Soares dos Santos

COMPOSIÇÃO CORPORAL

A prática de exercícios físicos para a promoção da saúde ou para a melhoria do desempenho atlético promove adaptações fisiológicas e morfológicas em seus praticantes. As adaptações morfológicas referem-se às alterações sofridas pelos diferentes componentes corporais. Segundo Costa[1], reduzir a quantidade de gordura e/ou aumentar a massa muscular estão entre os principais anseios dos praticantes de exercícios físicos.

Além da prática de exercícios físicos, o comportamento dietético também promove alterações nas proporções dos diferentes componentes corporais, sendo que a associação de dieta e exercício constitui a melhor forma de potencializar esses resultados.

É importante frisar que a medida da massa corporal obtida na balança não é capaz de identificar as quantidades percentuais de massa gorda e massa magra. Sendo assim, a redução da massa pode não significar emagrecimento, bem como seu aumento pode não significar um incremento na quantidade de gordura corporal. Por causa disso, é fundamental que a avaliação física faça parte de um programa dietético ou de exercícios físicos, no intuito de conhecer seu paciente ou aluno, para que se consiga, em uma reavaliação, realmente identificar e fundamentar as diferenças encontradas na massa magra e na massa gorda.

Considerando-se os objetivos dos programas de exercícios e de dietas, verifica-se a necessidade de conhecer as quantidades dos diferentes componentes corporais, a fim de se estabelecer seu ponto de partida, o que é possível por meio da utilização de técnicas de avaliação da composição corporal. Além do potencial diagnóstico dessas técnicas, a realização de avaliações periódicas permite a verificação da eficiência dos programas prescritos.

Segundo Martin e Drinkwater[2], a avaliação da composição corporal pode ser realizada por meio de métodos diretos, indiretos e duplamente indiretos. O método direto é o único que mede as quantidades dos componentes corporais e só é possível a partir da dissecação de cadáveres. Já os métodos indiretos utilizam-se de princípios físicos ou químicos para a estimativa de um ou mais componentes corporais. Normalmente, alguns desses métodos são utilizados como padrão para a validação dos métodos duplamente indiretos, sendo que os mais comuns para esse fim são a pesagem hidrostática, a absorciometria de raios X de dupla energia (*dual energy x-ray absorptiometry* – Dexa) e a pletismografia por deslocamento de ar. Os métodos duplamente indiretos, por sua vez, são os métodos mais simples e acessíveis para o dia a dia dos profissionais de nutrição e educação física. Utilizam-se de medidas antropométricas ou da condutividade elétrica corporal para as estimativas da massa corporal gorda e magra. A escolha da técnica utilizada para avaliação dos componentes é de fundamental importância para o acompanhamento personalizado do paciente ou aluno.

ESCOLHA DA TÉCNICA

O principal desafio para o profissional é a escolha da técnica mais adequada para o indivíduo ou grupo a ser avaliado. É importante ressaltar que tanto a técnica antropométrica quanto a da impedância bioelétrica normalmente utilizam equações matemáticas para a realização de suas estimativas e essas foram produzidas para grupos específicos, sendo válidas para os indivíduos desses grupos ou de grupos com características semelhantes.

Assim, tal escolha deve levar em consideração aspectos como a etnia, o gênero, a idade, o nível de atividade física e a quantidade de gordura corporal do avaliado, a fim de aumentar a validade de predição da técnica.

Impedância bioelétrica

A técnica da impedância bioelétrica baseia-se no princípio de que o tecido magro, que contém uma grande quantidade de água (~ 73%) e eletrólitos, é um bom condutor de corrente elétrica. Por sua vez, a gordura, que possui pequena quantidade de água, é um mau condutor. Esse princípio permite inferir que uma grande quantidade de água e de massa corporal magra oferecem menor resistência à passagem de uma corrente elétrica[3].

Segundo as leis de Ohm, a resistência de uma substância é proporcional à variação da voltagem de uma corrente elétrica a ela aplicada. Dessa forma, por um sistema tetrapolar, no qual dois eletrodos são fixados à região dorsal da mão direita e dois à região dorsal do pé direito do avaliado, o aparelho irá identificar os níveis de resistência e reactância do organismo à passagem de uma corrente elétrica de 500 a 800 μA e 50 kHz nos aparelhos monofrequenciais.

Com a utilização dos valores obtidos pelo equipamento de bioimpedância para a resistência e a reactância, é possível, por meio de equações de regressão, estimar a quantidade de água corporal total e, por essa quantidade, predizer a quantidade de gordura corporal do indivíduo.

Essa é uma técnica segura, simples, rápida e não invasiva, o que representa uma grande vantagem para sua utilização em academias, clubes, clínicas ou outras situações de campo. Vale lembrar, também, que é a única técnica que apresenta equações validadas para sujeitos obesos, embora muitos dos equipamentos disponíveis no mercado não tenham tais equações. Entretanto, é uma técnica que pode sofrer influência de muitas variáveis, por isso, com o objetivo de minimizar o erro de estimativa, é muito importante aderir aos procedimentos padronizados de medida da impedância bioelétrica[4,5].

Quanto ao avaliado, deve estar deitado em decúbito dorsal, em uma superfície não condutiva, com os braços levemente abduzidos, de forma que não toquem o tronco. As pernas devem estar separadas, de forma que a distância entre os tornozelos seja de pelo menos 20 cm, sem que as coxas se toquem. Em indivíduos muito obesos, pode ser muito difícil manter uma completa separação das coxas. A cabeça deve estar na altura do corpo, ou no máximo pouco elevada por um fino travesseiro.

O avaliado pode permanecer vestido, porém o pé direito deve estar descalço e sem meia, para a fixação dos eletrodos. Não deverá portar, também, objetos metálicos no corpo, como relógio, joias etc. É conveniente que os locais de colocação dos eletrodos sejam limpos com algodão umedecido em álcool.

Para Lukaski et al.[6], a realização da análise da composição corporal pela impedância bioelétrica sofre influência direta do avaliado que, por essa razão, deve seguir uma série de procedimentos prévios ao teste com o intuito de minimizar o erro de estimativa:

- não utilizar medicamentos diuréticos nos 7 dias que antecedem o teste;
- manter-se em jejum nas 4 horas que antecedem o teste;
- não ingerir bebidas alcoólicas nas 48 horas anteriores ao teste;
- não realizar atividades físicas extenuantes nas 24 horas anteriores ao teste;
- urinar pelo menos 30 minutos antes do teste;
- permanecer pelo menos 5 a 10 minutos deitado na posição de realização do teste, em total repouso, antes da sua execução.

Apesar de ser uma técnica rápida, simples e que já apresenta o laudo ao final do teste, o protocolo a ser seguido previamente ao teste acaba influenciando diretamente os resultados caso não seja seguido. Como leva em conta a quantidade de água no organismo, mulheres em período pré-menstrual acabam tendo seus resultados alterados.

Também merece cuidado sua utilização em idosos, já que nessa fase da vida é comum a desidratação dos tecidos corporais, o que pode gerar uma superestimativa da quantidade de gordura corporal. Da mesma forma, alterações na quantidade de água corporal, que interferem no resultado da bioimpedanciometria, também são evidenciadas em sujeitos desnutridos ou com anorexia nervosa[7].

Mesmo seguindo todas as recomendações, não é possível garantir a validade do teste, pois, segundo Heyward e Stolarczyk[8], uma das maiores fontes de erro da impedância bioelétrica é a utilização de equações de predição inapropriadas para o sujeito avaliado. Assim, é preciso verificar se as características do avaliado (etnia, gênero, idade, nível de atividade física e quantidade de gordura corporal) são condizentes com as da população de origem da equação utilizada.

Segundo Costa[1], é possível otimizar a utilização dos equipamentos de impedância bioelétrica quando suas equações internas não são adequadas para o sujeito avaliado. Isso pode ser feito não se considerando os resultados de porcentagem de gordura obtidos por eles, mas, sim, recorrendo-se a outro resultado que os equipamentos disponibilizam, que pode ser a resistência (R) ou a impedância (Z), ambas em Ohm (Ω).

A maior parte das equações disponíveis para impedância bioelétrica utiliza, além de medidas antropométricas, como massa e estatura, associadas à resistência ou à impedância, algumas constantes para a estimativa da massa livre de gordura (MLG) e para o cálculo posterior da porcentagem de gordura. Assim, se for conhecida a equação adequada para o sujeito que está sendo avaliado, mesmo que ela não esteja disponível no equipamento utilizado, basta substituir o resultado de resistência ou impedância, apresentado pelo equipamento na referida equação e calcular a porcentagem de gordura do avaliado.

Falando-se ainda de aparelhos de bioimpedância, há no mercado aparelhos bipolares para membros superiores ou membros inferiores, mas é importante salientar que as equações propostas para esses aparelhos foram criadas em outros países, com populações que apresentam características morfológicas diferentes das nossas, sem apresentarem, até o momento, estudos que comprovem sua validade para sujeitos da população brasileira.

São apresentadas a seguir algumas equações de impedância bioelétrica.

1. Equações para crianças e adolescentes:

a) Kushner[9]

Meninos e meninas de 6 a 10 anos de idade

$$ACT = 0{,}593 \times (estatura^2/resistência) + 0{,}065 \ (massa\ corporal) + 0{,}04$$

b) Houtkooper et al.[10]

Meninos e meninas de 10 a 19 anos de idade

$$MLG: 0{,}61 \times (estatura^2/resistência) + 0{,}21 \times (massa\ corporal) + 1{,}31$$

c) Yonamine[11]

Meninos brasileiros de 12 a 14 anos

$$MCM = 0{,}1766 \times (estatura^2/resistência) + (massa\ corporal) + 0{,}2997 \times (estatura) - 10{,}97801$$

2. Equações para homens adultos:

a) Segal et al.[12]

Homens de 17 a 62 anos de idade com menos de 20% de gordura corporal

$$MLG = 0{,}0006636\ (estatura^2) - 0{,}02117\ (resistência) + 0{,}62854\ (massa\ corporal) - 0{,}1238\ (idade) + 9{,}33285$$

Homens de 17 a 62 anos de idade com 20% de gordura corporal ou mais (obesos)

$$MLG = 0{,}0008858\ (estatura^2) - 0{,}02999\ (resistência) + 0{,}42688\ (massa\ corporal) - 0{,}07002\ (idade) + 14{,}52435$$

b) Baumgartner et al.[13]

Homens de 65 a 94 anos de idade

$$MLG = 0{,}28\ (estatura^2/resistência) + 0{,}27\ (massa\ corporal) + 0{,}31\ (perímetro\ da\ coxa) - 2{,}768$$

c) Carvalho[14]

Homens brasileiros de 18 a 30 anos de idade

$$MCM = 11{,}91759 + 0{,}2461\ (estatura^2/resistência) + 0{,}48744\ (massa\ corporal)$$

3. Equações para mulheres adultas:

a) Segal et al.[12]

Mulheres de 17 a 62 anos de idade com menos de 30% de gordura corporal

$$MLG = 0{,}00064602\ (estatura^2) - 0{,}01397\ (resistência) + 0{,}42087\ (massa\ corporal) + 10{,}43485$$

Mulheres de 17 a 62 anos de idade com 30% de gordura corporal ou mais (obesas)

$$MLG = 0{,}00091186\ (estatura^2) - 0{,}01466\ (resistência) + 0{,}2999\ (massa\ corporal) - 0{,}07012\ (idade) + 9{,}37938$$

b) Baumgartner et al.[13]

Mulheres de 65 a 94 anos de idade

$$MLG = 0{,}28\ (estatura^2/resistência) + 0{,}27\ (massa\ corporal) + 0{,}31\ (perímetro\ da\ coxa) - 1{,}732$$

c) Carvalho[14]

Mulheres brasileiras de 18 a 28 anos de idade

$$MCM = 0{,}39493\ (estatura^2/resistência) + 0{,}33101\ (massa\ corporal) + 0{,}178\ (estatura) - 20{,}44659$$

Em que:
ACT = água corporal total
MLG = massa livre de gordura
MCM = massa corporal magra

Para converter os valores de ACT em MLG, devem-se utilizar as constantes de hidratação para idade e sexo, conforme apresentado a seguir:

Meninos
- 5 a 6 anos – MLG (kg) = ACT/0,77
- 7 a 8 anos – MLG (kg) = ACT/0,768
- 9 a 10 anos – MLG (kg) = ACT/0,762

Meninas
- 5 a 6 anos – MLG (kg) = ACT/0,78
- 7 a 8 anos – MLG (kg) = ACT/0,776
- 9 a 10 anos – MLG (kg) = ACT/0,77

Para obter a porcentagem de gordura (%G), deve-se subtrair o valor de MLG ou MCM da massa corporal total (MCT), multiplicá-lo por 100 e dividir o resultado pela MCT.

$$\%G = \frac{[(MCT - MLG) \times 100]}{MCT}$$

Antropometria

Medidas antropométricas, como massa, estatura, perímetros corporais, diâmetros ósseos e dobras cutâneas, podem ser utilizadas para a estimativa de um ou mais componentes corporais. Dessas medidas, a espessura das dobras cutâneas é a mais frequente quando o objetivo é estimar a densidade corporal e a porcentagem de gordura corporal a partir de equações preditivas.

Segundo Lohman[15], algumas dobras cutâneas mostram relação com a adiposidade corporal total, pois 50 a

70% da gordura corporal localiza-se nos depósitos subcutâneos. Assim, medindo-se as espessuras de algumas dobras cutâneas e utilizando-as em equações matemáticas, é possível estimar a porcentagem de gordura corporal.

A utilização dessas equações propicia uma interessante ferramenta de trabalho para os profissionais de nutrição e educação física, pois permite estimar a quantidade de gordura corporal antes do início de um programa de reeducação alimentar e/ou exercícios físicos, bem como identificar a eficiência do programa em avaliações subsequentes. Entretanto, cabe ressaltar que a escolha de uma equação inadequada, a medida das dobras cutâneas de forma diferente à proposta pelo autor da equação e a inabilidade do avaliador para realizar as medidas podem comprometer substancialmente os resultados obtidos.

É importante deixar claro que é completamente inadequada aquela ideia de que quando as medidas são realizadas sempre pelo mesmo avaliador, mesmo que com erro, pode ser uma boa alternativa para o acompanhamento das alterações temporais da composição corporal. Tal fato pode ser explicado pelo erro, normalmente, não ser sistemático, ou seja, não acontecer sempre com a mesma magnitude. Além disso, deve-se lembrar que o objetivo inicial de uma avaliação da composição corporal é obter um diagnóstico no qual se baseará a prescrição. Se o diagnóstico tem erro, pode induzir a uma prescrição inadequada.

As medidas de espessura de dobras cutâneas são realizadas utilizando-se o compasso de dobras cutâneas, também conhecido como adipômetro ou plicômetro. No Brasil, os compassos mais utilizados são o americano Lange, o inglês Harpenden e os nacionais Cescorf e Sanny. Costa et al.[16] realizaram estudo para comparar os resultados de medidas obtidas por esses quatro adipômetros, tanto em valores absolutos quanto em equações de predição de gordura corporal. A conclusão foi de que não há diferença entre eles, podendo-se utilizar qualquer um, independentemente do protocolo escolhido para a avaliação, desde que o avaliador tenha uma boa experiência de medida.

As medidas de espessura de dobras cutâneas devem sempre ser realizadas no hemicorpo direito do avaliado, utilizando os dedos indicador e polegar da mão esquerda para destacar o tecido adiposo subcutâneo do tecido muscular. Aproximadamente 1 cm abaixo do ponto de reparo pinçado pelos dedos, as pontas do adipômetro devem ser introduzidas. É preciso certificar-se de que as hastes do compasso estejam perpendiculares à superfície da pele no local da medida. Para a execução da leitura, deve-se aguardar em torno de 2 a 3 segundos.

Em razão da variabilidade das medidas de dobras cutâneas, os locais de medida devem ser identificados e marcados, realizando-se três medidas não consecutivas de cada dobra escolhida. Ou seja, as dobras cutâneas são medidas e seus resultados são anotados, em seguida repete-se a operação, e, ao final, mais uma vez. Quando, ao realizar as três medidas, encontra-se uma diferença superior a 5% entre a menor e a maior medida obtida no mesmo ponto de reparo, deve-se proceder uma nova série de medidas. Além desse cuidado, será adotada a mediana das medidas obtidas em cada local, para que os valores extremos sejam eliminados. Na Tabela 5.1 são apresentadas as dobras cutâneas mais frequentemente utilizadas, conforme descrito por Costa et al.[16].

Tabela 5.1 Padronização de medidas de dobras cutâneas

Dobra cutânea	Descrição da medida
Tríceps	É medida na face posterior do braço, paralelamente ao eixo longitudinal, no ponto que compreende a metade da distância entre a borda superolateral do acrômio e o olécrano
Subescapular	A medida é executada obliquamente em relação ao eixo longitudinal, seguindo a orientação dos arcos costais, sendo localizada a 2 cm abaixo do ângulo inferior da escápula
Axilar média	É localizada no ponto de interseção entre a linha axilar média e uma linha imaginária transversal na altura do apêndice xifoide do esterno. A medida é realizada obliquamente ao eixo longitudinal, segundo Petroski[21], e transversalmente, segundo Jackson et al.[20], com o braço do avaliado deslocado para trás, a fim de facilitar a obtenção da medida
Suprailíaca	É obtida obliquamente em relação ao eixo longitudinal, na metade da distância entre o último arco costal e a crista ilíaca, sobre a linha axilar média. É necessário que o avaliado afaste o braço para trás para permitir a execução da medida
Bíceps	É medida no sentido do eixo longitudinal do braço, na sua face anterior, no ponto de maior perímetro aparente do ventre muscular do bíceps
Torácica	É uma medida oblíqua em relação ao eixo longitudinal, na metade da distância entre a linha axilar anterior e o mamilo, para homens, e a um terço da linha axilar anterior, para mulheres
Abdominal	É medida aproximadamente a 2 cm à direita da cicatriz umbilical, paralelamente ao eixo longitudinal; exceto segundo a proposta de Lohman et al.[17], que realiza a medida transversalmente
Coxa	É medida paralelamente ao eixo longitudinal, sobre o músculo reto femoral, a um terço da distância entre o ligamento inguinal e a borda superior da patela, segundo a proposta de Guedes[22], e na metade dessa distância, segundo Pollock e Wilmore[18]. Para facilitar o pinçamento dessa dobra, o avaliado deverá deslocar o membro inferior direito à frente, com uma semiflexão do joelho, e manter o peso do corpo no membro inferior esquerdo
Panturrilha medial	Para a execução dessa medida, o avaliado deve estar sentado, com a articulação do joelho em flexão de 90º, o tornozelo, em posição anatômica, e o pé, sem apoio. A dobra é pinçada no ponto de maior perímetro da perna, com o polegar da mão esquerda apoiado na borda medial da tíbia

Quanto mais medidas forem realizadas ao longo do tempo, mais experiente ficará o avaliador, minimizando os erros inerentes a essa técnica.

Equações preditivas

Existem dezenas de equações para a estimativa da densidade e da porcentagem de gordura corporal, sendo que a maioria delas utiliza de duas a sete dobras cutâneas entre as apresentadas na Tabela 6.1. Costa[1] realizou um levantamento na literatura, apresentando 79 diferentes equações preditivas de densidade corporal ou porcentagem de gordura, utilizando apenas dobras cutâneas, e 46 equações utilizando a combinação de dobras cutâneas e outras medidas antropométricas. Essas equações foram propostas por diversos autores com base em estudos de diferentes grupos populacionais.

Na tentativa de fornecer subsídios para a execução de tais avaliações, são apresentadas a seguir algumas das equações preditivas mais utilizadas por profissionais de educação física e nutrição.

1. Equações para crianças e adolescentes

a) Slaughter et al.[19]

Meninos brancos com somatório das dobras menor ou igual a 35 mm

Pré-púbere

$$\%G = 1{,}21\ (\text{tríceps} + \text{subescapular}) - 0{,}008\ (\text{tríceps} + \text{subescapular})^2 - 1{,}7$$

Púbere

$$\%G = 1{,}21\ (\text{tríceps} + \text{subescapular}) - 0{,}008\ (\text{tríceps} + \text{subescapular})^2 - 3{,}4$$

Pós-púbere

$$\%G = 1{,}21\ (\text{tríceps} + \text{subescapular}) - 0{,}008\ (\text{tríceps} + \text{subescapular})^2 - 5{,}5$$

Meninos negros com somatório das dobras menor ou igual a 35 mm

Pré-púbere

$$\%G = 1{,}21\ (\text{tríceps} + \text{subescapular}) - 0{,}008\ (\text{tríceps} + \text{subescapular})^2 - 3{,}2$$

Púbere

$$\%G = 1{,}21\ (\text{tríceps} + \text{subescapular}) - 0{,}008\ (\text{tríceps} + \text{subescapular})^2 - 5{,}2$$

Pós-púbere

$$\%G = 1{,}21\ (\text{tríceps} + \text{subescapular}) - 0{,}008\ (\text{tríceps} + \text{subescapular})^2 - 6{,}8$$

Meninos brancos ou negros com somatório das dobras maior que 35 mm

$$\%G = 0{,}783\ (\text{tríceps} + \text{subescapular}) + 1{,}6$$

Meninas brancas ou negras com somatório das dobras menor que 35 mm
8 a 17 anos de idade

$$\%G = 1{,}33\ (\text{tríceps} + \text{subescapular}) - 0{,}013\ (\text{tríceps} + \text{subescapular})^2 - 2{,}5$$

Meninas brancas ou negras com somatório das dobras maior que 35 mm
8 a 17 anos de idade

$$\%G = 0{,}546\ (\text{tríceps} + \text{subescapular}) + 9{,}7$$

2. Equações para homens adultos

a) Jackson e Pollock[20]

18 a 61 anos de idade

$$D = 1{,}10938 - 0{,}0008267\ (\text{torácica} + \text{abdominal} + \text{coxa}) + 0{,}0000016\ (\text{torácica} + \text{abdominal} + \text{coxa})^2 - 0{,}0002574\ (\text{idade em anos})$$

b) Petroski[21]

18 a 61 anos

$$D = 1{,}10726863 - 0{,}00081201\ (\text{subescapular} + \text{tríceps} + \text{suprailíaca} + \text{panturrilha medial}) + 0{,}00000212\ (\text{subescapular} + \text{tríceps} + \text{suprailíaca} + \text{panturrilha medial})^2 - 0{,}00041761\ (\text{idade em anos})$$

c) Guedes[22]

Estudantes universitários de 17 a 27 anos

$$D = 1{,}1714 - 0{,}0671\ \log10\ (\text{tríceps} + \text{suprailíaca} + \text{abdominal})$$

3. Equações para mulheres adultas

a) Jackson et al.[23]

18 a 55 anos de idade

$$D = 1{,}0994921 - 0{,}0009929\ (\text{tríceps} + \text{suprailíaca} + \text{coxa}) + 0{,}0000023\ (\text{tríceps} + \text{suprailíaca} + \text{coxa})^2 - 0{,}0001392\ (\text{idade em anos})$$

b) Petroski[21]

18 a 61 anos de idade

$$D = 1{,}1954713 - 0{,}07513507\ \log10\ (\text{axilar média} + \text{suprailíaca} + \text{coxa} + \text{panturrilha medial}) + 0{,}00041072\ (\text{idade em anos})$$

c) Guedes[22]

Estudantes universitárias de 17 a 29 anos de idade

$$D = 1{,}1665 - 0{,}0706\ \log10\ (\text{coxa} + \text{suprailíaca} + \text{subescapular})$$

em que: D = densidade corporal; %G = porcentagem de gordura corporal

Quando são utilizadas equações de estimativa de densidade corporal, é necessário converter o resultado em porcentagem de gordura, o que pode ser feito utilizando-se a fórmula proposta por Siri[24]. No entanto, Lohman[25] verificou que essa fórmula é adequada para homens de 20 a 50 anos, sugerindo diferentes constantes a serem utilizadas de acordo com a idade e o sexo, que são apresentadas na Tabela 5.2.

Fórmula de Siri: %G = (4,95/D – 4,50) × 100

Tabela 5.2 Correção de constantes para a fórmula de Siri[24], adaptado de Lohman[25]

Idade (anos)	Homens	Mulheres
7-8	(538/D) – 497	(543/D) – 503
9-10	(530/D) – 489	(535/D) – 495
11-12	(523/D) – 481	(525/D) – 484
13-14	(507/D) – 464	(512/D) – 469
15-16	(503/D) – 459	(507/D) – 464
17-19	(498/D) – 453	(505/D) – 462
20-50	(495/D) – 450	(503/D) – 459

Somatório de dobras cutâneas

Considerando-se que as equações preditivas são específicas para os grupos utilizados em sua elaboração, nem sempre é possível encontrar uma equação que seja válida para o indivíduo ou grupo que se pretende avaliar. Assim, para cvitar os erros associados à escolha de equações inadequadas, podem ser utilizados os valores absolutos das dobras cutâneas individuais ou em somatórios de grupos de dobras, que podem ser comparados longitudinalmente ou com padrões estabelecidos e fornecer um indicativo da quantidade de gordura corporal, sem a necessidade de se recorrer às equações preditivas.

A utilização dos valores individuais das dobras cutâneas permite verificar o comportamento da distribuição da gordura corporal, identificando se o indivíduo acumula mais gordura na região central ou nos membros, por exemplo. Além disso, com reavaliações periódicas, é possível verificar como se comporta a redução de espessuras das dobras cutâneas em decorrência de programas de exercícios ou dietas.

Comparações longitudinais também podem ser realizadas com somatórios de dobras cutâneas, pois a redução de um somatório é um bom indicativo da redução de gordura corporal total.

A Tabela 5.3 exemplifica a utilização dos valores absolutos das dobras cutâneas e de seu somatório em um indivíduo de 25 anos, do sexo masculino, antes e depois de um período de treinamento de 12 semanas.

A principal dificuldade de utilização do somatório de dobras cutâneas é a escassez de valores normativos com os quais os resultados da avaliação possam ser comparados para fornecer uma interpretação adequada ao avaliado já na primeira avaliação.

No intuito de viabilizar tal interpretação, Costa[27] realizou um estudo populacional na cidade de Santos (SP) e, com base na avaliação de amostra aleatória composta por 1.092 indivíduos, de 20 a 69,9 anos de idade, considerou o somatório de cinco dobras cutâneas (tríceps, subescapular, suprailíaca, abdominal e coxa média) um bom indicativo da gordura corporal total, estabelecendo como valores desejáveis para a saúde aqueles que se encontram entre o 10º e o 75º percentis, para a idade e o sexo. Os valores obtidos nesse estudo são apresentados nas Tabelas 5.4 e 5.5.

Tabela 5.3 Valores absolutos das dobras cutâneas e de seu somatório (indivíduo de 25 anos, do sexo masculino)

Dobras cutâneas	Pré (mm)	Pós (mm)	Alteração absoluta (mm)	Alteração relativa (%)
Tríceps	12,8	10,2	–2,6	–20,31
Subescapular	9,6	9,2	–0,4	–4,16
Suprailíaca	22,4	18,4	–4,0	–17,85
Abdominal	26,1	19,6	–6,5	–24,9
Coxa média	12,8	10,9	–1,9	–14,84
Somatório	83,7	68,3	–15,4	–18,4

Fonte: Costa e Böhme[26].

Tabela 5.4 Distribuições de percentis para somatório de cinco dobras cutâneas (Σ5)

Σ5 = tríceps + subescapular + suprailíaca + abdominal + coxa média

Homens de 20 a 69,9 anos de idade

Idade	P5	P10	P25	P50	P75	P90	P95
20-29,9	38,75	39,60	53,50	81,65	115,35	152,50	172,53
30-39,9	46,20	52,64	78,20	108,10	129,15	147,64	204,72
40-49,9	68,91	80,80	99,30	122,10	135,20	171,16	188,36
50-59,9	71,10	74,06	86,30	114,60	146,95	169,12	177,80
60-69,9	59,96	68,50	83,75	97,80	113,80	128,45	156,90

Tabela 5.5 Distribuições de percentis para somatório de cinco dobras cutâneas (Σ5)

Σ5 = tríceps + subescapular + suprailíaca + abdominal + coxa média

Mulheres de 20 a 69,9 anos de idade

Idade	P5	P10	P25	P50	P75	P90	P95
20-29,9	69,68	80,44	92,00	107,60	132,00	154,50	178,60
30-39,9	69,85	81,85	99,23	120,60	140,88	164,80	176,40
40-49,9	72,70	90,10	111,45	134,10	163,15	185,10	195,95
50-59,9	89,80	100,22	118,65	140,00	162,45	178,36	188,02
60-69,9	90,70	99,38	114,43	134,30	153,95	184,59	203,72

É importante deixar claro que esses valores foram obtidos com base na população da cidade de Santos (SP), o que também torna específica a utilização desse somatório (Σ5) com esses valores normativos. Sugere-se a realização de novos estudos com o mesmo objetivo, em diferentes regiões do país, a fim de se obter valores normativos regionais e nacionais. Na ausência de tais estudos nacionais, ainda parece mais coerente a utilização dos valores normativos produzidos em Santos do que advindos de outros países.

Softwares de avaliação da composição corporal

Existem vários *softwares* de avaliação da composição corporal disponíveis no mercado que facilitam o trabalho do profissional quanto à realização dos cálculos e à emissão de laudos, e é importante salientar que esses programas computacionais devem se limitar a isso, pois a escolha da equação preditiva deve ser feita pelo profissional.

Há *softwares* que escolhem a equação preditiva que deve ser utilizada a partir da filtragem das informações fornecidas pelo avaliador, o que parece ser um recurso interessante. Apesar disso, o profissional deve ter acesso à equação selecionada e às informações sobre a população de origem, para verificar sua validade e a aplicabilidade ao seu avaliado.

Existem, também, *softwares* que selecionam várias possíveis equações para o avaliado e calculam a média de seus resultados para fornecer o resultado da composição corporal. Esse procedimento não encontra base científica e pode produzir erros substanciais, pois utiliza resultados fornecidos por equações produzidas para diferentes populações, muitas vezes não validadas para sujeitos da população brasileira.

Algumas vezes, ao verificar os resultados obtidos por uma equação escolhida pelo *software*, teoricamente adequada ao avaliado, o avaliador percebe que tais resultados não condizem com a percepção visual baseada em sua experiência profissional. Nesse caso, deve-se usar o bom senso e buscar outra equação preditiva que seja teoricamente adequada ao avaliado.

REFERÊNCIAS

1. Costa RF. Composição corporal: teoria e prática da avaliação. São Paulo: Manole; 2001.
2. Martin AD, Drinkwater DT. Variability in the measures of body fat: assumptions or techniques? Sports Medicine 1991;11:277-88.
3. Marques MB. Cross-validation of body composition equations for brazilian women using dual-energy X-ray absoptiometry. [Dissertation – Doctor of Philosophy]. Albuquerque: University of New Mexico; 1999.
4. Deurenberg P. International consensus conference on impedance in body composition. Age & Nutrition 1994; 5:142-5.
5. Heyward VH, Wagner DR. Applied body composition assessment. 2.ed. Champaign: Human Kinetics Publishers; 2004.
6. Lukaski HC, Bolonchuk WW, Hall CB, Siders WA et al. Validity of the tetrapolar bioelectrical impedance method to assess human body composition. J App Physiol 1986;60:1327-32.
7. Chumlea C, Sun SS. Bioeletrical impedande analysis. In: Heymsfield SB, Lohman TG, Wang Z, Going SB. Human body composition. 2.ed. Champaign: Human Kinetics Publishers; 2005.
8. Heyward VH, Stolarczyk LM. Avaliação da composição corporal aplicada. São Paulo: Manole; 2000.
9. Kushner RF. Body weight and morality. Nutr Rev 1993;51:127-36.
10. Houtkooper LB, Going SB, Lohman TB, Roche AF, Van Loan M. Bioeletrical impedance estimation of fat-free body mass in children and youth: a cross-validation study. J App Physiol 1992;72:366-73.
11. Yonamine RS. Desenvolvimento e validação de modelos matemáticos para estimar a massa corporal magra de meninos, de 12 a 14 anos, por densitometria e impedância bioelétrica. [Tese – Doutorado]. Santa Maria: Universidade Federal de Santa Maria; 2000.
12. Segal KR, Van Loan M, Fitzgerald PA, Hodgan JA, Van Itallie TD. Lean body mass estimation by bioelectrical impedance analysis: a four-site cross-validation study. Am J Clin Nutr 1988;47(7):14.
13. Baumgartner RN, Heymsfield SB, Lichtman S, Wang J, Pierson RN Jr. Body composition in elderly people: effect of criterion estimates on predictive equations. Am J Clin Nutr 1991;53:1345-53.
14. Carvalho ABR. Composição corporal através de métodos de pesagem hidrostática e impedância bioelétrica em universitários. [Dissertação – Mestrado]. Santa Maria: Universidade Federal de Santa Maria; 1998.
15. Lohman TG. Skinfolds and body density and their relation to body fatness: a review. Hum Biol 1981;53(2):181-225.
16. Costa RF, Stefanoni MF, Böhme MTS. Estudo comparativo de diferentes compassos de dobras cutâneas. In: 16º Congresso Internacional de Educação Física – FIEP, Anais. 2001. p. 116.
17. Lohman TG, Roche AF, Martorell R. Anthropometric Standarization Reference Manual. Champaign: Human Kinetics Books; 1988.
18. Pollock ML, Wilmore JH. Exercícios na saúde e na doença. 2.ed. Rio de Janeiro: Medsi; 1993.
19. Slaughter MH, Lohman TG, Boileau RA, Horswill CA, Stillman RJ, Van Loan MD, et al. Skinfold equations for estimation of body fatness in children and youth. Hum Biol 1988;60:709-23.
20. Jackson AS, Pollock ML. Generalized equations for predicting body density of men. Br J Nutr 1978;40:497-504.
21. Petroski EL. Desenvolvimento e validação de equações generalizadas para a estimativa da densidade corporal em adultos. [Tese – Doutorado]. Santa Maria: Universidade Federal de Santa Maria; 1995.
22. Guedes DP. Estudo da gordura corporal através da mensuração dos valores de densidade corporal e da espessura de dobras cutâneas em universitários. [Dissertação – Mestrado]. Santa Maria: Universidade Federal de Santa Maria; 1985.
23. Jackson AS, Pollock ML, Ward A. Generalized equations for predicting body density of women. Med Sci Sports Exerc 1980;12:175-82.
24. Siri WE. The gross composition of the body. In: Tobias CA, Lawrence JH, editores. Advances in biological and medical physics. Nova York: Academic Press; 1956. p. 239-80.
25. Lohman TG. Applicability of body composition techniques and constants for children and youth. In: Pandolf KB. Exercise and sport sciences reviews. Nova York: Macmillan; 1986.
26. Costa RF, Böhme MTS. Avaliação morfológica no esporte. In: Biesek S, Alves LA, Guerra I. Estratégias de nutrição e suplementação no esporte. 2.ed. Barueri: Manole; 2009.
27. Costa RF. Valores referenciais de somatórios de dobras cutâneas em moradores da cidade de Santos – SP, de 20 a 69 anos de idade. [Dissertação – Mestrado]. São Paulo: Escola de Educação Física e Esporte da Universidade de São Paulo; 2001.

Parâmetros bioquímicos para avaliação nutricional

6

Mariana Lindenberg Alvarenga

INTRODUÇÃO

Os nutricionistas sabem como é comum os clientes perguntarem "devo usar tal suplemento?" ou "posso comer isso ou aquilo?". Sabemos que responder a essas perguntas não é tão simples assim e é necessário realizar uma avaliação nutricional completa para, então, prescrever a alimentação e a suplementação individualizada. Dentre os parâmetros de avaliação nutricional, os exames bioquímicos servem para medir o estado nutricional, diagnosticar alterações leves e iniciais, identificar carências e excessos nutricionais e intervir na dieta. Os exames bioquímicos isoladamente não concluem um diagnóstico, no entanto, ao associar-se à avaliação clínica, dietética e antropométrica, são complementares na avaliação nutricional[1].

Segundo a Lei n. 8.234/1991[2], atribui-se também aos nutricionistas a solicitação de exames laboratoriais necessários ao acompanhamento dietoterápico. Em 2003, uma publicação do Conselho Federal dos Nutricionistas (Resolução CFN n. 306/2003[3]) definiu que, entre outros critérios, o nutricionista deve considerar diagnósticos, laudos e pareceres dos demais membros da equipe multidisciplinar, definindo com estes, sempre que pertinentes, outros exames laboratoriais. Além disso, determina que se deve solicitar exames laboratoriais cujos métodos e técnicas tenham sido aprovados cientificamente[3].

Na prática, no entanto, nem sempre o nutricionista consegue solicitar exames cobertos por convênios em razão da burocracia. A categoria deve lutar por seus direitos perante os laboratórios e convênios nesse contexto, uma vez que o atendimento nutricional é preventivo e reduz custos futuros com médicos e internações.

Neste capítulo, faremos uma apresentação dos exames laboratoriais mais comuns na prática clínica em atendimentos de atletas e praticantes de exercício físico. Cabe ressaltar que tão importante quanto solicitar os exames é interpretá-los. É de fundamental importância, ainda, escolher quais exames solicitar para cada indivíduo de acordo com a idade, o sexo, o tipo de esporte praticado e o nível de condicionamento. A frequência da avaliação bioquímica também depende do calendário de competições, sendo que este deve ser levado em conta na interpretação dos exames de atletas[4].

ESTADO NUTRICIONAL PROTEICO

A avaliação bioquímica do estado nutricional proteico em atletas serve para detectar se a ingestão de proteínas é insuficiente ou se há catabolismo. Solicita-se o exame de proteínas totais e frações ou cada proteína separadamente. A maioria das proteínas plasmáticas viscerais é sintetizada pelo fígado e algumas delas podem ser influenciadas pela inflamação. Cabe lembrar que processos inflamatórios decorrentes do treino são comuns em atletas e até desejáveis, a menos que sejam exacerbados. Na Tabela 6.1 verificam-se as principais proteínas, sua meia-vida, limitações e a influência da inflamação[5-8].

Tabela 6.1 Características das proteínas plasmáticas viscerais

Proteína	Meia-vida	Limitações	Inflamação
Albumina	2-3 semanas	Inflamação	↓
Transferrina	7-8 dias	Estado do ferro	↓
Transtiretina ou pré-albumina	2-3 dias	Deficiência de zinco	↓
Proteína transportadora de retinol (RBP)	20 horas	Estado da vitamina A	↓
IGF-1	4 horas	Desnutrição	↔

↓: diminui as concentrações; ↔: sem alteração nas concentrações sanguíneas.

As proteínas de fase aguda, ao contrário das citadas anteriormente, aumentam em processos inflamatórios (p. ex., proteína C reativa – PCR), α-1-antitripsina, α-1-

glicoproteína ácida, haptoglobina, ceruloplasmina, proteínas de complemento C3 e C4, pró-calcitonina e proteína amiloide A)[8]. Estas são utilizadas como parâmetro de inflamação, sendo que sua interpretação deve levar em conta o condicionamento e o período de treinamento ou competitivo do atleta. Se o objetivo do treinamento é a hipertrofia muscular, o processo inflamatório é inevitável e esperado, em razão dos microtraumas teciduais adaptativos decorrentes do exercício. Essa inflamação tem caráter agudo e, dependendo do descanso/repouso entre os treinos, possibilitará recuperação muscular adequada[9]. Cabe ao nutricionista manejar a dieta de acordo com as necessidades nutricionais em cada fase de treinamento e incentivar o consumo de alimentos com propriedades anti-inflamatórias, como os ricos em ômega 3 (salmão, atum, sardinha, sementes de linhaça e chia), maximizando, assim, a recuperação pós-treino[10]. Já em atletas que têm treinamento extenuante com intervalos curtos entre os treinos, a inflamação torna-se crônica e até sistêmica, acarretando a elevação de citocinas inflamatórias e, posteriormente, aumento nas concentrações de cortisol[9].

CÉLULAS VERMELHAS DO SANGUE

O hemograma completo é um exame rotineiro que não é exclusividade de atletas. Deve haver cuidado especial, no entanto, na interpretação dos exames desses indivíduos. São dois os principais pontos a serem compreendidos pelo profissional:

1. atletas apresentam expansão do volume plasmático por adaptação do organismo ao exercício, principalmente os corredores e os altamente treinados[11,12]. Assim, apresentam uma diluição das proteínas no sangue, também conhecida como hemodiluição. O resultado disso é que as concentrações de hemoglobina séricas nos exames de atletas são 1 a 1,5 g/dL menores em relação aos valores de indivíduos sedentários[13]. Essa limitação nos exames de atletas de *endurance* é chamada de pseudoanemia ou falsa anemia;
2. hemólise intravascular: esportes como corrida ou triatlo, em que há considerável impacto dos pés no chão, causam um rompimento das células sanguíneas, sendo que este é relacionado à distância percorrida[14]. Normalmente, esse impacto é suave e não é responsável pela instalação da anemia. O ferro liberado pelas células hemolisadas é reciclado e ligado à hemoglobina recém-formada. Além disso, com o treinamento regular, ocorre uma destruição seletiva de eritrócitos mais velhos e rígidos (menores) e estímulo à síntese compensatória de novos eritrócitos (maiores, mais deformáveis). Em decorrência disso, resultados de exames de atletas podem demonstrar macrocitose, ou seja, hemácias maiores, resultando em um maior número de células jovens (comum em corredores)[15].

Apesar das limitações nos exames de atletas, a avaliação rotineira das células vermelhas do sangue é baseada em uma prevalência significativa de anemia em atletas, principalmente do sexo feminino[16]. Os parâmetros bioquímicos devem ser associados aos resultados de outros indicadores, como avaliação clínica, física e do consumo alimentar de atletas. Além disso, os níveis de hemácias no sangue são utilizados como monitoramento sanguíneo de *doping* em atletas[4].

ESTADO NUTRICIONAL DO FERRO

A necessidade de ferro em atletas é a mesma do que para esportistas e indivíduos sedentários. No entanto, a prevalência de anemia em atletas é alta e mais comum em esportes como corrida, ginástica, balé, lutas e musculação. Isso ocorre por causa de restrições alimentares tanto do valor energético total da dieta, quanto do baixo consumo de proteínas de origem animal, principalmente a carne vermelha, principal fonte de ferro, e vísceras, como o fígado, que não é mais recomendado pelos nutricionistas pelo elevado teor de colesterol e xenobióticos. Além disso, em alguns casos, atletas e esportistas usam muitos suplementos proteicos em base láctea ou fazem suplementação excessiva e inadequada de cálcio e zinco, que acabam competindo na absorção intestinal com o ferro[17].

A avaliação do estado do ferro no organismo pode ser feita a partir das concentrações de hemoglobina (hemograma), saturação da transferrina (proteína transportadora do ferro), capacidade total de ligação da transferrina com o ferro (CTLF) e ferritina (Tabela 6.2). O monitoramento do ferro sérico reflete o estado atual do ferro na corrente sanguínea, não sendo significativo para avaliar estoques ou deficiência de ferro no organismo. É importante notar que infecções podem reduzir o estado de ferro e devem ser sempre investigadas na anamnese.

Tabela 6.2 Alterações bioquímicas na depleção e deficiência de ferro e anemia

	Depleção de ferro	Deficiência de ferro	Anemia
Ferritina	↓	↓↓	↓↓↓
Saturação de transferrina	↔	↓	↓
CTLF	↔	↑	↑↑
Hemoglobina	↔	↔	↓

↓: diminuição leve nas concentrações sanguíneas; ↓↓: diminuição moderada nas concentrações sanguíneas; ↓↓↓: diminuição significativa nas concentrações sanguíneas; ↔: sem alteração nas concentrações sanguíneas; ↑: aumento leve na capacidade total de ligação com o ferro; ↑↑: aumento moderado na capacidade total de ligação com o ferro. CTLF: capacidade total de ligação da transferrina com o ferro.
Fonte: Adaptada de Karamlzrak et al.[13]

Ferritina

Aproximadamente 40 anos atrás, foi proposto que a ferritina sérica se correlaciona com estoques de ferro no organismo[18] e, atualmente, esse parâmetro é frequentemente utilizado na prática clínica. O ferro é necessário para muitos processos metabólicos, sendo um dos mais importantes a eritropoiese[19]. A hemoglobina carrega cerca de 65% do ferro do organismo; 10% são incorporados a mioglobina, citocromos e enzimas; enquanto os demais 20 a 30% são estocados na ferritina e na hemossiderina. A distribuição de ferro pode estar alterada em condições como os processos inflamatórios, aumento da produção de eritrócitos ou absorção aumentada do ferro (hemocromatose)[20]. Cabe ressaltar que processos inflamatórios são comuns em atletas e, por isso, a interpretação da ferritina sérica deve considerar outros indicadores de avaliação do estado nutricional.

Em esportes como o ciclismo, atletas apresentam valores altos nos níveis de ferritina sanguínea em razão da suplementação excessiva de ferro intravenoso, que é cultural no esporte, além do frequente uso de *doping*[21]. A partir dos primeiros relatos de excesso de ferritina em atletas de ciclismo, em 1996 houve ações contra o *doping* a partir da Union Cycliste Internationale (UCI), mas que ainda são insuficientes na inibição do *doping* por parte dos atletas[22].

O ferro é vital ao organismo, no entanto, é tóxico quando não está presente em alguma célula ou ligado a proteínas. Como radical livre, tem alto potencial para reagir com qualquer molécula em seres vivos ou com ácidos graxos insaturados, prejudicando a integridade celular e causando a morte celular[23,24]. O mineral se deposita em tecidos como fígado, pâncreas, coração, articulações, pele e glândulas pituitárias. Como consequência, o excesso de ferro aumenta o risco de carcinogênese, aterosclerose, doenças neurodegenerativas[25,26] e também aumenta funções metabólicas das bactérias do organismo e o risco de infecções[27]. Por outro lado, as concentrações reduzidas de ferritina no sangue são relacionadas à fadiga[28].

IMUNIDADE DE ESPORTISTAS

Exercícios em intensidade leve e moderada são indicados para a população em geral por aumentar as defesas do organismo e, assim, reduzir os riscos de infecções. Já aqueles que fazem treinamento intenso e prolongado podem ocasionar uma depleção do sistema imunológico, aumentando o risco de infecções[29]. Essa situação é comum em atletas de alto nível de treinamento, principalmente após exercícios prolongados. O período de 2 horas após o exercício é caracterizado como *open window* ou "janela de oportunidades", quando o organismo está mais suscetível à invasão de microrganismos que podem ser patógenos[30-32]. Por isso, esses indivíduos apresentam risco aumentado de infecções do trato respiratório superior (ITRS) em relação aos sedentários[30,31]. Cabe ressaltar que a alimentação adequada nos períodos que antecedem as competições, bem como a adequada oferta de nutrientes durante e após o exercício minimizam os riscos de ITRS. Nesse contexto, o nutricionista tem papel fundamental na prescrição individualizada de macro e micronutrientes em quantidades adequadas ao atleta.

Leucograma

O estudo das células de defesa (brancas) do sangue, ou leucograma, serve para identificar a contagem total de leucócitos e seus subtipos, entre eles eosinófilos, basófilos, neutrófilos, linfócitos e monócitos. Cabe ressaltar que o leucograma tem baixa sensibilidade e especificidade e varia rapidamente. Além disso, a raça negra tem valores menores que a raça branca; a contagem de manhã é de 5 a 10% menor que à noite; e, ainda, refeições gordurosas e consumo de bebidas alcoólicas diminuem a contagem[33,34]. Sabe-se também que o exercício físico moderado aumenta a contagem total de leucócitos, enquanto o exercício intenso e prolongado pode ocasionar o efeito inverso (imunossupressão)[29-32].

As alterações patológicas mais comuns no leucograma são o aumento agudo na contagem de leucócitos (leucocitose), que é relacionado a infecções bacterianas; e a sua diminuição (leucopenia), relacionada às enfermidades virais[33,34]. Na Tabela 6.3 pode-se observar as células de defesa do organismo e as possíveis causas de sua alteração no sangue, relevantes à nutrição esportiva. Tais alterações podem ser ainda provocadas por outros fatores, como uso de medicamentos, doenças agudas ou crônicas, gestação e cirurgias, e devem ser avaliadas por um médico.

Tabela 6.3 Possíveis causas do aumento ou diminuição das células de defesa do organismo[29-36]

Leucócitos	Aumentados	Diminuídos
Contagem total de leucócitos	Infecções bacterianas	Enfermidades virais
Eosinófilos	Parasitoses Reações alérgicas	Infecções
Basófilos	Reações alérgicas	Estresse
Monócitos	Anemia Inflamação	Uso de corticosteroides
Linfócitos	Inflamação Grandes altitudes Infecção viral	Desnutrição Infecções recorrentes
Neutrófilos	Inflamação Infecções bacterianas	Anemia

Imunoglobulinas (Ig)

As concentrações de imunoglobulinas na saliva ou no sangue podem indicar imunossupressão ou fadiga crônica dependendo do momento em que são avaliadas. No período pós-exercício físico, a IgA está frequentemente diminuída em atletas, reduzindo, assim, as defesas do organismo[32,37-39]. Já em atletas no repouso, as imunoglobulinas no sangue ou na saliva são critérios de avaliação da imunidade humoral e podem ser úteis na indicação de fadiga crônica. Imunoglobulinas IgA e IgM aumentadas no sangue de atletas indicam infecção e na saliva, infecção recorrente[28].

O nutricionista, ao planejar a dieta dos atletas, deve atentar aos alimentos que reforçam as defesas do organismo, principalmente próximo às competições mais importantes e finais de campeonatos. Evitar reduzir as taxas de glicose no sangue durante o exercício e estimular o consumo de carboidratos e proteínas imediatamente após o treino são estratégias para evitar a depleção do sistema imunológico. Além disso, as frutas cítricas (vitamina C), óleos vegetais, oleaginosas, abacate (vitamina E), frutas amarelo-alaranjadas e vegetais de folhas verde-escuras (betacaroteno) contribuem com as defesas antioxidantes, enquanto alimentos que são fontes de zinco, como frutos do mar, carnes e oleaginosas, reforçam a função imune[30,40-42].

INFLAMAÇÃO E LESÃO MUSCULAR

No exercício de força, ocorrem microlesões musculares, também chamadas de microtraumas teciduais adaptativos que são desejáveis para a hipertrofia muscular. No entanto, o treino exaustivo associado a alimentação inadequada e descanso insuficiente entre os treinos pode acarretar lesões musculares ou inflamação crônica que reduzem o desempenho no esporte, se não inibem a prática[43,44]. A dosagem rotineira de marcadores de lesão e inflamação muscular é importante para se definir prescrições específicas tanto de alimentação e suplementação, quanto na escolha do treinamento e do período de descanso adequado.

Creatinoquinase (CK) ou creatinofosfoquinase (CPK)

A creatinoquinase (CK), ou creatinofosfoquinase (CPK), é um dos parâmetros mais utilizados na prática clínica atualmente tanto por médicos quanto por nutricionistas. Trata-se de uma enzima sarcoplasmática presente no músculo esquelético. Seu aumento na corrente sanguínea pode ser consequência da ruptura das membranas plasmáticas decorrente de lesão muscular[45]. O próprio treinamento induz à lesão muscular, por isso, esse exame deve ser realizado periodicamente, de acordo com ciclos de treinamentos, para investigar o impacto dessa lesão no músculo. Cabe ressaltar que essa enzima está presente tanto no músculo esquelético quanto no cardíaco, sendo que esta é aumentada também no infarto agudo do miocárdio (IAM). Atualmente, existem parâmetros mais específicos para acompanhar o IAM, como as isoenzimas MB da creatinoquinase (MB-CK) ou as troponinas[45]. São esperadas concentrações de CK no sangue de mulheres entre 26 e 140 U/L e em homens, entre 38 e 174 U/L, sendo que valores acima destes devem ser avaliados com atenção. Outra enzima que também pode ser útil na avaliação de lesão muscular é a lactato desidrogenase (LDH) sérica, pois, assim como a CK, concentrações superiores a 480 U/L podem ocorrer em razão de extravasamento celular decorrente de lesão[46]. Outros parâmetros, como fase de treinamento e/ou do campeonato, descanso entre os treinos/jogos e alimentação, também devem ser considerados em associação com esses resultados.

Proteína C reativa

A PCR é uma proteína de fase aguda que aumenta suas concentrações sanguíneas em processos inflamatórios. Em casos de infecção ou inflamação aguda, o aumento é de dez a cem vezes nas primeiras 24 horas. É utilizada como marcador de infarto agudo do miocárdio, neoplasia, febre reumática e degeneração macular[47]. O treinamento, sobretudo o de força, induz à inflamação, portanto as concentrações sanguíneas de PCR permanecem entre 1 e 5 mg/dL, caracterizando inflamação leve. Já concentrações entre 5,1 e 20 mg/dL indicam processos inflamatórios sistêmicos e acima de 20 mg/dL, politraumatismo[46].

Citocinas inflamatórias

A inflamação sistêmica ativa monócitos circulantes, os quais podem sintetizar citocinas pró-inflamatórias como as interleucinas (IL) IL-1 e IL-6 e o fator de necrose tumoral alfa (TNF-α)[48]. Consequentemente, aumenta a secreção do hormônio liberador de corticotrofina (CRH), do hormônio adrenocorticotrófico (ACTH) e do hormônio cortisol, parâmetro avaliado em atletas em *overtraining*[49]. Além disso, a prostaglandina E2 (PGE2) também é um marcador de inflamação em atletas[8,44].

Os ácidos graxos essenciais linoleico e linolênico (ômega 6 e ômega 3, respectivamente) modulam a inflamação no organismo e devem estar presentes nas dietas em proporção adequada para auxiliar na recuperação dos atletas e não prejudicar seu rendimento. Enquanto alimentos ricos em ômega 6 (óleos de soja, milho, girassol) são pró-inflamatórios, os alimentos ricos em ômega 3 (peixes de água fria, germe de trigo, linhaça, nozes, avelã) atenuam os processos inflamatórios. O azeite e o abacate, que são ricos em ácidos graxos oleicos (ômega 9), também são importantes na diminuição da inflamação após treinos intensos, recuperação muscular e reforço do sistema imunológico[10,50].

CREATININA E UREIA SÉRICAS

A creatina é um composto nitrogenado que está concentrada (95%) no músculo esquelético. Aproximadamente 2% de toda creatina do organismo é excretada diariamente na urina como creatinina. A avaliação da creatinina sérica é frequentemente utilizada para avaliar a função renal, mas em atletas pode ter resultado alterado em razão de sua maior massa muscular. As limitações do exame para diagnóstico de insuficiência renal são além da massa muscular altamente desenvolvida, consumo excessivo de carnes e peixes, a suplementação de creatina e o catabolismo muscular[51].

O aumento das concentrações de ureia no sangue é comum em atletas em razão do catabolismo, da ingestão excessiva de aminoácidos e/ou proteínas, do uso de esteroides e da presença de infecções, traumas e desidratação[1,52]. A relação ureia/creatinina pode ser um bom indicador do estado catabólico proteico, fornecendo informações para adaptações de dieta e treinamento. Cabe lembrar que o aumento nas concentrações de ureia no soro também é utilizado como parâmetro de insuficiência renal quando associado a outros parâmetros, como a taxa de filtração glomerular (*clearance* de creatinina).

MAPEAMENTO GENÉTICO

Com os avanços das pesquisas e da tecnologia, os testes genéticos têm se tornado cada vez mais comuns na prática clínica. Com seu auxílio, identificam-se características de predisposição genética e variabilidade individual em termos de:

- resposta da intervenção nutricional (nutrigenômica);
- epigenética, programação metabólica em certos estágios de vida com consequências tardias e possivelmente para gerações subsequentes;
- expressão gênica aguda em resposta à dieta como um todo, monitorada em nível transcricional e traducional[53].

Os genes que têm sido estudados a fim de mapear a aptidão física de atletas estão descritos seguir[54]:

- α-actina 3 (ACTN3): o aumento na expressão do gene ACTN3 é determinante de explosão e força muscular;
- AMP deminase (AMPD1): a mutação nesse gene é relacionada a câibras, dores musculares e fadiga precoce;
- polimorfismo I/D de angiotensina (ECA): o alelo I é mais frequente em atletas de resistência e o alelo D, em atletas de força e explosão muscular;
- creatinoquinase muscular (CK-M): mediador do desempenho físico humano e com potencial de influenciar o $VO_{2máx}$.

Tanto para médicos quanto para nutricionistas, o mapeamento genético é uma área nova, que deve ser explorada para embasar a utilização na prática clínica. O profissional é responsável por estudar e ampliar seus conhecimentos, antes de aplicar os conceitos que, pelo menos atualmente, são deficientes nos cursos de graduação em nutrição. Nesse contexto, os estudos dos genes possibilitam a adaptação da dieta às necessidades individuais dependendo do estágio e do estilo de vida, do esporte praticado e de variações individuais. Cabe lembrar que, apesar da possibilidade de identificar o perfil genético dos atletas, mais estudos são necessários para a interpretação desses resultados. Os esportistas, principalmente as crianças, não devem ser classificados como "genes bons" ou "genes ruins", mas, sim, direcionados à modalidade esportiva para a qual têm maior aptidão física. Assim, a frustração que ocorre normalmente com uma seleção natural do esporte pode diminuir.

CUIDADOS NUTRICIONAIS EM ATLETAS

Os exames bioquímicos são indicadores do estado nutricional e, por isso, ao detectar alguma alteração em associação com outros parâmetros de avaliação nutricional, o profissional de nutrição deve corrigir deficiências na alimentação dos atletas. As maiores dificuldades são relacionadas ao aporte calórico e de carboidratos consumidos por atletas. O acompanhamento do nutricionista esportivo facilita o alcance das necessidades nutricionais tanto de macro como de micronutrientes, levando em conta agenda das provas ou campeonatos, estilo de vida e nível socioeconômico dos atletas.

Os micronutrientes ferro, cálcio, zinco e os antioxidantes devem receber atenção especial por participar de processos metabólicos que estão exacerbados em atletas. Além disso, ácidos graxos essenciais como o ômega-6 e o ômega-3 devem ser fornecidos em quantidades proporcionais, a fim de modular a inflamação decorrente do exercício.

Por outro lado, excessos nutricionais, sobretudo de gorduras saturadas e trans, prejudicam o bom desempenho dos atletas no esporte. Esses excessos podem acarretar um aumento de peso "gordo", além de induzir à resistência à insulina, que é um hormônio importante na saúde de modo geral e tem funções anabólicas e anticatabólicas no músculo.

CONSIDERAÇÕES FINAIS

A solicitação de exames bioquímicos em esportistas deve levar em conta se o atleta fará o exame no repouso absoluto, lembrando que principalmente os atletas de elite treinam diariamente, chegando até a treinar duas vezes ao dia. Além disso, o estado de hidratação, alimentação, medicamentos e variação biológica circadiana podem influenciar no resultado dos testes. O acompanhamento nutricional de atletas requer o conhecimento aprofundado do esporte praticado e do cronograma de treinos e competições (periodização). Assim, é possível determinar o quanto as alterações nos exames bioquímicos (marcadores de inflamação, p.ex.) são desejáveis ou não. É necessário mais de uma dosagem bioquímica para reduzir as chances de erro com os resultados, o que em alguns casos é inviável em razão do alto custo dos exames.

REFERÊNCIAS

1. Fallon KE. The clinical utility of screening of biochemical parameters in elite athletes: analysis of 100 cases. Br J Sports Med 2008;42:334-7.
2. Brasil. Lei n. 8.234, de 17 de setembro de 1991. Regulamenta a profissão do nutricionista e determina outras providências.
3. Conselho Federal de Nutricionistas. Resolução CFN n. 306 de 2003. Dispõe sobre a solicitação de exames laboratoriais na área de nutrição clínica, revoga a resolução CFN n. 236 de 2000, e dá outras providências.
4. The International Olympic Committee. IOC consensus statement on periodic health evaluation of elite athletes. Br J Sports Med 2009;43:632-43.
5. Gomes MR, Pires ISO, Castro IA, Tirapegui J. Effect of protein restriction on plasma and tissue levels of insulin-like growth factor-1 (IGF-1) in adult rats. Nut Res 2003;23:1239-50.
6. Burtis CA, Ashwood ER, editores. Tiez textbook of clinical chemistry. 4.ed. Philadelphia: WB Sauders; 2006.
7. Kaplan A. Clinical chemistry: interpretation and techniques. 5.ed. Baltimore: Williams and Wilkins; 1995. 514 p.
8. Rogero MM, Ribeiro SM, Tirapegui J. Avaliação do estado nutricional de proteínas. In: Tirapegui J, Ribeiro SMLR. Avaliação nutricional. Rio de Janeiro: Guanabara Koogan; 2009.
9. Smith LL. Tissue trauma: the underlying cause of overtraining syndrome? J Stenght Cond Res 2004;18:185-93.
10. Wall R, Ross RP, Fitzgerald GF, Stanton C. Fatty acids from fish: the anti-inflammatory potential of long-chain omega-3 fatty acids. Nutr Rev 2010;68:280-9.
11. Eichner ER. Sports anemia, iron supplements, and blood doping. Med Sci Sports Exerc 1992;24(suppl):S315-8.
12. Watts E. Athletes' anaemia: a review of possible causes and guidelines on investigation. Br J Sports Med 1989;23:81-3.
13. Karamizrak SO, Islegen C, Varol SR, Taskiran Y, Yaman C, Muak I, et al. Evaluation of iron metabolism indices and their relation with physical work capacity in athletes. Br J Sports Med 1996;30:15-9.
14. Deitrick RW. Intravascular haemolysis in the recreational runner. Br J Sports Med 1991;25(4):183-7.
15. Telford RD, Sly GJ, Hahn AG, Cunningham RO, Bryant C, Smith JA. Footstrike is the major cause of hemolysis during running. J Appl Physiol 2003;94:38-42.
16. Gropper SS, Blessing D, Dunham K , Barksdale JM. Iron status of female collegiate athletes involved in different sports. Biol Trace Elem Res 2006;109:1-14.
17. Di Santolo M, Stel G, Banfi F, Gomano F, Cauci S. Anemia and iron status in young fertile non-professional female athletes. Eur J Appl Physiol 2008;102(6):703-9.
18. Cook JD, Lipschitz DA, Miles LE, Finch CA. Serum ferritin as a measure of iron stores in normal subjects. Am J Clin Nutr 1974;27:681-7.
19. Andrews NC. Disorders of iron metabolism. N Engl J Med 1999;341:1986-95.
20. Conrad ME, Umbreit JN, Moore EG. Iron absorption and transport. Am J Med Sci 1999;318:213-29.
21. Zotter H, Robinson N, Zorzoli M. Abnormally high serum ferritin levels among professional road cyclists. Br J Sports Med 2004;38:704-8.
22. Robinson N, Mangin P, Schattenberg L, Saugy M. Origine du suivi hématologique: les contrôles hématocrites dans le cyclisme. Rev Fr Lab 2003;350:53-9.
23. Kehrer JP. The Haber-Weiss reaction and mechanisms of toxicity. Toxicology 2000;149:43-50.
24. McCord JM. Iron, free radicals, and oxidative injury. Semin Hematol 1998;35:5-12.
25. Fracanzani AL, Conte D, Fraquelli M, Taioli E, Mattioli M, Losco A, et al. Increased cancer risk in a cohort of 230 patients with hereditary hemochromatosis in comparison to matched control patients with non-iron-related chronic liver disease. Hepatology 2001;33:647-51.
26. Stampfer MJ. Body iron stores and coronary heart disease. Clin Chem 2002;48:601-3.
27. Patruta SI, Edlinger R, Sunder-Plassmann G, Höri WH. Neutrophil impairment associated with iron therapy in hemodialysis patients with functional iron deficiency. J Am Soc Nephrol 1998;9:655-63.
28. Reid VL, Gleeson M, Williams RL, Clancy RL. Clinical investigation of athletes with persistent fatigue and/or recurrent infections. Br J Sports Med 2004;38:42-5.
29. Pedersen BK, Hoffman-Goetz L. Exercise and the immune system: regulation, integration, and adaptation. Physiol Rev 2000;80(3):1056-81.
30. Nieman DC, Pedersen BK. Exercise and immune function. Sports Med 1999;27:73-80.
31. Woods JA, Davis JM, Smith JA, Nieman DC. Exercise and cellular innate immune function. Med Sci Sports Exerc 1999;31:57-66.
32. Nieman DC. Exercise, and resistance to infection. Can J Physiol Pharmacol 1998;76:573-80.
33. Abbas AK, Lichtman AH. Imunologia básica. Rio de Janeiro: Elsevier; 2007.

34. Guyton AC, Hall JE. Tratado de fisiologia médica. 11.ed. Rio de Janeiro: Elsevier; 2006.
35. Gleeson M. Immune system adaptation in elite athletes. Curr Opin Clin Nutr Metab Care 2006;9:659-65.
36. Schwellnus MP, Jeans A, Motaung S, Swart J. Exercise and infections. In: Schwellnus MP, editor. The olympic textbook of medicine in sport. Oxford: Wiley-Blackwell; 2008. p.344-64.
37. Gleeson M, Pyne DB. Exercise effects on mucosal immunity. Immunol Cell Biol 2000;78:536-44.
38. Nieman DC. Is infection risk linked to exercise workload? Med Sci Sports Exerc 2000;32:S406-11.
39. Pyne DB, Gleeson M, McDonald WA, Clancy RL, Perry CJr, Fricker PA. Training strategies to maintain immunocompetence in athletes. Int J Sports Med 2000;21(suppl 1):S51-60.
40. Gleeson M, Bishop MC. Special feature for the Olympics: effects of exercise on the immune system: modification of immune responses to exercise by carbohydrate, glutamine and anti-oxidant supplements. Immunol Cell Biol 2000;78(5):554-61.
41. Gleeson M. Immune function in sport and exercise. J Appl Physiol 2007;103:693-9.
42. Urso ML, Clarkson PM. Oxidative stress, exercise and antioxidant supplementation.Toxicology 2003;189:41-54.
43. Clarkson PM, Hubal MJ. Exercise-induced muscle damage in humans. Am J Phys Med Rehabil 2002;81:52-69.
44. Smith LL. Cytokine hypothesis of overtraining: a physiological adaptation to exercise stress? Med Sci Sports Exerc 2000;32:317-31.
45. Martinez AA, Marchal CJA, Rodriguez SF, Boulaiz K, Prados SJC, Hitz CF. Role of alpha-actin in muscle damage of injured athletes in comparison with traditional markers. Br J Sports Med 2007;41:442-6.
46. Fleury: portal médico. Disponível em: http://www.fleury.com.br/medicos/exames-e-servicos/exames/exames-e-orientacoes/Pages/default.aspx. Acesso em: dez. 2012.
47. Schaumberg DA, Christen WG, Buring JE, Glynn RJ, Rifai N, Ridken PM. High-sensitivity C-reactive protein, other markers of inflammation, and the incidence of macular degeneration in women. Arch Ophthalmol 2007;125:300-5.
48. Fehrenbach E, Schneider ME. Trauma-induced systemic inflammatory response versus exercise-induced immunomodulatory effects. Sport Med 2006;36:373-84.
49. Gleeson M. Biochemical and immunological markers of overtraining. J Sports Sci Med 2002;1:31-41.
50. Basu A, Devaraj S, Jialal I. Dietary factors that promote or retard inflammation. Arterioscler Thromb Vasc Biol 2006; 26:995-1001.
51. Banfi G, Del Fabbro M. Relation between serum creatinine and body mass index in elite athletes of different sport disciplines. Br J Sports Med 2006;40:675-8.
52. Clarkson PM, Kearns AK, Rouzier P, Rubin R, Thompson PD. Serum creatine kinase levels and renal function measures in exertional muscle damage. Med Sci Sports Exerc 2006;38:623-7.
53. Kussman M, Van Bladeren PJ. The extended nutrigenomics: understanding the interplay between the genomes of food, gut microbes, and human host. Front Gene 2011;2:1-13.
54. Dias RG, Pereira AC, Negrao CE, Krieger JE. Polimorfismos genéticos determinantes de performance física em atletas de elite. Rev Bras Med Esporte 2007;13:209-16.

Prescrevendo uma dieta

7

Juliana Escobar Magrini
Marcia Daskal Hirschbruch

INTRODUÇÃO

É praticamente consenso na comunidade científica que a alimentação pode fornecer a um indivíduo saudável todos os nutrientes necessários nas quantidades adequadas. Apesar de a ciência do esporte ter evoluído consideravelmente nos últimos anos, um conceito que ainda se mantém constante é o de que não existe razão alguma para que as recomendações dietéticas de um indivíduo fisicamente ativo sejam radicalmente diferentes das dos indivíduos sedentários, muito embora, no caso de atletas de alto rendimento, algumas recomendações nutricionais específicas resultem em melhor desempenho físico nos treinamentos e nas competições[1,2]. Privilegiar suplementos nutricionais tem sido a estratégia escolhida por alguns profissionais e atletas, mas isso não deve acontecer em detrimento de uma dieta balanceada, por conta da importância da complexa combinação de substâncias dos alimentos. Suplementos podem ter um papel significativo para ajudar atletas a atingir as quantidades recomendadas de calorias, carboidratos e proteínas, contudo, eles sempre devem ser vistos como complementares à dieta, e não substitutos de uma boa alimentação[3].

O fato é que a influência da nutrição no desempenho físico cada vez mais desperta a atenção de atletas de diversas modalidades, tanto coletivas quanto individuais. Atletas de alto rendimento, esportistas, pesquisadores e nutricionistas têm buscado constantemente estratégias nutricionais que possam ser aplicadas às diferentes modalidades esportivas[1,4]. Isso porque, tirando a genética e o condicionamento atlético, nenhum outro fator isolado ocupa papel mais importante que a nutrição no desempenho físico de um atleta[5,6].

Em nível primário, a nutrição adequada exerce um papel importante na manutenção da saúde, permitindo ao atleta treinar e competir. Para render adequadamente, um atleta precisa ser saudável e livre de lesões e de doenças[7], mas, caso elas ocorram, ele precisa se recuperar o mais brevemente possível.

Em nível secundário, a nutrição especializada pode representar a diferença entre o primeiro e o segundo lugar, entre receber ou não uma medalha.

Para chegar neste ponto, no entanto, é necessário que a alimentação de base esteja adequada – o que infelizmente não é rotina para muitos atletas. Assim como o profissional da nutrição clínica, o nutricionista do esporte deve fazer os ajustes na dieta, partindo do geral (mais amplo) para o mais específico, e readequar esses ajustes nos acompanhamentos.

Conhecer os efeitos da dieta na melhoria do desempenho atlético e a influência da atividade física sobre os requerimentos nutricionais é de fundamental importância na elaboração de planejamentos dietéticos consistentes.

Este capítulo discute hábitos alimentares e necessidades nutricionais de atletas, sugere um roteiro de atendimento nutricional e, por fim, apresenta estratégias para garantir as demandas energéticas e de nutrientes para as fases de treinamento, pré, durante e pós-competição.

HÁBITOS ALIMENTARES

Os hábitos alimentares de atletas variam singularmente entre diferentes grupos de atividade[8], conforme a cultura do esporte. Estudos investigativos de práticas alimentares de diversos grupos de atletas revelaram consumo elevado de suplementos nutricionais e de dietas complementares específicas[9]. Lamentavelmente, os estudos sobre o assunto ficam rapidamente defasados diante das inúmeras mudanças que ocorrem em relação aos modismos nutricionais no meio esportivo. Os atletas confiam nas informações nutricionais que recebem de treinadores, dos colegas e da mídia[10,11]. Atualmente, a internet disponibiliza informações de qualquer tipo, desde as mais respaldadas até às de fundamentação duvidosa, permitindo que o atleta elabore seu próprio planejamento de alimentação e suplementação. Não é à toa, portanto, que a desinformação quanto à nutrição permanece em ascensão[10,11].

A ingestão de alimentos não é somente importante combustível para o exercício, mas também para a manutenção da saúde. Alimentar-se de forma equilibrada garante o bom funcionamento de todos os sistemas orgânicos. Excessos nutricionais causados por erros alimentares ou por uso indiscriminado de suplementação de nutrientes isolados podem sobrecarregar os sistemas fisiológicos, promovendo um desequilíbrio geral e comprometendo a *performance* do atleta[12].

Foi demonstrado que o padrão alimentar de atletas de diferentes modalidades esportivas é muito semelhante ao da população como um todo, com exceção, talvez, do maior aporte calórico total[7,8,13,14]. Além do excesso de proteínas e gordura, é comum a carência de vitaminas e elementos-traço na dieta[7,14-16]. Vários estudos com atletas e esportistas demonstram consumo insuficiente de nutrientes para satisfazer as suas necessidades. Sabe-se que, apesar de considerados "modelos de saúde", poucos atletas e esportistas (tanto de elite, quanto amadores ou recreacionais) seguem os padrões alimentares mais adequados para otimizar o desempenho[15,17].

Entre os fatores que influenciam não seguir práticas nutricionais adequadas para otimizar o rendimento no esporte, destacam-se: conhecimento insuficiente sobre nutrição, extremismos dietéticos, pouca habilidade prática na escolha e na preparação de alimentos, acesso limitado as alimentos adequados por conta do estilo de vida ocupado – com excessos de treinos e atividades e viagens frequentes –, além do receio da sensação de desconforto de comer próximo ao treino[3,15,18].

Muitos atletas e esportistas ainda utilizam práticas ultrapassadas, como restrição calórica severa, exclusão de certos grupos alimentares, redução de carboidratos e consumo exagerado de proteínas, seguindo dietas monótonas e deficientes em micronutrientes. A perda rápida de peso corporal deve ser desencorajada. Estratégias apropriadas de redução de gordura corporal devem ser aplicadas antes do período de competição.

Fatores emocionais, físicos e ambientais influenciam a habilidade do praticante de atividade física de consumir uma dieta ideal durante o treino e a competição[19]. No planejamento da dieta, deve-se, portanto, levar em consideração essas variáveis, tanto quanto as escolhas e preferências individuais.

Na teoria, a seleção de alimentos e bebidas deve atender:

- a manutenção dos estoques de glicogênio (carboidratos);
- a promoção de síntese e reparação de tecidos (proteínas);
- a satisfação das necessidades de energia (gordura e carboidratos);
- a adequada hidratação (líquidos).

Com um planejamento cuidadoso do nutricionista, o praticante de exercício físico pode consumir uma dieta que leve em consideração seu estilo de vida e suas preferências alimentares, ao mesmo tempo em que atinge as exigências do esporte.

Os requerimentos nutricionais específicos do tipo de exercício praticado e da fase do treinamento devem ser atingidos, conforme a avaliação do nutricionista e as recomendações encontradas ao longo deste livro para as diversas modalidades.

AVALIAÇÃO DAS NECESSIDADES NUTRICIONAIS

A avaliação de consumo de alimentos é importante como indicador indireto do estado nutricional. Mais do que isso, avaliar a ingestão de nutrientes de forma qualitativa e quantitativa é fundamental para identificar necessidades nutricionais específicas e também de suplementação. Para estabelecer a ingestão de nutrientes, devem ser utilizados métodos de inquérito alimentar, sendo os mais indicados os registros alimentares e o recordatório de 24 horas. A melhor estimativa da ingestão do nutriente pelo indivíduo é dada pela média de vários dias de consumo dietético obtida por esses métodos. Os métodos como histórico alimentar e questionário de frequência alimentar, que utilizam listas fechadas de alimentos, não são apropriados para essa finalidade[20].

A investigação direta do consumo de alimentos a partir da aplicação de inquéritos alimentares constitui a forma ideal para se caracterizar os padrões dietéticos. O inquérito alimentar de 3 dias é um tipo de registro utilizado por vários autores em estudos de validação, uma vez que não existe padrão-ouro em nutrição[20]. Um dos 3 dias de recordatório 24 horas utilizados para validação deve ser sábado ou domingo, pois costumam representar dias de consumo significativamente maior do que os outros dias da semana[21]. A avaliação dietética deve ser baseada em critérios metodológicos bem definidos e, principalmente, em bom senso, para que, no final, o diagnóstico quanto à necessidade de suplementação seja confiável[22].

Para avaliar a ingestão de nutrientes, é necessário inicialmente estabelecer a ingestão habitual do indivíduo e, em seguida, confrontá-la com as necessidades desse mesmo indivíduo.

Deve-se lembrar que a avaliação da adequação aparente da ingestão de nutrientes pelo indivíduo é passível de erros, tais como sub ou superestimativa do consumo alimentar, lapsos de memória, acurácia das tabelas de composição de alimentos, entre outros[23].

Por meio do uso de marcadores biológicos, constatou-se que a ingestão energética relatada nas avaliações de consumo alimentar é, frequentemente, inferior à real. A maior parte desse erro corresponde a distorções no relato da ingestão alimentar (sub-relato ou subnotificação da ingestão energética), enquanto uma pequena parte deve-se a deficiências das tabelas de composição de alimentos utilizadas para converter o consumo de alimentos em nutrientes[24].

As tabelas de composição de alimentos que são consultadas para a análise quantitativa dos nutrientes existentes nas dietas são constantemente modificadas, pois cada vez que uma nova metodologia analítica é empregada, há mudança na concentração do nutriente no alimento[25].

É estatisticamente improvável que uma ingestão relatada inferior a 1,35 × taxa de metabolismo basal (TMB) em indivíduos com peso estável represente o consumo habitual. Dessa forma, esse valor serve, grosseiramente, como um ponto de corte para detecção da subnotificação[24].

Indivíduos com maior consciência e preocupação com o peso corporal e com alimentos, que tenham histórico de várias dietas restritivas e possuam diversas informações sobre alimentação, são mais suscetíveis a produzir relatos de consumo alimentar enviesados. O sub-relato tende a ser mais frequente em mulheres, obesos, indivíduos mais velhos e praticantes de exercício[24].

ATENDIMENTO NUTRICIONAL – ROTEIRO

O atendimento nutricional tem a finalidade de proporcionar mais qualidade de vida aos atletas e esportistas, assim como promover educação em saúde e melhorar o desempenho esportivo. Dentro desse contexto, é fundamental que o nutricionista se prepare para o atendimento desse público fisicamente ativo, considerando os aspectos relacionados à modalidade esportiva, à avaliação nutricional individualizada e à caracterização de hábitos alimentares.

Além dos objetivos de saúde, as prescrições nutricionais para quem treina devem considerar: manutenção do peso, hidratação e ingestão de carboidrato adequadas, alimentação pré e pós-exercício, estilo de vida, patologias de base, entre outros[7].

Avaliação nutricional – anamnese

A avaliação nutricional é o ponto de partida para conhecer os hábitos alimentares e detectar imperfeições[2].

A anamnese clínica e alimentar é o melhor instrumento para detectar padrões alimentares incorretos, erros de conceito, alterações metabólicas e até mesmo possíveis transtornos alimentares. A anamnese deve ser detalhada, com dados sobre saúde atual e passada, histórico familiar, objetivos do cliente, atividade física, dados antropométricos, consumo de medicamentos, suplementos, ergogênicos e anabolizantes, e dados sobre o consumo alimentar.

Para a Sociedade Brasileira de Medicina do Esporte[2], a anamnese criteriosa é a oportunidade de estabelecer vínculo entre o atleta e o profissional da saúde, o que permitirá mudanças favoráveis com o objetivo de otimizar seu desempenho esportivo, sem prejuízo à saúde, respeitando suas preferências e regras atuais, e permitindo que as transforme em rotina.

Um exemplo de anamnese pode ser encontrado no Anexo 1.

A anamnese pode ser aplicada em um ou mais encontros e deve contemplar:

- identificação do cliente;
- objetivos do cliente;
- saúde;
- exercício físico;
- consumo de suplementos;
- medicamentos e ergogênicos;
- anamnese alimentar;
- dados antropométricos.

Identificação do cliente

Caracterizar a população atendida pode dar uma ideia do tipo de conduta a ser seguida. Atletas de alto nível geralmente possuem maior disciplina e interesse em cumprir os programas estabelecidos para melhora de sua *performance*. Esportistas são mais vulneráveis quanto à adesão às orientações nutricionais; o objetivo de procurar o nutricionista está quase sempre relacionado à estética e à busca de mudanças na composição corporal (redução de gordura corporal e/ou ganho de massa magra) e, para isso, costumam seguir recomendações de diversas fontes ao mesmo tempo. As recomendações para esse grupo devem ser mais flexíveis.

Atletas amadores e federados podem ter uma rotina muito puxada e raramente conseguem atingir suas necessidades nutricionais, especialmente se forem crianças ou adolescentes.

Cada modalidade esportiva apresenta suas características e necessidades específicas. A "cultura do esporte" também deve ser considerada no atendimento nutricional.

Objetivos do cliente

Pergunte sempre os objetivos do cliente: eles podem revelar o gancho que o nutricionista utilizará para promover as modificações alimentares, o tipo de abordagem e para onde a anamnese será direcionada. Vamos pegar como exemplo o frequentador de uma academia:

- se ele quer emagrecer e está em sobrepeso, deve-se questionar desde quando está assim, quantas dietas já fez, por que falharam, em que se descontrola etc.;
- se ele quer emagrecer, mas está dentro do peso adequado: procurar indícios de outros comportamentos obsessivos, como contagem de calorias, consumo de produtos dietéticos e mecanismos purgativos;
- se ele quer ganhar massa muscular a qualquer custo, pode ser um candidato em potencial ao consumo de anabolizantes ou ao abuso de suplementos alimentares.

Em geral, os objetivos mais comuns para a prática de exercício físico não competitivo são perda de gordura, aumento e definição de massa muscular, alimentação balanceada e melhora de desempenho.

Saúde

Pergunte sobre a presença de patologias, exames laboratoriais recentes, histórico familiar de doenças agudas e crônico-degenerativas, imunidade, ansiedade, hábito intestinal, sono, queixas e sintomatologias individuais. A idade da menarca e alterações no ciclo menstrual são bons indicadores de problemas hormonais ou até mesmo de transtornos alimentares. Checar sinais e sintomas para identificação de uma possível carência nutricional e/ou hipersensibilidade alimentar.

Exercício físico

Há quanto tempo pratica exercícios físicos, que tipo de exercícios pratica, com que duração, frequência e intensidade, em qual horário do dia. É muito comum, em algumas academias, os indivíduos praticarem várias modalidades diferentes no mesmo dia ou na mesma semana. Atletas de alto rendimento podem ter um volume de treinamento intenso.

É fundamental detalhar o treinamento (volume, intensidade, horários). A periodização é geralmente fornecida ao nutricionista pelo treinador e/ou pela equipe de treinamento (técnico, educador físico, fisiologista, fisioterapeuta etc.), bem como o calendário de competições. Acompanhar a planilha de treinamento com alterações dietéticas pertinentes é fundamental para o sucesso do trabalho nutricional, já que cada fase do ciclo requer nutrientes específicos.

Consumo de suplementos, medicamentos e ergogênicos

Consome e/ou já consumiu suplementos, medicamentos e ergogênicos (Quais? Com qual finalidade? Posologia? Por quanto tempo? Indicado por quem? Quais os efeitos percebidos?).

Por meio da investigação da dieta habitual do atleta, do volume de treinamento, do tipo, da forma e da finalidade de utilização do suplemento, pode-se determinar a adequação ou inadequação dessa utilização. Essa definição é feita a partir da Diretriz da Sociedade Brasileira de Medicina do Esporte[2] e da literatura especializada sobre recursos ergogênicos e suplementos dietéticos.

A prescrição de nutrientes isolados ou combinados deve ser feita de acordo com a necessidade individual, a partir da correlação com o hábito alimentar, os sinais e os sintomas clínicos apresentados, considerando o objetivo do indivíduo e a fase de treinamento (pré, durante ou pós-competição).

O uso do roteiro antecipatório sobre o consumo de suplementos e ergogênicos (apresentado no Capítulo 51) pode ser de grande valia na anamnese de atletas e de praticantes de exercício não competitivo.

Anamnese alimentar

Pode-se utilizar quadro de frequência de alimentos (pouco recomendado como único instrumento de avaliação), recordatório 24 horas ou habitual e diário (registro) alimentar. Modificações alimentares nos finais de semana, assim como o consumo de doces, refrigerantes, bebidas alcoólicas e ingestão hídrica também devem ser marcados. O diário alimentar (Anexo 2) é bastante útil para acompanhar o seguimento dieta e a adaptação das orientações alimentares na prática; embora sujeito ao sub-relato (sub-registro e/ou subconsumo).

O sub-registro é o não relato de alimentos de fato consumidos, enquanto o subconsumo é a diminuição do consumo alimentar causada pelo próprio instrumento de avaliação[24]. Esse tipo de alteração é feita para simplificar o registro. Em grupos focais nos quais foi discutido o preenchimento do diário alimentar, os sujeitos admitiram preferir alimentos mais simples (para não ter de detalhar os ingredientes), escolher alimentos com porções já definidas (como uma lata de refrigerante), evitar restaurantes e se alimentar com menor frequência. Durante o registro de sua alimentação, pode acontecer também de o avaliado conscientizar-se das falhas da sua dieta e corrigi-las[24].

O sub-registro de alimentos e/ou refeições, isto é, a omissão de tais eventos do relato, pode ser inconsciente (em razão dos lapsos de memória e da falta de compreensão das perguntas feitas pelos entrevistadores) ou consciente (quando o relato de dado alimento é demasiadamente trabalhoso ou quando o indivíduo sente vergonha da sua alimentação por causa do consumo de alimentos geralmente vistos como "não saudáveis")[24].

O sub-registro consciente de porções alimentares consiste em relatar deliberadamente quantidades menores do que as de fato consumidas, por constrangimento. Já o sub-registro inconsciente parece ser fruto da dificuldade em quantificar tais porções[24].

Dados antropométricos (Anexo 3)

Peso, estatura, IMC, dobras cutâneas, perímetros e percentual de gordura são os dados antropométricos mais utilizados. O uso do peso (massa corporal) e do IMC como únicos parâmetros deve ser visto com ressalvas, uma vez que indivíduos fisicamente ativos estão sujeitos ao aumento de massa magra, que pode resultar em aumento ou manutenção do peso. Um IMC acima do recomendado não significa excesso de gordura, por isso o peso e o IMC devem ser utilizados em conjunto com métodos de avaliação de gordura corporal, para classificação dos indivíduos em relação ao percentual de gordura. Cabe lembrar que a retenção de líquidos (por consumo de carboidratos após dieta restritiva, consumo de suplementos como a creatina, edema, período menstrual ou pré-menstrual, gestação e algumas patologias) pode interferir no resultado dos exames. O Capítulo 5 traz uma discussão mais aprofundada sobre as diferentes técnicas de avaliação da composição corporal.

GASTO ENERGÉTICO

A prescrição dietética deve se basear no cálculo do metabolismo. O total de energia gasto é influenciado por três fatores principais: taxa de metabolismo basal (TMB), termogênese e atividade física. Todos esses fatores são afetados direta ou indiretamente pela idade, pelo sexo, pelo tamanho corporal (peso e estatura) e pelo clima[2,16,26,27]:

1. taxa de metabolismo basal (TMB) ou gasto energético basal (GEB): é o maior responsável pelo gasto energético diário, correspondendo a cerca de 60 a 75% da necessidade diária de energia. O GEB é uma medida da energia necessária para a manutenção da homeostase do organismo (em funções vitais como batimentos cardíacos, circulação, respiração etc.). Vários fatores podem afetar o GEB, incluindo: composição corporal, idade, sexo, temperatura corporal, estado nutricional, menstruação, gestação e funcionamento endócrino. Para indivíduos com idade, sexo, estatura e peso iguais, as diferenças na massa magra respondem por aproximadamente 80% de variação na TMB. A TMB é 3% menor em mulheres do que em homens;
2. termogênese induzida pela dieta ou efeito térmico dos alimentos: inclui o custo energético de digestão, absorção, metabolismo e armazenamento dos alimentos no corpo. É o aumento do gasto energético além do metabolismo basal que pode ser medido por cerca de 5 horas após uma refeição. O efeito térmico dos alimentos contribui com cerca de 7 a 10% do gasto energético total, é decorrente da atividade celular aumentada após a ingestão dos alimentos, variando conforme a composição da refeição. Carboidratos e proteínas aumentam a termogênese, enquanto a gordura tem pouco efeito;
3. atividade física: é o componente mais variável entre os indivíduos e depende da idade, do sexo, do peso, da estatura, da composição corporal, do tipo de atividade, da intensidade, da frequência, da duração, do condicionamento físico, do estado nutricional, da ansiedade, do ambiente (umidade, temperatura, altitude) e do tipo de vestimenta. Até mesmo diferenças morfológicas nas fibras musculares podem afetar o tipo de combustível utilizado durante a atividade física e, consequentemente, o gasto calórico. A atividade física também afeta indiretamente o requerimento total de energia, em razão de sua influência sobre a TMB e sobre a termogênese (o exercício parece aumentar o GEB e o efeito térmico dos alimentos em indivíduos treinados).

As necessidades energéticas são calculadas por meio da soma da necessidade energética basal, do gasto energético médio em treino e do consumo extra ou reduzido para controle de composição corporal[2].

ESTRATÉGIAS DE NUTRIÇÃO E SUPLEMENTAÇÃO

Na elaboração de diferentes planos alimentares para antes, durante e depois do exercício, que garantam as necessidades nutricionais de um indivíduo em treinamento ou competição, é fundamental contar com informações precisas coletadas por meio de uma anamnese completa. Assim, o nutricionista pode ser pontual para:

a. **Determinar o gasto energético do atleta:** considerar TMB, termogênese e tipo de atividade física. A literatura clássica mostra que adaptações fisiológicas e bioquímicas ocorrem com um treinamento específico, promovendo alterações de composição corporal e *performance* de um atleta[12,28,29]. A realização de exercícios promove alterações metabólicas/estruturais em curto, médio e longo prazos na musculatura esquelética trabalhada. Isso ocorre em virtude de o músculo esquelético ter grande capacidade de adaptar-se ao tipo de atividade que é solicitado a realizar. Nas vias aereóbia e anaeróbia de utilização de energia, os substratos utilizados devem ser garantidos, promovendo a tolerância e a permanência de um atleta na atividade física. A identificação do nutriente correspondente a cada via metabólica e de seus alimentos-fonte é tarefa do nutricionista. Por exemplo, na via anaeróbia alática (sistema fosfogênico), o principal substrato utilizado é a creatina, presente em carnes e alimentos de origem animal[12,30]. Na via anaeróbia lática (sistema glicolítico), a intensidade do exercício é alta e a duração é de até 180 segundos. Nesse sistema, utiliza-se glicose anaeróbia; nesse caso, o consumo de alimentos fonte de carboidratos simples e complexos é de extrema importância, principalmente para garantir os estoques de glicogênio muscular[12,31]. Durante atividades aeróbias de longa duração e intensidade moderada, o principal substrato utilizado é a gordura, além dos carboidratos, que têm estoques limitados. A gordura presente nos óleos vegetais, no abacate, na azeitona e nas castanhas é uma excelente fonte de energia. Nesse tipo de exercício, proteínas, especialmente os aminoácidos de cadeia ramificada, podem ser utilizadas como fonte de energia para síntese e/ou ressíntese de ATP[12,29]. O treinamento não altera a quantidade de energia utilizada, mas, sim, a proporção de energia derivada de gorduras ou carboidratos. Adaptações ao treinamento aeróbio promovem aumento na capacidade de oxidar gordura e redução na utilização dos estoques de glicogênio muscular[32]. Exercícios aeróbios de intensidade moderada promovem a utilização principalmente dos estoques musculares de triglicérides[33].

   É importante salientar que diversos estudos têm demonstrado que as equações de predição de gasto energético tendem, em sua maioria, a superestimar a TMB em várias populações, principalmente as que vivem nos trópicos. Os valores percentuais variaram entre 2,2 e 13,5% de superestimativa, sendo que os percentuais tendem a ser menores para as mulheres quando comparados aos dos homens de mesma faixa etária[34].

b. **Garantir aporte energético:** avaliar os valores encontrados nos recordatórios alimentares preenchidos e comparar com as estimativas de energia. O aporte energético deve ser garantido, pois em períodos de treinamento intenso e/ou volumoso, o peso corporal e a saúde devem ser preservados. Dietas com baixo aporte energético podem comprometer o desempenho, promover redução de massa muscular, aumentar o risco de fadiga e lesões e dificultar o processo de recuperação. A avaliação da ingestão dietética de atletas durante o treinamento, bem como em fase competitiva ou fora de temporada, é a principal ferramenta utilizada por nutricionistas para fornecer recomendação apropriada de energia e nutrientes para manutenção da saúde, adequação da massa corporal e otimização do desempenho atlético[35]. Os recordatórios e os registros podem ser solicitados antes da prescrição dietética inicial e/ou como um método de acompanhamento do atleta, tanto para verificar se as orientações estão sendo adequadamente seguidas, como para avaliar se são pertinentes ou factíveis. Uma ingestão energética apropriada é necessária para a manutenção do peso e para maximizar os efeitos do treinamento. Isso se torna mais necessário em períodos de treinamento intenso[36], em atletas com múltiplas atividades, em modalidades com cultura de restrições alimentares (dança, fisioculturismo, lutas) e em crianças e adolescentes, nos quais o desequilíbrio energético pode provocar, além de uma queda no rendimento, prejuízos ao crescimento e ao desenvolvimento adequados[37].

c. **Garantir aporte de macronutrientes:** estabelecer a quantidade de carboidratos e de proteínas de acordo com o peso corporal do atleta, de 5 a 10 g/kg de peso/dia e 1,2 a 1,7 g/kg, respectivamente. Para os atletas, tem prevalecido a recomendação de gordura destinada à população em geral (30% do valor calórico total da dieta divididos igualmente em monoinsaturados, poli-insaturados e saturados), nunca inferior a 15% do gasto energético total[2]. A quantidade de carboidratos deve ser distribuída ao longo do dia de acordo com os horários de treinamento, garantindo de 0,5 a 1 g desse nutriente por minuto[38] de atividade, ou 30 a 60 g/h[2,36]. A carga e o índice glicêmicos dos carboidratos devem ser considerados a partir do intervalo entre a refeição e o treinamento. Quanto maior a carga e o índice glicêmicos, menor o intervalo para a prática da atividade. Por exemplo, os polímeros de glicose (diluídos de 6 a 10%) podem ser consumidos até 30 minutos antes do treino, bem como durante o exercício[39]. (Para saber mais, consulte o Capítulo 50, sobre aplicabilidade do índice glicêmico na nutrição esportiva.) Atletas não necessitam de uma dieta substancialmente diferente do que é recomendado para indivíduos saudáveis[2,40,41]. Anteriormente, a proposta para atletas era de dietas com alto teor de carboidratos, com cerca de 70% da energia desse nutriente. Sabe-se hoje que, para garantir os estoques de glicogênio muscular o consumo de carboidratos deve estar em torno de 7 a 8 g/kg de peso corporal, o que representa um aporte diário de 500 a 600 g (50%) desse nutriente quando a necessidade energética varia entre 4.000 e 5.000 calorias para um atleta de 70 kg[42]. Em contrapartida, quando a necessidade energética é menor que 2.000 calorias, para garantir estoques de glicogênio, a ingestão deve estar em torno de 4 a 5 g/kg de peso, ou seja, 60% da energia da dieta de carboidratos. Há uma crença generalizada entre os atletas de que as dietas com grandes quantidades de proteínas são necessárias à adaptação ao treinamento físico e à obtenção de bom desempenho atlético[25]. De qualquer forma, deve ser enfatizado que o metabolismo proteico durante o exercício físico sofre alterações induzidas por vários fatores, incluindo intensidade, duração e tipo de exercício, bem como treinamento prévio e consumo proteico-energético, além dos efeitos do gênero e da idade do indivíduo exercitado[43]. O consumo proteico diário preconizado para atletas é variável. O mesmo deve ser de 1,2 a, no máximo, 1,5 g/kg de peso/dia nos períodos de treinamento intenso e de competição[2,25]; entre 1,5 a 1,8 g/kg de peso/dia[44], para suprir a maior necessidade de certos aminoácidos essenciais, podendo alcançar até 2,4 g/kg de peso/dia[30]. A American Heart Association recomenda que 30% das calorias da dieta sejam provenientes das gorduras[45]. Já a Organização Mundial da Saúde (OMS) atesta que, para pessoas fisicamente ativas, esse percentual deve elevar-se a 35%[7]. Não se pode esquecer que as gorduras, além da contribuição energética, podem ter outros papéis importantes, por exemplo, na inibição das prostaglandinas inflamatórias e no fornecimento de substrato para a síntese de hormônios sexuais e a regularização do ciclo menstrual.

d. **Garantir aporte de micronutrientes:** a ingestão de micronutrientes apresenta dificuldades quanto ao padrão de referência a ser utilizado. O padrão populacional é limitado, pois não se refere ao atleta. No entanto, métodos propostos para avaliação da adequação da ingestão de nutrientes por um indivíduo, utilizando os valores de referência *dietary reference intakes* (DRI), podem ser utilizados para a adequação de vitaminas e minerais[45,46]. Os micronutrientes desempenham papel fundamental na produção de energia, na saúde óssea, na função imunológica, na proteção de tecidos corporais em relação aos danos oxidativos e na síntese de hemoglobina[12,28,29]. A atividade física aumenta a necessidade de alguns desses micronutrientes, o que pode ser facilmente atingido com uma dieta balanceada e adequada[2]. Em linhas gerais, a ingestão alimentar variada e colorida, na quantidade que acompanhe as necessidades calóricas aumentadas de atletas e esportistas, parece suprir as necessidades de micronutrientes, não havendo justificativa para suplementação. No entanto, necessidades específicas impostas pelo treinamento (p. ex., ferro em corridas) e pelo estágio de vida (cálcio em adolescentes) devem ser atendidas.

e. **Promover a seleção apropriada de alimentos:** orientar o atleta a selecionar adequadamente os alimentos de acordo com suas possibilidades de agenda e recursos financeiros e dar sugestões de cardápios e de variações alimentares práticas, criativas e factíveis para todas as etapas de treinamentos e competições.

f. **Avaliar a necessidade de suplementação:** sabe-se que nos esquemas alimentares de atletas existem muitas falhas que prejudicam o desempenho esportivo[2]. A falta de conhecimento e informações sobre as necessidades nutricionais de atletas competitivos torna esse público vulnerável às ações de indivíduos não qualificados na prescrição de dietas e suplementos. A utilização de suplementos dietéticos na busca por resultados associados à estética, ao ganho de força e ao aumento de massa muscular tem crescido[2,9,15]. A inexistência da necessidade de prescrição médica e a falta de orientação de nutricionistas com formação em ciência do esporte e de profissionais qualificados para atuar nesse contexto permite que, no próprio ambiente de prática esportiva, treinadores e/ou professores de educação física, profissionais não habilitados para tal, estimulem direta ou indiretamente o comércio ilegal de suplementos e/ou drogas[2,9,10,11,15].
O nutricionista deve conhecer o mercado de suplementos nutricionais. Para a determinação do grau de recomendação de suplementos dietéticos, devem ser considerados o nível de evidência científica, a aplicabilidade e o custo-benefício nos produtos descritos

como suplementos dietéticos. Suplementar a alimentação do atleta pode ser uma maneira conveniente e confortável de atingir determinados objetivos dietéticos, especialmente nos casos em que se torna inviável fornecer esses nutrientes na dosagem pretendida apenas com a alimentação, como quando, por exemplo, a falta de tempo ou de capacidade gástrica forem impedimentos[3].

A suplementação também pode ser obtida via alimentos específicos, como:

- caldo de cana (proposto por Stancanelli[47]) para recuperação do glicogênio muscular e obtenção de um efeito protetor sobre as alterações musculares induzidas pelo exercício;
- castanha-do-brasil (proposto por Coutinho[48]) como fonte de selênio;
- leite fortificado com ferro para reposição de ferro;
- leite em pó como maneira de aumentar o aporte de cálcio[49];
- leite para hidratação[50,51] e para a promoção de síntese proteica pós-treino de resistência[52-54];
- leite com achocolatado para recuperação muscular após exercício intenso[55-57];
- banana[58] e passas[59] como fontes de energia tão eficazes durante o exercício quanto os suplementos de carboidratos;
- suco de beterraba como fonte de nitrito para melhorar a *performance* em *endurance*[60,61];
- água de coco como repositor hidroeletrolítico eficaz[62];
- café como agente ergogênico para melhorar foco, atenção e *performance*[63].

Vários estudos têm surgido a cada dia com alimentos (p. ex., cereja azeda, cacau, chá verde, gengibre, entre outros). O nutricionista é o profissional que sabe, como ninguém, fazer uso desses alimentos específicos no plano alimentar, tirando o máximo de vantagem de seus componentes na dieta como um todo.

g. **Realizar o acompanhamento nutricional para ajustes de necessidades:** a solicitação do organismo aumenta por causa do estresse oxidativo causado por práticas esportivas extenuantes. Tal situação pode se estabelecer em decorrência da falta de informação sobre alimentação balanceada e necessidades nutricionais específicas de atletas de nível competitivo nas diferentes fases da periodização do treinamento. Ajustes de calorias, suplementação, horários e variedade alimentar são necessários para manter o bom rendimento e a adesão do atleta.

h. **Monitorar as condições de hidratação do atleta durante as sessões de treinamento:** durante a atividade física, os músculos produzem grande quantidade de calor que deve ser dissipado para o ambiente, para que não ocorra um aumento da temperatura central interna[29,51]. A sudorese é uma resposta fisiológica que se empenha em limitar o aumento da temperatura central por meio da secreção de água na pele para a evaporação, mas o líquido perdido nem sempre é totalmente reposto pela ingestão de líquidos. A habilidade de balancear tais perdas fica limitada pela frequência da ingestão de líquidos, pelo esvaziamento gástrico e pela absorção intestinal[64].

Mesmo uma leve desidratação (1% da massa corporal) pode aumentar o esforço cardiovascular, o que pode ser visto por meio de um aumento desproporcional da frequência cardíaca durante o exercício, além de limitar a capacidade corporal de transferir calor dos músculos em contração para a superfície da pele, na qual pode ser dissipado para o ambiente. Portanto, um déficit hídrico pode reduzir o desempenho e aumentar a possibilidade de ocorrer uma complicação térmica. A percepção subjetiva do esforço é aumentada em proporção ao déficit de líquidos[65].

Recomenda-se que o atleta mantenha uma ingestão hídrica adequada antes, durante e depois da prática de atividade física, de forma a manter-se em eu-hidratação. O atleta deve ser frequentemente estimulado a ingerir líquidos, ainda que não apresente sensação de sede[66].

Segundo a Diretriz da Sociedade Brasileira de Medicina do Esporte[2], recomenda-se que o indivíduo beba cerca de 250 a 500 mL de água 2 horas antes do exercício. Durante o exercício, recomenda-se iniciar a ingestão já nos primeiros 15 minutos e continuar bebendo a cada 15 a 20 minutos. O volume a ser ingerido deve variar conforme as taxas de sudorese, na faixa de 500 a 2.000 mL/h. Se a atividade durar mais de 1 hora, ou se for intensa do tipo intermitente mesmo com menos de 1 hora, deve-se repor carboidrato na quantidade de 30 a 60 g/h, e sódio na quantidade de 0,5 a 0,7 g/L. A bebida deve estar em uma temperatura de 15 a 22°C e apresentar sabor de acordo com a preferência do indivíduo. Após o exercício, deve-se continuar ingerindo líquidos para compensar as perdas adicionais de água pela urina e pela sudorese. Deve-se aproveitar para ingerir carboidratos, em média 50 g de glicose, nas primeiras 2 horas após o exercício para que se promova a ressíntese do glicogênio muscular e hepático.

O sódio nas bebidas reidratantes promove maior absorção de água e carboidratos pelo intestino durante e após o exercício, porque o transporte de glicose na mucosa do enterócito é acoplado com o transporte de sódio, resultando em maior absorção de água[2].

Não se justificam mais as recomendações de que o líquido esteja gelado para ser mais facilmente absorvido. Parece que, ao chegar ao estômago, a temperatura do líquido já está próxima à temperatura corporal[2].

A reidratação após o exercício é maximizada quando os atletas ingerem uma quantidade de líquidos equivalente a 150% da perda do peso corporal[67]. Portanto, pesar o atleta antes e depois do treino ajuda a fazer uma reposição hídrica mais eficiente. A Tabela 7.1 é um modelo que pode ajudar a controlar a ingestão hídrica por meio do peso do atleta e da quantidade de líquido ingerida.

Questionar o atleta sobre a presença de sal no suor (quando a roupa fica branca ou com "um pó que parece areia") é importante e pode indicar facilmente que aquele atleta perde mais quantidade de sódio no suor, portanto corre maior risco de hiponatremia e deve, necessariamente, receber bebida esportiva com sódio para hidratação (água e água de coco não são indicadas nesse caso), além de alimentos salgados, durante e/ou após o treino, dependendo de sua duração e intensidade (biscoitos salgados, batatas com sal etc.).

Em um trabalho de revisão, Machado-Moreira et al.[65] apresentam uma discussão interessante sobre o grande valor dado atualmente à reposição hídrica. De acordo com os autores, estudos têm sugerido que, durante o exercício em ambientes quentes, o mecanismo da sede não seria suficiente para repor as perdas hídricas pela sudorese, acarretando desidratação involuntária. Por conta disso, a necessidade de repor ao máximo as perdas hídricas tornou-se estabelecida e difundida nos consensos internacionais, de forma que quanto mais a ingestão de líquidos (água e bebidas esportivas) se aproximar da sudorese, menores serão os efeitos da desidratação sobre as funções fisiológicas e sobre o desempenho esportivo.

Em contrapartida, considerando as discussões atuais sobre os possíveis riscos relacionados ao excesso de hidratação durante o exercício e as evidências sobre o crescente número de indivíduos acometidos pela hiponatremia (baixa concentração de sódio plasmático: valores abaixo de 135 mEq) durante exercícios físicos prolongados, alguns autores têm defendido a efetividade da ingestão de líquidos de acordo com a sede, isto é, ingestão de líquidos voluntária, como estratégia segura de reposição de líquidos. Dentro desse ponto de vista, a reposição hídrica guiada pela sede pode ser suficiente para a manutenção das respostas termorregulatórias e da capacidade de realizar exercício, mesmo com a pequena desidratação involuntária que frequentemente ocorre nessa situação[65].

Para incrementar ainda mais a discussão sobre um assunto que parecia já bem estudado e definido, estudos recentes sugerem que o leite possa ser tão ou mais eficaz na reidratação de atletas após o treino que as bebidas esportivas[50,51] e mais eficaz que as bebidas repositoras de carboidrato na recuperação muscular quando misturados com achocolatado[55,56,68].

No estudo de hidratação, os indivíduos que receberam leite mantiveram balanço hídrico positivo ou eu-hidratação durante o período de recuperação pós-exercício, mas retornavam ao balanço hídrico negativo depois de 1 hora quando bebiam água ou bebida esportiva. Os autores sugerem que o leite seja um reidratante eficaz após o exercício, devendo ser evitado apenas por indivíduos com intolerância à lactose[50].

O nutricionista deve acompanhar com interesse as novas discussões e os estudos na área para poder adequar suas recomendações às novas descobertas.

Tabela 7.1 Controle de hidratação do atleta

Controle de hidratação								
Nome								
Data	Peso inicial	Peso final	Peso (final – inicial)	Líquidos (tipo)	Volume inicial	Volume final	Volume ingerido	Observações

Tabela 7.2 Características sugeridas da alimentação do atleta nas diferentes fases do treinamento competitivo

Pré-competição	Durante a competição	Pós-competição
Oferta abundante de líquidos	Oferta abundante de líquidos	Iniciar reposição imediata de líquidos e carboidratos
Rica em carboidratos de médio a alto índice glicêmico	Carboidratos, repositores hidroeletrolíticos (bebidas esportivas), leite	Carboidratos de alto índice glicêmico, com ou sem proteína
Pobre em gordura e fibras e moderada em proteínas	Temperatura ideal dos líquidos: entre 8 e 12°C	Pobre em lipídios e fibras
Somente alimentos bem tolerados e comuns à dieta do atleta	Reposição de sódio se necessário	Considerar a densidade calórica dos alimentos: é comum o atleta apresentar pouco apetite nesse período
Preferência por alimentos sólidos	Alimentos sólidos, preferencialmente salgados, de fácil digestão, em competições longas	Iniciar com alimentos líquidos, como leite com achocolatado, e continuar com sólidos

Fonte: Adaptada de Toral, et al.[37]

COMPETIÇÕES

Os períodos de treinamentos competitivos exigem atenção redobrada em relação às características da alimentação. Em cada fase (pré, durante e pós-competição), devem ser considerados alguns aspectos, como tolerância individual em relação a sabores, consistência, temperatura e facilidade de digestão dos alimentos, apetite, disponibilidade de tempo para se alimentar, entre outros[37]. As características sugeridas para a alimentação antes, durante a depois das competições esportivas estão descritas na Tabela 7.2.

Nenhum alimento, bebida, suplemento ou estratégia alimentar deve ser iniciado às vésperas de uma competição. Se a competição ocorrer em outra cidade ou país, deve-se privilegiar alimentos habituais do atleta e garantir, quando necessário, um período adequado de aclimatação (ver Capítulo 42 sobre nutrição para atletas que viajam).

CONSIDERAÇÕES FINAIS

A essência do trabalho de um nutricionista esportivo é orientar atletas e treinadores a estruturar sua dieta e o tempo de ingestão dos alimentos (isto é, o que comer e quando comer) para otimizar o desempenho esportivo e a recuperação[3].

A quantidade e a complexidade de informações avançam rapidamente. A mídia tem um grande poder mas não educa, dita um comportamento e cria necessidades. Quando se pensa em educação nutricional, a palavra "nutricional" vem como atributo de educação. Por isso, não bastam os conhecimentos das ciências nutricionais, é preciso trabalhar a conscientização quando se propõe mudança de hábitos.

Conscientizar é promover o alcance dos fatos e o reconhecimento das consequências que um ato pode desencadear, não se trata de impor o que se deve ou não comer.

Essa reflexão tem a preocupação de contribuir para o aprimoramento do atendimento de atletas e praticantes de atividade física, de despertar o nutricionista para uma formação específica sem que esse profissional deixe de exercer plenamente o seu papel, em todas as áreas, inclusive na de educação nutricional, tendo por fim promover não só o desempenho, mas a saúde e a qualidade de vida.

Para a elaboração de programas alimentares para atletas, é fundamental, além do conhecimento geral do nutricionista, o estabelecimento de estratégias específicas de nutrição no esporte:

a. conhecer as modificações dietéticas para atletas. Por meio da avaliação nutricional e da anamnese alimentar criteriosa, pode-se determinar com maior precisão as necessidades de energia, de macronutrientes (carboidratos, proteínas e gorduras) e de micronutrientes (vitaminas e minerais) durante as diversas fases de treinamento e competição;
b. valorizar as orientações sobre reposição hídrica, pois o desempenho físico fica comprometido ao menor sinal de desidratação. Evitar a hiper-hidratação para prevenir a hiponatremia.

Todas essas orientações científicas devem ser traduzidas de forma prática e factível dentro da realidade do atleta e do esportista. Dessa forma, haverá maior adesão ao programa alimentar. Atletas devem participar de projetos de educação nutricional continuada, nos quais dúvidas sobre alimentação e *performance* possam ser sanadas em médio prazo, assim, seriam encorajados a utilizar formas saudáveis para a conquista de metas no esporte.

O conhecimento técnico sobre nutrição no esporte avança a cada dia, mas como você vai ver ao longo dos capítulos deste livro, a criatividade e a flexibilidade do profissional é que são os fatores determinantes do sucesso em adaptar todas as recomendações para as modalidades específicas.

Atletas e esportistas não são iguais. O nutricionista é mais que um prescritor de dietas. Ele pode e deve ser o orientador e, quem sabe, agente de mudança ativo em direção a melhores hábitos alimentares.

REFERÊNCIAS

1. Ledoux M. Nutrição e *performance*. Kellogs Dieta e Saúde 1999;6(1).
2. Sociedade Brasileira de Medicina do Esporte. Modificações dietéticas, reposição hídrica, suplementos alimentares e drogas: comprovação de ação ergogênica e potenciais riscos para a saúde. Rev Bras Med Esporte 2009;15:3-11.
3. Kreider, et al. ISSN exercise and sport nutrition review: research & recommendations. J Int Soc Sports Nutr 2010;7:7.
4. Burini RC. Estudo antropométrico e dietético de nadadores competitivos de áreas metropolitanas da região sudeste do Brasil. Rev Saúde Pública 1994;28(1):9-19.
5. Burke, L . Nutrition for sport, getting the most out of training. Australian Family Phys 1999;28(6):561-7.
6. Maughan R. The athlete's diet: nutritional goals and dietary strategies. Proc Nutr Soc 2002;61(1):87-96.
7. Grandjean AC. Macronutrient intake of US athletes compared with the general population and recommendations made for athletes. Am J Clin Nutr 1989;49(5):1070-6.
8. Short SH, Short WR. Four year study of university athletes dietary intake. J Am Diet Assoc 1983;82:632-45.
9. Hirschbruch MD, Fisberg M, Mochizuki L. Consumo de suplementos por jovens frequentadores de academias de ginástica em São Paulo. Rev Bras Med Esporte 2008;14(6).
10. Pereira RF, Lajolo FM, Hirschbruch MD. Consumo de suplementos por alunos de academia de ginástica em São Paulo. Rev Nutr 2003;16(3):265-72.
11. Hirschbruch MD. Perfil dos profissionais e alunos de nutrição e de educação física interessados na área de nutrição esportiva. Âmbito Med Desport 2006;12(107):5-12.
12. Maughan R, et al. Bioquímica do exercício e do treinamento. Barueri: Manole; 2000. 240p.
13. Perron M, Endres J. Knowledge, attitudes and dietary practices of female athletes. J Am Diet Assoc 1985;85:573-6.
14. Chen JD, Wang JF, Li KJ, Zhao YW, Wang SW, Jiao Y, et al. Nutritional problems and measures in elite and amateur athletes. Am J Clin Nutr 1989;49(5):1084-9.
15. Hirschbruch MD. Consumo de suplementos por alunos de academia de ginástica em São Paulo [Tese – Doutorado]. São Paulo: Universidade Federal de São Paulo; 2003.
16. Grandjean AC, Ruud JS. Energy intake of athletes. In: Harries M, et al. Oxford textbook of sports medicine. London: Oxford University Press; 1994. p.53-65.
17. Burke L. Practical issues in nutrition for athletes. J Sports Sci 1995;13S:S83-90.
18. Frentsos JA, Baer JT. Increased energy and nutrient intake during training and competition improves elite triathletes' endurance *performance*. Int J Sports Nutr 1997;7:61-71.
19. Lindeman AK. Eating for endurance or ultraendurance. Phys Sportsmed 1992;20:87.
20. Willett WC. Reproducibility and validity of food-frequency questionnaires. 2.ed. Oxford: Oxford University Press, 1998. p.101-47.
21. Beaton GH, Burema J, Ritenbaugh C. Errors in the interpretation of dietary assessments. Am J Clin Nutr 1994;65:1100-7.
22. Sempos CT, Looker AC, Jonhson CL, Woteki CE. The importance of withing – person variability in estimating prevalence. In: Monitoring dietary intakes. New York: Springer-Verlag; 1991. p.99-109.
23. Armstrong BK, White E, Saracci R. Principles of exposure measurement in epidemiology. 2.ed. Oxford: Oxford University Press; 1995. 351p.
24. Scagliusi FB, Lancha Jr AH. Subnotificação da ingestão energética na avaliação do consumo alimentar. Rev Nutr 2003;16(4):471-81.
25. Erp-Baart AMJV, Saris WHM, Binkhorst RA, Vos JA, Elvers JWH. Nationwide survey on nutritional habits in elite athletes: part I – energy, carbohydrate, protein and fat intake. Int J Sports Med 1989;10(1):3-10.
26. Hultman E, et al. Works and exercise. In: Shils ME, et al. Modern nutrition in health and disease. 8.ed. v.1. Lea & Febiger; 1994.
27. Ruud JS, Grandjean AC. Nutritional concerns of female athlete. In: Nutrition in exercise and sport. 3.ed. Boca Raton: CRC Press; 1998. p.431-47.
28. Maughan RJ, Burke LM. Manual de ciências e medicina esportiva – nutrição e esporte. Porto Alegre: Artmed; 2004. 190p.
29. Powers SK, Howley ET. Fisiologia do exercício. São Paulo: Manole; 2000. p.527.
30. Biesek S, Alves LA, Guerra I. Estratégias de nutrição e suplementação no esporte. Barueri: Manole; 2005. 506p.
31. Clark N. Guia de nutrição desportiva. 2.ed. Porto Alegre: Artmed; 1998. p.376.
32. Coyle E, Jeukendrup A, Wagenmakers A, Saris W. Fatty acid oxidation is directly regulated by carbohydrate metabolism during exercise. Am J Physiol. 1997;273:E268-75.
33. Turcotte L. Role of fats in exercise. Types and quality. Clin Sports Med. 1999;18:485-98.
34. Wahrlich V, Anjos LA. Aspectos históricos e metodológicos da medição e estimativa da taxa metabólica basal: uma revisão da literatura. Cad Saúde Pública 2001;17(4):801-17.
35. American College of Sports Medicine; American Dietetic Association Dietitians of Canada. Nutrition and athletic performance: joint position statement. Med Sci Sports Exerc 2000;32(12):2130-45.
36. Paquot N. Sports nutrition. Rev Med Liege 2001;56(4):200-3.
37. Toral N, Hirschbruch MD, Cintra IP, Costa RF, Fisberg M. Aspectos nutricionais e implicações do consumo energético insuficiente em adolescentes atletas. Nutrire: Rev Soc Bras Alim Nutr 2007;32(3).
38. Jeukendrup AE, Jentjens R. Oxidation of carbohydrate feedings during prolonged exercise: current thoughts, guidelines and directions for future research. Sports Med 2000;29(6):407-24.
39. Guerra I, Soares EA, Burini RC. Aspectos nutricionais do futebol de competição. Rev Bras Med Esportiva 2001;7(6).
40. United States Department of Health and Human Services; United States Department of Agriculture. Dietary guidelines for americans. Washington: US Government Printing Office; 2005.

41. Eating well with Canada's food guide web site. Ontario: Health Canada. Disponível em: http://www.hc-sc.gc.ca/fn-an/food-guide-aliment/index-eng.php. Acesso em: 14 maio 2013.
42. Dunford M (ed.). Sports nutrition: a practice manual for professionals. 4.ed. Chicago: American Dietetic Association; 2006.
43. Butterfield GE. Whole-body protein utilization in humans. Med Sci Sports Exerc 1987;19(5):157-65.
44. Lemon PWR, Nagle FJ. Effects of exercise on protein and aminoacid metabolism. Med Sci Sports Exerc 1981;13:141-9.
45. Dietary Reference Intakes; Institute of Medicine. Applications in dietary assessment. Washington; 2000. 306p.
46. Marchioni DMLM, Slater B, Fisberg RM. Aplicação das *dietary reference intakes* na avaliação da ingestão de nutrientes para indivíduos. Rev Nutr 2004;17(2).
47. Stancanelli M. Efeito ergogênico do caldo de cana. [Tese – Mestrado]. Campinas: Instituto de Biologia da Universidade de Campinas; 2006.
48. Coutinho V. Efeito da suplementação com castanhas-do-Pará (*Bertholletia excelsa* H.B.R.) no estado nutricional de praticantes de capoeira em relação ao selênio. [Tese – Doutorado]. São Paulo: Universidade de São Paulo; 2003.
49. Berning JR. Nutritional concerns of recreational endurance athletes with an emphasis on swimming. In: Jackson CGR Nutrition for the recreational athlete. Boca Raton: CRC Press; 1995. p.37-53.
50. Shirreffs SM, Watson P, Maughan RJ. Milk as an effective post-exercise rehydration drink. Br J Nutr 2007;98(1):173-80.
51. James L. Milk protein and the restoration of fluid balance after exercise. Med Sport Sci 2012;59:120-6.
52. Wilkinson SB, Tarnopolsky MA, Macdonald MJ, Macdonald JR, Armstrong D, Phillips SM. Consumption of fluid skim milk promotes greater muscle protein accretion after resistance exercise than does consumption of an isonitrogenous and isoenergetic soy-protein beverage. Am J Clin Nutr 2007; 85(4):1031-40.
53. Hartman JW, Tang JE, Wilkinson SB, Tarnopolsky MA, Lawrence RL, Fullerton AV, et al. Consumption of fat-free fluid milk after resistance exercise promotes greater lean mass accretion than does consumption of soy or carbohydrate in young, novice, male weightlifters. Am J Clin Nutr 2007;86(2):373-81.
54. Elliot TA, Cree MG, Sanford AP, Wolfe RR, Tipton KD. Milk ingestion stimulates net muscle protein synthesis following resistance exercise. Med Sci Sports Exerc 2006;38(4):667-74
55. Karp JR, Johnston JD, Tecklenburg S, Mickleborough TD, Fly AD, Stager JM. Chocolate milk as a post-exercise recovery aid. Int J Sport Nutr Exerc Metab 2006;16(1):78-91.
56. Gilson SF, Saunders MJ, Moran CW, Moore RW,Womack CJ,Todd MK. Effects of chocolate milk consumption on markers of muscle recovery following soccer training: a randomized cross-over study. J Int Soc Sports Nutr 2010;7:19.
57. Pritchett K, Pritchett R. Chocolate milk: a post-exercise recovery beverage for endurance sports. Med Sport Sci 2012;59:127-34.
58. Nieman DC, Gillitt ND, Henson DA, Sha W, Shanely RA, Knab AM, et al. Bananas as an energy source during exercise: a metabolomics approach. PLoS One 2012;7(5):e37479.
59. Too BD, Cicai S, Hockett KR, Applegate E, Davis BA, Casazza GA. Natural versus commercial carbohydrate supplementation and endurance running *performance* J Int Soc Sports Nutr 2012;9:27.
60. Lansley KE, Winyard PG, Bailey SJ, Vanhatalo A, Wilkerson DP, Blackwell JR, et al. Acute dietary nitrate supplementation improves cycling time trial performance. Med Sci Sports Exerc 2011;43(6):1125-31.
61. Cermak NM, Gibala MJ, van Loon LJ. Nitrate supplementation's improvement of 10-km time-trial performance in trained cyclists. Int J Sport Nutr Exerc Metab 2012;22(1):64-71.
62. Kalman DS, Feldman S, Krieger DR, Bloomer RJ. Comparison of coconut water and a carbohydrate-electrolyte sport drink on measures of hydration and physical *performance* in exercise-trained men. J Int Soc Sports Nutr 2012;9:1.
63. Hodgson AB, Randell RK, Jeukendrup AE. The metabolic and performance effects of caffeine compared to coffee during endurance exercise. PLoS One 2013;8(4):e59561.
64. Gatorade Sports Science Institute. O consenso – atividade 58 – física no calor: regulação térmica e hidratação. São Paulo, 2003.
65. Machado-Moreira CA, Vimieiro-Gomes AC, Silami-Garcia E, et al. Exercise fluid replacement: is thirst enough? Rev Bras Med Esporte 2006;12(6):405-9.
66. Bar-Or O. Nutrition for child and adolescent athletes. Gatorade Sports Science Institute. Sports Science Exchange 2000; 13(2). Disponível em: http://www.gssiweb.com/Article/sse-77-nutrition-for-child-and-adolescent-athletes. Acesso em: 14 abr. 2013.
67. Williams C. Nutrição para promover a recuperação pós-exercício. Sports Sci Exch 2007;50:1-6.
68. Thomas K, Morris, P, Stevenson E. Improved endurance capacity following chocolate milk consupyion compared with 2 commercially available sport drinks. Appl Physiol Nutr Metab 2009;34:78-82.

Parte 2
Como desenvolver um trabalho nutricional com praticantes de...

Futebol 8

Isabela Guerra

INTRODUÇÃO

O futebol é caracterizado como um esporte intermitente com mudanças de atividades a cada 4 a 6 segundos. Durante um jogo, jogadores profissionais desempenham cerca de 1.350 atividades, incluindo 220 corridas em alta velocidade. Além das corridas em diferentes intensidades, outras atividades como drible, saltos e cabeçadas contribuem para a demanda energética do jogador[1,2].

Um jogador percorre uma distância entre 8 e 13 km durante um jogo e realiza cerca de 1.000 diferentes atividades a cada 6 segundos. Normalmente, essa distância é dividida da seguinte maneira: 24% é percorrida na forma de caminhada, 36% em *jogging*, 20% na forma de corridas submáximas, 11% na forma de *sprints*, 7% em corridas e/ou caminhadas para trás e 2% em posse da bola[3].

Além dos limites impostos pela genética e pelo treinamento, a dieta é o principal fator que influencia o desempenho. A nutrição adequada otimiza a produção de energia, maximiza o desempenho e contribui para minimizar o risco de lesões[4,5].

Assim, uma alimentação adequada e balanceada e estratégias nutricionais contribuem para que o desempenho de jogadores de futebol seja otimizado tanto durante os treinos quanto nos jogos. Neste capítulo, serão revisadas a participação e a importância dos macronutrientes na dieta desses atletas, e identificados o perfil nutricional e os principais problemas que interferem na alimentação dessa população.

DEMANDA ENERGÉTICA

A prioridade nutricional em relação a atletas é atender suas necessidades energéticas. A manutenção de um balanço energético é fundamental para a preservação da massa magra, das funções imune e reprodutiva, e de um ótimo desempenho atlético. Quando a ingestão energética não é suficiente para atender à demanda energética do atleta, pode ocorrer perda de massa magra resultando em uma diminuição de força e *endurance*, além de ser um potencial risco para o desenvolvimento de alguma deficiência de micronutrientes[6].

Os jogadores de futebol devem consumir uma dieta que contenha uma quantidade de calorias adequada para permitir a manutenção do peso corporal e que seja suficiente para atender à demanda de treinos e jogos. Esse gasto diário médio é de 3.150 a 4.300 cal[7].

Tanto a quantidade quanto a qualidade do treino influenciarão nesse gasto energético do jogador[7], que pode variar de acordo com a posição desempenhada no time, a distância que ele percorre durante um jogo, o estilo de jogo adotado, o volume e a intensidade do treino[8]. Essas duas variáveis, por sua vez, dependerão da programação do time e de objetivos individuais dos jogadores.

Sabe-se que, durante uma partida de futebol, existem diferenças em relação à distância percorrida dependendo da posição que o jogador desempenha no time. Geralmente, a distância percorrida pelos jogadores de meio-campo (10,2 a 11 km) é significativamente maior que a dos zagueiros (9,1 a 9,6 km) e atacantes (10,5 km)[9,10]. Os jogadores de meio-campo ficam parados 14% do tempo total, significativamente menos que os zagueiros (21,7%) e atacantes (17,9%)[11].

Assim, espera-se uma diferença na recomendação energética de acordo com a posição desempenhada, porém, na prática, atingindo a recomendação prévia estabelecida, assim como a de carboidrato, o desempenho do jogador não é prejudicado. Além disso, deve-se lembrar que o treinamento quase sempre é o mesmo para todos os jogadores (com exceção dos treinos coletivos).

O PAPEL DO CARBOIDRATO NO DESEMPENHO E NA DIETA DE JOGADORES

A reposição do glicogênio muscular e hepático é objetivo fundamental para o bom desempenho e a recuperação durante treinos e jogos[8,12].

Normalmente, os jogadores de futebol iniciam o jogo com baixos níveis de glicogênio muscular em razão de, entre outros fatores, hábitos alimentares inadequados, treinamentos excessivos e agenda exaustiva de campeonatos, que muitas vezes os obriga a disputar mais de três partidas por semana. Além disso, a depleção de glicogênio muscular depende de variáveis como intensidade do exercício, condicionamento físico, modalidade do exercício, temperatura ambiente e dieta pré-exercício[13].

Durante o jogo de futebol, existe uma relação direta entre as concentrações iniciais do glicogênio muscular, as distâncias percorridas e os níveis de esforços dos jogadores durante a segunda metade do jogo. Na primeira metade, o nível de glicogênio muscular não é um fator limitante do desempenho, porém, na segunda, se o nível de glicogênio estiver diminuído, há comprometimento do desempenho físico[10,13,14].

Os jogadores que iniciam o jogo com concentrações baixas de glicogênio muscular percorrem distâncias menores, em velocidade menor, andam mais e realizam menos *sprints* do que aqueles jogadores com concentrações normais no início da partida. Esses jogadores com baixos níveis iniciais de glicogênio muscular apresentam, particularmente na segunda metade do jogo, menores velocidade e distância percorrida do que os outros jogadores. E é justamente esse o período mais importante e decisivo do jogo, já que foi constatado que cerca de 30% dos gols são normalmente marcados nos 15 minutos finais dos jogos[10,14-19].

Para isso, é necessária uma atenção especial em relação ao consumo de carboidrato antes dos treinos e/ou jogos, especialmente os de baixo índice glicêmico, já que esse tipo de carboidrato não inibe a oxidação de ácido graxo livre, poupa os estoques de glicogênio muscular e mantém os níveis de glicose[8].

O carboidrato é também importante durante o exercício, assim, deve-se consumi-lo, sempre que possível, durante treinos e competições. Desse modo, deve ser ingerido antes que ocorra a fadiga muscular para assegurar que esteja disponível quando os níveis de glicogênio muscular estiverem baixos. Além disso, ele também previne baixas concentrações de glicose sanguínea e tem efeito no sistema nervoso central[12].

Segundo Hawley et al.[20], jogadores que ingerem bebidas contendo carboidratos utilizam 31% menos glicogênio muscular que o grupo placebo. Já Leatt e Jacobs[21], em outro estudo, verificaram que jogadores que ingeriram bebida contendo glicose percorreram distância 25% maior do que os que ingeriram placebo. Assim, a ingestão de carboidratos, não só antes, mas também durante o jogo, resulta em uma melhora no desempenho físico nos exercícios de longa duração[17].

A fim de quantificar a diminuição dos estoques de glicogênio muscular durante um jogo de futebol, Nicholas et al.[22] realizaram um teste que simulava uma partida de futebol (List) com sete jogadores do sexo masculino com as seguintes características médias: idade 21,5 anos; estatura 1,82 m; peso 80,1 kg e $VO_{2máx}$ 59,0 mL/kg^{-1}/min. Esse teste consistia em duas sessões de exercício (parte A e parte B) que foram realizadas duas vezes, com um intervalo de 7 dias. A parte A era um bloco de exercícios de 15 minutos com um descanso de 3 minutos entre os blocos, que totalizava 90 minutos de exercício. A parte B consistia em corridas na esteira que intercalavam velocidades correspondentes a 55 e 95% do $VO_{2máx}$ do jogador; essas velocidades eram alternadas a cada 20 m até a fadiga completa do jogador. Após esse teste, verificou-se que ocorreu uma depleção de 61% dos estoques de glicogênio muscular nesses jogadores.

Assim, destaca-se ainda mais a importância da ingestão de carboidrato durante treinos/jogos para prevenir a diminuição dos estoques de glicogênio muscular e, consequentemente, minimizar a queda no desempenho.

A recuperação após o exercício é um desafio sobretudo para o jogador de futebol, já que em geral ele treina e joga exaustivamente e tem um período que varia de 6 a 24 horas de recuperação entre as sessões de treinamento.

Para que a reposição do glicogênio muscular seja completa, após o término do exercício, é necessário que a ingestão de carboidrato seja imediata, não comprometendo-se, assim, a recuperação do atleta. A maior taxa de reposição de carboidrato ocorre na primeira hora após o exercício por causa da ativação da glicogênio-sintetase pela depleção do glicogênio muscular e também porque o exercício por si só aumenta a sensibilidade à insulina e a permeabilidade da membrana da célula muscular à glicose. Nessas duas primeiras horas pós-exercício, a taxa de reposição de glicogênio muscular é de 7,7 mmol/kg.ww/h; após essa taxa, decresce para 4,3 mmol/kg.ww/h[23,24].

Jogadores com problemas musculares, seja por trauma ou treinamento excessivo, podem ter sua ressíntese prejudicada[10]. Os jogadores lesionados têm seus estoques normalizados após 24 horas de treino e/ou jogo seguindo uma dieta e uma hidratação adequadas[12]. Nesse período, é indicado que se consuma entre 0,7 e 1 g de carboidrato/kg de peso corporal a cada 2 horas nos primeiros estágios de recuperação, perfazendo um total de 7 a 10 g/

kg de peso corporal em 24 horas[23,25]. A adição de 5 a 9 g de proteínas a essa recomendação ajudará na ressíntese do glicogênio muscular, já que as proteínas aumentarão a resposta à insulina, ativando a síntese da enzima responsável pela deposição de glicogênio[23,24,26].

O carboidrato que deve ser consumido nesse período é o de alto índice glicêmico, que promove uma maior reposição dos estoques de glicogênio muscular durante as 24 horas de recuperação em comparação com os alimentos com índice glicêmico baixo[23]. A presença de outros macronutrientes na dieta pós-exercício não altera a síntese de glicogênio muscular desde que quantidades suficientes de carboidrato sejam ingeridas simultaneamente. Foi observado que o consumo de grandes quantidades de proteínas e lipídios, principalmente estes, em substituição ao carboidrato, causa desconforto gastrointestinal e intervém indiretamente nos estoques de glicogênio muscular[24].

Essa recomendação de ingestão de carboidrato pós-exercício é muito difícil de ser atingida pelos jogadores de futebol, já que normalmente após os jogos seguem-se comemorações que não envolvem alimentos ricos nesse nutriente. Para minimizar esse problema é necessário que se ofereça uma bebida rica em carboidrato (concentração de cerca de 10%) que, além de restabelecer os estoques de glicogênio muscular, auxilia na reidratação desses jogadores. Além disso, estratégias nutricionais devem ser traçadas no vestiário, garantindo que pelo menos parte desse glicogênio seja reposta antes de o jogador deixar o estádio. Dessa maneira, garante-se que o jogador sairá do vestiário com seus estoques quase totalmente estabelecidos e, com certeza, mais bem recuperado para o próximo treino e/ou jogo, minimizando-se, assim, a queda no desempenho e a fadiga.

Dessa forma, os jogadores que querem maximizar a reposição de glicogênio muscular para se preparem para os jogos ou para recuperação durante a fase de treinamento devem consumir entre 7 e 10 g de carboidrato/kg de peso corporal/dia[8].

PROTEÍNAS

As necessidades proteicas de um atleta são maiores do que as de um indivíduo sedentário em razão do reparo de lesões induzidas pelo exercício nas fibras musculares, do uso de pequena quantidade de proteínas como fonte de energia durante a atividade e do processo de ganho de massa muscular[6].

Com base em medidas laboratoriais, sabe-se que a recomendação proteica aumenta em até 100% para indivíduos fisicamente ativos e essa recomendação dependerá de fatores como ingestão energética, disponibilidade de carboidrato, intensidade, duração e tipo de exercício realizado, quantidade de proteína consumida, sexo e idade[27].

As proteínas contribuem para o *pool* energético durante o repouso e o exercício; porém, em indivíduos bem alimentados, fornecem menos do que 5% de energia. Com o aumento da duração do exercício, as proteínas contribuem com a manutenção de concentrações de glicose por meio da gliconeogênese no fígado.

Assim, os aminoácidos servem como fonte auxiliar de combustível durante exercícios intensos e de longa duração e, após sua oxidação, são irreversivelmente perdidos. Caso não sejam repostos por meio da alimentação, haverá um comprometimento do processo normal de síntese proteica que pode levar à perda da força muscular, diminuindo então o desempenho durante uma partida de futebol[28,29].

A ingestão de 1,4 a 1,7 g de proteínas/kg de peso corporal/dia para jogadores de futebol é considerada a mais adequada[7,28].

Deve-se ter atenção com a ingestão de elevada quantidade de proteínas, já que isso pode comprometer a ingestão de carboidrato e causar desidratação. Além disso, o excesso de proteínas pode ser estocado como tecido adiposo. A maior preocupação com relação ao excesso no consumo de proteínas é o efeito prejudicial que uma grande quantidade de nitrogênio pode causar nos rins, porém, se não existe um problema renal previamente diagnosticado, não existe evidência para tal preocupação[30].

GORDURAS

Os depósitos de gordura no organismo, mesmo em indivíduos magros, são relativamente elevados.

Os principais substratos energéticos utilizados pelo organismo durante o exercício são as gorduras e os carboidratos. Essas fontes são oxidadas simultaneamente, porém a proporção de energia que cada substrato fornecerá depende do tipo, da intensidade e da duração da atividade física, do condicionamento do indivíduo, das características da dieta e da refeição pré-competição[6].

Quanto maior for a intensidade do exercício, maior será a contribuição do carboidrato como substrato energético; em exercícios de baixa intensidade (< 50% $VO_{2máx}$), a gordura é o substrato predominante, contribuindo com mais da metade da produção total de energia. Já em exercícios realizados em intensidades de 60 a 65% do $VO_{2máx}$, a contribuição de gordura e carboidrato como substrato é igual[31].

A maior parte do substrato lipídico é proveniente dos ácidos graxos livres mobilizados do tecido adiposo. Sua mobilização é mais acentuada durante os exercícios prolongados de intensidade moderada.

A ingestão de gordura é essencial, já que esse nutriente fornece ácidos graxos que são necessários para as membranas celulares, a pele, a síntese de hormônios e o transporte de vitaminas lipossolúveis.

A recomendação de ingestão desse nutriente é de no máximo 30% do valor energético total da dieta do atleta, sendo que deve ser respeitada a seguinte distribuição de ácidos graxos essenciais: 10% de saturados; 10% de poli-insaturados e 10% de monoinsaturados[32]. Estudos realizados com jogadores de futebol demonstraram que essa ingestão está bem próxima do limite máximo e, em certas ocasiões, até ultrapassa[33-35].

Geralmente, um consumo elevado de gordura na dieta é um problema muito comum nas dietas de atletas, tornando mais difícil a ingestão das quantidades recomendadas de carboidrato. Entretanto, uma redução muito severa no consumo de lipídios não é indicada, já que esse nutriente participa do metabolismo da produção de energia, do transporte de vitaminas lipossolúveis e como componente das membranas celulares[32].

PERFIL ALIMENTAR DE JOGADORES DE FUTEBOL

A nutrição adequada desempenha um papel-chave em maximizar a habilidade para se realizar qualquer tipo de exercício, independentemente da idade e do tipo de atividade física. Um treinamento intenso afeta negativamente a saúde, aumentando o risco de desidratação e as necessidades de certos nutrientes[32].

Para um desempenho no mínimo satisfatório em qualquer modalidade esportiva, é necessário o consumo de quantidades adequadas tanto de macro quanto de micronutrientes. Assim, a dieta de um jogador de futebol deve atender suas demandas energéticas e deve ser adequada em termos tanto de quantidade quanto de qualidade, antes, durante e depois de treinamentos e competições[32,34,36].

A ingestão calórica média de jogadores de futebol varia de 2.352 a 3.395 cal, sendo que a recomendação média é de 3.819 a 5.185 cal/dia. Além disso, o balanço de macronutrientes não é adequado: as dietas apresentam um percentual elevado de gordura (29,1 a 34,1% em relação ao valor energético total) e, em contrapartida, um baixo percentual de carboidrato (48,5 a 56,6% do valor energético total)[5].

Alguns estudos dietéticos realizados com jogadores de futebol estão ilustrados na Tabela 8.1, com seus respectivos autores, ano de realização, país de origem e número da amostra.

Tabela 8.1 Ingestão energética e distribuição percentual de macronutrientes ante a ingestão energética total de dietas de jogadores de futebol

Autor	Amostra (n)	Valor energético total (cal)	Carboidrato (%)	Lipídios (%)	Proteínas (%)
Burke & Read[38]	56	5.964	44	37	15
Faber & Benadé[39]	30	3.485	41	41	19
Bangsbo et al.[40]	7	3.341	46	38	16
Rico-Sanz et al.[41]	17	*	51	32	17
Rokitzki et al.[42]	12	3.750	47	37	14
Giada et al.[34]	20	3.650	56	28	16
Maughan[35]	51	2.833	50	33	17
Raastad et al.[36]	28	3.400	54	31	14
Rico-Sanz et al.[43]	8	3.952	53,2	32,4	14,1
Butler et al.[44]	14	5.378	48,8	31,8	16,2
Guerra[45]	66	3.969	50,4	19,3	29,6

* Não informou o consumo energético dos jogadores no estudo.

Por meio da Tabela 8.1, pode-se observar o consumo energético diário e a distribuição dos macronutrientes nessas dietas e concluir que:

- o consumo energético diário atende às recomendações estabelecidas para essa categoria esportiva (3.150 a 4.300 cal/dia);
- o consumo de carboidrato está abaixo da recomendação preconizada para jogadores de futebol (pelo menos 60% do valor energético total – VET);
- a ingestão de lipídios está acima do limite estabelecido.

Um estudo de Ruiz et al.[5] que comparou os hábitos alimentares de jogadores de futebol jovens (14 a 16 anos) e jogadores adultos (20 anos) constatou que:

- o consumo médio calórico de todos os jogadores está abaixo do recomendado;
- o consumo de calorias/kg de peso corporal tende a diminuir com o aumento da idade;
- o consumo calórico no desjejum, na colação e no lanche da tarde é menor no grupo jovem do que entre os adultos e o consumo calórico dos jovens no jantar é maior em relação ao consumo dos jogadores adultos;

- o percentual de carboidrato em relação ao valor energético total está abaixo da recomendação em todos os grupos e esse consumo é ainda menor no grupo dos jogadores adultos, assim como o consumo de carboidrato/kg de peso corporal (6,68 g/kg em jogadores jovens × 4,57 g/kg em jogadores adultos);
- o consumo de fibras alimentares está baixo nos dois grupos de jogadores (15 g/dia);
- o consumo percentual de proteínas em relação ao valor energético total é maior no grupo dos jogadores adultos;
- há um alto consumo de gordura saturada (média percentual de 40% em relação ao VET).

Outro estudo desenvolvido por LeBlanc et al.[4] foram avaliados os hábitos alimentares de jogadores de futebol (13 a 16 anos) franceses. Os resultados obtidos foram comparados com a recomendação para adolescentes sedentários e constatou-se que:

- o consumo energético total dos jogadores era maior do que o dos adolescentes sedentários franceses;
- os jogadores consumiram um aporte calórico menor do que o recomendado e o consumo de cálcio desses atletas estava abaixo das recomendações estabelecidas;
- a ingestão proteica dos jogadores estava acima da recomendada em relação à população sedentária, porém menor do que a estabelecida para atletas;
- a contribuição percentual dos carboidratos ante o valor energético total estava abaixo da recomendação para atletas, contudo era maior do que o da população de jovens franceses sedentários;
- o consumo percentual de gordura em relação ao VET estava de acordo com o recomendado para a população jovem francesa (< 35% do VET), porém acima do estabelecido para atletas (> 30% do VET).

Como se pôde verificar, na maioria dos estudos citados, os hábitos alimentares de jogadores de futebol precisam ser melhorados, com ênfase na ingestão de carboidrato, que é o principal nutriente relacionado ao desempenho em campo.

HIDRATAÇÃO

Principalmente no futebol, a problemática da hidratação é bem grande, na maioria das vezes porque esse esporte não tem pausas frequentes que permitam a ingestão de líquidos de forma regular ao longo do jogo.

As condições ambientais durante os jogos também são consideradas fatores agravantes para o jogador de futebol, já que podem variar desde temperaturas frias e com chuvas até quentes e úmidas; e jogos realizados ao nível do mar até a mais de 3.000 m de altitude[13]. Todos esses fatores fazem com que o jogador de futebol esteja mais vulnerável a se desidratar com maior facilidade durante treinos/jogos. Vale a pena ressaltar que uma pequena desidratação de cerca de 1 a 2% do peso corporal já começa a comprometer funções fisiológicas e afeta negativamente o desempenho. Segundo Broad et al.[46], ocorre uma queda de 30% no desempenho quando essa desidratação alcança 5 a 6% do peso corporal.

Na prática do futebol, além das funções cardiovasculares e termorregulatórias, as funções motoras têm um papel crucial. Se essas funções são alteradas pela desidratação, isso pode afetar muito o desempenho dos jogadores em momentos finais de uma partida. A função cognitiva, importante durante uma partida de futebol, é prejudicada quando o jogador está 2% do seu peso corporal desidratado[25].

Existe uma grande variabilidade de perda de peso entre jogadores em diferentes condições climáticas. Por conta disso, é indicado que se conheça o estado de hidratação dos jogadores antes dos treinos e como eles se comportam durante esses períodos. Para isso, alguns métodos e/ou a associação desses métodos são indicados, como pesagem dos jogadores antes e após os treinos, coloração e densidade da urina[47].

Em termos práticos, observa-se em jogadores de futebol normalmente uma perda de 1,5 L de suor durante um jogo realizado em clima frio (10 a 15°C) e cerca de 3,5 a 4,0 L de suor quando o jogo ocorre em condições climáticas quentes (30 a 38°C)[49]. Em um estudo realizado por Maughan et al.[47], foi demonstrado que a perda de peso é praticamente a mesma em clima frio (5°C) e em temperaturas mais elevadas. A única distinção em relação à hidratação nessas duas temperaturas é o consumo de líquidos durante o exercício: em temperatura fria, a ingestão é bem menor.

Vários estudos foram realizados para verificar o nível de hidratação de jogadores de futebol. Entre eles, pode-se destacar o de Nicholas et al.[50], em que, ao realizarem um teste que simulava uma partida de futebol denominado *loughborough intermittent shuttle test* (List), verificou-se uma perda de 2,2 kg de peso corporal após correção do volume ingerido durante o protocolo. Em dois testes que simulavam um jogo de futebol, Nicholas et al.[22] verificaram a perda de peso de jogadores de futebol quando ingeriam somente água *ad libtum* durante o experimento. No primeiro, foi verificada uma perda de peso de 2,1 kg e no segundo, de 2,3 kg.

Já Drust et al.[51], em uma outra simulação de jogo de futebol em condições ambientais de 18°C e 54% de umidade relativa, constataram perda de 1,0 kg de peso corporal.

Maughan et al.[48], por sua vez, verificaram a ingestão de líquidos durante uma partida de futebol em condições ambientais frias (5°C) e constataram uma perda de peso de 1,27 kg, o que equivale a um grau de desidratação de 1,62%.

Guerra et al.[52], ao verificarem o desempenho de jogadores mediante diferentes condições de hidratação (grupo carboidrato ingeriu 300 mL a cada 15 minutos de bebida esportiva e grupo controle não ingeriu líquido nenhum) durante uma partida de futebol sob uma temperatura de 28°C, constataram uma perda média de peso corporal de 1,5 kg após correção do volume ingerido durante o jogo.

Em outro estudo, Guerra et al.[53] verificaram o nível de hidratação de jogadores divididos em três grupos com protocolos de hidratação distintos (grupo carboidrato; grupo placebo e grupo controle) durante três partidas de futebol. Esses jogadores, com exceção do grupo controle, ingeriram 150 mL tanto de bebida esportiva (grupo carboidrato) como de água saborizada (placebo) a cada 15 minutos. No intervalo do jogo, todos os jogadores consumiram 300 mL de água. O desempenho desses jogadores foi verificado com o tempo de corrida e o número de *sprints* realizados. Ao se verificar a perda média de peso corporal durante os jogos, constatou-se que o grupo carboidrato teve uma perda de 1,72 kg; o placebo, 1,63 kg; e o controle, 2,25 kg. Além disso, em relação à diminuição no desempenho do primeiro para o segundo tempo de jogo, foi constatado que o grupo carboidrato e o grupo placebo apresentaram uma queda de 11,32 e 11,85%, respectivamente, enquanto no grupo controle foi de 24,88%.

Em 1995, Nicholas et al.[54] examinaram os efeitos da ingestão de uma solução hidroeletrolítica com carboidrato no desempenho durante teste de corrida com características semelhantes às de um jogo de futebol (List). Foram realizados dois desses testes com um intervalo de 7 dias. Para tal, foram recrutados nove jogadores do sexo masculino (idade média 24,8 anos; peso médio 80,7 kg; estatura média 1,80 m e $VO_{2\,máx}$ médio 56,3 mL/kg/min). Antes do teste, os jogadores consumiram 5 mL/kg de peso corporal de uma solução contendo 6,9% de carboidrato ou essa mesma quantidade de uma solução placebo. A cada 15 minutos de exercício realizado, os jogadores ingeriram 2 mL/kg de peso corporal dessas mesmas soluções. Os pesquisadores concluíram que a ingestão da solução contendo carboidrato retardou a fadiga e aumentou a capacidade de corrida em 33% quando comparada com a ingestão da solução placebo.

Em um outro estudo, McGregor et al.[55], em 1999, verificaram os efeitos da ingestão regular de líquidos no desempenho de habilidades específicas no futebol antes e após a realização do List. Foram estudados nove jogadores semiprofissionais do sexo masculino (idade média 20,4 anos; peso médio 73,2 kg; $VO_{2\,máx}$ médio 59,1 mL/kg/min), que foram alocados em dois grupos: os que ingeriram e os que não ingeriram líquidos durante o protocolo de 90 minutos de atividades intermitentes que simulavam uma partida de futebol. Imediatamente antes do jogo, o grupo que ingeriu líquido se hidratou com 5 mL/kg de peso corporal de água saborizada e depois, a cada 15 minutos de exercício, com 2 mL/kg de peso corporal dessa mesma solução. Ao final do experimento, foi concluído que o grupo que não ingeriu líquido durante o protocolo teve uma deterioração de 5% no desempenho das habilidades específicas de um jogador de futebol.

Na maioria das vezes, os jogadores de futebol não conseguem repor essas perdas durante o jogo, como se pode constatar, e nem mesmo depois. Geralmente, eles não repõem nem 50% dessas perdas[10,28,35,56]. Se as regras do futebol fossem mais adequadas em relação a pausas regulares para a ingestão de líquidos e se os jogadores e técnicos fossem mais conscientes a respeito da importância da hidratação, seria observada maior ingestão voluntária de líquidos[25].

Enquanto não são feitas mudanças no regulamento do futebol, as oportunidades de hidratação durante os jogos ainda são limitadas e, portanto, deve-se aproveitar todas as que surgem para se hidratar, como atendimentos médicos, faltas, escanteios etc.

Assim, alguns cuidados são necessários, entre os quais: o jogador deve estar aclimatado à temperatura na qual jogará e deve iniciar o jogo hidratado, ingerindo cerca de 500 mL de uma bebida esportiva aproximadamente 2 horas antes da partida, o que, além de permitir completar as reservas de líquidos corporais, possibilita também a eliminação de qualquer excesso no decorrer desse tempo. Além disso, o atleta deve ter uma garrafa individual, de fácil acesso durante as pausas do jogo e no intervalo, e deve ingerir a quantidade de líquidos necessária para compensar as perdas ocorridas pelo suor[13,25,45,55].

É importante que o jogador tenha a prática de se hidratar utilizando essas estratégias durante os treinos para que ele se acostume a adotá-las durante os jogos. Para isso, a comissão técnica deve sempre estimular o jogador, principalmente quando a temperatura estiver elevada, a ingerir de forma regular líquidos durante a prática esportiva: um jogador acostumado a não beber nada durante os treinos não beberá nada durante os jogos, o que terá efeito negativo sobre seu desempenho. Além disso, os treinos são frequentes e com um período de recuperação curto entre eles, por isso é de fundamental importância estabelecer práticas que permitam um ótimo desempenho por meio de uma completa reidratação[13,56]. Deve-se lembrar também que o jogador de futebol está sujeito a algumas situações inusitadas durante o jogo, como interrupções, prorrogação, intensidade e estratégia adotada que influenciam no processo de hidratação[13].

Deve-se lembrar que os líquidos a serem oferecidos e consumidos pelos jogadores devem apresentar algumas das seguintes características para estimular seu consumo e minimizar um possível desconforto gastrointestinal[32,36,47,48,57]:

1. boa palatabilidade: o sabor aumenta a aceitabilidade;
2. fácil absorção: depende da densidade energética (6% de carboidrato);
3. conteúdo de eletrólitos: ajuda a manter a osmolalidade sérica, repõe o volume plasmático e ajuda a manter o balanço de líquidos corporais;
4. benefícios ergogênicos: o desempenho é prolongado com a ingestão de carboidrato, por meio da economia de glicogênio ou restauração parcial do glicogênio muscular;
5. rápido esvaziamento gástrico: não permitindo assim algum desconforto gástrico durante o exercício;
6. temperatura de 10°C.

PRINCIPAIS PROBLEMAS NUTRICIONAIS

No futebol, enfrentamos muitas barreiras e obstáculos para traçar estratégias nutricionais que sejam adequadas para os jogadores. Muitas vezes, os técnicos ou até mesmo os jogadores acreditam em algumas superstições em relação à alimentação que interferem na nossa rotina.

Quando isso acontece, deve-se usar o bom senso e mostrar cientificamente o que é a coisa certa a ser feita no momento.

Uma boa técnica a ser utilizada é a educação nutricional, para mostrar aos jogadores quais são os melhores alimentos para serem consumidos em cada momento e por quê. Sempre é necessário explicar o motivo e, quando isso envolve o desempenho, o interesse deles será bem maior.

O calendário de jogos, por si só, já é um desafio para o trabalho do nutricionista, não tendo muitas vezes o descanso necessário para que o jogador possa se recuperar para um próximo treino/jogo. Nesse momento, é papel do nutricionista traçar estratégias que permitam uma rápida recuperação desse jogador, evitando uma queda em seu desempenho:

- se o treino for pela manhã, montar um café da manhã no clube/vestiário para assegurar que o jogador não inicie o treino em jejum (prática bastante comum entre eles);
- pesar os jogadores antes e depois das atividades em diferentes condições climáticas para se traçar um perfil de perda de peso ao longo dos treinos; assim saberemos qual jogador necessita de uma atenção maior em relação à questão da hidratação;
- propor que, quando o treino for realizado em dois períodos, o almoço seja realizado no clube: assim, o cardápio estará sob o comando do departamento de nutrição e poderá conter alimentos ricos em carboidrato para a recuperação;
- quando o time for viajar para jogar e regressar no mesmo dia, montar lanches para os jogadores: dessa maneira, eles não correrão o risco de se alimentar em locais não apropriados consumindo alimentos estranhos;
- se o time for viajar e permanecer no local por mais de 1 dia, enviar um cardápio e, idealmente, certificar-se de que o hotel está apto a segui-lo;
- garantir que os jogadores iniciem os jogos/treinos bem hidratados, fazendo uma hidratação prévia com eles;
- após os jogos, tentar montar *kits* de lanches para os jogadores no próprio vestiário;
- nesse momento, também assegurar-se de que seus jogadores beberam líquido suficiente após o exercício;
- se for necessário, fazer cardápios individualizados e constantes consultas individuais com os jogadores: assim, eles ficarão mais familiarizados com a importância da nutrição no seu dia a dia;
- dependendo do caso, vale a pena marcar consulta também com a pessoa responsável pela preparação da alimentação do jogadores (em muitos casos, esposas e/ou mães);
- ainda em relação à educação nutricional, vale a pena fazer palestra para o grupo com a presença da comissão técnica;
- sempre trabalhar em conjunto com a comissão técnica, principalmente preparadores físicos e fisiologistas, para se traçar o planejamento de suplementação de acordo com o calendário e a fase da temporada.

CONSIDERAÇÕES FINAIS

Como todos os atletas, os jogadores de futebol devem seguir uma alimentação balanceada e adequada a fim de atender as demandas energéticas dos treinos/competições e favorecer a recuperação entre jogos. A questão da hidratação é muito relevante nesse esporte, uma vez que não há regras estabelecidas com pausas regulares durante o jogo para os jogadores ingerirem líquidos. Assim, os cuidados e as estratégias nutricionais envolvendo os jogadores devem ser muito bem planejados, de preferência em conjunto com a comissão técnica, para que não haja nenhuma queda no desempenho do jogador durante a temporada.

REFERÊNCIAS

1. Mohr M, Krustrup P, Bangsbo J. Fatigue in soccer: a brief review. J Sports Sci 2005;3:593-9.
2. Reilly T, Bangsbo J, Franks A. Anthropometric and physiological predispositions for elite soccer. J Sports Scis 2000;18:669-83.
3. Ali A, Williams C. Carbohydrate ingestion and soccer skill performance during prolonged intermittent exercise. J Sports Sci 2009;27:1499-1508.
4. LeBlanc JCH, Gall F, Grandjean V, Verger PH. Nutritional intake of French soccer players at the Clairefontaine Training Center. Int J Sport Nutr Exerc Metabolism 2002;12:268-80.
5. Ruiz F, Irazusta A, Gil S, Irazusta J, Casis L, Gil J. Nutritional intake in soccer players of different ages. J Sports Scis 2005;23:235-42.
6. American Dietetic Association Reports. Position of the American Dietetic Association and the Canadian Dietetic Association: nutrition for physical fitness and athletic performance for adults. J Am Dietetic Association 1993; 93:691-6.
7. Clark K. Nutritional guidance to soccer players for training and competition. J Sports Sci 1994;12:S43-50.
8. Burke LM, Loucks AB, Broad N. Energy and carbohydrate for training and recovery. J Sports Sci 2006;24:675-85.
9. Ekblom B. Applied physiology of soccer. Sports Med 1993;3:50-60.
10. Tumilty D. Physiological characteristics of elite soccer players. Sports Med 1993;16:80-96.
11. Bangsbo J, Norregaard L, Thorsoe F. Active profile of competition soccer. Can J Sports Sci 1991;16:110-6.
12. Burke LM, Hawley JA, Wong SHS, Jeukendrup AE. Carbohydrates for training and competition. J Sports Sci 2011;29:S17-27.
13. Barros TL, Guerra I. Ciência do futebol. Barueri: Manole; 2004.
14. Kirkendall DT. Effects of nutrition on performance in soccer. Med Sci Sports Exerc 1993;25:1370-4.
15. Bangsbo J. Energy demands in competitive soccer. J Sports Sci 1994;12:S5-12.
16. Bangsbo J. Physiological demands. In: Ekblom B, editor. Handbook of sports medicine and science: football (soccer). Oxford: Blackwell Scientific Publications; 1994. p. 43-58.
17. Hargreaves M. Carbohydrate and lipid requirements of soccer. J Sports Sci 1994;12:13-16.
18. Kirkendall DT. Creatina, carboidratos e líquidos: qual a importância nutricional no futebol? Sports Sci Exchange 2005;43:1-5.
19. Zeederberg C, Leach L, Lambert EV, Noakes TD, Dennis SC, Hawley JA. The effect of carbohydrate ingestion on the motor skill proficiency of soccer players. Int J Sports Nutr 1996;6:348-55.
20. Costill DL, Hargreaves M. Carbohydrate nutritional and fatigue. Sports Med 1992;13:86-92.
21. Hawley J, Dennis S, Noakes T. Carbohydrate, fluid and electrolyte requirements of the soccer players: a review. Int J Sport Nutr 1994;4:221-36.
22. Leatt PB, Jacobs I. Effect of glucose polymer ingestion on glycogen depletion during a soccer match. Can J Sports Sci 1989;14:112-6.
23. Nicholas CW, Nuttal FE, Williams C. The loughborough intermittent shuttle test: a field test that simulates the activity pattern of soccer. J Sports Sci 2000;18:97-104.
24. Burke LM. Nutrition for post-exercise recovery. Aust J Sci Med Sport 1996;29:3-10.
25. Burke LM. Nutrition for recovery after competition and training. In: Burke L, Deakin V. Clinical sports nutrition. Australia: McGraw-Hill; 2000. p. 396-427.
26. Burke LM, Hawley J. Fluid balance in team sports: guidelines for optimal practices. Sports Med 1997;24:38-54.
27. Wong SH, Williams C. Influence of different amounts of carbohydrate on endurance running capacity following short term recovery. Int J Sports Med 2000;21:444-52.
28. Lemon PW. Beyond the zone: protein needs of active individuals. J Am Coll Nutr 2000;19:513S-21S.
29. Lemon WP. Protein requirements of soccer. J Sports Sci 1994;12:S17-S22.
30. Lemon PW, Dolny DG, Yarasheski KE. Moderate physical activity can increase dietary protein needs. Can J Applied Physiology 1997;22:494-503.
31. Maughan R, Burke LM. Sports nutrition. Oxford: Blackwell Science; 2002.
32. Coyle E. Fluid and fuel intake during exercise. J Sports Sci 2004;22:39-55.
33. American College of Sports Medicine. Position stand on exercise and fluid replacement. Med Sci Sports Exerc 1996;28:i-vii.
34. Giada F, Zuliani G, Baldo-Enzi G, Palmieri E, Volpato S, Vitale E. Lipoprotein profile, diet and body composition in athletes practicing mixed anaerobic activities. J Sports Med Physical Fitness 1996;36:211-6.
35. Maughan RJ. Energy and macronutrient intake of professional football (soccer) players. Br J Sports Med 1997;31:45-7.
36. Raastad T, Hostmark AT, Stromme SB. Omega-3 fatty acid supplementation does not improve maximal aerobic power, anaerobic threshold and running performance in well: trained soccer players. Scand J Med Sci Sports 1997;7:25-31.
37. Burke LM, Read RS. Dietary supplements in sport. Sports Med 1993;15(1):43-65.
38. Burke LM, Read RS. A study of dietary patterns of elite Australian football players. Can J Sports Sci 1988;13:15-9.
39. Faber M, Benadé AJS. Mineral and vitamin intake in fiel athletes (discus-, hammer-, javelin-thowers and shotputters). Int J Sports Med 1991;12:324-7.
40. Bangsbo J, Norregaard L, Thorsoe F. Effect of carbohydrate diet on intermittent exercise performance. Int J Sports Med 1992;13:152-7.
41. Rico-Sanz J, Silverman H, Mole PA, McCann D. Effects of 6 weeks of soccer training on aerobic capacity and body composition. J Sports Sci 1992;10:160-1.
42. Rokitzki L, Hinkel S, Klemp C, Cufi D, Keul J. Dietary, serum and urine ascorbic acid status in male athletes. Int J Sports Med 1994;15:435-40.
43. Rico-Sanz J, Frontera WR, Molé PA, Rivera MA, Rivera-Brown A, Meredith CN. Dietary and performance assessment of elite soccer players during a period of intense training. Int J Sports Nutr 1998;8:230-40.
44. Butler M, Crauen RP, Dickinson LA, Kinch RFT, Ramsbottom R. Dietary analysis of a group of English First Division soccer players. J Sports Sci 1999;17:808.
45. Guerra I. Perfil dietético e uso de suplementos nutricionais entre jogadores profissionais de futebol dos estados do Rio de Janeiro (RJ) e São Paulo (SP). [Tese – Mestrado]. São Paulo: Curso Interunidades de Nutrição Humana Aplicada da Universidade de São Paulo; 2000.

46. Broad EM, Burke LM, Cox GR, Heeley P, Rile M. Body weight changes and voluntary fluid intake during training and competition sessions in team sports. Int J Sport Nutr 1996;6:307-20.
47. Howlay FE, Spriet LL. Sport-specific nutrition: practical strategies for team sports. J Sports Sci 2011:29:S115-25.
48. Maughan RJ, Shirreffs SM, Merson SJ, Horswill CA. Fluid and electrolyte balance in elite male football (soccer) players training in a cool environment. J Sports Scis 2005;23:73-9.
49. Shirreffs S, Sawka MN. Fluid and electrolyte needs for training, competition and recovery. J Sports Sci 2011;29:S39-46.
50. Nicholas CW, Tsintas K, Boobis L, Williams C. Carbohydrate-electrolyte ingestion during intermittent high-intensity running. Med Sci Sports Exerc 1999;31:1280-6.
51. Drust B, Reilly T, Cable NT. Physiological responses to laboratory-based soccer-specific intermittent and continuous exercise. J Sports Sci 2000;18:885-92.
52. Guerra I, Chaves R, Barros TL, Tirapegui J. The influence of fluid ingestion on performance of soccer players during a match. J Sports Sci Med 2004;3:198-202.
53. Guerra I, Barros TL, Tirapegui J. Hydration status on soccer players during a match. Med Sci Sports Exerc 2006;38:S337.
54. Nicholas CW, Williams C, Lakomy HK, Phillips G, Nowitz A. Influence of ingesting a carbohydrate-electrolyte solution on endurance capacity during intermittent, high-intensity shuttle running. J Sports Sci 1995;13:283-90.
55. Mc Gregor SJ, Nicholas CW, Lakomi HKA, Williams C. The influence of intermittent high-intensity shuttle running and fluid ingestion on the performance of a soccer skill. J Sports Sci 1999;17:895-903.
56. Maughan RJ, Leiper JB. Fluid replacement requirements in soccer. J Sports Sci 1994;12:S29-34.
57. Monteiro CR, Guerra I, Barros TL. Hidratação no futebol: uma revisão. Rev Bras Med Esporte 2003;9:238-42.
58. Shi X, Gisolfi CV. Fluid and carbohydrate replacement during intermittent exercise. Sports Med 1998;25:157-72.

9 Basquetebol

Mirtes Stancanelli
Charles Ricado Lopes
Fernanda Lorenzi Lazarim

INTRODUÇÃO

O basquetebol possui características extremamente complexas do ponto de vista fisiológico. Ao contrário do encontrado em modalidades cíclicas, como algumas provas de atletismo (100, 400, 800 m e maratona), ciclismo e natação (50, 100 e 1.500 m), nas quais os movimentos ocorrem de forma constante, sem variações abruptas da intensidade do esforço, o basquetebol é uma modalidade totalmente acíclica, que exige a manifestação de várias capacidades motoras durante um único jogo. Dessa forma, o perfil de atividades varia desde o repouso completo, em uma situação na qual a bola está fora da quadra e os atletas aguardam sua reposição, até *sprints* em alta velocidade, passando ainda por trotes leves, deslocamentos laterais e para trás, saltos e arremessos. O desempenho dos atletas dessa modalidade está diretamente relacionado às seguintes capacidades físicas:

- capacidade de resistir a vários esforços intermitentes;
- capacidade de desenvolver força muscular de forma a contribuir na aceleração (*sprints*, saltos e saídas rápidas).

Essas exigências motoras demandam adaptações nos sistemas cardiorrespiratório e neuromuscular[1] que devem ser induzidas pelo treinamento apropriado. A necessidade de se obter adaptações de várias capacidades físicas distintas torna ainda mais desafiador o planejamento do treinamento. Como exemplo disso, um estudo de Hoffman et al.[2] com jogadores universitários dos Estados Unidos demonstrou que a velocidade e a potência de membros inferiores tinham correlação com o tempo em quadra, contra uma correlação moderada da resistência aeróbia, sugerindo maior especificidade das capacidades de velocidade e força com o basquetebol.

Aliada ao conhecimento das capacidades físicas, a caracterização das necessidades nutricionais é de fundamental importância para viabilizar as respostas adaptativas do treinamento. As adaptações decorrentes do treinamento correspondem a um intenso processo de síntese proteica desencadeado pelas respostas fisiológicas do organismo ao estímulo do exercício, como resposta hormonal, proliferação de célula-satélite, produção de espécies reativas de oxigênio (ERO), processo inflamatório e liberação de fatores de crescimento pela própria musculatura[3]. É importante ressaltar que tais adaptações ocorrem no período de recuperação após a sessão de treino e são dependentes de descanso e alimentação adequados.

A resposta adaptativa do organismo diante da prática de atividade física regular, além de melhorar a performance do atleta, representa benefícios à saúde. Em esportes de alto rendimento, no entanto, nem sempre essa prática é sinônimo de saúde para o atleta. As alterações fisiológicas e os desgastes nutricionais gerados pelos altos volumes de treinos e competições podem levar a um quadro não adaptativo se o tempo de descanso e a alimentação não forem adequados para a completa recuperação do indivíduo[4].

Nesse contexto, percebe-se a importância do trabalho nutricional junto ao atleta tanto para a promoção da saúde quanto para a melhora da sua *performance*. Para atingir esses objetivos, o nutricionista deve buscar atender às demandas energéticas impostas pelos treinos e competições e proporcionar uma ingestão adequada de macro e micronutrientes a fim de propiciar o ambiente anabólico necessário para que ocorram as adaptações do organismo em resposta ao estímulo do treino.

Além disso, é importante ressaltar que a maioria dos atletas possui hábitos alimentares inadequados bem distantes do que seria uma alimentação adequada e saudável.

Vários fatores relacionados aos ambientes social e familiar, assim como os esquemas de treinamento e as exigências diante da imagem corporal, inerentes à modalidade esportiva, podem influenciar esses hábitos[5]. A ingestão crônica de baixo teor energético ou mesmo um consumo inadequado de macro e micronutrientes podem levar a um estado nutricional precário e limitar o desempenho e comprometer a saúde do atleta[6,7].

Nesse sentido, é de extrema importância a atenção do nutricionista para um trabalho de reeducação alimentar visando à mudança do comportamento alimentar.

CARACTERÍSTICAS DA MODALIDADE

A caracterização da modalidade mostra-se necessária para que se possa intervir de maneira mais coerente quanto às condutas nutricionais sugeridas. Ela é útil, por exemplo, para avaliar o gasto energético diário do atleta, uma das maiores preocupações do nutricionista. Partiremos, então, para a apresentação e discussão acerca das ações motoras e das características fisiológicas do basquetebol.

Uma partida de basquetebol é disputada em quatro períodos de 10 minutos com intervalos de 2 minutos entre eles e 15 minutos entre o segundo e o terceiro período. Como o cronômetro é parado em todas as situações em que ocorre alguma infração, quando a bola sai de jogo ou durante pedidos de tempo, a duração total de uma partida é de 2 a 2 horas e 30 minutos, em média. A média entre o período em que a bola está em jogo e o tempo total da partida é de 56%[8].

Existem poucos trabalhos quantificando as diferentes ações realizadas durante o jogo de basquetebol. Em um estudo realizado na liga australiana, observou-se um número médio aproximado de mil ações diferentes durante a partida, de duração média de 2 segundos e frequência de uma ação a cada 2 segundos[8]. Durante aproximadamente 10% do tempo total, que exclui somente períodos de tempo técnico, intervalo entre quartos e momentos em que o atleta estava no banco, e 15% do tempo de bola em jogo, são realizadas ações de alta intensidade. Para os *sprints*, apenas 12% tiveram duração maior do que 3 segundos e 5% foram mais longos do que 4 segundos. Foi observada ainda uma média de 46 saltos realizados por partida[8].

Kokubun e Daniel[9] analisaram jogos válidos pela primeira divisão do campeonato paulista masculino adulto e observaram que as atividades de baixa intensidade predominaram ao longo do jogo, atingindo um percentual de 78% do tempo total das ações realizadas. As ações intensas corresponderam a menos de 5% do tempo total das ações, sendo majoritariamente de duração de até 3 segundos. Já as atividades moderadas representaram menos de 20% do tempo total das ações, compreendendo ações de 3 a 12 segundos, principalmente. Outros estudos observaram que os atletas realizaram 997 mudanças de posição em um jogo oficial, sendo a duração média de cada uma delas de 3 segundos. Foi observado, ainda, que 15% do tempo de jogo foi gasto em movimentos de alta intensidade e deslocamentos e 65% do tempo foi gasto com atividades mais intensas do que andar. Nesse sentido, o desempenho dos atletas está diretamente relacionado às capacidades de resistir a vários esforços intermitentes, potência e velocidade ao longo do jogo[10].

Portanto, o basquetebol consiste em um exercício intenso com intervalos de baixa intensidade, ou seja, é um exercício intermitente. O entendimento da fisiologia do exercício intermitente permite relacionar o que se sabe sobre essa forma de exercício com a modalidade e consequentemente com a nutrição.

EXERCÍCIO INTERMITENTE INTENSO E CONTÍNUO SUBMÁXIMO – SUBSTRATOS ENERGÉTICOS

Quando exercícios máximos ou supramáximos são realizados de forma intermitente em curtos intervalos de esforço e recuperação, a atividade pode ser sustentada por um longo período e a demanda energética flutuará de um nível alto para um nível baixo entre os turnos de trabalho e repouso[11]. Nesse sentido, a literatura tem apresentado discussões acerca da contribuição energética nos exercícios intermitentes em comparação com os contínuos submáximos.

Comparando um exercício intermitente de alta intensidade com um exercício contínuo submáximo de mesma duração e mesmo consumo total de oxigênio, Éssen et al.[12] observaram que a contribuição da glicose e da gordura para suprir a demanda energética era similar nos dois tipos de exercícios.

No entanto, um trabalho de Christmass et al.[1] mostrou que, para um exercício intermitente intenso de mesmo gasto calórico e consumo total de oxigênio que outro submáximo realizado de maneira contínua, a oxidação de gordura foi três vezes menor e, consequentemente, a de carboidrato, maior, para o protocolo intermitente. Nesse estudo, a duração e a intensidade relativa do exercício (consumo total de oxigênio em porcentagem do $VO_{2máx}$) foram maiores do que no estudo de Éssen et al.[12], mostrando que a oxidação de gordura não é semelhante entre o exercício intermitente intenso e o contínuo submáximo para qualquer intensidade de exercício. Por conta disso, discutem-se os fatores que podem afetar a oxidação de gordura e explicar os diferentes resultados encontrados, como os padrões de ativação de fibras musculares, as diferentes respostas hormonais, a captação muscular de glicose e os ácidos graxos livres.

Ao mesmo tempo, Christmass et al.[13] compararam exercícios intermitentes de alta intensidade com períodos de estímulo e pausa curtos (6:9) *versus* longos (24:36), de mesma intensidade e duração, porém de consumos totais de oxigênios diferentes. Os autores observaram que, utilizando períodos mais curtos de estímulo e pausa, a taxa de oxidação de gordura foi três vezes maior e a taxa de oxidação de carboidratos, 0,3 vezes menor[13]. Mesmo assim, a utilização dos carboidratos (CHO) em ambos os tipos de protocolos foi pronunciadamente maior do que a utilização dos lipídios (LIP), porém em proporções diferenciadas: para o exercício com pausa e estímulo mais curtos, a proporção CHO:LIP foi da ordem de 6:1; enquanto naqueles de maior duração, da ordem de 21:1[13].

Em linhas gerais, aparentemente a contribuição da oxidação de gordura para suprir a demanda energética do exercício intermitente intenso deve ser menor quando comparada às contribuições do glicogênio muscular e da glicose sanguínea e variar de acordo com a intensidade e a duração das ações motoras.

Exercício intermitente intenso e carboidrato

Dentro dessa perspectiva, a depleção do glicogênio muscular pode ser um importante fator limitante do desempenho no basquetebol. É interessante ressaltar a ausência de referências na literatura que utilizem biópsia muscular para quantificação dos estoques de glicogênio muscular durante e após o jogo de basquetebol. Nesse sentido, estudos com outras modalidades acíclicas e intermitentes, como o futebol, comprovam a importância do glicogênio muscular como substrato energético fundamental, mostrando-se profundamente depletado ao final da partida[14].

Além do glicogênio muscular, a outra fonte de carboidrato durante o exercício é a glicose sanguínea, que pode ter origem tanto na alimentação como no glicogênio hepático. Durante o exercício físico, a concentração de glicose no sangue pode estar relacionada à intensidade do exercício[15]. Nos estágios iniciais de exercícios intensos (acima de 70 a 80% do $VO_{2máx}$), a produção hepática de glicose é maior do que a captação periférica, sendo que essa diferença será mais pronunciada quanto maior for a intensidade do exercício, resultando em hiperglicemia significativa e tornando disponível uma quantidade extra de glicose que poderá ser utilizada pelos tecidos, principalmente o músculo esquelético[16,17]. Um estudo com um grupo de jogadores adultos de basquetebol aponta um comportamento de elevação da concentração de glicose no sangue, em relação aos níveis basais, na metade da partida, seguida de uma diminuição ao final desta[18]. Esses dados corroboram a hipótese de que o aumento da utilização da glicose sanguínea ao longo do tempo está relacionado a um decréscimo na concentração de glicogênio muscular e que, ao final de uma partida de basquetebol, os níveis de glicogênio muscular devem estar significativamente reduzidos[19].

De uma maneira geral, a utilização dos carboidratos durante as modalidades acíclicas, intermitentes e intensas tem se mostrado fundamental na manutenção do desempenho físico[20-22]. Ainda assim, a necessidade de reposição rápida dos estoques de glicogênio após esforços intensos, assim como a utilização de suplementos de carboidratos durante esses esforços, em ambos os sexos, têm sido largamente discutidas na literatura, o que acaba por comprovar, na maioria dos casos, a eficácia dessa suplementação[23-25].

Exercício intermitente intenso e fosfocreatina

A contribuição da fosfocreatina (CP) na produção de energia durante as ações de maior intensidade, predominantemente anaeróbicas, pode ser estimada no basquetebol relacionando a modalidade a estudos que utilizam exercícios intermitentes. Gaitanos et al.[26] utilizaram um protocolo de dez *sprints* máximos com duração de 6 segundos e pausas de 30 segundos. Eles observaram que a contribuição da CP para a produção de energia de maneira anaeróbia nessas situações deve variar em 50 a 80%. Como as ações de alta intensidade representam em média 15% das ações no jogo[8], é possível estimar que a CP possa contribuir ao menos com 7,5 a 12% da energia total gasta durante a partida. Essa estimativa desconsidera a participação da CP durante as atividades de média e baixa intensidade.

A literatura tem mostrado diversas evidências comprovando a eficácia da suplementação de creatina em exercícios intermitentes e repetitivos, facilitando a recuperação por meio da potencialização na ressíntese de CP[27,28], aumentando os níveis de força muscular e massa isenta de gordura[29] e auxiliando positivamente na hidratação celular[30] e na hipertrofia das células musculares[31]. Ainda nesse sentido, alguns trabalhos de revisão destacam-se pela profundidade com a qual a suplementação desse ergogênico é tratada, mostrando a relação entre creatina, músculo esquelético, desempenho físico e adaptações teciduais[32-34].

CONDUTA NUTRICIONAL

Nos últimos 20 anos, vários estudos têm mostrado os benefícios de uma boa alimentação como aliada do treinamento físico. O consumo adequado de alimentos e líquidos antes, durante e depois do exercício ajuda a manter os níveis de glicose sanguínea durante a atividade e melhora o desempenho do atleta e o tempo de recuperação após um treino ou uma competição. Uma boa alimentação, adequada às características do atleta e às necessidades do esporte que ele pratica, otimiza os efeitos adaptativos provocados pelo treinamento, preservando também sua saúde[35].

Uma das maiores preocupações do nutricionista relaciona-se ao gasto energético diário do atleta. Uma estimativa do gasto energético com base no volume e na intensidade das ações motoras, juntamente com uma avaliação objetiva do consumo de energia e de nutrientes, servem como referência para o nutricionista poder julgar se a ingestão total de energia está em equilíbrio com o dispêndio diário, bem como descobrir deficiências e, consequentemente, promover as intervenções necessárias[36]. A dieta deve atender às necessidades energéticas durante todo o plano de treinamento.

A quantidade de energia ingerida pelo atleta é o primeiro ponto a ser determinado pelo nutricionista. A necessidade energética é definida como o nível de ingestão que compensará o gasto energético diário[37]. Para isso, deve ser calculado o balanço energético individual, ou seja, a quantidade de energia ingerida (soma das calorias dos alimentos, líquidos e suplementos), que deve ser igual à quantidade de energia gasta (soma da energia gasta na digestão dos alimentos, no metabolismo basal e nas atividades diárias)[38].

Uma prática muito comum é utilizar informações como o tipo de treinamento, o estilo de jogo, os requerimentos fisiológicos e as características físicas de atletas de países bem-sucedidos no basquetebol para o planejamento do treinamento e da conduta nutricional a ser aplicado em certa equipe. Essas informações são muito importantes quando se pensa quais devem ser o peso e a composição ideal de atletas de elite, porém deve-se ter cuidado para sempre levar em consideração as características individuais e da população a ser trabalhada, assim como o seu histórico de treinamento.

Ostojic et al.[39] realizaram um estudo sobre as características físicas de sessenta atletas de elite da Sérvia, um dos países europeus de maior tradição no esporte e de resultados expressivos como campeão europeu de 1999 e 2001 e campeão mundial em 2002. Os armadores apresentaram altura média de aproximadamente 191 cm, peso médio de 88,6 kg e 9,9% de porcentagem de gordura corporal utilizando o protocolo de Pollock de sete dobras. Já os laterais e pivôs tinham alturas de aproximadamente 200 e 207 cm, peso médios de 95,7 e 105,1 kg e 10,1 e 14,4% de gordura corporal, respectivamente. Foi observada correlação positiva entre altura e porcentagem de gordura corporal, bem como entre peso e porcentagem de gordura. Uma correlação negativa, no entanto, entre peso e altura do salto vertical e com o $VO_{2máx}$ desses atletas foi observada, o que demonstra a importância do controle dessas variáveis antropométricas para a manutenção ou a melhora do desempenho dos atletas. Atletas de outros países, como Estados Unidos e Israel, mostram uma porcentagem de gordura corporal que varia de 5,9 a 12,9%[2,40].

Utilizando recordatório de 24 horas da ingestão alimentar de atletas da liga de basquetebol da Espanha, campeã mundial masculina de basquetebol de 2000, Schröder et al.[41] observaram uma ingestão diária de aproximadamente 4.000 a 4.300 calorias, sendo advindos 18 a 19% de proteínas; 35 a 36% de gordura; 44 a 45% de carboidratos. Esse consumo é influenciado pelo peso corporal, pela idade, pelo sexo, pela frequência do evento e pela duração do treinamento.

Strauzenberg et al.[38], utilizando dados provenientes de outros estudos, determinaram a qualidade nutricional e a quantidade de consumo alimentar dos atletas da Alemanha e calcularam as exigências calóricas para atividades de velocidade e força, capacidades determinantes no basquetebol, como, em média, de 66 a 76 kcal/kg/dia.

As recomendações de energia e macronutrientes devem atender às necessidades do indivíduo e do treinamento ao qual ele está submetido.

Carboidratos

Os carboidratos são importantes para manter os estoques de glicogênio muscular e glicose sanguínea durante o exercício. Sabe-se que o estoque de glicogênio muscular é limitado, atingindo cerca de 400 g[42]. Contudo, estudos mostram que uma alimentação adequada aliada ao treinamento pode aumentar essa reserva[43]. Durante exercício submáximo, os carboidratos suprem cerca de 50% das fontes energéticas[44].

Burke et al.[45], em sua revisão, concluíram que o consumo diário de carboidratos para atletas deve ser de 5 a 7 g/kg/dia em treinos gerais (período preparatório geral) e de 7 a 10 g/kg/dia em períodos mais intensos e competitivos, chegando a 12 g/kg/dia nas fases finais de competição (também chamados de *play-offs*).

Como o glicogênio muscular é o principal combustível para o exercício, independentemente da intensidade empregada, restaurar os estoques de glicogênio muscular após um exercício exaustivo é provavelmente um dos fatores mais importantes na determinação do tempo de recuperação, sendo que a restauração completa depende da extensão da depleção e do fornecimento de carboidratos. Assim, os atletas deveriam consumir carboidratos imediatamente após exercícios extenuantes, sobretudo quando há menos de 8 horas entre dois turnos de exercícios, como acontece nas competições de diversas modalidades[22].

É importante ressaltar que, entre as teorias propostas na literatura para explicar as causas do *overtraining*, uma delas sugere que uma proteólise acentuada, decorrente principalmente de situações de reposição parcial das reservas de glicogênio muscular pós-exercícios ou jogos, seria a responsável pelo alto grau de fadiga que o caracteriza[46]. Nesse sentido, estoques maiores de glicogênio muscular antes do exercício estão associados à melhoria do rendimento e à capacidade de manter força e potência, um critério normalmente utilizado para definir fadiga[47].

A utilização de carboidratos em meio líquido ou em gel é interessante a partir da metade da partida ou até mesmo em momentos anteriores, quando uma equipe se encontra em situação de jogos sucessivos (comumente observada em finais de campeonatos, jogos abertos, torneios classificatórios como o pré-olímpico e campeonatos mundiais), em que existe a possibilidade de os atletas não se encontrarem com as suas reservas musculares de glicogênio totalmente repostas. As pesquisas sugerem que os carboidratos devem ser incluídos na dieta e o consumo pré-exercício deve ser feito 3 a 4 horas antes do evento em quantidades aproximadas a 300 g. Esse ajuste pode aumentar o rendimento físico em até 15%[41,48,49].

A ressíntese do glicogênio também é determinada pelo momento, pela quantidade e, principalmente, pelo tipo de carboidrato consumido[22,50]. A fase rápida de reposição de glicogênio começa imediatamente após o término do exercício e tem duração de aproximadamente 30 a 60 minutos. Essa fase é mais visível, principalmente, quando as concentrações de glicogênio intramusculares estão muito baixas e o carboidrato é fornecido imediatamente após o exercício[51,52]. Seguindo essa fase rápida de síntese de glicogênio, uma nova fase acontece em uma velocidade muito mais lenta e necessita da presença de carboidratos e altos níveis de insulina[53].

Stancanelli[54] apresentou dados da ação ergogênica do caldo de cana como repositor dos estoques de glicogênio muscular na recuperação de esforços intensos. Os resultados apresentados nesse estudo mostraram que a utilização do caldo de cana foi eficiente em aumentar os estoques de glicogênio muscular em 60 minutos de recuperação, principalmente nos músculos que foram mais depletados, sugerindo uma ativação da fase rápida de reposição de glicogênio. Mais importante ainda, os dados mostraram um efeito protetor do caldo de cana sobre as alterações musculares induzidas pelo exercício, conferindo maior resistência muscular durante a recuperação, menor excreção de ureia e menor concentração de creatina quinase no sangue.

Apesar de existirem no mercado soluções de maltodextrina enriquecidas com vitaminas e minerais, as vantagens do caldo de cana relacionam-se do fato de ser um produto de fácil obtenção e, principalmente, de baixo custo, ideal para as condições socioeconômicas dos atletas nacionais.

Gorduras

O metabolismo de gorduras durante o exercício é dependente de vários fatores, entre eles duração e intensidade do exercício (a entrada de ácidos graxos na mitocôndria é inibida em exercícios de alta intensidade)[55,56], reservas de glicogênio (quanto menor a reserva, maior a oxidação de ácidos graxos)[57] e preparação física do indivíduo (indivíduos mais treinados oxidam mais ácidos graxos durante o exercício)[56].

Embora não seja recomendada uma dieta muito rica em gorduras, sua ingestão não deve ser inferior a 15%, em razão da importância dos ácidos graxos essenciais, das vitaminas lipossolúveis, da preservação das membranas biológicas e de seu papel na síntese dos hormônios esteroides como o cortisol, hormônio essencial na sinalização degradativa dos substratos energéticos durante o exercício físico[58].

Proteínas

A ingestão proteica adequada para promover um ótimo rendimento esportivo ainda é tema de diversas discussões. A quantidade de proteínas ingerida deve ser suficiente para reparar os microtraumas adaptativos induzidos pelo treinamento, alimentar o sistema imunológico e promover ganhos na massa magra. Tarnopolsky[43] afirma que 0,9 g de proteína/kg de peso corporal aliado a uma ingestão energética adequada é suficiente para manter o equilíbrio de nitrogênio. Lemon et al.[58] recomendam uma ingestão de 1,7 a 1,8 g de proteína/kg de peso corporal e Butterfield[59], 1,6 g de proteína/kg de peso corporal mais um adicional de 200 kcal/dia provenientes dos carboidratos e lipídios. Weideman[60] relatou que o consumo de 2,94 g de proteína/kg de peso corporal não aumentou a força dos atletas. Lemon et al.[58], por sua vez, não verificaram efeito nos ganhos de força durante estágios iniciais do treinamento com o aumento da ingestão diária de proteínas de 1,35 para 2,62 g de proteínas/kg de peso corporal.

Para os períodos de competição e finais de campeonato, é recomendada a ingestão de cerca de 1,8 g de proteína/kg de peso corporal, desde que a ingestão calórica total seja adequada para satisfazer as necessidades energéticas. Essas quantidades são facilmente alcançadas em um programa de alimentação bem planejado.

É importante mencionar que o treinamento de salto, muito utilizado no basquetebol, causa microlesões que poderão afetar o funcionamento dos transportadores de glicose (GLUT) e a ação da insulina[61-63]. Com a ineficiência desses transportadores, a concentração de glicogênio muscular pode diminuir, o que sugere um aumento da oxidação de aminoácidos de cadeia ramificada (BCAA) – isoleucina, leucina e valina[64].

Vitaminas e minerais

As vitaminas e os minerais são importantes, pois participam da maioria dos processos bioquímicos que ocorrem no nosso organismo, como metabolismo energético, replicação do DNA, conservação da integridade da membrana, combate aos radicais livres etc.

Com o aumento da produção de radicais livres durante o exercício, deve-se aconselhar o consumo de antioxidantes como vitaminas E e C. Schröder et al.[41] relataram, em um estudo com jogadores profissionais de basquetebol, uma diminuição significativa das concentrações plasmáticas de vitamina C no grupo placebo após o terço final do período competitivo, enquanto no grupo suplementado com uma combinação de α-tocoferol, vitamina C e betacaroteno houve a manutenção das concentrações plasmáticas de vitamina C, reduzindo a formação dos radicais livres formados em decorrência do alto nível de estresse ao qual os jogadores de basquetebol são submetidos durante as partidas, da longa temporada competitiva e do intervalo insuficiente de recuperação entre as partidas.

O aumento da demanda energética requer mais vitaminas envolvidas no metabolismo energético, como tiamina (0,4 mg/1.000 cal), riboflavina (1,1 mg/1.000 cal) e niacina (6,6 mg/1.000 cal)[65]. Atenção também deve ser dada aos minerais como cromo, zinco, selênio e ferro, que são apontados como "potencializadores" do rendimento esportivo[66].

Dieta pré-treinamento e competição

O objetivo principal da refeição antes do esforço é a manutenção dos estoques de glicogênio muscular e hepático, disponibilizando a energia necessária para a atividade física e um ótimo nível de hidratação. Recomenda-se a ingestão de 200 a 300 g de carboidratos 3 a 4 horas antes e 1,0 g/kg 30 a 60 minutos antes dos treinos e das competições, garantindo assim um melhor rendimento e evitando a fadiga precoce[35,67]. Quantidade moderada de proteína, pouca gordura e fibras devem ser ingeridas, facilitando o esvaziamento gástrico e evitando qualquer tipo de distúrbio gastrointestinal. Para a manutenção da hidratação, recomenda-se a ingestão de 500 a 600 mL de líquido 2 horas antes da competição[35].

Dieta durante a competição

Durante a prática de exercícios com 1 a 3 horas de duração, como no basquetebol, recomenda-se a ingestão de 400 a 600 mL/h de líquido, com concentração de 8 a 10% de carboidrato e 10 a 20 mmol/L de Na^{+}[68].

Dieta pós-competição

O objetivo da dieta pós-competição é repor todas as reservas depletadas durante a competição e restabelecer os níveis normais de hidratação. Recomenda-se a ingestão de carboidratos de índices glicêmicos variados durante as primeiras 24 horas para repor as reservas de glicogênio hepático e muscular[35].

A ingestão de 1,2 g/kg de peso de carboidrato de alto índice glicêmico imediatamente e a cada 1 hora após o exercício é fundamental para a liberação de insulina e ressíntese de glicogênio muscular e hepático[68].

A ingestão de aminoácidos e proteínas após a atividade tem como objetivo manter elevados os níveis de aminoácidos na corrente sanguínea, favorecendo, assim, o estímulo para síntese proteica e substrato para esse processo.

Diversos estudos apresentam resultados positivos com a ingestão de carboidrato associado a 3 a 6 g de aminoácidos essenciais ou 15 a 20 g de proteínas imediatamente após e 1, 2 e 3 horas após o término da atividade[69-76]. Os aminoácidos mais utilizados são os BCAA e *mix* de aminoácidos essenciais. Dentre os suplementos proteicos, encontram-se proteína de soja, *whey protein* e caseína.

De todos os aminoácidos e proteínas ingeridas, deve ser dado enfoque à disponibilização de leucina para a musculatura. Esse é o principal aminoácido envolvido na sinalização para ativação da síntese de proteínas através da cascata desencadeada pela mTOR[77-80].

CONSIDERAÇÕES FINAIS

Como todo atleta, o jogador de basquetebol deve seguir uma dieta balanceada e variada, buscando atender suas necessidades vitais, assim como as demandas impostas pelo treinamento, buscando a promoção da sua saúde e a melhora do seu desempenho. Para isso, é importante estabelecer estratégias nutricionais que alcancem os jogadores, objetivando sua reeducação alimentar. Nesse processo, é de extrema importância o envolvimento do nutricionista com os próprios jogadores e demais profissionais a eles relacionados, como comissão técnica, preparador físico, médicos, psicólogos e fisioterapeutas.

O acompanhamento dos atletas feito pelo nutricionista ocorre em alguns momentos na quadra e grande parte no refeitório, normalmente em repúblicas onde ficam alojados ou no próprio ginásio de esportes que comportam os alojamentos. Atletas casados normalmente alugam casa e, nesse caso, o acompanhamento deve ser feito com os familiares.

Algumas dicas que podem ajudar a melhorar e manter um bom estado de nutrição e um ótimo desempenho envolvem:

- nas viagens em que se passa um longo período sem alimentação, os atletas podem fazer um lanche rápido à base de carboidratos, como frutas, barras energéticas, suco de frutas, pães, iogurte, leite à base de soja, entre outros;
- 1 hora antes da competição, o mais indicado seria um alimento de baixo a moderado índice glicêmico, como maçã, suco de maçã, pera (sem casca), suco de laranja;
- durante treinos e competições, a ingesta de carboidratos de acordo com a literatura disponível se faz necessária (suplementos ricos em carboidratos são os indicados);
- após treinos e competições, principalmente nas finais, o momento do início da reposição de glicogênio fará a diferença nos últimos quartos dos jogos: imediatamente após o término dos jogos, a reposição deve ser feita rapidamente com alimentos de alto índice glicêmico, como caldo de cana, rapadura, frutas secas, suco de frutas com açúcar (mascavo) e mel; e a primeira refeição após a competição deve ser rica em alimentos com boa concentração de aminoácidos ramificados, como leite de soja e peixes, para evitar um grande aumento na fadiga central.

CURIOSIDADES

Algumas curiosidades importantes devem ser mencionadas e trabalhadas pelo nutricionista:

- as mulheres possuem uma grande preocupação com a estética corporal, limitando o consumo adequado de proteínas e carboidratos e prejudicando o desempenho;
- muitos atletas não comem carboidratos à noite com medo de engordar;
- grande parte dos atletas não possui o hábito do desjejum;
- há grande preferência por churrascarias após os jogos;
- a informação sobre a contribuição do alimento na promoção da saúde e no rendimento é muito pequena;
- a grande maioria não tem orientação com nutricionista;
- a grande maioria é orientada com dicas nutricionais por educadores físicos.

AGRADECIMENTOS

Os autores agradecem a Fernando Oliveira Catanho da Silva, Paulo Guimarães Granda, Lucas Samuel Tessuti e Rodrigo Hohl pela ativa participação na escrita da primeira versão deste capítulo, publicada na segunda edição.

REFERÊNCIAS

1. Christmass MA, Dawson B, Passeretto P, Arthur PG. A comparison of skeletal muscle oxygenation and fuel use in sustained continuous and intermittent exercise. Eur J Appl Physiol 1999;80:423-35.
2. Hoffman JR, Tenenbaum G, Maresh CM, Kraemer WJ. Relationship between playing time in elite college basketball players. J Strength Cond Research 1996;10(2):67-71.
3. Coffey VG, Hawley JA. The molecular bases of training adaptation. Sports Med 2007;37(9):737-63.
4. Meeusen R, Duclos M, Gleeson M, Rietjens G, Steinacker J, Urhausen A. Prevention, diagnosis and treatment of the overtraining syndrome. Eur J Sport Sci 2006;6(1):1-14.
5. Panza VP, Coelho MVPH, Pietro M, Assis MAA, Vasconcelos FAG. Consumo alimentar de atletas: reflexões sobre recomendações nutricionais, hábitos alimentares e métodos para avaliação do gasto e consumo energéticos. Rev Nutr 2007;20(6):681-92.
6. Anderson J. Nutrition and injury prevention. In: Mueller FO, Ryan AJ. Prevention of athletic injuries: the role of the sports medicine team. Philadelphia: Davis Co; 1991.
7. Chen JD, Wang JF, Li KJ, Zhao YW, Wang SW, Jiao Y, et al. Nutritional problems and measures in elite and amateur athletes. Am J Clin Nutr 1989;49(5):1084-9.
8. Mcinnes SE, Carlson JS, Jones CJ, McKenna MJ. The physiological load imposed on basketball players during competition. J Sports Sci 1995;13:387-97.
9. Kokubun E, Daniel JF. Relações entre a intensidade e duração das atividades em partidas de basquetebol com as capacidades aeróbica e anaeróbica: estudo pelo lactato sanguíneo. Rev Paul Educ Fis 1992;6(2):37-46.
10. Abdelkrim NB, Castagna C, Jabri I, Battikh T, El Fazaa B, Ati JE. Activity profile and physiological requirements of junior elite basketball players in relation to aerobic-anaerobic fitness. J Strength Condit Res 2010;24(9):2330-42.
11. Astrand I, Astrand PO, Christensen EH, Hedman R. Intermittent muscular work. Acta Physiol Scand 1960;48:448-53.
12. Essén B, Hagenfeldt L, Kaijser L. Utilization of blood-borne and intramuscular substrates during continuous and intermittent exercise in man. J Physiol 1977;265(2):489-506.
13. Christmass MA, Dawson B, Arthur PG. Effect of work and recovery duration on skeletal muscle oxygenation and fuel use during sustained intermittent exercise. Eur J Appl Physiol 1999;80:436-47.
14. Bangsbo J. Regulation of muscle glicogenolysis and glicolysis during intense exercise: in vivo studies using repeated intense

exercise. In: Biochemistry of exercise, IX. Champaign: Human Kinetics; 1994.
15. Sidossis LS, Gastaldelli A, Klein S, Wolfe RR. Regulation of plasma fatty acid oxidation during low and hight intensity exercise. Am J Physiol 1997;272(6)E1065-70.
16. Howlett KF, Watt MJ, Hargreaves M, Febbraio MA. Regulation of glucose kinetics during intense exercise in humans: effects of alpha- and beta-adrenergic blockade. Metabolism 2003;52(12):1615-20.
17. Gandra PG. Análise das variações das concentrações de glicose, uréia e lactato e da capacidade de salto no decorrer de partidas de basquete. [Graduação – trabalho de Conclusão de Curso]. Campinas: Universidade Estadual de Campinas, Faculdade de Educação Física; 2002.
18. Coyle EF, Coggan AR, Hemmert MK, Ivy JL. Muscle glycogen utilization during prolonged strenuous exercise when fed carbohydrate. J Appl Physiol 1986;61(1):165-72.
19. Kovacs MS. Carbohydrate intake and tennis: are there benefits? Br J Sports Med 2006;40:1-5.
20. Erith S, Williams C, Stevenson E, Chamberlain S, Crews P, Rushbury I. The effect of high carbohydrate meals with different glycemic indices on recovery of performance during prolonged intermittent high-intensity shuttle running. Int J Sport Nutr Exerc Metab; 2006;16(4):393-404.
21. Winnick JJ, Davis JM, Welsh RS, Carmichael MD, Murphy EA, Blackmon JA. Carbohydrate feedings during team sport exercise preserve physical and CNS function. Med Sci Sports Exerc 2005;37(2):306-15.
22. Jentjens R, Jeukendrup AE. Determinants of post-exercise glycogen synthesis during shot-term recovery. Sports Med 2003;33(2):117-44.
23. Jeukendrup AE. Carbohydrate intake during exercise and performance. Nutrition 2004;20:669-77.
24. Wallis GA, Dawson R, Achten J, Webber J, Jeukendrup AE. Metabolic response to carbohydrate ingestion during exercise in males and females. Am J Physiol Endocrinol Metab 2006;290:E708-15.
25. Sousa MV, Simões HG, Oshiiwa M, Rogero MM, Tirapegui J. Effects of acute carbohydrate supplementation during sessions of high-intensity intermittent exercise. Eur J Appl Physiol 2007;99:57-63.
26. Gaitanos GC, Williams C, Boobis LH, Brooks S. Human muscle metabolism during intermittent maximal exercise. J Appl Physiol 1993;75(2)712-9.
27. Earnest CP, Almada AL, Mitchell TL. Effects of creatine monohydrate ingestion on intermediate duration anaerobic treadmill running to exhaustion. J Strength Train Cond Res 1997; 11(4):234-8.
28. Casey A, Grenhaff PL. Does dietary creatine supplementation play a role in skeletal muscle metabolism and performance? Am J Clin Nutr 2000;72(suppl):607S-17S.
29. Becque MD, Lochmann JD, Melrose DL. Effects of oral creatine supplementation on muscular strength and body composition. Med Sci Sports Exerc 2000;32(3):654-8.
30. Bemben MG, Bemben DA, Loftiss DD, Knehans AW. Creatine supplementation during resistance training in college football athletes. Med Sci Sports Exerc 2001;33(10):1667-73.
31. Dangott B, Schultz E, Mozdziak PE. Dietary creatine monohydrate supplementation increases satellite cell mitotic activity during compensatory hypertrophy. Int J Sports Med 1999;20:13-6.
32. Mesa JLM, Ruiz JR, González-Gross MM, Sáinz AG, Garzón MJC. Oral creatine supplementation and skeletal muscle metabolism in physical exercise. Sports Med 2002;32(14):903-44
33. Kreider RB. Effects of creatine supplementation on performance and training adaptations. Mol and Cell Biochem 2003;244:89-94
34. Volek JS, Rawson ES. Scientific basis and practical aspects of creatine supplementation for athletes. Nutrition 2004;20:609-14
35. American Dietetic Association, Dietitians of Canada, American College of Sports Medicine. Nutrition and athletic performance. J Am Diet Assoc 2000;100:1543-56.
36. Leaf A, Frisa KB. Eating for health or for athletic performance? Am J Clin Nutr 1989;49(5 Suppl):1066-9.
37. FAO/WHO. Necessidades de energia y proteinas. Série de informes técnicos, 724. Genebra, 1985.
38. Strauzenberg SE, Schneider F, Donath R, Zerbes H, Kohler E. The problem of dieting in training and athletic performance. Bibl Nutr Diet 1979;27:133-42.
39. Ostojic SM, Mazic S, Dikic N. Profiling in basketball: physical and physiological characteristics of elite players. J Strength Cond Res 2006;20(4):740-4.
40. Caterisano A, Patrick BT, Edenfield WL, Batson MJ. The effects of a basketball season on aerobic and strength parameters among college men: starters vs. reserves. J Strength Cond Res 1997;11:21-4.
41. Schröder H, Navarro E, Tramullas A, Mora J, Galiano D. Nutrition antioxidant status and oxidative stress in professional basketball players: effects of a three compound antioxidative supplement. Int J Sports Med 2000;21:146-50.
42. Torres BB, Marzzoco A. Bioquímica básica. 3.ed. Rio de Janeiro: Guanabara Koogan; 2006.
43. Tarnopolsky M, Atkinson SA, MacDougall JD, Chesley A, Phillips S, Schwarcz HP. Evaluation of protein requirements for trained strength athletes. J Appl Physiology 1992;73(5):1986-95.
44. Bucci LR. Auxílios ergogênicos nutricionais. In: Wolinsky I, Hickson JF, editores. Nutrição no exercício e no esporte. 2.ed. São Paulo: Roca; 1996.
45. Burke LM, Cox GR, Culmmings NK, Desbrow B. Guidelines for daily carbohydrate intake: do athletes achieve them? Sports Med 2001;31(4):267-99.
46. Costill DL, Hargreaves M. Carbohydrate nutrition and fatigue. Sports Med 1992;13(2):86-92.
47. Maclaren DPM, Gibson B, Parry-Billings M, Edwards RHT. A review of metabolic factors in fatigue. Exerc Sports Sci Exerc Sports Sci Rev 1989;17:9-68.
48. Costill DL. Carbohydrates for exercise: dietary demands for optimal performance. Int J Sports Med 1988;9(1):1-18.
49. Sherman WM, Brodowicz G, Wright DA, Allen WK, Simonsen JC, Dernbach A. Effects of 4h pre-exercise carbohydrate feedings on cycling performance. Med Sci Sports Exerc 1989;21(5):598-604.
50. Ivy JL. Role of carbohydrate in physical activity. Clin Sports Med 1999;18(3):496-84.
51. Maehlum S, Hostmark AT, Hermansen L. Synthesis of muscle glycogen during recovery after prolonged severe exercise in diabetic and non-diabetic subjects. Scand J Clin Lab Invest 1977;37:309-16.
52. Price TB, Rothman DL, Taylor R, Avison MJ, Shulman GI, Shulman RG. Human muscle glycogen resynthesis after exercise: insulin-dependent and -independent phases. J Appl Physiol 1994;76:104-11.

53. Ivy JL. Muscle glycogen synthesis before and after exercise. Sports Med 1991;11:6-84.
54. Stancanelli M. Efeito ergogênico do caldo de cana. [Mestrado – Tese]. Campinas: Universidade de Campinas; 2006.
55. Coggan AR, Raguso CA, Gastaldelli A, Sidossis LS, Yeckel CW. Fat metabolism during hight-intensity exercise in endurance-trained and untrained men. Metabolism 2000;49:122-8.
56. Weltan SM, Bosch AN, Dennis SC, Noakes TD. Influence of muscle glycogen content on metabolic regulation. Am J Physiol 1998;274(1):E72-82.
57. Swinburn B, Ravussin E. Energy balance or fat balance? Am J Clin Nutr 1993;57:766S-71S.
58. Lemon P, Tarnopolsky MA, MacDougal JD, Atkinson SA. Protein requirements and muscle mass/strength changes during intensive training in novice bodybuilders. J Appl Physiology 1992;73:767-75.
59. Butterfield G. Amino acids and high protein diets. In: Lamb D, Williams M, editores. Perspectives in exercise science and sports medicine: ergogenics – enhancement of sports performance. Indianapolis: Benchmark Press; 1991.
60. Weideman C. Effects of increased protein intake on muscle hypertrophy and strength following 13 weeks of resistance training. Med Sci Sports Exerc. 1990;22.
61. Asp S, Daugaard JR, Richter EA. Eccentric exercise decreases glucose transporter GLUT 4 protein in human skeletal muscle. J Physiol 1995;482:705-12.
62. Asp S, Daugaard JR, Kristiansen S, Kiens B, Richter EA. Eccentric exercise decrease maximal insulin actin in humans: muscle and systemic effects. J Physiol 1996;494:891-8.
63. Doyle JA, Sherman WM, Strauss RL. Effects of eccentric and concentric exercise on muscle glycogen repleishment. J Appl Physiol 1993;74(4):1848-55.
64. Blomstrand E, Hassmen P, Newsholme EA. Effect of branched-chain amino acid supplementation on mental performance. Acta Physiolagica Scand 1991;143:225-6.
65. Clark N. Nancy Clarks sport nutrition guidebook. Champaing: Human Kinetics; 1997.
66. Clarkson PM, Tremblay I. Exercise-induced muscle damage, repair and adaptations in humans. J Appl Physiol 1988;65(1):1-6.
67. González-Ruano E. Alimentación del desportista. Madrid: Marban; 1986.
68. Tsintzas K, Williams C. Human muscle glycogen metabolism during exercise effect of carbohydrate supplementation. Sports Med 1998;25(1):7-23.
69. Burke DG, Chilibeck PD, Davison KS, Candow DG, Farthing J, Smith-Palmer T. The effect of whey protein supplementation with and without creatine monohydrate combined with resistance training on lean tissue mass and muscle strength. Int J Sport Nutr Exerc Metabol 2001;11:349-364.
70. Esmarck B, Anderson Jl, Olsen S, Richter Ea, Mizuno M, Kjaer M. Timing of post-exercise protein intake is important for muscle hypertrophy with resistance training in elderly humans. J Physiol 2001;535:301-11.
71. Volek JS. Influence of nutrition on responses to resistance training. Med Sci Sports Exerc 2004;36(4): 689-96.
72. Tipton KD, Rasmussen BB, Miller SL, Wolf SE, Owens-Stovall SK, Petrini BE, et al. Timing of amino acid-carbohydrate ingestion alters anabolic response of muscle to resistance exercise. Am J Physiol 2001;281:E197-206.
73. Anthony TG, McDaniel BJ, Knoll P, Bunpo P, Paul GL, Mcnurlan MA. Feeding meals containing soy or whey protein after exercise stimulates protein synthesis and translation initiation in the skeletal muscle of male rats. J Nutr 2007;137:357-62.
74. Blomstrand E, Eliasson J, Karlsson HKR, Köhnke R. Branched-chain amino acids activate key enzymes in protein synthesis after physical exercise. J Nutr 2006;136:269S-73S.
75. Hulmi JJ, Kovanen V, Lisko I, Selänne H, Mero AA. The effects of whey protein on myostatin and cell cycle-related gene expression responses to a single heavy resistance exercise bout in trained older men. Eur J Appl Physiol 2008;102(2):205-13.
76. Ivy JL, Ding Z, Hwang H, Cialdella-Kam LC, Morrison PJ. Post exercise carbohydrate–protein supplementation: phosphorylation of muscle proteins involved in glycogen synthesis and protein translation. Amino Acids 2008 jun;35(1):89-97.
77. Vary TC, Anthony JC, Jefferson LS, Kimball SR, Lynch CJ. Rapamycin blunts nutrient stimulation of eIF4G, but not PKCε phosphorylation, in skeletal muscle. Am J Physiol Endocrinol Metab 2007;293:E188-96.
78. Zanchi NE, Nicastro H, Lancha Jr AH. Potential antiproteolytic effects of L-leucine: observations of in vitro and in vivo studies. Nutrition & Metabolism 2008;5:20.
79. Anthony JC, Anthony TG, Kimball SR, Jefferson LS. Signaling pathways involved in translational control of protein synthesis in skeletal muscle by leucine. J Nutr 2001;131(3):8565-8605.
80. Stipanuk MH. Leucine and protein synthesis: mTOR and beyond. Nutrition Reviews 2007;65:3.

10 Handebol

Sueli Longo
Marcelo de Mesquita Spinola

INTRODUÇÃO

O handebol é um esporte coletivo, de quadra, com duas equipes de sete jogadores cada, seis jogadores de campo e um goleiro. O esporte é praticado em uma quadra com dimensões de 40 × 20 m, e as equipes são constituídas de sete atletas que iniciam o jogo e mais sete suplentes que podem participar da partida a qualquer momento; além disso, não há limite para as substituições[1]. A duração total de uma partida de handebol é de 70 minutos (2 tempos de 30 minutos e 10 minutos de intervalo). A partida é disputada sem interrupção do tempo e os intervalos ocorrem apenas nas situações em que a arbitragem julgar necessário (*time out*)[1]. A equipe com mais gols após dois períodos de 30 minutos ganha o jogo. O handebol é um esporte profissional em muitos países, mesmo assim, poucas atividades de pesquisa têm sido realizadas e há pouca informação sobre essa modalidade esportiva na literatura. Uma simples análise no PubMed uitlizando-se a palavra-chave "*handball*" fornece 343 entradas, enquanto para basquete e voleibol apresenta 1.734 e 693 documentos, respectivamente. Há claramente uma escassez de informações sobre o handebol e, quando se analisa a literatura científica disponível, percebe-se que pouco tem sido publicado sobre os aspectos de fisiologia, metabolismo energético, nutrição, treinamento e desempenho; a maior parte da literatura refere-se a lesões durante a prática de handebol.

Este capítulo visa trazer algumas informações para embasar a atuação de profissionais nessa modalidade.

CARACTERÍSTICAS DA MODALIDADE

O handebol é uma modalidade esportiva caracterizada por atividades motoras completas[2] que envolvem uma série de esforços – associados ou não com a manipulação da bola[3] – de alta intensidade e curta duração, com intervalos ativos[4]. Esse esporte propicia movimentos de corrida, saltos e arremessos. A corrida em geral é o fundamento mais utilizado no handebol, sendo permitido progredir driblando com batidas de bola sucessivas. Os jogadores não devem reter a bola por mais que 3 segundos sem realizar as batidas, sendo permitidos até três passos com a bola na mão, para então soltá-la ou arremessá-la. No entanto, para cumprir o objetivo do jogo, que é a marcação de gols, os jogadores da equipe devem combinar técnicas de ataque que iniciem pelo domínio do passe, passem pela recepção, pela finta e pelo arremesso. Em oposição, na situação de defesa (equipe sem posse de bola) os jogadores procuram evitar que um atacante da equipe adversária se posicione ou consiga uma situação favorável para a finalização, utilizando técnicas defensivas como deslocamentos, bloqueios e marcações. A velocidade de realização dos gestos esportivos que caracteriza o handebol é elevada em níveis competitivos e de elite.

O handebol caracteriza-se como uma modalidade intermitente, na qual existe a alternância de períodos de alta e de baixa intensidade. Essa alternância de intensidade, aliada à estratégia do jogo, à movimentação e ao estilo de jogo do atleta durante o jogo, influencia diretamente na demanda energética do indivíduo durante uma partida.

Para que se tenha um adequado entendimento das necessidades energéticas e calóricas e consequentemente uma nutrição adequada, faz-se necessário um aprofundamento no estudo dos diferentes sistemas de transferência de energia que estão envolvidos na prática do handebol.

SISTEMAS DE TRANSFERÊNCIA DE ENERGIA APLICADOS AO HANDEBOL

O handebol é um esporte que engloba esforços de alta e de baixa intensidade, gerando oscilações nos processos orgânicos e teciduais, o que se reflete diretamente na busca pelo estado homeostático. A retirada do indivíduo do estado de repouso provoca, nos diferentes sistemas que o integram (cardiovascular, respiratório, endócrino, nervoso e musculoesquelético, p.ex.), intensificação e reordenação de suas atividades, objetivando suprir as necessidades metabólicas impostas o mais brevemente possível.

Pode-se dizer que a produção de energia durante uma partida de handebol é predominantemente aeróbia, embora a produção de energia anaeróbia também seja de grande importância para os períodos de esforços intensos, uma vez que favorece acelerações, mudanças de direção, saltos, *sprints* e arremessos. A estratégia de jogo, o estilo e a motivação do jogador, assim como sua movimentação durante o jogo, o contato com a bola e as habilidades características do esporte, influenciam significativamente sua demanda energética durante a partida.

O handebol requer esforços intermitentes, de extensão variada e de periodicidade aleatória[5]. O deslocamento no handebol se dá em corrida, em uma área delimitada, envolvendo aceleração e desaceleração, mudanças de direção, paradas bruscas por causa das fintas e condução da bola. O jogador se desloca em grande velocidade, geralmente nos contra-ataques individuais e, mais lentamente, na movimentação de defesa na barreira e no ataque organizado, de modo que o tipo de trabalho durante o jogo seja intermitente. Esse tipo de trabalho possibilita realizar grande quantidade de exercícios em alta intensidade em razão do retardo do aparecimento da fadiga, em função da restauração da creatina fosfato (CP) que ocorre nos períodos de recuperação passiva[6].

Um estudo com jogadores da seleção da Espanha demonstrou as distâncias percorridas pelos jogadores por partida: ponta direita – 4.083 m; ponta esquerda – 3.557 m; armador esquerdo – 3.463 m; armador direito – 2.857 m; pivô – 3.531 m. Os jogadores realizam por volta de 190 variações de ritmo, 279 mudanças de direção, dezesseis saltos e um total de 485 movimentos de alta intensidade nos 60 minutos de jogo, uma média de 8 por minuto[7]. A média da frequência cardíaca de um jogador de handebol (150 bpm) e o tempo gasto na "zona aeróbica" (70 a 85% da frequência cardíaca máxima) possibilitam afirmar que o metabolismo aeróbio é uma importante via metabólica no handebol[7].

A frequência cardíaca oscila muito durante o jogo por causa das características intermitentes da modalidade, alcançando picos próximos dos valores máximos e demonstrando uma significativa mobilização do sistema cardiovascular durante a partida, o que é uma importante implicação para o treinamento[8]. Ao contrário do que ocorre em outros esportes de equipe, a via de energia para esforços prolongados que requerem um desenvolvimento da resistência cardiovascular não tem extrema importância no handebol. A velocidade impera sobre a resistência nos jogadores de handebol. Sendo assim, a via metabólica anaeróbica (que proporciona energia de forma rápida para esforços explosivos) acaba sendo muito importante para os jogadores, de forma similar ao que ocorre com os corredores de 100 m rasos.

Esse esporte é, na realidade, uma atividade com períodos de exercício de intensidade máxima, muito curtos (principalmente lançamentos ao gol e contra-ataques) que se alternam com fases de recuperação quando se toca a bola de um jogador para outro de forma muito mais lenta[9]. A característica específica do handebol exige dos jogadores uma participação efetiva em atividades que necessitam de um bom rendimento tanto aeróbio quanto anaeróbio[4].

O handebol é um esporte de resistência em regime de manifestação de força, velocidade e coordenação[10]. Como na maioria dos esportes de equipe, a capacidade para se recuperar rapidamente no handebol é decisiva se atividades subsequentes máximas com características intermitentes são exigidas.

A capacidade para se recuperar do exercício, resultando na produção do lactato, depende da capacidade para tolerar, armazenar e/ou rapidamente remover íons H^+ da musculatura ativa[11].

Dentro desse contexto, pode-se esperar que jogadores de handebol tenham capacidade aeróbia desenvolvida para que possam manter as características da intensidade de esforço durante a partida, realizando a ressíntese de adenosina trifosfato (ATP), e para possuírem maior eficiência na remoção do lactato.

A melhora do consumo máximo de oxigênio ($VO_{2máx}$) resulta de um melhor transporte de oxigênio para os músculos retardando ao máximo a fadiga muscular e acelerando a recuperação dos atletas. No handebol, a capacidade aeróbia tem um papel importante na fase de regeneração a cada pausa do jogo[12].

O fornecimento de energia por vias anaeróbias também é imprescindível no handebol, pois são inerentes do desporto ações muito intensas e rápidas, sendo mobilizado principalmente o sistema ATP-CP, que é a via mais rápida, em vários momentos da partida. Entretanto, em corridas de curta distância (*sprints*), a adenosina trifosfato (ATP) é mantida em concentrações relativamente constantes, mas a concentração de creatina fosfato (CP) diminui de forma contínua à medida que ela é utilizada para realizar a ressíntese da ATP depletada. Assim, a capacidade para manter as concentrações de ATP com a energia derivada da CP é limitada.

As manifestações dos diferentes tipos de resistência se fundamentam na capacidade de suportar um trabalho constante durante os 60 minutos da partida, por isso é necessário trabalhar a potência aeróbica. Em resumo, deve-se desenvolver o sistema anaeróbio-alático, a potência e a capacidade lática e a potência aeróbica.

TESTE DE ESFORÇO CARDIOPULMONAR (TECP)

Também conhecido como ergoespirometria, tem se mostrado muito útil na avaliação dos atletas. Como afirmado anteriormente, dentre os sistemas de transferência de energia, a participação do sistema aeróbio para os atletas de handebol é predominante e o teste do esforço cardiopulmonar (TECP) é o melhor instrumento de identificação dele. Esse teste consiste em um tipo de avaliação para análise da função do sistema cardiovascular e do sistema respiratório por meio do esforço físico progressivo até o cansaço máximo.

Ele registra o eletrocardiograma, essencial para a análise de arritmias cardíacas e sinais sugestivos de insuficiência coronariana; as aferições da pressão arterial; a resposta da frequência cardíaca em relação ao esforço aplicado; e as respostas respiratórias, importantes para a orientação personalizada de exercícios físicos aeróbios.

O teste ergoespirométrico também analisa consumo máximo de oxigênio, o $VO_{2máx}$. Esse valor determina como está o condicionamento físico aeróbio do atleta, ou seja, sua capacidade de resistência cardiorrespiratória. Quanto maior o $VO_{2máx}$, maior o condicionamento aeróbio, e mais resistência o indivíduo terá para exercícios de longa duração.

Associados a isso vêm os limiares de esforço, designados como limiar anaeróbio ventilatório 1 (LAV1) e limiar anaeróbio ventilatório 2 (LAV2) ou ponto de compensação respiratório (PCR). Esses valores determinam a faixa mais adequada e ideal de treinamento, que é associada a uma frequência cardíaca que foi devidamente monitorada durante o esforço e, dessa forma, consegue-se melhorar a resistência aeróbia. Em outras palavras, ele otimiza o treinamento, sem levar ao cansaço intenso.

PERFIL MORFOLÓGICO DOS ATLETAS DE HANDEBOL POR POSIÇÃO DE JOGO

O atleta de handebol, além das qualidades atléticas, deve possuir qualidades morfológicas a serviço de uma máxima mobilidade em todos os sentidos, para responder às exigências em diferentes situações de jogo. Na literatura, observa-se a descrição da importância de algumas variáveis morfológicas para atletas do sexo masculino de handebol. A estatura é a mais comentada. Ela é importante para o sucesso do atleta, pois proporciona vantagem ofensiva, propiciando um lançamento mais fácil da bola sobre o bloqueio defensivo, além de proporcionar vantagem defensiva gerada por um melhor rendimento técnico do bloqueio elevado. Já a potência do arremesso pode ser determinada pela envergadura, pois quanto maior for esta, mais importante é o seu raio de ação e, também, maior é a aceleração que pode-se dar à bola[13].

ORIENTAÇÕES NUTRICIONAIS

Não restam dúvidas quanto às mudanças favoráveis da composição corporal e a influência positiva sobre o desempenho esportivo de atletas após o manejo dietético com o uso da suplementação alimentar para casos específicos.

A alimentação saudável e adequada à quantidade de trabalho deve ser entendida e compreendida pelos atletas de alto rendimento como o ponto de partida para obter o desempenho máximo, e as manipulações nutricionais caracterizam uma estratégia complementar.

A prática de acompanhamento nutricional de atletas de handebol permite afirmar que há três perfis distintos de atleta no que diz respeito à composição corporal:

1. atletas com baixo percentual de gordura corporal e que perdem massa magra com muita facilidade (queimadores de energia);
2. atletas que apresentam percentual de gordura corporal acima do recomendado para a modalidade e facilidade para aumentar o peso corporal (poupadores de energia);
3. atletas com adequado percentual de gordura corporal e que conseguem manter tal adequação durante todo o calendário esportivo.

Embora divididos em três grupos diferentes, no que diz respeito ao hábito alimentar, todos apresentam um perfil muito semelhante caracterizado por dietas hiperproteicas, hiperlipídicas, hipoglicídicas, com elevado teor de colesterol e gordura saturada e baixo consumo de cálcio. Há, também, uma supervalorização do uso de suplementos nutricionais, com predomínio de proteínas e creatina.

Fica claro, portanto, que, com perfis tão distintos, não se pode adotar um mesmo padrão de alimentação. São necessários ajustes específicos a cada um dos grupos a fim de atender a demanda exigida pelo esporte.

No handebol, devem ser levados em consideração a fase de treinamento, o calendário de competições e os objetivos da equipe técnica em relação ao desempenho, os dados referentes ao metabolismo basal, a demanda energética de treino, as necessidades de modificação da composição corporal e os fatores clínicos presentes, como as condições de mastigação, de digestão e de absorção.

Também é importante atender ao sistema energético predominante daquele período de treinamento específico, o que pode tornar a dieta bastante variável.

Nossa meta é adequar a composição corporal do atleta e garantir que durante todo o calendário esportivo ele apresente uma nutrição equilibrada e que atenda ao desgaste promovido pela prática esportiva.

Energia, macro e micronutrientes

A atenção nutricional a esses atletas começa pela avaliação da composição corporal seguida do histórico de peso corporal anotado nos últimos anos. Com base nesses dados é possível definir a qual grupo o atleta pertence e a partir de tal definição identificar a necessidade diária de energia.

Temos utilizado as equações propostas pelo Institute of Medicine para estimativa da necessidade diária de energia (EER-Estimated Energy Requirement) com variação do nível de atividade física de acordo com a frequência, duração e intensidade do treinamento, ou a estimativa encontrada pelo TECP. Cabe ressaltar que o uso do Total Energy Expenditure (TEE) não está indicado a esse grupo, já que a inadequeção na composição corporal do grupo dos poupadores não caracteriza um quadro de obesidade. O percentual de gordura, nesse grupo, está acima do indicado apenas para a modalidade.

Outro fato importante também é confrontar os dados obtidos dos inquéritos alimentares com os resultados obtidos pelas equações a fim de aproximar teoria e prática.

Em função do valor calórico da alimentação dos atletas é possível atingir a recomendação de micronutrientes. Somente nos casos em que há restrição de alimentos ou energia optamos por suplementação com polivitamínicos.

A ingestão insuficiente de macro e micronutrientes, resultado de balanço calórico negativo, pode ocasionar perda de massa muscular e maior incidência de lesões, disfunções hormonais, osteopenia/osteoporose e maior frequência de doenças infecciosas, ou seja, algumas das principais características da síndrome do *overtraining*, o que compromete o treinamento pela queda do desempenho e do rendimento esportivo.

Muitas vezes, a ingestão calórica insuficiente acontece porque os atletas não conseguem repor a quantidade de energia necessária sem causar desconforto gástrico nos treinos. O excesso de fibras e gordura na refeição anterior ao treino pode retardar o esvaziamento gástrico, também provocando desconforto durante o treinamento. O nutricionista deve procurar momentos adequados de reposição, como a refeição pós-treino e o jantar, assim como o fracionamento alimentar.

Levando-se em consideração o gênero dos atletas e a intensidade e a duração dos treinamentos, o cálculo das necessidades calóricas nutricionais para a modalidade deve estar entre 1,5 e 1,7 vez a energia produzida, o que, em geral, corresponde a um consumo entre 37 e 41 kcal/kg de peso/dia e, dependendo dos objetivos, pode apresentar variações mais amplas, entre 30 e 50 kcal/kg/dia[14].

Quando a necessidade de redução de massa gorda é um dos objetivos do acompanhamento nutricional, deve-se monitorar os resultados periodicamente para que a perda não seja também de massa magra, indesejável para o rendimento esportivo e para a saúde do atleta.

Além disso, distúrbios alimentares podem ser desencadeados, dependendo da pressão que o atleta sofre para perder peso, e devem ser imediatamente inibidos, especialmente nas mulheres, por serem mais suscetíveis a essas variações.

Uma redução de 10 a 20% na ingestão calórica total promove alteração na composição corporal, com redução de massa corporal de gordura, não induzindo fome e fadiga, como ocorre com dietas de muito baixo valor calórico. A redução drástica da gordura dietética pode não garantir a redução de gordura corporal e ocasionar perdas musculares significativas por falta de nutrientes ativos na recuperação após o exercício físico, como as vitaminas lipossolúveis e as proteínas[15].

Carboidratos

As características do handebol reduzem acentuadamente os níveis de glicogênio muscular, obrigando a constante preocupação com sua adequada reposição, fundamental para manter seu efeito ergogênico. No entanto, observa-se a baixa adesão dos atletas, de diferentes modalidades, ao seu consumo na quantidade correta[16].

A escolha dos alimentos fontes de carboidrato, assim como a preparação da refeição que antecede o evento esportivo, deve respeitar as características gastrointestinais individuais dos atletas.

A recomendação do fracionamento da dieta em três a cinco refeições diárias deve considerar o tempo de digestão necessário para a refeição pré-treino ou jogo. O tamanho da refeição e sua composição em quantidades de proteínas e fibras podem exigir mais de 3 horas para o esvaziamento gástrico. Na impossibilidade de esperar por esse tempo para a digestão, pode-se evitar o desconforto gástrico com refeições pobres em fibras e ricas em carboidratos. Sugere-se escolher uma preparação com consistência leve ou líquida, com adequação da quantidade de carboidratos. Assim, a refeição que antecede os treinos deve ser suficiente na quantidade de líquidos para manter a hidratação, pobre em gorduras e fibras para facilitar o esvaziamento gástrico, rica em carboidratos para manter a glicemia e maximizar os estoques de glicogênio, moderada na quantidade de proteína e, preferencialmente, deve fazer parte do hábito alimentar do atleta[17].

Quanto maior a intensidade dos exercícios, maior será a participação dos carboidratos como fornecedores de energia. A contribuição da gordura pode ser importante para todo o tempo em que durar o exercício, tendendo a se tornar mais expressiva quando a atividade se prolonga e se mantém em intensidade francamente aeróbia. Contudo, a proporção de energia advinda da gordura tende a diminuir quando a intensidade de exercício aumenta, o que exige maior participação dos carboidratos. A proteína, com a maior duração do exercício, aumenta sua participação, o que contribui para a manutenção da glicose sanguínea, principalmente por meio da gliconeogênese hepática.

Estima-se que a ingestão de carboidratos correspondente a 60 a 70% do aporte calórico diário atenda à demanda de um treinamento esportivo de handebol. Para otimizar a recuperação muscular, recomenda-se que o consumo de carboidratos esteja entre 5 e 8 g/kg de peso/dia. Em dias de jogos e/ou treinos intensos, a necessidade pode aumentar para até 10 g/kg de peso/dia para a adequada recuperação do glicogênio muscular e/ou aumento da massa muscular[18].

No trabalho com atletas de handebol, observa-se que essa adequação deve ser feita em etapas: primeiro, o nutricionista deve avaliar a quantidade de carboidrato consumida pelo atleta e ir elevando-a aos poucos, em direção aos 5 a 8 g/kg de peso preconizados por dia, divididos entre alimentos ricos em carboidratos e suplementação. Se o consumo do atleta for abaixo desse valor, essa simples adequação já promoverá efeito ergogênico inicial. Conforme a avaliação do nutricionista e o desempenho esportivo do atleta, pode-se pensar em elevar ainda mais a quantidade de carboidratos, sempre de forma gradativa e fracionada. Aumentar bruscamente a taxa de carboidrato pode provocar enjoos e desconfortos gástricos. Pode-se fazer um treinamento intestinal para aumentar o volume de carboidrato ingerido, como sugere o capítulo 47.

A quantidade de glicogênio depletada depende, naturalmente, da duração e da intensidade do exercício. Frequentemente, os carboidratos consumidos fazem parte da composição de bebidas especialmente desenvolvidas para atletas. Após um treino exaustivo, recomenda-se a ingestão de carboidratos simples entre 0,7 e 1,5 g/kg peso no período de 4 horas, o que é suficiente para a ressíntese plena de glicogênio muscular[19].

O uso de suplementos de carboidratos (maltodextrina) tem sido indicado a todos os atletas como componente do líquido de hidratação durante treinos e jogos.

Proteínas

As necessidades proteicas de atletas têm recebido atenção especial dos investigadores nas últimas décadas por fazerem parte essencial no reparo de microlesões musculares decorrentes da prática esportiva. Essas necessidades aumentam com o tipo de exercício praticado, sua intensidade, sua duração e sua frequência e não há uma definição em relação a diferenças quanto ao sexo.

Os exercícios de força exigem maior consumo de proteínas quando comparados com as demandas exigidas pelos trabalhos de resistência. Para aqueles que têm por objetivo o aumento da massa muscular, sugere-se a ingestão de 1,6 a 1,7 g/kg de peso/dia. Na prática de handebol, que muitas vezes enfatiza os treinos de resistência, as proteínas têm um papel auxiliar no fornecimento de energia para a atividade, calculando-se ser de 1,2 a 1,6 g/kg de peso a necessidade de seu consumo diário[19,20].

O nutricionista deve estar atento às etapas do treinamento para modular a oferta de proteína conforme as necessidades específicas trabalhadas: força ou resistência.

Os atletas devem ser conscientizados de que o aumento do consumo proteico na dieta além dos níveis recomendados não leva a aumento adicional da massa magra. Há um limite para o acúmulo de proteínas nos diversos tecidos.

No handebol, existe especial interesse na restauração do sistema ATP-CP; neste caso, a reposição de proteínas pode entrar no manejo dietético pós-treino visando recuperar a musculatura, complementando a reposição de carboidrato para a ressíntese de glicogênio muscular.

A suplementação proteica tem indicação secundária e visa complementar a alimentação do atleta cujos alimentos não conseguiram fornecer a quantidade de proteína recomendada. Normalmente são atletas com histórico de restrições ou aversões alimentares importantes ou quando o volume de alimentos necessário para atingir a recomendação é superior ao tolerado pelo atleta. Os hiperproteicos e hipercalóricos quase não são utilizados.

O uso de creatina se restringe a casos isolados quando em conjunto com o preparador físico se definem metas específicas do treinamento (normalmente no início da temporada) no qual tal suplementação se mostra importante para atingir os resultados esperados.

Gorduras

Os atletas de handebol costumam preparar sozinhos a própria comida e por conta disso acabam ingerindo uma dieta hiperlipídica, com excesso de gordura saturada e colesterol.

Quando dietas com restrição de lipídios forem necessárias, as cotas em relação ao aporte calórico total devem conter menos do que 8% para as gorduras saturadas, mais do que 8% para as monoinsaturadas e de 7 a 10% para as poli-insaturadas.

A ideia é atingir cerca de 1 g de gordura/kg de peso corporal/dia com a dieta, o que equivale a 30% do valor calórico total (VCT). A parcela de ácidos graxos essenciais deve ser de 8 a 10 g/dia[19]. Esse valor permite garantir confortavelmente a oferta de energia e micronutrientes lipossolúveis, além de tornar a dieta mais palatável.

Reposição hídrica

A ingestão de líquidos, independentemente da presença de carboidrato, melhora o desempenho para a primeira hora de exercício aeróbio em alta intensidade. Porém, no handebol, os treinos de duas a três horas realizados apenas com água levam a uma fadiga por vezes precoce.

Temos indicado o uso de soluções com 6 a 8% de carboidrato durante os treinos com resultados importantes para o desempenho esportivo.

A inclusão de sódio nas bebidas reidratantes promove maior absorção de água e carboidratos pelo intestino durante e após o exercício. Isso se dá porque o transporte de glicose na mucosa do enterócito é acoplado com o transporte de sódio, resultando em maior absorção de água.

Não existem evidências atuais de que bebidas geladas facilitem a absorção da água ou nutrientes que as acompanham, porém, percebe-se que, para os atletas, influencia na palatabilidade, facilitando sua ingestão.

Recomendações de reposição de líquidos

O atleta deve ingerir líquidos antes, durante e após a prática do handebol. Para garantir que o indivíduo inicie o exercício bem hidratado, recomenda-se que ele beba cerca de 250 a 500 mL de água 2 horas antes do exercício. Durante o exercício, recomenda-se iniciar a ingestão já nos primeiros 15 minutos e continuar bebendo a cada 15 a 20 minutos. O volume a ser ingerido varia conforme as taxas de sudorese, geralmente entre 500 e 2.000 mL/h. Se a atividade durar mais de 1 hora ou se for intensa do tipo intermitente, mesmo com menos de 1 hora, deve-se repor carboidrato na quantidade de 30 a 60 g/h^{-1} e sódio na quantidade de 0,5 a 0,7 g/L^{-1}. A bebida deve estar em temperatura em torno de 15 a 22°C e apresentar sabor de acordo com a preferência do indivíduo, favorecendo a palatabilidade.

Após o exercício, o atleta deve continuar ingerindo líquidos para compensar as perdas adicionais de água pela diurese e pela sudorese.

Deve-se aproveitar para oferecer carboidratos, em média de 50 g de glicose, nas primeiras 2 horas após o exercício para que se promova a ressíntese do glicogênio muscular e o rápido armazenamento de glicogênio muscular e hepático.

HÁBITO ALIMENTAR

Nossa população não possui conhecimento adequado sobre nutrição e, portanto, desconhece a composição nutricional dos alimentos que ingere. Os atletas são parte integrante desse grupo, mas apresentam uma diferencial no que diz respeito a subestimar a quantidade de proteínas que ingerem.

Há uma noção de que a alimentação diária é insuficiente para atender a necessidade proteica e que somente com o uso de suplementos tal adequação será atingida. Há casos em que a suplementação se faz necessária, mas são poucos.

O consumo de carboidratos durante o treinamento é outro ponto pouco valorizado pelos atletas.

No que diz respeito ao fracionamento o café da manhã costuma ser negligenciado. Não é incomum o relato de treino em jejum. A indicação de preparações de fácil manuseio, com pequenos volumes e ricas em carboidratos são bem aceitas na primeira refeição do dia.

O jantar requer também uma atenção especial, pois para muitos tal refeição é substituída por lanches por uma questão de praticidade. Grande parte dos jogadores estuda no período noturno e realiza o jantar quando retorna da universidade. Uma boa estratégia é orientá-los a realizar refeições mais completas em horário mais próximo ao início das aulas e completar com uma refeição mais leve ao seu término.

Alimentos como leite e derivados, frutas, legumes e verduras costumam ser excluídos da alimentação diária por falta de atenção e organização. Em geral não são relatados como aversões. Cabe salientar que esse cenário se caracteriza por jovens que muito cedo tiveram de morar sozinhos ou em repúblicas para poder seguir a carreira esportiva e não foram preparados para tal rotina, ou seja, não têm o hábito de comprar alimentos, não têm noção de quantidade de alimento a ser adquirida, desconhecem períodos de safra dos alimentos, não sabem escolher legumes, verduras e frutas de boa qualidade, entre outros.

É muito comum também os jogadores responderem pelo preparo dos alimentos e por vezes são necessárias orientações de técnicas de preparo e armazenamento para que possam conduzir tais procedimentos com segurança.

CONDUTA NUTRICIONAL

A apresentação do resultado da avaliação nutricional mostra-se como um excelente ponto de partida para adequação dos macro e micronutrientes. Com o uso de softwares para cálculo de dietas é possível apresentar os dados referentes aos inquéritos e alterá-los em tempo real, negociando com o atleta as modificações necessárias. Esse momento do atendimento faz toda a diferença, pois possibilita ao atleta propostas de mudanças em sua alimentação com o tutorial de um nutricionista conduzindo o processo e promovendo educação nutricional.

Observa-se maior envolvimento do atleta na mudança quando metas são conjuntamente estabelecidas, o hábito alimentar é respeitado e o planejamento é negociado.

Em categorias de base iniciamos o processo de educação nutricional com palestras educativas em grupo para despertar o interesse pela temática e depois convidamos os atletas para os agendamentos individuais. Consideramos que a iniciativa do atleta em participar do processo é extremamente importante para o sucesso da intervenção. O resultado apresentado nessas categorias tem sido muito promissor. É interessante destacar que os resultados apresentados individualmente são favor motivacional para o atleta e para o grupo ao qual ele pertence. O resultado apresentado é comemorado individualmente e coletivamente.

Intervenções em grupo são interessantes para itens pontuais que sejam comuns a toda a equipe. A educação nutricional em grupo não costuma motivar mudanças. Para esse fim o trabalho individual se mostra mais efetivo.

A proposta da alimentação sempre levará em consideração o hábito alimentar do atleta, os horários de treinamento e descanso. O calendário esportivo e as fases de treinamento também são aspectos importantes a serem observados.

CONSIDERAÇÕES FINAIS

Por tratar-se de um esporte de contato são comuns lesões que afastam o jogador da quadra por períodos curtos, médios e longos. De acordo com o tratamento instituído e das características da reabilitação faz-se necessário alterações no plano alimentar sugerido a fim de contribuir com a recuperação e garantir um retorno aos treinos com uma composição corporal semelhante a anterior a lesão. Para mais informações sobre alterações alimentares em períodos de afastamento e de retorno à atividade física, consulte o Capítulo 43.

Programar a alimentação que será oferecida aos jogadores quando estão em período de competição é outro desafio. É importante conhecer o local onde serão realizadas as refeições e programar os ajustes necessários nos cardápios oferecidos em função do horário de treinos e jogos. Viagens longas requerem programação de lanches intermediários e hidratação. Viagens a outros países requerem atenção quanto ao hábito alimentar local e a adaptação dos jogadores as alterações.

Os nutricionistas não estão o tempo todo próximos aos atletas como os preparadores físicos e técnicos. Nosso trabalho tem outro cenário e a abordagem é diferenciada pela sobreposição da teoria com a prática, visando à criação de uma geração de atletas mais consciente de sua responsabilidade sobre as escolhas alimentares e do impacto delas sobre o rendimento esportivo.

Esse é um trabalho com resultados a médio e longo prazo, pois modificar o comportamento alimentar é uma empreitada que requer disposição e persistência. Habilitar o atleta a fazer suas escolhas alimentares parece ser o grande segredo do sucesso esportivo.

REFERÊNCIAS

1. Confederação Brasileira de Handebol. Handebol – regras oficiais, 2006/2009. 2.ed. São Paulo: Phorte; 2006.
2. Retechuki A, Silva SG. Resposta da frequência cardíaca no jogo de handebol em escolares do sexo feminino. Rev Trein Desportivo 2001;6:38-43.
3. Eleno T, Barela JA, Kokubun E. Tipos de esforço e qualidades físicas do handebol. Rev Bras Cien Esporte 2002;24:83-98.
4. Souza J, Ribeiro MA, Ramires GA, Brevilhéri JC. Evolução da potência aeróbica máxima em atletas de handebol adulto durante o período de preparação. Rev Trein Desportivo 2000;5:29-34.
5. Souza J, Gomes AC, Leme L, Silva SG. Alterações em variáveis motoras e metabólicas induzidas pelo treinamento durante um macrociclo em jogadores de handebol, Rev Bras Med Esporte 2006;12(3):129-134.
6. Eleno TG, Kokubun E. Tipos de sobrecarga fisiológica do drible no handebol: um estudo pelo lactato sanguíneo e frequência cardíaca em sujeitos treinados e não treinados. Rev Educ Física – Maringá 2002;13(1):109-14.
7. Cardinale M. Handball performance: physiological considerations & pratical approach for training metabolic aspects. Disponível em: http://coachesinfo.com/category/team_handball/176. Acesso em: 06 maio 2003.
8. Alves TC, Barbosa LF, Pellegrinotti IL. Características fisiológicas do handebol. Rev Conexões – Campinas 2008;6.
9. Romo I. Los jugadores de balonmano "se parecen" mucho a los velocistas. Rev El Mundo 2002;463.
10. Antón Garcia JL. Balonmano: metodologia y alto rendimento. Barcelona: Paidotribo; 1994.

11. Tomlin DL, Wenger HA. The relationship between aerobic fitness and recovery from high intensity intermittent exercise. Sports Med 2001;31(1):1-11.
12. Jeukendrup AE, Saris WHM, Wagenmakers AJM. Fat metabolism during exercise: a review. Int J Sport Med 1998;19:371-9.
13. Marques AT. A importâcia dos parâmetros antropométricos e das qualidades físicas no rendimento. Setemetros 1987;5.
14. Maughan R. The athlete's diet: nutritional goals and dietary strategies. Proc Nutr Soc 2002;61:87-96.
15. Nieman DC, Pedersen BK. Exercise and immune function – recent developments. Sports Med 1999;27:73-80.
16. American College of Sports Medicine; American Dietetic Association; Dietitians of Canada. Joint Position Statement: nutrition and athletic performance. Med Sci Sports Exerc 2000;32:2130-45.
17. Van Erp-Baart AM, Saris WH, Binkhorst RA, Vos JA, Elvers JW. Nationwide survey on nutritional habits in elite athletes. Part 1. Energy, carbohydrate, protein and fat intake. Int J Sports Med 1989;10:S3-10.
18. American Academy of Pediatrics. Climatic heat stress and the exercise child and adolescent. Pediatrics 2000;106:158-9.
19. American College of Sports Medicine. ACSM position stand on exercise and fluid replacement. Med Sci Sports Exerc 1996;28:i-vii.
20. Tarnopolsky MA. Protein and physical performance. Curr Opin Clin Nutr Metab Care 1999;2:533-7.
21. Maughan RJ, Leiper JB, Shirreffs SM. Factors influencing the restoration of fluid and electrolyte balance after exercise in the heat. Br J Sports Med 1997;31:175-82.

Voleibol 11

Rogério Eduardo Tavares Frade

HISTÓRICO

Em 1954, foi criada a Confederação Brasileira de Voleibol com o objetivo de difundir e desenvolver a modalidade. A partir da segunda metade dos anos 1970, iniciou-se a grande escalada do voleibol no Brasil, que passou a investir mais na formação de técnicos e atletas brasileiros, organizando cursos ministrados por técnicos estrangeiros de renome.

O voleibol vem apresentando acentuada evolução nos últimos anos, tanto nas regras do jogo, quanto nos processos de treinamento, nas partes técnica e tática[1].

É um dos esportes que tem maior número de títulos do país e, com isso, vem se transformando em um dos esportes mais populares. Acredita-se que as últimas conquistas tanto da seleção feminina, atual campeã olímpica, como da seleção masculina, campeã olímpica em 1992 e 2004 e vice-campeã olímpica em 2008 e 2012, podem ter contribuído para o aumento da popularidade da modalidade[2].

Atualmente, o voleibol é o esporte mais jogado no país depois do futebol e tem o campeonato nacional mais forte do mundo.

Nenhum outro país, em qualquer esporte coletivo, apresenta esse quadro de conquistas: de 1997 a 2010, foram 564 competições com 694 pódios, sendo[3]: 317 medalhas de ouro, 199 medalhas de prata e 178 medalhas de bronze.

CARACTERÍSTICAS DA MODALIDADE

O voleibol é praticado em uma quadra retangular (18 × 9 m) dividida ao meio por uma rede que impede o contato corporal entre os adversários. A disputa é entre duas equipes compostas por seis jogadores cada e que podem ter no máximo seis reservas; assim, cada equipe é constituída de, no máximo, doze jogadores. Em hipótese alguma é permitido a uma equipe atuar com menos de seis atletas em quadra.

De acordo com Bojikian[4], o jogo consiste em golpear a bola (geralmente com as mãos) de forma que ela passe sobre a rede em direção ao campo defendido pelo adversário, evitando-se que ela caia no solo do seu próprio lado. Cada jogada se inicia por um saque, dado por um jogador postado atrás da linha de fundo da quadra. O saque deve passar por cima da rede no espaço delimitado. A equipe que recebe o saque deve enviar a bola de volta ao campo daquele que sacou dentro das seguintes condições:

- podem ser dados, no máximo, três toques na bola;
- os toques têm de ser realizados por atletas alternados;
- na execução de cada toque, não é permitido segurar ou conduzir a bola;
- deve-se evitar que a bola toque o solo de seu campo de jogo.

Como conduzir a bola é uma ação punida pela regra, as habilidades motoras que compõem o voleibol provocam um contato muito rápido com a bola. Esse toque rápido implica uma coordenação motora especialmente desenvolvida, além de um raciocínio acelerado para encontrar a melhor opção e jogada em cada situação criada pelo jogo. Na verdade, o voleibol é um esporte de situação, ou seja, de momento. Suas características exigem que o praticante tenha uma percepção contínua de cada situação do jogo, consiga compreendê-la, elabore a informação recebida e responda com uma ação escolhida adequadamente; tudo em questão de segundos. Além do raciocínio rápido e da velocidade de reação, o praticante exercita muito a tomada de decisão com rapidez.

A disputa termina quando uma equipe vencer três tempos (denominados *sets*) no sistema de cinco *sets*. A equipe que atingir 25 pontos primeiro será vencedora de cada *set*, desde que haja uma diferença mínima de dois pontos em relação à pontuação adversária. Em caso de empate em 24 a 24 ou 25 a 25, o *set* terminará no 26º ou 27º ponto e assim sucessivamente, mantendo-se a necessidade dos dois pontos de diferença.

No Campeonato Paulista de 2013 e na "Superliga" 2013/14 a pontuação final foi alterada; sendo que a equipe que conquistar 21 pontos primeiro será vencedora de cada *set*.

No caso de as equipes empatarem no número de *sets* vencidos, o *set* decisivo será disputado até o 15º ponto. Nesse *set* decisivo, há também a obrigatoriedade da vantagem de dois pontos de uma equipe sobre a outra para a obtenção da vitória, sem limite de placar.

O voleibol é um esporte que alterna atividade aeróbica e anaeróbica, requerendo desempenho físico com força muscular e boa capacidade de energia, na qual o atleta deve possuir flexibilidade, força, potência, agilidade e condicionamento aeróbico para a realização do esporte[5].

Em termos fisiológicos, o voleibol é uma modalidade que apresenta grande demanda metabólica com estimativa de 60% para a resposta anaeróbica e 40%, aeróbica[6]. Avaliando atletas do sexo feminino, Silva[7] encontrou valores médios de bola em jogo de 6,6 segundos, sugerindo grande contribuição anaeróbica alática para a modalidade.

Cabe notar que um *rally* (cada parte ativa de um jogo) é maior na categoria feminina do que na masculina, estando compreendida entre 6 a 10 segundos e 4 a 8 segundos, respectivamente.

CONTRIBUIÇÃO METABÓLICA E DEMANDA ENERGÉTICA

Ao contrário das modalidades de *endurance*, o jogo de voleibol possui pausas que possibilitam uma recuperação metabólica em curtos períodos. A associação entre os gestos motores e os processos metabólicos é fundamental para compreender as exigências da modalidade.

No voleibol, a ressíntese de energia é mista, pois durante uma partida a reconstituição dos estoques de adenosina trifosfato (ATP) é realizada em 40% pelo metabolismo anaeróbio alático, 10% pelo anaeróbio lático e 50% pelo metabolismo aeróbio[8-11]. A dinâmica principal do jogo ocorre nos saltos com cortadas e bloqueios e os períodos de recuperação duram cerca de 9 segundos ou mais[11].

Nos momentos de ataque e bloqueio, o comportamento energético dos jogadores encontra-se acima do limiar anaeróbio e, nos momentos de defesa, abaixo desse índice, havendo, assim, momentos de recuperação ativa durante o jogo[12]. Não foram observados aumentos significativos no lactato sanguíneo dos atletas após as partidas[13]. A maior contribuição energética para a realização de trabalho mecânico nos momentos decisivos do jogo é proveniente do metabolismo anaeróbio alático[14]. A capacidade aeróbia também é importante durante exercícios intermitentes de alta intensidade como o voleibol[15]. O aumento da participação aeróbia no gasto energético total preserva os estoques de glicogênio e creatina fosfato, diminuindo a produção de ácido lático, prevenindo a queda do pH intramuscular[16] e melhorando a recuperação durante e entre as partidas[11,17].

A alimentação é um dos fatores que pode limitar o desempenho do atleta. Segundo Prado et al.[18], uma boa nutrição é um dos fatores que podem melhorar o desempenho atlético e, quando bem equilibrada, pode reduzir a fadiga, permitindo que o atleta treine por um maior número de horas ou que se recupere mais rapidamente entre as sessões de treinos.

Panza et al.[19] diz que uma nutrição adequada pode otimizar os depósitos de energia para a competição ou repará-las mais rapidamente, afetando a situação tanto competitiva, quanto de treinamento. Deficiências nutricionais podem reduzir a capacidade de executar exercícios. É importante que o cálculo das necessidades energéticas totais (NET) do dia seja realizado da forma mais precisa possível, para que as intervenções necessárias sejam feitas. Existem diversas equações que estimam o gasto energético, e as mais citadas na literatura são as publicadas pela FAO/WHO/UNU em 1985.

Estudos mostram que essas equações podem, de maneira geral, superestimar em até 20% o gasto energético basal (GEB), por isso recomenda-se a análise crítica dos resultados durante sua aplicação prática[20].

Uma das maneiras mais precisas de se medir o gasto energético no exercício é através do teste de ergoespirometria, que mede o volume de oxigênio consumido (VO_2), ou por meio dos equivalentes metabólicos (MET) gastos. Os MET representam o consumo de oxigênio do indivíduo, considerando-se que 1 MET corresponde a 3,5 mL/kg/min de oxigênio consumido em repouso[21].

O gasto energético no exercício pode ser expresso em múltiplos de MET, ou seja, um exercício ou modalidade esportiva pode apresentar, por exemplo, um dispêndio energético de 4 MET, o que significa quatro vezes o gasto de energia em repouso. Na Tabela 11.1, temos os valores de MET segundo o *Compendium of physical activities* de 2011.

Tabela 11.1 Valores de MET para a modalidade voleibol

Modalidade	MET
Voleibol não competitivo, 6-9 jogadores	3,0
Voleibol competitivo em ginásio	6,0
Voleibol de praia	8,0

Fonte: adaptada de Ainsworth et al.[22]

Quando se trabalha com atletas profissionais, os testes ergoespirométricos são indispensáveis para se obter de forma mais precisa o gasto energético da atividade praticada. Ao mensurar o gasto energético no voleibol, constatou-se que o gasto médio é de 650 kcal/h em uma sessão de treino a 55% do VO_2 de pico e a frequência cardíaca média foi de 133 bpm[23]. Sendo assim, pode-se dizer que um praticante de voleibol terá em média um gasto calórico de 1.700 calorias por treino ou jogo; dependendo, é claro, da intensidade e da duração destes.

NUTRIÇÃO PRÉ-TREINOS E JOGOS

Atletas que treinam ou competem pela manhã vêm de um jejum noturno de 6 a 10 horas, no qual há uma redução significativa das reservas de carboidrato. Com isso, é de extrema importância a refeição feita pela manhã antes dos treinamentos ou competições, pois tem como objetivo recompor as reservas de glicogênio, evitar fome durante o exercício e promover uma hidratação adequada[24].

A refeição pré-treino deve ser composta por alimentos de fácil digestão, como carboidratos, e poucos lipídios e proteínas, que têm uma digestão mais lenta. Os carboidratos, além de serem digeridos rapidamente, reduzem a sensação de desconforto gástrico e fornecem energia de forma mais eficaz e rápida[24].

Sugere-se que 1 hora antes dos treinos/jogos, seja evitado o consumo de carboidrato de alto índice glicêmico, que ocasiona rápida liberação de insulina pelo pâncreas e, consequentemente, aumento da glicemia sanguínea, podendo levar a um quadro de hipoglicemia de rebote[24,25].

Deve-se ofertar carboidratos que sejam capazes de preservar a glicemia e o metabolismo muscular sem elevar a liberação de insulina. Como sugestão, há os carboidratos complexos ou que tenham médio ou baixo índice glicêmico, assim, a estimulação aguda e intensa da secreção de insulina é evitada, impedindo a hipoglicemia de rebote e a saturação dos receptores intestinais de glicose[26].

A frutose poderia ser outra opção de carboidrato, já que é absorvida mais lentamente do que a glicose e a sacarose, pois deve ser transportada primeiro até o fígado para ser convertida em glicose, não elevando a glicemia de forma rápida. Porém, o consumo de frutose antes da atividade física em alguns indivíduos pode ocasionar alterações gastrointestinais indesejáveis como dores abdominais, diarreia e até vômitos; portanto, não é uma boa opção de uso antes dos treinos/jogos[21,24,27,28].

Tabela 11.2 Recomendações de carboidrato[21,24,27-29]

Tempo antes dos treinos/jogos	Quantidade	Exemplo de refeições
30 minutos	30 a 60 g com baixo IG	1 barra de cereal + 1 banana ou 1 copo de suco + 2 torradas ou 1 a 2 carboidratos em "gel"
1 hora	1-2 g/kg com baixo a médio IG	Lanches (lanche natural + suco)
Acima de 2 horas	3-5 g/kg com alto a médio IG	Refeições completas (almoço, jantar)

* IG: índice glicêmico

Na prática do voleibol, normalmente, os treinos físicos e técnicos (em quadra) ocorrem pela manhã, e os táticos (em quadra) na parte da tarde, todos os dias. Em dia de jogo, essa rotina é alterada, tendo apenas um treino em quadra pela manhã, já que os jogos na maioria das vezes ocorrem no período da noite. É importante:

- levar em consideração o tempo de antecedência para ajustar o volume da refeição e sua composição;
- com antecedência de pelo menos 1 hora do treino, fazer um café da manhã rico em carboidratos, moderado em proteínas e contendo frutas;
- realizar uma refeição completa (p. ex., almoço) com base em carboidratos cerca de 2 a 4 horas antes da próxima sessão de treino;
- evitar a ingestão de grandes volumes de alimentos, fibras, gorduras e proteínas em intervalos inferiores a 4 horas antes dos treinos/jogos;
- evitar consumir refrigerantes (especialmente à base de cola) antes dos treinos/jogos;
- tomar cuidado com alimentos desconhecidos, mesmo que de ótima aparência e sabor, ou de regiões que o atleta não tem o hábito de frequentar; recomenda-se não experimentar nada de diferente durante períodos de competição ou próximo a jogos.

Um caso ocorrido durante uma viagem para a disputa de um campeonato de voleibol ilustra o problema citado neste último item. Uma das atletas, em um momento de folga, resolveu experimentar uma comida típica da região em uma barraquinha de rua. Horas depois, ela passou mal, desidratou e não conseguiu treinar no dia e nem jogar. Para acelerar a recuperação da atleta, que apresentava um quadro de diarreia aguda, enjoo com episódios de vômito e muito mal-estar, foi usada a seguinte estratégia: um suplemento simbiótico (prebiótico + probiótico), que foi excelente na regularização da função intestinal, e uma bebida esportiva ou suplemento à base de carboidrato com cloreto de sódio (sal) para reposição hidroeletrolítica. Se necessário, ainda poderia ser usado o soro caseiro para reidratação, e para o quadro de enjoo e vômitos, chá de gengibre ou hortelã. Foi um sucesso. A recuperação não foi imediata, mas, em 2 dias, ela já estava suficientemente recuperada para voltar a treinar e jogar.

NUTRIÇÃO DURANTE TREINOS/JOGOS

Fazer a reposição de nutrientes, em especial de carboidrato, durante o exercício é ainda mais importante em situações em que os atletas não estão com os estoques de glicogênio "recarregados" ou não consumiram refeição pré-exercício, o que não é recomendado, mas pode acontecer.

O consumo de carboidrato durante o exercício aumenta o rendimento, retarda a fadiga e auxilia na manutenção da glicemia e na preservação do glicogênio muscular[21,27,30,31].

A quantidade de carboidrato a ser oferecida durante os treinos/jogos é de 30 a 60 g/h[27,30,31], sendo a melhor estratégia oferecer soluções contendo água, eletrólitos e 5 a 8% de carboidrato[21], como a maltodextrina. Atualmente, a melhor concentração indicada pelos estudos para fornecimento gradual de energia é de 6%, utilizando-se uma mistura de glicose, frutose e sacarose[21,27].

Hidratação

Pode-se evitar ou diminuir os efeitos da desidratação seguindo as recomendações da Sociedade Brasileira de Medicina do Esporte (SMBE)[27], do American College of Sports Medicine (ACSM)[29], da American Dietetic Association (ADA) e da Canadian Dietetic Association (CDA)[29].

Para esportes de duração prolongada (mais de 1 hora sem pausa) ou de elevada intensidade e menos de 1 hora de duração (futebol, voleibol, basquetebol, tênis), tem sido sugerida a ingestão de bebidas esportivas durante a atividade.

A reposição hídrica adequada fica entre 600 e 1.250 mL/h na seguinte composição: 6 a 8% de carboidrato e 0,5 a 0,7 g/L de sódio. A maioria das bebidas esportivas já vem nas concentrações adequadas de carboidrato e sódio; recomenda-se seu uso durante os treinos e jogos de voleibol. Porém, na falta delas, pode-se preparar a bebida de forma caseira, utilizando a seguinte fómula prática:

CHO (maltodextrina): 6 a 8% → 6 a 8 g
para cada 100 mL de água

Atenção para não exceder a quantidade de carboidrato na bebida, pois em concentrações de glicose superiores a 10%, o fluxo de líquido é deslocado no sentido contrário, saindo do espaço vascular em direção ao lúmen intestinal, promovendo desidratação, câimbras abdominais, náseas e diarreias.

NUTRIÇÃO PÓS-TREINOS E JOGOS

Após treino e jogos, a palavra-chave é recuperação; o principal objetivo da refeição é recuperar as reservas musculares e hepática de glicogênio.

A necessidade de glicogênio no músculo previamente ativo afeta a ressíntese de glicogênio no período pós-exercício; com isso, o transporte de glicose para dentro da célula é facilitado pela maior sensibilidade do transportador GLUT 4 e pela maior atividade da enzima responsável pelo armazenamento do glicogênio, a glicogênio-sintetase.

Na prática, tem-se as seguintes recomendações:

- ingestão de 0,7 a 1,5 g/kg de peso corporal de carboidrato simples e de alto índice glicêmico na primeira hora e mantendo a cada 2 horas;
- refeição completa logo após treinos/jogos ou, ainda, 2 horas após ter feito o protocolo anterior;
- hidratação adequada, conforme o protocolo anteriormente sugerido;
- ingestão de uma bebida de recuperação com a combinação de carboidrato e proteína (3 a 4:1, p. ex., 45 a 60 g de carboidrato para 15 g de proteína em 300 mL de água) imediatamente após treino e jogo – isso contribui para o aumento da insulina e estima a ação da enzima glicogênio-sintetase, favorecendo uma rápida síntese e armazenamento de glicogênio muscular.

As Tabelas 11.3 e 11.4 apresentam a rotina em dias de treinos e jogos, respectivamente, dos atletas de voleibol e algumas sugestões de alimentos usados nas refeições.

VOLEIBOL DE PRAIA

O voleibol de praia é uma derivação do voleibol de quadra. Apesar de ter surgido no início do século passado, o esporte só ganhou prestígio em competições internacionais a partir da década de 1980. Neste período, foi criado o Circuito Mundial, competição anual da modalidade. No início, apenas as duplas americanas eram campeãs, e foi assim entre os anos de 1987 a 1992. A partir dos anos 1990, no entanto, os brasileiros passaram a ganhar mais espaço no pódio. No masculino, os brasileiros conquistaram quinze títulos da competição; no feminino, dezessete[32].

Tabela 11.3 Alimentação em dia de treino

Período	Atividade ou refeição	Exemplo de alimentos
Manhã	Café da manhã	Suco ou café com leite ou iogurte com cereal Pão com queijo ou requeijão Frutas
Manhã	Treino técnico (em quadra)	Água e/ou bebida com carboidrato e eletrólitos
Manhã	Treino físico (em academia)	Água
Meio-dia	Almoço	Salada Arroz e feijão ou massa Carne Legumes cozidos Suco e fruta ou gelatina
Tarde	Treino tático (em quadra)	Água e/ou bebida com carboidrato e eletrólitos
Tarde	Pós-treino	Bebida de recuperação
Tarde	Lanche da tarde	Pão com peito de peru e queijo ou lanche natural Suco ou café com leite Fruta
Noite	Jantar	Salada Arroz e feijão Carne Legumes cozidos Suco e fruta ou gelatina

Tabela 11.4 Alimentação em dia de jogo

Período	Atividade ou refeição	Exemplo de alimentos
Manhã	Café da manhã	Suco ou iogurte com cereal Pão ou torradas com queijo ou requeijão ou geleia Frutas
Manhã	Treino tático (em quadra)	Água e/ou bebida com carboidrato e eletrólitos
Meio-dia	Almoço	Salada Arroz e feijão ou massa Carne Legumes cozidos Suco e fruta ou gelatina
Tarde	Lanche da tarde	Pão com peito de peru e queijo ou lanche natural ou iogurte com cereal Suco e fruta
Tarde	Preleção e aquecimento	–
Noite	Jogo	Água e/ou bebida com carboidrato e eletrólitos
Noite	Pós-jogo/jantar	Salada Arroz e feijão Carne Legumes cozidos Suco e fruta

No Campeonato Mundial, principal competição da modalidade, disputada a cada 2 anos, o Brasil também tem seu lugar de destaque. Das oito edições já disputadas, o Brasil venceu cinco vezes com os homens e quatro, com as mulheres[32].

Algumas diferenças entre o voleibol de quadra e o de praia são[33]:

- ambiente de jogo: piso de areia em vez de cimento, madeira ou borracha;
- tamanho da quadra: de 16 × 8 m;
- bola tem o mesmo peso, de 260 a 280 g, porém a pressão interna é menor;
- tamanho das equipes: dois jogadores em vez de seis, não há substituições;
- regras para o levantamento são diferentes: toques duplos são julgados com mais rigidez, entretanto, a tolerância com as conduções é maior;
- bloqueio conta como toque da equipe; portanto, caso a bola toque no bloqueador, a equipe dele só poderá tocar na bola mais duas vezes. Todavia, o jogador que tocou a bola no bloqueio pode fazer o toque seguinte;
- não existem erros de posicionamento na praia, os jogadores podem trocar de posição à vontade;
- durante os dois primeiros *sets*, as equipes trocam de lados da quadra a cada sete pontos disputados. Durante o *set* de desempate, elas fazem isso a cada cinco pontos disputados;
- cada equipe tem direito a apenas um pedido de tempo de 30 segundos;
- invasão por baixo da rede não é considerada falta, desde que não atrapalhe a jogada do rival;
- sistema de pontuação: a partida é vencida pela primeira equipe que conseguir vencer dois *sets*. Um *set* é vencido pela equipe que completa 21 pontos primeiro, desde que haja uma diferença de dois pontos para a equipe adversária. Caso não haja, o *set* deve prosseguir até que tal diferença surja. Caso cada equipe vença um *set*, havendo um empate de 1 a 1, haverá um terceiro *set* para desempate. Este será vencido pela equipe que marcar quinze pontos primeiro. Entretanto, também deve haver uma diferença de dois pontos; se não houver, o *set* continua até uma das equipes abrir essa vantagem.

Características do voleibol de praia

O gasto energético costuma ser muito maior na areia, já que as diferenças de piso e temperatura ambiental fazem com que o corpo precise gastar mais energia; em média, esse gasto pode chegar a 500 kcal a mais por partida se comparado com a quadra.

Na areia, os movimentos são mais lentos e "pesados", pois as irregularidades no terreno e o fato de a areia ser mais fofa, além de possíveis intempéries do clima, como a chuva, tornam a atividade mais intensa e difícil.

Uma atenção maior deve ser dada à hidratação, já que os jogos ocorrem em ambiente aberto com exposição ao sol (na maioria das vezes) e temperaturas elevadas, que podem chegar aos 40°C, o que implica uma desidratação muito elevada acompanhada de perda de eletrólitos. Nesses casos, a recomendação é se hidratar durante os jogos e treinos com bebidas esportivas ou que contenham carboidrato e sódio.

Uma dica importante é, horas antes de uma partida, fazer uma alimentação leve, de preferência rica em carboidratos, frutas, verduras e legumes e pobre em proteínas e gorduras.

Após a partida, deve-se recuperar principalmente os estoques baixos de glicogênio; então, o atleta deve consumir um suplemento de recuperação de carboidrato e proteína na proporção 3 a 4:1 (bebida de recuperação) e assim que possível fazer uma refeição completa, de preferência nos primeiros 30 minutos após o término da atividade.

A seguir, estão alguns exemplos de composição de uma refeição, levando em conta os percentuais dos macronutrientes em relação à necessidade energética total do dia.

- pré-treino ou jogo:
  - 75% de carboidratos + 10% de proteínas + 15% de lipídios, ou
  - 80% de carboidratos + 10% de proteínas + 10% de lipídios
- pós-treino ou jogo:
  - 65% de carboidratos + 15% de proteínas + 20% de lipídios, ou
  - 70% de carboidratos + 15% de proteínas + 15% de lipídios

DICAS

No voleibol, o controle alimentar dos atletas não é fácil, pois, quando não estão concentrados (quando pode-se intervir nas refeições), os atletas fazem as refeições em casa ou fora, o que dificulta o trabalho do nutricionista, que terá que ficar policiando aquele atleta que precisa de uma atenção especial.

Em equipes femininas, fatalmente algumas atletas apresentam sinais e sintomas de tensão pré-menstrual como: retenção hídrica, enxaqueca, cólicas, dor nas costas e alterações no estado de humor. Pode-se diminuir ou aliviar essas situações com algumas condutas tomadas aproximadamente 12 a 10 dias antes do fluxo:

- reduzir o consumo de açúcar e sal;
- evitar o consumo de cafeína, leite, chocolate e doces;
- aumentar a ingestão de frutas, verduras e legumes crus;
- aumentar o consumo de alimentos integrais e sementes; especialmente arroz integral e semente de linhaça;
- fazer suplementação com ômega 3 ou óleo de prímula;
- fazer uso de chás, como cavalinha, alcachofra, gengibre e melissa;
- sugerir o consumo de banana aquecida no micro-ondas com canela em pó – recurso muito útil para diminuir a vontade de comer doces.

No trabalho com voleibol, o nutricionista não precisa ser "*chef* de cozinha" para criar cardápios elaborados, com alta gastronomia ou alimentos muito diferentes do habitual. Os atletas comem o básico e necessário. O que vai fazer com que o nutricionista tenha êxito no seu trabalho são dois pontos-chave:

- trabalho individualizado com os atletas, já que existem posições diferentes de jogo com características particulares, então é importante ter conhecimento da modalidade;
- sabedoria e conhecimento científico para aplicação pontual de suplementos esportivos em casos de necessidade, com o objetivo de aperfeiçoar o rendimento do atleta conforme objetivos determinados em conjunto com a comissão técnica (p.ex., ganho de massa muscular, aumento de força e potência muscular ou redução do percentual de gordura).

REFERÊNCIAS

1. Frade RET, Júnior AF. Efeito de 12 meses de treinamento sobre os valores de força muscular em atletas adolescentes de voleibol. Rev Bras Ciências Saúde 2004;4:14-7.
2. Silva LRR et al. A utilização de variáveis cineantropométricas no processo de detecção, seleção e promoção de talentos no voleibol. Rev Bras Ciência Movimento 2003;11:69-76.
3. Confederação Brasileira de Voleibol. História do voleibol. Disponível em: http://www.cbv.com.br/v1/institucional/histbrasileiro.asp. Acesso em: set. 2012.
4. Bojikian JCM, Bojikian LP. Ensinando voleibol. 5.ed. São Paulo: Phorte; 2012.
5. Schutz LK. Volleyball. Phys Med Rehabil Clin N Am 1999;10:19-34.

6. Cardinal HC. Annual training program and competition plan for juvenile and adult volleyball players. Int Volleyball Tech 1990;11:26-38.
7. Silva RMG. Avaliação dos indicadores de seleção em voleibol: avaliação de um modelo estatístico multivariado de classificação em voleibolistas do sexo feminino de formação. [Dissertação]. Portugal, Universidade do Porto, 1992.
8. Oliveira PR. Particularidades das ações motoras e características metabólicas dos esforços específicos do voleibol juvenil e infanto-juvenil feminino. Rev Faculdades Claretianas 1997;6:47-50.
9. Júnior AF. Fadiga muscular em atletas da seleção brasileira de voleibol feminino após 12 semanas de treinamento. Âmbito de Medicina Desportiva 1996;3(26):4.
10. Stanganelli LCR et al. Análise da frequência cardíaca de jogo em atletas de voleibol infanto-juvenil: de acordo com funções específicas. Treinamento Desportivo 1998;3(2):44-51.
11. Bompa TO. Treinando atletas de desporto coletivo. São Paulo: Phorte; 2005.
12. Laconi P et al. Field test for mechanical efficiency evaluation in matching volleyball players. Int J Sports Med 1998;19:52-5.
13. Kunstlinger U, Ludwig HG, Stegemann J. Metabolic changes during volleyball matches. Int J Sports Med 1987;8:315-22.
14. Häkkinen K. Changes in physical-fitness profile in female volleyball players during competitive season. Sports Med Phys Fitness 1993;33:223-32.
15. Simoes RA et al. Efeitos do treinamento neuromuscular na aptidão cardiorrespiratória e composição corporal de atletas de voleibol do sexo feminino. Rev Bras Med Esporte 2009;15(4):295-8.
16. Tomlin DL, Wenger HA. The relationship between aerobic fitness and recovery from high intensity intermittent exercise. Med Sci Sports Exerc 2001;31:1-11.
17. Smith DJ, Roberts D, Watson B. Physical, physiological and performance differences between Canadian national team and universiade volleyball players. J Sports Sci 1992;10:131-8.
18. Prado WL et al. Perfil antropométrico e ingestão de macronutrientes em atletas profissionais brasileiros de futebol, de acordo com suas posições. Rev Bras Med Esport 2006;12:61-5.
19. Panza VSP et al. Consumo alimentar de atletas: reflexões sobre recomendações nutricionais, padrões alimentares e métodos de avaliação do gasto e consumo energéticos. Rev Nutrição 2007;20:681-92.
20. Volp ACP et al. Métodos e equações de predição para avaliação do metabolismo energético. Rev Bras Nutr Clin 2005;20(4):278-86.
21. McArdle WD, Katch FI, Katch VL. Fisiologia do exercício: energia, nutrição e desempenho humano. 4.ed. Rio de Janeiro: Guanabara Koogan; 1996.
22. Ainsworth BE et al. Compendium of physical activities. Med Sci Sports Exerc 2011;43(8):1575-81.
23. Rodrigues LOC, Vimieiro ACG. Avaliação do estado de hidratação dos atletas, estresse térmico do ambiente e custo calórico do exercício durante sessões de treinamento em voleibol de alto nível. Rev Paul Educ Fís 2001;15(2):201-11.
24. McArdle WD, Katch FI, Katch VL. Nutrição: para o desporto e o exercício. Rio de Janeiro: Guanabara Koogan; 2001.
25. Coyle ED. Carbohydrate supplementation during exercise. J Nutr 1992;122:788-95.
26. Gomes MR, Tirapegui J. Nutrição e atividade esportiva. In: Tirapegui J. Nutrição: fundamentos e aspectos atuais. São Paulo: Atheneu; 2002. p.141-60.
27. Sociedade Brasileira de Medicina do Esporte. Modificações dietéticas, reposição hídrica, suplementos alimentares e drogas: comprovação de ação ergogênica e potenciais riscos para a saúde. Diretriz da Sociedade Brasileira de Medicina do Esporte. Rev Bras Med Esport 2003;2(9):1-13.
28. Bacurau RF. Nutrição e suplementação esportiva. 2.ed. São Paulo: Phorte; 2001. p.155.
29. American College of Sports Medicine; American Dietetic Association); Canadian Dietetic Association. Join position stand: nutrition and athletic performance. Med Sci Sports Exerc 2000;32:2130-45.
30. Viebig RF, Nacif MAL. Nutrição aplicada à atividade física e ao esporte. In: Silva SMCS, Mura JP. Tratado de alimentação, nutrição e dietoterapia. São Paulo: Roca; 2007.
31. Rosa LFBPCR. Carboidratos. In: Lancha Jr AH. Nutrição e metabolismo aplicado à atividade motora. São Paulo: Atheneu; 2004. p.37-69.
32. Portal Brasil. Esporte. Vôlei de praia. Disponível em: http://www.brasil.gov.br/sobre/esporte/modalidades/volei-de-praia. Acesso em: out. 2012.
33. Confederação Brasileira de Voleibol. Regras oficiais de voleibol de praia, 2013-2016. Disponível em: http://www.cbv.com.br/v1/cobrav/regras.asp.

Tênis 12

Tânia Rodrigues

INTRODUÇÃO

No início dos anos 2000, Gustavo Kuerten, no auge de sua carreira, iniciou uma nova era no tênis brasileiro, conseguindo mais do que respeito mundial ao mostrar aos próprios brasileiros que o esporte por ele praticado poderia despertar uma nova paixão. Muitas crianças, herdeiras dessa era, passaram a experimentar um jogo diferente, com uma bola pequena e saltitante. Porém, diferentemente do futebol, para o qual basta reunir um grupo de amigos em um lugar qualquer com uma bola que nem precisa ser oficial, o tênis requer uma estrutura determinada, que deve contar com a rede, uma raquete e uma bola específica.

Isso ainda coloca o tênis no *hall* das "modalidades de elite", já que apenas os clubes urbanos e os condomínios de classe média alta disponibilizam de uma quadra para sua prática. Certamente, a popularização do esporte pode favorecer o aumento do número de quadras disponíveis, bem como da acessibilidade a equipamentos, tornando sua prática cada vez mais frequente.

Caracterizado pelo uso máximo da energia do corpo, pela exploração da capacidade muscular e, ainda, pelo aproveitamento contínuo da perspicácia e do controle emocional, o tênis pode representar muito mais do que queima de calorias. Pode ser um dos esportes de melhor escolha no equilíbrio da saúde necessário em todas as áreas da vida.

REGRAS GERAIS DO TÊNIS[1]

As regras do jogo e a qualidade dos jogadores adversários podem aumentar o grau de dificuldade de cada partida, exigindo maior controle emocional e ainda mais preparo físico. A quadra é um retângulo de 23,77 m de comprimento × 8,23 m de largura. Não parece longa, porém exige muito deslocamento do jogador para rebater a ágil bola de 56,7 a 58,5 g, uma bola leve, cujo peso aumenta com a ação da raquete.

O exercício deve ser executado imediatamente antes de se começar a sacar: o sacador deve posicionar-se com ambos os pés em repouso, atrás da linha de base, entre as linhas imaginárias de centro e lateral. Deve, então, projetar a bola com as mãos para o ar em qualquer direção e, antes que ela toque o solo, golpeá-la com sua raquete.

A bola que foi sacada deve passar sobre a rede e atingir o solo dentro da área diagonalmente oposta, ou sobre qualquer linha delimitando tal área, antes do receptor devolvê-la. A bola está em jogo desde o momento em que ela é golpeada no saque. A menos que um *fault* ou um *let* seja chamado, ela continuará em jogo até que o ponto seja definido.

Em duplas, um procedimento similar deve ser aplicado: em iguais, a dupla receptora deve escolher se deseja receber o saque da metade direita ou esquerda da quadra. A dupla que vencer o ponto decisivo ganha o *game*. Em duplas mistas, um procedimento um pouco diferente deve ser aplicado: em iguais, com o homem sacando, ele deve sacar para o homem da dupla adversária, independentemente da metade da quadra em que ele (receptor) esteja; quando a mulher estiver sacando, ela deve sacar para a mulher da dupla adversária.

Contagem no *set*

- o jogador (ou jogadores) que primeiro vencer seis *games* vence um *set*. Ressalta-se que ele precisa vencer por uma margem de dois *games* sobre o seu oponente e, quando necessário, um *set* deve ser prolongado até que essa margem seja atingida;
- o sistema de *tie-break* será usado quando o placar atingir o empate de seis *games* a seis em qualquer *set*, exceto terceiro ou quinto *set* de uma partida

melhor de três ou de cinco *sets*, respectivamente, quando deverá ser jogado um *set* longo, a menos que seja decidido e anunciado de outra forma antes da partida;

- no jogo simples, o jogador que primeiro ganhar sete pontos vence o *game* e o *set*, desde que esteja à frente por uma margem de dois pontos. Se o placar ficar igualado em seis pontos, o *game* deve ser estendido até que essa margem de dois pontos de vantagem seja atingida. A contagem deverá ser numérica durante o *tie-break*.

Em duplas, deve ser aplicado o mesmo procedimento do simples. O jogador que tinha a vez de sacar deve ser o sacador para o primeiro ponto. Dali em diante, cada jogador deve servir em rotação por dois pontos, na mesma ordem do *set* em andamento, até que os vencedores do *game* e do *set* sejam conhecidos.

Os organizadores de circuitos internacionais ou de eventos por equipes reconhecidos pela International Tennis Federation (ITF) podem determinar o tempo permitido entre os pontos, o qual não pode, em nenhuma circunstância, exceder 20 segundos entre o momento em que a bola sai de jogo, no fim de um ponto, até o momento em que a bola é golpeada para iniciar o próximo ponto.

O número máximo de *sets* em uma partida deve ser cinco para o masculino e três, para o feminino. O jogo deve ser contínuo desde o primeiro saque até o término da partida. O jogo nunca deve ser suspenso, retardado ou interrompido com o propósito de permitir a um jogador recuperar suas forças, respiração ou condição física. Entretanto, no caso de uma contusão acidental, o árbitro pode permitir uma suspensão de até 3 minutos para tratamento daquela contusão.

Depois do terceiro *set* (ou, quando uma mulher está jogando, depois do segundo), ambos os jogadores têm direito a um descanso, o qual não pode exceder 10 minutos. Em países situados entre a latitude 15º Norte e latitude 15º Sul, o descanso pode ser de 45 minutos e, além disso, quando necessário, por circunstâncias alheias ao controle dos jogadores, o árbitro pode suspender o jogo pelo período que considerar necessário.

Se o jogo for suspenso e não reiniciado até o dia seguinte, no dia em que for reiniciado, o descanso só poderá ser feito até o terceiro *set* (ou, quando uma mulher está envolvida, até o segundo). Se um jogo é suspenso e não reiniciado dentro de 10 minutos (mas ainda no mesmo dia), o descanso só poderá ocorrer depois de três *sets* terem sido jogados sem interrupção (dois para as mulheres), considerando-se sempre a complementação de um *set* como um *set* completo.

TREINAMENTO E METABOLISMO ENERGÉTICO

Com base nas regras do jogo, observa-se que o tempo de jogo é variável e o condicionamento do jogador, ou jogadores, pode ser decisivo para um resultado satisfatório. O treinamento é, portanto, fundamental para o bom desempenho. Musculação e outras práticas de exercícios aeróbios são realizadas em turnos diferentes daqueles em que são realizados os treinos em quadra e com bola.

Não raro, para jogadores profissionais, tem-se aproximadamente 3 horas de treino físico no período da manhã e 4 horas de treino técnico no período da tarde. Já para os amadores, um dos turnos é utilizado para o estudo, frequentemente o da manhã, e o outro turno para o treino técnico e o de condicionamento físico, com aproximadamente 5 horas totais de treino por dia.

Considera-se que o treinamento global se utiliza do sistema metabólico misto, já que em algumas fases de treinamento o sistema predominante é o anaeróbio e, em outras, o aeróbio. Durante o jogo, com duração média de 60 a 300 minutos, no qual movimentos explosivos e de curta duração se intercalam com períodos de recuperação, pode-se considerar que todos os sistemas energéticos são recrutados. O carboidrato se constitui como uma importante fonte energética, tanto nos momentos de explosão, que dependem da degradação do glicogênio muscular, quanto na manutenção da glicemia em longo prazo.

PERIODIZAÇÃO DOS TREINOS E RECOMENDAÇÕES NUTRICIONAIS

No tênis, a participação em grandes torneios é importante, pois o maior número de participações em jogos e torneios, inclusive de menor porte, garante pontos, e essa pontuação é importante para a posição geral do jogador, de forma que ele possa participar dos eventos mais relevantes da temporada. Assim, o calendário de um jogador de tênis é bastante concorrido, colocando-o constantemente em viagens curtas e em outras, longas e cansativas.

Fase de preparação e torneios

Pode-se afirmar que atletas amadores e profissionais que desejam melhorar a *performance* nas bases de sua disciplina de treinos devem adotar um comportamento alimentar adequado ao seu ritmo e sua fase de treinamento e, ainda, aplicar sempre que possível esse mesmo comportamento em jogos fora de seu domicílio. Quanto maior o nível atlético de um indivíduo, mais marcantes são os efeitos da manipulação dietética sobre seu desempenho.

A fase de preparação pode conter alguns jogos no calendário do jogador, porém mantém um treinamento intenso com objetivos de fortalecimento muscular, melhora da força e resistência e, ainda, implemento técnico em jogo. Para essa fase, a dieta deve contemplar as necessidades básicas de recuperação, incluindo todos os nutrientes. Vários estudos demonstram a eficácia da recuperação muscular, com modificações dietéticas e, consequentemente, menores incidências de lesão e melhor desempenho em jogo longo[2].

A avaliação nutricional é importante e deve ser sistemática. Muitos dos cálculos utilizados no manejo da dieta dependem dos valores da composição corporal. A manutenção, o ganho ou a perda de massa muscular em situações de treinos intensos ou viagens para locais com baixa disponibilidade de alimentos saudáveis interferem diretamente nas quantidades calóricas e de nutrientes específicos da dieta.

De acordo com o consenso da Sociedade Brasileira de Medicina Esportiva[3] quanto à orientação dietética de atletas, estes não devem ser privados de seus alimentos preferidos ou iniciar uma dieta com regras e obrigações incompatíveis com sua realidade. As prescrições devem ser flexíveis, de modo a serem passíveis de se transformar em hábito alimentar regular.

Para a determinação das necessidades dos macronutrientes (carboidratos, proteínas e lipídios), devem ser levados em consideração as necessidades calóricas e o tempo necessário de digestão para o aproveitamento desses nutrientes pelo organismo. Os macronutrientes são essenciais para a manutenção do sistema imunológico, o equilíbrio do sistema endócrino, a recuperação muscular e a manutenção e/ou melhora da *performance*.

Energia

As necessidades energéticas são calculadas pela soma da necessidade energética basal (protocolo de livre escolha) com o gasto energético médio referente à prática esportiva (treinos e jogos). Outra forma de calcular as necessidades energéticas é por meio do produto entre taxa metabólica basal e o fator atividade física, que varia de 1,8 a 2,3, indicando níveis de atividade física moderado e muito intenso, respectivamente[4]. A partir desse valor, pode-se estabelecer um consumo extra ou reduzido para controle de composição corporal, nos casos de necessidade de ganho ou perda de massa corporal, respectivamente.

A adequação calórica da dieta contribui para a manutenção do peso e o equilíbrio da composição corporal. O balanço energético negativo, consequentemente baixo em suprimento de carboidrato e micronutrientes, pode levar à perda significativa de massa muscular, disfunção hormonal, osteopenia e maior incidência de fadiga, lesões musculares e incapacidade de manter treinos e jogos de longa duração. Dessa forma, a ingestão energética inadequada prejudica a saúde e o desempenho e reduz os benefícios do treinamento.

De acordo com as recomendações nutricionais populacionais[5] e vários estudos com atividade física de alta intensidade, deve ser consumido de 1,5 a 1,7 vez o gasto energético diário. Na prática, pode-se calcular as necessidades calóricas de um jogador por meio da variação de 37 a 41 kcal/kg/dia, dependendo de gênero, idade, peso, composição corporal e fase de treinamento, podendo, por conta dessas variáveis, apresentar faixas mais amplas, de 30 a 50 kcal/kg/dia. Na fase inicial da preparação, as necessidades energéticas são frequentemente maiores, tendo-se em vista a intensidade de treinos de condicionamento físico paralelos aos treinos técnicos. Em algumas situações, a quantidade calórica distribuída durante o dia mantém-se alta em fases finais de preparação em consequência de um possível aumento metabólico basal em função do ganho de massa muscular.

Carboidratos

Tanto nas fases de treinamento regular, como nos jogos propriamente ditos, a prática de exercícios por períodos prolongados reduz de forma considerável os estoques de glicogênio muscular, favorecendo, consequentemente, a fadiga, o que limita a continuidade do exercício[6]. A reposição dos carboidratos durante os treinos mantém o nível de glicose sanguínea e promove recuperação do glicogênio, retardando o aparecimento da fadiga. Essa prática desenvolve boa tolerância para a utilização de fontes líquidas e sólidas de carboidratos durante um jogo, minimizando a chance de ocorrência de complicações gastrointestinais.

Quanto maior a intensidade dos exercícios, maior será a participação dos carboidratos como fornecedores de energia. A contribuição da gordura pode ser importante para todo o tempo que durar o exercício, principalmente se este for prolongado. Contudo, a proporção de energia advinda da gordura diminui quando a intensidade de exercício aumenta, exigindo maior participação dos carboidratos. A participação da proteína cresce com o aumento da duração do exercício, o que contribui para a manutenção da glicemia, principalmente por meio da gliconeogênese hepática a partir de aminoácidos.

Considerando-se dois turnos diários de treinos, os alimentos que compõem as refeições que antecedem cada turno devem ser de fácil preparo e boa digestibilidade, devendo-se respeitar as condições gastrointestinais e a tolerância do atleta. A composição da primeira refeição do dia não permite grandes volumes, tampouco quantidades de fibras e proteínas que necessitem de mais de 2 horas de digestão.

Recomenda-se que 60 a 70% do aporte calórico diário seja proveniente de carboidratos para treinos regulares. Em torneios, principalmente fora do domicílio, sugere-se até 10 g de carboidratos/kg/dia, garantindo a recuperação do glicogênio para todas as partidas.

Apesar de a literatura atual ser escassa a respeito do efeito da suplementação de carboidratos sobre o desempenho do tenista[7], as características do esporte (duração maior que 1 hora, em intensidade intermitente) sustentam a necessidade de utilização de bebidas energéticas durante treinos e jogos, preparadas à base de água e maltodextrina, saborizadas ou não, contendo 30 a 60 g do pó para cada hora de treino ou para o tempo previsto de jogo, em volume de água para uma concentração de aproximadamente 8% de carboidrato. Após a prática, tanto em se tratando de treinos como de jogos, a ingestão de quantidades relativamente altas de carboidratos (8 a 10 g/kg) estimula a ressíntese de glicogênio muscular[8].

Proteínas

A utilização de aminoácidos na produção de adenosina trifosfato (ATP) durante o exercício costuma ser bastante baixa (cerca de 5%), mas fatores como o gênero, a disponibilidade de carboidratos e a duração muito prolongada do exercício podem fazer com que essa taxa alcance níveis de até 20%[9]. Em decorrência da elevada intensidade de treinos e jogos, bem como de sua duração, pode-se considerar que o tenista utiliza as proteínas em algum grau para o fornecimento de energia, o que deve ser contabilizado no cálculo das necessidades diárias desse nutriente.

Como função primordial, as proteínas são utilizadas como matéria-prima da síntese tecidual na recuperação e manutenção da musculatura, o que garante força e potência, fundamentais à prática do esporte. A recomendação de ingestão diária de proteínas para atletas de modalidades com as características do tênis é de 1,2 a 1,4 g/kg/dia. Pensando na recuperação muscular e na ressíntese de glicogênio, é muito importante garantir seu consumo após as sessões de treino e jogos, em uma proporção de 1:3 em relação aos carboidratos[8].

Gorduras

Em razão do alto consumo calórico em treinos e jogos de alto nível, é consenso entre os profissionais que lidam com esse esporte que prevalece a recomendação populacional de 25% do valor calórico total diário ofertado sob forma de gorduras. O balanceamento das refeições garante principalmente o consumo de ácidos graxos essenciais importantes na recuperação das fibras musculares e no equilíbrio hormonal.

Em algumas regiões do Brasil e em alguns outros países, o consumo de gordura na preparação das refeições excede a recomendação populacional, diminuindo proporcionalmente as quantidades de carboidratos necessárias à recuperação muscular. Os atletas devem ser muito bem orientados quanto à escolha das preparações nos cardápios disponíveis e, se for necessário, complementar as refeições com pós e preparados hipercalóricos, ricos em proteínas e carboidratos e pobres em gordura, que na soma total podem reequilibrar as proporções dos macronutrientes.

Pensando na saúde dos atletas, é interessante procurar manter a ingestão de gorduras saturadas abaixo de 10% do valor calórico total, sendo o restante equilibrado entre as gorduras mono e poli-insaturadas[4].

Vitaminas e minerais

Não há evidência científica quanto à maior necessidade de vitaminas entre os atletas. Para o tenista, não é diferente. Cabe ao nutricionista e ao médico especialista, munidos de anamnese detalhada, análise de sintomas e sinais clínicos, avaliação bioquímica e ainda projeção dos objetivos do atleta, aprimorar o hábito alimentar e, se necessário, fazer uso de suplementação específica.

Para os minerais, algumas situações de rotina podem levar a deficiências significativas e, consequentemente, menor qualidade de saúde e redução do rendimento. O zinco é um exemplo de micronutriente em risco de deficiência por situação específica, o que ocorre no caso da necessidade de viagens frequentes para regiões com solos pobres e quando o atleta possui hábitos alimentares que restringem alimentos ricos em zinco. Esse mineral está envolvido no processo respiratório celular e sua deficiência em atletas pode gerar anorexia, perda de peso magro, fadiga, vulnerabilidade imunológica e queda de rendimento.

Outra situação comum de deficiência de mineral acontece com atletas do sexo feminino que, quando controlam o peso corporal por meio de dietas de restrição calórica, diminuem significativamente o aporte de cálcio, necessário para a formação e manutenção óssea, e de ferro, cujo baixo nível sérico causa anemia e fadiga grave. O profissional que acompanha uma atleta com restrição calórica ou mesmo atletas infantis deve orientar dietas com alimentos ricos em ferro de alta biodisponibilidade, assim como incentivar o consumo de alimentos ricos em vitamina C, favorecendo a absorção do mineral.

Outros micronutrientes cuja ingestão deve receber especial atenção, em razão da elevada frequência de inadequação entre os atletas, são as vitaminas do complexo B, as vitaminas A, D e E, o magnésio e o selênio[4].

Hidratação

O treino frequente em quadra aberta e jogos longos em horários próximos do meio-dia, quando a temperatura ambiente atinge seus picos, somados à elevada intensidade inerente ao esporte, aumentam a temperatura corporal, favorecendo a desidratação e a diminuição do desempenho físico, além de colaborar com as perdas musculares, que aumentam a incidência de lesões.

A desidratação interfere principalmente no desempenho aeróbio, diminuindo o volume de ejeção ventricular como consequência da redução no volume sanguíneo e aumentando, consequentemente, a frequência cardíaca, um dos fatores que caracteriza a fadiga. A reposição hídrica pode prevenir a fadiga precoce e otimizar a termorregulação, já que é capaz de aumentar o fluxo sanguíneo periférico e, assim, transferir o calor gerado pelo organismo em exercício para o meio externo.

Os atletas devem ser estimulados ao consumo de água durante os treinos, pois com desidratação leve observa-se pele avermelhada, tontura, fadiga e perda de sede e apetite, o que piora o quadro. Com jogos longos em locais quentes e úmidos e a desidratação moderada já instalada, a fadiga impede a continuidade do evento, pois há dificuldade de engolir, perda de equilíbrio e espasmos musculares. Em termos quantitativos, o mais adequado é calcular a perda hídrica a cada sessão de treino ou jogo, por meio da diferença entre a massa corporal ao início e ao término da atividade, descontando o volume total de líquidos ingeridos. Um valor de referência que pode ser considerado como meta inicial é a ingestão de 400 a 800 mL de água/h de exercício[10].

A água é sempre a melhor opção de hidratação e deve ser consumida antes, durante e após os treinos e jogos. Entretanto, atividades prolongadas, que duram mais de 1 hora, em climas quentes, necessitam de hidratação específica, sendo necessário utilizar bebidas que contenham sódio e carboidratos, especialmente por ser característica marcante do tênis a realização em espaços abertos, ao ar livre. A presença de sódio nas bebidas de hidratação ofertadas aos atletas melhora a absorção da água e dos carboidratos pelo intestino, já que a absorção da glicose na mucosa do enterócito para seu interior depende de um transportador ativo dependente de sódio (SGLT1). A entrada de sódio, por sua vez, estimula a entrada de água, favorecendo a reidratação.

LOCAL DE REFEIÇÕES E ATUAÇÃO DO NUTRICIONISTA

Geralmente o tenista faz suas refeições (café da manhã que precede o primeiro treino, almoço e jantar) em casa. Pela facilidade da realização das refeições em casa, é possível ser mais criativos nos cardápios e, principalmente, atender às necessidades nutricionais com base nas preferências alimentares do atleta (Tabelas 12.1 e 12.2). Pequenos lanches costumam estar disponíveis nos locais de treinamento e os atletas devem ser orientados quanto à escolha dos alimentos que devem compor esses lanches, no intuito de promover a adequação do padrão alimentar.

Tabela 12.1 Exemplo de cardápio de um dia para adultos

Refeição	Alimentos
Café da manhã	Iogurte e cereal tipo Corn Flakes® com frutas
Treinos	Água com pó de carboidrato à base de maltodextrina
Almoço	Alface, rúcula, tomate e palmito Frango em tiras com legumes e molho de soja Arroz branco e lentilha Salada de frutas com gelatina
Treinos	Água com pó de carboidrato à base de maltodextrina Reidratante (se necessário)
Pós-treinos	Sanduíche de queijo branco quente Suco de mamão com laranja
Jantar	Alface americana e vermelha com milho e ervilhas Macarrão ao sugo e manjericão Escalopes com shitake Bolinhas de melão com gomos de laranja

Tabela 12.2 Exemplo de cardápio de um dia para juvenis

Refeição	Alimentos
Café da manhã	Leite com achocolatado Misto quente Banana com aveia e mel Suco de laranja
Colégio	Sanduíche de peru Bebida à base de soja com sabor de frutas Barra de chocolate (30 g)
Almoço	Alface, cenoura ralada, tomate e *croutons* Coxa de frango sem osso assada Arroz e feijão Purê de mandioquinha Suco de acerola
Treinos	Reidratante e bebida à base de maltodextrina
Pós-treinos	Pão de batata com recheio Suco de frutas
Jantar	Legumes cozidos e verduras no vapor Bife grelhado e batatas com ervilhas Banana assada com canela Limonada

As dietas são planejadas individualmente, e os atletas, assim como seus responsáveis, devem ser orientados quanto a sua quantidade e composição. Sempre que necessário, o nutricionista pode orientar preparações e guias de compras para a otimização da dieta, principalmente focando os atletas que moram sozinhos e se utilizam de facilidades gastronômicas, como pedir sanduíches e pizzas por telefone.

É fundamental que o preparador físico e o técnico sejam também orientados quanto às melhores escolhas alimentares em viagens, já que o nutricionista é, na maior parte das vezes, um consultor da equipe ou de um atleta específico e, por isso, geralmente, não acompanha o atleta em viagens. As federações não têm a função de contratação do nutricionista para compor a equipe de profissionais e estes ou seus preparadores físicos são os que buscam um nutricionista para o acompanhamento. Esse acompanhamento é especialmente importante para as equipes infantis. A reavaliação do tenista infantil deve ser feita a cada 2 meses, certificando-se da adequação nutricional para o nível de esforço e para o crescimento e o desenvolvimento da criança.

Os cardápios orientados devem permanecer, sempre que possível, disponíveis em hotéis e nos locais em que as refeições acontecem entre os jogos de um torneio. É importante que o nutricionista conheça minimamente o hábito alimentar regional dos locais de realização das competições, a fim de propor adaptações no cardápio que facilitem o acesso e o preparo dos alimentos.

Se a disponibilidade de alimentos for muito restrita e isso for uma preocupação quanto à boa recuperação do atleta, as orientações quanto ao uso de suplementos devem ser repassadas para o técnico e o preparador físico do atleta, ou até para os responsáveis que acompanham um atleta menor em viagens. Em determinados casos, a restrição a novos alimentos é aconselhável, já que estes não devem ser experimentados em dias de jogos por conta da possibilidade de ocasionarem desconforto gastrointestinal, o qual pode diminuir significativamente a capacidade de manter ritmo em jogo.

CURIOSIDADES

Banana

É comum entre os profissionais do esporte a veiculação da recomendação do consumo de bananas para evitar cãibras durante a atividade física intensa. No tênis, especificamente, essa informação ganhou ainda mais força devido ao fato de Gustavo Kuerten, o Guga, ter adquirido o hábito de consumir essa fruta em seus intervalos de descanso, ao longo de toda a sua carreira. Porém, é importante ressaltar que essa não é uma informação totalmente correta, tampouco pode ser considerada orientação nutricional generalizada para todos os tenistas.

A causa das cãibras ainda não está totalmente esclarecida, mas um dos mecanismos propostos é o de que qualquer fator irritante ou alteração metabólica que acometa um músculo (frio excessivo, carência de fluxo sanguíneo, exercício em excesso, entre outros) causa dor ou outros sinais sensoriais que serão transmitidos para a medula, que, como resposta reflexa, promove a contração muscular. A contração estimula os receptores sensoriais ainda mais, o que intensifica a própria resposta reflexa de contração, ocasionando a cãibra[11].

Uma das mais marcantes alterações metabólicas verificadas durante a prática de exercícios intensos é o desequilíbrio no nível de hidratação e concentração de eletrólitos, em decorrência da transpiração excessiva. O sódio é o eletrólito perdido em maiores quantidades pelo suor e sua perda associada à perda líquida implica na alteração da capacidade de contração e relaxamento muscular. A desidratação grave também diminui drasticamente os níveis de potássio, mais um possível fator de desenvolvimento da cãibra.

É interessante notar que muitos esportistas relatam melhora no quadro de cãibra com consumo de bananas em momentos próximos ao treino. Porém, essa melhora não pode ocorrer por conta do consumo de potássio, já que, antes do treino, esse eletrólito ainda não foi perdido pelo suor. A explicação para o fato pode residir, então, no fato de a banana ser fonte de carboidratos, cujo suprimento adequado também previne as cãibras. Ainda, a presença de pectina na banana, fibra solúvel que dá capacidade de gelatinização à fruta, pode lentificar sua digestão por até 2 horas, dificultando a hidratação necessária durante o evento.

Portanto, o consumo de bananas durante um treino ou jogo é de escolha individual. Se o atleta digere facilmente a fruta, pode consumi-la; caso contrário, deve preferir fontes de carboidrato de fácil digestão, principalmente pobres em fibras e gorduras, e utilizar bebidas reidratantes cuja composição apresente quantidades favoráveis de sódio, potássio e glicose.

Nível de estresse térmico

No consenso sobre hidratação divulgado pela Sociedade Brasileira de Medicina Esportiva[3], encontra-se uma observação de restrição à prática de atividade física que deveria ser amplamente aplicada aos treinos e jogos, principalmente os da categoria infantojuvenil. Os autores dizem que, mesmo que haja boa hidratação durante o exercício prolongado, em climas muito quentes, que favorecem a situação de estresse térmico extremo, nem sempre se pode evitar a fadiga ou o choque térmico.

Por isso, o Committee on Sports Medicine an Fitness da American Academy of Pediatrics[12] elaborou recomendações específicas conforme o grau de estresse térmico, calculado pelo índice da temperatura do globo e bulbo úmido (WBGT), combinando as medidas de temperatura do ar (Tdb), umidade (Twb) e radiação solar (Tg), pela equação:

$$WBGT = 0{,}7\ Twb + 0{,}2\ Tg + 0{,}1\ Tdb$$

O resultado deve ser aplicado às recomendações da Tabela 12.3.

Tabela 12.3 Restrições de atividades físicas de acordo com os níveis de estresse térmico

WBGT (°C)	Restrições das atividades
< 24	Qualquer atividade é permitida Em atividades prolongadas, observar os sinais iniciais de hipertermia e desidratação
24-25,9	Fazer intervalos mais prolongados na sombra, estimular a ingestão de líquidos a cada 15 minutos
26-29	Interromper as atividades daqueles que não estão aclimatizados ao calor ou que apresentam algum outro fator de risco Limitar as atividades para todos os outros
> 29	Cancelar qualquer atividade atlética

Fonte: American Academy of Pediatrics[12].

Sem dúvida, umas das maiores preocupações do profissional que acompanha o tênis é o desgaste em jogo. Quadras abertas, regiões com clima tropical, quente e úmido e, principalmente, partidas longas levam o atleta à exaustão. Nesse sentido, preocupar-se com as condições climáticas pode ser muito importante para a manutenção da saúde física e mental do tenista, especialmente se ele for criança ou adolescente.

REFERÊNCIAS

1. United States Tennis Association. Official rules of tennis. Chicago: Triumph Books; 2002.
2. McArdle WD, Katch FI, Katch VL. Fisiologia do exercício: nutrição, energia e desempenho humano. 7.ed. Rio de Janeiro: Guanabara Koogan; 2011.
3. Hernandez AJ, Nahas RM, editores. Modificações dietéticas, reposição hídrica, suplementos alimentares e drogas: comprovação de ação ergogênica e potenciais riscos para a saúde. Rev Bras Med Esporte 2009;15(3).
4. American College of Sports Medicine; American Dietetic Association; Dietitians of Canada. Nutrition and athletic performance: position statement. Med Sci Sports Exerc 2009;41(3):709-31.
5. Subcommittee on the 10th Edition of RDA. Recommended dietary allowances. Washington: National Academic; 1998.
6. Pendergast DR, Meksawan K, Limprasertkul A, Fisher NM. Influence of exercise on nutritional requirements. Eur J Appl Physiol 2011;111:379-90.
7. Gomes RV, Aoki MS. A suplementação de carboidrato maximiza o desempenho do tenista? Rev Bras Med Esporte 2010;16(1):67-70.
8. Kerksick C, Harvey T, Stout J, Campbell B, Wilborn C, Kreider R, et al. International Society of Sports Nutrition position stand: nutrient timing. J Int Soc Sports Nutr 2008;5:18.
9. Gibala MJ. Protein metabolism and endurance exercise. Sports Med 2007;37(4-5):337-40.
10. American College of Sports Medicine, Sawka MN, Burke LM, Eichner ER, Maughan RJ, Montain SJ, Stachenfeld NS. American College of Sports Medicine position stand: exercise and fluid replacement. Med Sci Sports Exerc 2007;39(2):377-90
11. Guyton AC, Hall JE. Textbook of medical physiology. 11.ed. Phildelphia: Elsevier; 2006.
12. American Academy of Pediatrics. Committee on Sports Medicine and Fitness. Strength training by children and adolescents. Pediatrics 2001;107:1470-2.

Remo 13

Marina Bonilha de Toledo Leite

INTRODUÇÃO

O remo é um esporte que teve início basicamente como meio de sobrevivência e locomoção de povos antigos, como gregos e fenícios. Foi introduzido como modalidade olímpica para homens em 1896 e para mulheres, em 1976. É um esporte que ganhou visibilidade mundial com as tradicionais disputas entre as universidades de Oxford e Cambridge, na Inglaterra. Se antigamente eram usados barcos pesados e largos feitos de madeira para a prática de remo, hoje em dia são usados barcos estreitos e de material leve, em especial fibra de carbono[1].

Os atletas sentam-se sobre bancos móveis, com as costas voltadas para a direção do movimento, usando os remos para mover o barco o mais rápido possível, em geral em rios de água doce, lagos ou raias construídas especialmente para a prática da modalidade.

O remo pode ser praticado em diferentes categorias de barcos: para uma, duas, quatro ou oito pessoas, conforme as Figuras 13.1 e 13.2. Cada remador conduz o barco utilizando um ou dois remos, dependendo do tipo de barco. Pode haver também a presença de um timoneiro responsável por dar a direção e o ritmo da remada aos companheiros (voga).

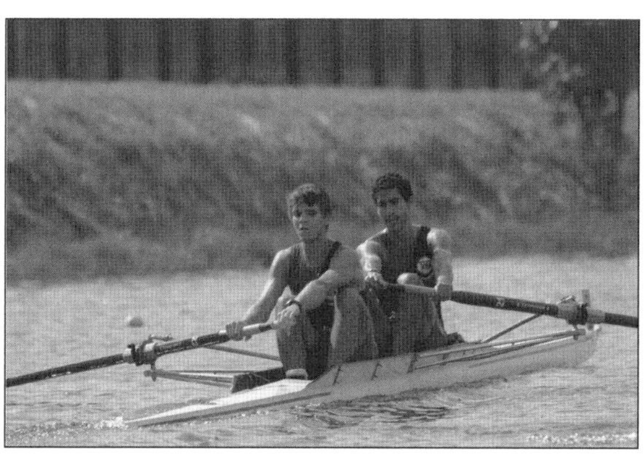

Figura 13.1 João Victor Zago e Leonardo Cocci Muffato no *dois sem timoneiro*.
Foto: Rozilene Xavier.

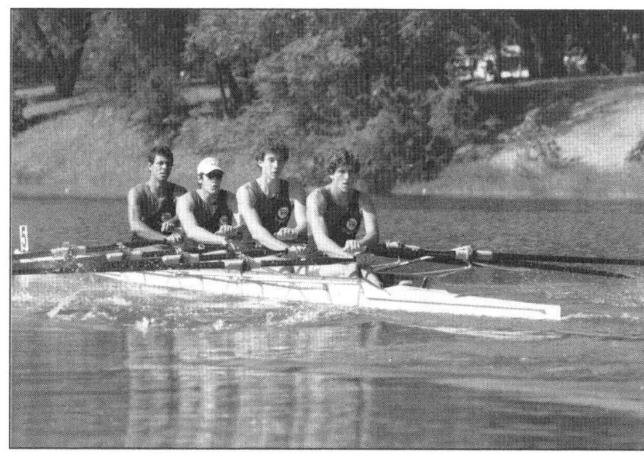

Figura 13.2 Gabriel Campos Alves de Moraes, Victor Cocci Muffato, Arthur Gola de Paula e Tiago Gonçalves Godoy no *four skiff*.
Foto: Rozilene Xavier.

Remar é uma atividade complexa que requer a ação coordenada do tronco e dos membros superiores e inferiores, recrutando, assim, aproximadamente 70% da massa muscular total. Tanto pela quantidade dos grupos musculares envolvidos quanto pela demanda fisiológica – uma vez que exige níveis muito elevados de força muscular e de resistência à fadiga –, o remo requer uma mistura única de técnica, potência e *endurance*, utilizando ambos os sistemas – anaeróbico e aeróbico – de energia[2,3].

Assim, os remadores são, usualmente, muito fortes, magros e possuem uma elevada capacidade aeróbica. A combinação dessas características confere-lhes uma capacidade física singular.

Os atletas do sexo masculino são classificados conforme a massa corporal da seguinte maneira: leve – até 72,5 kg; e pesada ou aberta – sem limite de peso, na qual competem atletas mais pesados, com cerca de 90 kg. Uma guarnição peso leve masculina – a tripulação do barco –, deve ter uma média de peso que não exceda 70 kg (excluindo o timoneiro). Nenhum remador peso leve deve pesar mais que 72,5 kg no dia da competição. As atletas, por sua vez, são classificadas como: leve – até 59 kg; e aberta – sem limite de peso, com cerca de 70 kg em média. Uma guarnição peso leve feminina deve ter uma média de peso que não exceda 57 kg (excluindo a timoneira). Nenhuma remadora peso leve deve pesar mais que 59 kg no dia da competição[4].

De acordo com a idade, os remadores são classificados em:

- juniores (masculino e feminino);
- sub-23 (masculino e feminino);
- seniores (masculino e feminino);
- másteres (masculino, feminino e misto).

Em adição a essas categorias, são reconhecidas as categorias peso leve para seniores, sub-23 e também a categoria adaptável para seniores.

TREINAMENTO E COMPETIÇÕES

O treinamento de remadores competitivos difere bastante do que é seguido por iniciantes e másteres. As sessões de treino variam de quatro a cinco por semana para iniciantes; seis a oito para atletas experientes ou másteres; e dez a doze para atletas de ponta, em média. Os treinos são diários (incluindo alguns domingos) e em dois períodos (início da manhã e início da tarde). O treinamento inclui sessões de remo efetivamente na água, remo ergômetro (aparelho simulador), exercícios com peso e exercícios aeróbicos complementares como corrida e bicicleta ergométrica. Treinos de velocidade são mesclados a outros de maior volume e intensidade mais baixa. A periodização segue o calendário de provas nacionais e internacionais e testes para avaliação de desempenho são frequentes, tanto na água como no ergômetro. A distância-padrão para competições é de 2.000 m sem corrente de água, sendo que na categoria aberta masculina a prova dura entre 5,5 e 7,2 minutos – essas variações de tempo estão associadas ao número de competidores no barco e às condições ambientais, incluindo temperatura, vento, umidade e profundidade da água.

No dia de uma regata, é realizada antes da primeira prova a pesagem dos remadores peso leve, vestindo somente a roupa que será usada na competição. É frequente ocorrer de um peso leve saber seu peso antes da pesagem oficial e procurar baixá-lo com exercícios como corrida ou bicicleta, vestindo roupas quentes para provocar desidratação e, com isso, atingir o peso-alvo. Após a pesagem, o atleta em geral tem tempo de fazer a reposição de líquidos e uma pequena refeição ou lanche antes de sua prova. O trabalho do nutricionista com essa categoria é extremamente importante, pois, além da desidratação forçada, é recorrente a adoção de outros métodos arriscados para baixar o peso muito perto do dia da competição, como jejum prolongado, uso de laxantes e indução de vômito[5-7]. O potencial risco de ocorrência de distúrbios alimentares em remadoras peso leve demanda atenção por parte de toda a equipe técnica, em especial, de psicólogo e nutricionista[8].

NUTRIÇÃO NO TREINAMENTO

As principais metas da orientação nutricional para o atleta de remo são: garantir adequado aporte energético, prevenir desidratação, atingir composição corporal adequada, garantir conforto gastrointestinal e promover ótimas condições de adaptação e recuperação musculares.

As orientações nutricionais podem ser dadas tanto para grupos, por meio de conversas e palestras, como em consultas particulares, com plano alimentar individualizado. O atleta deve ser incentivado a fazer refeições regulares, inclusive com lanches intermediários, sem grandes períodos de jejum. Alguma suplementação pode ser indicada, em especial bebidas esportivas e de carboidrato, para ser utilizada durante e/ou após os treinos.

A primeira sessão de treino do dia é habitualmente realizada logo cedo, às 5 ou 6 horas da manhã, horário que para alguns atletas está associado à inapetência ou pouca vontade de comer. Nesses casos, cabe ao nutricionista oferecer algumas opções de alimentos, ou combinações destes, para serem testadas pelo atleta a fim de conseguir maior aceitação nesse horário. Algumas opções a serem sugeridas são: leite com achocolatado, leite com café, banana com aveia e mel, pão com geleia, pão de leite, bisnaguinha com requeijão, mingau de aveia e cereal de milho com leite. É importante passar ao atleta a ideia de que "algum carboidrato é melhor que nenhum carboidrato", desconsiderando um pouco o quanto ele consegue comer, mas que seja o suficiente para evitar o jejum total. Em geral, atletas que consomem poucas calorias antes do primeiro treino acabam utilizando bebida com carboidrato como maltodextrina em concentração de 6 a 8% durante o treino.

É sempre importante salientar ao atleta que as refeições pós-treino são especialmente importantes em termos de qualidade e quantidade adequadas, uma vez que a reposição de glicogênio muscular deve ser iniciada o mais breve possível para facilitar a recuperação para a próxima sessão de treinamento.

Carboidrato

Em relação ao consumo de carboidrato, pode-se trabalhar considerando-se uma ingestão diária total de 5 a 13 g/kg/dia, sendo que 4 a 6 horas antes da prova é recomendável ingerir cerca de 5 g de carboidrato/kg de peso e de 1 a 4 g/kg entre 1 a 4 horas antes do exercício, de 0,5 a 1 g/kg/h de atividade durante o exercício e 1,2 g/kg/h após a prática até uma grande refeição ser realizada (almoço e jantar), sendo que o ideal é que essa refeição maior seja feita em até 2 horas[9].

Na preparação para uma competição, os atletas devem ser orientados a seguir uma dieta bastante rica em carboidrato de até 70% do valor calórico total, em especial nos 3 dias que antecedem o evento. Vale enfatizar aos atletas a importância de consumirem alimentos integrais sempre que possível, como arroz integral, aveia em flocos, macarrão e pão integral, tanto por preservarem mais nutrientes (vitaminas do complexo B, por exemplo), como por terem índice glicêmico mais baixo, liberando energia mais lentamente e por mais tempo. No entanto, o consumo de alimentos com índice glicêmico médio a alto pode ser orientado para o pós-treino mais exaustivo e pós-competição imediatos. Nesse caso, podem ser oferecidos barrinhas de cereal, suspiro, goiabada, pão branco com geleia ou mel, arroz branco, batata assada e cereais de milho.

Considerando que os atletas fazem duas sessões de treinamento diárias e que também podem competir em mais de uma prova no mesmo dia, a recuperação muscular adequada é uma das principais preocupações no remo. As orientações para a recuperação dos estoques energéticos devem ser bastante enfatizadas, uma vez que são necessárias cerca de 5 horas para a recuperação parcial e de 17 a 24 horas para a reposição completa dos estoques de glicogênio muscular. É importante salientar a eles que os músculos devem ser alimentados primeiro, com carboidrato e líquidos na quantidade adequadas, e que *fast food* e comidas gordurosas somente "enchem o estômago" nesse momento, que é o mais importante, tirando a fome para alimentos nutricionalmente mais ricos. Assim, o atleta deve evitar o excesso de gordura e proteínas até que os estoques energéticos estejam repletos.

Proteína

Quanto à proteína, deve-se trabalhar considerando 1,2 a 1,4 como requerimento para atleta de *endurance* e de 1,4 a 1,8 como requerimento para atleta de potência/força[10]. Como no remo as duas características estão presentes, a recomendação de incremento de proteína na dieta dependerá da periodização do treinamento e das metas individuais estabelecidas para cada atleta junto ao treinador e ao preparador físico, devendo ficar sempre entre 10 e 15% do consumo energético total.

Ao se pensar em recuperação muscular, o ideal é recomendar alimentos ou combinações destes em que haja pequenas quantidades de proteína associadas com carboidrato, por exemplo, 250 mL de leite com achocolatado, 250 mL de iogurte com granola ou fruta e, eventualmente, uma bebida esportiva de recuperação que associe carboidrato e proteína, idealmente na proporção de 4:1.

Gordura

Embora o principal substrato energético do remador seja o carboidrato e seu consumo seja altamente incentivado, é importante frisar aos atletas a importância do consumo de determinados tipos de gordura para o organismo em razão de seu papel na produção hormonal e de sua ação anti-inflamatória. Eles devem ser, então, estimulados a incluir fontes de gordura monoinsaturada na alimentação, como óleo de oliva extravirgem, abacate, nozes, castanhas, sementes, peixes – atum, salmão e sardinha –, até mesmo de forma a contrabalancear o maior consumo de gorduras saturadas, poli-insaturadas e trans advindas de *fast food* e alimentos processados que alguns atletas, quando fora do período de competições, costumam consumir. Além disso, as gorduras ajudam a alcançar o aporte calórico diário necessário, que pode chegar a cerca de 5.000 calorias para um atleta de 85 a 90 kg (na proporção de 25 a 30% do consumo energético total).

Hidratação

A relação entre ingestão de líquidos e a *performance* e os efeitos do baixo consumo hídrico na prática esportiva é um assunto muito estudado e alvo de preocupação por parte de médicos, fisiologistas e nutricionistas. Diretrizes são feitas e refeitas após novos resultados de pesquisas em hidratação no esporte serem divulgados[11-13].

Assim como em todos os esportes, a desidratação e seus efeitos sobre a *performance* são alvo de atenção por quem orienta os remadores. Embora uma grande parte dos treinos seja realizada ao ar livre – 70% em uma semana típica[3] –, outra parte é realizada em ambiente fechado, o que modifica as variáveis a serem consideradas, como temperatura, umidade, circulação de ar e sensação térmica. Assim, as recomendações de hidratação podem variar para cada atleta de acordo com o tipo de treinamento.

A sudorese individual pode ser estimada pela pesagem antes e depois do treino. A redução de aproximadamente 2% do peso corporal pode indicar prejuízo na *performance* e na regulação da temperatura corporal. Os atletas devem ser orientados a ficarem atentos a sinais de desidratação clássicos, como dor de cabeça, redução da concentração, coloração amarela forte da urina, pouco volume de urina, dores de estômago, pouca produção de suor, roupa esbranquiçada pelo sal.

Para o treino na água, praticamente todos os atletas levam garrafinhas esportivas de 500 a 750 mL com água, maltodextrina ou bebida esportiva. As paradas para beber, em geral, acontecem somente nos retornos, uma vez que é preciso soltar os remos para segurar a garrafa. Se fossem orientados a seguir diretrizes de hidratação para esportes em geral, os remadores teriam que ingerir de 600 a 1.000 mL até 1 hora antes e de 400 a 500 mL até 15 minutos antes do treino ou da competição, além de beber em torno de 150 a 200 mL a cada 15 ou 20 minutos. Esse tipo de recomendação não leva em conta as características da modalidade nem as consequências da ingestão de um grande volume de líquido para o remador, como ter que encostar o barco no pontão, interrompendo o treino, para ir ao banheiro provavelmente mais de uma vez. A melhor orientação que se pode dar a esse atleta é que ele leve sempre no barco água ou outra bebida com carboidrato – o que dependerá do volume e da intensidade do treino – e que beba de acordo com sua sede. Após o treino, é importante que seja feita a reposição hídrica de forma suficiente, o que pode chegar a um volume correspondente a 150% do peso corporal perdido.

Suplementação

O uso de substâncias ergogênicas é amplamente difundido no remo tanto em nível nacional, como internacional. Por ser um esporte que mescla resistência e potência, grande parte dos atletas, em especial os de peso livre, procuram por suplementos que prometem melhorar essas condições direta ou indiretamente. Os suplementos mais propagados na modalidade são: bebida com carboidrato (em especial a maltodextrina), bebida esportiva (com carboidrato e eletrólitos), suplementos proteicos como *whey protein* do tipo isolado ou concentrado, hipercalóricos, aminoácidos como BCAA e glutamina, além de cafeína e creatina.

Vários aspectos e critérios devem ser observados antes da indicação dos suplementos, levando em conta a real necessidade para cada atleta:

- analisar se o aporte diário de calorias e de macronutrientes, em especial de carboidrato, está adequado e se atinge as necessidades impostas por cada fase de treinamento; em caso negativo, deve ser feito o ajuste primeiramente por meio do consumo de alimentos;
- analisar junto ao atleta a relação custo-benefício de cada suplemento, lembrando que a maior parte dos produtos com grande marketing e apelo são importados e costumam ser mais caros que produtos nacionais;
- lembrar que o suplemento não deve causar nenhum prejuizo à saúde do atleta e a continuidade do uso deve ser reavaliada;
- o suplemento deve ser legal, ou seja, em sua composição não pode haver substância que faça parte da listagem proibida da World Anti-Doping Agency (WADA)[14], reeditada a cada ano.

CONSIDERAÇÕES FINAIS

O remo é um esporte que vem crescendo e ganhando visibilidade a cada ano no Brasil, com atletas de alto nível participando e ganhando competições internacionais. Por outro lado, há carência de estudos com atletas brasileiros[15], tanto em relação à fisiologia, quanto sobre avaliação e orientação nutricional, sendo que a maior parte das publicações encontradas é referente ao estudo de remadores norte-americanos e europeus, principalmente.

Considera-se extremamente importante para o crescimento do remo no Brasil que os profissionais que trabalham diretamente com os atletas de grandes clubes passem a produzir mais estudos, colhendo, analisando e publicando dados, e que estejam sempre atentos a informações importantes, muitas vezes passadas pelos próprios atletas. Muitos estudos sobre nutrição e desempenho de remadores brasileiros podem ser feitos ainda, uma vez que a área no Brasil é relativamente carente de dados, mas isso demanda um maior número de nutricionistas trabalhando na área e acompanhando o dia a dia desses atletas em treinamentos e competições.

Acompanhar de fato a modalidade esportiva que se orienta pode compreender, inclusive, a prática desse esporte. No remo, isso implica, por exemplo, acordar muito cedo, remar no frio do inverno, fazer bolhas e calos nas mãos, tentar comer de madrugada sem sentir fome e testar em si mesmo os suplementos prescritos aos atletas. Por outro lado, surge a oportunidade de ver o amanhecer e sentir no rosto os primeiros reflexos do sol na água, praticando um dos esportes mais completos e bonitos que existem.

REFERÊNCIAS

1. Confederação Brasileira de Remo. Sobre o remo: história. Disponível em: http://www.cbr-remo.com.br. Acesso em: maio 2012.

2. Fédération Internationale dês Sociétés d'Aviron. Intermediate rigging. Disponível em http://www.worldrowing.com. Acesso em: maio 2012.
3. Mello FC. Contribuição dos sistemas energéticos na água e em diferentes ergômetros de remo. [Dissertação]. São Paulo: Universidade de São Paulo; 2008.
4. Confederação Brasileira de Remo. Regras. Disponível em: http://www.cbr-remo.com.br. Acesso em: maio 2012.
5. Slater GJ et al. Body-mass management of australian lightweight rowers prior to and during competition. Med Sci Sports Exerc 2005;37(5):860-6.
6. Slater GJ et al. Influence of nutrient intake after weight-in on lightweight rowing performance. Med Sci Sports Exerc 2007;39(1):184-91.
7. Morris FL, Payne WR. Seasonal variations in the body composition of lightweight rowers. Br J Sports Med 1996;30(4):301-4.
8. Karlson KA, Becker CB, Merkur A. Prevalence of eating disordered behavior in collegiate lightweight women rowers and distance runners. Clin J Sport Nutr 2001;11(1):32-7.
9. Nutrition strategies for rowing. Disponível em: http://www.rowingaustralia.com.au/hp_sports-science_nutrition.shtm. Acesso em: jun. 2012.
10. Tailoring nutrient intake to exercise goals. Disponível em http://highperformancerowing.net/journal/tag/nutrition. Acesso em: maio 2012.
11. Sociedade Brasileira de Medicina do Esporte. Modificações dietéticas, reposição hídrica, suplementos alimentares e drogas: comprovação de ação ergogênica e potenciais riscos para a saúde. Rev Bras Med Esporte 2003;9(2):43-56.
12. American College of Sports Medicine. Position stand on exercise and fluid replacement. Sci Sports Exerc 2007;39(2):377-90.
13. Kalman DS, Lepeley AMS. A review of hydration. Strenght & Condit J 2010;32(2):55-63.
14. The world anti-doping code: the 2012 prohibitted list international standard. Disponível em: http://www.wada-ama.org/. Acesso em: maio 2012.
15. Santionini E, Soares EA. Avaliação nutricional de remadores competitivos. Rev Nutr Campinas 2006;19(2):203-214.

Saltos ornamentais 14

Tatiana França de Vasconcelos

HISTÓRICO

A história dos saltos ornamentais tem origem na Grécia Antiga, onde eram praticados pelas comunidades litorâneas cujos habitantes pulavam de rochedos, mergulhando para o fundo das águas. No século XVII, essa brincadeira passou a ser preparatória quando migrou para o norte da Europa e os suecos e alemães passaram a se utilizar dessa prática para treinar a ginástica, esporte que em ambos os países era bastante popular. Durante os verões europeus, a aparelhagem dos ginastas era transportada para a praia e montada em altas plataformas ou píeres, visando à realização de seus movimentos acima da água. Entre os aparelhos utilizados, o mais importante foi o trampolim, que impulsionava os atletas ao salto, não somente à queda.

Aos poucos, o que era apenas um exercício de ginástica começou a se tornar verdadeiramente um esporte, que teve, em 1871, a primeira competição documentada realizada: um torneio no qual os atletas saltavam de uma ponte, na cidade de Londres, Inglaterra. Ainda no século XIX, durante os verões, os ginastas suecos e alemães passaram a apresentar seus saltos e acrobacias nas águas rasas do mar sob o olhar atento das plateias, que apreciavam a chamada ginástica ornamental. Na Europa, as primeiras disputas foram em provas de plataforma. Levado aos Estados Unidos já em forma de esporte, o salto começou a ser realizado no trampolim.

Em 1901, foi fundada a Associação Amadora de Saltos, o que deu definitivamente um caráter esportivo à brincadeira do passado. Com regras internacionais descritas pelos países fundadores da Federação Internacional de Natação (FINA), a prova de saltos foi incluída nos Jogos Olímpicos de Saint Louis, no ano de 1904. Em 1908, de fato regidos pela FINA, fundada em 19 de julho de 1908, os saltos ornamentais foram disputados nos Jogos de Londres como são modernamente conhecidos, embora apenas os homens tivessem o direito de participar. As modalidades disputadas foram a plataforma e o trampolim de 3 m. Quatro anos mais tarde, foi a vez da estreia feminina, nos jogos olímpicos de Estocolmo, com a disputa da plataforma.

A primeira competição de saltos ornamentais realizada no Brasil foi em 1911, no clube Espéria, com equipamento montado às margens do rio Tietê (São Paulo). Em 1913, foi realizada, na enseada de Botafogo, no Rio de Janeiro, a primeira competição nacional[1].

CARACTERÍSTICAS DOS SALTOS ORNAMENTAIS

Considerados uma modalidade esportiva de precisão, os saltos ornamentais requerem como capacidades básicas a força, a flexibilidade, a coordenação neuromuscular, a consciência corporal e a orientação espacial.

Atualmente, existem competições femininas e masculinas, ambas com as mesmas provas e sob as mesmas regras, apenas com algumas pequenas diferenças entre os sexos (p. ex., nas competições masculinas, é realizado maior número de saltos). As provas atualmente existentes são: plataforma de 10 m, plataforma de 10 m sincronizada, trampolim de 3 m, trampolim de 3 m sincronizado e trampolim de 1 m, esta última não inserida nos Jogos Olímpicos[1].

JULGAMENTO E PONTUAÇÃO DOS SALTOS REALIZADOS

Os saltos realizados por cada atleta são julgados por um grupo de sete juízes. Todas as etapas de execução de um salto são levadas em conta na sua classificação, em um total de cinco. São elas:

- posição inicial e corrida: o atleta deve estar com o corpo ereto ao se apresentar e a corrida deve ser suave e controlada;
- pulo para ponta: deve mostrar altura, controle e equilíbrio;
- saída: o impulso e a altura que o atleta atingem são muito importante, pois um salto mais alto significa maior tempo de movimento;
- execução: é o mais importante, já que é a acrobacia (o voo) em si. O juiz observa a *performance* mecânica, a técnica, a forma e a graça do desempenho;
- entrada: a chegada na água é muito significativa, pois é a última coisa que o juiz vê. Os dois critérios a serem avaliados são o ângulo de entrada, que deve ser próximo ao vertical, e a quantidade de água espalhada, que deve ser a mínima possível.

Depois de apresentadas as sete notas dadas pelos juízes, as duas maiores e as duas mais baixas são eliminadas. As três notas que sobram são somadas e multiplicadas pelo grau de dificuldade do salto, que gira entre 1,2 e 4,1 e é definido sempre antes do início da apresentação do atleta. Será o campeão da prova o saltador que fizer mais pontos na soma dos seus seis saltos ou as saltadoras, na soma dos seus cinco saltos[1].

CAMPEONATOS EXISTENTES

Entre os principais campeonatos que existem atualmente, estão:

- Jogos Olímpicos: são realizados a cada 4 anos e reúnem os saltadores ornamentais classificados para os eventos, em dupla ou individualmente;
- campeonato mundial: realizado desde 1973, é também uma competição global;
- *grand prix*: realizado anualmente desde 1995, é uma competição aberta a todos os atletas federados, que geralmente é realizada em seis a sete etapas pelo mundo;
- copa do mundo: realizadas a cada 2 anos, as copas são um evento exclusivo dos saltos ornamentais, a exemplo do *grand prix*;
- Jogos Pan-Americanos: realizados a cada 4 anos, reúnem os saltadores dos três continentes americanos (Sul, Central e Norte);
- campeonatos regionais e brasileiros, como o Troféu Brasil de Saltos Ornamentais.

NUTRIÇÃO E SALTOS ORNAMENTAIS

A literatura disponível sobre nutrição e saltos ornamentais é muito escassa. Esse é um esporte predominantemente anaeróbico, de curta duração; porém, as características de algumas competições e do próprio treinamento fazem com que seja considerado um esporte de "longa duração".

Quando se pensa na modalidade em si, não são necessárias estratégias nutricionais durante a competição. Um atleta realiza seis saltos que duram aproximadamente 10 segundos cada um. Então, o tempo de execução da atividade física é bem pequeno. Porém, o atleta não realiza esses saltos em sequência. Ele deve esperar todos os outros atletas saltarem para realizar o salto seguinte. Diante disso, têm-se competições que duram de 2 até 4 horas, dependendo do número de atletas participantes. Campeonatos mundiais e pré-olímpicos podem contar com até sessenta atletas disputando a mesma prova e, por esse motivo, o intervalo entre cada salto do atleta pode chegar a 40 minutos.

Diante dessa realidade, torna-se necessário o uso de estratégias nutricionais durante a competição para que o atleta mantenha níveis glicêmicos adequados, favorecendo a manutenção da concentração para a realização do salto e a preservação da massa muscular.

Para o consumo de carboidrato durante treinos e competições, são utilizados alimentos como bebidas esportivas, barras de cereal, biscoitos salgados e doces, carboidratos em gel e frutas. Esses alimentos foram escolhidos por serem de fácil consumo e armazenamento, e também por serem alimentos que normalmente estão disponíveis próximo ao atleta (dentro da área da piscina) nas competições internacionais. É muito importante simular no treino as condutas e os alimentos que o atleta encontrará nas competições.

Normalmente, a rotina de treinamento de um atleta de saltos é dividida em treinos na piscina e na "parte seca". Nesta, o atleta treina movimentos técnicos em trampolins e camas elásticas, fora do ambiente aquático. Além disso, o atleta ainda fará treinos de musculação e flexibilidade. É comum haver dois períodos de treino no dia do atleta (manhã e tarde), sendo importante o papel da nutrição na recuperação após cada sessão.

As estratégias nutricionais não diferem nas partes de treinamento. Tanto na parte seca quanto na parte aquática é fundamental que o atleta mantenha uma hidratação adequada e a ingestão de carboidrato. É importante dar atenção também à hidratação. Por ser um esporte no qual a sudorese não é muito grande e pelo fato de o atleta fazer movimentos acrobáticos, muitas vezes ele negligencia a hidratação. Durante a parte aquática, recomenda-se ao atleta deixar a garrafa com a bebida esportiva ao lado do trampolim. Dessa forma, ele pode manter uma hidratação mais adequada.

Além das estratégias nutricionais utilizadas antes, durante e após os treinos, é fundamental que o atleta tenha uma alimentação balanceada e com qualidade ao longo do dia.

Para a elaboração do plano alimentar diário do atleta, deve-se utilizar os princípios básicos da nutrição: equilíbrio, variedade e moderação. Dessa forma, a distribuição adequada de nutrientes e calorias ao longo do dia ajudará também na recuperação e na melhora do rendimento. É fundamental que esse esquema alimentar esteja adequado e adaptado à rotina de horários do atleta e às suas preferências alimentares.

A prescrição calórica deve ser baseada na avaliação corporal realizada e no objetivo do treinamento (ganho de massa magra, perda de gordura, ganho de força, manutenção).

Após ter criado uma rotina alimentar para o dia do atleta, deve-se estabelecer os critérios nutricionais para as estratégias nutricionais durante e pós-treino.

Tabela 14.1 Critérios nutricionais utilizados para a prescrição da alimentação durante e pós-treino

Fase	Carboidrato[2]	Proteína	Alimentos/suplementos utilizados
Durante o treino	30 a 60 g/h de exercício	–	Barras de cereal, frutas/ bebidas esportivas, carboidratos em gel
Após o treino*	0,7 a 1,5 g/ kg do peso corporal	Aproximadamente 0,5 g/ kg do peso corporal	Alimentos fontes de carboidrato e proteína/suplementos de carboidrato e proteína (p.ex., maltodextrina e *whey protein*)

* Deve-se utilizar a proporção de 3 a 4:1 entre carboidratos e proteínas, promovendo assim uma melhor recuperação[3].

Além de pensar na rotina diária e de treinos do atleta, deve-se pensar na rotina de competições. Nas competições internacionais, é importante a adaptação da rotina alimentar diária e das estratégias nutricionais de acordo com os alimentos e a estrutura disponível no país-sede da competição.

No momento de montar a estratégia de competição, deve-se evitar o uso de alimentos e suplementos novos. O que foi utilizado nos treinos é o que será repetido na competição.

Um exemplo de estratégia nutricional utilizado pelo atleta César Castro, no Pré-Olímpico de Londres, no ano de 2012, é apresentado no final do capítulo (Tabela 14.2).

Além da escassa literatura científica na área de saltos ornamentais, no Brasil, pouquíssimos atletas da modalidade têm consciência da importância da nutrição para o treinamento. Não se pode negar que existe uma preocupação com a parte estética, pois o atleta de saltos deve apresentar um corpo magro. Porém, a não utilização da nutrição ocorre pelo desconhecimento da importância de estratégias nutricionais para um esporte que, aparentemente, é de curta duração. É comum os atletas ficarem assistindo às competições que ocorrem antes da sua, sem se preocuparem em se hidratar ou consumir algum alimento. É fundamental um trabalho de conscientização dos atletas de saltos sobre a importância da nutrição, principalmente se iniciado com os atletas da categoria infantil.

A experiência com essa modalidade foi possível pelo trabalho junto ao atleta César Castro[4], eleito cinco vezes pelo Comitê Olímpico Brasileiro (COB) o melhor atleta da modalidade. Alguns de seus melhores resultados foram: quinto lugar no Campeonato Mundial de 2009 e terceiro lugar em 2010; participação nas Olimpíadas de Atenas, Pequim e Londres; vice-campeão Pan-Americano em 2007 e terceiro lugar no Pan-Americano de 2012.

O COB desenvolveu, em conjunto com a prefeitura do Rio de Janeiro, um projeto chamado TIME BRASIL[5]. Uma equipe multidisciplinar trabalha com alguns atletas olímpicos nas áreas de nutrição, psicologia, fisioterapia etc. Nesse projeto, o atleta realiza constantemente exames bioquímicos, em que são dosadas variáveis que permitem analisar o desgaste do atleta em relação ao treinamento físico e à eficácia da nutrição. É possível avaliar marcadores de catabolismo proteico, valores de glicemia e eletrólitos ao longo do treinamento e marcadores da recuperação pós-treino. Esses exames são realizados no local de treino do atleta e durante seu treinamento. Dessa forma, pode-se avaliar, com maior segurança, o impacto das condutas nutricionais.

Com a análise dos resultados dos exames do atleta César Castro, percebe-se que o uso de massa muscular durante o treino tende a ser maior na sessão de treino matutina. Isso pode ser causado pela baixa ingestão alimentar ao acordar ou pela ingestão insuficiente no jantar do dia anterior. Tentando minimizar esse catabolismo proteico, sugere-se iniciar o consumo de carboidrato logo no início do treino matutino e também melhorar a refeição noturna, acrescentando uma proteína de absorção mais lenta, como a caseína. Não é possível colocar grandes quantidades de alimentos no café da manhã, pois o atleta pode ter desconforto gástrico durante o treinamento. Outro ponto apresentado pelo exame foi a hemoconcentração durante os treinos. Para minimizar esse efeito, deve-se adequar a hidratação do atleta. Uma das razões alegadas para a inadequada hidratação é a realização das acrobacias, que dificultaria a ingestão de água. O conforto gástrico é um ponto muito importante a observar, tanto na ingestão de alimentos, como de bebidas, e deve ser priorizado.

Sempre que a realização de exames é possível, consegue-se visualizar concretamente o impacto das condutas nutricionais, modificá-las e melhorá-las, visando ao melhor rendimento e à recuperação do atleta. Mesmo em um esporte com duração tão curta, os efeitos da nutrição não devem ser desprezados. A nutrição esportiva deve fazer parte da rotina dos atletas e cada vez mais se deve estimular que equipes multidisciplinares acompanhem-nos.

Tabela 14.2 Exemplo de estratégia nutricional para competições

Estratégias nutricionais
Pré-olímpico de Londres – 20/02/2012
Nome: César Castro
Café da manhã – 6h30: – 2 porções de suco e 1 porção de fruta • hidratar-se com bebida esportiva durante o aquecimento e treino (8h00-9h00) • logo após o treino: fruta (2) + "pão com queijo" (2) – Se não conseguir as frutas, substituir por suco (2 copos); se não conseguir nenhum deles, beber 500 mL de bebida esportiva novamente
Almoço – 11h00-11h30:
• batata (cereal) – 3 unidades médias ou 3 colheres de servir • Carne magra – 1 pedaço médio • Suco de frutas – 1 copo – Durante o aquecimento da prova até o início: hidratar-se com bebida esportiva – Logo após o aquecimento: banana ou barra de cereal – 1 unidade (caso sinta fome, comer 2 unidades)
Durante os saltos
• hidratação: – ingerir bebida esportiva (500 mL) a cada hora de prova – principalmente na fase 1 • alimentação: – após o salto 2: carboidrato em gel – 1 unidade – após o salto 4: Club Social® (1 pacotinho) ou barra de cereal (1 unidade) • logo após a prova: maltodextrina – 5 colheres de sopa (1,5 dose de *whey protein*) + *whey protein* – 1 medidor
Observações
• diminuir o consumo de alimentos ricos em fibra, alimentos gordurosos e que provoquem má digestão • suplementos/alimentos utilizados – Bebida esportiva: 4 porções – considere cada garrafa de Powerade® (500 mL) como 1 porção – *whey protein* – maltodextrina – carboidrato em gel – Club Social®

Observação: essa estratégia nutricional foi elaborada para o atleta César Castro e é específica para ele e para a competição em questão. Não deve ser utilizada por outros atletas.

REFERÊNCIAS

1. Salto ornamental. Disponível em: http://pt.wikipedia.org/wiki/Salto_ornamental. Acesso em: maio 2012.
2. Hernandez JA et al. Modificações dietéticas, reposição hídrica, suplementos alimentares e drogas: comprovação de ação ergogênica e potenciais riscos para a saúde. Rev Bras Med Esporte 2009;15(3):3-12
3. Kerksick C et al. International Society of Sports Nutrition position stand: nutrient timing. J Int Soc Sports Nutr 2008;5:17.
4. César Castro [internet]. [acesso maio 2012]. Disponível em: http://www.cesarcastro.com.br.
5. Comitê Olímpico Brasileiro. Disponível em: http://www.cob.org.br.

Natação 15

Ioná Zalcman

INTRODUÇÃO

Apesar de a natação, como atividade recreativa e de sobrevivência, estar presente desde os primórdios da humanidade, como modalidade competitiva o esporte requer uma análise diferenciada. No início do século XX, muitas eram as dificuldades para a prática competitiva, pois esta era realizada em rios, levando os nadadores a enfrentar correntezas e baixas temperaturas. No início dos anos 1920, foi inaugurada em São Paulo a primeira piscina para competições (pela Federação Aquática Paulista[1]) e, assim, a natação começou a ser mais difundida e praticada no âmbito competitivo.

A natação competitiva é um esporte composto por provas de duração e distância variadas (50 a 1.500 m; 21 segundos a 16 minutos) e diferentes estilos (livre ou *crawl*, costas, peito e borboleta), oficialmente constituindo 32 provas olímpicas (Tabela 15.1).

Tabela 15.1 Provas olímpicas

Distância (m)	Estilo	Sexo
50, 100, 200, 400	Livre	Masculino e feminino
800	Livre	Feminino
1.500	Livre	Masculino
100, 200	Borboleta	Masculino e feminino
100, 200	Costas	Masculino e feminino
100, 200	Peito	Masculino e feminino
200, 400	*Medley**	Masculino e feminino
4 × 100, 4 × 200	Revezamento – nado livre	Masculino e feminino
4 × 100	Revezamento – nado *medley**	Masculino e feminino

* *Medley*: combinação dos quatro estilos.

Os atletas são divididos segundo a faixa etária nas categorias apresentadas na Tabela 15.2.

Tabela 15.2 Categorias segundo a faixa etária

Classes	Idade
Mirim 1	9
Mirim 2	10
Petiz 1	11
Petiz 2	12
Infantil 1	13
Infantil 2	14
Juvenil 1	15
Juvenil 2	16
Júnior 1	17
Júnior 2	18/19
Sênior	20

Além disso, os atletas podem ser classificados conforme as provas nas quais obtêm seus melhores resultados (Tabela 15.3), direcionando seu treinamento.

Tabela 15.3 Classificação segundo a característica dos nadadores

Característica	Provas nadadas
Fundista	800 e 1.500 m livre
Meio-fundista	400 m livre e *medley* 200 m livre, estilo (borboleta, costas e peito) e *medley*
Velocista	50 e 100 m livre e estilo

Em termos mecânicos, a natação é um esporte bastante complexo. Quando comparado com outras modalidades, observa-se um gasto energético bastante elevado em razão do dispêndio energético para manter a flutuação, vencer as forças de atrito corporal, atingir eficiência mecânica, captar globalmente o oxigênio e adaptar-se à temperatura da água (especialmente em águas frias). Tal é o gasto energético do esporte que um indivíduo, ao nadar determinada distância, gasta cerca de quatro vezes mais energia do que se corresse essa mesma distância[2].

A adaptação ao meio líquido é sentida de maneira diferente por homens e mulheres. As mulheres possuem uma economia energética cerca de 30% maior, pois possuem um percentual de gordura maior, o que contribui para a flutuação. Esses benefícios hidrodinâmicos são mais bem notados em provas de longa distância, nas quais os tempos obtidos por mulheres e homens são mais próximos[2,3] (Tabela 15.4).

Tabela 15.4 Predominância das vias energéticas de acordo com a prova nadada

Distância (m)	ATP-CP e glicólise anaeróbica (%)	Glicólise anaeróbica e sistema aeróbico (%)	Sistema aeróbico (%)
50	90	5	5
100	80	15	5
200	30	65	5
400	20	40	40
1.500	10	20	70

Fonte: Foss e Keteyian[4].

COMPOSIÇÃO CORPORAL

Nadadores normalmente possuem um perfil de composição corporal característico, com estatura e envergadura elevadas e desenvolvimento muscular pronunciado na parte superior do tronco[5]. Essas características propiciam maior economia de movimento e, especialmente para nadadores velocistas, maior velocidade de deslocamento[6].

Tipicamente, nadadores do sexo masculino possuem um percentual de gordura corporal na faixa entre 8 e 15%, e do sexo feminino, entre 15 e 22%. Diversos estudos confirmam que a gordura corporal de nadadores é de 4 a 6% maior do que a de corredores com as mesmas características físicas[7]. Existem algumas possíveis explicações para essas diferenças. A corrida promove um efeito anorexígeno, especialmente após sua prática, enquanto a natação estimula a fome[8,9]. Outra possibilidade é uma possível diferença do tipo de substrato energético utilizado por nadadores durante o exercício, o que promoveria o armazenamento de gordura[7,10].

Se, por um lado, uma baixa quantidade de gordura corporal é vantajosa, pois os nadadores têm de mover uma carga menor dentro da água, por outro, a distribuição correta de gordura corporal pode ser benéfica, por fornecer melhor flutuabilidade[11].

NUTRIÇÃO NO TREINAMENTO

No início de cada temporada, é realizado um planejamento dos treinos (conhecido como periodização) tendo-se em vista a competição principal. Esse planejamento é feito com o intuito de coincidir o pico do rendimento esportivo e a época da competição-alvo.

Geralmente são realizados de seis a doze treinos por semana, com duração de 2 a 3 horas/dia. No entanto, um nadador de elite pode realizar de dois a três treinos diários, totalizando 6 horas de treinamento/dia. Muitos nadadores costumam, ainda, complementar seus treinos com exercícios aeróbicos (como corrida ou bicicleta) e anaeróbios (como musculação, extensor elástico, *medicine ball* etc.) fora da piscina.

A distância percorrida a cada treino depende da fase de treinamento em que o atleta está. Ela pode variar de 1.000 a 2.000 m para um nadador de velocidade em fase específica a 10.000 m para um nadador de fundo em fase de base. Além disso, as características do treino também dependem da categoria do nadador, ou seja, se este é fundista, meio-fundista ou velocista (Tabela 15.5).

Tabela 15.5 Fases do treinamento

Fase	Características e fundamentos	Período (semanas)	Distância/ treino (km)
Base	Volume grande, intensidade baixa	12	5-6
Específico	Volume e intensidade conforme a característica do nadador, técnica	6	4-5
Polimento	Descanso, baixo volume e intensidade, técnica	2	2-3

Diversas são as questões que concernem ao nutricionista no atendimento a nadadores. Dentre elas, estão a alimentação adequada à demanda do exercício; a manutenção dos estoques de glicogênio por meio do aporte adequado de carboidratos, o que também auxiliará na manutenção da imunocompetência; assim como o aporte adequado de antioxidantes; e, ainda, uma hidratação adequada. Cabe destacar o desafio de atingir as necessidades nutricionais durante o exercício, pois é necessário criar estratégias para permitir a hidratação e/ou ingestão alimentar enquanto os nadadores encontram-se na piscina.

Necessidade energética

O grande número e a intensidade dos treinamentos de natação impõem a seus atletas uma demanda energética extremamente elevada, sendo esta muitas vezes difícil de ser atingida. Segundo Sherman e Maglischo[12], a necessidade energética de nadadores que treinam 4 horas/dia é de aproximadamente 4.000 a 5.400 cal/dia para homens e 3.400 a 4.000 cal/dia para mulheres. Em um estudo com nadadoras em período de treinamento intenso dividido em dois períodos por dia (5 a 6 horas/dia), Trappe et al.[13] verificaram um gasto diário de aproximadamente 5.600 cal. Para Grandjean e Ruud[14], a necessidade energética de nadadores está entre 50 e 68 cal/kg de peso para homens e entre 35 e 62 cal/kg de peso para mulheres, entretanto, é importante considerar que esses valores variam conforme a intensidade dos treinamentos, a massa corporal dos nadadores e sua eficiência mecânica[7]. Sato et al.[15] verificaram que o gasto energético durante os treinos de natação aumentam significativamente conforme o período de treinamento, sendo observado nos treinos dos homens um gasto de 496 cal/dia no período de preparação e 995 cal no período de treinos intensos, e no treino das mulheres, 361 cal/dia no período de preparação e 819 cal no período de treinos intensos.

Diversos pesquisadores observaram que os atletas do sexo masculino costumam atingir sua necessidade energética, enquanto as do sexo feminino tendem a manter um balanço energético negativo[16-18].

Mesmo assim, é importante ressaltar que, em períodos de treinos de muita intensidade e principalmente muito volume, os nadadores dificilmente conseguem adequar a ingestão energética ao gasto energético. Por mais que seja observada uma manutenção da massa corporal, esse débito energético pode levar à perda de gordura subcutânea[16,17].

Muitos atletas são adolescentes, fator que dificulta a ingestão alimentar adequada. O intenso crescimento e o desenvolvimento muscular elevam a necessidade energética, tornando ainda mais comum o balanço energético negativo. Além disso, atletas adolescentes podem ter menos oportunidades de comer quando treinos intensos são combinados a uma agenda muito cheia de atividades.

Dessa forma, é recomendado que nadadores com uma alta demanda energética aumentem o fracionamento alimentar durante o dia e utilizem alimentos com alta densidade energética (como frutas secas, oleaginosas, pães, tubérculos) ou suplementos alimentares (como bebidas esportivas, barras energéticas e hipercalóricos).

Carboidratos

Os treinos intensos e com grande volume não apenas comprometem o consumo energético dos atletas, como também o de carboidratos. Certamente, nadadores devem fazer do consumo de carboidratos sua prioridade na alimentação, o que, segundo muitos estudos, não acontece[19-22].

Segundo a American Dietetic Association, a Dietitians of Canada e o American College of Sports Medicine[23], além da Sociedade Brasileira de Medicina do Esporte[24], é recomendado o consumo diário de 5 a 8 g de carboidrato/kg de massa corporal, ou 60 a 70% do valor energético total. Para nadadores, estima-se a necessidade de carboidratos entre 500 e 800 g/dia[25]. Desse modo, um nadador que consuma uma dieta de 4.000 cal com 50% da energia advinda de carboidratos, estará consumindo 500 g de carboidrato e ainda terá grandes chances de não atingir a demanda diária do treinamento.

A partir do estudo de Costill[16], pode-se perceber o quanto o consumo de carboidratos antes, durante e depois dos treinos é importante e o quanto um único treino de natação pode reduzir os estoques musculares de glicogênio. Os autores examinaram, por meio de biópsia muscular, a depleção de glicogênio ocorrida durante um treino de natação típico com diferentes intensidades e também a recuperação desses estoques 8 horas após o treino combinada com o consumo de carboidratos. Foi observado que, em treinos com séries mais curtas, ou seja, de maior intensidade, a depleção de glicogênio era significativamente maior do que em treinos com séries mais longas. Foi observada uma redução nos estoques de glicogênio de 68% na metade do treino de séries curtas (60 × 100 m), e de 87% no final do treino. Na recuperação, observou-se uma reposição de apenas 52% dos estoques de glicogênio após 8 horas.

Considerando-se que, em períodos de treinamentos de base e/ou específicos muitos nadadores realizam mais de um treino intenso por dia, é possível verificar que a probabilidade de acontecer uma depleção de glicogênio crônica é bastante grande. Essa depleção crônica influenciará no desempenho tanto nos treinos, quanto nas competições próximas a esse período. Dessa forma, é importante assegurar um consumo de carboidratos diário de pelo menos 600 g e durante cada hora de exercício, de 30 a 60 g[7,24].

A piscina, muitas vezes, acaba sendo um meio que limita o consumo de alimentos durante os treinos longos. Algumas estratégias, no entanto, como deixar na borda da piscina um alimento ou suplemento rico em carboidratos, como frutas secas, bebida esportiva, maltodextrina e carboidrato em gel, podem garantir um aporte energético adequado ao atleta.

A refeição ou o lanche realizado antes dos treinos também deve ser planejado com cautela para evitar a possibilidade de desconforto gastrointestinal induzido pelo exercício. Deve-se atentar ao tempo disponível para a refeição, sendo que, em caso de um intervalo menor do que 3 horas, prioriza-se a realização de lanches relativamente leves, ricos em carboidratos e com um baixo teor de fibras, gorduras e laticínios. Esse tempo pode variar entre atletas, sendo necessário avaliar a tolerância individual de cada um.

O consumo de alimentos ricos em carboidrato imediatamente após o treinamento é muito interessante para o reabastecimento dos estoques de glicogênio. Nesse momento, é muito mais importante a atenção para a quantidade de carboidratos a ser consumida do que para o tipo de carboidrato[26], pois já foi demonstrado que o atraso de algumas horas no consumo pós-treino pode ser responsável pela redução na taxa de ressíntese de glicogênio em até 50%[27]. Assim, deve-se priorizar o consumo em até 1 hora após o treino. É necessário dar atenção especial àqueles atletas que moram ou trabalham em locais distantes do centro de treinamento ou que costumam esperar até a próxima refeição para comer.

Proteínas

Porque a intensa depleção de glicogênio muscular durante os treinamentos acelera o catabolismo muscular, propõe-se que nadadores, assim como outros atletas, necessitam de uma quantidade extra de proteínas, quando comparados com indivíduos sedentários. Para esses atletas, é recomendado um consumo diário de 1,2 a 1,6 g/kg de massa corporal[24].

Todos os estudos com nadadores demonstraram que esses atletas costumam atingir ou ultrapassar suas necessidades proteicas, pois esse nutriente costuma ser bastante valorizado entre os atletas. Por outro lado, o consumo excessivo de proteínas pode acarretar menor biodisponibilidade de cálcio e desidratação.

O consumo de proteínas deve acompanhar o de carboidratos pós-treino para potencializar a ressíntese proteica no músculo[28].

Micronutrientes

Nadadores em treinamento extenuante possuem necessidade maior de vitaminas e minerais, porém o aumento da ingestão alimentar costuma suprir essa necessidade. Os atletas podem precisar de uma atenção especial em relação ao consumo de ferro, cálcio e vitaminas antioxidantes, especialmente se forem do sexo feminino[29].

O ferro, por possuir papel fundamental no rendimento esportivo, tem recebido bastante atenção nas pesquisas com atletas. Embora alguns estudos internacionais tenham encontrado inadequação na ingestão de ferro por nadadores[18,30,31], os estudos nacionais não observaram o mesmo resultado[19,31,32].

Com relação à ingestão de cálcio, a maior parte dos trabalhos realizados com nadadores verificou um consumo inferior às recomendações[20,32-35], o que é também observado em praticantes de outras modalidades. Esse mineral possui importância especial, pois observa-se que o meio aquático não favorece a formação da massa óssea[36]. Assim, um consumo de cálcio abaixo do recomendado poderia prejudicar ainda mais essa formação.

Suplementos

Entre os nadadores em nível competitivo, tem-se observado um consumo considerável de suplementos, dentre eles, proteicos, creatina, BCAA, vitaminas antioxidantes, polivitamínicos e carboidratos[20].

É consenso na literatura que não é necessário suplementar vitaminas e minerais caso o atleta esteja consumindo energia adequadamente por meio de uma alimentação variada[23]. Apesar disso, os suplementos polivitamínicos podem ser requeridos para os nadadores que possuam uma dieta restritiva ou que eliminem um ou mais grupos de alimentos de sua dieta.

As deficiências nutricionais, os treinamentos muito intensos e a recuperação muscular insuficiente podem levar o nadador à imunossupressão. Para essa condição, a suplementação de carboidratos possui um papel fundamental e deve ser priorizada. Pode-se, ainda, utilizar o suplemento de vitamina C na tentativa de reduzir o estresse oxidativo e os níveis de cortisol pós-exercício[37]. Micronutrientes dados em quantidades além das recomendadas podem reduzir a resposta imunológica e apresentar outros efeitos prejudiciais à saúde[38].

A creatina é um dos suplementos que é motivo de grande discussão. Alguns pesquisadores acreditam que a suplementação com creatina prejudique a *performance* de nadadores, pois interfere na flutuabilidade na água como consequência do aumento da massa corporal[39,40]. Outros pesquisadores, no entanto, verificaram o aumento da velocidade (*sprint*) em séries de curta distância[41-43]. Independentemente do efeito da creatina ser positivo ou negativo, é importante lembrar que existem atletas responsivos e não responsivos à suplementação dela, sendo, dessa forma, necessário cautela em sua utilização.

Hidratação

Da mesma forma como em outras modalidades, a hidratação deve ser um dos pontos mais enfatizados na orientação nutricional de nadadores. É necessária uma preocupação ainda maior quando os treinos são realizados em piscinas muito aquecidas (> 28°C), pois a troca de calor entre a temperatura corporal do atleta e a do meio ambiente é muito maior na água do que fora dela. Assim, quando o nadador está dentro da água, a temperatura do corpo iguala-se à temperatura da água de forma bem mais rápida do que fora desse ambiente, aumentando a possibilidade de desidratação[25]. A água também pode limitar a percepção de sudorese e a reposição hídrica.

Em termos práticos, é recomendado que os atletas coloquem na beira da piscina garrafas com bebida esportiva, maltodextrina ou água, na quantidade necessária para reidratar-se, condicionando-se a beber entre as séries do treino. As bebidas enriquecidas com carboidratos são a forma mais fácil de repor as necessidades hídricas e de carboidrato durante o exercício. No caso de atletas que preferem ingerir água, é importante utilizar algum alimento fonte de carboidrato e colocá-lo na borda da piscina junto com a garrafinha de água.

Alguns estudos têm demonstrado que a taxa de sudorese de nadadores varia em torno de 135 mL/km nadado para homens e 105 mL/km nadado para mulheres[44]. Assim, para um treino de 5.000 m, os atletas necessitariam em torno de 525 a 675 mL, porém, por causa da grande variabilidade individual, o monitoramento da perda de peso após o treino parece ser a forma mais exata para estimar a necessidade hídrica dos atletas.

NUTRIÇÃO NA COMPETIÇÃO

Em geral, as competições mais importantes compreendem entre 3 e 7 dias, sendo que no período da manhã costumam ocorrer as seletivas e no período da tarde, as finais. Antes do início de cada etapa, os atletas realizam na piscina da competição um aquecimento de aproximadamente 1 hora, em que fazem reconhecimento da piscina, alguns corretivos, treinam viradas e fazem tiros de velocidade.

As competições tendem a ser muito exaustivas para os nadadores, pois estes passam o dia todo nas arquibancadas das piscinas, podem estar sujeitos a temperaturas extremas (frio e calor) e estão constantemente molhados. É costume das equipes levar colchonetes para que os atletas descansem enquanto aguardam nas arquibancadas, sendo esta uma boa estratégia de recuperação.

Com relação à nutrição, é recomendado que os atletas utilizem a estratégia de aumento do consumo de carboidratos 3 dias antes da competição. A refeição anterior à competição deve ser de fácil digestão, sendo reduzida em fibras e gorduras. Durante a competição, deve-se evitar consumir alimentos ou suplementos que não sejam habitualmente consumidos pelos atletas. No intervalo entre provas, deve-se atentar para a hidratação e o consumo de carboidratos. Na ausência de tempo, prioriza-se o consumo de líquidos, como bebidas esportivas, maltodextrina, sucos (de frutas com pouca fibra) ou gel de carboidrato associado à água. Quando os intervalos forem maiores, é recomendado o consumo de lanches como sanduíches, frutas, barras de cereal, iogurte ou biscoitos. No final de cada dia de competição, recomenda-se a realização de um jantar bastante rico em carboidratos.

REFERÊNCIAS

1. Federação Aquática Paulista. Disponível em: http://www.aquaticapaulista.org.br. Acesso em: 15 jun. 2013.
2. McArdle WD, Katch FI, Katch VL. Fisiologia do exercício: energia, nutrição e desempenho humano. 4.ed. Rio de Janeiro: Guanabara Koogan; 1998.
3. Toussaint HM, Hollander AP. Energetics of competitive swimming. Implications for training programmes. Sports Med 1994;18(6):384-405.
4. Foss ML, Keteyian SJ. Bases fisiológicas do exercício e do esporte. 6.ed. São Paulo: Guanabara Koogan; 2000.
5. Carter JEL, Ackland TR. Kinanthropometry in aquatic sports. Champaign: Human Kinetics; 1994. p.174.
6. Soares EA, Guerra I. Natação. In: Biesek S, Alves LA, Guerra I, eds. Estratégias de nutrição e suplementação no esporte. Barueri: Manole; 2005.
7. Sharp RL. Swimming. In: Maughan RJ. Nutrition in sport. Oxford: Blackwell Science; 2000. p.609-20.
8. White LJ, Dressendorfer RH, Holland E, McCoy SC, Ferguson MA. Increased caloric intake soon after exercise in cold water. Int J Sport Nutr Exerc Metab 2005;15(1):38-47.
9. Harri M, Kuusela P. Is swimming exercise or cold exposure for rats? Acta Physiol Scand 1986;126(2):189-97.
10. Flynn MG, Costill DL, Kirwan JP, Mitchell JB, Houmard JA, Fink WJ, et al. Fat storage in athletes: metabolic and hormonal responses to swimming and running. Int J Sports Med 1990;11(6):433-40.
11. Carter JEL, Yuhasz MS. Skinfold and body composition of olympic athletes. In: Cartel JEL. Physical structure of olympic athletes. Part II. Kinanthropometry of Olympic athletes. Basel: Karger; 1984. p.144-82.
12. Sherman WM, Maglischo EW. Minimizing athletic fatigue among swimmers: special emphasis on nutrition. Sport Science Exchange. Gatorade Sport Science Institute 1992;4(35).
13. Trappe TA, Gastaldelli A, Jozsi AC, Troup JP, Wolfe RR. Energy expenditure of swimmers during high volume training. Med Sci Sports Exerc 1997;29(7):950-4.

14. Grandjean AC, Ruud JS. Olympic athletes. In: Wolinsky I, Hickson JF, eds. Nutrition in exercise and sport. 2.ed. Boca Raton: CRC Press; 1994. p.447-54.
15. Sato A, Shimoyama Y, Ishikawa T, Murayama N. Dietary thiamin and riboflavin intake and blood thiamin and riboflavin concentrations in college swimmers undergoing intensive training. Int J Sport Nutr Exerc Metab 2011;21(3):195-204.
16. Costill DL, Flynn MJ, Kirwan JP, Houmard JA, MitchellJB, Thomas R, Park SH. Effects of repeated days of intensified training on muscle glycogen and swimming performance. Med Sci Sports Exerc 1988;20:249-54.
17. Barr SI, Costill DL. Effect of increased training volume on nutrient intake of male collegiate swimmers. Int J Sports Med 1992;13(1):47-51.
18. Berning JR, Troup JP, Vanhandel J, Daniels N. The nutritional habits of young adolescent swimmers. Int J Sport Nutr 1991;91:976-81.
19. Kabasakalis A, Kalitsis K, Tsalis G, Mougios V. Imbalanced nutrition of top-level swimmers. Int J Sports Med 2007;28(9):780-6.
20. Paschoal VCP, Amâncio OMS. Nutritional status of brazilian elite swimmers. Int J Sport Nutr Exerc Metab 2004;14:81-94.
21. Soares EA, Ishii M, Burini RC. Anthropometric and dietetic study of competitive swimmers from metropolitan areas of the southeastern region of Brazil. Rev Saúde Pública 1994;28(1):9-19.
22. Grandjean AC. Macronutrient intake of US athletes compared with the general population and recommendations made for athletes. Am J Clin Nutr 1989;49(Suppl 5):1070-6.
23. American Dietetic Association; Dietitians of Canada; American College of Sports Medicine. Position of the American Dietetic Association, Dietitians of Canada, American College of Sports Medicine: nutrition and athletic performance. J Am Diet Assoc 2009;109(3):509-27.
24. Sociedade Brasileira de Medicina do Esporte. Diretriz da Sociedade Brasileira de Medicina do Esporte: modificações dietéticas, reposição hídrica, suplementos alimentares e drogas: comprovação de ação ergogênica e potenciais riscos para a saúde. Rev Bras Med Esporte 2009;15(2):S1-12.
25. Maglischo EW. Nadando ainda mais rápido. Barueri: Manole; 1999.
26. Maughan R. The athlete's diet: nutritional goals and dietary strategies. Proc Nutr Soc 2002;61:87-96.
27. Ivy JL. Glycogen resynthesis after exercise: effect of carbohydrate intake. Int J Sports Med 1998;19(Suppl 2):S142-5.
28. Biolo G, Tipton KD, Klein S, Wolfe RR. An abundant supply of amino acids enhances the metabolic effect of exercise on muscle protein. Am J Physiol 1997;273:E1229.
29. Maughan RJ. Role of micronutrients in sport and physical activity. Br Med Bull 1999;55:683-90.
30. Brigham DE, Beard JL, Krimmel RS, Kenney WL. Changes in iron status during competitive season in female collegiate swimmers. Nutrition 1993;9:418-22.
31. Walsh R, McNaughton L. Effects of iron supplementation on iron status of young female swimmers during the pre-season phase of competition. J Swim Res 1989;5:13-8.
32. Cuvello LCF, Luppe LT, Ferreira DA, Fisberg M. Perfil nutricional de adolescentes nadadoras do Esporte Clube Pinheiros. In: XXII Simpósio Internacional de Ciências do Esporte. São Paulo; 1999.
33. Heyde ME. Avaliação da composição corporal, nível de hemoglobina e perfil nutricional de atletas adolescentes [Tese]. São Paulo: Universidade Federal de São Paulo; 1999.
34. Grandjean AC. Diets of elite athletes: has the discipline of sports nutrition made an impact? J Nutr 1997;127:874S-7S.
35. Ribeiro BG, Casé FBU, Corrêa ECM, Colares LGT, Soares E. A avaliação do consumo de alimentos de atletas de diferentes modalidades esportivas da região sudeste do Brasil. XXII Simpósio Internacional de Ciências do Esporte. São Paulo;1999.
36. Grimston SK, Willows N, Hanley D. Mechanical loading regime and its relationship to bone mineral density in children. Med Sci Sports Exerc 1993;25:1098-102.
37. Peake JM. Vitamin C: effects of exercise and requirements with training. Int J Sport Nutr Exerc Metab 2003;13:125-51.
38. Gleeson M, Bishop NC. Elite athlete immunology: importance of nutrition. Int J Sports Med 2000;21(Suppl 1):S44-50.
39. Burke LM, Pyne DB, Telford RD. Effect of creatine supplementation on single-effort sprint performance in elite swimmers. Int J Sport Nutr 1996;6:222-33.
40. Mujika I, Chatard J, Lacoste L, Barale F, Geyssant A. Creatine supplementation does not improve sprint performance in competitive swimmers. Med Sci Sports Exerc 1996;28:1435-41.
41. Grindstaff PD, Kreider R, Bishop R, Wilson M, Wood L, Alexander C, et al. Effects of creatine supplementation on repetitive sprint performance and body composition in competitive swimmers. Int J Sport Nutr 1997;7:330-46.
42. Peyrebrune MC, Nevill ME, Donaldson FJ, Cosford DJ. The effects of oral creatine supplementation on performance in single and repeated sprint swimming. J Sports Sci 1998;16:271-9.
43. Theodorou AS, Cooke CB, King RFGJ, et al. The effect of longer-term creatine supplementation on elite swimming performance after an acute creatine loading. J Sports Sci 1999;17:853-9.
44. Cox GR, Broad EM, Riley MD, Burke LM. Body mass changes and voluntary fluid intakes of elite level water polo players and swimmers. J Sci Med Sport 2002;5(3):183-93.

Ciclismo 16

Luis Fernando Bicudo Pereira Costa Rosa (*in memoriam*)*

INTRODUÇÃO

O ciclismo compreende uma enorme variedade de provas com características distintas, desde as provas de estrada (*road cycling*) até as de velódromo, passando pelo *mountain bike*, entre outras modalidades. É, sem dúvida, uma das modalidades mais estudadas no âmbito da fisiologia do esforço e da nutrição, em função, inclusive, da alta reprodutibilidade das condições de campo em cicloergômetros[1]. Os primeiros relatos de estudo sobre nutrição e ciclismo datam de 1939. Neste ano, Christensen e Hansen[2] mostraram a importância da ingestão de carboidratos para a melhoria e/ou manutenção da *performance*.

Os primeiros desenhos de uma "bicicleta" foram encontrados nos legados de Leonardo da Vinci e datam de 1490. O primeiro protótipo de bicicleta, no entanto, surgiu no século XVIII, na França, com o nome *celerifere*, nada mais que uma estrutura com função de banco e duas rodas *in-line*, impulsionada pelo movimento dos pés do "ciclista" contra o chão. Esse protótipo, já em 1817, ganhou roda dianteira móvel, tornando-se capaz de realizar curvas, em uma iniciativa do Barão Karl von Drais. Em 1839, Kirkpatrick Macmillan construiu a primeira bicicleta com pedais, que ele mesmo utilizou, em 1842, em uma viagem ao redor de Glasgow, perfazendo alguns trechos a uma velocidade média de 13 km/h, estonteante para a época[3].

A evolução das bicicletas foi rápida, a partir do início de sua manufatura na França, em 1861, quando Pierre Michaux instalou pedais na roda dianteira das bicicletas. Até a derrota para a Rússia, na guerra Franco-Prussiana, a França liderou o mercado de bicicletas, tendo então sido superada pela Inglaterra. Em 1885, o modelo *rover safety*, com pedal, corrente e eixo de propulsão na roda traseira, permitiu o uso de rodas de tamanho apropriado, uma vez que a colocação dos pedais no eixo dianteiro fez com que, para aumentar a velocidade das bicicletas, o tamanho das rodas dianteiras aumentasse a ponto de essas terem diâmetro superior a 1,7 m[3]. No período entre as Guerras Mundiais, o desenvolvimento da tecnologia militar permitiu grandes avanços na construção de bicicletas, com o início da utilização de alumínio em componentes e do câmbio para a mudança das relações e otimização do uso da energia gerada pelo movimento dos pedais.

Em termos esportivos, o ciclismo é considerado uma das mais duras e complexas modalidades, em razão da alta complexidade que seu estudo envolve. De fato, inúmeros fatores técnicos, médicos, fisiológicos, tecnológicos e ambientais inter-relacionam-se quando se busca compreender as adaptações e as demandas características da modalidade[4]. Em termos de estudos nutricionais, as provas mais analisadas são as de ciclismo de estrada (*road cycling*), cujos resultados podem, parcial ou integralmente, ser estendidos às provas de *mountain bike*, com características de duração e *performance* semelhantes. Para as provas de pista, em função de suas características de desempenho dependente de força e velocidade e seu curto tempo de duração, pode-se extrapolar informações de outras atividades, com as mesmas demandas e tempo de duração, como o atletismo. Para todos esses tipos de prova, no entanto, o treinamento baseia-se em grande volume. Assim, será utilizado, neste capítulo, o ciclismo de estrada como referência e acrescentadas, quando pertinente, informações sobre as outras modalidades.

---

* Nota da organizadora: o autor, falecido em 2005, em consequência de um atropelamento durante um treino de ciclismo, escreveu este capítulo para a segunda edição do livro, publicada em 2008, e que foi dedicada à sua memória. Suas contribuições como pesquisador do esporte e alimentação continuam atuais, por isso republicamos o seu capítulo nesta terceira edição em sua homenagem.

CARACTERÍSTICAS DA MODALIDADE

A evolução nas provas de ciclismo vem sendo algo em torno de 0,5-1% ao ano em termos de velocidade. O recorde de velocidade na prova era de 35,3 km/h em 1883, e 56,4 km/h em 1996, marca obtida por Chris Boardman, ciclista britânico[5]. Essa melhora está associada não só ao desenvolvimento tecnológico das bicicletas, mas também à *performance*, por meio de treinamentos e da nutrição.

Um ciclista leva cerca de 8 ± 2 anos para atingir o pico de produção, aos 25 ± 2 anos de idade, em média[5]. A rotina de treinamento é de aproximadamente 5 horas por dia para os profissionais, e a quilometragem percorrida por semana varia entre 700 e 1.000 km, enquanto para ciclistas amadores é de 400 a 600 km, valores que impõem a necessidade de um programa eficiente de recuperação dos estoques energéticos entre as sessões de treino.

O alto custo energético da prática do ciclismo foi avaliado em estudos com água duplamente marcada, técnica que permite medidas por vários dias[6]. Por exemplo, durante os estágios mais longos do *Tour de France*, competição com cerca de 4.000 km de extensão, divididos em vinte estágios, ao longo de 3 semanas, observou-se um gasto calórico da ordem de 35 MJ/dia, ou cerca de 8.300 cal/dia. A força média avaliada nessas condições foi de 240 W. Considerando-se uma eficiência média de 22%, tem-se, somente durante a prova, o consumo de aproximadamente 5.700 cal. Se considerarmos a alta demanda energética, e que os atletas passam de 4 a 6 horas pedalando, evitando se alimentar 1 ou 2 horas antes da prova e que, no final, apresentam um quadro de anorexia pós-exercício, ficam evidentes a necessidade de um protocolo eficiente para realimentação dos atletas e a importância de uma estratégia nutricional adequada durante os 20 dias da prova.

O uso adequado de alimentos e suplementos nutricionais faz com que, mesmo sob condições adversas, a maioria dos atletas termine a competição com o peso idêntico ao do início da prova[1].

A ingestão calórica dos ciclistas varia muito em função do tipo de prova e de sua duração: em provas de 24 horas, é de 43,4 MJ/dia (10.290 cal/dia), na *Race Across America*, prova de travessia oeste-leste dos Estados Unidos, com cerca de 5.000 km, a ingestão é de 35,5 MJ/dia (8.420 cal/dia)[7], no *Tour de France*, a média é de 24,7 MJ/dia (5.860 cal/dia)[8], enquanto a ingestão média de ciclistas amadores é de 18,3 MJ/dia (4.340 cal/dia).

Ao se considerar ainda as especificidades do esporte e da sua prática, no intuito de preconizar uma dieta adequada para ciclistas, não se pode esquecer que, pelo hábito, grande parte das calorias do dia é ingerida durante a atividade, o que torna importante e necessário o uso de suplementos nutricionais específicos. Saris et al.[8] observaram que, durante o *Tour de France*, os ciclistas consomem, em média, 50% da ingestão calórica diária no decorrer da prova, correspondendo a cerca de 60% do total de carboidratos a serem consumidos durante o dia. Esse hábito é comum entre os ciclistas em geral, notadamente quando o volume de treino é grande.

O primeiro aspecto a ser considerado quando da proposição de uma dieta para ciclistas é o tipo de demanda energética que o ciclismo impõe. Ao contrário das atividades que levam à prevalência de um único mecanismo de obtenção de energia durante a atividade, como o salto em altura (anaeróbio alático), os 400 m rasos (anaeróbio lático) e a maratona (aeróbio), o ciclismo de estrada e as provas de *mountain bike* envolvem a combinação desses três sistemas de obtenção de energia, com participações flutuantes em função do percurso, das condições climáticas e do tipo de prova (perseguição, contra o relógio ou largada em massa)[9].

A capacidade de resistência é importante para todos os tipos de corrida de estrada, notadamente aquelas com estágios. A força é importante em fugas ou escapadas, retomadas de velocidade após as curvas, subidas, *sprints* ou arrancadas finais e provas contra o relógio. As fases de preponderância anaeróbia devem ser seguidas por uma rápida recuperação dos estoques de creatina fosfato e remoção do lactato, essa última dependente da capacidade aeróbia do atleta. A capacidade aeróbica, apesar de dominante em todos os tipos de prova de ciclismo, é ainda mais importante nas provas de estágio, como o *Tour de France*, o *Giro d'Italia* e outras provas nas quais os competidores percorrem diferentes distâncias, sequencialmente, durante vários dias, e o vencedor é aquele que, no somatório dos tempos, obtiver o menor tempo total.

NUTRIÇÃO DURANTE O TREINAMENTO

O treinamento dos ciclistas de *endurance* é composto por sessões de atividade de longa duração, das quais cerca de 70-80% são realizadas a 70% do $VO_{2máx}$, que, em ciclistas de elite, varia de 75 a 80 mL/kg/min[5]. Assim, existe um grande consumo de substratos oxidáveis, notadamente carboidratos, cujos estoques são limitados, e ácidos graxos. A repetição de sessões de treinamento de longa duração leva, como resposta adaptativa, a um aumento nos estoques intramusculares de triacilgliceróis[10]. Nessas circunstâncias, cerca de 50% dos ácidos graxos livres oxidados provêm dos estoques intramusculares, e a oxidação de ácidos graxos provenientes do tecido adiposo responde por até 60% da demanda energética total[11,12].

Em função da longa duração dos treinos, de 3 a 5 horas, o carboidrato passa a ser fator limitante para a manutenção da atividade. Atletas que não recebem suplementação/alimentação durante o treinamento apresentam elevada proteólise para a geração de substrato para a neoglicogênese hepática (1 g de aminoácidos gera 0,65 g de glicose[13]). Esse processo é capaz de produzir aproximadamente 10 a 15% do total de energia necessário para a manutenção da atividade[14], levando, porém, a um acúmulo de ureia plasmática, que pode chegar a 7 mmol/L no final da sessão de exercício.

A sequência de sessões de treino sem a devida alimentação durante seu transcorrer pode levar a um aumento das concentrações plasmáticas de ureia de até 15 mmol/L. Caso essa concentração permaneça na faixa dos 10 mmol/L por 2 dias consecutivos, o atleta estará em risco iminente de desenvolver *overtraining*, ou supertreinamento, e deverá, obrigatoriamente, reduzir o volume de treino até o restabelecimento de concentrações normais de ureia. Vale, ainda, lembrar que o catabolismo sustentado de proteínas compromete a adaptação dos atletas ao programa de treinamento[5]. Para evitar que tais fatos ocorram, deve-se cuidar da nutrição do atleta durante a atividade, a fim de minimizar as flutuações da glicemia e reduzir a taxa de proteólise.

Um estudo de Brouns et al.[15-17] em simulador avaliou o efeito da oferta de uma dieta sólida rica em carboidrato (62,5%) oferecida *ad libitum* durante uma sessão de 5 horas de ciclismo com consumo livre de água, contra a mesma dieta com consumo livre de uma solução de carboidrato a 20%. O segundo grupo, de dieta sólida e carboidrato a 20%, apresentou balanço energético positivo e melhor *performance* que o grupo que ingeriu a dieta sólida e água, situação na qual os atletas não foram capazes de manter o balanço energético. Assim, fica claro que uma estratégia adequada de nutrição durante o treino deve considerar a ingestão de bebidas ricas em carboidratos.

Em termos práticos, os carboidratos solúveis, como glicose, maltose, maltodextrina e amido, são oxidados em taxas similares, apresentando efeitos positivos sobre a *performance* de ciclistas[18,19]. A dose oferecida deve ficar entre 1 e 1,5 g de carboidrato/minuto, em soluções a 10%, a cada 20 minutos de atividade desde seu início. A concentração final da solução pode ser levada até 20%, mas para tanto é necessária a adaptação prévia do atleta. Deve-se lembrar, também, que é fundamental a presença de concentrações equimolares de sódio para a absorção adequada da glicose. Doses de carboidrato superiores a 1,5 g não implicam maior taxa de absorção e oxidação do substrato e podem levar a problemas gastrointestinais[20], assim como a adição de frutose em concentrações superiores a 5% do total de carboidrato oferecido aos atletas. O carboidrato oferecido durante o treino não é capaz de alterar a glicogenólise, é oxidado e, durante períodos de menor intensidade, utilizado para a ressíntese de glicogênio[1].

A utilização de ácidos graxos de cadeia média (TCM), como o óleo de coco, para aumentar a oxidação de ácidos graxos e poupar os estoques de glicogênio, não tem apresentado resultados positivos. De fato, apesar da rápida metabolização, a oferta de TCM em concentrações seguras, de 25 a 45 g em 3 horas de atividade, não apresenta efeito ergogênico. Em quantidades maiores, a ingestão de TCM pode levar a problemas gastrointestinais, não sendo, portanto, recomendada[1].

Além das bebidas à base de carboidratos, que também exercem importante papel na manutenção da hidratação do praticante, os atletas consomem alimentos sólidos, notadamente nas fases de treino/competição de intensidade baixa. Deve-se, nessas circunstâncias, considerar o conteúdo de gordura, proteínas e fibras dos alimentos oferecidos, para se evitar desconforto digestivo, com retardo do tempo de esvaziamento gástrico, e na absorção dos alimentos. Assim, em termos práticos:

1. para atividades com duração inferior a 1 hora, consumir preferencialmente água, para manter a hidratação; caso a prática seja intervalada e de moderada a alta intensidade, consumir solução com carboidrato a 10%, 1 a 1,2 g/kg de peso corporal/h, com sódio;
2. para atividades prolongadas, solução com carboidrato, na dose de 1 a 1,5 g/min de atividade, em soluções de 10 a 20%, ingeridas periodicamente, desde o início da atividade;
3. podem ser utilizados carboidratos simples, polímeros, ou, preferencialmente, a mistura de ambos. Deve-se evitar a frutose e a galactose;
4. evitar líquidos concentrados acima de 20%. Para o uso de soluções com concentrações de carboidrato entre 10 e 20%, adaptar o atleta progressivamente para se evitar o aparecimento de distúrbios gastrointestinais;
5. volumes grandes estimulam o esvaziamento gástrico, assim, deve-se consumir, 3 a 5 minutos antes da atividade, solução de carboidrato a 10%, no volume de 6 a 8 mL/kg de peso corporal, para sensibilizar o sistema digestório;
6. durante a sessão de exercício, consumir doses de carboidrato ou solução com carboidrato com um volume de 2 a 3 mL/kg de peso corporal, a cada 15 a 20 minutos, até completar a dose preconizada no item 2;
7. a ingestão de líquidos deve ser treinada pelo atleta para que este consiga ingerir o volume necessário sem sentir-se mal;
8. para redução do volume de líquido consumido, ou mesmo para variar sabor e apresentação do carboidrato, atletas consomem alimentos sólidos ricos em

carboidratos, associados à ingestão de água. Entre os alimentos mais utilizados estão a banana, a batata cozida e a rapadura, ou mesmo carboidratos na forma de gel. Deve-se tomar cuidado, no entanto, com o conteúdo de gordura e fibras desses alimentos;
9. a ingestão correta de carboidratos ao longo da atividade impede o aumento excessivo do cortisol, provocado pela redução da glicemia, impedindo elevada proteólise e permitindo uma melhor adaptação do atleta à carga.

Essas recomendações servem para ciclistas envolvidos em qualquer uma das modalidades da categoria, desde que seu plano de treinamento tenha características semelhantes, o que acontece notadamente na fase de treinamento de base, na qual se procura aprimorar características como resistência aeróbia, condicionamento cardiovascular e força muscular, buscando permitir ao atleta bom desempenho durante as fases de treinamento específicas.

NUTRIÇÃO APÓS O EXERCÍCIO (COMPETIÇÃO OU TREINO)

O objetivo principal da nutrição após o exercício é promover a rápida recuperação dos estoques de glicogênio para o próximo treino ou para a próxima etapa da competição. Diversos estudos apresentados por Jeukendrup[1] mostram que a ressíntese de glicogênio depende da quantidade de carboidrato ingerido, do tipo de carboidrato, do intervalo entre a sessão de exercício e o consumo e da associação com outros nutrientes.

Com relação à quantidade de carboidrato a ser ingerida, tem-se como ideal a dose de 25 g/h, por até 3 horas. Estudos mostram que quantidades maiores, de 100 a 225 g/2 horas, não levam a um ritmo maior de ressíntese, assim como é indiferente a forma de consumo, se em poucas refeições de maior volume, ou se na forma de pequenas refeições[21,22].

A ressíntese de glicogênio é maior se o carboidrato oferecido for rapidamente digerido e absorvido, fatos que se relacionam ao índice glicêmico. Assim, deve-se priorizar alimentos com índice glicêmico de moderado a alto.

A taxa de ressíntese de glicogênio é tanto maior quanto mais próxima do final da sessão de exercício se iniciar a reposição de carboidrato[22]. Assim, a ingestão de carboidrato deve ser priorizada nas primeiras 3 horas após o término da atividade. Mesmo assim, a recuperação total do glicogênio muscular leva de 10 a 36 horas, dependendo do total utilizado. Dessa forma, atividades sequenciais realizadas com intervalos de 8 a 16 horas sempre são realizadas em condições abaixo do ideal de glicogênio muscular.

A suplementação de carboidrato após a atividade também constitui importante estratégia para acelerar a reposição de água. A recuperação dos estoques hídricos após a ingestão de líquidos com baixo teor de sódio, como água e sucos de frutas, chega a cerca de 50% de eficiência. A ingestão de líquidos à base de carboidrato e eletrólitos, com cerca de 25 a 100 mmol/L de sódio, aumenta a retenção hídrica para 70 a 80%[23]. Assim, se for considerada a eficiência do processo de reidratação, os atletas devem consumir um volume de líquidos de 140 a 160% do total perdido durante a sessão.

É fato, no entanto, que, após a atividade, notadamente a intensa, sobrepõe-se um quadro de anorexia nos atletas, o que torna essencial o consumo de carboidrato na forma líquida, na dose de 6 g/100 mL de líquidos. Após esse período, pode-se oferecer carboidrato sólido, na forma de alimentos, na dose de 10 g de carboidrato/kg de peso corporal.

Em termos práticos, deve-se:

- ingerir 100 g de carboidrato nas primeiras 2 horas pós-atividade, mesclando líquidos e fontes de carboidrato facilmente digeríveis, como banana, bolo de arroz, rapadura, doce de banana, goiabada, pão sem gordura com geleia;
- perfazer, nas 24 horas pós-atividade, uma ingestão total de carboidrato de 10 a 15 g de carboidrato/kg de peso corporal, dos quais cerca de 70% na forma de carboidrato de moderado a alto índice glicêmico;
- adicionar sódio (25 a 100 mmol/L) às bebidas à base de carboidrato consumidas pós-atividade para facilitar a reposição rápida e eficiente de água.

Essas recomendações podem e devem ser seguidas por ciclistas de todas as modalidades, se forem considerados os benefícios que a recuperação rápida dos estoques de glicogênio traz para o atleta e sua importância para a *performance* em uma próxima sessão de treinamento ou etapa de competição.

NUTRIÇÃO PARA A COMPETIÇÃO

Atividades com duração prolongada, realizadas em intensidades superiores a 70% do $VO_{2máx}$, como é o caso das competições de ciclismo de estrada, impõem ao organismo do atleta uma grande demanda por carboidrato, cujos estoques são limitados. Assim, a dieta pré-competição deve preparar o atleta para iniciar a prova com seus estoques de glicogênio muscular plenos. Para isso, deve-

-se fazer uma dieta de supercompensação, alguns dias antes da prova, e uma dieta que mantenha os estoques máximos de glicogênio sem comprometer a *performance* no dia da prova.

A redução dos estoques de glicogênio muscular e a queda da glicemia são importantes fatores associados à fadiga durante o exercício. Para postergar a fadiga, pode-se utilizar um protocolo de supercompensação de glicogênio. A dieta de supercompensação foi descrita por Bergström et al.[24], em 1967, e compreende um período de consumo de grandes quantidades de carboidrato após uma fase de depleção do glicogênio pelo exercício. Assim, 6 dias antes da competição, o atleta deve iniciar um período de 3 dias consumindo uma dieta de baixo teor de carboidratos associada a um treinamento de intensidade moderada a alta e longa duração. Ao término dessa fase, os estoques de glicogênio estarão baixos. O atleta apresenta, nessas circunstâncias, queda da *performance*, irritabilidade, hipoglicemia e fadiga crônica. Nos 3 dias subsequentes, o atleta deve reduzir o volume de treino, repousando no último dia, e consumir uma dieta rica em carboidrato de alto a moderado índice glicêmico, na dose de 15 g/kg de peso corporal a cada 24 horas. Em função do alto grau de estresse associado a esse protocolo, Sherman et al.[25] propuseram uma forma atenuada, que promove, porém, as mesmas alterações da forma clássica. Segundo esse protocolo, os atletas devem reduzir progressivamente os treinos, até o descanso no sexto dia, mantendo a intensidade em 75% do $VO_{2máx}$. Nos 3 primeiros dias, a dieta deve ser mista, com 50% de carboidrato, e nos 3 últimos, deve conter 70% de carboidrato. Esse protocolo de supercompensação é útil para atletas envolvidos em competições simples, mas de pouca utilidade para aqueles envolvidos em corridas com estágios consecutivos, como é o caso das provas do tipo "volta".

Para competidores de provas com estágios consecutivos, deve-se utilizar a mesma estratégia citada anteriormente (período pós-atividade) para indução de uma recuperação rápida dos estoques de glicogênio, ou seja, o consumo de uma dose de 10 a 12 g de carboidrato/kg de peso corporal/dia, distribuída ao longo das 24 horas. Essa dose garante a oferta de uma quantidade de carboidrato suficiente para a recuperação total dos estoques de glicogênio. Doses maiores não apresentam maior eficiência, uma vez que existe saturação dos mecanismos de ressíntese.

Além da dieta de supercompensação, deve-se cuidar da alimentação no dia da prova. Nas horas que antecedem uma corrida, o consumo de carboidrato pode levar a um aumento da insulinemia e à hipoglicemia de rebote, provocando maior taxa de oxidação de carboidrato e inibindo a lipólise e a oxidação de ácidos graxos de cadeia longa. É fato, no entanto, que realizar atividade física em jejum também pode limitar a *performance*. Para se contornar esses problemas, duas estratégias distintas podem ser utilizadas, ambas, porém, devem ser associadas às estratégias descritas anteriormente para o consumo de carboidrato durante o exercício.

Uma forma de se evitar os problemas provocados pelo consumo de carboidrato antes da atividade é ingeri-lo em doses pequenas, diluídas, em concentrações de 6 a 8%. Nessas circunstâncias, o carboidrato causa pouco impacto sobre a glicemia e a insulinemia, não comprometendo a *performance*. Essa refeição deve ter baixo conteúdo de fibras e gordura, para facilitar a digestão e o esvaziamento gástrico, e ser consumida entre 1 a 2 horas antes da prova. A maioria dos atletas prefere o consumo de carboidrato na forma líquida nessas circunstâncias. Outra alternativa é o consumo de uma dose única de carboidrato de cerca de 200 g, cerca de 60 a 90 minutos antes do evento, o que garantiria o aporte extra de substrato capaz de neutralizar ou compensar o maior consumo de carboidrato induzido pelas alterações na glicemia e na insulinemia. Esse tipo de estratégia causa, muitas vezes, indisposição gástrica e seu uso deve considerar um período de adaptação.

Em termos práticos, deve-se:

- assegurar o consumo de uma dose de carboidrato de 10 a 12 g/kg de peso corporal nos 3 dias que antecedem a prova;
- consumir grandes quantidades de líquido, para assegurar a eu-hidratação. Caso seja prevista uma grande perda hídrica, adicionar uma pitada de sal;
- evitar, no dia da prova, o consumo de alimentos/soluções ricos em fibras e gordura;
- consumir uma refeição com pequena dose de carboidrato a 6 a 8%, cerca de 60 a 90 minutos antes do evento, para manutenção dos estoques de glicogênio e da hidratação;
- consumir, como alternativa, uma refeição com cerca de 200 g de carboidrato. Essa refeição, no entanto, deve ser feita pouco antes do início da prova, uma vez que o exercício intenso provoca aumento das concentrações plasmáticas de hormônios contrarregulatórios que inibem a secreção de insulina, minimizando os efeitos deletérios do consumo de carboidrato sobre a *performance*;
- fazer um teste de tolerância à glicose para poder optar pela melhor estratégia.

Assim, pode-se verificar que a suplementação de carboidrato é essencial para garantir o rendimento dos atletas durante o treinamento e na competição. As estratégias a serem utilizadas são simples, porém impõem a necessidade de um período de adaptação do atleta para evitar problemas posteriores.

Todas essas recomendações se perdem, no entanto, quando se analisam situações extremas, como as provas de *ultraendurance*, com mais de 300 milhas de extensão. O exemplo extremo dessas provas é a *Race Across America*, prova de travessia do território norte-americano, de oeste para leste, com cerca de 5.000 km de extensão percorridos por equipes solo (aproximadamente 10 dias de prova), duplas e quartetos. Durante essa prova, o gasto energético chega a 10.000 cal. Como dificuldade adicional, deve-se considerar que o ciclista passa cerca de 21 horas pedalando. Nessas circunstâncias, lida-se também com problemas associados à hidratação, às flutuações do estado de humor do atleta e aos episódios de anorexia. Em 1998 e 2001, foram acompanhadas duas equipes de dois ciclistas que se revezaram durante toda a prova, por cerca de 7 dias ininterruptos. Nessa ocasião, as equipes eram formadas pelo nutricionista Reinaldo Bassit e pelos fisiologistas Francisco Navarro, Reury F. Bacurau, Eivor Martins Jr. e por mim, Luis Fernando. Os atletas seguiram uma dieta básica que sofreu, no entanto, modificações ao longo do percurso para a inclusão de alimentos que fossem mais apetitosos para os atletas em situações de estresse excessivo, como sanduíches tipo *fast food*. Como exemplo, é possível citar a dieta básica da dupla que se consagrou recordista da prova em 2001, elaborada pelo nutricionista Reinaldo Bassit. Essa dieta incluiu o consumo diário de suplementos como hipercalóricos, Endurox R4®, BCAA, L-carnitina, antioxidantes, colina e inositol, multiminerais, complexo B, aminoácido líquido, 4 a 6 colheres de azeite de oliva e cerca de 12 L de água, além de sanduíches, ovos cozidos, sopas, macarrão, purê de batata, frutas em calda, frutas secas, castanhas, cereais, iogurte e Coca-Cola®. Como pode ser observado, sob condições extremas, o mais importante é manter o aporte calórico adequado. Como a prova é de intensidade baixa a moderada, a oferta de proteínas e gordura não compromete o esvaziamento gástrico, e faz-se, de fato, necessária. Além disso, a prova impõe intervenções específicas, como a ingestão de aminoácidos de cadeia ramificada para garantir uma resposta imune adequada[26,27] ou mesmo impedir o aparecimento da síndrome de fadiga crônica, e a ingestão de glutamina para preservar a integridade do epitélio do tubo digestório ou mesmo o consumo de L-carnitina com o intuito de facilitar os processos oxidativos como forma de obtenção de energia[28]. Nesse caso, embora a dieta proposta não siga as regras clássicas citadas anteriormente, as estratégias utilizadas basearam-se em trabalhos desenvolvidos em nosso laboratório de pesquisa, na Universidade de São Paulo[26-30].

REFERÊNCIAS

1. Jeukendrup AE. Cycling. In: Maughan RJ, editor. Nutrition in sport. Oxford: Blackwell Science; 2000. p.562-73.
2. Christensen EH, Hansen O. Arbeitsfahigkeit und Ernährung. Scand Arch Physiol 1939;63:2388-95.
3. Ballantine R, Grant R. Ultimate bicycle book. 2.ed. London: Dorling Kindersley; 1998.
4. Verbruggen H. Forewords. In: Gregor RJ, Conconi F, editores. Road cycling. Oxford: Blackwell Science; 2000. p.vii.
5. Neumann G. Cycling. In: Shephard RJ, Astrand PO, editores. Endurance in sport. Oxford: Blackwell Science; 2000. p.857.
6. Westerterp KR, Saris WHM, van Es M, Ten Hoor F. Use of the doubly labeled water technique in humans during heavy sustained exercise. J Appl Physiol 1986;61:2162-7.
7. Lindeman AK. Nutrient intake in an ultraendurance cyclist. Int J Sports Nutr 1991;1:79-85.
8. Saris WHM, van Erp-Baart AMJ, Brouns F, Westerterp KR, Ten Hoor F. Study on food intake and energy expenditure during extreme sustained exercise: the Tour de France. Int J Sports Med 1989;10:S26-S31.
9. Gregor RJ, Conconi F. Road cycling. Oxford: Blackwell Science; 2000.
10. Hoppeler H. Exercise induced ultrastructural changes in skeletal muscle. Int J Sports Med 1986;7:187-204.
11. Hultman E, Sjöholm H. Substrate availability. In: Knuttgen H, Vogel JA, Poortmans J, editores. Biochemistry of exercise. Champaign: Human Kinetics; 1983. p.63-75.
12. Paul P, Holmes WL. Free fatty acid and glucose metabolism during increased energy expenditure and after training. Med Sci Sports Exerc 1975;7:176-84.
13. Poortmans JR. Protein metabolism. In: Principles of exercise biochemistry. Karger: Basel; 1988. p.164-93.
14. Lemon PWR, Mullin J. Effect of initial muscle glycogen levels on protein catabolism during exercise. J Appl Physiol 1980;48:624-9.
15. Brouns F, Saris WH, Beckers E, Adlercreutz H, van der Vusse GJ, Keizer HA, et al. Metabolic changes induced by sustained exhaustive cycling and diet manipulation. Int J Sports Med 1989;10:S49-62.
16. Brouns F, Saris WH, Stroecken J, Beckers E, Thijssen R, Rehrer NJ, et al. Eating, drinking and cycling: a controlled Tour de France simulation study: part I. Int J Sports Med 1989;10:S32-40.
17. Brouns F, Saris WH, Stroecken J, Beckers E, Thijssen R, Rehrer NJ, et al. Eating, drinking and cycling: a controlled Tour de France simulation study: part II. Int J Sports Med 1989;10:S41-48.
18. Goodpaster BH, Costil DL, Fink WJ, Trappe TA, Jozsi AC, Starling RD, et al. The effects of pre-exercise starch ingestion on endurance performance. Int J Sports Med 1996;17:366-72.
19. Hawley JA, Dennis SC, Noakes TD. Oxidation of carbohydrate ingested during prolonged endurance exercise. Sports Med 1992;14:27-42.
20. Wagenmakers AJM, Brouns F, Saris WHM, Halliday D. Oxidation rates of orally ingested carbohydrates during prolonged exercise in man. J Appl Physiol 1993;75:2774-80.
21. Ivy JL, Lee MC, Brozinick Jr JT, Reed MJ. Muscle glycogen storage after different amounts of carbohydrate ingestion. J Appl Physiol 1988;65:2018-23.

22. Ivy JL, Katz AL, Cutler CL, Sherman WM, Coyle EF. Muscle glycogen synthesis after exercise: effect of time of carbohydrate ingestion. J Appl Physiol 1988;64:1480-5.
23. Shirrefs SM, Taylor AJ, Leiper JB, Maughan RJ. Post-exercise rehydration in man: effects of volume consumed and drink sodium content. Med Sci Sports Exerc 1996;28:1260-71.
24. Bergström J, Hermansen L, Hultman E, Saltin B. Diet, muscle glycogen and physical performance. Acta Physiol Scand 1967;71:140-50.
25. Sherman WM, Costill DL, Fink WJ, Miller JM. The effect of exercise and diet manipulation on muscle glycogen and its subsequent utilization during performance. Int J Sports Med 1981;2:114-8.
26. Bassit RA, Sawada LA, Bacurau RFP, Navarro F, Martins Jr E, Santos RVP, et al. Branched-chain amino acids supplementation and the immune response of long distance athletes. Nutrition 2002;18:376-9.
27. Bassit RA, Sawada LA, Navarro F, Bacurau RFP, Rosa LFBPC. The effect of BCAA supplementation upon the immune response of triathletes. Med Sci Sports Exerc 2000;32:1214-9.
28. Bacurau RFP, Navarro F, Bassit RA, Meneguello MO, Santos RVT, Almeida ALR, et al. Does exercise interfere with the effects of L-carnitine? Nutrition 2003;19:337-41.
29. Bassit RA, Batista Jr ML, Rosa LFBPC. Efeitos da ingestão de diferentes soluções contendo carboidratos, eletrólitos e glicerol sobre os parâmetros fisiológicos e bioquímicos de atletas submetidos a uma corrida de 30 km em ambiente de calor intenso. Nutrição Brasil 2002;1:142-54.
30. Bacurau RFP, Sawada L, Navarro F, Martins Jr E, Rosa LFBPC. Carbohydrate supplementation during intense exercise and the immune response of cyclists. Clin Nutr 2002;21:423-9.

Corrida e maratona | 17

Patrícia Lopes de Campos-Ferraz

INTRODUÇÃO

A maratona é um desafio fascinante para aqueles que treinam corrida regularmente há alguns anos. Ultimamente, há um interesse cada vez maior de pessoas que não são atletas, os chamados praticantes de atividade física, em realizar o sonho de completar os 42,2 km. Isso é perfeitamente possível com treinamento adequado, paciência e muita disciplina. Neste capítulo, são abordadas as estratégias nutricionais mais adequadas no período preparatório, pré e pós-competitivo, tanto para praticantes de atividade física, como para atletas, no evento da maratona.

UM POUCO DE HISTÓRIA

A maratona tem origem bastante antiga. Por volta de 490 a.C., o Império Persa se preparava para invadir a cidade de Atenas pelas planícies de Maratona, a fim de expandir seu território. Os generais de Atenas enviaram Filípides, um corredor profissional, à cidade de Esparta para buscar reforços. Ao chegar lá, 3 dias depois, percorrendo uma distância de 225 km entre as duas cidades, Filípides descobre que ninguém de Esparta poderia ajudá-lo, já que naquela noite um feriado religioso impedia as pessoas de saírem de suas casas. O corredor voltou para Atenas, percorrendo novamente essa distância, e foi participar da batalha, a 40 km dali. Os persas foram derrotados, mas planejaram atacar Atenas pela região sul, antes que os gregos conseguissem chegar lá. Filípides teve então de correr até Atenas novamente para dar a notícia da vitória e avisar sobre o ataque. Como já estava cansado pela viagem a Esparta e pela luta contra os persas, não aguentou o percurso de 3 horas e morreu assim que chegou à cidade, mas conseguiu antes dar a notícia e avisar seus companheiros.

Em 1896, os Jogos Olímpicos foram recriados. Filípides foi então homenageado com uma nova modalidade olímpica: uma corrida de 40 km que levaria o nome de maratona. Em 1908, nos Jogos Olímpicos de Londres, a distância foi aumentada para os atuais 42.195 m para que os atletas começassem a prova no Castelo de Windsor e a terminassem no estádio de White City, diante do Rei Eduardo VII.

ORIENTAÇÃO NUTRICIONAL PARA ATLETAS/ PRATICANTES DE CORRIDA E MARATONA

Antes de entrar nos detalhes da orientação nutricional para atletas e praticantes de corrida/maratonas, serão especificados os parâmetros utilizados no meio do atletismo para diferenciar atletas de elite dos praticantes de corrida ou chamados atletas "amadores". São considerados atletas de elite aqueles que fazem um teste de 3.000 m em menos de 9 minutos e 30 segundos, e que completam uma maratona abaixo das 2 horas e 30 minutos ou, em distâncias menores, correm em uma velocidade próxima dos 3 min/km (3 minutos e 30 segundos/km, no caso das mulheres). No decorrer do texto, discorre-se sobre as condutas gerais sem se ater ao tipo de desempenho do atleta.

O ano de treino começa após um período de férias, ativas ou não, que pode variar de atleta para atleta, de 15 dias a 1 mês. É normal que os atletas voltem de férias com uma porcentagem de gordura um pouco mais alta, com 1 ou 2 kg a mais de peso. É importante, na consulta nutricional, escolher ou contar com uma boa avaliação da composição corporal, usando protocolos de dobras cutâneas, circunferências e diâmetros ósseos, se possível. Esse tipo de metodologia permite dividir o corpo em quatro ou cinco compartimentos diferentes (p. ex., massa gorda, óssea, residual, muscular) e dá maiores subsídios para avaliar as variações da composição corporal ao longo da temporada. Vários protocolos podem ser utilizados, com destaque para as equações de Drinkwater e Kerr. As equações que se utilizam de dobras cutâneas e circunferências, como Guedes[1] (sete dobras) e Jackson e Pollock, possibilitam dividir o corpo em apenas dois compartimentos, e apresentam uma sensibilidade mais baixa para corredores, com valores muito mais baixos de massa gorda que o estimado por outros métodos. Normalmente, corredores de elite do sexo masculino têm 5 a 8% de gordura e as do feminino, 11 a 18%. Outros métodos, como DEXA e pletismografia (*bod-pod*), podem ser utilizados, com vantagem de serem mais fidedignos do que a antropometria, porém têm custo elevado.

Após a avaliação da composição corporal, segue-se a investigação nutricional normal, com detecção de hábitos alimentares e outras informações históricas e clínicas relevantes. Uma boa anamnese pode ajudar a conhecer o tipo e a intensidade de treino, importantes para dimensionar o gasto calórico, e também a ingestão calórica, para futuras correções. Existem as equações preditoras do gasto energético basal, da termogênese dos alimentos e para estimar o gasto de outras atividades leves realizadas durante o período de descanso, para que se tenha uma ideia mais clara do gasto energético médio de um atleta. Essas tabelas podem ser encontradas em livros específicos de fisiologia da nutrição. Outra maneira de se calcular o gasto energético total (GET) seria monitorar a frequência cardíaca por 24 horas e compará-la aos valores de gasto energético encontrados em um teste ergoespirométrico de esforço, tendo-se o cuidado de monitorar o metabolismo de repouso por 20 minutos antes do seu início, de acordo com o trabalho realizado por nosso grupo de estudo[2]. Quando se compara o GET calculado pelas tabelas ao GET calculado por meio da frequência cardíaca de 24 horas, relacionando-a ao consumo de oxigênio e ao gasto energético durante o repouso, verifica-se que esses dados são bem mais elevados na primeira situação, para os mesmo sujeitos, principalmente nas pessoas com uma porcentagem de gordura normal ou acima da média. Porém, para quem não dispõe de teste ergoespirométrico com facilidade, as tabelas de gasto energético/min/atividade podem ser bastante úteis.

Durante a consulta nutricional deve-se escolher o método mais adequado para estimar a ingestão alimentar do maratonista e, a partir dela, realizar as estratégias nutricionais mais adequadas ao caso. A primeira providência é garantir que a dieta a ser prescrita seja adequada em calorias. Deve-se adequar também a proporção dos macronutrientes. Normalmente, a ingestão de carboidratos de atletas de elite gira em torno de 8 g de carboidrato/kg de peso corporal/dia, o que fornece cerca de 70% do valor calórico total (VCT) na forma de carboidratos. Essa ingestão, no entanto, pode variar de 5 a 12 g/kg de peso/dia[3]. Os atletas de elite já têm a noção de que uma dieta rica em carboidratos melhora seu desempenho e, naturalmente, a ingestão desse nutriente acaba sendo maior. Artigos científicos mostram que estratégias de aumento de glicogênio muscular podem melhorar o desempenho de atividade motora superior a 90 minutos[4] e que os estoques de glicogênio muscular após uma maratona competitiva podem levar até 7 dias para voltarem totalmente ao normal[5] (Figura 17.1).

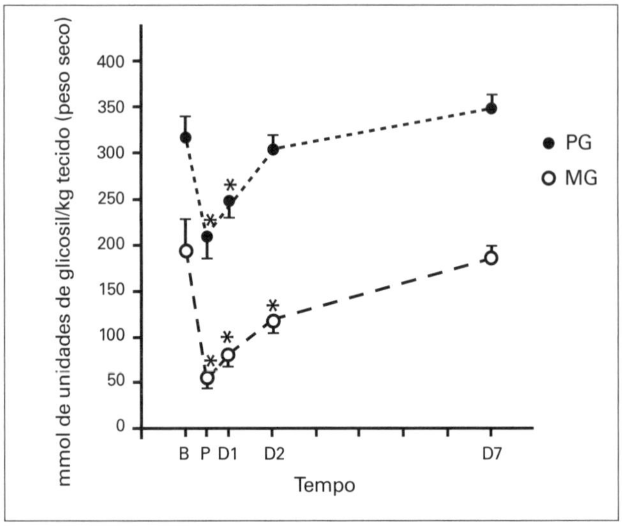

Figura 17.1 Concentrações musculares de pró-glicogênio (PG) e macroglicogênio (MG) após uma maratona. As concentrações foram determinadas antes (B), imediatamente depois (P) e no dia 1 (D1), dia 2 (D) e dia 7 (D) pós-corrida. Biópsias musculares pré-corrida (B) foram obtidas 9 dias antes da prova precedida de 2 dias sem treino e com dieta rica em carboidrato. Biópsias musculares pós-corrida (P) foram obtidas 15 min após o término da prova. DW = peso seco. Valores = média + erro padrão de 5-6 observações. * = $p < 0,05$, ou seja, significativamente diferente em relação ao tempo pré-prova. Fonte: Asp et al.[5]

Metabolicamente, é necessária uma quantidade adequada de glicogênio muscular para garantir um ótimo rendimento nos treinos e o retardo da fadiga. Além disso, a glicólise é uma etapa importante que precede a queima de gordura no músculo, retarda mecanismos de fadiga central e periférica, e a concentração de glicogênio muscular está diretamente relacionada com o desempenho em exercícios de longa duração.

No caso de atletas de resistência, o consumo de gordura é de 2 g/kg de peso/dia[6], o que representa aproximadamente 18% do VCT da dieta. Este, segundo recomendações recentes do Ministério da Saúde[7], deve variar no mínimo 15% até no caso de indivíduos fisicamente ativos, 30% do VCT na forma de gordura, sendo que nesse último caso, há a condição de não exceder o recomendado consumo de gorduras saturadas e hidrogenadas. Tal fato corrobora a hipótese anterior de priorização de consumo de carboidratos por atletas de resistência.

Embora alguns autores defendam um consumo alto de gorduras para corredores de longa distância, já que a gordura seria a fonte energética mais utilizada nas rodagens mais longas, na prática, a gordura, com seu tempo longo de digestão, não é uma boa opção, principalmente nas horas que antecedem os treinos. O estoque de gordura corporal desses atletas, que muitas vezes chega em torno de 4 kg, acaba sendo mais que suficiente para sustentar 2 ou 3 horas seguidas de atividade física, de modo que não se justifica recomendar uma dieta com teor de lipídios aumentado nessas condições.

Quanto ao consumo de proteínas, percebe-se que esses atletas ingerem por volta de 3 g/kg de peso/dia, o que supera a quantidade preconizada por vários autores para atividades de longa duração.

Ao se definir a quantidade de energia necessária, considerando o volume de treino semanal e a composição corporal, os hábitos alimentares e o histórico clínico, falta apenas acertar as arestas e prescrever uma dieta que atenda a suas necessidades e garanta um suprimento adequado de carboidratos. Sugere-se que a dieta contenha 65 a 75% de carboidratos, 12 a 15% de lipídios e 13 a 15% de proteínas, e que seja adequada em fibras, vitaminas e minerais. Na Figura 17.2, observa-se a diferença de gasto energético durante uma meia maratona entre atletas amadores e de elite.

Caso o atleta precise perder gordura corporal, é interessante fazer um cálculo de gasto energético e trabalhar com um déficit de calorias que varia de 500 a 800 cal/dia para propiciar uma perda lenta de gordura sem comprometer o desempenho nos treinamentos. Outro aspecto importante é fracionar a dieta em cinco ou seis refeições ao longo do dia, principalmente nos horários próximos ao treinamento (antes, durante e depois), para evitar quedas na glicemia nessa situação e tomando-se o cuidado de selecionar carboidratos de médio e baixo índice glicêmico[9].

Conforme os treinamentos vão evoluindo, ao passar a fase de base, entra-se na fase específica, em que os treinos intervalados são feitos mais frequentemente e há rodagens em ritmos específicos. O gasto energético desses atletas aumenta, já que a média de quilometragem é maior do que no período anterior. Por exemplo, a média semanal desses atletas nessa fase é de 120 km, o que implica um consumo de aproximadamente 3.400 cal/dia. É importante ajustar o VCT da dieta mensalmente, pois existe uma variação razoável no volume de treino. A porcentagem dos macronutrientes na dieta é basicamente a mesma que as anteriores (75% de carboidratos, 15% de proteínas e 10% de lipídios). O total de calorias pode variar em torno de 4.000 cal/dia.

Já na fase chamada de "polimento", normalmente muito próxima à competição, há uma redução brusca no volume e na intensidade do treino, o que demanda um novo ajuste na dieta, pois é comum o atleta ganhar peso nessa fase se mantiver o alto consumo de energia que a fase anterior exigia. Westerterp et al.[10] demonstraram que houve um aumento de até 30% no gasto energético metabólico médio e uma diminuição no gasto energético durante o sono, com aumento de 1,6 kg de massa muscular e perda de 3,6 kg de gordura corporal em homens após 40 semanas de treinamento. Nesse trabalho, notou-se que as mulheres tinham mecanismos compensatórios para contrabalancear o aumento no gasto energético, como aumento da ingestão, resultando em menores alterações na gordura e na massa magra. Isso indica que a diminuição na quantidade de calorias totais nessa fase pode evitar um ganho de peso indesejável. A ingestão de carboidratos pode chegar em torno de 4 a 5 g/kg de peso/dia, readequando o consumo de gordura e proteínas para as porcentagens descritas anteriormente.

É interessante salientar que a competição é realizada em ritmo forte e superior aos normalmente executados nos treinos e que há alterações importantes do ponto de vista bioquímico e clínico tanto agudamente (15 minutos após a prova) como cronicamente (de 24 horas a 30 dias após). Siqueira et al.[11] avaliaram alterações bioquí-

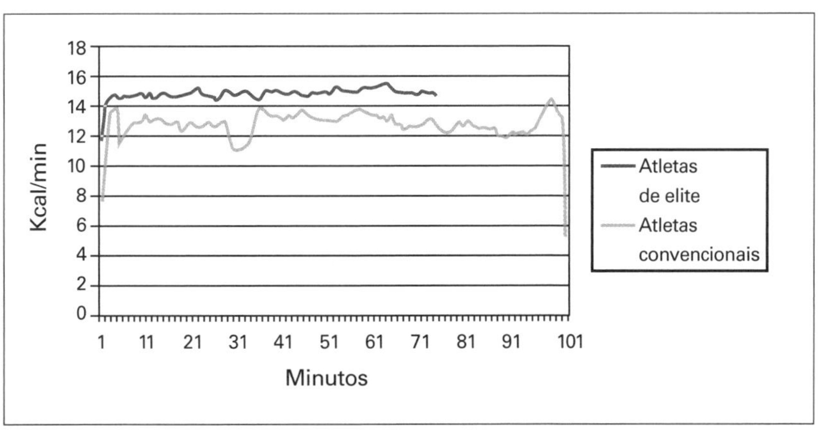

Figura 17.2 Gasto energético na meia maratona entre atletas de elite e atletas convencionais. Fonte: Benedini et al.[8]

micas em amostras de sangue e urina de vinte atletas do sexo masculino, antes e 15 minutos após completarem uma meia-maratona. Os resultados encontrados indicaram um quadro de lesão muscular aguda e hipoferremia comparativamente ao repouso e essas ocorrências certamente podem ser mais bem manejadas com orientação nutricional adequada.

MANIPULAÇÕES DIETÉTICAS UTILIZADAS EM CORRIDAS E MARATONAS

Dietas pré-treino

Ricas em carboidratos de médio e baixo índice glicêmico (IG) por causa da proximidade com o horário de treino. Esse tipo de carboidrato ocasiona uma resposta glicêmica mais lenta, evitando grandes oscilações nas concentrações de insulina, o que geraria uma queda brusca na glicemia, como dito anteriormente. Como regra geral, pode-se planejar uma refeição de 500 a 1.000 cal, feita aproximadamente 3 horas antes, ou então de 150 cal, 1 hora antes, ou, finalmente, 90 cal, 20 minutos antes. Tudo depende do horário de início da atividade (p. ex., uma atividade feita às 6h00 é bem diferente de um treino que se inicia às 18h00), do local, do volume, da disponibilidade de alimentos etc. Essa refeição deve ter pelo menos 70% de carboidratos.

É interessante testar essas rotinas com os atletas, pois as respostas variam muito de indivíduo para indivíduo. Por exemplo, uma fruta com médio IG e alto teor de amido pode ser nutricionalmente correta nesse caso, mas ocasionar uma leve pirose a um atleta X. Na Tabela 17.1, seguem dicas para refeições que podem ser feitas antes de treinos matutinos, vespertinos e noturnos.

Dietas pós-treino

O mais recomendado é consumir alimentos de alto IG, para propiciar uma reposição rápida dos estoques de glicogênio, e também aproveitar a translocação do GLUT 4, transportador de glicose localizado no citoplasma, aumentando assim a eficiência do transporte de glicose para o interior da célula. Recomenda-se uma refeição que proporcione no mínimo 400 kcal ou 100 g de carboidratos. É importante ressaltar que o consumo de proteínas associadas ao carboidrato na proporção de 1:4 aumenta, segundo pesquisas, a eficiência de reposição dos estoques de glicogênio muscular.

Tabela 17.1 Exemplos de refeições anteriores a maratonas e treinos

Horário do início da maratona	1ª refeição anterior	Refeição imediatamente anterior
7h00, ou logo cedo	Na noite anterior, consumir alimentos com alto teor de carboidratos, como macarrão, batatas, milho, pães, bolo pão-de-ló, mel, geleias e compotas	Café da manhã leve, com leite ou iogurte desnatado, cereais, banana, suco de frutas e bebidas energéticas
11h00, ou próximo do meio-dia	Café da manhã reforçado, em torno de 600 a 800 cal, 4 horas antes, com alto teor de carboidratos e líquidos	Almoço leve, como macarrão com molho de tomate, pão e frutas. Aumentar gradualmente a ingestão de líquidos até o almoço
18h00	Almoço leve, como macarrão com molho de tomate, pão e frutas. Aumentar gradualmente a ingestão de líquidos até o almoço	Lanche da tarde leve, rico em carboidratos e pobre em gordura e fibras

Dietas pré e pós-competição

Uma preocupação importante é manter a alta concentração de carboidratos das dietas anteriores, mas reduzindo a quantidade de fibras presente em carboidratos de grande consumo em época de treino, como cereais integrais, barras de cereais, frutas com sementes e cascas etc., no dia anterior à prova, pelo menos. A corrida, especialmente a de longa distância, é um potente estimulador do peristaltismo. Dois dias antes, pode-se prescrever uma dieta com 80% de carboidratos, 10% de lipídios e 10% de proteínas, baixa em resíduos, fracionada em seis ou sete refeições, fornecendo algo em torno de 40 a 50 cal/kg de peso. Para um atleta do sexo masculino com 62 kg, isso significaria 3.100 cal. Para um praticante de atividade física que tenha em torno de 80 kg, esse total subiria para 4.000 cal. Vale ressaltar que, para mulheres, essa quantidade calórica total e de carboidratos absolutos pode ser menor para se obter os mesmos efeitos descritos anteriormente. Na Figura 17.3, são mostrados os consumos de macronutrientes de dez atletas quenianos no período de 7 dias pré-competição. Nota-se que eles atingem as recomendações de macronutrientes, mas que a hidratação se mostra deficitária diante das recomendações atuais[12].

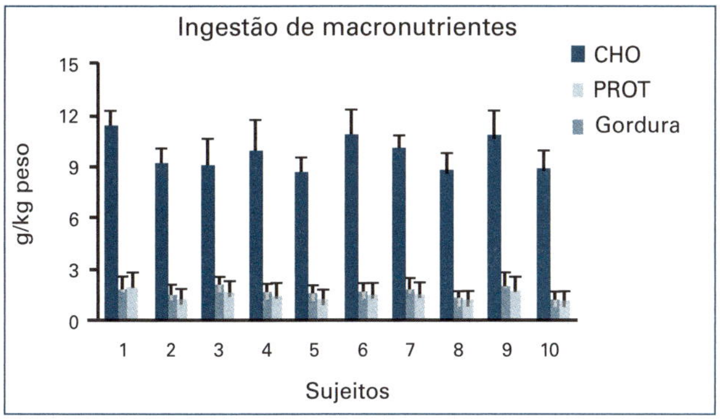

Figura 17.3 Variação individual da ingestão de macronutrientes (média de 7 dias).

Durante a prova

Deve-se testar, ainda no período de treinamento, várias estratégias de reposição de carboidratos durante as corridas longas. Uma reposição benfeita de carboidratos durante a prova pode ser a grande responsável pelo sucesso do corredor. A recomendação mais recente do American College of Sports Medicine[13] indica que o ideal é fornecer entre 30 e 60 g/carboidratos/h de atividade. Porém, Jeukendrup[3] mostra que, se for oferecido durante o exercício, além da glicose, outro tipo de açúcar que utilize um sistema de transporte diferente (p. ex., frutose), pode-se aumentar a quantidade oxidada de carboidratos/h de exercício de 1 g/kg peso/h para 1,26 g/kg de peso/h (Tabela 17.1). Uma reposição de 1 g de caboidrato/kg de peso/h nessa situação, para um atleta de 62 kg seria atingido com, por exemplo, três sachês de carboidrato em gel por hora, um a cada 20 minutos.

Muitos atletas são resistentes a esse intervalo entre uma reposição e outra, alegando motivos como falta de praticidade dos suplementos, perda de concentração durante a prova, baixa palatabilidade dos produtos etc. A solução é tentar variar as fontes de carboidratos utilizadas durante o percurso, informando-se antes que tipo de alimento e quando será oferecido ao atleta no decorrer da prova, para montar a melhor estratégia (Tabela 17.2).

Hidratação em corridas longas

Uma hidratação adequada durante a prova é um fator importante para assegurar o êxito. A quantidade ideal de líquidos depende das condições climáticas no instante da prova e da superfície corporal do atleta. Já existe risco ao fazer uma atividade física a 35°C e umidade relativa do ar em 50%, pois nessas condições a troca de calor com o ambiente não é muito eficiente. Porém, indivíduos altamente treinados parecem apresentar maior adaptação ao calor em corridas longas. Zouhal et al.[14] avaliaram dezesseis corredores bem treinados submetidos a uma maratona de 6 dias no deserto do Marrocos e observaram que, apesar de uma perda de peso importante (6% do peso corporal), esses atletas não apresentaram redução significativa de volume plasmático.

Uma dica interessante para realizar em campo é monitorar o peso do atleta, antes e depois do treino, e as condições climáticas. Controlando a ingestão de líquidos e fazendo os devidos descontos, chega-se a uma estimativa razoável da perda hídrica durante o percurso. Como regra geral, para cada 1 kg perdido, deve-se ingerir 1,5 L de água. Uma boa estratégia também pode ser a hiperidratação.

Tabela 17.2 Recomendações para ingestão de carboidratos durante diferentes eventos de longa duração. Tabela concebida para atletas profissionais exercitando-se a uma intensidade razoável (> 4 kcal/min). Para intensidades menores, o consumo de carboidratos deve ser reduzido

Evento	CHO necessário para otimizar o desempenho e minimizar o balanço energético negativo	Ingestão recomendada	Tipos de CHO	Carboidratos simples (ex: glicose)	Carboidratos de múltiplo transporte (ex: glicose:frutose)
< 30 min	Nenhum	-	-	-	-
30-75 min	Quantidades mínimas	Bochecho de carboidratos	Maioria dos tipos	*	*
1-2h	Pequenas quantidades	Até $30g/h^{-1}$	Maioria dos tipos	*	*
2-3h	Quantidades moderadas	Até $60g/h^{-1}$	Formas que são rapidamente oxidadas (glicose, maltodextrina)	x	*
> 2,5h	Grandes quantidades	Até $90g/h^{-1}$	Apenas formas de carboidratos de múltiplo transporte		*

Legenda: x = razoável, mas não adequado; * = ótimo. Fonte: Jeukendrup[3].

Tabela 17.3 Exemplos de dietas pré-maratona (70 a 80% de carboidratos, 10% de lipídios, 10% de proteínas)

Refeição	3.000 cal	4.000 cal	4.500 cal
Desjejum	250 mL de suco de laranja 60 g de geleia 60 g de pão pita 200 g de leite desnatado	250 mL de suco de laranja 60 g de geleia 60 g de pão pita 200 g de iogurte *light* de frutas	250 mL de suco de laranja 60 g de geleia 120 g de pão branco 200 g de iogurte *light* de frutas
Lanche da manhã	250 mL de suco de maçã 60 g de pão branco 30 g de geleia	30 g de mel 250 mL de suco de maçã 60 g de pão de forma 30 g de geleia	30 g de mel 500 mL de suco de maçã 60 g de pão de forma 30 g de geleia
Almoço	200 g de arroz cozido 200 g de batata cozida Salada de alface com azeite (5 g) 250 mL de suco de laranja 40 g de bolacha doce sem recheio	310 g de arroz cozido 200 g de batata cozida Salada de alface com azeite (5 g) 250 mL de suco de laranja 50 g de biscoito doce	310 g de arroz cozido 200 g de batata cozida Salada de alface com azeite (10 g) 250 mL de suco de laranja 50 g de biscoito doce
Lanche da tarde	2 bananas grandes 1 fatia de pão de forma 1 barra de cereais	2 bananas grandes 1 fatia de pão branco 30 g de geleia 25 g de barra de cereais	2 bananas grandes 1 fatia de pão branco 30 g de geleia 25 g de barra de cereais 1 L de bebida energética (10% de carboidrato)
Jantar	340 g de macarrão cozido 50 g de peito de frango cozido Palmito 120 g de salada de frutas	340 g de macarrão cozido 50 g de peito de frango cozido Palmito 2 fatias de pão italiano 30 g de bolacha doce 120 g de salada de frutas	340 g de macarrão cozido 60 g de frango cozido Palmito 120 g de salada de frutas 30 g de bolacha
Ceia	1 pera 200 mL de iogurte *light* de frutas	1 pera 20 g de bolacha salgada 200 mL de iogurte *light* de frutas	1 pera 20 g de bolacha salgada 200 mL de iogurte *light* de frutas

Em uma maratona, pode-se chegar a uma média de 3 kg perdidos, o que possibilitaria prever uma ingestão de 500 mL de água a cada 30 minutos de prova. Vale a pena informar-se sobre os pontos de água do percurso e o tipo de vasilhame fornecido pela organização, pois isso varia muito de prova para prova. Existem maratonas em que os postos de água ficam a cada 5 km, outras, a cada 3 km; umas fornecem garrafas de 500 ou de 330 mL, e outras, copos de 200 mL enchidos à mão no momento da passagem do atleta. É importante salientar que a quantidade de sódio presente nos fluidos usados durante a hidratação previne a hiponatremia (perda de sódio excessiva, concomitante com uma alta ingestão de água). Para isso, juntamente com a água, deve-se assegurar a ingestão de 10 a 30 mmol/L de sódio[3].

Suplementação de aminoácidos

Vários trabalhos[15,16] têm testado os efeitos da suplementação de aminoácidos essenciais no desempenho em provas longas, como isoleucina, leucina e valina (os chamados aminoácidos de cadeia ramificada ou BCAA), tanto no aumento da disponibilidade de glutamina circulante, melhorando a imunidade, como no aumento de metabólitos importantes para inibição de proteólise muscular (p. ex., HMB [ou Beta-hidroxi-metil-butirato]) pós-exercício prolongado ou intenso. Esse uso poderia ser interessante a um atleta sujeito a muitas competições seguidas, mas qualquer suplementação de nutrientes deve ser assistida, limitada e ter um objetivo muito específico, pois, para apresentar esses efeitos, a dosagem de aminoácidos relatada na literatura costuma ser alta, variando de 50 a 300 mg/kg de peso/dia, com efeitos colaterais ainda não descritos com clareza ou mesmo desconhecidos. Resultados do nosso laboratório mostram que, em modelos experimentais, a suplementação de leucina pode aumentar a atividade das vias moleculares de síntese proteica como a via da AKT/mTOR, do inglês *mammalian target of rapamycin*, que sinalizam o aumento da síntese proteica e inibem a proteólise no músculo em situações de estresse metabólico, mas ainda faltam mais estudos específicos com maratonistas[17].

Suplementação de vitaminas e minerais

Segundo alguns trabalhos[18], 48% dos maratonistas de "lazer" referem uso de algum tipo de suplemento nutricional. Eles são, na maioria, vitaminas C, E, cálcio, zin-

Tabela 17.4 Perfil bioquímico e de eletrólitos de atletas maratonistas. Indicadores nutricionais de macronutrientes e minerais. Glicemia, proteínas, eletrólitos e lipídios totais comparados com pré-exercício 2004

Parâmetros bioquímicos	Valores padrão	2003	2004
Glicose (mmol/L)	3,9-6,1	4,6 ± 0,2	*3,7 ± 0,1
Proteínas totais (g/L)	60-78	70,8 ± 1,0	*58,9 ± 1,1
Albuminas (g/L)	32-45	50,6 ± 0,6	50,0 ± 2,2
Globulinas (g/L)	23-35	20,2 ± 1,1	*8,9 ± 1,9
Colesterol total (mmol/L)	< 5,2	5,2 ± 0,3	*4,6 ± 0,3
Triacilgliceróis (mmol/L)	0,1-2,1	1,3 ± 0,2	1,1 ± 0,2
HDL (mmol/L)	> 1,2	1,3 ± 0,2	*1,1 ± 0,2
LDL (mmol/L)	< 3,4	3,4 ± 0,2	*3,0 ± 0,2
VLDL (mmol/L)	< 0,8	0,6 ± 0,1	0,5 ± 0,1
Na^+ (mmol/L)	136-145	139,2 ± 0,3	140 ± 0,5
K^+ (mmol/L)	3,5-5,1	3,9 ± 0,1	3,8 ± 0,2
PO_4 (mmol/L)	0,7-1,2	1,2 ± 0,1	*1,1 ± 0,1

Dados expressos em média ± erro-padrão, n = 9. * valores significativamente diferentes (p < 0,05) comparados aos valores pré-exercício 2003 e 2004. Fonte: adaptada de Silva et al.[19]

co e magnésio. Não existem conclusões seguras de que esses suplementos representem ganhos no desempenho.

Alguns autores[20], porém, assinalam que no maratonista pode haver uma maior geração de radicais livres, portanto, seria necessário um aporte maior dos nutrientes chamados antioxidantes para combater sua ação. Na prática, o que se aconselha é que o atleta aumente o consumo de alimentos ricos em carotenoides, por exemplo. Poucos trabalhos indicam com segurança que a megadose de antioxidantes melhora o desempenho do atleta nessa modalidade. Um estudo feito com 93 maratonistas de diferentes níveis de treinamento mostrou que a proteção contra o estresse oxidativo encontrado pós-maratona não se correlacionou com suplementação de vitamina e selênio, provavelmente porque a atividade física (42 km) gerou uma proteção antioxidante ainda suficiente ou porque os processos de ruptura celular (hemólise) característicos dessa modalidade podem não estar ligados diretamente ao estresse oxidativo em si[21]. Apenas a vitamina B6 é comprovadamente diminuída depois da maratona, comparando-se com a concentração plasmática dessa vitamina antes da prova. Porém, isso não indica a necessidade de se suplementar o atleta com a vitamina e, sim, de aumentar o consumo de alimentos-fonte de vitamina B6[22].

Cuidado especial deve ser tomado com relação a mulheres maratonistas e o estado de ferro das hemácias. É comum uma certa anorexia em muitas atletas de elite, o que tende a acelerar o aparecimento de uma anemia ferropriva, por exemplo. Outros nutrientes são importantes, como ácido fólico, zinco e vitamina A, para tratamento de uma anemia presente, visto que esse distúrbio pode ter várias causas nutricionais diferentes em sua etiologia.

CONSIDERAÇÕES FINAIS

Equilibrar a dieta, garantindo o adequado suprimento das necessidades nutricionais de vitaminas e minerais, é o mais sensato para esses atletas; só essa intervenção já garante uma melhora em vários parâmetros bioquímicos, como redução de proteínas plasmáticas, redução de TG plasmáticos e de marcadores[19] (Tabela 17.4) e uma possível suplementação somente seria indicada para corrigir um quadro de real deficiência nutricional ou estresse oxidativo comprovado.

AGRADECIMENTOS

A Rodrigo Ferraz, bacharel e mestrando em Educação Física pela Universidade de São Paulo (USP), especialista em Treinamento Desportivo pela Escola Paulista de Medicina da Universidade Federal de São Paulo (EPM-Unifesp).

REFERÊNCIAS

1. Guedes DP. Composição corporal: princípios, técnicas e aplicações. 2.ed. Londrina: APEF; 1994. 124p.
2. Freitas CS, Roschel HA, Campos PL, Sawada LA, Pereira LO, Lancha Jr AH. Comparison between Harris-Benedict and WHO-NRC equations to predict energy expenditure and indirect calorimetry in physically active individuals. Can J Appl Physiol 01/2001 26:S252-S253.

3. Jeukendrup A. Nutrition for endurance sports: marathon, thriatlon and road cycling. J Sports Sci 2011;29(suppl1):s91-9.
4. Hawley JA, Schabort EJ, Noakes TD, et al. Carbohydrate loading and exercise performance: an update. Sports Med 1997;24:73-81.
5. Asp S, Daugaard Jr, Rohde T, Adamo K, Graham T. Muscle glycogen accumulation after a marathon: roles of fiber type and pro- and macroglycogen. J Appl Physiol 1999;86(2):474-8.
6. Campos PL, Pereira LO, Francischi RP, Freitas CS, Lancha Jr AH. Profile of calory intake and body composition of brazilian professional and amateur marathon runners. First International Scientific Congress on Nutrition and Athletic Performance. Edmonton, Alberta; aug 8-11, 2001
7. Brasil, Ministério da Saúde. Secretaria de Atenção à Saúde. Coordenação Geral da Política de Alimentação e Nutrição. Guia alimentar para a população brasileira: promovendo a alimentação saudável/Ministério da Saúde, Secretaria de Atenção a Saúde, Coordenação Geral da Política de Alimentação e Nutrição. Brasília: Ministério da Saúde, 2005.
8. Benenidi S, Caimi A, Alberti G, et al. Increase in homocysteine levels after a half-marathon running: a detrimental metabolic effect of sport? Sport Sci Health 2010;1:35-42.
9. Jentjens RL, Jeukendrup AE. Effects of pre-exercise ingestion of trehalose, galactose and glucose and subsequent metabolism and cycling performance. Eur J Appl Physiol 2003;88:459-65.
10. Westerterp KR, Meijer GA, Jannssen EM, Saris WH, Tem Hoor F. Long-term effect of physical activity on energy balance and body composition. Brit J Nutr 1992;68(1):21-30.
11. Siqueira LO, Muccini T, Dall Agnol I, et al. Arq Bras Endocrinol Metab 2009;53(7): 844-52.
12. Beis LY, Willkomm L, Ross R et al. Food and macronutrient intake of elite Ethiopian elite runners. J Int Soc Sport Nut 2011; 8:7. Disponível em: http://www.jissn.com/content/8/1/7.
13. Rodriguez NR, Di Marco NM, Langley S. American College of Sports Medicine position stand: nutrition and athletic performance. Med Sci Sports Sci 2009;41:709-31.
14. Zouhal H, Groussard C, Vincent S et al. Athletic performance and weight changes during the "Marathon of Sands" in athletes well trained in endurance. Int J Sports Med 2009. doi 10.1055/s-00291202350.
15. Bassit RA, Sawada LA, Bacurau RF, Navarro F, Costa LF. The effect of BCAA supplementation upon the immune response of triathletes. Med Sci Sport Exerc 2000;32(7):1214-9.
16. Blomstrand E. Amino acids and central fatigue. Amino Acids 2001;20(1):25-34.
17. Nicastro H, Zanchi NE, da Luz CR et al. Effects of leucine supplementation and resistance exercise on dexamethasone-induced muscle atrophy and insulin resistance in rats. Nutrition 2012;28(4):465-71.
18. Asp S, Rohde T, Richter EA. Impaired muscle glycogen resynthesis after a marathon is not caused by decreased muscle GLUT-4 content. J Appl Physiol 1997;83(5):1482-5.
19. Silva LML, Peixoto JC, Cameron LC. Biochemistry hematological, biochemistries and indicator answers of nutritional profiles of marathon athletes after dietetic intervention. Fitness & Performance J 2006;1:11-7.
20. Nieman D. Exercise effect on systemic immunity. Immunology Cell Biology 2000;78:496-501.
21. Aaseth J, Stoa Birkevtesdt G. Hemolysis and rhabdomyolysis after marathon and long-distance running. Immunology, Endocrine & Metabolic Agents – Medical Chemistry 2012;112(1): 8-13.
22. O'brien MJ, Viguie CA, Mazzeo RS, Brooks GA. Carbohydrate dependence during marathon running. Med Sci Sports Exerc 1993;25(9):1009-17.

Triatlo | 18

Graziela Perlow Friedler

INTRODUÇÃO

O triatlo é uma competição esportiva de multimodalidades, composta por três atividades de *endurance*. Para a ocorrência de um triatlo, é necessária a realização ininterrupta e sequencial de um evento de natação, um de ciclismo e um terceiro, de corrida[1-3]. As duas principais classificações do triatlo são: o triatlo olímpico (ou de curta duração) e o *ironman* (ou de longa duração). O triatlo olímpico corresponde a 1,5 km de natação, 40 km de ciclismo e 10 km de corrida, tendo uma duração de 2 a 4 horas, enquanto o *ironman* compreende 3,85 km de natação, 180 km de ciclismo e 42,2 km de corrida (uma maratona inteira)[3], podendo se prolongar por 8 a 14 horas. Atualmente, existem variações dessas distâncias, como o meio *ironman*, o *ultraman* (10 km de natação, 421 km de ciclismo e 84 km de corrida, realizados em 3 dias) ou mesmo o *short*, muito popular no Brasil, que corresponde a metade das distâncias de uma prova olímpica.

Apesar de o triatlo ter se originado em San Diego em 1974[2], foi em 1978 que o primeiro *ironman* do Havaí foi realizado[4]. Tudo começou com uma aposta entre amigos que discutiam qual seria a modalidade esportiva mais difícil[5]. Foi então que um deles sugeriu uma prova que incluiu natação no mar, um longo trajeto de ciclismo e uma maratona inteira (42,2 km). Na primeira prova, com quinze atletas, doze a concluíram. Atualmente, a prova mais famosa, e também uma das mais difíceis, ainda é realizada no Havaí, sendo integrada por cerca de 1.500 atletas. Para participar do *ironman* do Havaí, atualmente, é necessária uma classificação, obtida por meio de provas de longa distância (*ironman* e meio *ironman*) realizadas ao redor do mundo, inclusive no Brasil.

Tradicionalmente conhecido por uma sequência natação-ciclismo-corrida, o triatlo não tem necessariamente uma única ordem de atividades a ser utilizada. Entretanto, essa sequência foi estabelecida por uma questão de segurança, sobretudo em provas longas. A prova é sempre iniciada pela natação por razões de precaução, embora ela pudesse proporcionar uma boa forma de diminuir a temperatura corporal elevada pela realização da corrida ou do ciclismo. Isso porque a monitoração de atletas nadando exaustos, com problemas médicos, de fadiga ou desidratação, oriundos da corrida ou do ciclismo, poderia ser negligenciada, colocando a vida desses atletas em risco. Principalmente, em provas longas, nadar após a corrida e/ou o ciclismo pode significar que os atletas estariam entrando na água de forma muito dispersa e, muitas vezes, após o pôr do sol[4], o que dificultaria o trabalho das equipes de apoio.

Postulado que a natação deve ser o primeiro esporte a ser realizado, a decisão de qual modalidade, corrida ou ciclismo, deveria sucedê-la foi muito controversa: corrida ou ciclismo? Se pensarmos em termos fisiológicos e nutricionais, observaremos que, por razões bastante claras, a natação deve ser seguida pelo ciclismo. Durante a natação, as reservas de glicogênio muscular utilizadas na corrida e no ciclismo não são totalmente depletadas[4], porém são reduzidas, assim como já se inicia um processo de desidratação, que pode chegar a 0,9% do peso corporal[6]. A subsequente realização do ciclismo permite que o atleta, uma vez condicionado, faça a hidratação e o consumo de carboidrato de forma mais eficiente do que ele o faria na corrida, caso esta fosse realizada logo após a natação. É importante salientar que a hidratação e o consumo de carboidrato são essenciais para a manutenção de um estado de eu-hidratação e de euglicemia, respectivamente, aspectos importantes para a manutenção do exercício prolongado[1,6,7].

Em provas curtas, a inversão na sequência de realização das modalidades esportivas não compromete a segurança ou a *performance* dos atletas, e é frequentemente utilizada. Entretanto, por convenção, acabou por se postular a sequência natação-ciclismo-corrida para a realização da maioria das competições, entre elas a olímpica.

Neste capítulo, será dado maior enfoque às duas principais modalidades de triatlo: o olímpico e o *ironman*, ambas consideradas provas de *endurance* em razão de sua alta intensidade e da prolongada duração (superior a 2 horas)[5].

PECULIARIDADES DO TREINAMENTO

Um estudo realizado por Zinkgraf et al.[8] com triatletas que realizavam provas de triatlo olímpico mostrou existir uma grande relação do volume de treino com a *performance* em provas. Tais triatletas realizavam cerca de quatro a cinco sessões de treino em cada modalidade esportiva por semana, e aqueles que apresentaram uma maior frequência de treino e um período de treinamento mais prolongado foram os que apresentaram os melhores resultados em provas.

Em um estudo realizado com triatletas praticantes de prova de longa duração (*ironman*)[9], foram mostrados resultados bastante semelhantes. Tais atletas apresentaram um período médio de treino de cerca de 8 meses, com uma rotina de treino de aproximadamente 21 horas semanais. Em tal rotina de treino, um volume de 11 km de natação, 320 km de ciclismo e 65 km de corrida por semana mostraram ser os volumes mínimos, essenciais, para a realização de uma prova com um tempo inferior a 10 horas e 30 minutos.

Apesar de ser postulado tal volume de treinamento, em que universo é possível se manter tal rotina de treinos? Treinar pode até ser fácil, o difícil é encontrar tempo para tal. Infelizmente, o dia ainda tem somente 24 horas e a maior parte dos praticantes de triatlo no Brasil ainda não consegue viver somente do esporte. Na realidade, com exceção de um número seleto de indivíduos que podem manter longas horas de treinamento intercaladas com períodos de descanso e massagem, a grande maioria ainda tem de trabalhar para sustentar seu esporte, isso sem falar que tais atletas têm vida pessoal, responsabilidades, o estresse do dia a dia etc.[10].

Nesse sentido, a nutrição se faz essencial, pois tem de se preocupar não somente com a melhor forma de nutrir um atleta, mas como adaptá-la ao dia a dia de cada indivíduo, sem negligenciar a reposição necessária após cada treino, o que poderia prejudicar a realização da sessão de exercício subsequente[11].

A maioria dos treinamentos de triatlo é prescrita em formato de ciclo, precedida por um período de base com, no mínimo, 4 semanas. Durante o período de base, não são realizadas provas, mas o organismo é adaptado (ou readaptado) à rotina de treinos. A composição global do ciclo de treinamento é chamada de macrociclo, no qual os períodos de semanas de intensidade leve e forte são combinados em mesociclos, sendo cada semana de treinamento chamada de microciclo[2]. Em uma primeira fase se prioriza o volume de treino, sendo este aumentado de forma progressiva. Como para grande parte dos atletas o tempo de treino pode ser limitado, o aumento de volume muitas vezes é feito com aumento da quilometragem rodada, sem necessariamente estar se aumentando o tempo de treino (ao menos a princípio).

Aos poucos, a intensidade do treino é elevada, fazendo-se um ajuste entre o aumento da intensidade e do volume. Essa fase intermediária do ciclo tem função mais específica. O ciclo de treinamento é finalizado com uma fase de treinamento mais regenerativa que antecede a realização da maior parte das competições[2]. Apesar de não haver grandes diferenciações quanto ao treinamento de atletas que virão a realizar provas curtas ou longas durante o período de base, este é claramente diferenciado posteriormente, sendo os ciclos de treinamento mais específicos à característica de cada atleta e ao tipo de prova que eles irão realizar (curtas ou longas)[3].

O fato é que o treinamento de triatlo exige uma demanda de tempo bastante elevada, mesmo para aqueles atletas que realizam provas curtas[4], pois se trata de três modalidades distintas que têm de ser praticadas com uma frequência mínima de três vezes por semana, por ao menos 1 a 2 horas por sessão. Assim, inevitavelmente, são praticadas ao longo da semana cerca de duas modalidades distintas a cada dia[4], totalizando 2 a 4 horas de treino por dia. O que se pode observar, por diversas vezes, é uma necessidade calórica superior no período de treinos do que durante as competições, pois o volume de treino é, diversas vezes, superior à duração total das provas.

Um estudo feito por Bassit e Malverdi[5] com triatletas do sexo masculino mostrou que o gasto energético destes ao realizarem provas de triatlo olímpico (durante a atividade) gira em torno de 1.400 a 1.700 cal, mas que, durante o treinamento, o gasto costuma ser mais elevado, flutuando entre valores de 1.870 a 2.450 cal. A variação depende, sobretudo, se os atletas são amadores ou profissionais, tendo em vista que os segundos apresentam um volume de treino mais elevado. A necessidade energética total diária nesses atletas chegou a 3.730 e 4.250 cal para amadores e profissionais, respectivamente, sendo ainda mais elevada em atletas que realizam provas como o *ironman*[3]. O que se observa, entretanto, é um consumo energético cerca de 10 a 20% abaixo do gasto energético, com uma ingestão média de 20 a 23% de proteínas na dieta, equivalendo a um consumo de 2,4 a 2,8 g/kg de peso corporal/dia.

O consumo proteico em torno de 1 a 2 g/kg /dia, ou o equivalente a 12 a 15% do total calórico[12], corresponde a uma ingestão nutricional suficiente para triatletas, pois as proteínas não desempenham um papel significativo na geração de energia em atividades de *endurance*[5], sobretudo quando a ingestão de carboidratos se faz suficiente. Em algumas situações, entretanto, em função da longa duração dos treinos ou das competições (2 a 14 horas), quando o carboidrato passa a ser fator limitante para a manutenção da atividade[13-15] e não é suplementado de forma suficiente, levando à depleção dos estoques de glicogênio muscular (nossa restrita reserva de carboidrato), o organismo passa a utilizar as proteínas como fonte de energia. Esse mecanismo garante, por meio da gliconeogênese hepática, que glicose (carboidrato) seja gerada a partir de alguns aminoácidos[16,17]. Esse processo, capaz de gerar 5 a 15% do total de energia necessária para a manutenção da atividade, oriunda de fontes proteicas, pode levar à ocorrência da fadiga central. Isso ocorre por causa do aumento da oxidação dos aminoácidos de cadeia ramificada (BCAA) pelo músculo, levando a um aumento no transporte de triptofano livre para o sistema nervoso central (SNC), uma vez que os BCAA e o triptofano competem pelo mesmo transportador. O aumento do triptofano livre e a diminuição nas concentrações plasmáticas de BCAA seriam os responsáveis pela fadiga central[5,12,16]. A suplementação com carboidratos, assim como com BCAA, durante atividades de *endurance* são manobras utilizadas para evitar a fadiga central, sendo outras estratégias de suplementação proteicas desnecessárias. A suplementação com BCAA é importante também por evitar a queda das concentrações plasmáticas de glutamina[16].

A glutamina é um aminoácido avidamente oxidado durante a atividade física de *endurance* que tem a função primordial de servir como fonte de energia para células do sistema imunológico[18]. Exercícios intensos, como os períodos de competição e/ou treinos para o triatlo olímpico e, sobretudo, o *ironman*, reduzem a funcionalidade do sistema imunológico, dando oportunidade para a ocorrência de infecções, como as do trato respiratório superior. As estratégias de suplementação diretamente com glutamina apenas são eficientes quando esta é feita na sua forma modificada (dipeptídeo) ou pelo uso de BCAA, pois a glutamina é avidamente consumida pelas células do intestino, impedindo sua passagem para o sangue. Como pode ser visto, a adequação da ingestão de proteínas na dieta e, sobretudo, a suplementação de alguns aminoácidos são essenciais durante o período de treinamento, tornando-se estratégicas para aumentar a *performance* esportiva.

Os lipídios, por sua vez, constituem uma classe de nutrientes que não necessita de suplementação quantitativa, pois os estoques corporais, nunca inferiores a 4 a 5% do peso corporal na forma de tecido adiposo (equivalente a pelo menos 25.000 cal em um indivíduo de 70 kg), correspondem a energia mais do que suficiente para a realização de vários *ironman* consecutivos. Apesar disso, apenas 10 a 15% do total de energia produzida é fornecida por fontes lipídicas. Essa energia será tanto maior quanto mais treinado estiver o atleta, pois o treinamento de *endurance* leva a maiores concentrações de ácidos graxos intramusculares, podendo estes ser mais facilmente mobilizados durante o exercício, auxiliando na preservação das reservas de glicogênio que são essenciais para a manutenção das atividades de *endurance*. A melhoria da *performance* esportiva está relacionada, por diversas vezes, com a redução de lipídios da dieta, e não com a sua suplementação, priorizando o consumo apenas suficiente para o bom funcionamento do organismo que garanta um aporte de vitaminas suficiente e o não comprometimento da função hormonal, muitas vezes dependente do volume total de lipídios ingerido na dieta. Para isso, devem ser consumidas fontes lipídicas de boa qualidade e em quantidades não superiores a 25% do consumo energético total diário[5,11,19].

Visto que o consumo de proteínas e lipídios funciona quase de forma coadjuvante ao aumento da *performance*, uma vez comparados à suplementação com carboidratos, deve-se procurar, antes de mais nada, ajustar a suplementação de carboidratos à rotina de treino. Existem alguns estudos que evidenciam que triatletas em pleno treino intenso e continuado devem ter uma dieta na qual 60 a 70% da energia seja proveniente de carboidratos[1,5]. Essa inadequação poderia levar ao comprometimento da *performance*, uma vez que a manutenção das concentrações elevadas de glicogênio muscular e hepático (estoques corporais de carboidrato) são requisitos fundamentais para a manutenção da intensidade do esforço[2,3,5,11].

No triatlo de curta distância, tipo *short* triatlo, ou em treinos com duração inferior a 1 hora e 30 minutos, pouca ou nenhuma suplementação de carboidrato é necessária ao longo da atividade física para garantir a *performance* máxima de um atleta devidamente descansado (repouso de 8 a 12 horas). No entanto, alguns estudos mostram já haver uma melhora da *performance* quando essa suplementação é realizada, mesmo que em pequenas quantidades[2]. Em atividades físicas com intervalo superior a 1 hora e 30 minutos, recomenda-se a suplementação com soluções de carboidratos, pois a água também é essencial para sua absorção. O ideal é que ela aconteça por meio de soluções com concentração entre 6 e 10%, oferecendo 40 a 78 g de carboidrato/hora, e também que o consumo seja feito de forma regular a cada 20 minutos, aproximadamente, a partir do início da atividade[2,11,20].

Uma opção para a utilização de soluções de carboidratos é a combinação de fontes sólidas acompanhadas da ingestão de água, devendo-se tomar cuidado quanto ao conteúdo de gordura desses alimentos, que podem causar desconfortos digestivos. Quanto ao tipo de carboidrato a ser consumido ao longo da atividade física, os solúveis como glicose, maltose, maltodextrina e amido são oxidados em taxas similares, mas deve-se evitar o consumo de frutose em concentrações superiores a 5%, pois pode causar problemas gastrointestinais.

Uma vez que as soluções de carboidratos são muitas vezes consumidas ao longo de todo o período de treino e/ou competição, substituindo até mesmo a ingestão de água, é importante que a ingestão dessas soluções seja suficiente para impedir a desidratação, muito comum em competições de triatlo. Os triatletas costumam perder cerca de 3 a 3,6% do peso corporal ao longo de provas de longa duração (*ironman*), sendo que a maior parte ocorre durante a corrida (2,1%), período no qual os atletas encontram maior dificuldade em consumir um volume de líquido adequado. Para que a hidratação seja feita de forma apropriada, ela tem de ser treinada, sendo administrada com cerca de 200 a 300 mL de líquido em intervalos de 20 minutos a partir do momento em que o atleta termina a natação. Para que a hidratação não provoque um desbalanço de eletrólitos, é importante uma concentração de 1 g de cloreto de sódio (sal de cozinha) por litro de líquido consumido[3].

O balanço de nutrientes, a começar pelos macronutrientes, é tão importante para a manutenção da *performance* quanto a ingestão energética total[21], devendo a intervenção nutricional começar o quanto antes possível. O primeiro passo a seguir é adequar hábitos alimentares em função do esporte[21], procurando em seguida adaptar a suplementação de carboidratos e reduzir, caso necessário, o conteúdo de gordura corporal, visto que um excesso de peso pode ser de grande influência na diminuição da *performance* esportiva de triatletas[3]. Além disso, é função do nutricionista educar (ensinar) o atleta a suplementar antes, durante e depois de cada sessão de treino[14].

NUTRIÇÃO DURANTE O TREINAMENTO

As práticas de treinamento estão em muito relacionadas com a *performance* esportiva em competições de triatlo. Os triatletas realizam em média quatro a cinco treinos em cada modalidade por semana, estando a distância treinada em cada modalidade diretamente relacionada com a *performance* competitiva, ou seja, aquele que treina mais apresenta melhores resultados. Cerca de 46 a 60% dos treinos de natação são intervalados, enquanto 80% dos treinos de corrida e ciclismo são contínuos[3]. Em termos fisiológicos, isso corresponde a dizer que a maior parte do treinamento de triatletas é composto por sessões de atividade de longa duração na qual o metabolismo é predominantemente aeróbio, mas também envolve a combinação do metabolismo anaeróbico lático e anaeróbico aláctico, sobretudo em competições[22] (perseguição, *sprints* finais ou largada em massa).

Com esse treinamento de *endurance* para o triatlo, o organismo é adaptado a aperfeiçoar a produção de energia por meio de processos oxidativos, aumentando a capacidade de utilização de lipídios pelo músculo[23]. Ao se utilizar uma quantidade maior de lipídios, o correspondente a até 60% da demanda energética total[24], os estoques endógenos de carboidrato (glicogênio muscular e hepático) são poupados, aumentando o tempo de exaustão ao exercício.

Por outro lado, em função da alta intensidade e/ou longa duração dos treinos de triatlo, o carboidrato continua a ser o fator limitante para a manutenção da atividade, visto que as reservas corporais são limitadas e essenciais para a manutenção do esforço. A reposição do carboidrato deve ser feita em todos os treinos com duração superior a 1 hora, procurando fazê-lo juntamente com a reposição de água, pois um beneficia o consumo do outro. O ideal é manter uma ingestão de carboidratos da ordem de 0,7 a 1,3 g/min em soluções de 6 a 10% de concentração[11].

Durante os treinos de corrida, a ingestão de carboidrato é preferencialmente feita por meio de géis de carboidrato. Para cada sachê com cerca de 20 g de carboidrato, deve-se orientar o consumo de 200 a 300 mL de água, repetindo esse procedimento em intervalos de 20 a 30 minutos. Nos treinos de natação, a reposição de carboidrato é facilitada quando feita por meio de soluções de carboidrato deixadas à beira da piscina. O ideal é que se faça o consumo de forma intervalada.

Os treinos de ciclismo são aqueles com a maior carga de duração, pois representam o maior trecho de exercício durante as competições. Assim, atletas que não receberem suplementação/alimentação adequada durante o treinamento apresentarão elevada taxa de proteólise, o que acarretará diminuição da *performance* e dificuldade para a realização da sessão de treino subsequente. A forma mais fácil de suplementação é por meio de soluções de carboidratos. Entretanto, é no ciclismo que os triatletas conseguem fazer o maior consumo de alimentos, podendo ser intercalada às soluções a ingestão de alimentos (ricos em carboidrato) na forma sólida, como frutas, batata e sanduíches, sempre acompanhados da ingestão de água. Isso é principalmente importante porque muitos triatletas relatam uma sensação de enjoo após a ingestão de uma grande quantidade de suplementos, sobretudo porque estes apresentam com maior frequência um gosto muito doce. O enjoo pode levar a uma diminuição da reposição de nutrientes necessários durante o exercício e, consequentemente, uma diminuição na *performance* esportiva.

As principais funções da suplementação ao longo dos treinos é a de manter a *performance*, mas também adaptar o triatleta a fazer o uso da suplementação/alimentação adequada ao longo das competições[2,14]. Os alimentos consumidos nas provas devem ser, inevitavelmente, os mesmos testados em treinos. Assim, deve-se considerar os seguintes critérios:

1. em treinos com duração inferior a 1 hora, consumir preferencialmente água;
2. para atividades com duração entre 1 e 2 horas, sobretudo aquelas com alta intensidade, consumir soluções de carboidratos na dose de 0,7 a 1,3 g/min;
3. em atividades com mais de 2 horas de duração, manter o conteúdo de carboidrato indicado no item 2, dando também importância ao volume de sódio consumido. Deve-se fazer uma ingestão de 1 g para cada litro de água ou solução de carboidrato;
4. quando da ingestão de alimentos sólidos, evitar aqueles com alto conteúdo de fibras, gordura e proteína;
5. evitar a ingestão de soluções de carboidrato com concentração superior a 10%, a menos que tenha sido previamente condicionado (aumento progressivo). Jamais fazer uso de soluções com mais de 20% de carboidrato, pois estas não levam a benefício na *performance* e podem causar incômodos gastrointestinais;
6. manter uma dieta balanceada quanto aos macronutrientes, garantindo um aporte de pelo menos 60% de calorias com carboidratos, 12 a 15% com proteínas, e o restante com gorduras;
7. restringir o conteúdo de gordura da dieta, consumindo apenas gordura de boa qualidade, como óleos vegetais e castanhas;
8. estimular a ingestão de vinte variedades de alimentos diferentes a cada semana. Isso garantirá uma variedade de nutrientes essencial para a manutenção da *performance* esportiva.

NUTRIÇÃO ANTES DO EXERCÍCIO

Infelizmente, não existe uma alimentação ideal a ser consumida antes da prática de exercícios físicos, pois estes são dependentes de uma série de fatores como o tipo de esporte (natação, corrida, ciclismo, competição), a intensidade do exercício, o sexo, a idade, a hora de realização da atividade, o estado emocional e a tolerância individual aos alimentos[25].

Entretanto, na prática do triatlo, o principal combustível utilizado, e essencial para a manutenção do exercício, é o carboidrato. Assim, a função da dieta pré-exercício deve ser a de abastecer as reservas corporais de glicogênio a fim de iniciar o exercício no melhor estado fisiológico possível. Além disso, a dieta pré-exercício deve permitir que o atleta esteja bem hidratado, pois uma condição de desidratação de apenas 1% do peso corporal poderia ser suficiente para diminuir a *perfomance*[14]. Assim, em termos práticos, deve-se considerar:

1. realizar uma refeição rica em carboidrato cerca de 2 a 4 horas antes da atividade;
2. caso a sessão de exercício seja realizada muito cedo, procurar fazer uma refeição rica em carboidratos complexos no dia anterior e consumir pequenas quantidades de carboidrato antes da atividade;
3. evitar a ingestão de grandes volumes de alimentos, sobretudo o excesso de fibras, gorduras e proteínas, em intervalos menores do que 4 horas antes da realização do exercício;
4. evitar o excesso de cafeína antes do exercício;
5. estar sempre bem hidratado, procurando beber água ou solução de carboidrato até 40 minutos antes do exercício;
6. treinos de ciclismo apresentam uma maior tolerância à ingestão alimentar pré-exercício, por isto, deve-se procurar fazer uma refeição com pães, queijos e frutas antes dessa atividade;
7. os treinos de corrida, sobretudo os de alta intensidade, assim como os de natação, não toleram um volume grande de alimentos, portanto, deve-se ingerir apenas um tipo de carboidrato de índice glicêmico de baixo a moderado, como macarrão, pão integral, biscoito de aveia, uva, laranja e iogurte, em um intervalo de 30 a 60 minutos antes da atividade;
8. a tolerância do atleta a diferentes tipos de alimento deve ser testada ao longo dos treinos e nunca se deve fazer algo muito diferente na alimentação do atleta antes de competições.

NUTRIÇÃO APÓS O EXERCÍCIO

A restauração do glicogênio muscular é um fator fundamental para o rápido restabelecimento da capacidade de realizar exercício de *endurance*[11]. Isso é principalmente importante logo após o término da atividade, pois é nesse período que o organismo absorve carboidrato de forma mais eficiente, aumentando o conteúdo de glicogênio muscular.

A reposição de carboidrato será tanto mais eficiente quanto mais alto for o índice glicêmico, pois carboidratos de índice glicêmico elevado aumentam a taxa de liberação de insulina, levando a uma maior absorção de carboidratos.

Nesse sentido, a utilização de proteínas também pode ser benéfica, uma vez que estas contribuem para o aumento da insulinemia. A quantidade de proteínas, entretanto, não deve ser muito elevada, mantendo-se uma relação de 1 g de proteínas para cada 3 g de carboidrato[26].

É notadamente comum um quadro de anorexia entre os atletas de *endurance* logo após a atividade, o que leva a uma diminuição da reposição de nutrientes. Quando pensamos na rotina de treinos dos triatletas, constituída por dois treinos ao longo do dia, é essencialmente importante educá-los a fazer a reposição de carboidratos nas primeiras horas após o treino, impedindo que a sessão de treino subsequente seja prejudicada.

O fato é que a reposição de carboidrato somente é efetiva após um período de 20 horas[26], mas pode ser melhorada caso a reposição se faça logo após a sessão de exercício. Nesse sentido, a reposição de carboidratos também é importante para o restabelecimento do estado eu-hidratado, pelo uso de soluções ricas em sódio.

Em termos práticos, deve-se:

1. fazer o consumo de fontes de carboidrato nas primeiras 1 a 2 horas após o término da atividade, mesclando líquidos e fontes de carboidrato facilmente digeríveis, como banana, arroz, macarrão (sem gordura), rapadura, doce de banana, goiabada ou pão sem gordura com geleia;
2. após treinos de alta intensidade e longa duração (superiores a 2 horas), fazer uma ingestão de 10 a 15 g de carboidrato/kg de peso corporal;
3. repor todo o carboidrato perdido nas primeiras 4 horas após o término da atividade, quando forem realizadas duas sessões de treino no mesmo dia;
4. após competições, a reposição deve ser mantida ao longo de 24 horas, repondo-se 1 g de carboidrato/kg de peso a cada 2 horas;
5. hidratar o atleta com um volume correspondente a 150% do peso corporal perdido após o término da prova nas primeiras 24 horas;
6. repor o sódio perdido aumentando sua ingestão na alimentação ou acrescentando 1 g/ litro de solução de carboidrato consumida nas primeiras 24 horas.

NUTRIÇÃO PARA A COMPETIÇÃO

As provas de triatlo olímpico e *ironman*, consideradas competições de alta intensidade e longa duração, impõem ao atleta uma demanda de energia muito alta. Como já visto, as reservas de carboidrato são limitadas e devem ser suplementadas para a manutenção da intensidade e da duração do exercício. Entretanto, algumas manobras dietéticas são capazes de garantir um conteúdo de glicogênio muscular mais elevado, muito próximo à sua plenitude, garantindo uma melhora da *performance* esportiva.

A elevação do glicogênio muscular é feita por meio de uma estratégia conhecida como supercompensação, descrita pela primeira vez na década de 1960[11]. A dieta de supercompensação estabelece uma acentuada depleção nos estoques de glicogênio, feita com exercícios de moderada a alta intensidade e de condutas dietéticas, durante um período de 3 dias, seguido de um consumo elevado de carboidrato nos 3 dias subsequentes (anteriores à data da competição). Pelo fato de essa dieta causar um estresse acentuado nos atletas, é preferível estabelecer um protocolo mais atenuado dela. Dessa forma, a rotina de treinos é diminuída na última semana quando se estabelece uma elevação do conteúdo de carboidratos (3 dias com 50% e 3 dias com 65 a 70% de carboidrato).

A dieta de supercompensação leva a um incremento do glicogênio muscular na ordem de 45%, o que inevitavelmente acarreta um aumento na *performance* esportiva[11,27]. Essa conduta, entretanto, deve ser utilizada exclusivamente com atletas do sexo masculino, pois as mulheres não apresentam variação do conteúdo de glicogênio muscular quando submetidas à dieta de supercompensação. Para elas, um dieta rica em carboidratos no dia que antecede o evento é a única estratégia plausível de ser aplicada, sendo que sua eficiência aumenta ou diminui a depender da fase do ciclo menstrual que ela se encontra[27].

No dia da competição, a refeição deve ser realizada em um intervalo de 3 a 4 horas antes da largada, priorizando-se o consumo de carboidratos e a hidratação, porém evitando-se o consumo excessivo de fibras e gorduras. As proteínas podem ser ingeridas em pequenas quantidades, sempre acompanhadas de carboidratos, estes com índice glicêmico moderado. Em períodos inferiores a 2 horas da largada, somente devem ser consumidos carboidratos com baixo índice glicêmico, preferencialmente na forma de soluções com não mais do que 8% de concentração. Tais soluções devem ser compostas de carboidratos mistos e consumidas no intervalo de 30 a 60 minutos que antecedem a largada, a depender da tolerância individual de cada atleta.

As diferentes estratégias de suplementação/alimentação no dia da prova devem refletir o que já foi utilizado durante o período de treino[14], por isso deve-se ficar atento aos seguintes pontos:

1. assegurar um aumento no consumo de carboidratos (65 a 70%) nos 2 a 3 dias que antecedem a prova;

2. aumentar a ingestão de líquidos nos dias que antecedem a prova, inclusive consumindo soluções com sódio (bebidas esportivas ou soro caseiro) nas 24 horas que antecedem a prova;
3. ingerir um pequeno volume de solução com baixa concentração de carboidrato (6 a 8%) 30 a 60 minutos antes da prova;
4. planejar e preparar toda a alimentação em função do tempo de prova. Evitar contar apenas com a suplementação oferecida, a menos que se tenha certeza do que será entregue durante a competição;
5. utilizar nas provas apenas os suplementos que já são familiares ao atleta. Evitar testar marcas e sabores diferentes nos dias de competição;
6. iniciar a ingestão de líquidos e carboidratos assim que possível, independentemente da sede;
7. para provas muito longas como o *ironman* deve-se praticar comer e beber no ciclismo e na corrida, pois a suplementação nesses dois trechos é essencial para a manutenção do exercício;
8. em provas com duração superior a 3 horas, deve-se procurar alternar a suplementação de carboidratos com paladares doces e salgados, diminuindo a sensação de mal-estar causada pelo excesso de alimentos doces;
9. evitar o consumo excessivo de fontes proteicas;
10. fazer o uso de BCAA para postergar a fadiga e evitar a ocorrência de infecções de ocasião.

Todas as estratégias nutricionais no triatlo, assim como na maior parte das atividades de *endurance*, visam garantir a máxima *performance* esportiva em competições e treinos. Mais do que isso, visam garantir que o atleta termine a prova em boas condições gerais, apesar de desgastado pela atividade física. Para isso, são feitos a cada ano estudos sobre estratégias e suplementos nutricionais que otimizam o treinamento e diminuem o desgaste físico. Entretanto, a realidade é que nem sempre estas são efetivamente aplicadas.

Por dificuldades dos atletas ou por má orientação, a cada competição, sobretudo naquelas de longa duração como o *ironman*, são vistos atletas desidratados, hipoglicêmicos e com fadiga central e periférica, consequências de uma má nutrição ao logo da atividade. A verdade é que as estratégias preconizadas são por diversas vezes consideradas impossíveis de serem alcançadas e o atleta passa a fazer aquilo que julga ser adequado e suficiente.

A redução da ingestão alimentar é um exemplo comum dessa estratégia. Os triatletas fazem um consumo energético por diversas vezes reduzido a fim de atingir um percentual de gordura corporal diminuído. Com isso, há uma carência de micronutrientes (vitaminas e minerais) e macronutrientes, sobretudo de carboidratos. O resultado é a redução da *performance* esportiva e um maior risco de lesões e fadiga, podendo-se inclusive alcançar uma situação de *overtraining*.

Nesse sentido, o acompanhamento nutricional se faz necessário a fim de se adequar a rotina de treinos e as necessidades e particularidades de cada indivíduo. Para isso, o nutricionista deve trabalhar em conjunto com a equipe técnica de cada atleta, ajustando a dieta do atleta à rotina de treinos e competições. Também é função do nutricionista adequar quantidades, volumes e frequência de alimentação e suplementação, orientando seu uso antes, durante e depois de cada treino e competição.

REFERÊNCIAS

1. Coyle EF et al. Muscle glycogen utilization during prolonged strenuous exercise when fed carbohydrate. J Appl Physiol 1986;61:65.
2. Rowlands DS, Downey B. Fisiologia do triatlo. In: A ciência do exercício e dos esportes. São Paulo: Artmed; 2003. p.839-960.
3. Sleivert GG. The triathlon. In: Shepherd RJ, Astrand PO. Endurance in sport. 2.ed. Oxford: Blackwell Science Ltd,; 2000. p.872-87.
4. Daniels JT. Triathlon training and competition. In: Shepherd RJ, Astrand PO. Endurance in sport. Oxford: Blackwell Science; 1992. p.597-601.
5. Bassit RA, Malverdi MA. Avaliação nutricional de triatletas. Rev Paulista Educ Física 1998;12(1):42-53.
6. Farber HW et al. The endurance triathlon: metabolic changes after each event and during recovery. Med Sci Sport Exerc 1991;23:959-65.
7. Coyle EF et al. Carbohydrate feeding during prolonged stre--nuous exercise can delay fatigue. J Appl Physiol 1983;55:230.
8. Zinkgraf SA et al. An empirical investigation of triathlon *performance*. J Sports Med Phys Fitness 1986;26:350-6.
9. O'Toole ML et al. Overuse injuries in ultraendurance triathletes. Am J Sport Med 1989;17:514-8.
10. Prasuhn Jay. Real-world training. Triathlete 2000;192:69-75.
11. Bacurau RF. Carboidratos e exercício de endurance. In: Nutrição e suplementação esportiva. 2.ed. São Paulo: Phorte; 2001.
12. Newsholme EA, Leech T, Duester G. Keep on running: the science of training and *performance*. Chichester: John Willey; 1994. p.50-157.
13. Björkman O et al. Influence of glucose and fructose ingestion on the capacity for long-term exercise in well-trained men. Clin Physiol 1984;4:483-90.
14. Murphy TJ. 15 must-knows about race day nutrition. Triathlete 2000;192:69-75.
15. Wilber RL, Moffat RJ. Influence of carbohydrate ingestion on blood glucose and *performance* in runners. Int J Sport Nutr 1992;2:317-22.
16. Bacurau RF. Proteínas e exercício de endurance. In: Nutrição e suplementação esportiva. 2.ed. São Paulo: Phorte; 2001.
17. Lemon PWR, Mullin J. Effect of initial muscle glycogen levels on protein catabolism during exercise. J Appl Physiol 1980;48:624-9.

18. Walsh NP et al. Glutamine, exercise and immune function. Sport Med 1998;26:177-80.
19. Burke ER. Insulin boost. Triathlete 2000;194:98.
20. Hawley JA, Dennis SC, Noakes TD. Oxidation of carbohydrate ingested during prolonged endurance exercise. Sports Med 1992;14:27-42.
21. Clark N. Um plano de ação para uma boa nutrição. In: Guia de nutrição esportiva. São Paulo: Artmed; 1998. p. 15-34.
22. Power SK, Howley ET. Metabolismo do exerício. In: Fisiologia do exercício. Barueri: Manole; 2000. p 45-62.
23. Bacurau RF. Lipídeos e exercício de endurance. In: Nutrição e suplementação esportiva. 2.ed. São Paulo: Phorte; 2001.
24. Paul P, Holmes WL. Free fatty acid and glucose metabolism during increased energy expenditure and after training. Med Sci Sports Exerc 1975;7:176-84.
25. Clark N. Nutrição antes e durante o exercício. In: Guia de nutrição esportiva. São Paulo: Artmed; 1998. p. 135-53.
26. Clark N. Nutrição para recuperação. In: Guia de nutrição esportiva. São Paulo: Artmed; 1998. p.154-61.
27. Ruby BC. Gender differences in carbohydrate metabolism: rest, exercise and post exercise. In: Tarnopolsky M ed. Gender differences in metabolism – practical and nutritional implications. CRC Press; 1999. p.121-54.

Ginástica artística e rítmica | 19

Maria Luisa Bellotto
Marco Antonio Coelho Bortoleto
Laurita Marconi Schiavon

INTRODUÇÃO

O processo de esportivização da ginástica levou à formatação de diferentes modalidades competitivas, algumas delas já consolidadas no cenário brasileiro, como a ginástica artística e a ginástica rítmica, e outras ainda pouco desenvolvidas, como o trampolim acrobático, a ginástica aeróbica, a ginástica acrobática, entre outras. Independentemente da abrangência e do reconhecimento que essas modalidades alcançaram, o nível técnico e os resultados competitivos internacionais têm melhorado consideravelmente nas duas últimas décadas. Paralelamente, observa-se um crescimento significativo na produção científica no campo da ginástica, tanto nacional como internacionalmente, com destaque para a ginástica artística feminina e a ginástica rítmica.

No campo específico da nutrição aplicada à ginástica de competição, a produção científica nacional ainda se mostra incipiente, embora estudos nacionais recentes comecem a revelar particularidades acerca da realidade brasileira[1]. Pelas características específicas do esporte e da faixa etária em que ele ocorre, muitos cuidados alimentares são necessários nas diversas modalidades da ginástica. Em síntese, os principais riscos decorrentes do desequilíbrio alimentar são: aumento da incidência de doenças, maior incidência de lesões, diminuição da taxa metabólica, deficiência de micronutrientes, irregularidades na menstruação, desidratação, alterações ósseas e desenvolvimento de transtornos de comportamento alimentar[2].

Neste capítulo, é apresentada uma breve caracterização de duas dessas modalidades: a ginástica artística e a ginástica rítmica. Em seguida, são destacados alguns aspectos gerais sobre o treinamento, ressaltando-se algumas recomendações dietéticas e hábitos alimentares de atletas dessas modalidades. Para ilustrar, há depoimentos das próprias atletas, ginastas que representaram o Brasil em Jogos Olímpicos desde 1980 até 2004*.

CARACTERÍSTICAS DA MODALIDADE

Ginástica artística

A ginástica artística faz parte do seleto grupo de modalidades esportivas que compõem os Jogos Olímpicos modernos desde sua primeira edição, em 1896. Consiste em uma modalidade que combina distintas qualidades físicas (força, agilidade, flexibilidade e coordenação) com grande exigência técnica, manifestadas por meio de habilidades complexas (acrobáticas e de equilíbrio), exigindo, desse modo, alto grau de controle corporal dos praticantes e especial atenção para os aspectos estéticos[3].

Em relação ao perfil somatotípico de atletas de ginástica artística, a literatura aponta como ectomesomórfico[5,6], tendo as seguintes características morfológicas:

- ginástica artística masculina: largura considerável dos ombros, membros superiores com diâmetro ósseo e circunferência largos, percentual de gordura entre 6 e 9%, sendo os ginastas mais baixos e rápidos com estatura de 156 cm e peso de 54 kg e os mais altos e mais fortes, com estatura e peso respectivos de 176 cm e 68 kg[5];
- ginástica artística feminina: ombros largos, quadris estreitos, percentual de gordura entre 10 e 20%, altura de 145 a 166 cm e peso de 36 a 52 kg[5,7].

* Os depoimentos das ginastas foram dados à pesquisadora Laurita Marconi Schiavon como parte de sua Tese de Doutorado, defendida em 2009 na Faculdade de Educação Física da Universidade Estadual de Campinas[4].

No que se refere ao metabolismo de produção de energia, predomina na ginástica artística o sistema anaeróbio lático, especialmente nas provas de solo (as quais têm a duração máxima de 70 segundos na ginástica artística masculina e de 90 segundos, na ginástica artística feminina) e na trave de equilíbrio da ginástica artística feminina. As demais provas duram cerca de 30 segundos, como as barras paralelas assimétricas e simétricas, barra fixa, argolas e cavalo com alças, e as provas de salto masculino e feminino, que também permanecem no metabolismo anaeróbio alático[8].

Ginástica rítmica

A Federação Internacional de Ginástica (FIG) reconheceu essa modalidade em 1962. Desde sua oficialização, a denominação foi modificada de ginástica moderna para ginástica rítmica moderna, logo ginástica rítmica desportiva e, finalmente, ginástica rítmica[9]. Foi reconhecida como modalidade olímpica em 1984, com a inclusão das competições individuais nos Jogos Olímpicos de Los Angeles apenas na modalidade feminina, condição que permanece até o presente, embora já existam competições masculinas em diversos países[10].

É evidente a importante contribuição da dança/balé para a estruturação do modelo atual da ginástica rítmica[11], do mesmo modo como acontece na ginástica artística feminina[4]. Desse modo, destacam-se como princípios básicos da modalidade a fluidez dos movimentos, o acompanhamento musical, a variação e a precisão dos planos e direções, e as múltiplas qualidades dos movimentos.

As capacidades físicas preponderantes na modalidade são resistência de força, resistência anaeróbia, força rápida (explosiva) ou potência, flexibilidade e coordenação[12]. A literatura sugere que o perfil ectomórfico seja o predominante na modalidade[13], portanto, ginastas de biótipo longilíneo, com pernas e braços longos, flexíveis e com baixo índice de gordura corporal tendem a responder melhor à complexa exigência proposta pela modalidade.

Sabe-se, inclusive, que, parâmetros como baixo peso corporal, baixos índices de tecido adiposo subcutâneo, grande flexibilidade nas articulações de quadril e coluna, força e potência de pernas são utilizados frequentemente no processo de seleção de talentos e nas avaliações periódicas das ginastas[14].

REGRAS GERAIS

Ginástica artística

Os principais campeonatos organizados pela FIG são os Campeonatos Mundiais e os Jogos Olímpicos, os quais têm regras comuns de competição, expressas no código de pontuação elaborado e atualizado pelo comitê técnico dessa federação a cada ciclo olímpico. O conhecimento profundo do código de pontuação é determinante para o planejamento dos treinos da modalidade[15]. Várias outras competições internacionais, como as Copas do Mundo, atraem a participação de especialistas nos diferentes aparelhos, com várias etapas durante o ano que, somadas, classificam os ginastas para uma final anual. Essas etapas são frequentemente utilizadas na preparação dos ginastas para os campeonatos mais importantes.

As competições regionais de ginática artística podem realizar-se em 2 ou 3 dias, contudo, os grandes eventos podem durar até 10 dias, alternando as competições de ginástica artística masculina e ginástica artística feminina, com duração de 4 a 5 dias cada.

As regras determinadas pela FIG podem ser adaptadas pela Confederação Brasileira de Ginástica conforme as categorias de competição no Brasil, segundo mostrado nas Tabelas 19.1 e 19.2.

Tabela 19.1 Categorias da modalidade de ginástica artística feminina organizada pela Confederação Brasileira de Ginástica

Categoria	Idade (anos)
Pré-infantil	9 e 10
Infantil	11 e 12
Juvenil	13-15
Adulta	≥ 16

Fonte: Regulamento Geral da Confederação Brasileira de Ginástica[53].

Tabela 19.2 Categorias da modalidade de ginástica artística masculina organizada pela Confederação Brasileira de Ginástica

Categoria	Idade (anos)
Pré-infantil	9-11
Infantil	11-14
Juvenil	14-18
Adulta	≥ 16

Fonte: Regulamento Geral da Confederação Brasileira de Ginástica[53].

A competição em ginástica artística feminina acontece em quatro aparelhos (solo, salto sobre a mesa, trave e barras paralelas assimétricas) e na masculina, em seis (solo, salto sobre a mesa, barra fixa, argolas, barras paralelas e cavalo com alças). Desse modo, a quantidade de elementos* a serem aprendidos e repetidos é grande (entre 200 e 300 para o feminino e 350 e 450, para o masculino), desde os elementos de menor dificuldade até os mais

* O termo "elemento" é usado no ambiente gímnico como correspondente a uma habilidade desportiva específica da modalidade, por exemplo, mortal, parada de mãos ou estrela.

complexos (A a G)*. Os ginastas que aspiram altos resultados treinam diariamente (2 a 6 horas), duas a três vezes ao dia, 3 a 6 dias por semana, conforme as categorias[7,16], e mais de 300 dias por ano, sendo necessários aproximadamente 8 a 12 anos de treino para serem alcançados bons resultados nas competições internacionais[17].

Sabe-se que a carga máxima de treinos pode chegar à repetição de 1.000 elementos e 50 séries executadas em um dia de treino; em um mês, 20.500 elementos e 650 séries; e, em 1 ano, totalizando 160.000 elementos e 6.000 séries[18,19]. De fato, é frequente o cálculo do volume de treinamento a partir do número de elementos realizados[3]. Esse tipo de informação, contudo, raramente é revelada, especialmente na literatura nacional, dificultando o estabelecimento de um parâmetro objetivo para o planejamento e a avaliação do processo de treino.

Ginástica rítmica

Atualmente, a ginástica rítmica divide-se em duas modalidades distintas: individual e por equipes. Nos países de maior tradição, as ginastas de elite se especializam em uma das duas categorias, condição que não se repete no Brasil, especialmente nas categorias de base, nas quais as ginastas competem com frequência tanto no conjunto como individualmente, em razão principalmente da escassez de atletas.

Ambas as categorias, individual e por equipes, caracterizam-se pelas composições coreográficas acompanhadas de músicas instrumentais; no entanto, as séries individuais possuem duração de 1'15" a 1'30", enquanto nas por equipes, cinco ginastas apresentam rotinas de 2'15" a 2'30" de duração. Os aparelhos utilizados são bola, arco, maças, fita e corda (atualmente apenas nas categorias de base), e cada um desses apresenta um grupo de movimentos corporais obrigatórios dentre os saltos e saltitos, equilíbrios, pivôs, ondas e elementos de flexibilidade. Os aparelhos que serão utilizados em cada ciclo olímpico são estabelecidos pelo código de pontuação, tanto para as competições individuais, quanto para as de conjunto, condicionando o treinamento durante esse período.

Além dos elementos corporais citados anteriormente, são permitidos também elementos pré-acrobáticos, desde que a ginasta não realize movimentos de inversão sem contato do corpo com o solo, nem execute elementos estáticos em posição invertida. Com isso, percebe-se que há maior exigência da capacidade de saltos e sustentação, sempre nos membros inferiores, e que, portanto, não é desejável o desenvolvimento de grande volume muscular nas ginastas[10].

Nas competições individuais, a ginasta realiza quatro séries utilizando quatro dos cinco aparelhos. Já nas equipes, as competições são compostas de duas séries de composição coreográfica: na primeira, as cinco ginastas utilizam o mesmo aparelho; na segunda, as ginastas utilizam dois tipos de aparelhos, sendo que durante a apresentação todas as ginastas devem manusear ambos os aparelhos.

As composições coreográficas associam o manejo dos aparelhos aos movimentos corporais, como deslocamentos, movimentos rítmicos, elementos pré-acrobáticos, além dos elementos corporais obrigatórios. Essa combinação de manejo e elementos corporais apresenta grande plasticidade, mas, para isso, exige extrema coordenação, ritmo, dinamismo, leveza e amplitude de movimentos.

Igualmente à ginástica artística, as alterações e exigências apresentadas no código de pontuação da modalidade levam a frequentes mudanças no padrão competitivo e, consequentemente, no treinamento e nas exigências corporais. Os aspectos estéticos também compõem de modo direto ou indireto as exigências determinadas pelo código de pontuação e, por esse motivo, é notória uma tendência para ginastas altas, magras, com pernas e braços longos. O perfil morfológico manteve-se relativamente similar nos últimos ciclos olímpicos, embora se possa notar uma tendência significativa para o aumento da exigência da capacidade de flexibilidade das ginastas[20].

Assim como a ginástica artística, a ginástica rítmica busca aliar plasticidade, graciosidade, feminilidade, flexibilidade e leveza ao manejo de aparelhos[21], valorizando de modo singular o fator estético e a composição corporal[22,23].

NUTRIÇÃO NO TREINAMENTO DE GINÁSTICA

Apesar das diferenças entre a ginástica artística e a ginástica rítmica, ginastas de ambas as modalidades apresentam uma composição corporal com baixos índices de tecido adiposo[8,13].

Considerando a elevada demanda energética necessária para afrontar uma intensa carga horária de treinamento diário própria dessas modalidades, somando-se a isso a fragilidade das condições de treinamento (social, familiar, econômica etc.), é comum, principalmente em atletas do

* A avaliação na ginástica artística, segundo os parâmetros de arbitragem, observa três aspectos principais para compor a nota de partida de um ginasta: 1) as exigências específicas de cada aparelho que o ginasta deve cumprir, ou seja, alguns elementos ou ligações que são obrigatórios na composição de sua apresentação; 2) as ligações entre elementos de dificuldade, combinações que recebem bonificações; 3) as oito maiores dificuldades na modalidade feminina e dez maiores dificuldades na masculina (contando com a saída do aparelho) realizadas durante a série do ginasta. Essas dificuldades são pontuadas de A a G, sendo A as mais simples, valendo 0,10 cada e G as mais complexas, valendo 0,70 cada.

sexo feminino, a prática de hábitos alimentares inadequados, bem como ingestão nutricional insuficiente[24].

Essa problemática é ainda mais preocupante ao se considerar que o processo de treinamento, tanto na ginástica artística, como na rítmica, inicia-se por volta dos 5 aos 6 anos de idade e perdura por 8 a 12 anos para aqueles(as) que alcançam o alto rendimento[16,23,25].

> Sobre a alimentação, acho que é a parte mais difícil para a atleta de alto rendimento, [...] principalmente a partir do momento que você começa a se desenvolver, quando dá uns 17 para 18 anos [...]. Porque tem que controlar muito e se você respirar um pouquinho mais, já vai engordar. Porque a gente sempre tem que estar naquele peso. Então, se você come um pouco a mais... "tum"... "estoura". (ginasta 8)[4]

Ao se combinar de modo estrito exigências técnicas e estéticas, o controle rigoroso do peso corporal se torna uma constante entre os praticantes, especialmente no alto rendimento. Isso ocorre pois um importante aspecto para o desempenho na ginástica é a força relativa, ou seja, a força relativa ao peso corporal. Quanto mais a ginasta aumenta seu peso, relativamente ela fica mais fraca, pois está realizando o mesmo movimento com o mesmo condicionamento de antes, porém, mais pesada. As ginastas precisam ser fortes e leves, características de ginastas do mundo todo[4].

> E esse negócio de peso é importante, muito importante, porque, por exemplo, você está acostumada a carregar esse peso na hora de treinar e a hora que dá 0,5 kg a mais, você já não vai mais conseguir fazer a mesma coisa porque você já está no seu auge (limite). Para fazer uma série de paralela, alguma coisa assim, você já está fazendo seu máximo e ainda colocando mais 0,5 kg, ou 1 kg, você vai sofrer muito mais. Vai fazer o dobro de força. E a gente está preparada para fazer só aquele ali. (ginasta 10)[4]

Assim, as crianças que iniciam o treinamento nessas modalidades têm, com certa frequência, dificuldades para a manutenção do peso corporal, ainda mais quando a constituição física não condiz com as necessidades típicas da modalidade, podendo em algum momento levar a uma condição de frustração e desencadear distúrbios alimentares[26,27].

Diversos estudos relatam que alguns distúrbios ou problemas decorrentes do controle ostensivo do peso podem ser metabólicos (amenorreia, anemia, osteoporose, alteração do perfil endócrino); psicológicos e emocionais (distúrbios alimentares, imagem corporal, ansiedade); ou cognitivos (baixo rendimento escolar etc.). Parte desses problemas pode ter origem ou ser agravada em razão do baixo consumo energético e do intenso treinamento físico.

> O treino era das duas da tarde, eu acho que era das duas da tarde até as oito da noite, depois a gente ia todo mundo junto de ônibus para casa de segunda à sexta, e mais o sábado, que eu não me lembro do horário, devia ser de manhã. Todo dia e sábado também e, quando era época de Campeonato Brasileiro, era domingo também, feriado, carnaval, não interessava. Folga era pouquinho e, com o maior prazer a gente não queria folga [...]. (ginasta 1)[4]

Esses distúrbios nutricionais, bem como as práticas alimentares ou hábitos nutricionais errôneos, podem interferir tanto na saúde, como no desempenho desportivo[28]. Por essa razão, a preocupação com o estado nutricional vem atraindo a atenção dos profissionais da área, visando tanto à manutenção do estado de saúde, como à melhora do rendimento e à prevenção de distúrbios relatados anteriormente[8,26].

É preciso destacar, ainda, que os bons hábitos alimentares praticados durante a carreira esportiva tendem a continuar presentes para as demais fases da vida, embora muitos ginastas aumentem significativamente o peso corporal após o término de suas carreiras desportivas, sobretudo por terem passado por um longo período de restrição e rigorosa disciplina quanto à alimentação e por não terem mais a pressão nem o controle relativos à manutenção do peso[4].

> Quando voltei da olimpíada, fiquei uns 10 meses treinando e aí parei. Eu tentei voltar várias vezes, mas não consegui. Eu engordei muito. Engordei uns 14 kg depois que eu parei e aí era muito difícil voltar a treinar, muito difícil de aceitar você com esse corpo. Porque é tão valorizado o corpo na ginástica, que qualquer coisa fora é inadequada. (ginasta 4)[4]

Composição dietética

Para a determinação das recomendações energéticas e nutricionais dos atletas envolvidos com a ginástica, deve-se atentar às diversas variáveis, entre as quais se destacam: o gasto calórico proporcionado pelas horas de treinamento, intensidade, exigências físicas e energética de cada modalidade, composição corporal do atleta, idade, gênero, calendário de treinamento e de competições e outros fatores individuais apresentados pelos atletas[5,29,30].

De modo geral, as recomendações dietéticas voltadas para atletas jovens se situam entre 55 e 60% da energia total na forma de carboidratos, de 12 a 15% em proteínas e de 25 a 30% de lipídios. O acompanhamento nutricional do atleta deve ser, sempre que possível, individualizado, visando atender às especificidades de cada um[30].

O tipo de carboidrato recomendado deve privilegiar os complexos quando houver a necessidade de controlar os níveis glicêmicos ao longo do dia e do treinamento (além de serem fontes de vitaminas do complexo B e fibras), e os simples, quando o objetivo visar à recuperação pós-treino ou quando estiverem em período de diversos dias seguidos de competição[31]. Esse nutriente é a principal via de obtenção de energia em um exercício de curta duração e explosão, como é o caso da ginástica, em que predominam os exercícios anaeróbios alático e lático. Estoques insuficientes de glicogênio muscular podem resultar em estados de fadiga precoce, além de poder desviar a via predominante de obtenção de energia para as gorduras, o que é esperado quando o treinamento se estende por horas, ou para as proteínas, o que se deve evitar para a preservação da massa muscular do atleta[32,33]. Dessa forma, busca-se evitar o catabolismo, o que para um atleta em fase de crescimento pode gerar alterações ainda mais preocupantes referentes ao crescimento e ao metabolismo[34].

A ingestão de gorduras é necessária para alcançar a demanda energética, porém em quantidades mínimas recomendadas para que se permita uma maior ingestão dos carboidratos.

Quanto às proteínas, a reposição proteica de qualidade visa principalmente garantir o adequado crescimento dos atletas, bem como a recomposição muscular provocada pela hemólise por impacto. Recomenda-se, portanto, a ingestão de no máximo 1,7 g/kg, conforme as recomendações da Sociedade Brasileira de Medicina Esportiva de 2009[35] para esporte de predominância anaeróbia.

Especial atenção deve ser dada à ingestão de minerais, particularmente cálcio e ferro. O aumento da massa magra, do volume sanguíneo e das células vermelhas resulta em maior necessidade de ferro, podendo ocasionar quadros de anemia, principalmente na fase do estirão. No caso de atletas do sexo feminino, há maior risco de deficiência desse mineral por causa das maiores necessidades fisiológicas após a menarca[36]. Vale destacar aqui que as ginastas apresentam uma menarca tardia, fenômeno amplamente estudado na literatura[23].

> Eu menstruei só quando eu saí da ginástica, com 18 anos. 17 para 18 anos. (ginasta 10)[4]

> Menstruei com 17 anos. A partir daí foi meio complicado. No começo, eu não podia nem beber muita água que eu chegava na balança e engordava. E não entendia. Por que será que está acontecendo isso? Daí, logo eu menstruei, e estava aí a explicação. E então começam os hormônios a saltar assim de você. (ginasta 8)[4]

O consumo adequado de cálcio diminui o risco de osteoporose e fraturas causadas por estresse em jovens atletas. Por essa razão, deve-se monitorar a ingestão desses nutrientes, uma vez que muitas esportistas apresentam amenorreia primária, fator associado à diminuição da densidade mineral óssea[32]. De fato, o acompanhamento da densidade mineral óssea é fundamental na ginástica, objeto de grande quantidade de estudos[23,37].

A ingestão alimentar deve ser sempre diversificada, a fim de se obter um aporte diversificado de vitaminas, especialmente as antioxidantes e as do complexo B, que participam do metabolismo de produção de energia, e que são facilmente obtidas com uma alimentação equilibrada. Como a ingestão insuficiente e os maus hábitos alimentares ainda são frequentes na ginástica, a avaliação nutricional é fundamental para a identificação de algum tipo de deficiência e da eventual necessidade de suplementação.

Hábitos alimentares

Considerando-se que o hábito alimentar está intimamente relacionado com o perfil antropométrico apresentado pelos atletas, a ingestão alimentar adequada é capaz de promover o aumento da massa muscular e a diminuição do tecido adiposo, objetivos primordiais nessa modalidade esportiva[38]. Por outro lado, o desequilíbrio alimentar pode acarretar alterações físicas e psicológicas e, consequentemente, diminuição do rendimento atlético e da saúde dos ginastas.

Nesse contexto, verifica-se que o consumo energético é usualmente inferior ao necessário e recomendado para a idade[39,40]. Um estudo com ginastas brasileiras de nível estadual[41] detectou a baixa ingestão de calorias, principalmente proveniente de carboidratos; o consumo insuficiente de determinados minerais como cálcio e magnésio, ferro e zinco; e apesar disso apresentavam um consumo de vitaminas satisfatório.

Curiosamente, mesmo entre ginastas que consomem calorias e nutrientes em menor quantidade e qualidade do que o recomendado para suas necessidades diárias, alguns apresentam índice de gordura corporal elevado para o padrão de esporte praticado. Isso ocorre porque, em casos de restrições alimentares extremas, o organismo se adapta à restrição energética, levando à diminuição do metabolismo basal e, consequentemente, a um aumento no acúmulo de gordura[2,29].

Deutz et al.[2] realizaram pesquisa com ginastas de alto rendimento dos Estados Unidos e algumas participantes de Jogos Olímpicos de Atlanta (1996), na qual abordam a questão do desequilíbrio energético ocasionado, principalmente, por restrições ou dietas inadequadas. Em comparação com corredores de média e longa distância, as ginastas apresentaram o maior desequilíbrio energético entre gasto e ingestão calórica. É interessante ressaltar que, independentemente da modalidade, aqueles que tiveram maior média de déficit calórico durante o dia apresentaram maior percentual de gordura, o que justamente as ginastas não desejam pela característica da modalidade[4].

Portanto, a suposta melhora do desempenho decorrente da redução da ingestão calórica e de uma suposta redução da porcentagem de gordura, comumente relatada por atletas e treinadores, não é necessariamente uma boa opção.

Nossa experiência revela que há ginastas que ingerem quantidades inadequadas de calorias (abaixo ou acima do NET) e, mesmo assim, apresentam percentual de gordura corporal entre 12 e 22%, considerado adequado para a ginástica. Isso leva a crer que outras variáveis, como os fatores genéticos, o contexto social, os fatores relacionados aos processos de crescimento e desenvolvimento, entre outros, devem ser levados em consideração quando se objetiva analisar o perfil corporal dos(as) ginastas e sua relação com a ingestão alimentar.

Ademais, no caso específico de ginastas de ginástica artística feminina entre 7 e 12 anos, de nível estadual, observam-se importantes deficiências nutricionais após análise dos inquéritos dietéticos, como baixa ingestão total de carboidratos; elevado consumo de açúcares simples; baixa ingestão de vitaminas, minerais e fibras em razão do baixo ou inexistente consumo de hortaliças, verduras cruas e cozidas; consumo monótono de frutas; e insuficiente consumo de leite e derivados (fonte de proteínas e cálcio). Somado a isso, observam-se graves deficiências na ingestão de líquidos, principalmente durante os treinos. Com atletas de ginástica rítmica de idades entre 10 e 14 anos, também foram constatados erros alimentares significativos, como baixa ingestão de carboidratos, alto consumo proteico e de lipídios. Acredita-se que esses hábitos, pouco adequados para desportistas, sejam consequência da cultura alimentar familiar, uma vez que ginastas crianças e adolescentes realizam as principais refeições do dia em suas casas a partir daquilo que é disponibilizado a elas. As razões expostas apontam a necessidade do acompanhamento nutricional especializado, independente do nível técnico e da faixa etária[20].

Ansiedade e distúrbios alimentares

A estreita relação entre imagem corporal e desempenho físico faz com que ginastas constituam um grupo particularmente vulnerável a desenvolver transtornos alimentares, principalmente por causa do ostensivo controle de peso[42]. Por outro lado, a ansiedade também pode levar os ginastas a realizarem escolhas alimentares inadequadas, tornando-se o gatilho para o desenvolvimento de distúrbios alimentares, como a compulsão alimentar.

> Eu acho que na ginástica você sempre tem problema com peso, mesmo que você seja magra. É essa coisa da ginástica, louca, de proibição de comida, que eu comecei a ter depois que começaram a me proibir. [...] Eu vejo isso de geração em geração. (ginasta 4)[4]

As ginastas brasileiras que participaram de Jogos Olímpicos em ginástica artística feminina lidaram com a manutenção do peso corporal de forma individual e nem todas tiveram dificuldade de manter o peso[4]; entretanto, muitas encontraram resistência para mantê-lo, principalmente por causa de sua constituição física, da herança genética e, ainda, pela ansiedade.

A ideia de que é necessária a restrição alimentar para a perda de peso pode gerar quadros de ansiedade e, consequentemente, práticas alimentares não condizentes com a prática desportiva, como jejum prolongado, hábito de "pular" refeições, superingestão ou ingestão compulsória seguida de purgação (vômito), uso de pílulas, laxativos e diuréticos, comportamentos característicos de transtornos alimentares como bulimia e anorexia.

> Chegava sábado, terminava o treino, como a gente sabia que sábado à tarde não tinha treino e domingo também não e ninguém ia pesar a gente, eu comia compulsivamente. Não só eu, como todas as meninas, de comer até passar mal, aí depois usar laxante. Eu nunca vi um caso de anorexia e bulimia na minha geração. [...] Mas a gente usava esses métodos. Íamos correr depois, passava um tempão sem comer, porque a gente sabia que já na segunda-feira ia ter que pesar. (ginasta 4)[4]

Esses comportamentos nem sempre são conscientes e frequentemente não são reconhecidos pelas próprias ginastas, seus treinadores e responsáveis. Uma série de práticas alimentares inadequadas ainda faz parte da realidade da ginástica, em grande medida em virtude da força que a cultura e a tradição dessa modalidade possuem. Muitos hábitos, costumes e crenças presentes na ginástica não possuem nenhuma fundamentação científica, embora continuem sendo aceitos como verdades incontestáveis pelos treinadores e pelas ginastas[43].

> A gente não podia beber água demais no treino, porque diziam que engordava. Não sei, tem um fundamento, eu acho. Se eles falam, é porque deve ter alguma coisa. (ginasta 9)[4]

É necessário, portanto, um acompanhamento profissional que vise determinar as necessidades e os melhores momentos para a ingestão dos nutrientes em quantidade e qualidade adequadas às demandas específicas de cada ginasta. É por isso que o acompanhamento nutricional faz parte do processo de treinamento da ginástica, atuando de modo complementar à preparação técnica, tática, física e psicológica[44].

> No início do ano de 1996, nós fomos num spa. [...] A partir daí, tinha um médico, um nutricionista do spa [...] para fazer o meu acompanhamento nutricional. Então, foi a primeira vez que eu realmente segui e foi quando eu senti uma melhora na minha disposição para o treino, para aguentar o treinamento de 4 horas seguidas. Eu ia treinar 4 horas de manhã e, no meio desse tempo, eu não comia nada, não havia nenhuma reposição, e ele que introduziu isso. Então, eu aguentava o treino até o final, eu me senti bem, eu realmente "sequei", eu me senti mais forte. (ginasta 4)[4]

Influência dos treinadores sobre os hábitos alimentares

Ginastas que competem em nível regional e nacional, contexto em que existe escassez de recursos econômicos em nosso país, frequentemente têm a atuação solitária dos treinadores. Como apontado, a exigência por parte dos treinadores para que os ginastas mantenham um baixo peso corporal existe e, frequentemente, não é observada e acompanhada por outros profissionais especializados. Em um estudo realizado junto a ginastas aposentadas, apontou-se que, durante suas carreiras, as ginastas eram sujeitas a pesagens diárias, cálculo mensal do percentil de tecido adiposo, exposição de seus pesos e punições dos treinadores caso estivessem acima do peso esperado. Essas ginastas disseram que a ênfase no peso era um constante estresse enquanto estavam envolvidas no esporte[45].

Em outro estudo, as ginastas comentaram sobre a postura dos treinadores com relação às exigências para que elas emagrecessem e apresentassem o peso que eles julgavam adequado[4]. Foi demonstrado também que 75% das ginastas que foram advertidas por seus treinadores para perderem peso apresentaram comportamento patológico de controle de peso, ou seja, risco de desenvolverem distúrbios alimentares[46]. A maioria dos treinadores estabelecia medidas de controle de peso para suas ginastas, mesmo sabendo muito pouco sobre nutrição e sua relação com o rendimento[47].

> Aquilo fica dentro de qualquer ginasta, essa coisa de alimentação: "agora eu quero comer um doce, agora eu quero comer isso, o treinador foi embora, vamos comer como desesperadas". (ginasta 4)[4]

Considerando que, no cotidiano da ginástica, a relação do treinador com os ginastas extrapola os aspectos técnicos, criando um laço de confiança, confidência e obediência estrita – condição que coloca os(as) treinadores(as) em uma posição de superioridade em relação a outros profissionais ou até mesmo aos familiares –, têm sido observadas, na última década, melhoras importantes nesse aspecto, fruto da qualificação profissional. Apesar disso, não é difícil encontrar treinadores que orientam suas ginastas de modo inadequado e comprometedor, tanto para o rendimento esportivo, como para a saúde[4].

> A questão de manter o peso é a única coisa que eu acho que a gente tinha que aprender a lidar, na ginástica, no mundo inteiro. Porque todas as ginastas sofrem com isso. Podem ir a qualquer lugar do mundo e vai ter atrito entre ginasta e treinador, em relação ao peso. Nós sabemos que tem que ter. É uma questão estética, é questão de integridade física, de evolução técnica. Mas, por que há o descontrole? Geralmente, não é porque tem um problema hormonal, porque senão ela também não estaria no alto nível. Então é uma questão de ansiedade. E essa ansiedade pode ser gerada por vários fatores. Então, geralmente, é a pressão psicológica. Ou a insegurança em relação a uma competição, ou a insatisfação. Então tem que descobrir. Então teria que ter alguma coisa que possa estudar isso, um mecanismo que possa ajudar as ginastas a se conhecerem melhor e controlarem essa ansiedade. Que não possam descarregar no chocolate que comem escondido, porque todo mundo come. Enfim, eu me lembro que mais velha a gente já sabia que não podia comer, sabia que estava errada. (ginasta 3)[4]

Por essa razão, acredita-se que há uma necessidade de o nutricionista atuar em sintonia com os treinadores, incorporando as mais recentes descobertas científicas no campo da nutrição aplicada à ginástica.

> A partir dos 18 anos, sentia que cansava mais. O cansaço ia acumulando, na sexta-feira parecia que tinha passado um trem em cima de você. Então esse apoio médico veio em boa hora, nutricionista, saber o que comer para ter um rendimento melhor, comer mais proteínas, carboidratos, comer menos gordura e mais legumes, facilitar a digestão. (ginasta 6)[4]

Além disso, nos clubes e centros de treinamento em que há uma equipe multiprofissional, faz-se necessária a integração dos profissionais para que as recomendações de cada um deles sejam harmonizadas e não gerem dúvidas sobre a conduta alimentar e a atitude que os ginastas devem praticar. Com base nessas premissas, entende-se que a orientação e o acompanhamento nutricional não devem acontecer unicamente com o ginasta, mas com todos os profissionais envolvidos nesse processo de carreira, incluindo-se, sempre que possível, os familiares.

Importância do acompanhamento nutricional na ginástica

A grande maioria dos ginastas brasileiros ainda não possui acompanhamento nutricional especializado. As primeiras ginastas brasileiras a participarem de Jogos Olímpicos na ginástica artística não tiveram esse tipo de orientação[4]. Contudo, a partir da década de 1990, todas as ginastas brasileiras da seleção permanente* passaram a receber acompanhamento nutricional a partir da disponibilização de uma equipe multiprofissional por parte da Confederação Brasileira de Ginástica. A contribuição do nutricionista, segundo as próprias ginastas, foi de extrema importância, sendo considerada um fator determinante para a obtenção de melhores resultados competitivos, assim como para garantir o bem-estar e a saúde delas.

> Em relação à estrutura médica e nutricional, no início era mais difícil. Agora não. Desde que foi montada a estrutura da seleção permanente, sempre teve a estrutura de médico, nutricionista, fisioterapeuta. [...] Acho que a parte nutricional ajuda, sim, a orientação, tudo, porque a gente tem que cuidar bastante, mas muitas vezes não adianta ter a parte nutricional se a gente não cuida, se a gente mesmo não cuida da nossa alimentação. (ginasta 5)[4]

É fundamental que o controle alimentar realizado pelos ginastas aconteça mediante a intervenção do nutricionista e que permita que eles dialoguem com seus treinadores sobre suas escolhas e preferências. Assim, será mais fácil estabelecer práticas alimentares adequadas e condizentes com as necessidades de cada um deles.

> Em relação a outros profissionais trabalhando na preparação para os Jogos Olímpicos, a gente teve uma psicóloga no ano da Olimpíada. [...] Nutricionista também, a gente teve. Estava sempre com a gente ali esse ano. Ela deu um cardápio para cada uma seguir. De acordo com seu peso, a sua altura, referente da menina, para a gente seguir certinho. Não sair da linha mesmo. Para comer o que tinha que comer. [...] A gente sempre tinha uma escapadinha. Porque no chocolate acho que era a nossa necessidade e não tinha. Aí a gente perguntou para ela como que a gente podia fazer, e aí a gente almoçava e a nossa treinadora [...] dava uma barrinha de cereal, um chocolate antes do treino da tarde. A gente seguia certo assim. (ginasta 10)[4]

Portanto, pode-se dizer que a ação conjunta nutricionista-treinador é recomendada e, em nossa opinião, a mais apropriada, porém, deve ir mais além. O produto final para a obtenção do sucesso nutricional inclui o trabalho do nutricionista que conheça muito bem a modalidade e sua cultura, a atitude da ginasta e o suporte dos demais profissionais envolvidos e da família do atleta.

> Acho que foi determinante para chegarmos neste nível a estrutura da aparelhagem que a gente tinha, que era uma das melhores do mundo. Os treinadores [...] tudo. Fisioterapia, psicologia, nutrição. Acho que cada um tinha uma coisinha que nos levou até lá. (ginasta 10)[4]

Hidratação na ginástica

A hidratação é um aspecto que deve ser considerado antes, durante e depois das sessões de treinamento e também durante as competições[48]. Considerando que a produção de calor pelo organismo é aumentada durante os exercícios[35] e que as crianças produzem mais calor por unidade de peso corporal que os adultos[32], faz-se fundamental que a dissipação do calor seja auxiliada pela frequência e quantidade de líquidos ingeridos pelos jovens atletas. O Brasil é um país onde a temperatura ambiente e a umidade relativa do ar podem chegar a níveis altíssimos e poucos são os centros de treinamento ginástico que possuem algum tipo de controle desses fatores[25,43,49].

Ainda é comum a proibição ou o controle estrito da ingestão de água durante o treinamento, principalmente por orientação dos treinadores[4,43]. Essa prática consolidou-se na tradição da ginástica, embora fundada equivocadamente na ideia de que a ingestão de líquidos pode atrapalhar a performance ou, mesmo, engordar. Infelizmente, esse tipo de controle ainda está presente no treinamento ginástico, configurando-se em um dos maiores desafios que o nutricionista desportivo enfrentará no dia a dia de sua atuação junto às equipes de ginástica[50].

> Eu fiquei com cálculo renal porque eu não podia beber muita água [...]. Não podia beber muita água, tinha que segurar o peso e eu tomava essas cápsulas de cálcio nos

* Seleção permanente: denominação do regime de treinamento no qual as ginastas residem na cidade em que ocorrem os treinos e dedicam-se integralmente a eles.

Jogos Olímpicos para tentar recuperar a fratura da canela, só que não adiantava, e quando eu voltei, eu tinha muita dor no rim, eu estava com doze cálculos. Eu nunca tinha tido cálculo renal, nunca ninguém da minha família teve. O médico disse que foi por causa disso, uma consequência daquilo: treinando igual uma maluca naquele calor de Atenas e não repondo todo líquido necessário, aconteceu isso. Acabou que formaram os cálculos e eu tinha muita dor, cólica renal e não conseguia treinar mais. (ginasta 9)[4]

Além da ingestão de água insuficiente, o baixo consumo de alimentos constituídos basicamente de água, como frutas, hortaliças e legumes, pode contribuir para a baixa ingestão de líquidos pelos ginastas[51].

Suplementação

Os estudos científicos não indicam de modo preciso e contundente a necessidade da suplementação para ginastas, embora esta seja uma prática comum em muitos clubes e centros de treinamentos[52].

A nutrição adequada pode ser suficiente para a grande maioria dos ginastas, no entanto, a suplementação pode ser recomendada para aqueles que apresentam deficiências nutricionais específicas[8]. Nesse caso, a avaliação deverá ser individualizada e pautada em evidências que demonstrem a necessidade de algum tipo de auxílio ergogênico.

Começamos a tomar complemento alimentar porque treinava de manhã e de tarde, faculdade de noite, estresse da faculdade, estresse do treino, meu dia era 24 horas com atividade física, tinha uma hora que eu ia pirar. Com certeza, não tem como não. Então essa parte foi bem, comecei a tomar muito complemento vitamínico, proteína, polivitamínico, Ginseng® para ter mais energia, mais fôlego, para o organismo acompanhar essa evolução. A gente tinha a técnica, mas o corpo não obedecia por conta do cansaço. (ginasta 6)[4]

Em geral, quando a alimentação é bem realizada, suprindo as necessidades energéticas e nutricionais, mostra-se suficiente para a prática da ginástica de competição, inclusive no alto rendimento.

REFERÊNCIAS

1. Bortoleto MAC, Bellotto ML, Costa GEA. Nutrição esportiva aplicada à ginástica artística: sistematização da produção científica. O mundo da saúde 2007;31:521-9.
2. Deutz RC, Bernadot D, Martin DE, Cody MM. Relationship between energy deficits and body composition in elite female gymnasts and runners. Med Sci Sports Exerc 2000;32(3):659-68.
3. Arkaev N, Suchilin T. Gymnastics: how to create champions. Berlin: Meyer and Meyer; 2004.
4. Schiavon LM. Ginástica artística e história oral: a formação desportiva de ginastas brasileiras participantes de Jogos Olímpicos. [Tese] Faculdade de Educação Física, Universidade Estadual de Campinas. Campinas; 2009.
5. Smoleusky V, Gaverdouskiy I. Tratado general de gimnasia artística deportiva. Barcelona: Paidotribo; 1996.
6. João A, Fernandes Filho J. Identificação do perfil genético, somatotípico e psicológico das atletas brasileiras de ginástica olímpica feminina de alta qualificação esportiva. Fit & Perform J 2002;1(2).
7. Ferreira Filho RA, Nunomura M, Tsukamoto MHC. Ginástica artística e estatura: mitos e verdades na sociedade brasileira. Rev Mackenzie Educação Física Esporte 2006;5(2):21-31.
8. Jemni M (ed.). The science of gymnastics. Londres: Routledge; 2011.
9. Lourenço MA. O inconstante código de pontuação da ginástica rítmica. In: Paolieelo E, Toledo E. Possibilidades da ginástica rítmica, São Paulo: Phorte; 2010.
10. Barbosa-Rinaldi IP, Martineli TAP, Teixeira RTS. Ginástica rítmica: história, características, componentes básicos e música. Maringá: EDUEM; 2009. p.1-51.
11. Bodo-Schmid A. Gimnasia rítmica deportiva. Barcelona: Hispano Europea; 1985.
12. Róbeva N, Rankélova M. Escola de campeãs: ginástica rítmica desportiva. São Paulo: Ícone; 1991.
13. Irurtia AA, Pons VS, Marina ME, Carrasco MM, Rodríguez LZ. Talla, peso, somatotipo y composición corporal en gimnastas de élite españolas (gimnasia rítmica) desde la infancia hasta la edad adulta. Apunts Educación Física y Deportes 2009;95:64-74.
14. Lanaro Filho P, Böhme MTS. Detecção, seleção e promoção de talentos esportivos em ginástica rítmica desportiva: um estudo de revisão. Rev Paul Educ Fís 2001;15(2):154-68.
15. Carrara P, Mochizuki L. Influência do código de pontuação no treino da ginástica artística masculina. Motriz: Revista de Educação Física (Online) 2011;17:691-9.
16. Nunomoura M, Pires FC, Carrara P. Análise do treinamento na ginástica artística brasileira. Rev Bras Cienc Esporte Campinas 2009;31(1):25-40.
17. Bortoleto MAC. A ginástica artística masculina (GAM): observando a cultura de treinamento desde dentro. Revista Motricidade (Santa Maria da Feira) 2007;3:323-36.
18. Matveev LP. Fundamentos del entrenamiento deportivo. Trad. Elsa Cherniavski. Moscou: Raduga; 1983.
19. Matveev LP. Treino desportivo: metodologia e planejamento. São Paulo: Phorte; 1997.
20. Gateva M. Investigations in rhythmic gymnastics. In: Jemni M (ed.). Science of gymnastics. Routledge: Taylor & Francis Group; 2011.
21. Laffranchi, B. Treinamento desportivo aplicado à ginástica rítmica. Londrina: UNOPAR; 2001. p.157.
22. Romero BQ, Palomino AM, Gonzaléz JJH. El perfil antropomètric de la gimnàstica rítmica. Apunts Educació Física y Esports 2011;103:48-55.
23. Takada SR, Lourenço MRA. Menarca tardia e osteopenia em atletas de ginástica rítmica: uma revisão de literatura. UNOPAR Cient Ciênc Biol Saúde 2003;5/6(1):41-7.
24. Michopolou E, AvlonitiI A, Kambas A, Leontsini D, Michalopolou M, Tournis S, et al. Elite premenarcheal rhythmic gymnasts demonstrate energy and dietary intake deficien-

cies during periods of intense training. Pediatr Exerc Sci 2011;23(4):560-72.
25. Antualpa KF. Centros de treinamento de ginástica rítmica no Brasil: estrutura e programas. [Dissertação] Faculdade de Educação Física, Universidade Estadual de Campinas. Campinas; 2011.
26. O'Connor PJ, Lewis RD, Kirchner EM, Cook DB. Eating-disorder symptoms in female college gymnasts: relations with body composition. Am J Clin Nutr 1996;64:840-3.
27. Berry T, Howe B. Risk factors for disordered eating in female university athletes. J Sport Behavior 2000;23(3):207-18.
28. Bale P, Doust J, Dawson D. Gymnasts, distance runners, anorexics body composition and menstrual status. J Sports Med Physical Fitness 1996;36(1):49-53.
29. Wolinky I, Hickson Jr JF. Nutrição no exercício e no esporte. 2.ed. São Paulo: Roca; 2002.
30. Maughan RJ, Burke LM. Nutrição esportiva. Porto Alegre: Artmed; 2004. p.169.
31. Kirkendall DT. Creatina, carboidratos e líquidos: qual a importância nutricional no futebol? Escola Brasileira de Futebol; 2005.
32. Juzwiak C R, Paschoal V, Lopez FA. Nutrição e atividade física. J Pediatria 2000;7(3).
33. Lazzoli JK et al. Posição oficial da SBME. Atividade física e saúde na infância e adolescência, 2002. Disponível em: http://www.medicinadoesporte.org.br. Acesso em: 05 out. 2012.
34. Hebbelinck M. Identificação e desenvolvimento de talentos no esporte: relatos cineantropométricos. Rev Brasileira de Ciência e Movimento 1989;4(1):46-62.
35. Sociedade Brasileira de Medicina do Esporte. Suplemento. Rev Bras Med Esporte 2009;15(2).
36. Moffatt RJ. Dietary status of elite female high school gymnast: inadequacy of vitamin and mineral intake. J Am Dietetic Assoc 1984;84(11):1361-3.
37. Tournis S, Michopoulou E, Fatouros IG, Paspati I, Michalopoulou M, Raptou P, et al. Effect of rhythmic gymnastics on volumetric bone mineral density and bone geometry in premenarcheal female athletes and controls. J Clin Endocrinol Metab 2010;95(6):2755-62.
38. Douda HT, Toubekis AG, Avloniti AA, Tokmakidis SP. Physiological and antropometric determinants of rhythmic gymnastics performance. Int J Sports Physiol Performance 2008;3:41-54.
39. Lindholm C, Hagenfeldt K, Hagman U. A nutrition study in juvenile elite gymnasts. Acta Paediatr 1995;84(3):273-7.
40. Weimann E, Witzel C, Schwidergall S, Böhles HJ. Peripubertal perturbations in elite gymnasts caused by sports specific training regimes and inadequate nutrition intakes. Int J Sports Med 2000;21:210-5.
41. Ribeiro BG, Soares EA. Avaliação do estado nutricional de atletas de ginástica olímpica do Rio de Janeiro e São Paulo. Revista Nutr 2002;15(2):182.
42. Oliveira FP et al. Comportamento alimentar e imagem corporal em atletas. Rev Bras Med Esporte 2003;9(6):348-56.
43. Bortoleto MAC. La lógica interna de la gimnasia artística masculina (GAM) y estudio etnográfico de un gimnasio de alto rendimiento. [Tese]. INEFC, Universitat de Lleida; 2004.
44. Tricoli V, Serrão J. Aspectos científicos do treinamento esportivo aplicado à ginástica artística. In: Nunomura M, Nista-Picolo VN. Compreendendo a ginástica artística. São Paulo: Phorte; 2005.
45. Kerr G, Berman E, Souza J. Disordered eating in women's gymnastics: perspectives of athletes, coaches, parents, and judges. J Appl Sport Psychology 2006;18:28-43.
46. Moffatt RJ. Dietary status of elite female high school gymnast: inadequacy of vitamin and mineral intake. J Am Dietetic Assoc 1984;84(11):1361-3.
47. Rosen LW, Hough DO. Pathogenic weight-control behaviors of female college gymnasts. Physician Sports Med 1988;16(9):141-4.
48. Galloway SDR. Dehydration, rehydration, and exercise in the heat: rehydration strategies for athletic competition. Canadian J Appl Physiology 1999;24:188-200.
49. Bailleau L. La culture gimnique: une ethnographie d'un groupe de haut niveau. [Dissertação]. Faculdade de Esporte e Educação Física, Universidade de Orléans; 2001.
50. Rubio K. O atleta e o mito do herói: o imaginário esportivo contemporâneo. São Paulo: Casa do Psicólogo; 2001.
51. D'Alessandro C et al. Profiling the diet and body composition of subelite adolescent rhythmic gymnasts. Pediatric Exerc Sci 2007;19:215-27.
52. Jonnalagadda SS, Bernadot D, Nelson M. Energy and nutrient intakes of the United States National women's artistic gymnastics team. Int J Sport Nutr 1998;8(4):331-44.
53. Confederação Brasileira de Ginástica. Disponível em http://cbginastica.com.br/cbg/2012/regulamentos/geral/Regulamento%20geral%202012.pdf. Acesso em: 20 nov. 2012.

Artes marciais 20

Luciana Rossi

INTRODUÇÃO

Atualmente, as artes marciais e os esportes de combate têm se tornado uma atividade recreacional/competitiva muito popular no mundo, com cerca de 6,9 milhões de participantes só nos Estados Unidos, segundo a Martial Arts Industry Association (MAIA). Alguns desses tipos de luta datam de cerca de milhares de anos. Na Grécia Antiga e no Egito, já havia relatos desse tipo de prática[1]. Embora existam diferentes estilos de artes marciais e esportes de combate, há similaridades em relação às técnicas e aos métodos de treinamento. Alguns dos estilos mais praticados no mundo são originários do Japão (Okinawa), da Coreia, da China, das Filipinas, do Brasil, da França, de Israel e dos Estados Unidos. O estilo pode ser competitivo, com categoria de pesagem, permitir contato ou não possuir nenhuma dessas características (Tabela 20.1).

O *kung fu* tornou-se uma modalidade olímpica em 2002, sendo designado *kung fu* olímpico ou *wushu*. O esporte possui um enorme leque de técnicas de combate, denominado *sanshou*, cujas principais tendências são: *chuan* (técnicas de punho ou socos), *bhu* (técnicas de pernas ou chutes) e *shuai* (técnicas de arremessos ou quedas)[2,3].

O *muay thai*, por sua vez, é uma arte marcial originária da Tailândia, com mais de 2 mil anos de existência. É também conhecido como boxe tailandês ou *thai boxing*. Envolve um estilo de boxe em que os pontos são obtidos por contatos em todas as regiões do corpo, excetuando-se a virilha e a cabeça, por meio de socos, cotoveladas, joelhadas, ponta-

Tabela 20.1 Particularidades de algumas artes marciais e esportes de combate

Estilo	Origem	Particularidades
Boxe	Desconhecida	Esporte em que os golpes são deferidos no rosto e no tronco e têm características traumatizantes. A luta é finalizada por nocaute ou por pontos. Esporte olímpico com categorias de peso
Judô	Japão, em 1882, Mestre Jigoro Kano	Originou-se do *jujyutsu*, com objetivo de aperfeiçoar corpo e mente. Na competição, consiste em uma série de técnicas com pegadas e projeções em pé ou no solo. Esporte olímpico com grande expressão de atletas brasileiros e com categorias de peso
Caratê	Okinawa (Japão)	Originalmente denominado "caminho das mãos vazias", utiliza técnicas de defesa e ataque com pés, mãos, joelhos e cotovelos. No Brasil, agrega vários estilos conhecidos com *shotokan*, *wado ryu*, *shorin ryu*, *kyokushin*, entre outros
Muay thai	Tailândia, há mais de 2.000 anos	Também conhecido como boxe tailandês ou *thai boxing*, envolve estilo de boxe em que os pontos são obtidos por contatos em todas as regiões do corpo, excetuando-se virilha e cabeça. Esses pontos podem ser obtidos por meio de socos, cotoveladas, joelhadas e pontapés, entre outros, e resultar em nocaute
Wushu (*kung fu*)	China	As técnicas têm o objetivo de desenvolver reações rápidas aos ataques com defesa simultânea. A essência dos estilos está em reagir instintivamente aos ataques, sendo alguns exemplos de vertentes mais populares o *choy lay fut*, *hok pay*, *hsing I*, *hung gar*, *pak mey*, *pa kua*, *tai chi*, *ton long*, *wing chun*. Em 2002, tornou-se uma modalidade olímpica, sendo designado *kung fu* olímpico ou *wushu*
Quendô	Japão	Do japonês, "caminho da espada". Esporte arraigado na tradição feudal japonesa e no *bushido* (código de honra do samurai). Em 1750, o esporte começou a ser praticado com utilização do *bogu* (armadura protetora) e do *shinai* (espada de bambu). Baseia-se no manejo da espada em movimentos de cortar, bater, empurrar e dar estocadas em pontos determinados
Sumô	Japão	Esporte nacional no Japão. Praticado há milênios, segue até hoje as mesmas regras de séculos atrás. Os lutadores recebem a designação de *sumotoris*, em japonês, e sumocas, em português. O lutador pertencente à divisão mais graduada é chamado de *sekitori*

pés, entre outros, e podem resultar em nocautes e traumas. Desenvolveu-se no campo agrícola, para defesa de invasões, e atualmente é um esporte de ringue. A International Federation of Muaythai Amateur (IFMA) conta com 110 países-membros em todo o mundo, com cinco federações continentais sob um único e consolidado corpo de regras[4].

O caratê-dô – literalmente, caminho das mãos vazias – é uma das versões japonesas para a arte do combate desarmado. Suas origens remontam a Daruma, fundador do zen-budismo no Oeste da Índia, há 1.400 anos. Introdutor do budismo na China, Daruma também ensinava técnicas físicas a seus monges, das quais nasceram os diversos estilos do *kung fu* chinês. Essas formas de luta foram levadas para Okinawa por Sakugawa, por volta de 1.600, e suas adaptações deram origem ao caratê japonês. Gichin Funakoshi foi o fundador do principal estilo moderno de caratê[5] (Tabela 20.1).

Neste capítulo, são examinados os aspectos nutricionais relacionados à prática das mais diversas artes marciais. São analisadas especificamente questões referentes à antropometria, ao cálculo do gasto energético e aos aspectos nutricionais, com o intuito de fazer um diagnóstico, desmistificar, esclarecer e orientar os profissionais envolvidos direta ou indiretamente com esses atletas para que possam auxiliar na melhora do desempenho e da condição geral de saúde dos praticantes.

ANTROPOMETRIA

A antropometria é o emprego da relação das mensurações físicas de um indivíduo com um padrão de referência que determina seu crescimento e desenvolvimento, e é um componente da avaliação nutricional[6]. Nesse sentido, o principal problema da avaliação nutricional conduzida em praticantes ou atletas de artes marciais é a escassez de informações de referência para avaliar seu desenvolvimento físico, atlético e, em última instância, seu rendimento. As medidas antropométricas mais comumente utilizadas são: massa corporal, estatura, dobras cutâneas, circunferências corporais e bioimpedância. As aplicações práticas de algumas dessas variáveis e sua validade para a população que se insere no contexto das artes marciais serão abordadas, quando possível, neste capítulo.

Massa corporal

A massa corporal de um indivíduo representa o somatório dos compartimentos corporais de glicogênio, proteína, gordura, minerais, água corporal total, ossos etc. Em praticantes de artes marciais, essa medida serve, aliada a outros parâmetros, para o acompanhamento da evolução do indivíduo em termos de aquisição de massa magra e/ou redução de gordura. Nos atletas, a massa corporal pode estar relacionada com a classificação da categoria competitiva. O objetivo de alguns treinadores e atletas é obter o peso mínimo mantendo o máximo de seu rendimento.

A maioria dos atletas que participam de competições, como os caratecas, judocas, boxeadores ou atletas de luta greco-romana, compete em uma categoria de peso de 5 a 10% menor do que seu peso habitual[7]. Os métodos e "estratégias" de redução do peso corporal empregados pelos atletas têm despertado interesse em razão do aumento de evidências que associam ciclos de redução ponderal ao risco de transtornos alimentares[8,9]. Essa associação não ocorre apenas em competições que envolvem as artes marciais, mas também na maioria dos esportes que adotam categorias de peso nas competições. A seguir, são abordadas algumas questões sobre esse tópico, pois o conhecimento teórico-prático pode auxiliar o atleta a conseguir resultados realistas sem colocar em risco sua saúde.

A primeira questão a ser colocada é: por que atletas de competição desejam tanto reduzir sua massa corporal? Existem três razões principais:

1. em eventos competitivos, os atletas costumam inscrever-se em categorias de massa corporal abaixo do seu habitual para terem vantagens técnicas. No dia da pesagem, estar fora do previsto para a categoria resulta em desclassificação (p. ex., na luta greco-romana, no boxe, no judô, em algumas modalidades de caratê, no *taekwondo* etc.). Isso obriga o atleta a reduzir sua massa corporal, às vezes em questão de horas;
2. razões estéticas ligadas ao esporte, em que se procura redução de gordura e maior massa magra (p. ex., em ginastas, patinadores, fisiculturistas etc.);
3. redução da gordura para melhorar o rendimento físico, pela otimização da relação peso/potência muscular do atleta (p. ex., no salto em altura e distância, no ciclismo etc.).

Para fins de discussão, a maioria das pesquisas sobre redução ponderal define duas categorias: redução rápida ou gradual de peso.

Redução rápida de peso

Embora, por definição, a redução rápida de peso seja aquela alcançada em menos de 1 semana, sabe-se que é praticada até algumas horas antes da pesagem. As técnicas mais utilizadas pelos atletas de lutas são: restrição alimentar e de líquidos, exercício com roupas de borracha ou plástico e, ainda, aliar sauna seca ou úmida. Lutadores do sexo masculino podem reduzir 4,5 a 4,9% de sua massa corporal em 12 a 24 horas com essas técnicas, que consistem primariamente em desidratação[10].

Redução gradual de peso

Para a redução gradual de peso, a técnica mais empregada é a restrição energética. Dos macronutrientes energéticos, a redução percentual do consumo de gordura é a mais utilizada. Segundo Fogelholm[11], dietas com menos de 23,8 Cal/kg resultam em perda de menos de 1 kg/semana. Uma restrição moderada de 25,0 a 32,1 cal/kg de peso corporal leva a uma menor redução, em torno de 0,5 kg/semana. Nesse caso, os atletas podem continuar seus treinamentos diários para competição.

Métodos patogênicos

Nas artes marciais competitivas (judô, caratê, *taekwondo* etc.), o emprego de diuréticos tem sido apontado em alguns estudos. Tal prática, segundo o Comitê Olímpico Internacional (COI)[12], enquadra-se na prática de *doping*, o que inibe seu uso abusivo entre atletas; no entanto, outros métodos utilizados para redução de peso, que incluem jejum, pílulas de dieta, vômito autoinduzido e laxativos, são empregados com bastante frequência. Tanto o nutricionista como o treinador devem estar atentos a essas práticas, que são classificadas como métodos de controle de massa corporal patogênicos e são totalmente condenáveis, pois colocam o atleta em risco físico e mental. Ainda, tais métodos podem induzir transtornos alimentares como a anorexia e a bulimia, principalmente no grupo mais predisposto, o das atletas do sexo feminino[13]. Segundo Rossi e Tirapegui[14], alguns estudos sugerem que mulheres submetidas a dieta hipocalórica apresentam perda de peso similar à dos homens, porém, por serem mais sensíveis a alterações serotoninérgicas, são incluídas em um grupo de risco para transtornos alimentares.

Os efeitos negativos no rendimento são observados quando atletas empregam a redução rápida de peso aliada a métodos de controle patogênicos. Muitas vezes, cientes dos riscos, fazem-no por conta própria. O método mais apropriado, que exige profissional qualificado na área de nutrição esportiva, é a redução gradual, cuja prática faz com que o atleta atinja concomitantemente seus objetivos de pesagem, rendimento físico e nutricional[15]. Em um trabalho realizado com atletas de alto nível de caratê, foi observada redução ponderal, de 1,4 kg em 2 semanas[5], predominantemente em gordura, com preservação concomitante da massa magra. Para tanto, os pesquisadores empregaram uma dieta com restrição moderada de energia (33,4 ± 2,1 Cal/kg massa corporal) e hiperproteica (1,9 ± 0,1 g/kg de massa corporal) e concluíram que a intervenção nutricional utilizada foi uma alternativa viável e segura para redução ponderal e mais aconselhável do que os métodos rápidos e patogênicos.

Ainda em estudo feito com atletas do caratê *shotokan*, arte marcial competitiva na qual não há categoria de peso para competição, não se evidenciou nenhum dos métodos para redução de massa corporal, nem mesmo os de natureza estética e de rendimento[16]. Os autores afirmaram que, dentro da prática do caratê, ao contrário de outros esportes, a suplementação com compostos ergogênicos ou a utilização de fármacos não é habitual. Isso talvez decorra da filosofia peculiar do caratê *shotokan*, cujos estímulos por meio do controle da mente e de si mesmo representam os principais desafios para os atletas[17].

PERCENTUAL DE GORDURA E MASSA MAGRA

Dobras cutâneas e equações antropométricas

Métodos indiretos são menos empregados em avaliação da composição corporal, pois utilizam equipamentos sofisticados, como absorciometria de raios X de dupla energia (*dual energy x-ray absorptiometry* – DEXA), tomografia computadorizada, entre outros, que possuem alto custo, exigem alto grau de colaboração do avaliado e pessoal técnico para os procedimentos de análise. Os métodos duplamente indiretos, como dobras cutâneas (DoC) e bioimpedância (BIA), são os mais práticos e realizados em estudos de campo ou academias, embora sua validação deva ser pesquisada em relação à população estudada[18,19].

Apesar da facilidade e da rapidez dos métodos duplamente indiretos, os estudos conduzidos em atletas de artes marciais são limitados. Em um primeiro estudo antropométrico e nutricional, Rossi et al.[16] avaliaram, por meio de dobras cutâneas e circunferências corporais, atletas de alto nível de caratê estilo *shotokan*. Utilizando equações generalizadas para determinação do percentual de gordura, encontraram resultados similares aos de Imamura et al.[20], que estudaram uma amostra com características semelhantes (Tabela 20.2).

Dando continuidade aos estudos, os mesmos pesquisadores em recente trabalho com atletas de caratê estilo *shotokan* e de vários estilos de *kung fu* e utilizando as mesmas equações generalizadas para cálculo do percentual de gordura com nove atletas universitários de caratê de alto nível, tendo estes em média 24,0 ± 5,8 anos, 68,0 ± 11,1 kg e 172,2 ± 6,1 cm, para um tempo de prática de 7,7 ± 5,2 anos, encontraram um percentual de gordura (%G) de 10,5 ± 3,0%[19]. Em outro trabalho, com nove atletas de alto nível de *kung fu*, com média de 28,9 ± 6,3 anos, 69,3 ± 5,1 kg e 172,6 ± 5,6 cm, obtiveram %G de 8,6 ± 5,3%. Embora para esse último grupo de atletas não se tenha até o momento encontrado outros estudos comparativos, no caso dos atletas de caratê, a literatura a respeito mostra que existem problemas quanto à seleção da amostra (praticantes ×

Tabela 20.2 Estudos nacionais e internacionais sobre antropometria de praticantes e atletas de caratê

Trabalhos	Amostra	Idade (anos)	Peso (kg)	Altura (cm)	% gordura	Prática (anos)
Rossi e Tirapegui, 2007	Atletas universitários (H = 12)	24,0 ± 5,8	68,0 ± 11,1	172,2 ± 6,1	10,5 ± 3,0a	7,7 ± 5,2
Rossi et al., 1999	Atletas (H = 9)	21,8 ± 5,4	75,4 ± 8,5	177,0 ± 0,1	9,7 ± 2,8a	7,3 ± 1,5
	Atletas (M = 9)	22,8 ± 4,7	53,7 ± 5,2	156,0 ± 0,1	20,4 ± 3,4a	7,8 ± 4,5
Rossi et al., 2004	Atletas (H = 1 e M = 3)	25,0 ± 5,5	64,7 ± 15,6	165,5 ± 10,7	22,2 ± 4,9e	10,0 ± 3,0
Shaw e Deutsch, 2000	Praticantes (H = 9 e M = 1)	21,8 ± 4,0	72,8 ± 7,8	172,1 ± 14,4	12,4 ± 6,4a	10
Francescato et al., 1995	Praticantes (H = 8)	23,7 ± 4,3	72,2 ± 6,4	174,7 ± 5,0	11,5 ± 4,1a	1- - 3
Imamura et al., 1998	Atletas universitários (H = 6)	22,0 ± 0,0	65,0 ± 5,9	169,3 ± 6,0	12,8 ± 6,0b	8,8 ± 5,6
Imamura et al., 1996	Atletas universitários (H = 6)	21,5 ± 0,5	66,8 ± 8,9	171,8 ± 7,4	7,5 ± 1,6c	12,5 ± 3,7
	Praticantes (H = 8)	19,9 ± 0,8	59,9 ± 7,3	169,4 ± 4,6	10,1 ± 4,4c	1,1 ± 0,5
Imamura et al., 1997	Atletas universitários (H = 7)	21,3 ± 0,8	66,3 ± 8,2	172,9 ± 7,3	10,7 ± 2,0c	12,6 ± 3,4
	Praticantes (H = 9)	19,9 ± 0,8	60,1 ± 6,9	169,5 ± 4,3	12,6 ± 4,5c	1,2 ± 0,5
De Lorenzo et al., 2000	Atletas (H = 17)	21,8 ± 3,8	3,6 ± 10,2	175,3 ± 7,3	11,3 ± 2,7d	nc
Teshima et al., 2002	Atletas universitários (H = 29)	20,1 ± 1,3	66,2 ± 7,5	173,6 ± 6,4	12,4 ± 3,0b	10,1 ± 4,7
	Atletas universitárias (M = 16)	19,7 ± 1,0	56,3 ± 6,8	158,9 ± 4,9	24,1 ± 5,5b	9,2 ± 3,8

Métodos antropométricos para avaliar o percentual de gordura – a: homens: Jackson e Pollock; mulheres: Jackson et al. b: Durnin e Rahaman. c: Nagamine & Suzuki. d: DEXA. e: BIA (Biodynamics 310).

nc: não consta.

Fonte: Rossi e Tirapegui[19].

atletas), ao estilo de caratê, ao gênero, entre outros; adicionalmente, os estudos antropométricos conduzidos com atletas do sexo feminino são poucos, por ter o caratê ainda um forte apelo masculino[21]. Rossi e Tirapegui[19], ao selecionar estudos com a mesma amostra, atletas masculinos universitários (Tabela 20.2), observaram que a maioria foi realizada com atletas japoneses e os dados sugerem que os atletas brasileiros apresentam uma tendência a ter maior massa corporal, porém com menor percentual de gordura, podendo-se especular que apresentam maior quantidade de massa magra, o que é uma característica vantajosa em esportes de explosão e potência como o caratê. Outra problemática envolvendo essa área é o emprego das metodologias de obtenção do %G e de massa magra, sendo que as indiretas DEXA e principalmente as duplamente indiretas (antropometria) são as mais utilizadas, conforme levantamento mostrado na Tabela 20.2. No caso dessas últimas, o emprego das dobras cutâneas, mais especificamente a equação de Jackson e Pollock para o sexo masculino[22], é o método mais frequentemente empregado. Quanto a equações específicas para lutadores, estas devem ser validadas para atletas marciais brasileiros, pois são equações na sua maioria desenvolvidas para esportes específicos, como o boxe e a luta greco-romana.

Bioimpedância

De Lorenzo et al.[23], avaliando a composição corporal de atletas marciais de elite (judocas e caratecas) por meio de DEXA, bioimpedância (BIA) e dobras cutâneas, observaram diferenças na obtenção do %G. Os autores concluíram que as técnicas não são permutáveis entre si. Ainda, verificaram que o DEXA, embora seja aceito como padrão-ouro, em relação à população de atletas, necessitaria de padronizações para refletir mais fidedignamente sua composição corporal. Lobo et al.[24] conduziram, em atletas do sexo masculino competitivos de judô, um estudo comparativo de avaliação da composição corporal (dobras cutâneas, BIA e hidrodensitometria). Em relação ao %G, os autores mostraram que a equação de Lohman é mais adequada quando comparada à BIA, apesar de toda a praticidade desse último método.

Quanto à utilização da BIA, encontram-se resultados diferentes na avaliação da composição corporal empregando-se a BIA tetrapolar de hemicorpo direito (*biodynamics*) e inferior (*tanita*). Essas diferenças poderiam ser decorrentes da utilização de diferentes equações pelos fabricantes dos aparelhos. Dias et al.[25], que compararam dois sistemas de BIA (*RJL system* e *tanita*), observaram que há outra questão a ser discutida no que se refere ao modelo que emprega o contato dos pés com os eletrodos (*tanita*). A espessura da pele das plantas dos pés poderia gerar erro na determinação do %G. Tal observação veio de encontro à aplicação desses métodos em atletas marciais competitivos que têm, em razão do treinamento de golpes com os pés, calosidades que poderiam dificultar a passagem da corrente elétrica nessa região, aumentando o valor da biorresistência. Em um trabalho de Rossi et al.[5], os autores constataram que a BIA que emprega os eletrodos na sola dos pés não se mostrou sensível para detectar as diferenças no %G. Por causa da falta de estudos nesse campo, o mais adequado é utilizar os modelos de BIA que empregam a colocação de eletrodos no dorso das mãos e dos pés (hemicorpo direito).

CÁLCULO DO GASTO ENERGÉTICO TOTAL

A estimativa do gasto energético total (GET) é uma das determinações mais relevantes dentro do planejamento nutricional. Em atletas de artes marciais, encontram-se maiores dificuldades de obtenção do GET do que em outros desportistas. No primeiro grupo, as modificações metabólicas, fisiológicas e corporais advindas do treinamento fazem com que as suas necessidades energéticas sejam totalmente distintas das de outros desportistas.

Praticantes de artes marciais

Para praticantes de artes marciais, a determinação da taxa metabólica de repouso ou taxa metabólica basal (TMR/TMB) pode ser feita indiretamente por meio da fórmula de Harris e Benedict, de 1919[6] ou da Food and Agriculture Organization/Organização Mundial da Saúde (FAO/OMS)[6] (Quadro 20.1) e a partir a obtenção do GET pelo emprego do método fatorial[26], apresentado no Quadro 20.2. A equação de Harris e Benedict é uma das mais utilizadas nos Estados Unidos[6] e, provavelmente, no mundo, embora inúmeros estudos indiquem que sua validade deva ser cuidadosamente estudada no emprego de cálculos derivados a partir da TMR.

Quadro 20.1 Fórmula de Harris e Benedict e da FAO/OMS para cálculo da taxa metabólica basal (TMB) em quilocalorias (kcal)

Harris e Benedict (1919)

Homens: 66,473 + 13,752 P + 5,003 A – 6,755 I
Mulheres: 655,1 + 9,563 P + 1,850 A – 4,676 I
P = peso em kg; A = altura em cm e I = idade em anos

FAO/OMS (1998)

Faixa etária	Masc. (Cal/dia)	Fem. (Cal/dia)
0-3	60,9 P – 54	61,0 P – 51
3-10	22,7 P + 495	22,5 P + 499
10-18	17,5 P + 651	12,2 P + 746
18-30	15,3 P + 679	14,7 P + 496
30-60	11,6 P + 879	8,7 P + 829
> 60	13,5 P + 487	10,5 P + 596

As atividades físicas podem ser determinadas por meio de tabelas que apresentam o gasto energético específico em Cal/min e levam em conta a massa corporal do indivíduo[27].

A Tabela 20.3 mostra alguns exemplos de atividades físicas que envolvem artes marciais e seus gastos energéticos.

Quadro 20.2 Método fatorial para cálculo do GET

GET: (MB x hMB) + (S x hS) + (AT x hAT) + ADE

GET: gasto energético total por dia, em quilocalorias (kcal)

MB: metabolismo de repouso estimado por hora, representando o tempo de repouso acordado sem atividade

S: gasto energético durante o sono, ou seja, 10% a menos do que o MB no mesmo período

AT: atividades físicas em geral, calculadas por hora, utilizando valores de gasto energético correspondendo a determinada atividade física

ADE: ação dinâmica específica dos alimentos, 0,06 x TMR, ou seja, 6% do metabolismo de repouso estimado por 24 horas

h: horas correspondentes ao longo do dia

Fonte: Modificado de Oliveira e Marchini[26].

Atletas de artes marciais e esportes de combate

Para o praticante de esportes de combate, o GET é primordial para o estabelecimento de recomendações nutricionais. A nutrição esportiva busca alcançar um estado nutricional compatível com a melhora e/ou a manutenção do rendimento. Do mesmo modo, a determinação da TMB é de fundamental importância para o aconselhamento nutricional do atleta. Novamente, o método mais utilizado para sua determinação é o emprego das equações preditivas, porém, para essa população em particular (atletas e atletas de elite), a escolha da fórmula matemática não é tão simples. As dificuldades na seleção da equação vêm primeiro da escassez de estudos na área específica das artes marciais. Outros problemas seriam a validação da equação para a população brasileira, os diferentes tipos de artes marciais, as diferenças de idade, o condicionamento físico, a altura, o peso e, principalmente, a quantidade de massa magra, entre outros.

Um trabalho bastante esclarecedor nessa área foi realizado por De Lorenzo et al.[28]. Os pesquisadores selecionaram doze judocas e dezessete caratecas que treinavam regularmente seis vezes por semana, 3 h/dia. A TMR foi determinada por meio de calorimetria indireta e posteriormente os resultados foram comparados com os obtidos por meio de conhecidas equações da TMR. Como resultado, obteve-se que, com exceção apenas de uma equação, todas as outras subestimavam a TMR. Os autores também propuseram uma nova equação matemática que poderia ser aplicada para atletas de artes marciais, mas sua validação ainda não foi feita para a população brasileira. Embora as limitações das equações de Harris e Benedict e da FAO/OMS sejam conhecidas, ainda são as mais utilizadas no cálculo da TMR quando não é possível sua determinação pelos métodos mais precisos, como a calorimetria direta ou indireta.

Para o cálculo do GET, uma abordagem seria, após obtenção da TMB pelas equações da FAO/WHO/ONU[29]

Tabela 20.3 Gasto energético (cal/min) em praticantes de artes marciais por faixas de peso (kg)

Atividade física	Gasto energético por faixa de peso																	
Faixa de peso	47	50	53	56	59	62	65	68	71	74	77	80	83	86	89	92	95	98
Caratê	9,5	9,8	10,3	10,9	11,5	12,1	12,7	13,3	13,8	14,4	15,0	15,6	16,2	16,8	17,4	17,9	18,5	19,1
Quendô	9,3	9,7	10,2	10,8	11,4	12,0	12,6	13,2	13,7	14,3	14,9	15,5	16,1	16,7	17,3	17,8	18,4	19,0
Judô	9,2	9,8	10,3	10,9	11,5	12,1	12,7	13,3	13,8	14,3	14,9	15,5	16,1	16,7	17,3	17,8	18,4	19,0

Fonte: Katch e McArdle[27].

(Quadro 20.1), proceder o cálculo por meio do fator médio de atividade (FMA)[19]. Rossi e Tirapegui[19], empregando essa metodologia, encontraram um FMA de 2,6; o que representou, para atletas universitários de caratê, um GET de 4.470 Cal/dia. Adicionalmente, os autores observaram que as equações para obtenção da TMB, desenvolvidas para a população em geral, podem estar, em sua maioria, inadequadas para atletas com grande hipertrofia muscular. Para acrescentar informações sobre esse aspecto, realizaram o cálculo da TMB utilizando a equação da FAO/WHO/ONU e outra desenvolvida para atletas de artes marciais[28], e encontraram uma diferença de aproximadamente 3% (50,4 Cal) entre os valores calculados. De Lorenzo et al.[28] observaram que, em sete equações gerais para o cálculo da TMB, apenas uma superestimou significativamente o valor medido por calorimetria indireta em 59 Cal/dia; sendo que as outras subestimaram entre 49 e 147 Cal/dia. Essas variações também foram verificadas no estudo com amostra de atletas universitários brasileiros[19].

Como observado para o FMA, a descrição detalhada das atividades físicas (AF) é fundamental para o cálculo do GET dos atletas. Aqueles que competem em nível nacional e internacional costumam aliar ao treinamento técnico da sua modalidade atividades de fortalecimento muscular (musculação) e condicionamento cardiorrespiratório (corrida, natação e bicicleta). Todas essas são atividades que contribuem para o aumento do GET. Rossi et al.[16] avaliaram os hábitos nutricionais de atletas paulistas de caratê estilo *shotokan* de alto nível. Em anamnese nutricional, os autores verificaram que 55,6% da amostra realizava treinamento de musculação de, no mínimo, duas vezes por semana e gastava de 1 a 2 horas em cada treino.

NUTRIÇÃO

Perfil do praticante de artes marciais e esportes de combate

Em um trabalho pioneiro na área[16] de avaliação nutricional de praticantes e atletas de caratê, realizado em 1999, uma primeira questão proposta foi: qual o perfil do público que pratica e compete no caratê estilo *shotokan*? Foram selecionados, em três academias representativas do estilo, tanto alunos, quanto atletas participantes de campeonatos. Em anamnese nutricional, observou-se que 66,7% dos praticantes eram graduandos de terceiro grau. Esse dado veio acabar com o mito da "marginalidade" acerca das artes marciais. Um grande número de publicações na área de habilidades perceptivas e motoras traz mais esclarecimentos científicos a respeito. Twemlow et al.[30], pesquisando em 170 indivíduos que iniciavam a prática de artes marciais, encontraram as seguintes motivações que os estimulavam a fazer sua modalidade esportiva, em ordem decrescente: autodefesa, exercício físico, melhora da autoconfiança, autodisciplina, diversão ou algo para fazer, esporte, filmes de caratê, prática espiritual, meditação, entre outras.

A primeira razão a ser apontada pelos estudantes de artes marciais é a autodefesa. Layton[31] analisou 1.183 técnicas que formam os *katas* (sequências predeterminadas de movimentos de ataque e defesa contra vários oponentes imaginários) do estilo *shotokan* e, como resultado, encontrou que 56% eram técnicas de defesa. O autor nega a percepção errônea de alguns indivíduos de que as artes marciais geram agressividade e violência em seus praticantes. Assim, os indivíduos que procuram o caratê com propósitos de defesa pessoal encontram os princípios do seu criador, o mestre Funakoshi, que escreveu que o objetivo do *kata* (forma de luta contra adversários imaginários) é permitir ao praticante disciplinar a si mesmo por meio do autoconhecimento e da autodefesa. No decorrer da prática, verifica-se a incorporação gradativa de movimentos lentos que exigem alto grau de concentração e coordenação fina. Layton e Bell[32] evidenciaram que *katas* mais avançados ensinam por meio do "zen em movimento", focando a mente e proporcionando uma meditação ativa.

Em relação à percepção de vulnerabilidade e controle, reportamos ao trabalho de Madden[33]. Para avaliar o efeito dos cursos de artes marciais na vulnerabilidade e no controle, foram separados dois grupos iniciantes em artes marciais e em outras atividades físicas. Os estudantes de artes marciais tiveram menor pontuação de controle e maior em vulnerabilidade e percepção de serem feridos do que os outros grupos, ou seja, sentiram-se mais confiantes e menos ameaçados. Um ano mais tarde, os mesmos indivíduos tiveram maior pontuação em controle e menor pontuação em vulnerabilidade. O envolvimento na prática de artes marciais pode melhorar os sentimentos em relação ao autocontrole e essa percepção ocorre em estágios iniciais de treinamento. Assim, as evidências científicas mostram que o caratê, como arte marcial, beneficia os indivíduos em todos os seus propósitos, pela melhora da sua saúde mental, física e emocional. Para finalizar, mais recentemente, em importante evento brasileiro no calendário das artes marciais, no Centro de Práticas Esportivas da Universidade de São Paulo (Cepeusp), foi realizado um trabalho de avaliação antropométrica e das razões para a prática de artes marciais entre os participantes. As principais opções citadas para a prática foram alcance ou manutenção de saúde (85,7%), estética e/ou lazer (35,7%), disciplina e concentração (21,4%), e apenas 7,1% para fins competitivos[19].

Pode-se concluir que o praticante de artes marciais procura, assim como na prática do esporte, uma orientação nutricional na mesma linha de benefícios físicos e mentais. A exigência por preparações leves e cardápios vegetarianos ou incorporação de alimentos funcionais não é incomum, assim como de preparações exóticas e pratos orientais, o que exige do nutricionista habilidade na busca de informações, em razão da escassez de dados nutricionais a respeito. Poucos indivíduos procuram o caratê para fins de emagrecimento, embora seja uma prática recomendável para redução ponderal, conforme diretrizes do American College of Sports Medicine (ACSM)[17,34]. A grande maioria possui índice de massa corporal (IMC) dentro do normal, o que reforça os princípios de orientação voltada não para uma reeducação alimentar total, mas sim, uma orientação atualizada e funcional[17].

Perfil do atleta de artes marciais

Caratê

O treinamento de caratê envolve três tipos de atividades com habilidades diferentes que podem ser realizadas cada uma em um dia da semana ou no mesmo dia. Esse treinamento é composto de:

1. *kihon*: técnicas básicas de defesa e ataque que podem ser em movimento ou não nas diversas posições de luta (bases);
2. *kata*: sequência de movimentos predeterminados, em que se luta contra um oponente imaginário;
3. *kumite*: treino de técnicas de luta realizado dois a dois, no qual se podem utilizar protetores (tronco e seio) ou anteparos para os golpes (golpeadores, anteparos ou protetores). Em nível competitivo, o caratê-dô tradicional estilo *shotokan* divide-se em diversas modalidades que podem ser individuais ou em equipe. Não há, nas diversas categorias, uma divisão de pesos; a classificação é por faixa etária e sexo (Quadro 20.3).

Em anamnese nutricional conduzida com atletas de alto nível de caratê estilo *shotokan*, foi possível observar que o principal problema em relação à nutrição é a desproporcionalidade na distribuição dos macronutrientes energéticos ingeridos, o que não é prerrogativa do caratê[35,36]. Porém, reportando-se à literatura científica a respeito, foi encontrado um trabalho com atletas japoneses de caratê[37] que auxilia a comparação com o padrão alimentar de atletas brasileiros. Em ambos os estudos, o levantamento alimentar foi conduzido por meio de registro alimentar de 3 dias. O primeiro ponto a destacar é o consumo calórico. Os atletas brasileiros e japoneses apresentaram consumos calóricos (homens e mulheres) muito próximos, o que permite comparar a distribuição calórica percentual dos macronutrientes energéticos (carboidratos, proteínas e gorduras)(Tabela 20.4).

Na Tabela 20.4, a distribuição energética de macronutrientes de atletas brasileiros do sexo masculino encontra-se totalmente fora dos padrões preconizados pela American and Canadian Dietetic Association[37]; já os atletas japoneses apresentaram uma distribuição de macronutrientes energéticos mais apropriada, dentro do valor calórico total. Outro ponto de destaque é o alto consumo de proteínas dietéticas, de 38,3% do valor calórico total

Tabela 20.4. Comparação da distribuição dos macronutrientes em atletas de karatê brasileiros e japoneses.

	Sexo	Energia (Cal)	CHO, proteínas e gordura (%VCT)	Proteínas (%)	Gordura (%)
American and Canadian Dietetic Association (1993)			65 a 70	12 a 15 (1,0 a 1,5)*	15
Teshima, et al.[33]	H	2.763 ± 741	59,2 ± 8,4	13,2 ± 2,2 (1,38 ± 0,46)*	26,8 ± 5,8
	M	1.947 ± 398	52,3 ± 7,0	13,3 ± 2,1 (1,17 ± 0,35)*	30,0 ± 5,6
Rossi, et al.[12]	H	2.886 ± 1.034	22,9 ± 10,3	38,3 ± 13,5 (3,56 ± 1,26)*	38,5 ± 13,2
	M	1.896 ± 376	52,0 ± 16,7	19,4 ± 2,7 (1,64 ± 0,23)*	29,1 ± 7,5

* g proteína/kg peso/dia.

(3,5 ± 1,3 g/kg/dia) dos atletas brasileiros do sexo masculino. Diversos trabalhos mostram que um consumo proteico acima de 2,0 g/kg/dia não acrescenta benefícios à síntese proteica e muito menos ao rendimento atlético, constituindo claramente um excesso[38,39]. Em longo prazo, esse consumo pode ser prejudicial para o atleta, sobrecarregando os rins na eliminação da amônia proveniente da degradação dos aminoácidos[40,41].

Teshima et al.[37] observaram que o consumo proteico dos atletas japoneses está de acordo com a modalidade esportiva que praticam, uma vez que um aumento em relação à população sedentária (0,69 a 1,76 g/kg/dia) é aconselhável, não representando um excesso, como no caso dos atletas brasileiros. O alto consumo proteico está aliado ao de gordura (38,5 ± 13,2% do valor calórico total), indicando escolhas alimentares inadequadas. O aconselhamento nutricional para os atletas brasileiros deve se basear no aumento da ingestão de carboidratos, uma vez que é a fonte primordial de energia para o músculo e o cérebro, entre outros tecidos[12,42]. A quantidade consumida pelos atletas (22,9 ± 10,3% do valor calórico total) pode afetar negativamente os estoques de glicogênio hepático e muscular, conduzindo-os à fadiga durante atividade e treinamento físico[15,43,44].

Os autores[37] observaram, ainda, que atletas do sexo feminino apresentaram uma distribuição percentual dos macronutrientes mais balanceada, mas, apesar disso, em ambos os sexos foram constatadas inadequações em relação ao consumo de minerais, vitaminas e fibras, sendo aconselhável o aumento na ingestão de alimentos que forneçam esses nutrientes. Esse aumento deve ser alcançado por meio de uma dieta balanceada com alto consumo de carboidratos, moderado em proteínas e baixo em gordura. As recomendações servem também para os atletas brasileiros. A pesquisa nutricional conduzida com os atletas brasileiros foi realizada por causa de queixas de fadiga, principalmente pelos atletas do sexo masculino durante os treinamentos intensos que realizavam para participação no Campeonato Mundial. O apelo naquele momento era para a suplementação com creatina, que estava sendo muito empregada por atletas de judô. Com os resultados da avaliação do consumo alimentar, ficou evidente o motivo da fadiga: falta de carboidratos na alimentação. A suplementação com compostos ergogênicos é uma ferramenta importante no desempenho atlético, desde que usada com muito critério e acompanhamento nutricional[15]. Caso uma investigação da ingestão nutricional não fosse conduzida, a suplementação com creatina não traria resultados positivos, uma vez que havia desbalanço no consumo de macronutrientes energéticos, como o carboidrato. Além disso, dependendo do momento do treinamento em que fosse feita, ela poderia prejudicar a pesagem, já que promove retenção de líquido nos músculos.

Competição

As competições de caratê do estilo *shotokan* são uma "maratona" à parte. É comum o atleta inscrever-se nas diversas categorias individuais e em equipe (Quadro 20.3). O atleta chega a participar, durante as fases nacionais, de todas as modalidades, o que implica bastante dedicação e muito treinamento.

Na parte nutricional, o profissional deve tomar cuidado com a hidratação e a consistência e digestão da refeição que antecede a competição. Durante o treinamento de caratê, a atenção dada à ingestão de água e eletrólitos é deficiente, talvez por causa da estrutura marcial do treino. Não é comum que se pare para permitir a hidratação do atleta adulto, e este também muitas vezes não está consciente da importância dessa prática na melhora do rendimento. Do mesmo modo, a ingestão de géis ou outros similares à base de carboidratos durante treinamentos de competição (acima de 2 horas) não é comum.

No dia da competição, por causa dos golpes que são direcionados em sua maioria ao abdome, a ingestão de alimentos ou suplementos de difícil esvaziamento gástrico pode gerar, junto ao nervosismo, náuseas e dores abdominais. Como os atletas de artes marciais controlam a respiração na região abaixo do umbigo (*tanden*), os estresses intestinais dificultam particularmente a sintonia desse centro

Quadro 20.3 Categorias individuais e em equipe de competição do caratê dô tradicional estilo *shotokan*

Individual	Equipe
Kata (M/F): Sequências predeterminadas de movimentos de ataque e defesa contra vários oponentes imaginários.	Kata sincronizado (M/F): Três praticantes executam um kata preestabelecido e, ao final do mesmo, têm de demonstrar a aplicação de quatro sequências, sendo uma composta de ataque simultâneo (Bunkai).
Kumitê (M/F): Luta dois a dois com regras definidas. Vale um ippon (1 ponto) ou dois wazaris (1/2 ponto).	Kumitê (M/F): Equipe de luta composta por três indivíduos, ao final dos três combates a equipe campeã é anunciada.
Fuku-go (M/F): Disputas alternadas de kata e kumitê, o kata preestabelecido é o chamado forma composta (ki-tei).	En-bu*(M/F e misto): Sequência preestabelecida de ataques e defesas entre dois oponentes realizada no tempo total de 1 min.

*O en-bu é a única modalidade em que há a categoria mista (homem e mulher).
Modificado de Rossi, et al.[12].

de recepção e percepção de atletas de elite, o que atrapalha o rendimento em todas as categorias, desde *kata* (sequência de movimentos) a *kumite* (luta). Esse é um fator de atenção no aconselhamento nutricional. Outro ponto de destaque diz respeito ao dia de competição. Não é aconselhável experimentar sem orientação e acompanhamento nutricional estratégias a que o atleta não esteja habituado, nem mesmo a ingestão de repositor hidroeletrolítico. A hidratação é a principal preocupação no dia da competição.

Durante a seletiva, por causa da participação em várias categorias, o atleta pode ficar o dia inteiro à espera de sua participação. Em pesquisa realizada em um dia inteiro de treinamento durante a "X Clínica de caratê" no CEPEUSP, atletas universitários de caratê com 4 horas de treino à temperatura de 24°C e umidade relativa do ar de 79% experimentaram uma redução de peso estatisticamente significativa ($p < 0,05$), que se traduziu em uma perda hídrica de 1,4 ± 0,3%[19]. Tal redução hídrica é suficiente para desencadear o mecanismo fisiológico da sede e colocar o atleta em risco de fadiga térmica caso continue em processo[19]. A taxa de sudorese (TS) média foi de 4,9 ± 1,7 mL/min. Pela natureza intermitente do metabolismo energético no caratê, a determinação da TS é um ponto crítico, ainda mais levando-se em conta a alta umidade relativa do ar no dia (79%) e a vestimenta específica (quimono), o que poderia prejudicar a evaporação do suor e reduzir, assim, a eficiência da sudorese no processo de termorregulação[19].

Para fins de comparação com uma modalidade de arte marcial praticada em academia, o *body combat*, a TS registrada após 1 hora de treino foi de 8,1 ± 4,0 mL/min[45], valores bem superiores aos encontrados para os atletas universitários de caratê. Em termos práticos, haveria, para os atletas marciais, conforme as recomendações do ACSM[12], uma necessidade de reposição de 1,5 vez o perdido pelo suor. A reidratação com água foi a principal escolha relatada por 91,1% dos caratecas em um estudo investigativo[46]. É preciso, porém, averiguar as condições a que são submetidos os atletas, pois um grande gasto energético, alto volume de treinamento, reduzidas pausas para alimentação e hidratação, perda significativa de água corporal, necessidade de rápido esvaziamento gástrico, vestimentas inadequadas e alta umidade relativa do ar podem fazer com que a recomendação para um consumo exclusivo de água como agente reidratante não seja uma escolha adequada[19,47]. Nesse caso, haveria benefícios em consumir de forma complementar um suplemento hidroeletrolítico, pois, para sustentar os períodos de exercício extenuante, os músculos em atividade necessitam de suprimento adequado de carboidratos, além de manter uma reposição do líquido perdido e repor a perda de eletrólitos para manter a homeostase hídrica[12]. Se não houver uma hidratação adequada, podem ocorrer os efeitos negativos da desidratação. Brito et al.[46], investigando o conhecimento e as práticas de hidratação em 135 caratecas, relataram que aproximadamente 50% dos atletas se hidratam durante a competição ou o treino, e que 45,2% nunca se pesam antes da atividade física, porém manifestações fisiológicas relacionadas à desidratação foram relatadas, como dificuldade de concentração (38,5%), sede intensa (35,6%), perda de força (34,8%) e cãibras (20,7%). Esses efeitos podem ocorrer mesmo que a desidratação seja leve ou moderada, com até 2% de perda hídrica em relação ao peso corporal[45,48,49]. Com 1 a 2% de desidratação, inicia-se o aumento da temperatura corporal em até 0,4°C para cada percentual subsequente de desidratação. Quando o percentual de perda hídrica corporal atinge de 4 a 5%, observam-se aumento do esforço físico para realização da atividade, redução da coordenação corporal e dificuldade de concentração (Tabela 20.5). Esses efeitos negativos da desidratação podem levar ao aumento de acidentes nas lutas (*kumite*). Atrasos ou acidentes na área de competição podem comprometer ainda mais o andamento do evento. Assim, além das recomendações estabelecidas para evitar a desidratação, se houver a possibilidade de alimentar o atleta, deve-se optar por alimentos bem leves, como frutas, barras de cereais, iogurte sem gordura e frutas desidratadas; podendo chegar até o consumo de comida japonesa.

Tabela 20.5 Efeitos negativos induzidos pela desidratação

% de perda de peso corpóreo	Efeito
0-1	Sede
2	Sede forte, vago desconforto, perda de apetite
3	Redução do volume sanguíneo e do desempenho físico
4	Aumento do esforço para trabalho físico e náusea
5	Dificuldade de concentração
6	Deficiência para regular o excesso de calor
7-8	Tontura, respiração forçada com o exercício, aumento da sensação de fraqueza
9-10	Espasmos musculares, delírio e insônia
11	Incapacidade de o volume sanguíneo circular normalmente; função renal deficiente

Modificada de Mahan e Escott-Stump[6].

Kung fu

O *kung fu* é uma arte marcial chinesa de origem milenar que participa como esporte olímpico representada pelo *wushu*, desde o ano de 2008. Não há como precisar quando as artes marciais chinesas de autodefesa surgiram, embora sua origem remonte há mais de 5 mil anos. No dialeto cantonês, o ideograma *kung* significa trabalho ou habilidade; e *fu*, homem maduro[2]. Os estilos, em sua grande maioria, são baseados nos movimentos de animais, entre eles o tigre, o louva-deus, a garça, a serpente, o leopardo, entre outros. Os estilos mais populares são *choy lay fut, hok pay, hsing i, hung gar, pak mey, pa kua, tai chi, ton long e wing shu*[50].

Em um primeiro trabalho realizado com nove atletas de alto nível de *kung fu*, registraram-se as seguintes características médias: idade de 28,9 ± 6,3 anos, massa corporal de 69,3 ± 5,1 kg, estatura de 172,6 ± 5,3 cm e %G de 8,6 ± 5,3%[50]. Em relação ao consumo nutricional, constatou-se que, para um consumo energético de 46,8 ± 12,6 kcal/kg de massa corporal, a distribuição de macronutrientes era em g/kg de massa corporal para carboidratos, proteínas e gorduras, respectivamente: 7,3 ± 2,5; 2,0 ± 0,5 e 1,1 ± 0,3. Segundo as diretrizes da Sociedade Brasileira de Medicina do Esporte (SBME)[51], essa ingestão nutricional se apresentava adequada quanto ao consumo energético, de carboidratos e de gordura, porém era hiperproteica[50].

Em um segundo estudo realizado com oito atletas de *kung fu* com idade de 21,4 ± 2,6 anos, massa corporal de 73,3 ± 5,5 kg, estatura de 173 ± 10 cm e %G de 12,0 ± 2,8, constatou-se, em relação ao consumo em g/kg massa corporal de carboidratos, proteínas e gorduras, respectivamente: 6,6 ± 3,3, 1,7 ± 0,1 e 1,5 ± 1,0. Novamente, tomando-se como base a Diretriz da SBME de 2009[51], constituiu-se uma dieta adequada no consumo dos macronutrientes investigados[2]. Esses trabalhos, realizados com a mesma metodologia de obtenção e análise de dados, demonstram mais uma vez a tendência de atletas de alto nível de consumir maior quantidade de proteína dietética. Ainda neste último trabalho, observou-se bom conhecimento nutricional da amostra estudada, porém um padrão alimentar monótono, composto por refeições pré-prontas e com grandes intervalos entre as refeições.

Taekwondo

O *taekwondo* é uma arte marcial originária da Coreia. Tornou-se esporte olímpico desde as Olimpíadas de Sidney, em 2000. Em trabalho de investigação nutricional[52], determinou-se o perfil de cinco atletas do sexo masculino de alto nível de *taekwondo* com idade de 23,4 ± 2,5 anos, massa corporal de 61,8 ± 5,7 kg, estatura de 171,9 ± 6,2 cm e %G de 8,2 ± 3,2%. O consumo de macro e micronutrientes encontra-se na Tabela 20.6.

Novamente, o padrão nutricional constatado para atletas de *taekwondo* foi: energético adequado, normoglicídico, normolipídico, porém hiperproteico. Outro ponto relevante foi a deficiência no consumo de alimentos ricos em fibra dietética.

Tabela 20.6 Ingestão de nutrientes de atletas brasileiros de alto nível de *taekwondo*

(n = 5)	Média (DP)	Recomendação 20-30 anos	% adequação
Energia (kcal)	2.939,7 (576,6)	–	–
Energia (kcal/kg)	48,4 (13,4)	37-41	–
Carboidrato (g)	763 (244,1)	–	–
Carboidrato (g/kg)	7,0 (1,8)	6-10	–
Proteína (g)	165,2 (74,3)	–	–
Proteína (g/kg)	2,2 (0,8)	1,6-1,7	–
Gordura (g)	112,5 (73,7)	–	–
Gordura (g/kg)	1,3 (0,5)	1	–
Cálcio (mg)	1.383,5 (615,3)	1.000	–
Ferro (mg)	24,5 (10,1)	8	306,2
Vitamina A (μg)	609,5 (312,7)	900	67,7
Vitamina C (mg)	240,1 (147,3)	90	266,7
Vitamina E (mg)	15,0 (10,6)	15	100,0
Fibra (g)	18,6 (4,5)	38	–
Água (mL)	1.645,9 (810,4)	3.700	–
% E: carboidratos	58,9 (8,2)	60-70	–
% E: proteínas	17,5 (4,6)	15-20	–
% E: gorduras	23,7 (4,2)	20-25	–

% E: porcentagem de consumo energético.

Fonte: Rossi et al.[52]

Sumô

O sumô é o esporte nacional do Japão, mantendo as mesmas regras de competição de séculos atrás. Os lutadores japoneses recebem a designação de *sumotoris* e os brasileiros, de sumocas. No Japão, há cerca de oitocentos atletas profissionais, divididos em ligas competitivas, sendo que o lutador mais graduado recebe a denominação de *sekitori*. No Brasil, o esporte é praticado desde a vinda dos primeiros imigrantes japoneses, mantendo o elo entre a cultura, os hábitos e o convívio com a terra natal. Contrariamente a outros esportes, os lutadores de sumô atingem grandes níveis de adiposidade, característica peculiar do esporte[53]. Além de a obesidade dos lutadores estar relacionada ao risco de doenças e ferimentos, a expectativa de vida desses atletas é cerca de dez vezes menor do que a da população geral[54]. Para atingir a massa corporal proeminente para o esporte, a base da dieta é o consumo de um guisado à base de peixe, galinha e vários vegetais; conhecido como *chanko-nabe*[53].

Em um estudo[53] envolvendo dez atletas de sumô brasileiros de ambos os sexos, foram registradas as seguintes características: idade de 27,8 ± 6,4 anos, massa corporal de 93,2 ± 19,6 kg, estatura de 175,4 ± 4,5 cm, índice de massa corporal de 30,22 ± 5,69 kg/m^2 e %G de 24,6 ± 9,2. Nesse estudo, objetivou-se analisar o conhecimento nutricional dos sumocas. Concluiu-se que, apesar do bom grau de escolaridade da amostra, os sumocas não apresentaram bom desempenho nas respostas sobre qualidade/adequação nutricional, o que, aliado à obesidade, os colocaria em risco nutricional e agravamento da condição de obesidade.

Muay thai

O *muay thai* é uma arte marcial originária da Tailândia, também conhecida como boxe tailandês ou *thai boxing*, que envolve um estilo de boxe no qual os pontos são obtidos por contatos em todas as regiões do corpo, excetuando-se a virilha e a cabeça, por meio de socos, cotoveladas, joelhadas e pontapés, entre outros, e pode resultar em nocautes e traumas. Ele se desenvolveu no campo agrícola para defesa de invasões[4]. No aspecto fisiológico, é uma atividade intermitente, que exige grande demanda fisica e energética, com curtas fases de exercícios de intensidade máxima ou supramáxima entremeadas por recuperações breves, implicando alto gasto energético (9,39 ± 1,38 MET ou 10,75 ± 1,58 kcal/min) com grande envolvimento dos metabolismos aeróbico e anaeróbico[4,55].

Além da alta demanda energética, o *muay thai* é caracterizado por classificação por peso, como diversas outras artes marciais (caratê, judô, boxe, luta olímpica, *taekwondo* etc.), nas quais geralmente os atletas competem em categorias de peso de 5 a 10% menores que seus pesos[5].

Em estudo[4] realizado em três centros de prática de *muay thai* envolvendo trinta lutadores brasileiros do sexo masculino, constatou-se que estes tinham 23,8 ± 5,3 anos, massa corporal de 70,9 ± 9,7 kg, estatura de 177,1 ± 4,9 cm e %G de 15,4 ± 4,3%. Quanto à ingestão nutricional, o registro encontra-se na Tabela 20.7.

Os autores concluíram que, apesar de a ingestão energética, de carboidratos e de lipídios estar adequada, seria importante adequar o consumo de proteínas, vitaminas e minerais[4].

Tabela 20.7 Consumo de macro e micronutrientes de lutadores de *muay thai*

	Média	DP	Mínimo	Máximo
Energia (kcal)	3.202,5	730,65	2.196,27	4.869,71
Carboidratos (%VCT)	52,05	6,65	38,65	69,96
Proteínas (%VCT)	19,7	5,12	12,46	34,92
Lipídios (%VCT)	27,67	5,15	12,95	35,85
Fibra (g)	23,46	14,19	11,29	77,82
Vitamina A (mg)	662,99	449,93	180,01	2.009,67
Vitamina E (mg)	12,89	5,7	4,95	26,14
Vitamina C (mg)	171,81	174,15	9,5	736,54
Cálcio (mg)	969,6	405,14	344,55	2.021,21
Ferro (mg)	16,42	4,88	7,46	28,54

VCT: valor calórico total.

Fonte: Rossi et al.[4]

CONSIDERAÇÕES FINAIS

Embora as artes marciais e esportes de combate tenham uma tradição milenar e venham se adaptando ao longo dos tempos, não ocorreu um desenvolvimento na cultura de se aliar a prática desportiva ou atlética ao cuidado nutricional. Há uma tímida participação do nutricionista, desproporcional ao crescimento do Brasil como referência nos esportes de luta. O profissional tem como desafio se integrar à filosofia de cada modalidade e tentar promover estratégias nutricionais que efetivamente se contraponham aos mitos e práticas prejudiciais à saúde e ao rendimento desses atletas, como os métodos patogênicos de redução de massa corporal, ou mesmo realizar o acompanhamento de atletas obesos nas modalidades de sumô ou judô (categoria absoluta), buscando equilibrar a condição atlética desejável a um padrão de consumo alimentar equilibrado e saudável.

REFERÊNCIAS

1. Terry CM. The martial arts. Phys Med Rehabil Clin N Am 2006;17:645-76.
2. Rossi L, Abe T, Souza L, Marchesa D, Martins R, Carvalho L, et al. Perfil antropométrico e nutricional de atletas de kung fu. Rev Mackenzie Ed Fis Esporte 2010;9(2):83-9.
3. Cordeiro EM, Gomes ALM, Guimarães M, Silva SG, Dantas EHM. Alterações hematológicas e bioquímicas oriundas do treinamento de combate em atletas de kung fu olímpico. Fit Perf J 2007;6(4):255-61.
4. Rossi L, Oliveira LG, Borges LARS, Malavazzi AF. Nutritional assessment of Brazilian muay thai practitioners. Arch Budo 2011;2:49-53.

5. Rossi L, Tirapegui J, Castro IA. Restrição moderada de energia e dieta hiperprotéica promovem redução ponderal em atletas de elite de karatê. Rev Bras Ci Mov 2004;12:69-73.
6. Mahan LK, Escott-Stump S. Krause: alimentos, nutrição e dietoterapia. 10.ed. São Paulo: Roca; 2002.
7. Fogelholm GM, Koshinen R, Laakso J, Rankinen T, Ruokonen I. Gradual and rapid weight loss: effects of nutrition and performance in male athletes. Med Sci Sports Exerc 1993; 25:371-7.
8. Wilmore JH. Eating and weight disorders in the female athlete. Int J Sport Nutr 1991;1:104-17.
9. Dale KS, Landers DM. Weight control in wrestling: eating disorders or disordered eating? Med Sci Sports Exerc 1999;31:1382-9.
10. Schmidt RJ, Housh TJ, Hughes RA. Metabolic response to kendo. J Sports Med 1985;25:202-6.
11. Fogelholm GM. Effects of bodyweight reduction on sports performance. Sports Med 1994;18:249-67.
12. Sociedade Brasileira de Medicina do Esporte. Modificações dietéticas, reposição hídrica, suplementos alimentares e drogas: comprovação de ação ergogênica e potenciais riscos para a saúde. Rev Bras Med Esporte 2003;9:43-56.
13. Kiningham RB, Gorenflo DW. Weight loss methods of high school wrestlers. Med Sci Sports Exerc 2001;33:810-3.
14. Rossi L, Tirapegui J. Serotonina e a neuromodulação alimentar. Nutr Pauta 2005;72:36-40.
15. Rossi L. Nutrição e atividade física: o binômio do século. Nutrição Profissional 2005;1:25-30.
16. Rossi L, Silva RC, Tirapegui J. Avaliação nutricional de atletas de karatê. Rev APEF 1999;14:40-9.
17. Rossi L, Figueira RT, Fabri A, Segli J, Tirapegui J. Avaliação antropométrica e das razões para a prática de artes marciais. Nutr Brasil 2007;6:100-4.
18. Rossi L, Tirapegui J. Comparação dos métodos de bioimpedância e equação de Faulkner para avaliação da composição corporal de desportistas. Rev Bras Ciências Farm 2001; 37:137-42.
19. Rossi L, Tirapegui J. Avaliação antropométrica de atletas de karatê. Rev Bras Ciênc Mov 2007;15(3):38-46.
20. Imamura H, Yoshimura Y, Uchida K, Tanaka A, Nishimura S, Nakazawa AT. Heart rate response and perceived exertion during twenty consecutive karate sparring matches. Austr J Science Med Sport 1996;28:114-5.
21. Salles-Costa R, Heilborn ML, Wernek GL, Faerstein E, Lopes CS. Gênero e prática de atividade física e lazer. Cad Saúde Pub 2003;19:S325-33.
22. Jackson AS, Pollock ML, Ward A. Generalized equations for predicting body density of women. Med Sci Sports Exerc 1980;12:175-82.
23. De Lorenzo A, Bertini I, Jacopino L, Pagliato E, Testolin C, Testolin G. Body composition measurement in highly trained male athletes: a comparison of tree methods. J Sports Med Phys Fitness 2000;40:178-83.
24. Lobo HA, Baxter YC, Kiss MAPDM, Carazzato JG, Baliardi JFL, Perrout JL. Estudo comparativo de avaliação da composição corporal pelos métodos antropométrico, bioimpedanciometria e hidrodensitometria em atletas masculinos competitivos de judô. Rev Bras Med Esp 1996;2:3-6.
25. Dias PC, Veiga GV, Silva SC, Monterio WD. Evaluation of body composition: a comparison between two systems of bioelectrical impedance. Nutr Food Sci 2001;31:304-9.
26. Oliveira JED, Marchini JS. Ciências nutricionais. São Paulo: Sarvier; 1998.
27. Katch FI, McArdle WD. Nutrição, exercício e saúde. 4.ed. São Paulo: Medsi, 1996.
28. De Lorenzo A, Bertini I, Candeloro N, Piccinelli R, Innocente I, Brancati A. A new predictive equation to calculate resting metabolic rate in athletes. J Sports Med Phys Fitness 1999; 39:213-9.
29. FAO/WHO/ONU. Necessidades de energia e proteína: série de relatos técnicos, 724. São Paulo: Roca, 1998. 225p.
30. Twemlow SW, Lerma BH, Twemlow SW. An analysis of students' reasons for studying martial arts. Perc Motor Skills 1996;83:99-103.
31. Layton C. Blocking and countering in traditional shotokan karate kata. Perc Motor Skills 1993; 76:641-2.
32. Layton C, Bell VC. Slow movement as a function of advancement in the shotokan karate set. Perc Motor Skills 1995; 84:1009-10.
33. Madden ME. Perceived vulnerability and control of martial arts and physical fitness students. Perc Motor Skills 1995; 80:899-910.
34. Imamura H, Yoshimura Y, Nishimura S, Nakazawa AT, Nishimura C, Shirota T. Oxygen uptake, heart rate, and blood lactate responses during and following karate training. Med Sci Sports Exerc 1999;31:342-7.
35. Al Assal K, Algodoal LC, Petri KC, Rossi L. Estudo antropométrico e nutricional de nadadores jovens competitivos. Nutr Brasil 2004;3:219-24.
36. Patara FA, Russo DL, Rossi L. Avaliação antropométrica e qualitativa da ingestão alimentar de nadadores masters competitivos. Ação Mov 2006;3:70-4.
37. Teshima K, Imamura H, Yoshimura Y, Nishimura S, Miyamoto N, Yamauchi Y, et al. Nutrient intake of highly competitive male and female collegiate karate players. J Physiol Anthrop Applied Hum Sci 2002;21:204-11.
38. Lemon PWR. Do athletes need more dietary protein and amino acids? Int J Sport Nutr 1995;5:S39-61.
39. Rossi L, Tirapegui J. Aminoácidos: bases atuais para sua suplementação na atividade física. Rev Bras Ciências Farm 2000;36:37-51.
40. Tirapegui J, Castro IA, Rossi L. Biodisponibilidade de proteínas. In: Cozzolino SMF, org. Biodisponibilidade de nutrientes. Barueri: Manole; 2005. p.67-123.
41. Tirapegui J, Rossi L, Rogero MM. Proteínas e atividade física. In: Tirapegui J, org. Nutrição, metabolismo e suplementação na atividade física. São Paulo: Atheneu; 2005. p.11-27.
42. Rossi L. Carboidratos. In: Tirapegui J, org. Nutrição: fundamentos e aspectos atuais. São Paulo: Atheneu; 2001. p.37-47.
43. Rossi L, Tirapegui J. Aspectos atuais sobre exercício físico, fadiga e nutrição. Rev Paul Educ Fis 1999;13:67-82.
44. Rossi L. Nutrição esportiva. In: Carvalho GM, Ramos A, orgs. Enfermagem em nutrição. São Paulo: EPU; 2005. p.153-68.
45. Cezar TM, Gianesi GCP, Rossi L. Taxa de sudorese em praticantes de Body Combat. Rev Nutr Profissional 2007;11:48-54.
46. Brito ISS, Brito CJ, Fabrini SP, Marins JCB. Caracterização das práticas de hidratação em karatecas do estado de Minas Gerais. Fitness Perf J 2006;5:23-9.
47. Shi X, Gisolfi CV. Fluid and carbohydrate replacement during intermittent exercise. Sports Med 1998;25:151-72.
48. Perrella MM, Noriyuki PS, Rossi L. Avaliação da perda hídrica durante treino intenso de rugby. Rev Bras Med Esporte 2005;11:229-32.

49. Miguel M, Almeida D, Rossi L. Taxa de sudorese durante aula de jump fit e impacto na desidratação ativa na BIA. Rev Ação Mov 2005;2:74-7.
50. Rossi L, Rodrigues S, Camargo S, Santos A. Kung fu: avaliação nutricional. Rev Nutrição Pauta 2008;16(3):53-6.
51. Sociedade Brasileira de Medicina do Esporte. Modificações dietéticas, reposição hídrica, suplementos alimentares e drogas: comprovação da ação ergogênica e potenciais riscos para a saúde. Rev Bras Med Esporte 2009;15(3):3-12.
52. Rossi L, Goya RE, Matayoshi MAV, Pereira CCP, Silva JB. Nutritional evaluation of taekwondo athletes. Braz J Biorn 2009;3(2):159-66.
53. Rossi L, You EHJ, Wang SHT, Martins TCS. Avaliação nutricional e relação de risco de doenças crônico-degenerativas em praticantes de sumô. Rev Ceres 2009;4(1):21-32.
54. Saito K, Nakaji S, Umeda T, Shimoyama T, Sugawara K, UamamotoY. Development of predictive equations for body density of sumo wrestlers using B-mode ultrasound for the determination of subcutaneous fat thickness. Br J Sports Med 2003;37:144-8.
55. Crisafulli A, Vitelli S, Cappai I, Milia R, Tocco F, Melis F, et al. Physiological response and energy cost during a simulation of a muay thai boxing match. Appl Physiol Nutr Metabol 2009;34(1):43-150.

Capoeira 21

Glaucia Figueiredo Braggion

INTRODUÇÃO

A capoeira caracteriza-se como uma luta e pode ser considerada uma das manifestações culturais brasileiras mais relevantes historicamente. Surgiu no Brasil, como consequência do encontro entre as culturas indígena, africana e portuguesa, e envolve corporeidade, musicalidade, ritmo e dança[1]. A primeira citação que relaciona o termo capoeira à luta data de 1770, no relato de Hermeto Lima, ao afirmar que "segundo os melhores cronistas, data a capoeiragem, de 1770, quando para cá andou o Vice-Rei Marques do Lavradio"[2]. Nessa época, o vocábulo "capoeira" passou a ser associado a uma forma de luta atrelada às estratégias de sobrevivência da população negra.

As lutas, em geral, são atividades praticadas muito tempo antes de surgirem os Jogos Olímpicos[3-5]. Com o passar dos anos, elas foram se aperfeiçoando, surgiram novas modalidades e com as competições de alto nível (iniciadas com os Jogos Olímpicos), surgiu a profissionalização. A necessidade de se buscar novos recursos para melhorar o desempenho tornou-se fundamental na busca de resultados positivos do treinamento.

A ciência da nutrição atualmente aborda diversas modalidades de luta de maneira bastante aprofundada, em razão de o processo de profissionalização desses esportes ter avançado muito nos últimos anos. A capoeira, que possui como característica ser considerada tanto como luta quanto como folclore, não passou ainda por um processo de profissionalização similar ao das outras modalidades de luta (algumas milenares), o que pode ser um dos motivos pelos quais não há informações científicas abundantes e consolidadas sobre essa modalidade. Essa questão pode decorrer também do fato de a Confederação Brasileira de Capoeira, entidade nacional de administração desportiva da modalidade, que promove a adequada organização da capoeira, ter sido fundada apenas recentemente, em 23 de outubro de 1992. A Confederação Brasileira de Capoeira é hoje a única a ser reconhecida pelo Comitê Olímpico Brasileiro (COB) e é filiada à recém-criada Federação Internacional de Capoeira (Fica)[6,7].

A escassez de estudos científicos sobre capoeira dificulta a ação do nutricionista na obtenção de subsídios e orientações sobre prescrição nutricional para capoeiristas[8]. Na literatura específica da área, observam-se poucos documentos publicados em periódicos indexados e de qualidade científica comprovada, especialmente sobre aspectos fisiológicos, demanda nutricional e características do treinamento da capoeira.

Para que ocorra um bom direcionamento do plano dietético, a especialização do profissional nas ciências do esporte e o aprofundamento dos conhecimentos sobre a nutrição esportiva e sobre as regras e características do esporte são fundamentais.

Neste capítulo, serão abordadas uma descrição da modalidade e a importância da nutrição no desempenho do capoeirista.

CARACTERÍSTICAS DA MODALIDADE

Existem, atualmente, duas modalidades de capoeira reconhecidas pela Confederação Brasileira do esporte: a capoeira de Angola e a capoeira regional. As duas vertentes da luta são muito difundidas em nosso país e têm um número crescente de adeptos em todo o mundo.

A capoeira e algumas outras modalidades de lutas e artes marciais apresentam características semelhantes entre si, como o substrato energético utilizado para sua realização e/ou treinamento, bem como as variáveis de aptidão física recrutadas por ocasião do combate[9].

A luta de capoeira é caracterizada por envolver agilidade, flexibilidade, resistência e ritmo (luta-se ao som de uma orquestra, normalmente composta por um a três berimbaus, pandeiros, atabaques, entre outros instrumentos de percussão, e sob palmas e canto entoado pelos participantes). A força muscular é utilizada pelos praticantes, que executam movimentos acrobáticos, não sendo esses movimentos pré-requisitos para o bom capoeirista[10,11].

A ginga é o movimento de base da capoeira, sendo que o atleta está sempre em movimento anteroposterior de baixa intensidade, desferindo golpes de alta velocidade, o que caracteriza uma atividade intermitente que intercala alta e baixa intensidade. A ginga confere movimentação ininterrupta ao praticante, tanto durante competições, quanto nos treinos. Isso faz com que o gasto energético da atividade seja elevado[10].

As duas categorias (de Angola e regional) diferem quanto às variáveis da aptidão física predominantes de forma significativa:

- capoeira de Angola: a velocidade não é necessária; a força, principalmente de membros superiores, é fundamental, pois a luta caracteriza-se por movimentos mais lentos, rentes ao solo, geralmente sobre três ou quatro apoios (membros superiores e inferiores), e o adversário não pode ser tocado. Executam-se movimentos precisos que exigem flexibilidade e resistência muscular, predominando a contração muscular isométrica. Os braços devem ser fortes, uma vez que sustentam o peso do corpo em vários movimentos; no entanto, não é necessária grande quantidade de massa muscular, já que o capoeirista mais leve tende a ter um desempenho melhor;
- capoeira regional: a velocidade dos golpes e a luta em pé, com mais saltos e golpes mais velozes, caracterizam o bom atleta. Os golpes desequilibrantes predominam e o apoio sobre as pernas é mais importante do que sobre os braços. A resistência muscular é importante, mas a agilidade e a flexibilidade predominam[10].

Ambas as categorias são oficializadas pela Federação Internacional de Capoeira (Fica).

Segundo o regulamento desportivo internacional de capoeira olímpica, divulgado pela Fica[7], em seu parágrafo terceiro, o tempo de duração de cada luta é de 1,5 minuto até a categoria infantojuvenil B, que tem a faixa etária limite de 14 anos, e de 2 minutos para as categorias juvenil ou acima.

As categorias são subdivididas por faixa etária, gênero e peso. A pesagem é obrigatória antes da competição. Ainda segundo o mesmo regulamento da Fica[7], na competição de capoeira, a pontuação é determinada por critérios como volume de jogo, golpes desferidos, quedas, entre outros, e deve obedecer a quesitos específicos. Entre eles, destacam-se:

- volume de jogo: colocação de movimentos com estética e destreza para aplicá-los dentro de um raio de ação que exija reação do companheiro de luta (eficiência), bem como criatividade e variedade de movimentos que determinam um estilo próprio;
- objetividade: utilização de estratégias e técnicas de ataque e defesa, equilíbrio e capacidade de vencer a guarda do oponente, com a realização de movimentos de capoeira de forma correta, buscando sua perfeição e efeitos típicos. Para esse quesito, é de extrema importância a resistência física;
- contatos: efetivação dos movimentos típicos de contato permitidos sem que a integridade física do outro seja ferida;
- movimentos desequilibrantes: efetivação dos movimentos típicos de desequilíbrio permitidos sem que a integridade física do outro seja ferida. Nesse quesito, somente a queda consumada é passiva de pontuação. As acrobacias: na capoeira, denominadas salto mortal, ponte, gato, entre outras – não contam pontos.

A demanda fisiológica difere nas situações de competição e de treinamento. O que pode determinar o direcionamento do tipo de dieta dos atletas ou praticantes de capoeira é essa demanda fisiológica decorrente do esporte praticado, devendo ser observadas as variáveis de aptidão física predominantes nos diferentes períodos de treinamento e por ocasião de uma competição, uma vez que existem diferenças significativas no tipo de substrato energético utilizado nessas situações distintas.

Na capoeira, o emprego da força rápida (potência) é bastante frequente nos golpes de ataque e contra-ataque, saltos e esquivas. A resistência de força tem um emprego puramente anaeróbio e a força máxima praticamente não é exigida, uma vez que não é característica fundamental dessa luta[12], ainda que possa ser possível adquirir força pela capoeira, por meio da prática sistemática, por causa dos inúmeros saltos e da movimentação entre jogo de chão e jogo alto (em pé) – momento em que o praticante trabalha a força quando troca de plano (baixo para alto) em movimentos rápidos e potentes.

A coordenação é outra das principais qualidades físicas necessárias para a prática da capoeira, e esta também é uma variável associada à força[13]. Na capoeira, em várias situações diferentes, pode ser necessário o trabalho envolvendo formas de apresentação de força que variam entre força estática e dinâmica, que se divide em dinâmica concêntrica e dinâmica excêntrica[14].

A resistência física também é uma característica de grande relevância na prática da capoeira quando o capoeirista joga durante um período relativamente prolongado[15], especialmente durante os treinos. Essa resistência pode variar de acordo com o tipo de jogo/treino e a intensidade imprimida. As características próprias de cada jogo de capoeira variam com a vertente da modalidade, diferenciando-se, por exemplo, entre um jogo de capoeira de Angola (mais lento e rasteiro) e um jogo de São Bento Grande (regional – mais em pé e veloz)[10]. Do mesmo modo, diferentes métodos de treinamento da resistência podem ser desenvolvidos na capoeira, demandando diferentes substratos energéticos.

Segundo Lussac[16], por meio da prática da capoeira as qualidades físicas agilidade, resistência e descontração podem ser trabalhadas e desenvolvidas de diferentes modos, não só por melhorar o desempenho no jogo-luta, mas também por serem essenciais ao desenvolvimento do condicionamento físico geral.

Conhecendo-se as principais características da modalidade, torna-se mais fácil compreender a conduta a ser adotada pelo nutricionista que vai orientar a dieta dos capoeiristas.

CONDUTA NUTRICIONAL

O profissional que orienta a alimentação de atletas praticantes de capoeira deve considerar todas as etapas do treinamento, além de preocupar-se com o controle do peso corporal, a ingestão adequada de macro e micronutrientes e líquidos, a satisfação de aspectos sensoriais, cognitivos e psicológicos envolvidos com o estresse da modalidade, além da manutenção da saúde, que deve estar acima de qualquer outro objetivo de desempenho[17,18].

Com recursos nutricionais, é possível contribuir para o bom desempenho físico, melhorando a habilidade orgânica de utilização dos substratos energéticos, promovendo energia adequada para a contração muscular e o desempenho sem prejudicar a saúde. Não se pode afirmar que exclusivamente por meio da nutrição se faz um campeão, mas parece certo que o atleta que possui uma alimentação inadequada dificilmente será campeão. Os aspectos genéticos, o treinamento bem prescrito e orientado, o repouso adequado e a habilidade e o talento do atleta são fatores determinantes do bom desempenho e a nutrição interfere direta ou indiretamente em cada um desses aspectos, sendo, por isso, muito importante[19,20].

Controle de peso corporal

A manutenção do peso corporal é um aspecto fundamental, uma vez que a prática da capoeira competitiva preconiza as categorizações por peso. Como pode ser observado em diferentes modalidades de luta, na capoeira também o peso corporal é fator envolvido na estabilidade e na resistência necessária; porém, o excesso de adiposidade prejudica o desempenho[9].

Quando se discute a orientação nutricional a ser dada a um capoeirista, deve-se cuidar para que não ocorram oscilações importantes do peso corporal em curto prazo.

O aporte energético deve atender às demandas dos treinamentos e o cálculo das necessidades nutricionais é de difícil acesso, uma vez que não existem tabelas com descrição dos valores médios de gasto energético dessa modalidade na literatura científica. A avaliação precisa do gasto energético na modalidade é difícil de ser obtida na prática clínica. Uma estratégia viável a ser adotada nessa condição é avaliar o consumo alimentar do praticante de forma detalhada, estimar o valor energético habitualmente consumido e acompanhar a evolução (oscilação ou estabilidade) do peso corporal, bem como as respostas aos estímulos do treinamento, para ter noção se a dieta está atendendo às necessidades do capoeirista e, assim, poder avaliar possíveis alterações no aporte calórico a ser oferecido por meio da dieta.

Mesmo não precisando de um grande desenvolvimento muscular, o ideal para um atleta de capoeira é ter maior proporção de seu peso atribuído à massa muscular, com um percentual de gordura corporal bastante reduzido, o que permitirá força para o ataque ao mesmo tempo em que oferecerá estabilidade contra os golpes do adversário sem prejuízo da agilidade, fundamental na modalidade.

Por esse motivo, a manutenção de uma dieta balanceada, com valor calórico compatível com o gasto energético total, é capaz de manter o peso dos atletas que não estão fora da categoria pretendida[21].

Aqueles que estão acima do peso desejável para a categoria devem consumir dietas que promovam a perda de peso originado do tecido adiposo sem, no entanto, perder massa muscular. Para isso, o mais importante é reduzir o teor de gorduras da dieta para valores entre 20 e 25% do valor energético total[22], manter o aporte de proteínas dentro da recomendação (10 a 15% do valor energético total ou de 1,2 a 1,7 g de proteína/kg de peso corporal/dia)[23] e não reduzir o total de carboidratos (no mínimo 65% do valor energético total), tanto para evitar a perda de massa muscular que normalmente acompanha dietas de restrição calórica, como para manter adequados os estoques de glicogênio muscular e hepático, o principal substrato energético utilizado durante atividades intermitentes e de alta intensidade, como é o caso da capoeira[24,25].

Está bem estabelecido na literatura que o exercício de curta duração, dependendo de sua intensidade, é capaz de utilizar rapidamente os estoques de glicogênio muscular, podendo levar à depleção dessa reserva energética[24]. A reposição dos carboidratos nessa situação é fundamental não apenas para o desempenho físico, mas para o bom desempenho cognitivo, essencial nas lutas[23].

Um bom recurso para a manutenção de estoques adequados de glicogênio para indivíduos que precisam perder peso é o fracionamento da dieta, que é capaz de promover um discreto aumento na termogênese, aumentando, dessa forma, o gasto energético sem precisar reduzir muito o total de calorias ingeridas[26].

As fibras são fundamentais, sendo responsáveis pela redução do índice glicêmico da dieta, retardando a absorção das gorduras, regulando o funcionamento intestinal e aumentando a sensação de saciedade, o que pode auxiliar no processo de emagrecimento. Não são aconselháveis, no entanto, em dias de competição, principalmente as fibras insolúveis, por retardarem a velocidade de esvaziamento gástrico e absorção dos nutrientes, podendo causar desconforto durante a luta.

A conduta de emagrecimento deve ser adotada logo no início da temporada de treinamentos. Um erro frequente cometido pelos atletas é treinar uma temporada inteira acima do peso e deixar para emagrecer à véspera do período de competição. Emagrecimento rápido é sinônimo de perda de massa muscular e desidratação, o que com certeza prejudicará o desempenho do lutador[22].

Outros erros comuns são o consumo de laxantes, a prática de atividade física em ambiente quente, a sauna e o uso de diuréticos com objetivo de perder peso rápido para o dia da pesagem que antecede a luta. Dessa maneira, o atleta vai para a luta desidratado e os prejuízos, principalmente dos aspectos cognitivos essenciais em muitas modalidades, ficam bastante prejudicados, reduzindo o desempenho do atleta. A desidratação prejudica inclusive a força isométrica e a resistência muscular, fundamentais nessa modalidade esportiva[27].

Essa conduta de desidratar-se é altamente contraindicada para o objetivo de perda de peso. Estudos relatam que uma perda de peso decorrente de desidratação que alcance 3% do peso corporal total já é capaz de alterar a coordenação e a atenção, além de estar associada a aumento na taxa de erro e maior percepção subjetiva do esforço[25,28].

Substratos energéticos

Geralmente, um treino de capoeira é composto por uma parte de aquecimento, seguida de exercícios para condicionamento físico (tanto aeróbicos quanto anaeróbicos) e, posteriormente, é realizada a prática repetitiva de movimentos específicos, golpes e acrobacias. Para finalizar, o praticante participa de uma "roda de capoeira", momento no qual são realizadas as lutas contra seus adversários, que intercalam diferentes duplas em intervalos aproximados de 2 minutos de jogo ou luta e descanso[10].

Em razão da característica intermitente da capoeira, o substrato energético predominante acaba sendo uma combinação de alto dispêndio dos estoques de glicogênio, tanto muscular, quanto hepático, com um gasto energético elevado à custa de lipídios pela via metabólica aeróbica.

Nessa situação, a conduta do nutricionista deve focar a oferta de carboidratos para garantir bons estoques desse nutriente na forma de glicogênio muscular, atentando para o índice glicêmico, que não deve ser muito elevado, evitando assim a inibição da atividade da via metabólica aeróbica no processo de mobilização dos triglicerídeos como substrato energético.

A adequada reposição de carboidratos na forma líquida e uma boa hidratação ao longo dos treinos também são imprescindíveis para se obter bons resultados.

Os capoeiristas, em geral, não têm necessidade de grande desenvolvimento muscular como os praticantes de outras modalidades de luta, como jiu-jitsu. Pelo contrário, a característica física marcante do capoeirista é ter um corpo longilíneo e ágil. Por essa razão, o aporte de proteínas deve ficar em torno de 1,2 a 1,4 g/kg de peso corporal/dia[23,29].

Recuperação pós-exercício

A recuperação após treinamento é fundamental para o capoeirista tanto quanto em todas as outras modalidades esportivas. Por esse motivo, um adequado consumo de carboidratos e proteínas nas refeições que sucedem os treinamentos tem grande importância. O carboidrato de alto índice glicêmico, de fácil digestibilidade e rápida absorção é ideal para repor rapidamente os estoques de glicogênio muscular degradados na prática dos exercícios. Eles devem ser oferecidos imediatamente após o término do treino, aproveitando ao máximo o aumento temporário da ação da glicogênio-sintetase, a enzima que otimiza a ressíntese dos estoques de glicogênio muscular[24].

A proteína também é importante na refeição pós-treino para estimular a síntese proteica e induzir anabolismo, cessando o catabolismo estimulado pelo exercício. Após o treino, um aporte máximo de 20 g de proteína intacta de alta qualidade oferecida em uma refeição pós-treino já é o suficiente para estimular a adequada recuperação muscular[23,29,30].

Hidratação

A hidratação é um aspecto fundamental, uma vez que a maior parte das lutas envolve uma indumentária que não favorece a troca de calor, fazendo com que o controle termorregulatório seja dificultado. No caso da capoeira, o esporte é praticado de calça comprida e camiseta, com pés descalços[7]. Em geral, alguns praticantes o fazem ao ar livre, muitas vezes expostos ao sol ou em ambientes quentes. Nesse caso, a desidratação pelo suor excessivo é comum.

Uma das estratégias de monitoramento do estado de hidratação dos indivíduos é a verificação de volume e densidade de urina. As variações de peso antes e após o exercício podem definir o total de volume de líquido a ser ingerido para normalizar o estado de hidratação. A densidade específica da urina no período da manhã abaixo de 1.020 ou menor que 700 mOsml/kg pode ser considerada uma situação de normo-hidratação[31].

Uma vez que a hiper-hidratação não é recomendada, o American College of Sports Medicine, em seu último consenso, apresenta evidências de uma conduta de hidratação antes, durante e após o exercício físico que será descrito a seguir[31].

O objetivo da hidratação prévia é iniciar o exercício bem hidratado e com aporte adequado de eletrólitos. Deve, portanto, ser iniciada várias horas antes da atividade física, para permitir a ingestão de volume suficiente de líquido e, caso haja, a eliminação do excesso pela urina. O consumo de bebida com sódio (20-50 mEq/L) e/ou de pequenas quantidades de alimentos contendo sódio pode estimular a sede, promovendo aumento da hidratação voluntária e proporcionando melhor retenção do líquido ingerido[31].

A ingestão de líquidos durante o exercício é recomendada para minimizar os efeitos deletérios no desempenho causados pela desidratação. O volume e a taxa de ingestão de líquidos dependerá da taxa de sudorese individual, da duração e da intensidade do exercício e das oportunidades de ingestão. É difícil estabelecer uma recomendação específica de reposição de líquidos e eletrólitos em razão das diferenças nas características do exercício, das condições ambientais e de vários outros fatores (p. ex., predisposição genética à sudorese, aclimatação ao calor e estado de treinamento) que influenciam a taxa de sudorese e de perda de eletrólitos de cada atleta. Sugere-se, porém, que os capoeiristas monitorem as alterações habituais do peso corporal nas sessões de treinamento e competições para estimar sua taxa de sudorese durante a prática de acordo com as diferentes condições ambientais.

A composição da bebida a ser ingerida é outro fator que merece um grau de importância destacado. O Institute of Medicine[32] recomenda que as bebidas repositoras contenham aproximadamente 20 a 30 mEq/L de sódio (na forma de cloreto); 2 a 5 mEq/L de potássio e 5 a 10% de concentração de diferentes tipos de carboidratos. O sódio e o potássio auxiliam na promoção da reposição dos eletrólitos perdidos no suor e estimulam a sede, levando a uma maior ingestão voluntária[31]. Os carboidratos são utilizados para prover energia e retardar a fadiga. Esses componentes podem ser ingeridos também de fontes não líquidas, como géis, barras energéticas e outros alimentos. O consumo de carboidratos pode ser benéfico para sustentar a intensidade do exercício durante eventos de alta intensidade de aproximadamente 1 hora de duração ou mais, assim como para eventos de menor intensidade e duração mais prolongada[33].

A hidratação pós-exercício tem como objetivo repor totalmente as perdas de líquidos e eletrólitos. A intensidade das medidas de reposição vai depender da velocidade e da magnitude de hidratação necessária. Se o tempo até a próxima sessão de exercício permitir, o consumo de refeições normais e bebidas é capaz de repor a hidratação. Em indivíduos que necessitem de uma rápida e completa reidratação em períodos de tempo limitados; após desidratação excessiva, devem beber 1,5 L de água para cada 1 kg de peso perdido durante o exercício. Sugere-se acostumar o atleta a ingerir muito líquido o dia todo, principalmente durante os treinamentos. A reposição de carboidrato e eletrólitos por meio da hidratação também é útil nos dias de treinos intensos e prolongados. Durante as competições, a reposição de carboidratos nos intervalos das lutas, de preferência na forma líquida, é outra estratégia que pode ser útil na manutenção de estoques de glicogênio suficientes para a próxima luta[24,27,34].

Agentes ergogênicos

O uso de agentes ergogênicos pode ser outro recurso interessante para a prática da capoeira. Como visto anteriormente, essa luta caracteriza-se por predomínio do metabolismo anaeróbico, envolvendo muita força com exercícios de alta intensidade e curta duração, portanto a ressíntese do ATP deve ocorrer o mais rápido possível. Com esse objetivo, muitos atletas têm utilizado a creatina como agente ergogênico. A vantagem para atividades que envolvem explosão parece interessante, mas deve-se atentar para o aumento de peso significativo com o uso desse suplemento, principalmente por retenção hídrica, que pode ser um fator negativo às vésperas da competição. A suplementação com creatina, portanto, pode ser muito eficiente se bem planejada, caso contrário alterações no peso podem ser indesejáveis[35].

Vitaminas e minerais

O uso de suplementos de vitaminas e minerais apenas será necessário em caso de o atleta possuir alguma deficiência específica, pois usualmente, a dieta é perfeitamente capaz de suprir todas as necessidades de vitaminas e minerais de um atleta dessa modalidade de luta. Essa afirmação só é verdadeira, no entanto, nos casos de dietas equilibradas, ricas em frutas, legumes, carboidratos complexos, sementes, oleaginosas, grãos, leite, carnes magras, entre outros alimentos[36].

CONSIDERAÇÕES FINAIS

A dieta do atleta ou praticante de capoeira deve ser balanceada. Não se pode se esquecer da variação dos alimentos, evitando a monotonia da dieta e garantindo o aporte adequado de todos os micronutrientes necessários, sem se esquecer da hidratação, da reposição de carboidratos e da manutenção de aporte adequado de proteínas para promover manutenção da massa muscular.

A suplementação nutricional deve ser cautelosa para evitar alterações significativas de peso, principalmente no período de competição, e a hidratação não pode ser negligenciada, devendo ser útil inclusive para a adequada reposição de carboidratos durante a atividade.

Como princípio básico da nutrição, a individualidade deve ser respeitada e não existem fórmulas mágicas para prescrição de dieta para atletas de lutas, como é o caso da capoeira. O bom senso deve prevalecer e a saúde deve sempre ser o objetivo principal.

REFERÊNCIAS

1. Vieira SLS. Capoeira – origem e história da capoeira: como patrimônio cultural. [Tese]. PUC/SP; 2004.
2. Lima H. Os capoeiras. Revi Semana 1925;26(42).
3. Bergman R. Origens. Disponível em: http://www.geocities.com/luta_livre_2001/index.htm; 2000. Acesso em: 22 mar. 2013.
4. Duarte O. Todos os esportes do mundo. São Paulo: Makron Books do Brasil; 1996.
5. Sydney 2000. Wrestling (2000). Disponível em: http://www.olympics.com/eng/sports/WR. Acesso em: 24 mar. 2013.
6. Comitê Olímpico Brasileiro. Disponível em: http://www.cob.org.br/confederacoes-brasileiras. Acesso em: mar. 2013.
7. Federação Internacional de Capoeira. Disponível em: http://www.capoeira-fica.org/. Acesso em: mar. 2013.
8. Brennecke A, Amadio AC, Serrão JC. Parâmetros dinâmicos de movimentos selecionados da capoeira. Rev Port Cien Desp 2005;2(V):153-9.
9. Carr G. Biomecânica dos esportes: um guia prático. São Paulo: Manole;1998.
10. Pastinha. Capoeira Angola por mestre Pastinha, Salvador Bahia 1988
11. Soares CEL. A negregada instituição – os capoeiras no Rio de Janeiro. Rio de Janeiro: Biblioteca Carioca; 1994, p.xvii.
12. Campos H. Capoeira na escola. Salvador: Universidade Federal da Bahia; 1998.
13. Lussac RMP. A capoeira e a qualidade física força: apontamentos iniciais. Efdeportes.com – Revista Digital 2008;125. Disponível em: http://www.efdeportes.com/efd125/a-capoeira-e-a-qualidade-fisica-forca-apontamentos-iniciais.htm. Acesso em: 18 fev. 2013.
14. Costa, MG. Ginástica localizada. Rio de Janeiro: Sprint; 1996.
15. Cunha ACA. Capoeira positiva – os benefícios da prática da capoeira para crianças portadoras do vírus HIV. Rio de Janeiro: Abada-Capoeira; 2003.
16. Lussac RMP. As qualidades físicas agilidade, resistência e descontração na capoeira. Efdeportes.com – Revista Digital 2009;137. Disponível em: http://www.efdeportes.com/efd137/agilidade-resistencia-e-descontracao-na-capoeira.htm. Acesso em: 15 mar. 2013.
17. Davis JM. Nutrition, neurotransmitters and central nervous system fatigue. In: Maughan RJ (ed.). Nutrition in sport. Oxford: Blackwell Science; 2000. p.171-83.
18. Gandevia SC. Mind, muscles and motoneurons. J Sci Med Sport 1999;2:167-80.
19. Skinner JD. Do genes determine champions? Sports Sci Exchange GSSI 2001;14(4).
20. Skinner JS, Jáskólsky A, Jáskóslsky J, Kransnoff J, Gagnon J, Leon AS, et al. Age, sex, race, initial fitness and response to training: the HERITAGE family study. J Appl Physiol 2001;90:1770-6.
21. American Dietetic Assoc; Canadian Dietetic Association. Position statement. J Am Diet Assoc 1993;93(6):691-6.
22. Sarjaz MR, Vanstone CA, Papamadjaris AA, Wykes L, Jones PJH. Comparison of the effect of dietary fat restriction with that of energy restriction on human lipid metabolism. Am J Clin Nutr 2001;73:262-7.
23. American College of Sports Medicine. Nutrition and athletic performance. Med Sci Sports Exerc 2009;39(2):709-31.
24. Rankin JW. Efeito da ingestão de carboidratos no desempenho de atletas em exercícios de alta intensidade. SSE, GSSI; 2001.
25. Williams M. The ergogenic edge. Champain: Human Kinetics; 1995.
26. Doucet E, St-Pierre S, Alméras N, Després J, Bouchard C, Tremblay A. Evidence for the existence of adaptative thermogenesis during weight loss. Brit J Nutr 2001;85:715-23.
27. Greiwe JS, Staffey KS, Melrose DR, Narve MD, Knowlton RG. Effects of dehydration on isometric muscular strength and endurance. Med Sci Sports Exerc 1998;30(2):284-88.
28. Maugham RJ. Perspectives in exercise science and sports medicine, 1997.
29. Wolfe R. Protein supplements and exercise. Am J Clin Nutr 2000;72(suppl):551-7S.
30. Paddon-Jones D, Rasmussen BB. Dietary protein recommendations and the prevention of sarcopenia. Curr Opin Clin Nutr Metab Care 2009;12:86-90.
31. American College of Sports Medicine. Position stand: exercise and fluid replacement. Med Sci Sports Exerc 2007;377-90.
32. Institute of Medicine. Fluid replacement and heat stress; 1994
33. Cheuvront SN, Montain S, Sawka M. Fluid replacement and performance during the marathon. Sports Med 2007;37(4-5):353-7.
34. Hargreaves M. Carbohydrate replacement during exercise. In: Maughan RJ (ed.). Nutrition in Sport. Oxford: Blackwell Science; 2000. p.112-8.
35. Williams MH, Kreider RB, Branch JD. Creatine the power supplement. Champain: Human Kinetics; 1999. 252p.
36. Zeisel SH. Is there a metabolic basis for dietary supplementation? Am J Clin Nutr 2000;72(suppl):507S-11S.

Boxe e lutas de contato 22

Alessandra Paula de Oliveira Nunes

INTRODUÇÃO

O boxe é um dos esportes mais antigos do mundo. A palavra deriva do inglês *to box*, que significa "bater", ou "bater com os punhos", expressão assim utilizada na Inglaterra de 1000 a 1850 d.C. É uma luta de contato na qual os punhos são usados para golpear o adversário. A luta é dividida em *rounds*, ou assaltos. A primeira competição em Jogos Olímpicos ocorreu em 1904, em St. Louis (Estados Unidos). Ocorreram lutas em sete categorias de peso. Apenas em 1906 foram introduzidos exames médicos antes da competição[1].

Só recentemente o boxe voltou a chamar a atenção das pessoas em razão das últimas conquistas nos Jogos Olímpicos de Londres, em 2012. Ainda é um esporte pouco valorizado, por ser considerado violento, e precisará de grandes esforços para cair nas graças do povo brasileiro. Em outros países, por exemplo, nos Estados Unidos, é um esporte que gera bilhões de dólares todos os anos e atrai multidões em cada evento.

A presença do nutricionista dentro de uma equipe olímpica de boxe ainda é raridade. Alguns atletas profissionais já começam a contratar esse profissional para fazer o acompanhamento da dieta no momento em que um contrato para uma luta é fechado, mas, ainda assim, por questões culturais, o técnico acaba fazendo o papel do nutricionista, determinando, na maioria das vezes e de forma incorreta, o que o atleta deve ou não comer em todas as etapas que antecedem o evento.

Há poucos estudos abordando a alimentação de boxeadores ou de outros atletas de esportes de combate. O que se sabe é por meio de tentativas e erros. Aos poucos, o nutricionista está conquistando a passos lentos mais um espaço na nutrição esportiva.

CARACTERÍSTICAS DA MODALIDADE

Segundo a International Boxing Association[1], o boxe é dividido em classes e categorias. A classe é definida a partir da idade, enquanto a categoria é definida a partir do peso. Essa classificação existe com o objetivo de equilibrar as disputas, minimizando as diferenças de peso, força e velocidade entre os atletas.

No boxe olímpico, as lutas são divididas em três *rounds* de 3 minutos de duração por 1 minuto de descanso. No boxe profissional, as lutas para os iniciantes são compostas por um número mínimo de quatro *rounds* de 3 minutos de duração por 1 minuto de descanso, podendo chegar a doze *rounds* quando se está na disputa por um título mundial.

O peso corporal passa a ser uma preocupação constante entre atletas e membros da equipe técnica, uma vez que é um dos principais fatores que influem no rendimento físico ou na classificação para determinada categoria[2].

No dia da pesagem, estar fora do peso previsto para a categoria resulta em desclassificação, o que obriga o atleta a reduzir seu peso corporal às vezes em questão de horas. Por causa dessa característica da modalidade, muitas vezes os atletas manipulam suas composições corporais. Agindo dessa forma e de acordo com as características técnicas e táticas de luta, os atletas decidem muitas vezes por si próprios, ou apenas com a orientação do técnico, qual seria a melhor alternativa para aumentar suas chances de obter resultados mais satisfatórios em determinadas condições competitivas[3].

Quando o atleta decide mudar para uma categoria superior, ou seja, ganhar peso para lutar em uma categoria acima, grande parte opta por condutas como a hiperalimentação, comendo desenfreadamente, sem se importar com a qualidade dos alimentos ingeridos. Atitudes como essa fazem os atletas aumentarem muito o percentual de gordura corporal, podendo deixá-los mais lentos e com grandes perdas de estabilidade nos golpes.

Por outro lado, quando o atleta decide lutar em uma categoria inferior, é comum usarem manobras muitas vezes prejudiciais, como restrição drástica de calorias, semijejum, uso de diuréticos, laxantes e treinamento em ambientes quentes com roupas e acessórios de borrachas/plásticos, podendo levar à desidratação grave, colocando em risco sua saúde e sua *performance*[2].

A ingestão insuficiente de macro e micronutrientes resulta em balanço calórico negativo e pode ocasionar perda de massa muscular, maior incidência de lesão, disfunções hormonais, osteopenia/osteoporose e maior frequência de doenças infecciosas, ou seja, algumas das principais características da síndrome do *overtraining*, comprometendo o treinamento pela queda de desempenho e rendimento esportivo[4].

CONDUTA NUTRICIONAL

Nos esportes de combate, é importante que o nutricionista esteja atento a uma especificidade que é a diferença entre o peso de rendimento e o peso da categoria. Peso de rendimento é o peso que o atleta deve ter a maior parte do tempo, e que o deixa suficientemente bem para atender às necessidades do treinamento. O peso da categoria é o peso que o atleta tem que ter na hora da pesagem oficial para a luta, colocando-o apto a lutar com um adversário com as mesmas características de peso dentro daquela categoria. Quanto mais o peso de rendimento ficar distante do peso da categoria, maiores os riscos e necessidades de manobras para reduzir peso antes das competições.

Existem relatos de atletas que chegam a baixar mais de 15 kg de peso em um curto espaço de tempo para se enquadrar no peso da categoria na qual deseja lutar.

O ciclo de ganhar e perder peso, conhecido como *weight cycling* (WC), ou efeito sanfona, faz com que o organismo desenvolva uma série de adaptações fisiológicas e fique cada vez mais eficiente na utilização e no armazenamento de energia, diminuindo a taxa metabólica basal (TMB) e exigindo restrições calóricas cada vez mais severas sempre que um novo ciclo de redução de peso é iniciado.

Estudos mostram que a prática constante de WC gera alterações na composição corporal, provocando diminuição da massa magra, aumentando a quantidade de tecido adiposo e provocando a centralização dessa gordura na região abdominal. Dessa forma, aumenta-se o risco para o desenvolvimento de doenças cardiovasculares e doenças relacionadas à diminuição do tecido magro, como osteopenia/osteoporose, aumentando também o risco de lesão óssea e muscular[5].

Dietas com restrição calórica levam também a alterações significativas na esfera psicofísica do atleta. O humor reflete estados emocionais, corporais e comportamentais do atleta, seus sentimentos, pensamentos e grau de entusiasmo ao realizar uma tarefa. Alterações no estado de humor podem comprometer o desempenho esportivo à medida que não proporcionam ao atleta condições ideais de rendimento. As variações do humor são sensíveis às experiências do indivíduo e ocorrem de acordo com as circunstâncias encontradas no meio externo[6].

Os estados de humor são compostos por seis variáveis: tensão, raiva, depressão, confusão, vigor e fadiga[7]. Estudos mostram que atletas com humor mais positivo, caracterizado por elevado nível de vigor (fator positivo) e baixos níveis de fadiga, tensão, depressão, confusão e raiva (fatores negativos), em geral, apresentam melhor rendimento esportivo. Esse estado foi denominado como perfil *iceberg*, um perfil próximo do considerado ideal para que o atleta atinja o melhor rendimento esportivo[8]. Um perfil oposto ao de *iceberg*, ou seja, com baixo nível de vigor e elevada fadiga, tensão, raiva, confusão e depressão, é considerado um estado de humor deprimido[7,8]. Observa-se, na fase de restrição calórica, que os boxeadores sofrem alterações significativas no perfil *iceberg*, já que os atletas têm diminuição nos níveis de vigor e aumento nos níveis de fadiga, tensão, depressão, confusão e raiva.

Etapas de treinamento × dieta

A nutrição desempenha papel importante para atingir alto nível de conquistas no esporte. O estado nutricional tem relação direta com o desempenho físico. O objetivo principal da dieta é otimizar a saúde, ajudar a melhorar o desempenho no esporte e também promover práticas alimentares saudáveis em longo prazo[9].

Para um planejamento alimentar adequado, diversos fatores devem ser considerados, dentre eles, a adequação energética da dieta, a distribuição dos macronutrientes e o fornecimento de quantidades adequadas de vitaminas e minerais. Além disso, a dieta do atleta deve ser estabelecida de acordo com as necessidades individuais, a frequência, a intensidade e a duração do treinamento[10].

A desidratação é prática comum nos períodos de competição, principalmente quando os atletas têm várias lutas seguidas. Os competidores perdem intencionalmente uma quantidade considerável de líquidos para que possam realizar o combate com peso corporal mais baixo. Na maioria das vezes, se a desidratação tornar-se suficientemente intensa, ela pode acarretar anormalidades cardiovasculares em decorrência dos distúrbios hidroeletrolíticos[11].

A redução drástica de peso que ocorre pela desidratação é mais prejudicial ao organismo, enquanto dietas com redução calórica gradativa estocam energia e mantêm o organismo hidratado. Assim, a dieta que é utilizada para o atleta no período que antecede as competições é muito importante, pois é o período em que deve ser feito, se necessário, o ajuste de peso para categoria. É indispensável que esse ajuste aconteça lentamente, evitando reduções calóricas drásticas que certamente comprometerão o rendimento esportivo[2].

A periodização do treinamento segue uma rotina de acordo com os calendários de lutas. Assim, é de extrema importância que o trabalho do nutricionista esteja alinhado com todas as etapas do treinamento esportivo. São elas:

- etapa de preparação geral (EPG): o objetivo dessa etapa é melhorar a capacidade de trabalho e rendimento do atleta. O volume de treino é aumentado e a intensidade é moderada. A exigência nutricional nessa etapa é alta, para atender à demanda de treino. Considera-se adequado que os atletas estejam em média com 4 a 5 kg acima do peso da categoria;
- etapa de preparação específica (EPE): o objetivo é elevar a capacidade fisiológica para que o atleta suporte a alta quantidade de trabalho durante os treinos e competições, aumentando, ainda, a capacidade de recuperação. O volume de treino diminui, mas em contrapartida a intensidade aumenta. As necessidades energéticas e de macronutrientes continuam altas, porém, nessa etapa, é iniciada a redução gradativa de peso, fazendo com que o atleta atinja um peso entre 2 e 3 kg acima do peso da categoria;
- etapa de obtenção da forma esportiva (EOFE): nessa etapa, o atleta deverá estar no auge da sua forma esportiva. Procura-se trabalhar de forma harmoniosa todos os aspectos da preparação do atleta (físicos, psíquicos, técnicos e táticos). Diminui-se o volume de treino e mantém-se intensidade máxima. Nessa etapa, o nutricionista deve monitorar o peso do atleta para que, ao final de cada treino, ele esteja bem próximo do peso da categoria;
- etapa de trânsito – ou descanso ativo: nessa etapa, o atleta perde temporariamente sua forma esportiva e é orientado a manter-se ativo realizando diversas atividades diferentes. Quando se fala em perda temporária da forma esportiva, não significa que haverá diminuição da qualidade de rendimento que o organismo obteve durante todas as etapas anteriores. Essa etapa existe para melhorar a *performance* do atleta ao se iniciar um novo ciclo composto pelas mesmas etapas anteriores. As razões para a "perda" temporária da forma esportiva são diversas, como evitar o efeito cumulativo das cargas no organismo e evitar a sobrecarga do sistema nervoso central[12]. Nessa fase, o atleta pode voltar a trabalhar com 4 a 5 kg acima do peso da categoria.

Educação alimentar – a ferramenta básica do nutricionista

Um dos motivos que tornam o boxe um esporte não muito admirado é que ele tem o estigma de ser um esporte praticado por pessoas de baixo nível sociocultural. Não obstante, é verdade que os boxeadores em geral têm baixo nível de escolaridade, o que faz com que todos os profissionais que trabalhem com esse atleta tenham que desenvolver técnicas e habilidades que facilitem o bom entendimento do atleta frente ao trabalho que está sendo desenvolvido.

Por essas características, os atletas são mais suscetíveis a obter informações errôneas sobre alimentação e acreditam em determinados mitos que podem comprometer o estado nutricional e todo o trabalho que está sendo desenvolvido. Dessa forma, deve ser considerado pelo nutricionista um grupo específico de clientes que necessita de monitoramento constante e acompanhamento nutricional diferenciado.

Um dos maiores mitos com relação à dieta está na exclusão do carboidrato, especialmente nos períodos de redução de peso. Os atletas acreditam que esse nutriente compromete a perda de peso e acabam consumindo apenas hortaliças e proteínas, prejudicando o aporte energético da dieta.

Por estarem sempre em controle rígido de peso, a hidratação acaba sendo negligenciada não só pelos atletas, mas também pela equipe técnica. É normal, nesse esporte, ver técnicos que não permitem a ingestão de água durante os treinos, colocando em risco a saúde do atleta. Assim, o nutricionista deve estar sempre monitorando os níveis de hidratação e alertando a equipe sobre os riscos que essas condutas trazem.

Para aumentar a adesão à dieta, é importante que os atletas conheçam os diversos grupos de alimentos que compõem a dieta alimentar, assim como a função e a importância de cada um. Estratégias em que o nutricionista esteja presente na hora das refeições, guiando os atletas nas suas escolhas alimentares, também têm se mostrado efetivas.

Por fim, é de fundamental importância o trabalho multidisciplinar, no qual o médico, o psicólogo, o preparador físico, o técnico e o nutricionista estejam trabalhando de forma alinhada, pensando em proporcionar ao atleta o melhor dentro dos conhecimentos de cada profissional.

Com o crescente interesse do público pelos esportes de combate, é fundamental que os nutricionistas desbravem esses esportes para que o espaço do profissional seja cada vez mais amplo dentro da nutrição esportiva.

REFERÊNCIAS

1. International Boxing Association. Concise history of the International Boxing Association. Suíça, 2008. Disponível em: http://www.aiba.org/default.aspx?pId=375#. Acesso em: 26 set. 2012.
2. Peron APON, et al. Perfil nutricional de boxeadores olímpicos e avaliação do impacto da intervenção nutricional no ajuste de peso para as categorias de lutas. O Mundo da Saúde 2009;33(3):352-7. Disponível em: http://www.saocamilo-sp.br/pdf/mundo_saude/69/352a357.pdf. Acesso em: 27 set. 2012.
3. Ide BN. Considerações sobre a redução da massa corporal antes das competições nas modalidades desportivas de luta. Buenos Aires, 2004. Disponível em: http://www.efdeportes.com/efd75/luta.htm. Acesso em: 27 set. 2012.
4. Sociedade Brasileira de Medicina do Esporte. Modificações dietéticas, reposição hídrica, suplementos alimentares e drogas: comprovação de ação ergogênica e potenciais riscos para a saúde. Rev Bras Med Esporte 2009;15(3):1-12. Disponível em: http://www.medicinadoesporte.org.br/images/pdfs/diretriz_modif_diet2009.pdf. Acesso em: 27 set. 2012.
5. Montani JP, Viecelli AK, Prévot A, Dulloo AG. Weight cycling during growth and beyond as a risk factor for later cardiovascular diseases: the 'repeated overshoot' theory. Intern J Obesity 2006;30:S58-66.
6. Brandt R, Viana MS, Segato L, Kretzer FL, Carvalho T, Andrade A. Relações entre os estados de humor e o desempenho esportivo de velejadores de alto nível. Psicol Teor Prat 2011;13(1).
7. Lane AM, et al. Mood, self-set goals and examination *performance*: the moderating effect of depressed mood. Personality and Individual Differences 2005;38(1):143-53.
8. Lane AM, Terry PC. The nature of mood: development of a conceptual model with a focus on depression. J Appl Sport Psyc 2000;12(1):16-33.
9. Nazni P, Srinivasan V. Nutrition knowledge, attitude and practice of college sportsmen. Asian J Sports Med 2010;1(2):93-100. Disponível em: http://www.ncbi.nlm.nih.gov/pmc/articles/PMC3289172. Acesso em: 06 jun. 2012.
10. Cabral CAC, et al. Diagnóstico do estado nutricional dos atletas da equipe olímpica permanente de levantamento de peso do Comitê Olímpico Brasileiro. Rev Bras Med Esporte 2006;12(6):345-50. Disponível em: http://dx.doi.org/10.1590/S1517-86922006000600009. Acesso em: 04 maio 2012.
11. McArdle WD, et al. Fisiologia do exercício: energia, nutrição e desempenho humano. 6.ed. Rio de Janeiro: Guanabara Koogan; 2008. 1172p.
12. Matveyev LP. Treino desportivo: metodologia e planejamento. Guarulhos: Phorte; 1997.

Rúgbi 23

Luciana Rossi
Carlos Estevão de Nadai

HISTÓRICO

O rúgbi* é um dos esportes pioneiros com bola e é muitas vezes confundido com o futebol americano, apesar de apresentarem grandes divergências, como vestimentas de proteção, tempo de jogo, formas de pontuação, número de substituições durante o jogo e outras mais. Relatos demonstram que o rúgbi influenciou e serviu como base para a criação das regras do futebol americano[1].

Historicamente, Rugby é o nome de uma cidade na Inglaterra que parece ter doado o nome para esse esporte, difundido pelos cinco continentes. Existem algumas controvérsias quanto à origem do esporte; a mais divulgada é a versão de que um jovem inglês chamado Willian Webb Ellis, durante uma partida de futebol americano na Rugby School, teria agarrado a bola com as mãos e iniciado uma corrida em direção ao campo adversário. Os colegas, indignados com essa atitude, tentaram obstruí-lo, mas Ellis só parou quando chegou ao gol do time oponente. Os esportes com bola eram praticados por toda a Inglaterra e ao redor do mundo, porém a forma de jogar futebol era diferente em cada localidade; escolas, faculdades e condados possuíam suas próprias regras[1-3].

Com o passar do tempo, foi fundada a primeira liga do esporte na Inglaterra, a Rugby Union. Com isso, o esporte migrou para os países vizinhos da Inglaterra, a comunidade europeia, as colônias do Império Britânico e, posteriormente, chegou ao Brasil. Existem indícios de que a prática do rúgbi aqui no Brasil tenha se iniciado no final do século XIX, em razão do intercâmbio de ingleses que aqui se estabeleciam ou estavam de passagem pelo porto e, com o intuito de alongar as pernas, desembarcavam e realizavam uma versão do esporte na praia. A construção da estrada de ferro entre Santos e Jundiaí, a chamada "Inglesa", pelos britânicos, trouxe consigo um período de evolução em termos econômicos, sociais e esportivos. Os ingleses traziam seus esportes prediletos, dentre eles o rúgbi. Para a socialização e a prática do esporte foi criado o clube São Paulo Athletic Club (SPAC), o qual viabilizava um local, o que serviu como mola propulsora para o aumento da frequência dos jogos e a divulgação do esporte no Brasil[1-4]. Durante a II Guerra Mundial, muitos britânicos retornaram ao seu país para servirem a pátria, com isso, os jogos ficaram paralisados no mundo todo. Em 1963, foi criada a União de Rúgbi do Brasil (URB), com o intuito de organizar o esporte no país. Em 1972, em substituição à URB, foi criada a Associação Brasileira de Rúgbi (ABR), órgão máximo do esporte no país reconhecido pelo Conselho Nacional de Desportos e que tem como objetivo amparar o esporte em todos os seus aspectos. No rúgbi, mais importante do que o jogo propriamente dito é o *fair-play*, ou seja, o equivalente a "jogo limpo". Na verdade, existe um código de ética e respeito mútuo entre jogadores, árbitros e público[2,3,5]. O jogo é encarado como uma "batalha", na qual se respeita o adversário jogando duro, porém após o jogo não existe espaço para rixas e desavenças, prova disso é o chamado *terceiro tempo,* no qual os atletas se encontram após o jogo, brindam e bebem alegremente pelas jogadas e melhores momentos dentro de campo. A grande curiosidade da confraternização é uma bebida conhecida como *shandy*, uma mistura de uma medida de refrigerante à base de limão com duas medidas de cerveja. Nutricionalmente, ela não é totalmente adequada para repor as necessidades energéticas e hídricas[6], mas mostra a união dos praticantes desse esporte[2,5].

---

* Rúgbi ou *rugby* são palavras com o mesmo significado, porém a primeira forma gráfica é a utilizada aqui no Brasil e a segunda, em outros países.

Regras do esporte

O objetivo do jogo é que, no confronto entre dois times com quinze jogadores cada, em concordância com as regras e leis impostas pela International Rugby Board (IRB), eles carreguem, passem e chutem a bola pelo campo para terminar a jogada dentro do *in-goal**, marcando o maior número de pontos.

O campo de rúgbi tem dimensões parecidas com as de um campo de futebol, porém a demarcação é um pouco diferente. Deve ser gramado sempre que possível, não deve exceder 100 m de comprimento e 70 m de largura, a distância entre as traves ou postes deve ser de 5,6 m, o topo do travessão deve ficar a uma altura de 3 m do solo e os postes devem ter no mínimo 3,4 m de altura.

A bola é confeccionada em quatro gomos e tem forma oval, apresenta aproximadamente 30 cm de comprimento, 60 cm de perímetro lateral e peso em torno de 435 g. Deve ser de couro ou material sintético adequado, pode sofrer tratamento para se tornar impermeável e para melhor aderência. Existem bolas com dimensões menores, que geralmente são utilizadas em jogos com crianças ou pré-adolescentes[2,4,5].

O uniforme dos jogadores consiste em meias, chuteiras, roupas interiores, calções e camisetas. Fora isso, alguns acessórios são permitidos, como protetor bucal ou dental, capacetes, ombreiras confeccionadas à base de espuma, luvas sem dedos, tornozeleiras não metálicas e caneleiras. Vale salientar que no site da IRB (www.irb.com) existe uma lista dos equipamentos aceitos para o uso em campo. Isso porque existem alguns acessórios confeccionados com material não aprovado pela IRB que podem oferecer risco aos jogadores. Se o juiz julgar que algum jogador possui uma vestimenta ou um equipamento impróprio, ele pode ordenar que este seja retirado. É dada atenção especial para as travas das chuteiras, que podem ser trocadas de acordo com a condição do campo para facilitar o desempenho do jogador, porém seu tamanho não pode ultrapassar 18 mm. O descumprimento dessa norma pode machucar adversários ou companheiros de equipe[2,4].

O jogo é realizado em dois tempos de 40 minutos, separados com um intervalo de no máximo 10 minutos. Caso ocorra algum incidente na partida, o juiz pode delegar acréscimos ao tempo, que se dão no mesmo período do jogo. Os quinze jogadores de cada time estão subdivididos: oito são denominados *forwards*, os mais fortes e corpulentos do time, numerados de um a oito – cada um tem uma particularidade física diferente e realiza uma função específica dentro do jogo –, os sete jogadores restantes, denominados *backs* ou linhas, numerados de nove a quinze, geralmente têm menos corpulência física em relação aos *forwards* e neles prevalecem a habilidade e a destreza, sendo os responsáveis pela realização do jogo aberto, rápido e dinâmico (Tabela 23.1). Essas diferentes características morfológicas devem estar bem claras para o nutricionista, pois são grandes norteadoras do planejamento nutricional[2,5].

Tabela 23.1 Descrição das posições e funções dos jogadores de rúgbi segundo a IRB

Nº	Posição	Grupos	Características
Forwards			
1	*Loose head prop* (pilar aberto)	*Front row* (primeira linha)	Grande força física e resistência. São requisitados a ganhar a posse de bola, estão em contato direto com o oponente e têm limitadas oportunidades de correr com a bola
2	*Hooker*		
3	*Tight head prop* (pilar fechado)		
4	*Left lock*	*Second row* (segunda linha) ou *locks*	Geralmente altos, com uma avantajada massa corporal e grande potência
5	*Right lock*		
6	*Left flanker* (asa esquerdo)	*Back row* ou *loose forwards* (terceira linha)	Necessitam de força, potência e explosão para ganhar e reter a posse de bola. Os *loose forwards* (asas) precisam ser potentes e móveis em jogo aberto, ter muita velocidade e aceleração, e são geralmente os primeiros defensores a tentar ganhar a posse de bola
7	*Right flanker* (asa direito)		
8	*Number eight* (oitavo)		
Backs			
9	*Scrum half*	*Half backs*	Boa resistência, habilidade e velocidade, pois ligam o ataque à defesa e são peças fundamentais para um melhor fluxo de jogo
10	*Fly half* (abertura)		
12	*Left center* (primeiro centro)	*Midfield backs*	Força, velocidade e potência, por terem de atravessar a defesa do time oponente constantemente
13	*Right center* (segundo centro)		
11	*Left wing* (ponta esquerdo)	*Outside backs*	Velocidade, reflexo e destreza para conseguir driblar os adversários. Realizam grande quantidade de corridas sustentadas, perseguições atrás da bola e pontapés, além da cobertura da defesa
14	*Right wing* (ponta direito)		
15	*Full back*		

Atletas de rúgbi no Brasil

Muitos jargões utilizados no rúgbi não são traduzidos e acabam sendo usados da mesma maneira em diferentes partes do mundo. Embora seja um esporte in-

* *In-goal* é uma área do campo de rúgbi equivalente ao gol no futebol tradicional. Os pontos são contados quando se passa a linha de meta e não necessariamente quando a bola passa entre as traves.

tercontinental, no Brasil ele não tem grande repercussão, sendo classificado como desporto de rendimento não profissional, ou esporte amador, pela Lei n. 9.615 de 24 de março de 1998[7]. Essa lei institui normas para as práticas esportivas e outras providências de todos os esportes no Brasil. A prática de esporte sem fins lucrativos, tanto em nível nacional quanto internacional, pressupõe que os atletas não têm contrato de trabalho, porém que possam receber incentivos materiais e patrocínios[7].

Segundo a ABR, no Brasil, entre times masculinos, femininos e infantis, existem em torno de oitenta espalhados por doze unidades da federação (São Paulo, Amazonas, Distrito Federal, Mato Grosso, Mato Grosso do Sul, Minas Gerais, Paraná, Pernambuco, Rio de Janeiro, Rio Grande do Norte, Rio Grande do Sul e Santa Catarina)[2].

O número de adeptos ao rúgbi aumentou em decorrência do fato de inúmeras faculdades praticarem essa modalidade em torneios interuniversitários. A grande maioria dos praticantes tem contato com o esporte na faculdade; ao se formarem, os ex-alunos procuram os times não universitários que disputam os campeonatos organizados pela ABR e dão continuidade à prática esportiva. A ABR é reconhecida pelo Conselho Nacional de Desportos e pela IRB. Atualmente, a ABR ampara diversos campeonatos em todo o Brasil, inclusive torneios que acontecem esporadicamente, como uma versão do esporte na praia, conhecida como rúgbi de praia (*beach rugby*, em inglês). Hoje, no Campeonato Brasileiro, existem em torno de doze equipes divididas entre primeira e segunda divisão, sendo quase metade pertencente a São Paulo[2].

O rúgbi já foi um esporte olímpico no início do século XX, porém, desde sua última participação, em 1924, não faz mais parte desse evento. O Comitê Olímpico Internacional (COI) reconhece a IRB, que procurou adequar-se totalmente às exigências impostas pelo comitê para que o rúgbi retorne aos Jogos Olímpicos. Mesmo assim, o esporte não está inserido neste grande evento esportivo.

O jogo não requer nenhum preparo ou equipamento especial para ser realizado e relativamente não tem alto custo, pois pode ser realizado em um estádio de futebol, que é facilmente adaptado ao rúgbi em menos de 2 horas[5].

ANTROPOMETRIA NAS DIFERENTES POSIÇÕES DE JOGO

Massa corporal

Há trabalhos que documentam que, desde 1905, é possível traçar a evolução do físico de jogadores de rúgbi e, mesmo assumindo que esse parâmetro não seja o único determinante do sucesso esportivo[10], as pesquisas que documentam essa contínua evolução ainda ocorrem atualmente[11]. Argumenta-se que paralelamente ao desenvolvimento das ligas de rúgbi houve um aumento na demanda de atividades de alta intensidade e na exigência física dos jogadores. Esse fato poderia explicar o gradual ganho de massa corporal e IMC entre as equipes em competições mundiais, sendo que para os *backs* ocorreu aumento médio de 1,46 kg e 0,30 kg/m^2, e para os *forwards,* 1,34 kg e 0,33 kg/m^2, respectivamente[11].

Gabbett[8], em sua revisão, pondera que a massa corporal e, principalmente, o excesso de gordura corporal têm um efeito negativo no que se refere ao rendimento, interferindo na proporção entre massa magra, potência, termorregulação e capacidade aeróbica. A média da massa corporal entre os jogadores da liga de sêniores de rúgbi apresenta variações entre 86 e 90 kg, com diferença significativa entre os jogadores profissionais, semi e amadores. Os estudos têm documentado, em sua maioria, uma maior massa corporal para os *forwards* do que para os *backs*[8,9].

Olds[10], em um trabalho de revisão na área, demonstrou uma alteração marcante na massa corporal de jogadores de rúgbi nas três últimas décadas e aponta que a literatura sobre o esporte dos últimos dez anos pode ter restrita aplicabilidade para os atuais jogadores profissionais. Duthie et al.[12], investigando doze jogadores de alto nível, evidenciaram diferenças na massa corporal entre os *front row forwards* (primeiras linhas) (112,8 ± 5,7 kg) e os remanescentes dos *forwards* (108,3 ± 5,3 kg) e ambos foram significativamente mais pesados do que os *backs* (89,0 ± 6,8 kg) (Tabela 23.1). Essas diferenças na massa corporal são também evidenciadas nas jogadoras de rúgbi, sendo as *forwards* (68,9 ± 6,6 kg) mais pesadas do que as *backs* (60,8 ± 5,7 kg). Em um trabalho de Perrela et al.[13] com onze jogadoras paulistas de rúgbi, foi registrada massa corporal média de 64,6 ± 8,1 kg com ampla variação de 49,8 a 81 kg e coeficiente de variação de 12,5%, provavelmente por não se ter separado as jogadoras por posição de jogo ou função. Quanto menor o nível competitivo dos jogadores, mais significativas as diferenças de massa corporal, isso em razão da maior preparação física dos atletas profissionais, sendo também a provável causa da maior massa corporal marcadamente para os *forwards* – vale ressaltar que a genética e a morfologia desses indivíduos são de fundamental importância para a posição. Nas alterações de aumento da massa corporal, em que há marcadamente ganho de gordura em detrimento da massa magra, há uma redução da proporção força-massa corporal, o gasto energético durante o movimento é aumentado e a aceleração tanto horizontal, como vertical é reduzida. Assim, conforme reforça o trabalho de Duthie et al.[12], a maior mobilidade dos *forwards* tem sido associada a uma redução na gordura corporal e ao aumento da massa magra.

Comparando-se com outros esportes, a massa corporal dos jogadores de rúgbi é maior do que a de atletas de hóquei (75,0 ± 5,4 kg), futebol (77,5 ± 1,3 kg) e basquete (90,9 ± 11,8 kg)[8,12].

Estatura

Em altos níveis competitivos, também há clara distinção entre a estatura dos *forwards* e *backs*. Comparando-se jogadores americanos no mesmo nível competitivo, os *forwards* (1,86 ± 0,07 m) são marcadamente mais altos do que os *backs* (1,78 ± 0,05 m), demonstrando o mesmo padrão já referido em relação a massa corporal – os *forwards* são fisicamente maiores que os *backs*[10,12]. Dos jogadores de rúbgi, somente os *locks* (segundas linhas) (Tabela 23.1) possuem estatura superior a outras modalidades esportivas, por exemplo, o hóquei (1,77 ± 0,03 m) e o futebol (1,83 ± 0,01 m), enquanto no basquete a altura é similar (1,91 ± 0,10 m)[14].

Percentual de gordura

Os estudos antropométricos neste esporte têm como principal foco avaliar o percentual de gordura dos jogadores de rúgbi, por esse componente corporal estar intimamente ligado ao desempenho dos jogadores. Assim como em outros esportes, as estimativas são problemáticas por causa do emprego maciço de metodologia duplamente indireta (dobras cutâneas). Esses métodos, que empregam equações antropométricas para determinação da densidade e percentual de gordura, são simples e reprodutíveis, porém apresentam maior erro, por isso é fundamental a presença de um avaliador experiente[15,16].

Na liga amadora de rúgbi, os jogadores chegam a ter um percentual de gordura 34% maior do que os da liga profissional[8,14]. A literatura evidencia que os níveis de gordura diminuem proporcionalmente com o nível de profissionalismo dos jogadores. Isso pode ser decorrência do grande nível de condicionamento físico e treinamento, bem como de práticas dietéticas mais favoráveis desses atletas.

Em estudo com atletas de rúgbi brasileiros de alto nível (n = 20) com 24,15 ± 3,8 anos, 1,81 ± 6,29 cm e 91,85 ± 12,8 kg, foi registrado percentual de gordura de 16,26 ± 4,8%[17].

De um modo geral, o percentual de gordura dos jogadores da liga profissional é significativamente maior nos *forwards* (15,2%) do que nos *backs* (12,6%)[8]. O menor percentual de gordura encontrado nos *backs* (10 ± 2,3%) pode refletir as exigências de rápidas corridas desses jogadores[10,12]. Em relação aos *forwards first class* (11,1 ± 1,2%), eles exibem menores percentuais de gordura do que seus equivalentes *forwards second class* (13,3 ± 1%). Os *forwards* passam significativamente mais tempo de jogo envolvidos com muitas colisões e contatos (jogo fechado) com o objetivo de reverter a posse de bola e oferecer suporte às jogadas de ataque dos *backs*, portanto, é provável que a maior massa corporal dos *forwards* seja vantajosa para o desempenho em situações de impacto e força, comumente associados a essa posição de jogo[8]. Ainda, uma quantidade de gordura adicional pode ter uma função protetora em situações de contato (*forwards*), porém é uma desvantagem em *sprints* e atividades de corrida (*backs*). Dadas as diferenças entre as demandas dos *forwards* e *backs*, não há surpresa nos contrastes entre os percentuais de gordura desses jogadores.

GASTO ENERGÉTICO

O rúgbi é um esporte que exige uma variedade de respostas fisiológicas de seus jogadores como resultado de combinadas e repetitivas corridas de alta intensidade e frequência de contatos. Quando não estão envolvidos nessas atividades, permanecem em constante movimento, andando ou trotando para uma melhor colocação em campo em busca das jogadas. Não há interrupções, com exceção da ocorrência de contusões ou ferimentos. Durante os 80 minutos de partida, a bola fica em jogo, em média, por 30 minutos; sendo o tempo remanescente constituído por contusões, conversões, tiros de pênalti ou bola fora de jogo[18]. Durante uma competição de rúgbi, 85% do tempo do jogo é gasto em atividades de baixa intensidade e os 15% restantes, de alta intensidade. As interrupções durante o jogo ocorrem por causa das lesões e cobranças de penalidades e são as principais causas de longos períodos de repouso. Quanto às atividades de alta intensidade, cerca de 6% correspondem a corridas (*sprints*) e 9%, a disputas acirradas pela posse de bola, para que ela saia livre para os *backs* jogarem. Esses períodos de atividade de alta intensidade fazem aumentar consideravelmente a participação do metabolismo anaeróbio. As pesquisas realizadas sobre a demanda fisiológica e energética durante as competições de rúgbi demonstram que há requisição dos sistemas de energia aeróbio e anaeróbio glicolítico conforme os moldes propostos[8] (Tabela 23.2).

Tabela 23.2 Porcentagem do total de tempo de jogo em atividade de intensidade baixa (< 70% $BC_{máx}$), moderada (70 a 85% $BC_{máx}$) e alta (> 85% $BC_{máx}$) durante um jogo da liga semiprofissional de rúbgi

	Baixa intensidade /repouso	Moderada intensidade	Alta intensidade
% de tempo total	15,9 ± 19,5	39,7 ± 12,6*	44,4 ± 15,9*

BC: batimentos cardíacos.

* Significativamente diferente da baixa intensidade/repouso ($p < 0,05$).

Fonte: modificada de Coutts et al.[19]

Segundo trabalho de Coutts et al.[19], em uma partida da liga de rúgbi semiprofissional, um atleta pode chegar a gastar cerca de 1.888 Cal (7,9 MJ), o que representa, segundo os próprios autores, um gasto em torno de 25% maior do que o registrado para jogadores profissionais de futebol americano. A maior necessidade energética do rúgbi pode ser decorrente da maior massa corporal dos jogadores relacionada ao maior dinamismo do jogo ou ao maior nível de contato físico associado às disputas pela posse de bola. Levando-se em conta as requisições diferenciadas para os *backs* – que apresentam, durante a partida, um padrão de exercício baseado em corridas e velocidade em situações de ataque, jogadas exaustivas e sequenciais de defesa – e para os *forwards* – que, além dessas habilidades, envolvem-se em um grande número de situações de impacto físico e desempenho muscular –, deve-se considerar que os níveis de estresse mental, físico e, consequentemente, as necessidades nutricionais são variadas conforme a posição do atleta. Mashiko et al.[20], após avaliar o estresse mental e a demanda física por posição de jogo em uma partida de rúgbi, chegaram a três conclusões:

- uma partida de rúgbi causa tanto fadiga mental quanto física;
- as características das atividades físicas por posição de jogo são responsáveis pelas diferenças nas fadigas mental e física dos *forwards* e *backs;*
- para a saúde e o rendimento dos atletas, após a partida de rúgbi, é muito importante que as recomendações sejam feitas "sob medida", levando-se em conta a posição de jogo.

Em relação ao terceiro item, esse estudo propõe que, no caso dos *backs*, em que o consumo energético e a alta demanda metabólica são associados à fadiga mental, a ingestão de alguma fonte de energia de rápida absorção logo após o jogo é uma estratégia mais adequada para acelerar a recuperação do estado de fadiga[21].

A fadiga é definida como o conjunto de manifestações produzidas por trabalho ou exercício prolongado, tendo como consequência a diminuição da capacidade funcional de manter o rendimento esperado[22]. Sua etiologia é multifatorial, podendo ser dividida em periférica (muscular) ou central (sistema nervoso central)[23].

Já para os *forwards*, nos quais, além dos fatores associados aos *backs*, acontecem o catabolismo proteico, a degeneração do tecido muscular e lesões associadas à fadiga mental, um suprimento proteico adicional à fonte de energia é um meio efetivo para recuperação pós-partida[24]. No caso particular do consumo proteico, um maior consumo é necessário até mesmo para aumento da massa muscular, da força e da potência dos jogadores[25,26]. Em um estudo explorando os benefícios da ingestão de uma mistura de aminoácidos e eficiência de treinamento de jogadores de rúgbi, observou-se que, quando uma dose de 7,2 g/dia por 90 dias de aminoácidos de cadeia ramificada, arginina e glutamina era administrada, havia um efeito protetor da integridade muscular (mais rápida recuperação muscular de exercícios concêntricos) e também na hematopoiese[27].

Quanto ao consumo energético, em um estudo de Elloumi et al.[28] utilizando registro de 7 dias, revelou-se que jogadores profissionais de rúgbi consomem em média 3.148 ± 56 Cal/dia. Esse consumo teria um déficit de 6% em relação ao recomendado para esses atletas, isto é, 3.373 Cal. Também foi observado um déficit no consumo proteico (1,27 ± 0,07 g/kg massa corporal).

RECOMENDAÇÕES NUTRICIONAIS E SUPLEMENTOS DIETÉTICOS

A pressão do *marketing* esportivo e da indústria de suplementos sobre a população de atletas e profissionais envolvidos no esporte é cada vez mais crescente. O mito de que os suplementos alimentares são uma peça fundamental no sucesso esportivo ganha a cada dia mais adeptos. No caso do rúgbi e do futebol americano, a administração de suplementos tem se tornado um procedimento frequentemente promovido por fisiologistas, treinadores e até mesmo pais de jovens jogadores[16,29]. Sob a perspectiva científica, uma discussão sob o prisma ético é fundamental, uma vez que a eficácia da maioria dos suplementos disponíveis no mercado não é garantida e ainda há o risco de inadequações na rotulagem do produto e/ou impurezas responderem com um teste positivo de dopagem[30].

Para o rúgbi, é importante observar que a ingestão adequada de calorias e o consumo de macronutrientes, com ênfase nos carboidratos, são fundamentais para um bom desempenho. No caso de atletas brasileiros, um consumo de carboidratos conforme o proposto pelas Diretrizes da Sociedade Brasileira de Medicina do Esporte[31] para perfazer de 60 a 70% do valor calórico total (VCT) é uma recomendação fundamental para esse esporte[21], entre outros[16,32,33]. Conforme será discutido no tópico sobre hidratação, a ingestão de líquidos (ou, conforme a necessidade, de repositores hidroeletrolíticos) antes, durante e depois dos treinos e competições também é uma abordagem crucial para alcançar o rendimento pleno[16]. Assim, após dar prioridade a esses itens, a suplementação com compostos ergogênicos pode ser discutida. Segundo Hespel et al.[29], para se reconhecer um suplemento que possa ter um potencial efeito positivo e relevante para o futebol americano e, em similaridade, para o rúgbi, é preciso preencher três requisitos:

- o suplemento deve ter um mecanismo, seja físico/fisiológico, mental ou de saúde, que reverta em um efeito positivo no rendimento para o esporte;
- o suplemento não deve causar nenhum efeito adverso à saúde;
- o suplemento deve ser legal, isto é, livre de qualquer substância listada como banida ou que resulte em um teste de *doping* positivo.

Uma vez alcançados esses requisitos, os suplementos podem ser indicados levando-se em conta seu potencial ergogênico e o mecanismo fisiológico relacionado aos efeitos propostos (Tabela 23.3).

HIDRATAÇÃO

É bem documentado na literatura que, se um indivíduo permitir se hidratar apenas pelo direcionamento fisiológico da sede, a reposição por meio de líquidos *ad libitum* será de aproximadamente 50% ou, na melhor das hipóteses, 66% da sua real perda hídrica. Esse déficit entre a perda hídrica real e o consumo direcionado pela sede é chamado tecnicamente de "desidratação voluntária"[34]. O método para avaliar os efeitos negativos da desidratação envolve a medição da perda hídrica em relação à massa corporal[35]. Parece um consenso geral na ciência dessa área que, na maioria dos eventos atléticos, a desidratação não deva exceder 2% da massa corporal total[13]. Estudos que relacionam o rendimento em resistência em temperatura ambiente (20ºC a 21ºC) registram que, caso a atividade física dure menos de 90 minutos, uma perda entre 1 e 2% não prejudicará o rendimento atlético. Porém, nas mesmas condições climáticas citadas e com duração maior do que 90 minutos, uma desidratação de cerca de 2% tem significativo efeito negativo no rendimento. Em ambientes quentes (31ºC a 32ºC), em que há aumento da taxa de sudorese, realizar exercício intenso durante 60 minutos provoca uma desidratação de aproximadamente 1,8 a 2%; nessas condições, há claramente um prejuízo no rendimento em resistência[21].

Por causa das características do jogo de rúgbi, no qual há uma maior participação dos atletas em atividades de baixa intensidade (aeróbias) com períodos de atividades anaeróbias como corridas (*sprints*) (Tabela 23.2) e intenso contato corporal requerendo alta geração de força dos membros superiores e inferiores, pode ocorrer significativo aumento da temperatura (hipertermia), que, como consequência, gera o estresse térmico[36]. Quanto a este, pode ser representado como uma sensação de desconforto e fadiga, chegando, em altos níveis, a impedir o rendimento atlético[37,38]. Efeitos como deterioração da memória visual e aumento na sensação de fadiga são comumente associados a um estado de desidratação[39], e o American College of Sports Medicine[40] estabelece que a redução da massa corporal em 2% ou mais proporciona redução na *performance* aeróbia, além de poder prejudicar o desempenho cognitivo/mental. Outro possível pre-

Tabela 23.3 Suplementos com (ou provável) funcionalidade em algumas situações de exercício

Suplemento	Efeito ergogênico ou de saúde	Mecanismo fisiológico relacionado aos efeitos observados
Aminoácido/hidrolisado/proteico	Aumenta volume muscular/massa magra e estimula a recuperação	Estimula a captação de aminoácidos; a síntese proteica, a liberação de insulina e a ressíntese de glicogênio
Cafeína	Aumenta o rendimento de resistência (*endurance*); estimula o tempo de reação, o alerta mental e o processamento de informação visual	Estimula a lipólise e a taxa de oxidação de gordura; estimula a oxidação de carboidratos exógenos; aumenta o batimento cardíaco e a ação psicoestimulatória
Carboidrato	Aumenta o rendimento de resistência (*endurance*) e estimula a recuperação do exercício	Estimula e mantém a oxidação de carboidratos muscular; previne hipoglicemia; estimula a ressíntese de glicogênio e a liberação de insulina; aumenta a carga de treino de resistência e inibe a degradação proteica muscular
Creatina	Estimula potência e força muscular; aumenta o volume muscular/massa magra; estimula a recuperação do exercício	Aumenta o conteúdo de creatina no músculo; facilita a ressíntese de fosfocreatina no músculo; diminui o tempo de relaxamento do músculo; aumenta a resistência de treinamento com carga e estimula a ressíntese de glicogênio muscular
Antioxidante*	Previne o dano muscular	Aumenta a defesa contra a formação de espécies reativas de oxigênio nos músculos em contração
Beta-hidroxi-beta-metil-butirato*	Estimula a potência e a força muscular; aumenta o volume muscular/massa livre de gordura	Inibe a degradação da célula muscular induzida pela contração
Vitamina C*	Estimula o sistema imune	Estimula a atividade de neutrófilos, monócitos e linfócitos

*A literatura disponível é inconclusiva para dar suporte à possível ação ergogênica em indivíduos saudáveis. Mais estudos são necessários.

Fonte: modificada de Hespel et al.[29]

juízo aos jogadores de rúgbi decorre do grande risco para diversos tipos de lesão propiciados pelo estilo de jogo, em razão dos momentos de impacto; essa maior incidência de lesões foi associada à fadiga relacionada ao nível de desidratação[41]. Um estresse térmico prolongado pode levar à hipoidratação, à redução do volume cardíaco e evoluir, finalmente, para a redução da eficiência da sudorese[13]. Pesquisadores discutem que, além do prejuízo mental da função psicomotora que a desidratação impõe, podem ocorrer agravos por fatores como idade, morfologia, nível de hidratação, estado de treinamento, grau de aclimatização, entre outros[38]. No futebol americano, os uniformes representam um efeito negativo adicional nas competições em ambientes quentes e úmidos, prejudicando o rendimento esperado[29,42,43]. No caso do rúgbi, o uniforme é bem leve, como *shorts* e blusas com tecido especial antitranspirante. Um agravante à hipertermia poderia ser a utilização de ombreira e/ou protetor para a cabeça, conhecido como *scrum cap*.

Para traçar estratégias de hidratação para os atletas de rúgbi, primeiro é necessário determinar sua perda hídrica e a taxa de sudorese. Meir et al.[37] determinaram em seu trabalho que a perda de líquidos, estimada por meio da massa corporal inicial e final de uma partida de 80 minutos, é de 17 mL/min para os *forwards* e 11 mL/min para os *backs*. Isso representa uma perda por meio da sudorese de 1,36 L para os *forwards*, sendo esta aproximadamente 65% maior do que para os *backs*, que é de 0,88 L. Essa maior taxa de sudorese dos *forwards* é provavelmente devida ao alto volume de trabalho que essa posição exige, além de os *forwards* serem mais pesados e possuírem um maior percentual de gordura corporal, como discutido no tópico "Antropometria"[44]. Analisando o nível de perda hídrica em relação à massa corporal dos atletas, no estudo de Meir et al.[37], esta situa-se abaixo de 2%, identificado como o nível crítico para o rendimento. Porém, no mesmo estudo, dados de jogos individuais revelam que vários atletas alcançaram uma perda maior do que 3% (variação média de 3,02 a 3,76%), colocando-os em risco de prejuízo do rendimento e da habilidade termorregulatória.

O'Hara et al.[45] registraram que a perda média de massa corporal dos atletas de rúgbi por partida na Super Liga de 2008 foi de 1,28 ± 0,7 kg, já Meir et al.[46] estimaram, após 80 minutos de partida, perda hídrica para diferentes posições de 1,36 kg para os *forwards* e 0,88 kg para os *backs*. Em um estudo nacional realizado com atletas de rúgbi e sobre desidratação em atletas do sexo feminino (n = 11), Perrella et al.[13] determinaram que, após um treino intenso, houve uma média de redução da massa corporal de 1,5 ± 0,7% e taxa de sudorese de 8,0 ± 3,7 mL/min, variando de 3,3 a 12,5 mL/min. Ainda, quando as atletas foram requisitadas a responder um questionário de sintomatologia da sede desenvolvido pelas autoras, a maioria relatou sintomas de desidratação leve, condizentes com a perda de massa corporal percentual encontrada. Esse artigo traz sua originalidade por ser o primeiro a documentar esse tema empregando atletas do sexo feminino de rúgbi, tanto no âmbito nacional, como no internacional. Em outro trabalho que empregou a mesma metodologia, foi constatado em uma amostra de atletas de rúgbi brasileiros do sexo masculino (n = 23) com 26,2 ± 5,5 anos, 92,5 ± 10,4 kg, 1,82 ± 0,06 m e 1,3 ± 0,6% de 14,9 ± 4,2% que, após treinamento, ocorria perda hídrica de 1,6 ± 0,6% para uma taxa de sudorese de 13 ± 5,5 mL/min[47].

REFERÊNCIAS

1. Duarte O. História dos esportes. São Paulo: Makron Books; 2000.
2. Associação Brasileira de Rúgbi. Disponível em: http://www.brasilrugby.com.br/abr1.htm. Acesso em: 04 nov. 2005.
3. Mills JR. Charles William Miller 1894-1994. Centenário. São Paulo: Price Waterhouse; 1996.
4. National Football League. Disponível em: http://www.nfl.com. Acesso em: 04 nov. 2005.
5. International Rugby Board. Disponível em: http://www.irb.com. Acesso em: 04 nov. 2005.
6. Maughan RJ. Alcohol and football. J Sports Sci 2006;24(7):741-8.
7. Brasil. Lei Federal n. 9.615. Disponível em: https://www.planalto.gov.br/ccivil_03/leis/l9615consol.htm. Acesso em: 04 nov. 2005.
8. Gabbett TJ. Science of rugby league football: a review. J Sports Sci 2005;23(9):961-76.
9. Gabbett TJ. Physiological characteristics of junior and senior rugby league players. Br J Sports Med 2002;36:334-9.
10. Olds T. The evolution of physique in male rugby union players in the twentieth century. J Sports Sci 2001;19:253-62.
11. Sedeaud A, Marc A, Schipman J, Tafflet M, Hager JP, Toussaint JF. How they won Rugby World Cup through height, mass and collective experience. Br J Sports Med 2012;20:1-5.
12. Duthie G, Pyne D, Hooper S. Applied physiology and game analysis os rugby union. Sports Med 2003;33(3):973-91.
13. Perrella MM, Noriyuki PS, Rossi L. Avaliação da perda hídrica durante treino intenso de rugby. Rev Bras Med Esporte 2005;11(4):229-32.
14. Gabbett TJ. Physiological and anthropometric characteristics of amateur rugby league players. Br J Sports Med 2000;34:303-7.
15. Rossi L, Tirapegui J. Comparação dos métodos de bioimpedância e equação de Faulkner para avaliação da composição corporal de desportistas. Rev Bras Cienc Farm 2001;37(2):137-42.
16. Rossi L. Nutrição e atividade física: o binômio do século. Rev Nutr Profissional 2005;1:25-30.
17. Santos FG, Rossi L. Avalição antropométrica de atletas de rugby. Rev Bras Nutr Esport 2011;5(27):224-9.
18. Rossi L, Iasi B, Garcia P. Avaliação antropométrica e da perda hídrica durante treino intenso de atletas femininas de rugby. In: 8º Congresso Nacional da Sociedade Brasileira de Alimen-

tação e Nutrição; 2005 15-18 Nov; São Paulo. Revista Nutrire. São Paulo: SBAN, 2005. p. 412. (Resumo PO-18-233).

19. Coutts A, Reaburn P, Abt G. Heart rate, blood lactate concentration and estimated energy expenditure in a semi-professional rugby league team during a match: a case study. J Sports Sci 2003;21:97-103.
20. Mashiko T, Umeda T, Nakaji S, Sugawara K. Position related analysis of the appearance of and realtionship between post-match physical and mental fatigue in university rugby football players. Br J Sports Med 2004;38:617-21.
21. Williams C, Serratosa L. Nutrition on match day. J Sports Sci 2006;24(7):687-97.
22. Rossi L, Tirapegui J. Aspectos atuais sobre exercício físico, fadiga e nutrição. Rev Paul Educ Fis 1999;13(1):67-82.
23. Rossi L, Tirapegui J. Implicações do sistema serotoninérgico no exercício físico. Arq Bras Endocrinol Metab 2004;48(2):227-33.
24. Rossi L, Castro IA, Tirapegui J. Suplementação com aminoácidos de cadeia ramificada e alteração na concentração de serotonina cerebral. Nutrire 2003;26(1):1-10.
25. Rossi L, Tirapegui J. Aminoácidos: bases atuais para sua suplementação na atividade física. Rev Bras Cienc Farm 2000;36(1):37-57.
26. Tripton KD, Wolfe RR. Protein and amino acids for athletes. J Sports Sci 2004;22:65-79.
27. Ohtani M, Sugita M, Maruyama K. Amino acid mixture improves training efficiency in athlete. J Nutr 2006;136:538S-43S.
28. Elloumi M, El Elj N, Zaouali, Maso MF, Filaire E, Tabka Z, et al. IGFBP-3: a sensitive marker of physical training and overtraining. Br J Sports Med 2005;39:604-10.
29. Hespel P, Maughan RJ, Greenhaff PL. Dietary supplements for football. J Sports Sci 2006;24(7):749-61.
30. Grunewald KK, Bailey RS. Commercially marketed supplements for bodybuilding athletes. Sports Med 1993;15(2):90-103.
31. Sociedade Brasileira de Medicina do Esporte. Modificações dietéticas, reposição hídrica, suplementos alimentares e drogas: comprovação de ação ergogênica e potenciais riscos para a saúde. Rev Bras Med Esporte 2009;15(3):3-12
32. Al Assal K, Algodoal LC, Petri KC, Rossi L. Estudo antropométrico e nutricional de nadadores jovens competitivos. Rev Nutr Brasil 2004;3(4):219-24.
33. Rossi L, Silva RC, Tirapegui J. Avaliação nutricional de atletas de karatê. Rev APEF 1999;14(1):40-9.
34. Sawka MN, Montain SJ. Fluid and electrolyte supplementation for exercise heat stress. Am J Clin Nutr 2000;72:564S-72S.
35. Miguel M, Almeida D, Rossi L. Taxa de sudorese durante aula de Jump Fit e impacto da desidratação ativa no exame de BIA. Rev Ação e Mov 2005;2(2):74-7.
36. Kay D, Marino FE. Fluid ingestion and exercise hyperthermia: implications for *performance*, thermoregulation, metabolism and the development of fatigue. J Sports Sci 2000;18(1):71-82.
37. Meir R, Brooks L, Shield T. Body wheight and tympanic temperature change in professional rugby league players during night and day games: a study in the field. J Strength Cond Res 2003;17(3):566-72.
38. Morris JG, Nevill ME, Lakomy HKA, Nicholas CW, Williams C. Effect of a hot environment on *performance* of prolonged, inttermittent, high-intensity shuttle running. J Sports Sci 1998;16:677-86.
39. Patel VA, Mihalik JP, Notebaert AJ, Guskiewicz KM, Prentice WE. Neuropsychological *performance*, postural stability, and symptoms after dehydration. J Athl Train 2007;42(1):66-75.
40. American College of Sports Medicine. Positon stand: exercise and fluid replacement. Med Sci Sports Exerc 2007;39(2):377-90.
41. Gabbett TJ. Incidence of injury in semi-professional rugby league players. Brit J Sports Med 2004;37:36-44.
42. Burke LM. Fluid balance during team sports. J Sports Sci 1997;15(1):287-95.
43. Godek SF, Godek JJ, Bartolozzi AR. Thermal responses in football and cross-country athletes during their respective practices in a hot environment. J Athl Train 2004;39(3):235-40.
44. Brewer J, Davis J. Applies physiology of rugby league. Sports Med 1995;20(3):129-35.
45. O'Hara JP, Jones BJ, Tsakirides C, Carroll S, Cooke CB, King RFGJ. Hydration status of rugby league players during home match play throughout the 2008 Super League season. Appl Physiol Nutr Metabol 2010;35(6):790-6.
46. Meir R, Brooks L, Shield T. Body weight and tympanic temperature change in professional rugby league players during night and day games: a study in the field. J Streng Condition Res 2003;17(3):566-72.
47. Leão L, Rossi L. Avaliação hídrica de atletas de rugby. Rev Bras Nutr Esport 2011;5(27):208-14.

Skate 24

Glaucia Figueiredo Braggion
Rodrigo Gambaro Chaves

INTRODUÇÃO

A modalidade skate surgiu no Brasil há mais de 40 anos[1]. Durante esse período, a evolução do esporte foi contínua, sempre associada ao aumento de sua profissionalização. Consequentemente, tornou-se a segunda modalidade esportiva mais praticada na cidade de São Paulo, perdendo somente para o futebol, segundo pesquisa realizada pela Prefeitura da cidade em 2002[2]. É importante ressaltar também o crescente aumento da exposição do esporte na mídia, seja ela escrita ou falada, sendo comum encontrar em jornais, revistas de massa e especializadas e programas esportivos várias notícias sobre a prática do skate.

Embora esteja cada vez mais profissionalizada, a modalidade ainda sofre com o amadorismo em muitas áreas. Uma delas, que é o objetivo deste capítulo, é a nutrição. Apesar de ser um esporte que necessita de diferentes tipos de substratos energéticos e provoca uma demanda elevada de diferentes nutrientes, pouco se tem estudado sobre nutrição de skatistas e, segundo informações fornecidas por atletas profissionais, o nutricionista é um profissional ainda ausente no mundo do skate.

O objetivo deste capítulo, portanto, além de orientar os profissionais de nutrição sobre as características da modalidade, é criar a cultura da importância da nutrição adequada e direcionada para esses atletas, que pode contribuir bastante não apenas para a qualidade de vida, mas também para o desempenho no esporte.

CARACTERÍSTICAS DA MODALIDADE

As modalidades reconhecidas pela Confederação Brasileira de Skate (CBSK)[1] são: *street*, vertical, *downhill* e *longboard*.

- *street*: possui como característica a prática do skate nas ruas ou em pistas (*skateparks*) com diferentes tipos de obstáculos, em que a variável preponderante é o impulso para obtenção de boa velocidade para a execução das manobras;
- vertical: pode ser dividida em *miniramp*, *bowls* (pistas com característica arredondada) e *half-pipe*, sendo esta última considerada uma submodalidade elitizante, pois há a necessidade de uma pista para que seja praticada, tornando-a, portanto, menos acessível. O praticante realiza manobras em seu próprio eixo (giros) e manobras de borda, e a principal característica é a alta velocidade, em razão da facilidade de se ganhar impulso;
- *downhill*: caracterizada pela prática em grandes descidas realizando zigue-zagues para controle da velocidade e da direção;
- *longboard*: modalidade que sofreu um grande avanço nos últimos anos, principalmente no aumento do número de praticantes. Está mais relacionada à prática por lazer e é caracterizada pelo uso de um skate maior que o convencional.

As duas primeiras modalidades (*street* e vertical) merecem atenção especial por possuírem maior mecanismo de divulgação e, consequentemente, mais praticantes.

É importante ressaltar que cada uma delas possui suas respectivas particularidades, o que leva a demandas energéticas, exigências fisiológicas e prescrições de treinamento completamente distintas.

Uma questão importante, antes de se discutir as sessões de treinamento, é caracterizar uma bateria de competição. Para as modalidades *street* e vertical, o número de voltas de uma bateria é o mesmo, três para cada atleta, diferindo somente a duração de cada uma dessas voltas, sendo de 45 segundos para a vertical e de 1 minuto para a categoria *street*[1]. Em cada volta, o atleta deve realizar não apenas o maior número de manobras possível, como também as que exigem maior habilidade técnica. Geralmente, tais manobras requerem do skatista muita agilidade, força de membros inferiores e superiores, flexibilidade e velocidade. O equilíbrio é uma variável que também é fundamental na retomada para a execução da próxima manobra. A característica da prova durante uma competição é a exigência de força explosiva e de concentração, sendo a habilidade motora determinante para o sucesso na execução da volta.

Regras do esporte

A CBSK[1] regulamenta e fiscaliza a prática do skate, define as subdivisões das modalidades que são praticadas e normatiza as competições em cada uma delas.

Street

A modalidade *street* surgiu entre o final da década de 1970 e o começo da década de 1980, nos Estados Unidos. É a modalidade com a maior quantidade de adeptos, com aproximadamente 95% dos praticantes. Consiste em praticar o skate em obstáculos que são encontrados nas ruas das cidades, como monumentos, praças, bancos, corrimãos, muretas, escadas, rampas de entrada de garagens, palcos, buracos, barrancos, *guard-rails*, paredes com inclinação entre 30º e 80º, entre outros. Também é praticado em *skateparks* (pistas de skate), onde existem rampas que simulam a arquitetura urbana de um modo adaptado ao skate.

Freestyle

O *freestyle* (estilo livre) é a segunda modalidade mais antiga do skate, com cerca de 40 anos. Consiste em realizar manobras consecutivas, como uma coreografia acompanhada por música, sem colocar o pé no chão, em lugares planos com cerca de no mínimo 300 m^2. É uma das modalidades mais baratas para se organizar campeonatos pelo fato de não necessitar da construção de rampas.

Slalom

A *slalom* é uma modalidade que utiliza um skate bem mais estreito e menor que os "tradicionais". Consiste em passar por vários cones alinhados fazendo zigue-zague, tentando ser o mais rápido possível, sem derrubá-los.

Vertical

Bowls

A modalidade de *bowls* é praticada em pistas com no mínimo 3,50 m de altura que podem ser de concreto ou de madeira, em formato de *half-pipes* (meio tubo e com formato parecendo um gigantesco U) ou *bowls* (bacia), havendo entre o *coping* (cano de ferro) e a parede em curva (transição) uma parede vertical (90º com o chão, ou seja, reta), que dá nome à modalidade. Essa modalidade conta com poucos adeptos pela necessidade do praticante de possuir vasta experiência e alto nível técnico, havendo no Brasil cerca de quarenta competidores profissionais e cem competidores amadores.

Banks

A modalidade e *banks* é uma variação da *bowls*, mas não possui o vertical e tem altura, geralmente, de até 2,50 m. É uma das modalidades mais democráticas do skate, pois é praticada por adeptos de *street*, vertical, *miniramp*, *longboard* e *downhill*, assim como por crianças, jovens e adultos.

Miniramp

A *miniramp* é uma variação dos *half-pipes*, mas não possui vertical e a altura geralmente é de até 2,50 m. Assim como a *banks*, é uma das modalidades mais democráticas do skate, pois é praticada por adeptos de *street*, vertical, *longboard* e *downhill*; e por crianças, jovens e adultos. Há quase duas décadas, é o segundo tipo de rampa mais construído no Brasil, perdendo apenas para as de *street*.

Megarrampa

Idealizada pelo skatista norte-americano Danny Way e projetada pelo compatriota e especialista em construção civil John Tyson, em pouco tempo a megarrampa tornou-se a modalidade de maior visibilidade do skate. As dimensões de uma megarrampa variam um pouco, mas, em média, a rampa de *drop* (descida) possui 27 m de altura, na qual o skatista pode atingir 80 km/h. Em seguida, usando outra rampa, o atleta salta sobre um vão livre de 20 m de comprimento, aterrissando em mais uma rampa de descida que o impulsiona para um *quarter-pipe* (metade de um *half-pipe*) com aproximadamente 9 m de altura, e que faz com que o skatista possa atingir uma altura de até 16 m do solo.

Downhill

Downhill slide

Assim como o *downhill-speed*, o *downhill slide* também é praticado em ladeiras, mas a intenção é descer dando *slides* (derrapadas ou cavalos de pau) com o skate, de diversas formas diferentes e estendendo os "deslizamentos no asfalto" (manobras) o máximo possível, sem perder muito da velocidade. A exemplo do *freestyle*, o *downhill-slide* é uma das modalidades mais baratas de organizar campeonatos pelo fato de não necessitar da construção de rampas.

Downhill-speed

Modalidade praticada em ladeiras de diferentes comprimentos com o objetivo é descê-las o mais rápido possível – o nome *downhill-speed*, traduzido ao pé da letra, significa descer uma colina rapidamente. Também é conhecido como *downhill stand-up* (descer colinas de pé), para diferenciar do *street luge*, os modernos "carrinhos de rolimã". O *speed* requer atenção especial em segurança, tanto por parte dos organizadores de competição quanto dos próprios praticantes, já que, juntamente com a megarrampa, é uma das modalidades mais perigosas do skate.

A CBSK normatiza como obrigatório o uso de equipamento de proteção que inclui capacete, cotoveleiras e joelheiras. Com relação às roupas, normalmente os atletas fazem uso de camiseta e bermuda folgada ("de skatista") ou calças compridas (principalmente na modalidade vertical). É importante salientar que, durante as competições, esse material de segurança é de uso obrigatório, principalmente para a categoria vertical, porém, durante a prática no dia a dia, nas rotinas de treinamento, em especial na categoria *street*, seu uso é praticamente inexistente.

TREINAMENTO

Muitos atletas considerados profissionais, ao serem questionados sobre sua rotina de treinamento, descrição, volume e intensidade, refletem uma característica marcante que caminha junto com a modalidade: o lazer. O skate, para esses atletas profissionais, mais que um emprego ou uma forma de remuneração, é, principalmente, um estilo de vida, uma forma de viver bem. Mesmo que não fossem atletas profissionais, como a maioria dos skatistas, continuariam a praticá-lo pura e simplesmente por lazer.

Não existe uma rotina específica para o treinamento desses atletas, sendo que as características do treino, em sua maioria, diferem bastante das condições da prova. Foram realizadas algumas entrevistas com atletas profissionais da modalidade e verificou-se que cada um apresenta uma rotina particular de treinamento, não havendo uma uniformidade na conduta.

De acordo com os depoimentos coletados, um atleta profissional de skate costuma ter uma frequência de treinamento de quatro a cinco vezes por semana, com duração variando entre 3 e 5 horas. "Costumo andar de skate quatro a cinco vezes por semana, com duração média de sessão de 4 horas", afirma Ricardo "Pinguim". É importante ressaltar que essa duração está diretamente relacionada com a sua intensidade, a qual também foi considerada alta por esses atletas, segundo sua autopercepção.

Segundo os próprios atletas do skate, geralmente as sessões de treinamento são realizadas no período da tarde, sendo o período da manhã pouco utilizado pelos atletas. Isso implica condições de temperatura ambiente mais elevada, exigindo maior desgaste fisiológico do ponto de vista da termorregulação.

Um dos pontos principais da adequação do treinamento à rotina de competição é a exigência fisiológica imposta pela prova e como esta é trabalhada durante as sessões de treinamento. A predominância da utilização dos sistemas de energia durante uma volta na competição, seja ela na categoria *street* (1 minuto) ou vertical (45 segundos), é do metabolismo anaeróbico lático, que pode durar em torno de 10 a 180 segundos.[3]

É de extrema importância para o atleta de skate treinar de acordo com as exigências fisiológicas requeridas na competição, ou seja, por mais que esses indivíduos treinem por longos períodos, 4 a 5 horas, é interessante que haja intervalos e que sua volta na sessão de treinamento seja muito parecida com a volta da competição, tanto em número de manobras como também na intensidade (velocidade).

COMPETIÇÃO

Segundo a CBSK, toda e qualquer competição oficial deve ser realizada em local com estrutura de descanso, ambulância e socorro médico de emergência, porém nem sempre são realizadas em locais cobertos, tornando as condições ambientais adversas marcantes e geralmente caracterizadas por altas temperatura e umidade relativa.

As competições são divididas em seis fases, realizadas em dias diferentes:

- 1ª fase – inscrições: período de cadastramento dos competidores;
- 2ª fase – reconhecimento de pista: é um período de no mínimo 4 a 5 horas, previamente estipulado em

cronograma, em que todos os atletas inscritos podem treinar. Em geral, o reconhecimento de pista não é dividido em baterias;

- 3ª fase – eliminatória: todos os skatistas inscritos são divididos em baterias de oito a doze competidores, ordenados aleatoriamente. Antes de cada bateria de competição é feito um pré-aquecimento de, no mínimo, 10 a 20 minutos, dependendo da modalidade. Cada atleta terá duas apresentações de 1 minuto – classificação: da eliminatória, classificam-se vinte atletas para a fase semifinal;
- 4ª fase – semifinal: dividida em duas baterias de dez atletas que competem em ordem inversa à da classificação da fase eliminatória. Antes de cada bateria de competição é feito um pré-aquecimento de, no mínimo, 20 minutos. Cada atleta terá direito a duas apresentações de 1 minuto – classificação: da semifinal, classificam-se dez atletas para a fase final;
- 5ª fase – final: dividida em uma bateria de dez atletas que competem em ordem inversa à da classificação da fase semifinal. Antes de cada bateria de competição é feito um pré-aquecimento de, no mínimo, 20 minutos. Cada atleta terá direito a duas voltas de 1 minuto;
- 6ª fase – premiação: entrega de troféus e medalhas junto com o prêmio em dinheiro.

Segundo depoimentos de alguns atletas, a alimentação durante os dias de competição é bastante precária, sendo fornecidos pela organização lanches de pão com frios, água e frutas. Dessa maneira, muitos atletas optam por alimentar-se nas imediações dos locais em que estão ocorrendo as competições, ficando, portanto, sujeitos a ingerir *fast-food*, alimentos ricos em gordura ou açúcar e até refeições muito pesadas.

ALIMENTAÇÃO

Muitos atletas praticantes de skate são adolescentes e adultos jovens, segundo as estatísticas da CBSK. A mais recente pesquisa realizada pelo Datafolha em 2009[1] demonstrou que 90% dos praticantes no Brasil são do gênero masculino, sendo que a idade predominante varia entre 11 e 20 anos (média de 16 anos).

Por causa dessas características da idade, a alimentação apresenta-se de maneira muito peculiar, ou seja, segundo depoimento do atleta Ricardo "Pinguim", a alimentação do atleta skatista é comum, não diferente da população em geral. Parece que os atletas praticantes de skate não modificam seu comportamento alimentar por serem atletas. Desse modo, percebe-se que a preocupação com a alimentação não está vinculada à prática esportiva e, sim, à manutenção da saúde e da vida, como na população em geral.

"No dia a dia, não me preocupo com uma refeição especial, mas me acostumei a comer variado, me preocupando em deixar o prato com alimentos de diversas cores" afirma o atleta "Ed" (Edson Henrique Scander). "Nas vezes em que decido participar de uma competição, prefiro comer massas e verduras nos dias de disputa e bebo muita água", ele afirma.

Talvez a falta de conhecimento dos benefícios que uma alimentação equilibrada e direcionada pode trazer às exigências da modalidade esteja associada a essa falta de preocupação com a nutrição esportiva.

Por esses motivos, o nutricionista tem pela frente um amplo mercado de trabalho, que poderá contribuir muito com o crescimento e a melhoria da prática de skate por parte desses atletas – não apenas os profissionais, mas também os amadores.

O primeiro passo na conduta do nutricionista que trabalha com esse grupo de atletas é a educação nutricional, ou seja, educar o atleta para adotar como hábito uma alimentação balanceada e rica em nutrientes. A partir do processo de educação, o trabalho deve direcionar-se para a especificidade, ou seja, trabalhar o aporte adequado de substratos energéticos requeridos durante a prática esportiva, além de analisar fatores que estão diretamente relacionados ao desempenho, como a composição corporal (o excesso de tecido adiposo, p. ex., prejudica a *performance*, principalmente a agilidade, variável preponderante para o sucesso esportivo), a hidratação e até mesmo a suplementação (que, em alguns casos, ocorre de forma indiscriminada e equivocada).

LESÕES E NUTRIÇÃO

Uma das características marcantes da prática de skate é a lesão. Contusões, escoriações, entorses e até mesmo fraturas são muito comuns, especialmente nos praticantes iniciantes. Segundo os próprios atletas, esse é um dos fatores comumente associados aos treinos: "Durante as sessões de treinamento, minha sensação corporal normalmente é boa, exceto pelas dores causadas por contusões recentes e acumuladas (mal tratadas)", afirma o atleta "Zeloy" (Eloy de Figueiredo). Esse tipo de lesão pode levar o atleta a ficar impossibilitado de praticar skate ou treinar por alguns dias, às vezes até semanas. Nesses casos, a dieta é um instrumento fundamental para a manutenção do peso corpóreo adequado, para evitar a sarcopenia e a atrofia muscular excessiva atribuída à imobilização e até mesmo para auxiliar na cicatrização dos ferimentos. Em casos de infecção, a dieta deve auxiliar na reconstrução da flora intestinal, que pode ser afetada pelo uso de antibióticos. Uma maneira eficaz de reconstrução da flora intestinal pode ser o uso de alimentos probióticos, como leite fermentado ou iogurtes[4,5].

Considerando a grande incidência de lesões que estão associadas à inflamação e a um processo de produção aumentada de radicais livres, seria interessante orientá-los quanto ao consumo adequado de alimentos ricos em nutrientes antioxidantes[6,7].

É também indicada, nesses casos, a redução do consumo de gorduras saturadas e alimentos ricos em gorduras *trans* que possuem potencial de aumento do estresse oxidativo. Algumas vezes, o estresse oxidativo está associado ao aumento da gravidade das lesões musculares tão comuns nos skatistas[7].

Assim, o consumo de antioxidantes a partir de uma diversidade de frutas e vegetais, de alimentos anti-inflamatórios (especialmente de gorduras boas) e de alimentos que são fontes de cálcio é recomendado.

HIDRATAÇÃO

A hidratação deve ser uma preocupação do profissional que lida com atletas praticantes de skate, já que as características da indumentária, os locais de competição ou até mesmo a prática nas ruas sob condições ambientais desfavoráveis podem prejudicar muito o estado de hidratação do atleta, a termorregulação e, consequentemente, a *performance*.

A prática do esporte nas ruas ou em locais de difícil acesso à água faz com que a maioria dos atletas não se hidrate suficientemente. Não há registros na literatura sobre qual seria um valor médio de perda de peso por desidratação após uma tarde de treinamento de skate. Porém, o relato de alguns atletas é indicativo de que a desidratação ocorre, sim, e em diferentes graus.

Uma sessão de treinamento pode variar de 2 a 4 horas com intervalos descompassados. "O horário é completamente incerto, depende do lugar. Evito sol escaldante, que reduz muito a *performance* e consome muito rapidamente as energias, mas existem oportunidades que eu não consigo evitar. Sinto-me cansado sempre, pois minhas sessões são sempre intensas", afirma "Zeloy".

Os efeitos da desidratação para uma atividade que exige muito a explosão (característica de via metabólica anaeróbica predominante) podem ser importantes do ponto de vista da *performance* cognitiva e da queda no rendimento, sendo possível estarem associados também à ocorrência de câibras[8,9]. Vários estudos na literatura têm demonstrado, por meio de análises de desempenho em situação de hipertermia/desidratação, uma clara dificuldade no recrutamento de unidades motoras, diminuição da força, perda de coordenação, aumento na taxa de erro e perda de habilidade motora. Esses efeitos negativos ocorrem, inclusive, em situações de desidratação que correspondem a perdas de apenas 1 a 2% do peso corporal[10,11].

Portanto, é de fundamental importância que seja elaborado um plano de hidratação que vise minimizar as perdas hídricas não apenas nos dias de treinamento, mas principalmente nos dias de competição, em que são realizadas várias baterias com intervalos relativamente longos entre elas. Essas características da competição permitem traçar um plano de hidratação que seja viável e eficaz.

Na prática, os atletas afirmam consumir bastante líquido, porém, de forma não planejada, correndo o risco de não realizar um plano eficiente de hidratação e reposição de energia adequada para o dia da competição. "Nos dias de competição, reforço a alimentação pela manhã, não almoço e bebo muito líquido. À medida que sinto fome, como alguma coisa leve, um lanche natural ou um chocolate. Após a competição, retomo minha rotina", afirma "Zeloy".

Segundo a recomendação do American College of Sports Medicine[8], o atleta deve manter-se hidratado o dia todo, bebendo bastante líquido desde as primeiras horas da manhã. Aproximadamente 2 horas antes do início das baterias ou do treino, é importante que o atleta ingira em torno de 250 a 500 mL de líquido. Esse intervalo servirá para permitir a eliminação do excesso de líquido sem causar desconforto durante o exercício. Se o treinamento for longo, a reposição de carboidratos juntamente com a bebida torna-se interessante. Nesses casos, recomenda-se o consumo de uma bebida repositora para atletas com concentração de carboidratos em torno de 6%[8,12]. Os intervalos entre as baterias nos dias de competição devem ser aproveitados para esse tipo de reposição de líquidos e carboidratos. Nos treinos longos, a ingestão de água ou outra bebida deve ocorrer a cada 15 a 20 minutos de intervalo, em volumes que não causem desconforto gástrico ao atleta (em torno de 6 a 8 goles)[13]. Essa conduta evita a desidratação (perda de peso) e permite ao atleta manter uma termorregulação adequada, para não ocorrerem os prejuízos anteriormente descritos na *performance*.

Ao final dos treinos ou da competição, a estratégia indicada quanto à hidratação é verificar se houve perda de peso. Caso tenha acontecido, recomenda-se ingerir 100 a 150% do peso perdido na forma de líquido. Caso não tenha ocorrido perda de peso, a hidratação deve seguir o procedimento de ingestão hídrica do dia de uma pessoa saudável (em torno de 2 a 3 L de água distribuídos no decorrer do dia).

CONSUMO DE CARBOIDRATOS

Pela característica do esporte, as competições são realizadas em baterias de no máximo 1 minuto. Isso significa que o sistema metabólico prioritariamente utilizado é o anaeróbico. Nesse caso, o principal substrato energético proveniente da dieta a ser utilizado é o carboidrato. Os estoques de glicogênio muscular, assim como a capacidade de ressíntese do ATP por meio do sistema ATP-CP (sistema creatina-fosfato), são, portanto, determinantes da boa *performance*.

Para manter estoques elevados de glicogênio muscular e proporcionar quantidade suficiente de substrato energético durante a atividade física, a dieta habitual deve ser rica em carboidratos nos períodos que antecedem a competição (em torno de 65% do total de calorias)[14,15]. Em termos quantitativos, a recomendação do American College of Sports Medicine[22] é de 6 a 10 g de carboidratos por kg de peso corporal/kg/dia para atletas, variando de acordo com a modalidade.

Antes do exercício, uma refeição ou lanche deve fornecer fluido suficiente para manter a hidratação, possuir baixo teor de gorduras e fibras para facilitar o esvaziamento gástrico e minimizar o desconforto gastrointestinal, além de ser relativamente elevada em carboidratos para maximizar a manutenção da glicemia, ser moderada em proteínas e composta por alimentos familiares, para ser bem tolerada pelo atleta[22].

Nos intervalos entre as baterias ou sessões de exercícios, o consumo de carboidratos deve ser estimulado, de preferência associado à ingestão hídrica, para facilitar a digestão e a absorção e aproveitar a estratégia de hidratação[9]. Em geral, recomenda-se a ingestão de 30 a 60 g de carboidratos/h de atividade física, especialmente em atividades por tempo prolongado e sob condições ambientais desfavoráveis[22]. Após o término do exercício, é importante repor os estoques de glicogênio muscular que foram depletados, aproveitando as primeiras 2 horas após o exercício para priorizar a ingestão de alimentos de fácil digestibilidade e fontes de carboidratos. Assim, a rápida ressíntese dos estoques de glicogênio muscular fará com que o atleta esteja rapidamente recuperado e pronto para a prática do esporte no dia seguinte ou na próxima bateria da competição[9,16]. A ingestão de carboidratos de cerca de 1 a 1,5 g/kg de peso corporal nos primeiros 30 minutos pós-exercício é recomendável[22].

Esses conceitos básicos da ciência da nutrição esportiva são muito claros para o profissional que trabalha com nutrição, porém os atletas parecem não conhecer essas informações. Segundo alguns relatos, pode-se verificar que a prática alimentar no dia da competição não tem relação com o ideal.

> Durante a competição, tomo café da manhã reforçado com carboidrato na água, algumas combinações de vitaminas e energia em cápsula, pois não tenho me alimentado direito ultimamente... Fico comendo frutas, bananas principalmente, até sanduíches nada nutritivos. Procuro jantar bem e sempre acordo desgastado após competições, mas acho que esse desgaste vem de um outro tipo de energia perdida, não a física nem mental, não sei explicar.

Afirma o atleta "Chupeta" (Fábio Cristiano). "As refeições básicas tento manter igual. Durante as competições, bananas e sucos variados", afirma o atleta "Schumacker" (Fábio Correa de Moraes).

Tais afirmações demonstram a ausência de conhecimento sobre os fatores nutricionais e sua relação com a fadiga e a recuperação após esforço físico por parte dos atletas.

Durante a competição, é comum o consumo de frutas e sanduíches, pois são esses os alimentos fornecidos pela organização da prova segundo as normas da CBSK. Geralmente bananas, maçãs e sanduíches de frios, como presunto e queijo, são as opções disponíveis.

PROTEÍNAS

A recomendação de consumo de proteínas para atletas praticantes de skate não deve diferir muito da população em geral. Não existem relatos na literatura de aumento da necessidade de proteínas especificamente para esse esporte. No entanto, sabe-se que, em atividades de resistência (provas de longa duração), ocorre uma utilização de aminoácidos como substrato energético, especialmente os ramificados[17]. Essa oxidação de aminoácidos ocorre principalmente quando os estoques de glicogênio muscular estão reduzidos[17,18].

No caso do skate, a atividade não é de resistência, portanto, espera-se que a oxidação de aminoácidos como substrato energético seja insignificante. A menos que o atleta faça um trabalho de treinamento muscular com o objetivo de hipertrofia como parte da preparação física, a recomendação de ingestão de proteínas não deve ultrapassar a recomendação para atletas praticantes de atividades prioritariamente anaeróbicas (de alta intensidade e curta duração) e deve estar em torno de 1,2 a 1,7 g de proteínas/kg de peso/dia[17,18,22].

Como os skatistas, em sua maioria, não realizam treinamentos específicos de hipertrofia muscular nem de resistência, as necessidades de ingestão de proteínas podem facilmente ser atingidas via dieta, sem a necessidade de suplementação[19]. A dieta habitualmente ingerida por eles, no entanto, pode apresentar distorções. Alguns atletas restringem carne vermelha, enquanto outros consomem lanches e *fast-food* com muita frequência, dificultando, dessa maneira, a definição de um perfil de consumo habitual de proteínas desses atletas.

> Não como carne vermelha, costumo tomar um café da manhã com pão, queijo, frutas etc. Depois almoço, algo tipo arroz, feijão e algum legume, e depois vou andar de skate, volto e janto algo tipo um lanche com algum suco, afirma Ricardo "Pinguim" (Ricardo Gambaro Chaves).

GORDURAS

Também não existe uma recomendação específica de consumo de macronutrientes para atletas para a modalidade. Sabe-se que o papel das gorduras na dieta do skatista é suprir as necessidades orgânicas normais desse nutriente, como transportar vitaminas lipossolúveis e fornecer substrato energético. Como muitos são adolescentes, o consumo de gorduras é importante para ajudar a suprir a elevada demanda energética dessa faixa etária. Porém, pelas características da modalidade esportiva em si, não há necessidade de diferenciar o consumo de lipídios entre atletas de skate e a população em geral. Por isso, a recomendação que se faz é que, do total de calorias ingeridas por dia, em torno de 20 a 35% sejam correspondentes aos lipídios[14,22], sendo que uma distribuição equilibrada entre gorduras saturada, monoinsaturada e poli-insaturada se faz importante[14].

Conforme descrito anteriormente, muitos atletas consomem grande quantidade de lanches e sanduíches ricos em gorduras. A gordura *trans* também está presente em muitos alimentos industrializados consumidos regularmente por esses atletas. Em um dos poucos relatos existentes na literatura sobre o consumo de macronutrientes de skatistas, é citado o elevado consumo de gorduras[15].

Por esse motivo, a conduta do nutricionista que lida com skatistas é orientar quanto à qualidade das fontes de gordura presentes na dieta, sendo preferencialmente as mono e as poli-insaturadas as principais indicações (gorduras provenientes do óleo vegetal, oleaginosas, abacate, azeite de oliva etc.)[14].

SUPLEMENTAÇÃO NUTRICIONAL

O principal problema descrito sobre a dieta habitual de skatistas está justamente nos hábitos alimentares semelhantes aos de adolescentes e adultos jovens não atletas. A dieta não balanceada torna-se uma barreira para a melhoria da *performance*. Por esse motivo, antes de pensar em lançar mão de suplementos nutricionais, a conduta do profissional nutricionista que atua nessa área é a reeducação alimentar.

Caso o atleta consiga manter uma alimentação equilibrada, variada, rica em alimentos naturais e fontes de diferentes vitaminas, minerais, fibras e água, certamente ele terá um bom desempenho nos treinamentos e na competição sem a necessidade de suplementação nutricional, mesmo porque a demanda metabólica da atividade desenvolvida não é extrema como em outras modalidades – p. ex., maratona, esportes coletivos como o futebol etc.[19]. Mesmo assim, alguns atletas fazem uso de creatina como forma de aumentar a velocidade de ressíntese do ATP no sistema ATP-CP para melhorar a *performance*, principalmente durante as competições. Nesses casos, o nutricionista deve atentar para o aumento de peso ocasionado não apenas pelo ganho de massa muscular, mas também pela retenção hídrica[20]. O aumento significativo do peso em pouco tempo pode prejudicar a *performance* em manobras com grau elevado de dificuldade e que exijam agilidade, velocidade e flexibilidade. O plano de suplementação não deve ser traçado por um período muito longo, para evitar que isso ocorra[20].

O suplemento alimentar mais comumente utilizado por esses atletas é o carboidrato; muitos deles consomem maltodextrina diluída em água durante as sessões de treinamento. Essa prática pode ser interessante do ponto de vista de reposição de carboidrato, já que este é o principal substrato energético utilizado durante os treinamentos e as competições, que são caracterizados por atividade de alta intensidade e intermitente, com picos sucessivos de *performance*[9,21]. Nesse caso, o profissional deve orientar quanto à correta diluição para que se obtenha um bom resultado do ponto de vista de aporte energético sem tirar o foco da velocidade de esvaziamento gástrico para otimizar a hidratação que deve ser associada, ou seja, orientar para que a diluição não ultrapasse 6 a 8%[8,12] para que a velocidade de absorção do líquido seja rápida ao mesmo tempo em que ocorra a reposição de carboidratos.

CONSIDERAÇÕES FINAIS

As informações aqui descritas, em sua maioria, não são baseadas em registros na literatura científica. Muito pouco se tem publicado especificamente sobre nutrição para praticantes de skate na literatura científica da nutrição esportiva. Mesmo assim, os conhecimentos correspondem à realidade atual da modalidade exposta em depoimentos de atletas e na observação da rotina de praticantes.

Pelo descrito, o que se pode observar é que, do ponto de vista da *performance*, mesmo os atletas profissionais ainda não recebem uma orientação adequada sobre nutrição. Muito ainda deve ser estudado sobre as características e as demandas fisiológicas do skate para que se possa determinar precisamente as recomendações de nutrientes.

Outro aspecto que dificulta uma padronização de conduta nutricional é que o esporte é praticado muitas vezes de forma recreativa, mesmo pelos atletas profissionais, sendo que as sessões de treinamento não seguem uma rotina rígida. Dessa forma, fica difícil traçar o perfil de aptidão física necessário para o bom desempenho, e a demanda nutricional varia muito de atleta para atleta.

As ideias que foram expostas neste capítulo têm como única pretensão servir de guia para que o profissional que trabalha com skatistas inicie novos estudos e aprofunde seus conhecimentos sobre essa modalidade que cresce a cada dia e já é uma das mais populares praticadas nos grandes centros em nosso país.

AGRADECIMENTOS

Agradecemos a colaboração dos atletas: Ricardo Gambaro Chaves – Ricardo "Pinguim"; César Gyrão, da Revista Tribo Skate; Fábio Cristiano – "Chupeta"; Fábio Correa de Moraes – "Schumacker"; Eloy de Figueiredo – "Zeloy"; Edson Henrique Scander – "Ed".

REFERÊNCIAS

1. Site da confederação Brasileira de Skate. Disponível em: http://www.cbsk.com.br. Acesso em: set. 2007.
2. Prefeitura do Município de São Paulo. Informe de mídia; 2002.
3. Powers S, Howley E. Fisiologia do exercício: treinamento e aplicação ao condicionamento e ao desempenho. 3.ed. Barueri: Manole; 2000.
4. Gorbach SL, Goldim BR. The intestinal microflora and the cancer connection. Rev Infect Dis 1990;12(Suppl 2):252.
5. Roberfroid MB. Prebiotics and probiotics: are they functional foods? Am J Clin Nutr 2000;7(Suppl):1682S-7S.
6. Davies KJA, Quintanilha AT, Brooks GA, Packer L. Free radicals and tissue damage produced by exercise. Biochemical and Biophys. Res Comm 1982;10(4):1198-205.
7. Langer B. Radicais livres, isquemia e inflamação. Rev Paul Med 1986;104(6):305-10.
8. American College of Sports Medicine. Position stand on exercise and fluid replacement. Med Sci Sports Exerc 2007;39(2):377-90.
9. Coyle EF. Fluid and carbohydrate replacement during exercise: how much and why? Sports Sci Exchange 1994;7(3):50.
10. Bangsbo J, Norregaar D. The effect carbohydrate diet on intermittent exercise *performance*. J Sports Med 1994;13:152-7.
11. Fleck SJ, Figueira AJ. Desidratação e desempenho atlético. Revista APEF Londrina 1997;12(2):50-7.
12. Chaves R, et al. Efeito de diferentes soluções hidratantes na performance em atletas de futebol. In: Anais, II Congresso Internacional de Ciências do Esporte, Gatorade Sports Science Institute. São Paulo, 2002.
13. Murray R, Bartoli W, Stofan J, Horn M, Eddy D. A comparison of the gastric emptying characteristics of selected sports drinks. Int J Sports Nutrition 1999;9:263-74.
14. WHO & FAO Joint Consultation. Fats and oils in human nutrition. Nutr Res 1995;53:202-5.
15. Ziegler P, Nelson JA, Barrat-Fornell A. Energy and macronutrient intakes of elite figure skaters. J Am Diet Assoc 2001;131:319-25.
16. Rankin JW. Dietary carbohydrate and *performance* of brief, intense exercise. Sports Sci Exchange 2000;13(4)1-6.
17. Wolfe RR. Protein supplements and exercise. Am J Clin Nutr 2000;72(Suppl):551S-7S.
18. Lemon PWR. Protein requirements of soccer. J Sports Sci 1994;12(Suppl):17-22.
19. Zeizel SH. Is there a metabolic basis for dietary supplementation? Am J Clin Nutr 200;72(Suppl):507S-11S.
20. Williams M, Kreider RB, Branch DJ. Creatine: the power supplement. Champaign: Human Kinetics; 1999.
21. Brouns F, Kovacs E. Functional drinks for athletes. In: Trends in food science & technology. v.8; 1997.
22. American College of Sports Medicine. Nutrition and athletic *performance*. Med Sci Sports Exerc 2009;39(2):709-31.

Exercícios em cadeiras de rodas 25

Sandra Maria Lima Ribeiro
Regina Célia da Silva
Carlos Bandeira de Mello Monteiro
Julio Tirapegui

INTRODUÇÃO

O esporte direcionado a pessoas com deficiências físicas teve seu início ao final da Segunda Guerra Mundial, entre 1944 e 1952, quando os soldados voltaram para os seus países de origem com mutilações. Indivíduos com lesão medular ou amputações de membros inferiores começaram a praticar jogos esportivos em um hospital em Stoke Mandeville, na Inglaterra. Nos Estados Unidos, por iniciativa da Paralyzed Veterans of America (PVA), surgiram as primeiras equipes de basquetebol em cadeira de rodas e as primeiras competições de atletismo e natação para pessoas com deficiências físicas. A partir desses eventos iniciais, esses esportes continuaram sendo divulgados, e desde 1960 ocorrem os Jogos Paralímpicos, sempre alguns dias após os Jogos Olímpicos convencionais.

No Brasil, o esporte adaptado surgiu em 1958, e os resultados obtidos em Olimpíadas têm sido bastante animadores: nas Paralimpíadas de Sydney, em 2000, o Brasil conquistou 22 medalhas, sendo seis de ouro, dez de prata e seis de bronze, e quebrou três recordes mundiais no atletismo. Em Atenas, em 2004, foram conquistadas catorze medalhas de ouro, doze de prata e sete de bronze. Os resultados vitoriosos continuaram nas Paralimpíadas de Londres, em 2012, quando foram obtidas 21 medalhas de ouro, catorze de prata e oito de bronze.

O Brasil participou também de todas as quatro edições dos Jogos Parapan-Americanos. Somando as medalhas obtidas nas quatro edições do evento (1999, 2003, 2007 e 2011), o Brasil tem a liderança pan-americana, tendo conquistado 793 medalhas ao todo, sendo 336 de ouro, 237 de prata e 196 de bronze.

Considerando o envolvimento cada vez maior de pessoas com deficiência em atividades esportivas e destacando a importância dessa prática em vários aspectos da vida desses indivíduos, a colaboração de diferentes profissionais da saúde é fundamental. Para tal, torna-se fundamental a universalização de alguns conceitos, definições e padrões.

CONCEITOS E DEFINIÇÕES SOBRE "DEFICIÊNCIA FÍSICA"

Para contextualização da nutrição e da atividade física nas deficiências motoras, é necessário inicialmente caracterizar o termo "deficiência" e fazer algumas relações. A Organização Mundial da Saúde (OMS) propôs em 2001 (com publicação para o português em 2003) a *classificação internacional de funcionalidade, incapacidade e saúde* (CIF)[1], de forma a propiciar e oferecer uma linguagem padronizada e uma estrutura para a descrição da saúde e dos estados relacionados à saúde, com a intenção de melhorar a comunicação entre diferentes usuários, como profissionais de saúde, pesquisadores, políticos e o público em geral[2,3]. Nesse sistema de classificação, utiliza-se uma proposta integrativa entre os modelos médico e social. No modelo médico, considera-se a incapacidade um problema da pessoa, causado diretamente pela doença, trauma ou outro problema de saúde, que requer assistência médica sob a forma de tratamento individual por profissionais. O modelo social de incapacidade, por sua vez, considera a questão principalmente um problema criado pela sociedade e, basicamente, como uma questão de integração plena do indivíduo. Para se obter a integração das várias perspectivas de funcionalidade, a OMS optou por uma abordagem biopsicossocial, para sintetizar uma visão coerente das diferentes perspectivas de saúde: biológica, individual e social[1,4].

A CIF[5,6] é a classificação da saúde e dos domínios relacionados à saúde. Esses domínios ajudam a descrever alterações ou mudanças na função e estrutura corporal, o que uma pessoa com uma condição de saúde pode fazer em um ambiente-padrão (seu nível de capacidade em uma atividade) bem como o que ela realmente faz no seu ambiente real (seu nível de desempenho em uma participação). Dessa forma, pode-se considerar como deficiência os problemas na função ou estrutura do corpo como perdas ou desvios significativos, que causam limitação em atividades e restrição na participação social[7,8]. A Figura 25.1 apresenta as perspectivas do corpo, individuais e sociais, por meio dos componentes do estado de saúde de um indivíduo: função e estrutura corporal (deficiência), limitação de atividade e restrição na participação (dificuldades desencadeadas pela deficiência) e a influência dos fatores ambientais e pessoais. A Tabela 25.1 apresenta definições de algumas palavras no contexto da saúde que se tornam fundamentais para a discussão de deficiência.

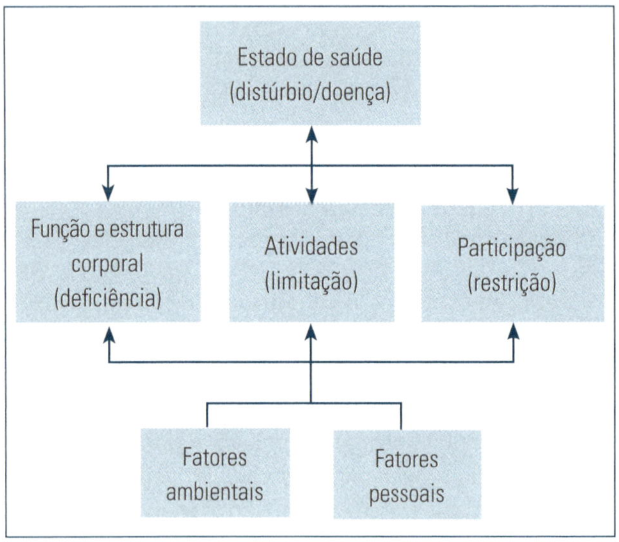

Figura 25.1 Interação entre os componentes da CIF.
Fonte: OMS[1].

Tabela 25.1 Definições no contexto da saúde apresentadas pela CIF

Funções do corpo são funções fisiológicas dos sistemas corporais (incluindo funções psicológicas)
Estruturas do corpo são partes anatômicas do corpo, como órgãos, membros e seus componentes
Deficiências são problemas na função ou estrutura do corpo, como uma perda ou desvio significativos
Atividade é a execução de uma tarefa ou ação por um indivíduo
Participação é o envolvimento em uma situação de vida
Limitações na atividade são dificuldades que um indivíduo pode ter para executar atividades
Restrições à participação são problemas que um indivíduo pode ter no envolvimento em situações de vida
Fatores ambientais são compostos pelo ambiente físico, social e de atitudes em que as pessoas vivem e conduzem suas vidas

Fonte: OMS[1].

Após a identificação da função ou da estrutura do corpo que apresenta determinada deficiência, pode-se quantificar se a deficiência é ligeira, moderada, grave ou completa (Tabela 25.2). Essa informação é fundamental para os diferentes profissionais, na organização de programas multidisciplinares[8,9].

Tabela 25.2 Qualificador comum com escala negativa utilizado para indicar a extensão ou magnitude de uma deficiência

0 NENHUMA deficiência (nenhuma, ausente, escassa)	0-4%
1 deficiência LIGEIRA (leve, pequena)	5-24%
2 deficiência MODERADA (média, regular)	25-49%
3 deficiência GRAVE (grande, extrema)	50-95%
4 deficiência COMPLETA (total)	96-100%

%: estão disponíveis amplas classes de porcentagens para aqueles casos em que se usam instrumentos de medida calibrados ou outras normas para quantificar a deficiência.
Fonte: OMS[1].

A proposta da CIF reflete a mudança de uma abordagem baseada nas consequências das doenças para uma abordagem que prioriza a funcionalidade como um componente da saúde e considera o ambiente um facilitador ou uma barreira para o desempenho de ações e tarefas[4,8,9]. O enfoque principal de uma deficiência deve ser a influência nos fatores contextuais (ambientais e pessoais) e seus impactos, tanto positivos, quanto negativos, nas três dimensões das condições de saúde: estrutura e função do corpo, atividade e participação social. Com base nesse raciocínio, todos os domínios de saúde e os conteúdos relacionados interagem e apresentam a mesma relevância no processo de funcionalidade e incapacidade.

Abordagem fisiológica das deficiências

A medula espinhal é uma massa de tecido nervoso que se estende pelo corpo a partir dos hemisférios cerebrais. Apresenta duas dilatações (intumescências) que correspondem a áreas que fazem conexão com as raízes nervosas, responsáveis pelos comandos de movimentos e sensações do corpo. Ela é protegida pela coluna vertebral, que apresenta na sua estrutura de 33 a 34 vértebras. A medula começa no crânio, estende-se até a segunda vértebra lombar e, de acordo com a localização do nervo e da respectiva vértebra, pode ser dividida em regiões (Tabela 25.3).

Tabela 25.3 Descrição das regiões da medula espinhal

Região	Número de vértebras	Simbolizado pela letra
Cervical	7	C
Torácica	12	T
Lombar	5	L
Sacra	5	S
Coccígea	4 a 5	–

Fonte: Lianza[10].

Com o comprometimento da medula espinhal ou de suas ramificações nervosas, podem ocorrer alterações de funções motoras, sensitivas, metabólicas e até psicológicas[10]. As lesões, de acordo com sua origem, podem ser divididas em traumáticas e não traumáticas (Tabela 25.4). Quando as lesões afetam exclusivamente as vértebras, os comprometimentos podem ser pequenos, mas quando a medula também é afetada, as consequências são maiores. Podem ocorrer: paralisia, que é a alteração ou ausência do movimento abaixo da região acometida; ou perda sensorial, caracterizada por alteração ou perda de sensação abaixo do nível neurológico da lesão. A lesão é considerada completa quando há comprometimento de todas as estruturas abaixo dela, com ausência de funções motora e sensitiva. Por sua vez, a lesão é considerada incompleta quando as funções encontram-se preservadas[10]. As lesões que atingem as regiões superiores da coluna (da cervical 1 [C1] à torácica 1 [T1]) resultam em tetraplegia, enquanto as que ocorrem em níveis mais baixos (da T2 à lombar 1 [L1]) resultam em paraplegia, com envolvimento da pelve e dos membros inferiores. As lesões abaixo de L2 referem-se à cauda equina e têm probabilidade de regeneração, por afetarem apenas os nervos periféricos. Robergs e Roberts[11] enumeraram os comprometimentos corporais de acordo com a altura da lesão (Tabela 25.5). Para diagnosticar a lesão medular, a American Spinal Injury Association (ASIA) estabeleceu o padrão internacional de classificação neurológica e funcional na lesão medular (Tabela 25.6).

As manifestações metabólicas decorrentes das lesões traumáticas e não traumáticas e suas consequências sobre o estado nutricional dependem do grau de abrangência da lesão, que é determinado pelo último segmento sensitivo e/ou motor preservado.

Tabela 25.4 Origem dos diferentes tipos de lesões medulares

Traumáticas	Não traumáticas
Acidentes de trânsito	Malformações congênitas, como mielomeningocele
Quedas ou esmagamento da coluna vertebral	Doenças degenerativas, como esclerose múltipla, tumores e outras
Acidentes em mergulhos	Processos infecciosos, como abscessos, mielites (poliomielite), tuberculose
Ferimentos com armas de fogo ou arma branca	Complicações vasculares, como trombose, aneurisma, embolia
	Escoliose, deformidades congênitas, osteorreumatismos
	Outros

Fonte: modificada de Lianza[10].

Tabela 25.5 Impedimento da regulação pelo sistema nervoso de funções orgânicas causados por lesões completas da medula espinhal

Nível espinhal	Órgãos envolvidos	Funções corpóreas comprometidas
Simpático		
T1-T5	Cabeça, coração	A inervação simpática do coração diminui a taxa cardíaca e a contratilidade
T2-T4	Brônquios e pulmões	Aumento da resistência das vias aéreas
T2-T5	Órgãos superiores	Perda da estimulação das glândulas sudoríparas
T5-T9	Glândulas adrenais	Impedimento da resposta das catecolaminas ao estresse
T6-T10	Estômago, baço, pâncreas	Regulação da glicose prejudicada
T7-T9	Fígado	Diminuição da vasoconstrição, incapacidade de regulação da circulação sanguínea
T9-T10	Intestino delgado	Diminuição da vasoconstrição, incapacidade de regulação da circulação sanguínea
T10-L2	Membros inferiores	Perda da estimulação das glândulas sudoríparas
T11-L2	Intestino grosso, ureter, vesícula	Perda do controle voluntário da micção e defecação
Parassimpático		
S2-S4	Intestino grosso, vesícula	Perda do controle voluntário da micção e defecação

Fonte: modificada de Robergs e Roberts[11].

Tabela 25.6 Tipos de lesão medular, conforme descrito pela ASIA

Tipo de lesão	Comprometimento
A = completa	Ausência de funções motoras e sensitivas, incluindo os sacrais S4-S5
B = incompleta	Função sensitiva preservada, mas nenhuma função motora abaixo do nível neurológico, incluindo o segmento sacral S4-S5
C = incompleta	Função motora preservada abaixo do nível neurológico e mais da metade dos músculos-chave tem categoria menor que 3*
D = incompleta	Função motora preservada abaixo do nível neurológico e metade dos músculos-chave tem categoria maior ou igual a 3
E = normal	Função sensitiva e motora normal

* Categoria 3: moderada assistência, indivíduos que necessitam mais do que 50 a 70% do esforço necessário para exercer uma atividade.

Fonte: Lianza[10].

Com relação às lesões atraumáticas, a poliomielite é uma lesão infecciosa decorrente da infecção pelo poliovírus. Após a ingestão de alimentos ou água contaminados, o vírus passa para a corrente sanguínea, invadindo o sistema nervoso central (SNC) e espalhando-se pelas fibras nervosas. O vírus pode destruir os neurônios motores e a consequência é a paralisia. Essa paralisia pode ocorrer de forma total, em grandes grupos musculares, ou ainda com diminuição do tônus muscular de algumas partes do corpo. Geralmente, ocorrem deformidades por ação dos músculos cujos antagonistas foram paralisados[12,13]. Na maioria das vezes, a paralisia é irreversível e os músculos das pernas são mais afetados que os braços.

Cerca de 50 a 85% dos indivíduos acometidos por pólio, após um período em torno de 30 a 40 anos, experimentam novos sintomas de fraqueza muscular, fadiga, dores e atrofias musculares. Esses sintomas são critérios para diagnóstico da denominada síndrome pós-pólio, que acarreta novas consequências às condições de saúde[13,14].

Outra causa de deficiência motora com prevalência relativamente elevada em nosso país é a mielomeningocele. É uma doença inserida no contexto das malformações congênitas do SNC e considerada a segunda causa de deficiência motora infantil[15]. Na América do Sul, o Estudo Colaborativo Latino-Americano de Malformações Congênitas (ECLAMC), no período entre 1990 e 2000, identificou uma prevalência de 4,73:1.000 nascimentos. A prevalência foi maior nos recém-nascidos com baixo peso (< 2.500 g) e menor entre os filhos de mulheres com mais de três gestações[16]. Considera-se a mielomeningocele a forma mais grave e mais comum de espinha bífida. Nessa malformação, o fechamento do tubo neural embrionário, que ocorreria durante a terceira e a quarta semanas da gestação, não acorre completamente, deixando uma abertura na coluna vertebral, com um saco dorsal contendo líquido e tecido nervoso no seu interior. Essa abertura pode ocorrer em qualquer região da medula, mas 75% são de localização lombossacral[16-18]. A mielomeningocele afeta os sistemas nervoso, musculoesquelético e geniturinário. A gravidade e o grau de incapacitação dependem principalmente do local da lesão[19]. A criança pode apresentar incapacidades crônicas graves, como paralisia ou deformidades dos membros inferiores e da coluna vertebral, distúrbios da sensibilidade cutânea, descontrole urinário e fecal, disfunção sexual, hidrocefalia, dificuldade de aprendizagem e risco de desajustes psicossociais[20,21].

Independentemente da origem da deficiência, os indivíduos que se tornaram paraplégicos passaram de uma condição de independência (anterior à ocorrência da lesão) para total ou parcial dependência física, social e psicológica (após a ocorrência da lesão). A imobilização de um ou mais membros afetados conduz a mudanças no metabolismo e na composição corporal, aumentando o risco de desenvolvimento de doenças cardiovasculares, de hipertensão arterial, de diversos tipos de câncer, de resistência à insulina, além de dislipidemias[22-24]. Essas últimas podem ser devidas às baixas concentrações de lipoproteína de alta densidade (HDL), característica nesses indivíduos, por conta de interrupções no ramo simpático do SNC[25-30].

ESPORTE, DEFICIÊNCIA FÍSICA E O NUTRICIONISTA

O engajamento de um indivíduo com deficiência motora em um programa de atividade física possibilita redução nos fatores de risco relacionados a várias doenças; proporciona melhora no aspecto físico, na autoestima e na independência; rompe barreiras sociais; e melhora a expectativa de vida[29,31-34]. Nesse contexto, o nutricionista, como parte de uma equipe multidisciplinar, deve compreender as modificações fisiológicas e metabólicas impostas pela deficiência, somando ao conhecimento da nutrição na atividade física. Adotando a CIF para a assistência nutricional, merecem destaque os capítulos referentes aos problemas de funções dos sistemas digestivo, metabólico e endócrino (relacionado à função corporal) e representados por códigos numéricos após a letra "b", que advém da palavra *body* (corpo), e o capítulo de sistemas digestivo, metabólico e endócrino (relacionado à estrutura corporal). Os itens relacionados estão apresentados na Tabela 25.7.

Tabela 25.7 Apresentação dos capítulos de funções e estruturas dos sistemas digestivo, metabólico e endócrino

Funções corporais	Estruturas corporais
Funções relacionadas com o aparelho digestivo	**Estruturas relacionadas com o aparelho digestivo e com os sistemas metabólico e endócrino**
b510 Funções de ingestão	s510 Estrutura das glândulas salivares
b515 Funções digestivas	s520 Estrutura do esôfago
b520 Funções de assimilação	s530 Estrutura do estômago
b525 Funções de defecação	s540 Estrutura dos intestinos
b530 Funções de manutenção do peso	s550 Estrutura do pâncreas
b535 Sensações associadas ao aparelho digestivo	s560 Estrutura do fígado
b539 Funções relacionadas com o aparelho digestivo, outras especificadas e não especificadas	s570 Estrutura da vesícula e vias biliares
Funções relacionadas com os sistemas metabólico e endócrino	s580 Estrutura das glândulas endócrinas
b5400 Funções metabólicas gerais	
b545 Funções de equilíbrio hídrico, mineral e eletrolítico	
b550 Funções termorreguladoras	
b555 Funções das glândulas endócrinas	

Fonte: OMS[1].

NUTRIÇÃO NO EXERCÍCIO EM CADEIRAS DE RODAS

Os diferentes tipos de deficiências ou incapacidades, em maior ou menor instância, levam a alterações no estado nutricional. Essas alterações podem ocorrer pela dificuldade em adquirir, ingerir ou deglutir alimentos (por alterações motoras) ou, ainda, por modificações importantes em processos fisiológicos ou metabólicos. Nesse último caso, as lesões da medula espinhal constituem o melhor exemplo.

A avaliação nutricional constitui uma importante ferramenta de controle de todas as modificações físicas e metabólicas decorrentes da paraplegia, pois permite identificar riscos. A avaliação é o primeiro passo no processo do diagnóstico e pode ser realizada a partir de um ou mais dos diferentes aspectos: análise dietética, avaliação do gasto de energia, antropometria e dados bioquímicos[35-37].

Avaliação do consumo alimentar e gasto de energia

A avaliação do consumo alimentar é o ponto inicial da avaliação nutricional e pode ser realizada por meio de aspectos qualitativos e semiquantitativos. A comparação entre dados quantitativos, recomendações alimentares estabelecidas e predições (ou cálculos) de gasto energético é fundamental para a discussão dos desvios nutricionais que possam ser induzidos pela dieta ou pelo acometimento. Todo tipo de intervenção alimentar deve partir dos hábitos cotidianos e de alimentação do avaliado, pois de nada adiantaria a prescrição de dietas fora de seus costumes e possibilidades financeiras[38].

As necessidades energéticas do indivíduo com lesão medular devem levar em consideração a limitação física e o gasto energético da atividade física realizada. Os aspectos psicológicos, muitas vezes relacionados à aquisição da deficiência, são fatores intervenientes em qualquer processo de mudança de comportamento alimentar e devem ser considerados na interpretação das informações alimentares.

No que diz respeito à predição de necessidades energéticas, existe uma série de fórmulas desenvolvidas para indivíduos sem deficiências físicas[39,40] que incluem como variáveis a idade, a altura e a massa corporal total. Porém, por conta das diferenças na composição corporal de indivíduos com deficiência motora, a utilização dessas fórmulas deve ser analisada com cautela. Considerando-se o tecido muscular como determinante da atividade metabólica dos indivíduos, a utilização de fórmulas que considerem apenas a massa magra pode ser uma boa opção. Um exemplo pode ser dado a partir da proposta de Cunninghan[41]:

Gasto energético basal = 21,6 (massa magra, em kg) + 370

Um estudo desenvolvido por nosso grupo[42] comparou a ingestão alimentar com a predição de gasto energético (por fórmulas preditivas) em atletas deficientes de duas origens: lesão medular traumática e não traumática (por sequela de poliomielite), além de alguns nutrientes. Os resultados demonstraram que esses indivíduos têm uma ingestão energética, em relação ao peso corporal, muito abaixo dos valores preditos. Nesse estudo, a predição do gasto energético levou em consideração a massa magra com a adoção das fórmulas propostas por Cunninghan. A Tabela 25.8 apresenta alguns desses resultados.

Tabela 25.8 Ingestão energética de alguns nutrientes e predição do gasto energético de atletas portadores de deficiência motora

Parâmetro		Lesões medulares traumáticas (n = 28)	Lesões atraumáticas (poliomielite) (n = 32)
Predição de gasto energético (média ± DP)	kcal/dia	2.673 ± 172	2.565 ± 247
	kcal/kg de peso corporal	41,1 ± 3,8	43,1 ± 5,9
Ingestão energética diária (média ± DP)	kcal/ dia	2.104 ± 782*	1.710 ± 563*
	kcal/kg de peso corporal	24,8 ± 20,7*	25,5 ± 13,3*
Carboidratos	(%)	49,8	49,5
Proteínas	(%)	20,3	20,2
Lipídios	(%)	36,8	29,2
Cálcio	(mg)	701,4 ± 391,8	654,8 ± 474,1

* Diferença significativa ($p < 0,05$) em relação às predições.

Fonte: adaptada de Ribeiro et al.[42].

Vários estudos encontraram ingestão energética diminuída em pessoas com deficiência física. Spungen et al.[43] compararam métodos tradicionais de predição do gasto energético com a tomada a partir de calorimetria indireta, em paraplegia; os autores observaram que as taxas metabólicas de repouso eram tão menores quanto mais alta fosse a lesão. Da mesma forma que para não deficientes, quanto maior a quantidade de gordura, os autores observaram menor taxa metabólica basal. Ainda, Cox[44] avaliou o gasto energético de repouso em pacientes com lesão medular em diferentes etapas do aparecimento da lesão. Longitudinalmente, o autor observou que, logo após a aquisição da lesão, ocorre um aumento significativo da taxa metabólica de repouso, mas isso sofre um processo inverso com o passar do tempo, isto é, os indivíduos passam a ter um consumo de oxigênio diminuído em relação às predições convencionais. Essa diminuição foi diretamente relacionada à quantidade de músculos imobilizados. A existência de úlceras de pressão tornava os indivíduos hipermetabólicos, o que modificava também o gasto energético.

É importante também tentar compreender se existe alguma modificação no gasto energético quando o indivíduo é amputado. O uso de equipamentos para auxílio de marcha, como muletas, pode implicar um trabalho aumentado[45].

Deve ser avaliada, ainda, a ingestão de alguns micronutrientes, em especial o cálcio. Estudo desenvolvido por nosso grupo[42] apontou uma baixa ingestão desse micronutriente (Tabela 25.8). É bastante conhecida a relação entre a ingestão (e metabolismo) de cálcio, a integridade do tecido ósseo[46] e a contração muscular. Ou seja, nas deficiências motoras, o membro imobilizado é comumente acometido por osteoporose. A Tabela 25.9 apresenta resultados da análise da densidade mineral óssea por *dual energy X-ray absorptiometry* (DEXA) em indivíduos com lesões traumáticas e não traumáticas. Observa-se diminuição na densidade mineral óssea na região mais afetada, o que não é diagnosticado na análise de corpo inteiro.

Tabela 25.9 Distribuição percentual de atletas portadores de deficiência motora, de acordo com o escore Z relativo à densidade mineral óssea

Valores do escore Z*	Lesões atraumáticas (poliomielite)		Lesões traumáticas		Total	
Análise do corpo inteiro						
	n	%	n	%	n	%
< (2,0)	0	0,0	1	4,8	1	2,0
(–2,0) a (–1,0)	0	0,0	5	23,8	5	10,2
(–1,0) a (+1,0)	0	0,0	10	47,6	10	20,4
> (+1,0)	28	100,0	5	23,8	33	67,4
Total	28	100,0	21	100,0	49	100
Análise especificamente na região das pernas						
< (– 2,0)	18	64,3	18	85,6	36	73,5
(–2,0) a (–1,0)	8	28,6	1	4,8	9	18,4
(–1,0) a (+1,0)	0	0,0	1	4,8	1	2,0
> (+1,0)	2	7,1	1	4,8	3	6,1
Total	28	100,0	21	100,0	49	100

Fonte: adaptada de Ribeiro et al.[47].

Avaliação antropométrica e composição corporal

Com relação à avaliação antropométrica, na pesagem desses indivíduos existe a limitação de que muitos deles não podem se manter na posição em pé, na plataforma da balança. Apesar da existência de balanças hospitalares específicas para pacientes sem possibilidade de deambulação, o custo elevado muitas vezes impede sua utilização. Como alternativa, pode-se acomodar os indivíduos sentados, com as pernas cruzadas sobre a plataforma da balança. Para isso, é necessária a escolha de balanças com plataforma ampla[47]. O peso pode ainda ser obtido por diferença, isto é, o indivíduo é segurado por outro pesado previamente, sendo calculada a diferença. Entretanto, no caso da pesagem por diferença, existem problemas quando se trata de indivíduos com sobrepeso ou obesos, pois as escalas da maioria das balanças disponíveis não atingem o valor necessário. Existe ainda a possibilidade de utilização das estimativas de peso, que variam de acordo com sexo e idade (Tabela 25.10).

Tabela 25.10 Fórmulas propostas para estimativa do peso corporal

Idade/ sexo	Raça branca	Raça negra
Feminino		
6-18	(CJ x 0,77) + (CB x 2,47) – 50,16	(CJ x 0,71) + (CB x 2,59) – 50,43
19-59	(CJ x 1,01) + (CB x 2,81) – 66,04	(CJ x 1,24) + (CB x 2,97) – 82,48
60-80	(CJ x 1,09) + (CB x 2,68) – 65,51	(CJ x 1,50) + (CB x 2,58) – 84,22
Masculino		
6-18	(CJ x 0,68) + (CB x 2,64) – 50,08	(CJ x 0,59) + (CB x 2,73) – 48,32
19-59	(CJ x 1,19) + (CB x 3,21) – 86,82	(CJ x 1,09) + (CB x 3,14) – 83,72
60-80	(CJ x 1,10) + (CB x 3,07) – 75,81	(CJ x 0,44) + (CB x 2,86) – 39,21

CJ: comprimento do joelho, medida na perna esquerda; CB: circunferência do braço, medida no ponto médio entre os ossos acrômio e olécrano.

Fonte: adaptada de Chumlea et al.[52].

Ainda no que diz respeito ao peso corporal em indivíduos com deficiências, é importante se lembrar de indivíduos que sofreram algum tipo de amputação. Para que sejam feitas as análises necessárias quanto à adequação de peso corporal, Brunnstons[48] propôs o ajuste de peso proporcional à região amputada. O autor propõe a aplicação da seguinte fórmula:

$$\text{Peso ajustado} = (\text{peso atual} \times 100)/(100 - \%\ \text{amputação})$$

O percentual relativo ao membro amputado encontra-se na Tabela 25.11.

Além disso, a impossibilidade de manter o indivíduo na posição em pé pode comprometer a tomada da medida da estatura. Como alternativa, pode-se obter a medida do comprimento do indivíduo[49,50] de maneira indireta. Jarzem e Gledhill[51] estipularam que o comprimento dos braços do indivíduo em posição de cruz (envergadura) corresponde à sua estatura. Esse tipo de estimativa pode constituir-se em uma ferramenta mais apropriada no caso de paraplegia, desde que não haja comprometimento dos membros superiores. Chumlea et al.[52] desenvolveram fórmulas para a estimativa da estatura levando-se em consideração a altura do joelho (Tabela 25.12). A técnica para tomada da altura do joelho encontra-se na Figura 25.2.

Tabela 25.11 Contribuição percentual dos diferentes segmentos corporais, para ajuste do peso corporal em amputados

Parte do corpo	Contribuição do peso corporal (%)
Braço inteiro	6,5
Parte superior do braço	3,5
Antebraço	2,3
Mão	0,8
Perna inteira	18,5
Região superior da perna	11,6
Região inferior da perna	5,3
Pé	1,8

Fonte: adaptada de Brunnstons et al.[48].

Tabela 25.12 Fórmulas propostas para estimativa da estatura de indivíduos

Idade/ sexo	Raça branca	Raça negra
Feminino		
6-18	43,21 + (2,14 X CJ)	46,59 + (2,02 x CJ)
19-60	70,25 + (1,87 X CJ) – (0,06 X idade)	68,10 + (1,86 x CJ) – (0,06 x idade)
> 60	75,00 + (1,91 X CJ) – (0,17 X idade)	58,72 + (1,96 x CJ)
Masculino		
6-18	40,54 + (2,22 X CJ)	39,60 + (2,18 X CJ)
19-60	71,85 + (1,88 X CJ)	73,42 + (1,79 X CJ)
> 60	59,01 + (2,08 X CJ)	95,79 + (1,37 X CJ)

CJ: comprimento da perna, que deve ser medido com ela em um ângulo de 90°, medido do joelho até o pé esquerdo.

Fonte: Chumlea et al.[52].

Além de dados de peso e estatura, a análise da composição corporal em comprometimentos motores permite melhor monitoramento dos indivíduos, melhor identificação de risco de obesidade ou desnutrição e melhor avaliação das intervenções nutricionais[28]. As lesões da medula espinhal alteram a composição corporal em razão da perda do controle voluntário de um dos segmentos de maior massa corporal do corpo: os braços ou as pernas. Como resultado dessa condição, o tecido adiposo aumenta em proporção à massa magra[53].

Existe uma série de estudos que relacionam um percentual elevado de gordura corporal com a altura da lesão.

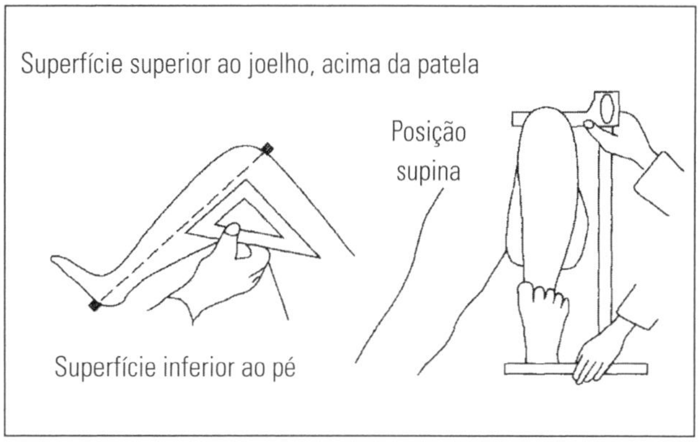

Figura 25.2 Técnica para a tomada da altura do joelho.

Fonte: adaptada de Gibson et al.[35].

George et al.[54] compararam, por meio da técnica de pesagem hidrostática, indivíduos com lesões medulares e indivíduos não lesados. O resultado em porcentagem de gordura corporal ficou em torno de 24,5% para lesados medulares contra 17% para indivíduos sem lesão. Nuhlicek et al.[55] compararam a gordura corporal com o nível de lesão e obtiveram as seguintes diferenças em relação ao percentual de gordura corporal: T10-T2: 30,1%; T1 a C6: 35,7%; acima de C6: 35,3%.

Na avaliação da composição corporal de paraplégicos, a técnica DEXA é considerada uma alternativa bastante viável, pois requer uma cooperação mínima do indivíduo avaliado e consegue determinar com precisão o total de gordura, de massa magra e de conteúdo mineral ósseo. Além disso, praticamente não há interferência quanto ao grau de hidratação do indivíduo e a exposição à radiação é mínima[56,57]. A Tabela 25.13 apresenta a análise da composição corporal de indivíduos com deficiência motora utilizando o DEXA, realizado pelo nosso grupo. No mesmo quadro, são feitas comparações, em termos de percentil, com um estudo realizado em população não deficiente. Observa-se o desvio para valores inferiores no que diz respeito à massa magra e o desvio para valores superiores, no que diz respeito à massa adiposa.

Em outro estudo de nosso grupo, foi realizada a avaliação de homens e mulheres, comparando-se diferentes tipos de lesão (traumática e não traumática), utilizando, além do DEXA, a bioimpedância elétrica[58] (Tabela 25.14). Os dados de bioimpedância apontaram que, nas sequelas de poliomielite, a resistência elétrica dos tecidos mostrou-se elevada, o que pode, indiretamente, indicar um maior risco de desenvolvimento de doenças crônicas. Além disso, em homens, o índice relativo de massa magra foi maior nas lesões medulares quando comparado à poliomielite. A conclusão mais importante desse estudo foi a necessidade de atenção especial à poliomielite no cuidado nutricional de atletas em cadeiras de rodas.

Tabela 25.13 Composição corporal de esportistas com lesão traumática e atraumática, e comparação com estudos de referência com indivíduos sem lesão

Variáveis analisadas	Tipo de lesão	
	Lesões traumáticas	Lesões atraumáticas
Massa magra (kg) (média ± DP)	47,57 ± 7,55	40,75 ± 7,59
Classificação percentilar dos esportistas com deficiência motora[1]	< P5	< P5
% de gordura corporal (média ± DP)[2]	20,55 ± 12,64	25,17 ± 14,98
Classificação percentilar dos esportistas com deficiência motora	P75-P90	P75-P90

[1] Valor mediano da massa magra em uma população sem deficiência (kg) = 60,4 kg.
[2] Valor mediano do percentual de gordura em uma população sem deficiência = 15,8%.
Fonte: adaptada de Ribeiro et al.[42].

Tabela 25.14 Variáveis antropométricas e de composição corporal dos participantes do estudo

Variável	Homens		Mulheres	
	LM (n = 15)	P (n = 18)	LM (n = 7)	P (n = 5)
Idade (anos)	28,7 ± 7,5	31,9 ± 8,6	34,0 ± 7,6	27,7 ± 5,5
IMC (kg/m²)	22,7 ± 3,3	22,5 ± 3,5	23, 4 ± 3,9	27,3 ± 6,3
Massa adiposa (kg)[1]	16,5 ± 12,3	14,0 ± 7,5	19,9 ± 8,0	27,2 ± 17,4
Massa muscular (kg)[1]	48,7 ± 6,4*	39,0 ± 5,2	34,7 ± 3,3	39,5 ± 2,3
% gordura corporal[1]	21,9 ± 13,4	23,8 ± 11,2	32,8 ± 8,8	36,4 ± 14,8
IRMM[3] (kg/m²)	21,4 ± 4,2*	15,0 ± 4,7	15,7 ± 2,4	17,9 ± 2,1
Resistência/Ht (Ω/m)[2]	306,2 ± 65,1*	434,5 ± 128,9	374,2 ± 44,5	453,4 ± 163
Reactância/Ht (Ω/m)[2]	27,8 ± 6,4	32,1 ± 5,9	33,9 ± 4,6	36,0 ± 4,8

* Diferença significativa na comparação entre os diferentes tipos de deficiência, no mesmo gênero ($p < 0,05$ – teste-t para amostras independentes).

[1]Análise por DEXA.

[2]Análise por bioimpedância elétrica.

[3]IRMM: índice relativo de massa magra = massa muscular apendicular (medida por DEXA)/altura².

A predição da composição corporal por equações com base em circunferências e dobras cutâneas é a técnica mais amplamente utilizada para determinação da composição corporal por ser mais barata, as medidas serem tomadas com facilidade e rapidez e, quando feitas de forma correta, correlacionarem-se significativamente com outras técnicas consideradas padrão-ouro[59,60]. Por sua vez, a adoção de equações preditivas em indivíduos com paraplegia desperta algumas dúvidas: essas equações foram desenvolvidas tomando-se por base indivíduos sem deficiência, portanto, com uma distribuição entre gordura e massa magra diferenciada[54,61]. Bulbulian et al.[27] e Lussier et al.[62] observaram, a partir da utilização de dobras cutâneas em lesão medular, que todas as equações testadas subestimaram a gordura corporal quando comparadas com o padrão-ouro da hidrodensitometria.

A partir de vários aspectos já considerados neste capítulo, podem-se destacar alguns pontos:

- as necessidades energéticas de indivíduos com deficiência motora são, com grande probabilidade, inferiores aos valores preditos pelas fórmulas convencionais, mesmo quando estas levam em consideração somente o peso da massa magra. Por isso, deve ser redobrado o cuidado para não levar os indivíduos a sobrepeso ou outros desvios nutricionais;
- os valores de massa muscular são inferiores aos da população de referência, mesmo levando-se em consideração medidas realizadas nos membros superiores (membro não atingido pela lesão). Uma atenção maior na relação entre energia e proteína pode melhorar essa condição.

Ainda no que diz respeito à avaliação antropométrica nas deficiências motoras, é importante que se leve em conta o caso de crianças. A literatura atual carece de informações sobre padrões de crescimento em crianças com diferentes tipos de deficiências motoras. Um exemplo disso é o caso da mielomeningocele. Coelho et al.[63] tentaram identificar, em um grupo de crianças com mielomeningocele inseridas em um programa de atividade física, como se manifestava o padrão de crescimento em um período de 3 anos. Foi possível observar a presença de desvios nutricionais nesse grupo (baixa estatura, sobrepeso e obesidade), e a manutenção desses desvios durante o período do estudo (3 anos) (Tabelas 25.15 e 25.16).

Tabela 25.15 Avaliação do crescimento de crianças portadoras de mielomeningocele a partir do índice estatura/idade em um período de 3 anos

Classificação*	2003		2004		2005	
	N	(%)	N	(%)	N	(%)
Meninos						
Baixa estatura para a idade	6	(46,1)	6	(46,1)	5	(35,7)
Estatura adequada para a idade	7	(53,8)	7	(53,8)	8	(61,5)
Total	13	(100)	13	(100)	13	(100)

(continua)

Tabela 25.15 Avaliação do crescimento de crianças portadoras de mielomeningocele a partir do índice estatura/idade em um período de 3 anos (*cont.*)

Meninas						
Baixa estatura para a idade	4	(36,4)	4	(36,4)	4	(36,4)
Estatura adequada para a idade	7	(63,4)	7	(63,4)	7	(63,4)

* De acordo com o estabelecido pelo Sistema de Vigilância Alimentar e Nutricional (Sisvan, 2008 apud Coelho et al.).

Fonte: Lussier et al.[62].

Tabela 25.16 Avaliação da adequação de peso por crianças portadoras de mielomeningocele, tendo como indicador o índice de massa muscular (IMC), em um período de 3 anos

Classificação*	2003		2004		2005	
	N	(%)	N	(%)	N	(%)
Meninos						
Baixo peso	0	(0)	0	(0)	0	(0)
Eutrofia	5	(41,7)	7	(58,3)	7	(58,3)
Risco de sobrepeso	4	(33,3)	3	(25,0)	2	(25,0)
Sobrepeso	3	(25,0)	2	(16,7)	3	(25,0)
Total	12	(100)	12	(100)	12	(100)
Meninas						
Baixo peso	0	(0)	2	(18,2)	1	(9,1)
Eutrofia	6	(54,5)	3	(27,3)	4	(36,4)
Risco de sobrepeso	1	(9,1)	4	(36,4)	3	(27,3)
Sobrepeso	4	(36,4)	2	(18,2)	3	(27,3)
Total	11	(100)	11	(100)	11	(100)

* De acordo com o estabelecido pelo Sistema de Vigilância Alimentar e Nutricional (Sisvan).

Fonte: Lussier et al.[62].

Informações bioquímicas

Outro ponto digno de nota nas deficiências motoras diz respeito aos valores de lipídios plasmáticos. Razões decorrentes da própria lesão medular, possivelmente por alterações na inervação simpática, levam esses indivíduos a apresentar valores reduzidos de HDL[64]. Silva et al.[65] investigaram se a prática de atividade física era capaz de modificar esse importante aspecto relacionado ao desenvolvimento de doenças crônicas, comparando deficientes atletas com sedentários. A Tabela 25.17 mostra que as alterações no HDL não são modificadas, independentemente do estilo de vida. Portanto, estudos com intervenção dietética, aliada ou não a atividade física, são de importância fundamental.

Tabela 25.17 Descrição de algumas variáveis bioquímicas indicadoras de doenças crônicas em indivíduos lesados medulares, sedentários e exercitados

	Exercitados	Sedentários	
Parâmetro (mg.dL-1)	Média ± DP	Média ± DP	Diferença (valor de p)
HDL-colesterol	39,5 ± 7,5	38,2 ± 7,7	0,65
LDL-colesterol	100,7 ± 23,9	118,3 ± 25,1	0,07
Triacilgliceróis	79,7 ± 37,1	102,6 ± 73,5	0,28
Colesterol total	156,8 ± 27,9	177,7 ± 26,0	0,05
Glicemia de jejum	84,8 ± 6,9	94,3 ± 16,1	0,04*

*$p < 0,05$ estatisticamente significativo.

Fonte: Zlotolov et al.[64].

Orientação, prescrição e educação alimentar

Ao se pensar na elaboração de planos alimentares nas deficiências motoras, alguns aspectos básicos e necessários merecem ser destacados:

- **necessidades nutricionais básicas:** tratando-se de atletas e/ou esportistas, as necessidades básicas devem ser estimadas levando-se em conta informações de composição corporal, origem e tipo de deficiência, adicionando-se a isso o gasto de energia consequente à atividade física. A hidratação deve ser monitorada, pois a redução do retorno venoso nos membros imobilizados e o aumento da atividade dos membros superiores que envolvem uma pequena massa muscular podem provocar mais facilmente a fadiga e a inadequada regulação térmica, com predisposição à hipertermia;
- **complicações associadas:** excesso de peso e adiposidade, assim como o baixo peso, aliados à pressão constante causada pela posição sentada, contribuem para o aparecimento de úlceras de pressão. A concentração de carga na pele, nos músculos e na gordura subcutânea reduzem ou interrompem o fluxo sanguíneo na região afetada, dificultando a chegada de nutrientes às células. Pode também agravar o quadro a constante ocorrência de infecções urinárias e respiratórias que interferem no fator imunológico. O processo infeccioso originado no local ulcerado pode migrar até o osso[10,66,67]. Entre os fatores nutricionais consequentes à existência dessas úlceras, pode-se citar: anemia, pela redução de fornecimento de oxigênio aos tecidos; perda de tecido muscular e adiposo no local, pelo aumento da pressão óssea na região; diminuição da albumina plasmática, que pode estar relacionada a edema; e perda da elasticidade da pele.

Úlceras graves requerem cuidados nutricionais extras, como necessidade proteica de 1,5 a 2 g/kg de peso corporal/dia, suplementos de vitamina C e zinco[68]. O cuidado com a evolução dessas úlceras deve ser redobrado no atleta em cadeira de rodas, pois quadros de agravamento são frequentemente relacionados a uma diminuição no rendimento esportivo. Pelo excesso de gordura corporal, doenças relacionadas à obesidade são também fatores que merecem cuidados especiais. O balanço nitrogenado deve ser mantido positivo, o que pode ser feito por meio do balanceamento correto entre energia e proteínas. Dependendo do caso, o uso de suplementos de proteínas pode ser uma opção; entretanto, a análise prévia do funcionamento renal e outras informações bioquímicas relacionadas ao metabolismo de proteínas são fundamentais para essa tomada de decisão.

Em longo prazo, a imobilização leva a um aumento da excreção urinária de cálcio. Um acompanhamento rígido da ingestão de cálcio e vitamina D é aconselhável nesses casos. Aliado à hipercalciúria, pode ocorrer o aparecimento de cálculos renais. A ingestão hídrica de 2 a 3 L/dia pode colaborar na prevenção desses cálculos.

Lesões medulares podem provocar diminuição na capacidade de esvaziamento intestinal[68]. De Looze et al.[69], em avaliação feita por meio de questionário enviado a noventa indivíduos com lesão medular, observaram que 58% são vítimas de constipação, caracterizada como dois ou menos movimentos intestinais por semana, ou ainda apresentam necessidade do uso de laxantes, evacuação manual ou enemas. Portanto, estratégias nutricionais como a adequação de fibra ou outras substâncias pré ou probióticas merecem ser consideradas.

Estratégias para orientação e educação nutricional

Além dos atendimentos individualizados, a realização de atividades educativas incluindo palestras e dinâmicas de grupo pode ser ferramenta útil no processo de adequação alimentar em atletas de cadeiras de rodas. Como muitos deles ainda têm acesso restrito ao mercado de trabalho e aos estudos, não é raro no Brasil encontrar esses atletas nas ruas, exibindo suas habilidades em semáforos. Portanto, o risco de contaminação alimentar com alimentos obtidos nas ruas (em bares, lanchonetes, entre outros) deve ser enfatizado. Paralelamente, devem ser oferecidas opções de escolha de baixo custo e valor nutricional mais adequado, além de introduzidos conceitos básicos sobre a importância de nutrição e alimentação adequadas. São importantes, também, os esclarecimentos sobre as modificações alimentares necessárias para os períodos pré e pós-competição.

A anamnese alimentar, principalmente quando se tratar de atletas competitivos, precisa envolver:

- dias de treinamento: horários dos treinos e tipo de alimento possível de ser ingerido antes, durante e depois dos treinos;
- dias sem treinos: considerar menos gasto de energia nesses dias;
- dias de competição: incorporar estratégias de supercompensação e de recuperação de reservas energéticas, além da reposição hidroeletrolítica;
- avaliação de outros hábitos cotidianos que interfiram nas condições de saúde e nutrição, incluindo medicamentos, suplementos e a presença de úlceras de pressão.

Para uma ideia prática, no Capítulo 32 encontra-se um relato do desenvolvimento de um trabalho nutricional – que incluiu uma viagem internacional – junto ao time de basquetebol em cadeira de rodas Magic Hands em 1997.

CONSIDERAÇÕES FINAIS

Considerando o envolvimento cada vez maior de portadores de deficiência em atividades esportivas e destacando a importância dessa prática em vários aspectos da vida desses indivíduos, a colaboração de diferentes profissionais da saúde é fundamental no cuidado do indivíduo que pratica exercício físico em cadeira de rodas.

Sem dúvida, o contexto que aborda nutrição, esporte e deficiência física é muito amplo e existem ainda muitos pontos a serem esclarecidos, muitos desafios a serem vencidos. Por isso, é importante que, cada dia mais, tanto os nutricionistas, quanto os demais profissionais envolvidos na área de atividade física e esporte, abordem esses aspectos em suas pesquisas e na sua prática profissional.

REFERÊNCIAS

1. Organização Mundial da Saúde. Classificação internacional de funcionalidade, incapacidade e saúde. São Paulo: Edusp; 2003
2. Battistella LR, Brito CMM. Classificação internacional de funcionalidade – International classification of functioning disability and health (ICF). Acta Fisiátrica 2002;9:98-101.
3. Buchalla CM. A Classificação internacional de funcionalidade, incapacidade e saúde. Acta Fisiátrica 2003;10:29-31.
4. Farias N, Buchalla CM. A Classificação internacional de funcionalidade, incapacidade e saúde da Organização Mundial da Saúde: conceitos, usos e perspectivas. Rev Bras Epidemiol 2009;8:187-93.

5. Cieza A, Hilfiker R, Chatterji S, Kostanjsek N, Ustun BT, Stucki G. The International classification of functioning, disability, and health could be used to measure functioning. J Clin Epidem 2009;62.
6. Grill E, Stucki G. International classification of functioning disability and health: scales could be developed based on simple clinical ratings of International classification of functioning, disability and health core set categories. J Clin Epidem 2009;62.
7. Resnik L, Plow MA. Measuring participation as defined by the International classification of functioning, disability and health: an evaluation of existing measures. Arch Phys Med Rehabil 2009;90.
8. Strobl R, Stucki G, Grill E, Muller M, Mansmann U. Graphical models illustrated complex associations between variables describing human functioning. J Clin Epidem 2009;62.
9. Teixeira-Salmela LF, Neto MG, Magalhães LC, Lima RC, Faria CDCM. Content comparisons of stroke-specific quality of life based upon the International classification of functioning, disability, and health. Qual Life Res 2009;18.
10. Lianza S. Lesão medular. In: Lianza S. Medicina de reabilitação. 2.ed. São Paulo: Editora Guanabara Koogan; 2001. p.299-321.
11. Robergs RA, Roberts SO. Exercise physiology: exercise, performance and clinical applications. St. Louis: Mosby; 1996. 840p.
12. Farbu E, Recand T, Aarli JA, et al. Polio survivors – web educated and hard working. J Neurol 2001;248:500-5.
13. World Health Organization. Polio: the beginning of the end. Geneva: WHO; 1997. 100p.
14. Thoren-Jonsson AL, Hedberg M, Grimby G. Distress in every day life in people with poliomyelitis sequelae. J Reabil Med 2001;33:119-27.
15. Shepherd RB. Fisioterapia em pediatria. 3.ed. São Paulo: Santos; 1998. 421p.
16. Aguiar MJB, Campos AS, Aguiar RALP, Lana AMA, Magalhães RL, Babeto LT. Defeitos de fechamento do tubo neural e fatores associados em recém-nascidos vivos e natimortos. J Pediatr 2003;79:129-34.
17. Feeley BT, Ip TC, Otsuka NY. Skeletal maturity in myelomeningocele. J Pediatr Orthop 2003;23:718-21.
18. Winnick JP. Educação física e esportes adaptados. 3.ed. Barueri: Manole; 2004. 205p.
19. Littlewood RA, Trocki O, Shepherd RW, Shepherd K, Davies PSW. Resting energy expenditure and body composition in children with myelomeningocele. Pediatr Rehabil 2003;6:31-7.
20. Pádua L, Rendeli C, Rabini A, Girardi E, Tonali P, Salvaggio E. Health-related quality of life and disability in young patients with spina bifida. Arch Phys Med Rehabil 2002;83:1384-8.
21. Grillo E, Silva RJM. Defeitos do tubo neural e hidrocefalia congênita. Por que conhecer sua prevalência? J Pediatr 2003;79(2):105-6. Disponível em: http://www.scielo.br/scielo.php?script=sci_arttext&pid=S0021-75572003000200003. Acesso em: 22 ago. 2004.
22. Cardus D, Mctaggart WG. Body composition in spinal cord injury. Arch Phys Med Reabil 1985;66:257-9.
23. Cardus D, Mctaggart WG. Total body water and its distribution in men with spinal cord injury. Arch Phys Med Reabil 1984;65:509-12.
24. Claus-Walker J, Halstead LS. Metabolic and endocrine changes in spinal cord injury: IV – componded neurologic dysfunctions. Arch Phys Med Rehabil 1982;63:632-8.
25. Bauman WA. Disorders of carbohydrate and lipid metabolism in veterans with paraplegia and quadriplegia: a model of premature aging. Metabolism 1994;43:749-56.
26. Karlson AK. Insulin resistance and sympathetic function in high spinal cord injury. Spinal Cord 1999;37:494-500.
27. Bulbulian R, Johnson RE, Gruber JJ, Darabos B. Body composition in paraplegic male athletes. Med Sci Sports Exerc 1987;19:195-201.
28. Kocina P. Body composition of spinal cord injured adults. Sports Med 1997;23:48-60.
29. Wells CL, Hooker SP. The spinal injured athlete. Adap Phys Quart 1990;7:265-85.
30. Westgren N, Levin N. Quality of life and traumatic spinal cord injury. Arch Phys Med Rehabil 1998;79:1433-9.
31. Durán FS, Lugo L, Ramírez L, et al. Effects of an exercise program on the rehabilitation of patients with spinal cord injury. Arch Phys Med Rehabil 2001;82:1349-54.
32. Noreau L, Shephard RJ. Spinal cord injury, exercise and quality of life. Sports Med 1995;4:226-50.
33. Willmore JH. Increasing physical activity: alterations in body mass and composition. Am J Clin Nutr 1996;63(suppl):456S-60S.
34. UOL Esporte, São Paulo. Brasil fecha o dia nos Jogos com melhor classificação da história. Acesso em: 07 fev. 2010.
35. Gibson R. Principles of nutritional assessment. Oxford: Oxford University Press; 1990. 691p.
36. Lee RD, Nieman DC. Nutritional assessment. 2.ed. St. Louis: Mosby; 1995. 689p.
37. Mitchell MK. Nutrition assessment. In: Mitchell MK. Nutrition across the life span. Philadelphia: WB Saunders; 1997. p.28-47.
38. Burke L, Deakin V (eds.). Clinical sports nutrition. Sydney: McGraw-Hill; 1996. 465p.
39. Harris JA, Benedict FG. A biometric study of basal metabolism in man. Washington: Carnegie Instituition; 1919.
40. Organização Mundial da Saúde. Necessidades de energia e proteínas. Série de relatos técnicos 724, 1985.
41. Cunninghan JJ. Body composition as a determinant of energy expenditure: a synthetic review and a proposed general prediction equation. Am J Clin Nutr 1991;54:963.
42. Ribeiro SML, Silva RC, Castro IA, Tirapegui JO. Nutritional assessment of handicapped individuals practicing physical activity. Nutrition Research 2005;25:239-49.
43. Spungen AM, Bauman WA, Wang J, et al. The relation between total body potassium and resting energy expenditure in individuals with paraplegia. Arch Phys Med Rehabil 1993;74:965-8.
44. Cox AS. Energy expenditure after spinal cord injury: an evaluation of stable rehabilitating patients. J Trauma 1985;25:419-23.
45. Gomes AIS. Perfil dietético e antropométrico da seleção brasileira de futebol de amputados no período preparatório para o campeonato mundial de 2002. [Dissertação]. Nutrição. Universidade Federal do Rio de Janeiro; 2004.
46. Chantraine A. Actual concept of osteoporosis in paraplegia. Paraplegia 1978;16:51-8.
47. Ribeiro SML, Silva RC, Moretti K, et al. Avaliação nutricional de atletas de basquetebol portadores de deficiência física: a

controvérsia da antropometria. Rev Farm Bioquim Univ São Paulo 1998;34:19-21.
48. Brunnstons S. Clinical kinesiology. 4.ed. Philadelphia: Davis; 1983.
49. Gordon CC, Chumlea WC, Roche AF. Stature, recumbent lenght, and weight. In: Lohman TG, Roche AF; Martorell R (eds.). Anthropometric standardization reference manual. Champaign: Human Kinetics; 1988.
50. Ribeiro SML, Tirapegui J. Avaliação nutricional: conceitos gerais e sua aplicabilidade em lesados medulares. Cadernos de Nutrição 1999;17:39-52.
51. Jarzem PF, Gledhill RB. Predicting height from arm measurements. J Pediat Orthopaedics 1993;13:761-5.
52. Chumlea WC, Guo SS; Steinbaugh ML. Prediction of stature from knee height for black and white adults and children with application to mobility-impaired or handicapped persons. J Am Diet Assoc 1994;94:1385-8.
53. Bosch PR, Wells CL. Effect of immersion on residual volume of able-bodied and spinal cord injured males. Med Sci Sports Exerc 1991;23:384-8.
54. George CM, Wells CL, Dugan NL. Validity of hydrodensitometry for determination of body composition in spinal injured subjects. Hum Biol 1988;60:771-80.
55. Nuhliceck DN, Spurr GB, Barboriak JJ, Rooney CB, el Ghatit AZ, Bongard RD. Body composition of patients with spinal cord injury. Euro J Clin Nutr 1988;42:765-73.
56. Lukashi HC. Soft tissues composition and bone mineral status: evaluation by dual-energy X-absorptiometry. J Nutr 1993;123:438-43.
57. Roubenoff R, Kehayias JJ, Dawson-Hughes B, et al. Use of dual-X ray absorptiometry in body composition studies: not yet a "gold standard". Am J Clin Nutr 1993;58:589-91.
58. Ribeiro SML, Kehayias JJ, Silva RC, Tirapegui J. Composição corporal de esportistas com lesão medular e com poliomielite. Acta Fisiatr 2011;18(4):206-210.
59. Brodie DA. Techniques of measurement of body composition: part I. Sports Med 1988;5:11-40.
60. Jackson AS, Pollock ML. Practical assessment of body composition. Phys Sports Med 1985;13:76-90.
61. Finsen V, Indredavik B, Fougner KJ. Bone mineral and hormone status in paraplegics. Paraplegia 1992;30:343-7.
62. Lussier L, Knight J, Bell G, et al. Body composition comparison in two elite female wheelchair athletes. Paraplegia 1983;21:16-22.
63. Coelho CM, Egashira EM, Silva RC, Ribeiro SML. Evolução do estado nutricional de crianças com mielomeningocele em período de três anos. O Mundo da Saúde 2009;33:347-51.
64. Zlotolov SP, Levy E, Bauman WA. The serum lipoprotein profile in veterans with paraplegia: the relationship to nutritional factors and BMI. Paraplegia Soc 1992;15:158-62.
65. Silva RC, Ribeiro SML, Tirapegui JO. Estudo controlado da influência da atividade física em fatores de risco para doenças crônicas em indivíduos lesados medulares paraplégicos do sexo masculino. Rev Paul Ed Fís 2004;18:169-77.
66. Fuoco U, Scivoletto G, Pace A, et al. Anaemia and serum protein alteration in patients with pressure ulcers. Spinal Cord 1997;3:58-3.
67. O'Sullivan SOB, Cullen KE, Schmitz TJ. Fisioterapia: tratamento, procedimentos e avaliação. São Paulo: Manole; 1983. p.337-90.
68. Williams SR. Nutrition and diet therapy. 7.ed. St.Louis: Mosby; 1993. p.745-59.
69. De Looze D, Van Laere M, De Muynck M, Beke R, Elewaut A. Constipation and other chronic gastrointestinal problems in spinal cord injury. Spinal Cord 1998;36(1):63-6.

Como desenvolver um trabalho nutricional com praticantes de exercício com peso

26

Roberto Carlos Burini
Nailza Maestá
Erick Prado de Oliveira
Fabio Lera Orsatti

INTRODUÇÃO

Além dos limites impostos pela carga genética e pelo treinamento físico, a nutrição representa papel fundamental no desempenho físico[1,2] e, como a atividade metabólica de um atleta é mais intensa que a de um sedentário, se não houver adequação alimentar, o desempenho físico é prejudicado[1]. Para isso, deve-se levar em consideração a duração, a frequência, o tipo e a intensidade do exercício físico.

Indivíduos que fazem exercícios com pesos são conhecidamente adeptos de alterações específicas na dieta para delineamento corporal.

Será abordada neste capítulo a dieta para indivíduos que realizam o treinamento com pesos dando ênfase à hipertrofia muscular.

HISTÓRIA DA ERGOGÊNESE

Desde os tempos mais remotos, os desportistas buscam por uma dieta potencializadora do esforço físico. Historicamente, consta que a ergogênese alimentar teve início em 450 a.C., quando Dromeus de Stymphalus (Grécia) aderiu à ingestão de carne para melhorar sua força. No século seguinte (350 a.C.), Milo, lutador campeão da cidade de Crotona (sul da Itália), atribuía sua força ao consumo diário de carne (9 kg), pão (9 kg) e vinho (10 L)[3,4]. A noção de que as proteínas eram o principal combustível para a contração muscular persistiu até o final do século XIX[5]. Ainda hoje, a quantidade proteica consumida para se obter maior retenção nitrogenada, síntese proteica e, consequentemente, maior ganho muscular é de interesse tanto dos usuários quanto dos pesquisadores[6].

A partir da Segunda Guerra Mundial, surgiram as pesquisas com diferentes quantidades proteicas consumidas por atletas. Em 1958, Kraut et al.[7] verificaram duplicação da força muscular em halterofilistas após 3 meses de dieta com 2 g de proteína/kg de peso/dia. O mesmo aconteceu no estudo de Consolazio et al.[8], que observaram maior retenção nitrogenada e aumento da massa muscular após 40 dias de dieta, oferecendo 2,8 g de proteínas/kg de peso/dia. Na década de 1980, Dragan et al.[9] elevaram o consumo proteico da dieta de halterofilistas para 3,5 g/kg de peso/dia e também mostraram aumento de massa e força musculares. No entanto, o que se provou até então foi que a quantidade proteica adequada para sedentários não era suficiente para praticantes de treinamento com pesos[10].

NUTRIÇÃO E SÍNTESE PROTEICA

Hoje, sabe-se que após uma sessão de treinamento com pesos ocorre síntese proteica muscular, porém, se houver introdução da ingestão proteica e energética, há uma potencialização dessa síntese[11]. Segundo Volek[12], além de se combinar ingestão alimentar e exercício com pesos, deve-se levar em consideração a quantidade, a qualidade e o horário da ingestão do indivíduo.

A combinação de carboidrato e proteína, antes e depois da sessão de exercício, modula a liberação de hormônios endócrinos, tanto anabólicos (hormônio do crescimento – GH, *insulin like growth factor 1* – IGF-1, insulina e testosterona), quanto catabólicos (cortisol), além de citocinas, que interagem com os receptores celulares e genes do músculo esquelético. Assim, aumenta-se a transcrição/tradução gênica, além de facilitar a entrada de nutrientes (glicose e aminoácidos), promovendo-se a redução do catabolismo e o aumento da síntese proteica. Com o balanço proteico e energético adequado e o treinamento crônico (de várias semanas), há um aumento da hipertrofia das fibras musculares e, consequentemente, da força muscular[12].

Segundo Bilsborough e Mann[13], não só a quantidade proteica, mas também a composição dessa proteína, deve ser levada em consideração. Arginina, lisina e glutamina são estimulantes desses hormônios anabólicos e os aminoácidos de cadeia ramificada têm papel importante na regulação metabólica da síntese proteica muscular. Para essa síntese, os aminoácidos essenciais são tão eficientes quanto a mistura completa de aminoácidos e uma mistura de aminoácidos de cadeia ramificada é tão eficiente na promoção da síntese proteica como todos os aminoácidos essenciais reunidos. Entre eles, a leucina tem efeito preponderante[14]. Ela age como mediador positivo, modulando especificamente as atividades das quinases intracelulares ligadas à tradução do mRNA de proteínas como a *mammalian target of rapamycin* (mTOR). A leucina estimula a atividade da mTOR no músculo para iniciação da síntese proteica e pode ser considerada um substrato bioativo dessa modulação[14].

Alguns estudos[15-19] são controversos quanto à administração de aminoácidos específicos (arginina, ornitina, asparagina, cisteína, glutamina, entre outros) para aumentar a liberação de GH. O uso desses aminoácidos com o propósito de estimular a liberação de GH para, assim, promover maiores ganhos de massa e força musculares não é recomendado[20].

A resposta anabólica ao treino ocorre horas após o exercício. Em estudo que utilizou treinamento com pesos, e com os indivíduos em jejum, observou-se que, durante o período de recuperação (pós-exercício), tanto a síntese quanto o catabolismo proteico muscular aumentaram significativamente em um período de 195 minutos[21]. Portanto, nesse período, a ingestão proteica é fundamental para maximizar a síntese e reduzir o catabolismo.

CONSUMO PROTEICO E HIPERTROFIA MUSCULAR

Como visto anteriormente, a necessidade de proteínas para maior síntese proteica, promovendo hipertrofia muscular, é acima da recomendada para sedentários (0,8 g/kg de peso/dia)[22]. Em estudos realizados por Lemon e Tarnopolsky[10], mostrou-se que, quando o indivíduo praticante de exercícios para hipertrofia muscular ingeria quantidade proteica semelhante à recomendada para sedentários (0,99 g/kg de peso/dia), o balanço nitrogenado era negativo (3 g de nitrogênio/dia); quando se elevou a ingestão proteica (2,67 g/kg de peso/dia), positivou-se o balanço nitrogenado (8,9 g de nitrogênio/dia).

Esses resultados foram comprovados, posteriormente, por nossos estudos[23,24], realizados também com praticantes de exercícios com pesos, sendo que, após o consumo proteico, em média, de 0,87 e 0,88 g de proteína/kg de peso/dia, o balanço nitrogenado negativo desses indivíduos foi, em média, de -7,8 (Figura 26.1) e -6,6 g de nitrogênio/dia (Figura 26.2), respectivamente. Quando esses indivíduos passaram a consumir 1,5 g de proteína/kg de peso/dia, o balanço nitrogenado tornou-se positivo, indo para 5,6 (Figura 26.1) e 5,7 g de nitrogênio/dia (Figura 26.2). Após o acréscimo de mais 1 g de proteína/kg de peso na forma de suplemento industrializado, somando-se com a dieta (em um total de 2,5 g/kg de peso), o balanço nitrogenado foi ainda maior, chegando a 16,6 e 10,5 g de nitrogênio/dia (Figuras 26.1 e 26.2). Também pôde-se observar[23] que houve aumento significativo da síntese proteica (16,9, 22,3 e 18,3 g de nitrogênio/dia) com redução do catabolismo proteico muscular (22,5, 12,5 e 6,4 g de nitrogênio/dia). Isso ocorreu quando a ingestão proteica dos atletas passou de 0,87 para 1,5 e 2,5 g de proteína/kg de peso/dia, respectivamente, porém, não havendo diferença entre esses dois acréscimos proteicos, observada pelo *turnover* da glicina marcada (^{15}N-glicina), tanto pelo cálculo da excreção de amônia quanto da ureia (Figura 26.3)[23].

Diante desses resultados, fica claro que a necessidade proteica para quem pratica treinamento com pesos deve ser acima das recomendações para sedentários (0,80 g/kg de peso/dia). Atualmente, a necessidade diária de proteínas para atletas de força é de 1,4 a 1,8 g/kg de peso/dia[25].

Tão importante quanto a quantidade ingerida durante o dia é a forma que essa proteína deve ser consumida. Areta et al.[26] observaram o efeito do consumo de 80 g de proteína do soro do leite, consumido de diferentes maneiras, durante o período de 12 horas após exercício resistido. Foram divididos três grupos: oito vezes 10 g a cada 1,5 hora; quatro vezes de 20 g a cada 3 horas e duas vezes 40 g a cada 6 horas. Os autores concluíram que o consumo de 20 g de proteína a cada 3 horas promoveu maior síntese proteica durante o período de 12 horas após o exercício.

O momento de ingestão proteica é outro fator importante para o estímulo de síntese proteica e o ganho de massa muscular. O consumo de proteína antes do

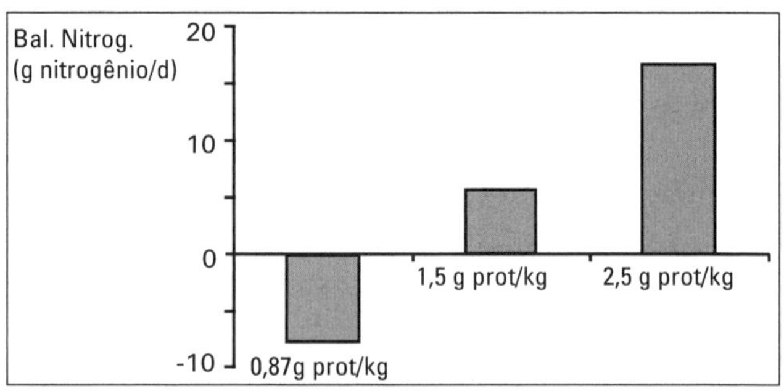

Figura 26.1 Balanço nitrogenado de culturistas (n=6) após receberem refeições com diferentes quantidades proteicas, durante 15 dias cada dieta.

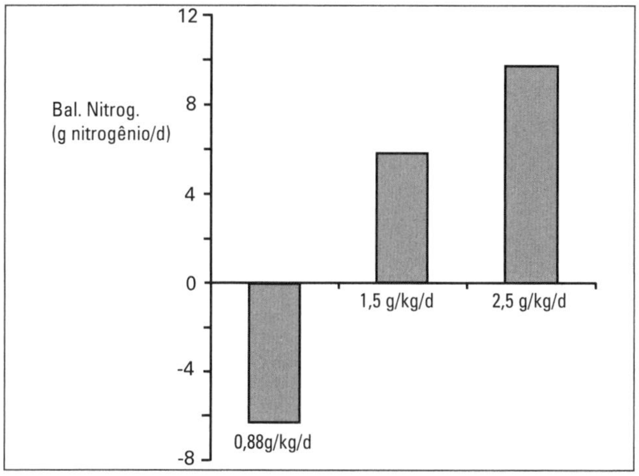

Figura 26.2 Balanço nitrogenado de culturistas (n=9) após receberem refeições com diferentes quantidades proteicas, associadas à maltodextrina, durante 15 dias cada dieta.

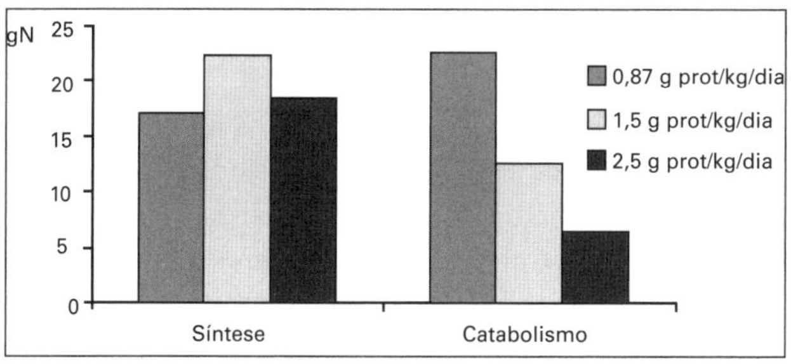

Figura 26.3 Síntese e catabolismo proteico de culturistas (n=6) após receberem refeições com diferentes quantidades proteicas com 30 cal/g de proteína, durante 15 dias cada dieta.

exercício, por fornecer aminoácidos à circulação, pode promover a síntese e suprimir o catabolismo proteico durante e após o exercício. No entanto, esses dados são pouco reproduzidos, não sendo justificável o consumo de proteína antes do exercício na tentativa de aumentar a síntese de proteína muscular e o ganho na massa muscular ao longo do tempo. Além disso, a estratégia de utilizar a combinação de tempos de consumo (antes e após o exercício) para potencializar o ganho de massa muscular torna difícil dizer se o consumo antes do exercício pode proporcionar algum benefício adicional[27].

Por outro lado, é evidente que o fornecimento de proteína após o exercício estimula a síntese proteica. Após o exercício resistido, ocorre a "janela de oportunidade" para a síntese proteica, devendo ser priorizado o consumo de proteínas de alto valor biológico e de rápida absorção (*whey protein*) imediatamente após o exercício[27,28].

Com relação à quantidade de proteína que deve ser consumida imediatamente após o exercício, existem algumas diferenças nas recomendações, principalmente com relação à faixa etária. Indivíduos jovens apresentam estímulo máximo da síntese proteica com o consumo de 20 g de proteína, entretanto, indivíduos idosos apresentam resistência ao anabolismo e parecem necessitar de 40 g de proteína após o exercício para obterem o mesmo estímulo de síntese proteica do jovem[29]. Essa maior necessidade do idoso só é válida para o consumo proteico após exercício resistido, pois durante o dia a recomendação é a mesma do jovem.

Levando-se em consideração o consumo proteico nas 24 horas posteriores ao exercício, é importante lembrar que o sono é de extrema importância para a recuperação muscular e logicamente o ser humano não consegue se alimentar enquanto está dormindo. Uma estratégia para o estímulo de síntese proteica durante o sono é o consumo proteico antes de dormir. Res et al.[30] suplementaram 40 g de caseína (proteína de digestão lenta) imediatamente antes de os indivíduos dormirem. Observou-se que a síntese proteica se manteve elevada durante toda a noite, sendo essa uma estratégia que pode ser utilizada para potencializar o estímulo de síntese durante as 24 horas após o exercício, evitando-se, assim, o hábito que alguns indivíduos têm de acordar durante a noite para se alimentar com o objetivo de ganhar massa muscular.

Adequação energético-proteica

Não só as proteínas são importantes para o aumento da massa muscular, a ingestão energética também é fundamental[11]. São necessárias, aproximadamente, de 200 a 300 kcal/g de nitrogênio para o anabolismo proteico[31-34]. Então, se dividirmos essa quantidade de calorias por 6,25 g de proteínas (quantidade necessária para fornecer 1 g de nitrogênio), serão necessárias entre 32 e 48 kcal/g de proteína.

Quanto à importância do consumo energético, Millward et al.[35] enfocam que, quando há equilíbrio entre ingestão e gasto energético, o balanço nitrogenado é negativo e, a partir do momento em que há aumento do consumo calórico e manutenção do gasto energético, ocorre predomínio de síntese proteica, mantendo o balanço nitrogenado positivo. Assim, para uma boa resposta muscular à hipertrofia, o indivíduo deve receber energia e proteínas[12].

Nos mesmos estudos realizados por nossa equipe, observou-se que, após 15 dias de treinamento para hipertrofia muscular, com dieta de 1,5 g de proteína/kg de peso/dia e 30 kcal/g de proteína/dia distribuídos ao longo do dia em no mínimo seis refeições, houve aumento significativo da massa muscular (Tabela 26.1). A energia foi oferecida na forma de pães, batatas, massas, frutas, entre outros alimentos[23] ou na forma de carboidratos complexos por polímero de glicose (maltodextrina)[24]. Quando a ingestão proteica passou de 1,5 para 2,5 g/kg de peso/dia (acréscimo de 1 g de proteína/kg de peso/dia de suplemento industrializado) por mais 15 dias, mantendo a proporção de 30 kcal/g de proteína, o aumento da massa muscular também se manteve[23,24] (Tabela 26.1).

Tipton et al.[36] mostraram que a oferta de 6 g de aminoácidos essenciais juntamente com 35 g de sacarose diluídos em 500 mL de água, imediatamente antes do exercício com pesos, provocou maior liberação de aminoácidos para os músculos, resultando em maior síntese proteica. No estudo de Levenhagen et al.[37], em que se ofereceu aos atletas energia e proteínas (8 g de carboidrato, 3 g de lipídios e 10 g de proteína) no pós-exercício com pesos, observou-se um aumento significativo da síntese proteica, em comparação com os que receberam placebo ou apenas energia. Segundo Rasmussen et al.[38], a ingestão de aminoácidos essenciais em conjunto com carboidratos, no período de 1 a 3 horas após exercício com pesos, promove o anabolismo muscular pelo aumento da síntese proteica muscular. Assim, de forma coletiva, os estudos sugerem consumir em torno de 20 g de proteína (6 a 10 g de aminoácidos essenciais) após o treino, com 1 g de carboidrato/kg de peso[39,40]. No entanto, esses dados não são totalmente reproduzidos. Os estudos realizados para verificar o efeito da associação do carboidrato à proteína, para elevar a efetividade metabólica da proteína, não observaram elevação da taxa de síntese de proteína muscular ou diminuição do catabolismo, independentemente da quantidade de carboidrato fornecida (20 a 40 g ou 90 a 120 g), quando quantidade suficiente de proteína é oferecida (20 g)[27]. Entretanto, o carboidrato deve ser consumido após o exercício principalmente para a rápida reposição de glicogênio muscular.

Além disso, o carboidrato deve ser consumido em grande quantidade durante o dia, pois tem efeito anticatabólico e é necessário para o balanço nitrogenado positivo e, consequentemente, para o ganho de massa muscular. Em treinamentos com pesos, em que o maior objetivo é o aumento da massa muscular, há necessidade de balanço energético positivo com moderado a elevado consumo de carboidrato[40]. O consumo varia de 6 a 10 g de carboidrato/kg de peso/dia, sendo o maior contribuinte (de 60 a 70%) para o valor calórico total (VCT) da dieta[25].

A ingestão proteica deve ser entre 25 e 30% do VCT, variando de 1,6 a 1,7 g de proteína/kg de peso/dia[25]. O consumo de lipídios deve ser de aproximadamente 15 a 20% do VCT, com prioridade para os mono e os poli-insaturados[25].

Respeitando-se essas recomendações antes e depois do exercício com pesos, ocorrem a manutenção do balanço nitrogenado positivo, o aumento da síntese proteica e a redução do catabolismo, tendo como resultado o aumento da massa muscular corporal. A resposta da gordura corporal é individualizada, podendo manter-se estável ou aumentar[40].

Os nutrientes devem ser oferecidos na forma de alimentos. O uso de ergogênicos nutricionais, comercializados como suplementos, deve ser realizado no sentido de complementar uma alimentação inadequada em que houver dificuldade, por parte do indivíduo, em adquirir ou consumir alimentos.

Ao prescrever um suplemento nutricional, no entanto, o profissional deve conhecer o produto plenamente, buscando saber se não causará danos a sua saúde, se pode ser prescrito ou não (legalizado), se a maioria dos estudos mostrou efeitos favoráveis para o objetivo da indicação e se o suplemento a ser consumido aplica-se ao tipo de esporte ou treinamento físico praticado pelo indivíduo[41].

É importante buscar esse tipo de conhecimento quanto aos suplementos, pois existem divulgações em

Tabela 26.1 Efeito de diferentes ofertas proteicas associadas à oferta energética na proporção de aproximadamente 30 cal/g de proteína/dia para indivíduos em treinamento hipertrófico, durante 15 dias*

Autores	N. de indivíduos	Duração (dias)	Dieta	Massa muscular (kg)	Gordura (g)	Método de avaliação
Maestá et al.[23]**	6	15	1,5 g de proteína/kg/dia + 30 cal/g de proteína	1,4	0,7 g	Antropometria (dobras e circunferências)
	6	15	2,5 g de proteína/kg/dia +30 cal/g de proteína	2	0,9 g	Antropometria (dobras e circunferências)
Porto et al.[24]	9	15	1,5 g de proteína/kg/dia + 30 cal/g de proteína	2,9	-1,6 g	Dexa
	9	15	2,5 g de proteína/kg/dia + 30 cal/g de proteína	1,7	0,4 g	Dexa

Dexa: absorção de energia dupla por feixes de raio X

* Em ambos os estudos com dieta de 2,5 g de proteína/kg de peso/dia, houve oferta de 1 g de proteínas na forma de suplemento industrializado adicionado a 1,5 g de proteínas integrais.

** Nesse estudo, introduziu-se a maltodextrina em complementação ao carboidrato complexo.

massa desses produtos, principalmente via internet, e pessoas leigas passaram a indicar e a consumir suplementos nutricionais tendo como base apenas as informações que os rótulos dos produtos fornecem, que, na maioria das vezes, não condizem com os estudos realizados nessa área. Além disso, muitos consumidores não dão importância para os estudos. Em um levantamento realizado com 1.196 atletas americanos, quando a eles foi mostrada a comprovação científica da ineficiência dos suplementos, 66% responderam que continuariam usando esses produtos[42].

Diante disso, pode-se observar o poder de persuasão da mídia, cuja influência a ciência não consegue acompanhar, pois não consegue atingir os meios populares aos quais o consumidor tem acesso.

O exercício com pesos visando à hipertrofia é bastante difundido como prática para ganho de massa magra em diversas academias de ginástica, como parte do treinamento de atletas de outras modalidades e também como uma modalidade específica, o fisiculturismo.

Vale lembrar que, na maioria dos casos, uma dieta bem balanceada, com adequada ingestão proteica e energética e rica em antioxidantes, é suficiente, de modo a não ser necessária a suplementação[43]. Atletas com treinamento intenso, contudo, assim como aqueles que usam o treinamento resistido com finalidade estética, costumam usar suplementos alimentares, especialmente os proteicos, e manipulações dietéticas como o consumo de atum, clara de ovo e a restrição de lácteos.

No Brasil, a Agência Nacional de Vigilância Sanitária (RDC n. 18, de 27 de abril de 2010) regulamenta a suplementação energética e proteica para atletas, desde que sejam respeitados os seguintes critérios: toda suplementação deve adequar e complementar a dieta do atleta.

Os produtos energéticos devem ter as seguintes características: o produto pronto para consumo deve conter, no mínimo, 75% do valor energético total proveniente dos carboidratos; a quantidade de carboidratos deve ser de, no mínimo, 15 g na porção do produto pronto para consumo.

Os suplementos proteicos devem apresentar as seguintes características: o produto pronto para consumo deve conter, no mínimo, 10 g de proteína na porção; e, no mínimo, 50% do valor energético total proveniente das proteínas.

O Capítulo 51 faz uma discussão mais aprofundada sobre questões relacionadas ao consumo, à qualidade e à comercialização dos suplementos alimentares.

No acompanhamento de atletas com treinamento de contrarresistência, deve-se observar a quantidade total de energia e proteína da dieta, para garantir a síntese proteica e a hipertrofia muscular, independentemente de virem do alimento ou do suplemento nutricional.

REFERÊNCIAS

1. Williams MH. Nutrição para saúde, condicionamento físico e desempenho esportivo. Barueri: Manole; 2002. p.1-24.
2. Costill DL. Carbohydrates for exercise. Dietary demands for optimal performance. Int J Sports Med 1988;9:1-18.
3. Maestá N, Burini RC. O mito da ergogênese alimentar. Nutrição em Pauta 2005;(71):4-6.
4. Grandjean AC. Diets of elite athletes has the discipline of sports nutrition made an impact? J Nutr 1997;127(suppl):874-7.
5. Lemon PW, Tarnopolsky MA, MacDougall JD, Atkinson SA. Protein requirements and muscle mass/strength changes during intensive training in novice bodybuilders. J Appl Physiol 1992;73:767-75.
6. Magkos F, Yannakoulia M. Methodology of dietary assessment in athletes: concepts and pitfalls. Curr Opin Clin Nutr Metab Care 2003;6:539-49.
7. Kraut H, Muller EA, Muller-Wecker H. The effect of dietary protein content on nitrogen balance and on muscle training. Int Z Angew Puysiol 1958;17(4):378-90.
8. Consolazio CF, Johnson HL, Nelson RA, Dramise JG, Skala JH. Protein metabolism during intensive physical training in the young adult. Am J Clin Nutr 1975;28(1):29-35.
9. Dragan GI, Vasiliu V, Georgescu E. Effects of increased supply of protein on elite weightlifters. In: Galesloot TE, Tinbergen BJ (eds.). Milk Protein "1984". Wageningen: Pudoc; 1985. p.99-103.
10. Lemon PWR, MacDougall JD, Tarnopolsky MA, Atkinson SA. Effect of dietary protein and body building exercise on muscle mass and strength gains. Can J Sports Sci 1990;15(4):14S.
11. Dorrens J, Rennie MJ. Effects of ageing and human whole body and muscle protein turnover. Scand J Med Sci Sports 2003;13:26-33.
12. Volek JS. Influence of nutrition on responses to resistance training. Med Sci Sports Exerc 2004;36(4):689-96.
13. Bilsborough S, Mann N. A review of issues of dietary protein intake in humans. Int J Sport Nutr and Exerc Metabol 2006;16:129-52.
14. Dardevet D, Rieu I, Fafournoux P, Sornet C, Combaret L, Bruhat A, et al. Leucine: a key amino acid in ageing-associated sarcopenia? Nutr Res Rev 2003;16:61-70.
15. Carlson HE, Miglietti JT, Rogrinsky MS, Stegnik LD. Stimulation of pituitary hormone secretion by neurotransmitter amino acids in humans. Metabolism 1989;3:1179.
16. Surminski RR, Robertson RJ, Goss Fl, et al. Acute effects of amino acid ingestion and resistance exercise on plasma growth hormone concentration in young men. Int J Sport Nutr 1997;7:48.
17. Isidori A, Lo Moraco A, Cappa M. A study of growth hormone release in man after oral administration of amino acids. Curr Med Res Opin 1981;7:475.
18. Lambert MI, Hefer JA, Millar RP, Macfarlance PW. Failure of commercial oral amino acid supplements to increase serum hormone concentrations in male bodybuilders. Int J Sport Nutr 1993;3:298.
19. Bucci I, Hickson Jr JF, Pivarnik JM, et al. Ornithine ingestion oral growth hormone release in bodybuilders. Nutr Res 1990;10:239.
20. Chromiak JA, Antonio J. Use of amino acids as growth hormone-releasing agents by athletes. Nutrition 2002;18:65761.

21. Pitkanen HTT, Nykanen J, Knuutinen K, Lahti O, Keina NENM, Alen PV, et al. Free amino acid pool and muscle protein balance after resistance exercise. Med Sci Sports Exerc 2003;35(5):78492.
22. Lemon PWR, Tarnopolsky MA, MacDougall JD, Atkinson SA. Protein requirements and muscle mass/strength changes during intensive training in novice bodybuilders. J Appl Physiol 1992;73:767-75.
23. Maesta N, Cyrino ES, Angeleli AYO, Burini RC. Efeito da oferta dietética de proteína sobre o ganho muscular, balanço nitrogenado e cinética da 15N-glicina de atletas em treinamento de musculação. Rev Bras Med Esporte 2008;14:215-20.
24. Porto M, Orsatti FL, Borges-Santos MD, Burini RC. Impacto do exercício muscular exaustivo sobre indicadores sanguíneos em praticantes de musculação. Rev Bras Cineantropometria Desempenho Hum 2008;10:230-6.
25. Henandez AJ, Nahas RM. Diretriz da Sociedade Brasileira de Medicina do Esporte: modificações dietéticas, reposição hídrica, suplementos alimentares e drogas: comprovação de ação ergogênica e potenciais riscos para a saúde. Rev Bras Med Esporte 2009;15:1-12.
26. Areta JL, Burke LM, Ross ML, Camera DM, West DW, Broad EM, et al. Timing and distribution of protein ingestion during prolonged recovery from resistance exercise alters myofibrillar protein synthesis. J Physiol 2013;591(9):2319-31.
27. Phillips SM, Van Loon LJ. Dietary protein for athletes: from requirements to optimum adaptation. J Sports Sci 2011;29 Suppl 1:S29-38.
28. Breen L, Phillips SM. Interactions between exercise and nutrition to prevent muscle waste during ageing. Br J Clin Pharmacol 2013;75(3):708-15.
29. Breen L, Phillips SM. Skeletal muscle protein metabolism in the elderly: interventions to counteract the "anabolic resistance" of ageing. Nutr Metab 2011;8:68.
30. Res PT, Groen B, Pennings B, Beelen M, Wallis GA, Gijsen AP, et al. Protein ingestion before sleep improves postexercise overnight recovery. Med Sci Sports Exerc 2012;44(8):1560-9.
31. Heymsfield SB, Tighe A, Wang ZM. Nutritional assessment by anthropometric and biochemical methods. In: Shils ME, Olson JA, Shike M (eds.). Modern Nutrition in health and disease. 8.ed. 1995. p.812-41.
32. Lemon PWR. Beyond the zone: protein needs of active individuals. J Am Coll Nutr 2000;19(5):5135-215.
33. Todd KS, Butterfield GE, Calloway DH. Nitrogen balance in men with adequate and deficient energy intake at three levels of work. J Nutr 1984;114(11):2107-18.
34. Borsheim E, Cree MG, Tipton KD, Elliott TA, Aarsland A, Wolfe RR. Effect of carbohydrate intake on net muscle protein synthesis during recovery from resistance exercise. J Appl physiol 2004;96:674-8.
35. Millward DJ, et al. Physical activity, protein metabolism and protein requirements. Proc Nutr Soc 1994;53:223-40.
36. Tipton KD, Rasmussen BB, Miller SI, Wolf SE, Owens-Stovall SK, Petrini BE, et al. Timing of amino acid-carbohydrate ingestion alters anabolic response of muscle to resistance exercise. Am J Physiol Endocrinol Metab 2001;281:E197-206.
37. Levenhagen DK, Carr C, Carlson MG, Maron DJ, Borel MJ, Flakoll PJ. Postexercise protein intake enhances whole-body and leg protein accretion in humans. Med Sci Sports Exerc 2002;34(5):828-37.
38. Rasmussen BB, Tipton KD, Miller SI, Wolf SE, Wolfe RR. An oral essential amino acid-carbohydrate supplement enhances muscle protein anabolism after resistance exercise. J Appl Physiol 2000;88:386-92.
39. Garlick PJ. The nature of human hazards associated with excessive intake of amino acids. J Nutr 2004;134(6S):1633S-9S.
40. Lambert CP, Frank LL, Evans WJ. Macronutrient Considerations for the sport of bodybuilding. Sports Med 2004;34(5):317-27.
41. Foumou CM, Costello RB, Coates PM. American College Sport Medicine. Symposium: conference on the science and policy of performance-enhancing products. Med Sci Sports Exerc 2000;32(12):2130-45.
42. Grandjean AC, Ruud JS. Dietary supplements and athletics. Cur Opinion in Orthopaedics 2002;13:122-7.
43. Librarians R. If sports supplements and ergogenic aids work, they're probably dangerous and/or banned. Drugs & Trerapy Perspectives 2004;20(5):22-7.

Exercício em academias de ginástica 27

Marcia Daskal Hirschbruch

INTRODUÇÃO

A busca por melhor condicionamento físico e o forte apelo da forma física têm levado pessoas de todas as idades à prática de várias modalidades de exercícios em academias. Certamente, as academias de ginástica constituem hoje o local de escolha para a prática de exercícios físicos por indivíduos sem vínculos profissionais com o esporte[1] e tornaram-se um polo de encontro de vários interesses por parte dos frequentadores. Qualidade de vida, recuperação ou manutenção da saúde, prática regular de exercícios físicos, estética, ganho e definição de massa muscular, perda de peso, relações interpessoais, preparação para competições (amadoras ou profissionais) e, definitivamente, a conveniência e a falta de outros espaços para a prática de exercícios são alguns dos motivos que têm levado as pessoas a procurar cada vez mais as academias de ginástica[2-4].

O número de academias tem aumentado nos últimos anos[5]. Segundo o IHRSA LatinAmerican Report publicado em setembro de 2012[6], o Brasil tem 23.547 academias, com cerca 7,3 milhões de membros, o que corresponde a uma penetração de 3,7% do total da população.

Há muito a se aprender sobre os praticantes de exercícios em academias – seus objetivos, suas motivações, suas expectativas, a rotatividade, os ideais estéticos, as influências sobre as escolhas alimentares. Claramente, eles não são um grupo homogêneo. Frequentar uma academia é apenas um denominador comum.

São poucas as pesquisas relacionadas às academias de ginástica, tanto na literatura nacional como na internacional, assim como os estudos sobre os aspectos relacionados à prática de exercício físico nesse espaço. Estudos dessa natureza ofereceriam indicativos mais seguros para confirmar ou não as observações de vários profissionais que atuam nesses locais, a fim de oferecer programas mais eficientes e seguros[3].

Como classificar o praticante de exercício físico recreacional? Ele não é um atleta, mas pode praticar modalidades esportivas diversas, com frequência, duração e intensidades variadas[7]. Talvez por isso a maioria das pesquisas sobre nutrição e exercício físico são feitas com atletas de elite, não com frequentadores de academias, mesmo que existam mais frequentadores de academias que atletas e que seus hábitos sejam mais semelhantes aos da população em geral[5,7,8].

Frequentadores de academias de ginástica são, em geral, indivíduos com bom nível de escolaridade, com motivação e recursos para a prática de exercícios físicos e de uma alimentação saudável, com acesso a informações sobre nutrição e atividade física[5].

Mesmo assim, nutricionistas que trabalham com nutrição esportiva em academias muitas vezes se deparam com hábitos alimentares inadequados de seus clientes, que, na busca por resultados rápidos ou por melhorias estéticas ou de *performance*, costumam seguir dietas da moda e orientações alimentares das mais infundadas[9]. O uso indiscriminado de suplementos e até mesmo de anabolizantes tem sido um problema comum[7].

Conhecer o público com o qual se trabalha é importante para poder fazer recomendações nutricionais adequadas. Este capítulo visa discutir quem é, como se alimenta e o que busca o frequentador de academia, além de como delinear uma estratégia alimentar para esse público.

FREQUENTADOR DE ACADEMIAS DE GINÁSTICA

A maior parte dos frequentadores de academias tem entre 18 e 35 anos e quer aumentar a massa muscular, adquirir condicionamento físico, perder peso e "queimar gordura". A maioria frequenta a academia por razões estéticas, de saúde ou, ainda, por razões sociais. Poucos se exercitam nas academias com a finalidade de competição, colocando-as como um local para a prática esportiva não competitiva[2,3,4,7,9,10]. Por esse motivo, entre outros, é que persiste a dúvida sobre a validade de extrapolar os resultados dos estudos feitos com atletas para os frequentadores de academias[7].

Sabe-se que raramente os exercícios praticados são de um só tipo, pois os frequentadores de academias tendem a associar modalidades de exercícios diferentes[2,4,7,10]. Essa é uma característica das academias, que oferecem vários tipos de exercícios para evitar a monotonia nos treinos e garantir maior aderência dos alunos. Além disso, com o aumento do número de academias, a oferta de atividades diversas e, muitas vezes, inusitadas (p. ex., surfe e atividades circences) é uma arma na disputa desse mercado[7].

A musculação costuma ser o "carro chefe" das modalidade praticadas nas academias, porque todas possuem equipamento de musculação, mas nem todas oferecem atividades como ioga ou hidroginástica[3,4,10,11].

O fato de a musculação ser um exercício bastante procurado vem ao encontro do padrão de beleza vigente (corpos magros e musculosos) e a um dos objetivos principais da prática de exercícios: ganhar massa muscular[7]. O ambiente das academias favorece a disseminação de padrões estéticos corporais estereotipados, como corpos magros, com baixa quantidade de gordura e elevados volume e tônus muscular[3].

As academias, em geral, atraem um público mais jovem e preocupado não só com a saúde, mas também com a aparência física, o que coincide com o fato de a motivação para a prática de exercícios ser maior na juventude, pelo fator estético[12].

Nos dias de hoje, a maioria das pessoas se exercita não para melhorar o condicionamento físico, mas para controlar o peso. Isso acontece em função da supervalorização da magreza e da forma física[13].

Atuação em academias

A preocupação com o corpo e o surgimento de vários "centros de *fitness*" e academias nas principais capitais do país alavancaram a atuação do nutricionista nesse segmento, porém, muitas academias não têm sequer nutricionista, e quando ele existe não necessariamente é um profissional especializado em atendimento esportivo, ou até mesmo em nutrição (é conhecido o papel do professor de educação física ou do *personal trainer* na indicação de dietas e suplementos).

O público frequentador de academias é composto, em sua maioria, por praticantes de atividade física e deve-se, obrigatoriamente, levar em conta suas peculiaridades. Compete ao profissional traçar o perfil de seu público no dia a dia, conforme hábitos regionais, classe socioeconômica, crenças e recursos teóricos (de informação) e práticos (disponibilidade de alimentos e produtos) etc.

O frequentador de uma academia faz parte de um público seleto, economicamente ativo, que se preocupa com *fitness* e qualidade de vida. Torna-se, por isso, bastante suscetível ao apelo de produtos e a modismos alimentares, bem como à influência de colegas, professores, artistas, treinadores, familiares e da mídia, aos quais sofre grande exposição. Contudo, torna-se também mais propenso a modificar seus hábitos alimentares. Portanto, praticantes de atividade física constituem um grupo candidato a receber um programa de educação nutricional para que realmente possam se beneficiar ao máximo de suas atividades físicas e de uma alimentação saudável[14].

Em primeiro lugar, é imprescindível que não se apliquem recomendações de atletas a indivíduos que não são atletas – e o profissional que atua nesse ramo vai esbarrar com crenças do próprio cliente, que quer a todo custo fazer uma dieta muito restritiva ou hiperproteica, evita de maneira exagerada o consumo de gorduras e insiste em consumir suplementos e produtos para atletas.

Muitas vezes, o nutricionista acaba também por se deparar com incoerências de médicos e treinadores, especialmente no que diz respeito a prescrições dietéticas e suplementação[9].

O cliente que procura o nutricionista em uma academia tem objetivos bem específicos em curto prazo. O nutricionista costuma pensar em médio e longo prazos. É justamente a discrepância entre os objetivos dos nutricionistas (alimentação saudável) e os objetivos imediatos do atleta (desempenho) que pode explicar o vínculo entre atletas, treinadores e aqueles que oferecem conselhos nutricionais menos convencionais[15]. Colocar a informação nutricional dentro do foco *performance* aumenta o apelo para os atletas[14,15]. Para os praticantes de atividade física não competitiva, colocar o foco das orientações na estética e na forma física pode ser uma abordagem mais adequada.

É atendendo a esses objetivos específicos que "ganha-se" o cliente para, concomitantemente, sensibilizá-lo sobre a importância de ter hábitos alimentares saudáveis. Se os objetivos de curto prazo não forem considerados, o indivíduo vai buscar informação nutricional em fontes menos adequadas, como treinadores, mídia, colegas e lojas de suplementos, ou até mesmo pode procurar soluções mais imediatas. Os objetivos em curto prazo devem servir como um trampolim para os objetivos de médio e longo prazos detectados na avaliação nutricional.

Hábitos alimentares, crenças e necessidades nutricionais dos frequentadores de academias

As necessidades nutricionais das pessoas ativas e sedentárias são similares, diferindo apenas na quantidade, sendo que indivíduos ativos requerem maior quantidade de energia do que os sedentários. Na maioria dos casos, o aumento do apetite compensa as modificações da atividade física, de modo que o peso e a composição corporal se mantêm constantes[16,17]. A recomendação atual para indivíduos que praticam exercício físico recreacional é seguir as mesmas diretrizes dietéticas da população em geral para manter a saúde e possibilitar um bom desempenho físico. Dessa maneira, a oferta de micronutrientes seria proporcional ao incremento calórico da dieta, proporcionando um balanço nutricional adequado[16,17].

O controle do peso é uma preocupação primária dos adultos jovens que se exercitam[18]. Alguns temas recorrentes levantados por adultos jovens fisicamente ativos nas consultas de nutrição[18], também rotineiros na prática de atendimento nutricional em consultório, ambulatórios e academias, são:

- como perder o peso adquirido em decorrência de um trabalho estressante, de longas jornadas de trabalho e de um estilo de vida ocupado (entre 2,5 e 7 kg);
- como ficar em paz com a comida e interromper o ciclo vicioso de dietas;
- como ter uma dieta balanceada, mesmo sem cozinhar (inclusive como comer mais frutas e vegetais e consumir a quantidade adequada de proteínas);
- como balancear adequadamente carboidratos, proteínas e gorduras para obter o máximo de saúde e de energia;
- como aumentar a energia e prevenir a fadiga do final da tarde (com a longa jornada de trabalho, muitos se queixam de falta de energia para encarar um programa de exercícios no início da noite);
- como sobreviver à gestação sem "engordar".

Como a maioria dos indivíduos ativos, os adultos jovens (público principal das academias) lutam para conciliar comida, trabalho, exercício e atividades sociais. Algumas barreiras que interferem na ingestão adequada de nutrientes são a "falta de tempo" para o preparo das refeições, o medo da privação e a confusão sobre informações de nutrição[18].

É bem documentado na literatura o fato de atletas não apresentarem uma dieta adequada[17-23]. Frequentadores de academias também não costumam seguir uma alimentação capaz de satisfazer as necessidades nutricionais requeridas pelo tipo de atividade que desempenham[10,12,17,20,24], embora esses indivíduos se considerem atletas[25].

Energia

A literatura fornece evidências de que a dieta do praticante de atividade física deve se pautar nas recomendações populacionais[16,19,26,27]. As necessidades energéticas são calculadas por meio do gasto energético basal (protocolo de livre escolha), multiplicado por um fator de atividade[17]. A média de consumo de energia é de cerca de 3.000 cal ou 40 cal/kg de peso corporal/dia para o homem de referência (72 kg, 19 a 24 anos) e cerca de 2.000 cal ou 35 cal/kg de peso corporal/dia para a mulher de referência (58 kg, 19 a 24 anos)[17,27,28].

Um consumo calórico menor do que o gasto energético não é incomum em frequentadores de academias[7,10,12,24]. Pereira[10] encontrou, em seu estudo, que 66,9% dos participantes consumiam no máximo 75% das calorias necessárias para um dia sedentário. O sub-relato pode ser um dos motivos dessa diferença e reflete a atitude dos praticantes de exercício sobre dietas restritivas e sua preocupação com a imagem corporal[29] (este assunto é discutido mais detalhadamente no Capítulo 7, "Prescrevendo uma dieta").

Macronutrientes

As proteínas devem contribuir com 10 a 15% do valor calórico total (VCT); os carboidratos; com 50 a 60%; e as gorduras devem ser limitadas a 30% das calorias totais. Para indivíduos envolvidos em treinamento de resistência prolongado e exaustivo, pode-se alterar a contribuição de nutrientes específicos, como os carboidratos, tornando-os responsáveis por 60 a 70% do total de energia consumida[16,19,26].

A literatura indica uma recomendação específica de proteínas para indivíduos fisicamente ativos, pois há evidências de que a atividade muscular decorrente do condicionamento físico e do treinamento aumenta a quantidade de proteínas necessária para o crescimento e o desenvolvimento do músculo e para a reparação de tecidos[17,30,31]. Muitos autores sugerem a ingestão de proteínas em torno de 15% do VCT[31-33], o que forneceria uma maior quantidade de proteínas que a recomendação tradicional atual pelo fato de pessoas fisicamente ativas gastarem mais calorias e, proporcionalmente, necessitarem de mais proteínas. Indivíduos fisicamente ativos devem consumir de 1,2 a 1,7 g de proteína/kg de peso corporal/dia de acordo com a sua atividade física (*endurance*: 1,2 a 1,6 g/kg de peso/dia; força e resistência: 1,6 a 1,7 g/kg de peso/dia). Um consumo maior que 2 g de proteína/kg de peso corporal/dia não fornece vantagens para o rendimento nos treinos e para a condição física do indivíduo[17,27,30]. Desidratação e aumento da massa gorda são alguns dos efeitos associados ao consumo excessivo de proteína[34,35].

A maioria dos atletas consome uma quantidade adequada de proteínas[15]. Pereira[10] também encontrou um consumo adequado de proteínas em praticantes de exercício físico em academias.

Também é comum o desbalanceamento na ingestão de gorduras e de carboidratos, seja em excesso ou em deficiência em relação às quantidades preconizadas na literatura[12,24,36]. Carboidratos são considerados "alimentos que engordam" por grande parte da população, por isso podem estar presentes em quantidade insuficiente[37] enquanto proteínas apresentam uma aura saudável.

A recomendação de carboidratos depende do gasto energético total (GET), do tipo de exercício, do sexo e das condições ambientais. Para atletas, procura-se fornecer entre 5 e 10 g de carboidrato/kg de peso/dia, ou 30 a 60 g de carboidrato/h de exercício. O carboidrato é importante para manter a glicemia, a atividade muscular e para recuperar o glicogênio muscular[17,27]. Para praticantes de exercício não competitivo, esse valor pode ser menor, de acordo com a intensidade e a duração do exercício e as necessidades avaliadas pelo nutricionista.

As gorduras não devem ser restritas, já que não há benefício para *performance* em consumir uma dieta com menos de 15% da energia proveniente de gorduras, porém também não há benefícios em consumir uma dieta hiperlipídica[17,27]. Nos casos em que o consumo de gordura é excessivo ou a proporção de gordura é inadequada, deve-se ajustar as quantidades e as fontes de gordura.

Mitos

Apesar de toda a preocupação com a saúde e a aparência, uma gama de conhecimentos errôneos em nutrição e fortes tabus alimentares são observados em grupos de diferentes idades. A proliferação de informações falsas e errôneas sobre alimentação, nutrição, dieta, controle de peso e exercício é impressionante[7,24,38].

Muitos vão treinar sem comer (ou, caso o treino seja pela manhã, tiram o miolo do pão no desjejum – detalhe importante para perguntar na anamnese), emendam treinos sem uma reposição adequada de carboidratos, excluem carboidratos com medo de engordar (especialmente à noite) e acham que basta escolher produtos na versão *light* para ter uma dieta saudável.

São muitos os mitos circulantes. Alguns se mantêm ao longo do tempo, enquanto outros duram uma temporada e são substituídos pelos novos modismos que surgem a cada dia. Um dos mais preocupantes é sobre o leite. Divulgou-se que lactose "engrossa" a pele e impede a definição muscular. Por isso, muitos passaram a excluir laticínios da alimentação. Além de boas fontes de proteína, leite, queijos e iogurtes são a principal fonte de cálcio, fundamental para a contração muscular e para a densidade óssea e a prevenção de osteoporose. A ingestão de cálcio e a densidade óssea devem ser acompanhadas de perto nas mulheres, especialmente naquelas amenorreicas, que apresentam menor densidade óssea e aumento no risco de fraturas por estresse[39-42]. A exclusão de glúten, outro modismo feito sem orientação e de forma indiscriminada, pode levar à retirada exagerada de alimentos que são fonte de carboidrato, provocando falta de energia para o treino, redução no metabolismo e uso de massa magra como fonte de energia.

As gorduras também costumam ser evitadas ao máximo, pois se acredita que optar por alimentos sem gordura é saudável. Nossa equipe atendeu um rapaz de 17 anos, frequentador de uma academia dentro de uma das faculdades mais caras do país que apresentava problemas hormonais pelo consumo insuficiente de gordura. Em outra academia de classe alta, uma moça de 20 anos com amenorreia e treinamento intenso teve recomendação médica de diminuir ou até parar os treinos. A alimentação de ambos era nutricionalmente adequada em relação a calorias e apresentava boa densidade de micronutrientes; apenas o menino tinha um consumo de gorduras insuficiente. Ambos os casos foram regularizados com a adição de gorduras boas na dieta em uma quantidade razoável (acima das recomendações) e a menina pode seguir com o treinamento.

O consumo de proteínas sempre fez parte da mitologia da nutrição esportiva. É comum a crença de que os suplementos de proteínas são necessários para ganhar músculos e de que as proteínas são a principal fonte de energia para o músculo[8,10,38]. Nas academias, é como se o treinamento não surtisse efeito sem a suplementação. De fato, muitos alunos recém-matriculados procuram o nutricionista para receber a prescrição dos suplementos antes de iniciar o treino ou, ainda, para pedir o "aval" sobre o suplemento que já compraram.

CONDUTA NUTRICIONAL

Calcular o gasto energético é uma etapa fundamental da proposição de uma dieta, conforme discutido no Capítulo 7 ,"Prescrevendo uma dieta".

As pessoas não têm ideia de seu gasto calórico diário. Na pesquisa de Pereira[10], em academias, 46% dos participantes não sabiam seu gasto calórico, sendo que 34% acreditavam gastar menos calorias do que realmente gastavam.

Muitas vezes, o gasto calórico de um dia sedentário apresenta uma diferença pequena (100 a 400 cal) em relação ao dia de atividade física e isso pode deixar os clientes frustrados, pois eles geralmente associam o gasto calórico ao benefício da atividade física e ao "dever cumprido" (especialmente emagrecer). É comum o aluno acompanhar o gasto calórico indicado em aparelhos como esteira e bicicleta ergométrica, que, se forem baseados em uma média geral, não correspondem à realidade individual.

Basicamente, as orientações para um indivíduo ativo são as mesmas que para um sedentário: respeitar o metabolismo basal sempre, restringir calorias do total diário se houver necessidade de emagrecimento (consumindo um pouco mais no dia de exercício) e aumentar o consumo calórico diário para além do total energético diário se a intenção for ganho de peso (Fórmula dos cálculos – Anexo 4).

As recomendações nutricionais para cada cliente devem levar em consideração os hábitos alimentares atuais, o estilo de vida, a etnia e a cultura, as necessidades energéticas, qualquer prescrição de dieta relacionada a tratamentos médicos, patologias de base, alergias, as interações potenciais entre alimentos e o tipo, a intensidade e a duração dos exercícios praticados – dados devidamente obtidos pela anamnese nutricional, conforme descrito no Capítulo 7, "Prescrevendo uma dieta".

Deve-se lembrar que, na maioria das vezes, esse indivíduo não é um atleta e tem de conciliar trabalho, estudo, vida social e familiar com os treinos, o que significa que nem sempre ele terá a mesma determinação ou motivação que um atleta em seguir estratégias nutricionais muito rígidas, já que o que está em jogo não é uma medalha.

Apesar dos mesmos princípios da nutrição esportiva para atletas de elite serem aplicáveis – dadas as devidas proporções – aos frequentadores de academias, mais importante do que garantir a recuperação do glicogênio no menor tempo possível (com o carboidrato de índice glicêmico mais específico) de um aluno que não vai treinar no dia seguinte é fazer com que ele faça boas opções alimentares seguindo os princípios gerais da nutrição esportiva. Em outras palavras, trata-se de valorizar uma alimentação saudável. Assim, barras de cereais, frutas, frutas secas e biscoitos integrais podem ser opções razoáveis (e factíveis) de lanches pré, pós e durante o treino, ao contrário de propostas nutricionalmente mais corretas, mas muitas vezes menos viáveis, como a mistura de batata-doce, inhame e mel que uma aluna levava e comia (a contragosto) no vestiário da academia ao fim do treino, conforme prescrito por um nutricionista.

Na mesma linha de raciocínio, a prescrição de suplementos precisa ser diferenciada, já que os estudos de suplementos usualmente são feitos com atletas. Assim, enquanto os protocolos de suplementação para atletas sugerem determinadas dosagens, um ajuste, para menor, pode ser feito pelo nutricionista, mesmo que seja em uma fase inicial, de introdução do suplemento. Por exemplo, enquanto os protocolos de suplementação de creatina sugerem uma dose de 10 g, já tivemos bons resultados com 2,5 a 6 g, ou com o uso de meio sachê de hipercalórico, em vez de um sachê inteiro. É importante que todos os suplementos sejam computados no cálculo nutricional.

A forma mais fácil de estruturar a dieta é fazer o cálculo energético referente ao dia sedentário e, nos dias de exercício, colocar a diferença de calorias em refeições específicas antes, durante ou depois dos treinos. Dessa maneira, fica fácil para o aluno se organizar no dia em que não for treinar, sem ter de se programar para comer porções de tamanhos diferentes. Por exemplo, se no dia sedentário ele deve consumir 2.000 cal e no dia de treino, 2.200 cal, a única diferença será um lanche que ele fará durante o treino e um lanche imediatamente antes ou depois do treino. Nos dias em que não treina, esses lanches não existirão e a dieta continuará a mesma.

Apesar de ser frequente ver alunos de academias carregando garrafinhas com água ou bebida esportiva, muitos não fazem uma hidratação adequada. Ensine-os a controlar a coloração da urina e a pesar-se antes e logo depois do treino para fazer a reposição hídrica adequada.

O planejamento alimentar vai se basear em acrescentar ou tirar calorias e na distribuição dos alimentos em diversas refeições ao longo do dia (incluindo os lanches antes, durante e depois dos treinos), contemplando os diferentes grupos alimentares. A educação nutricional deve ser incorporada à orientação alimentar para encorajar padrões alimentares saudáveis, consistentes com as recomendações. Envolver os clientes no planejamento de cardápios e escolhas de alimentos pode estimular a prática e a habilidade de seleção de alimentos saudáveis. Eles também devem saber como as necessidades de energia são afetadas pela atividade física e por alterações no peso. A gama de opções alimentares deve ser a mais ampla possível e étnica e culturalmente aceitável para cada pessoa, além de cabível no dia a dia[43].

Ganho de peso

Estima-se que seja necessário um consumo adicional de 300 a 500 cal/dia para um ganho de massa magra de 2 kg/mês[44], mas isso pode ser muito se o aluno estiver em déficit energético. Assim, o primeiro passo após calcular o gasto energético do indivíduo é ajustar a ingestão alimentar para que ele atinja suas necessidades e, em um segundo momento, aumentar gradativamente as calorias totais e a participação de nutrientes específicos, conforme a tolerância individual.

Em alguns casos, o simples ajuste energético surte efeitos animadores, uma vez que o aluno deixa de usar a massa magra como fonte de energia. Quando o total de calorias a acrescentar for muito grande (p. ex., se o aluno apresenta um déficit calórico de 500 calorias e precisa ingerir, além daquelas, mais 500 calorias, totalizando 1.000 calorias), aumentar as calorias dos lanches próximos ao treino pode não ser suficiente. Nesses casos, deve-se aumentar as porções das refeições e/ou partir para o uso de suplementos alimentares. Pode-se tentar também aumentar o número de refeições intermediárias (lanches) ao longo do dia ou aumentar a contribuição energética desses lanches. O uso de castanhas, nozes e frutas secas costuma ser bem aceito, assim como a sugestão de comer a salada ao final das refeições.

Vale lembrar que a maioria dos frequentadores que busca o ganho de peso quer, na verdade, ganhar massa muscular. Nem sempre isso é apenas uma questão de calorias, mas da distribuição de macronutrientes. O consumo adequado de carboidratos deve ser garantido.

A valorização da ingestão de proteína não apenas por via alimentar, mas também por meio de suplementos nutricionais, é decorrente da associação que existe entre ingestão desse nutriente, ganho de massa muscular e força[8,41]. Deve-se ter em mente, porém, que, quando a ingestão calórica é insuficiente para atingir a necessidade energética, é difícil manter o balanço nitrogenado mesmo quando a recomendação de proteínas é atingida[40,42].

Perda de peso

O consumo energético prescrito deve ser ajustado a fim de que um indivíduo possa alcançar, mas não exceder, a taxa segura de perda de peso. Um mínimo de 1.200 calorias para mulheres e 1.500 calorias para homens deveria ser fornecido[43]. Restrições calóricas muito severas podem comprometer os processos de recuperação pós-exercício e os níveis de energia. A restrição calórica deve ser de 500 a 1.000 cal/dia para se conseguir uma perda de peso da ordem de 500 g a 1 kg/semana[44]. Essa perda de peso pode, no entanto, ser menor, já que, na balança, a perda de gordura às vezes é compensada pelo ganho de massa magra. A perda de peso deve ser sempre em gordura e jamais à custa da hidratação e da massa muscular, necessárias para a prática esportiva. Se existe o preparo para uma competição (p. ex., maratona), ele deve ser feito com o máximo de antecedência possível para evitar medidas extremas que possam comprometer o desempenho e a saúde do cliente.

A composição da dieta em um programa de redução de peso deve estar de acordo com as recomendações nutricionais correntes. Assim, o planejamento alimentar deve ser programado para possibilitar a escolha de alimentos de todos os grupos alimentares, atingindo as recomendações, exceto para energia[43].

Uma restrição de 10 a 20% da ingestão energética total ajuda na perda de peso sem fazer o aluno da academia se sentir privado de alimentos ou com fome[17,44]. O fracionamento alimentar deve ser estimulado, assim como a ingestão adequada de carboidratos, cálcio, ferro e dos demais micronutrientes para que não haja deficiências.

A ingestão calórica está adequada quando se verifica uma perda de peso de pelo menos 200 g/semana, mas geralmente essa perda não deve ultrapassar 1 kg/semana[45]. A restrição calórica intensa pode reduzir o metabolismo basal e o balanço energético negativo proveniente da restrição energética e do exercício pode reduzi-lo ainda mais. A perda de peso rápida, decorrente da restrição calórica severa, é resultante da perda de massa magra[46].

A composição corporal do aluno deve ser constantemente monitorada para avaliar se a estratégia nutricional tem surtido resultados, tanto no ganho de massa magra, quanto na perda de gordura. Em geral, nas academias, o acompanhamento antropométrico é feito pelo setor de avaliação física. Explique ao aluno a importância de fazer esse acompanhamento regularmente e de não confiar somente na balança do vestiário. As roupas costumam ser bons indicadores de resultados para um acompanhamento doméstico.

TRANSTORNOS ALIMENTARES

A ênfase atual no *fitness* é considerada um dos fatores socioculturais que podem contribuir para o desenvolvimento dos transtornos alimentares, com a mensagem "com um pouco de trabalho pesado, qualquer um pode ter o corpo perfeito". Se uma pessoa não está se alimentando adequadamente, está extenuando seu coração, abusando de laxativos e diuréticos, ela não está "em forma"[13].

Os exercícios e as dietas são muito louvados e encorajados pela sociedade[13]. O exercício é considerado um meio saudável de atingir o ideal de beleza[37]; por isso, a presença de comportamentos alimentares restritivos entre praticantes de exercícios raramente é vista como suspeita. "Espera-se" de indivíduos que se exercitam certo grau de controle alimentar.

Em geral, praticantes de exercício comem menos carne, menos gordura, mais vegetais e outras fontes de carboidrato complexo[16,47].

É muito provável encontrar casos de comportamento alimentar desordenado e transtornos alimentares dentro de uma academia. Anorexia, bulimia, transtorno do comer compulsivo, ortorexia, obsessão por exercícios, por perda de gordura e por definição e ganho de massa muscular são características facilmente observadas em frequentadores de academias de ambos os sexos. Uma preocupação exagerada com os temas "calorias", "engordar", "definir", "secar", "riscar" e a presença de amenorreia podem fornecer algumas pistas para detectar um possível transtorno alimentar e o nutricionista tem de ser muito cuidadoso para não contribuir ou desencadear o processo naqueles indivíduos que se encontram no *borderline*, fornecendo dietas muito restritas ou estabelecendo metas rígidas de peso ou porcentagem de gordura corporal.

O nutricionista deve "desneurotizar" o cliente, explicando, de fato, quais são os processos, as etapas e as vias metabólicas envolvidos para atingir o objetivo que ele quer, encorajando-o a não adotar padrões alimentares, de peso e percentual de gordura não coerentes com sua estrutura física, sua carga genética e seu estilo de vida, calculando qual o real gasto calórico daquele cliente e fornecendo meios e subsídios para que ele saiba escolher alimentos pela qualidade, e não exclusivamente por calorias.

SUPLEMENTOS

A prática de exercícios favorece o consumo de suplementos[48,49] e frequentadores de academia não fogem à regra. Quem se exercita há mais tempo consome mais suplementos, assim como quem frequenta a academia há mais tempo, indicando que a academia de ginástica é um ambiente propiciador do consumo de suplementos[7,8,50].

Em geral, 40 a 60% dos frequentadores de academias consomem suplementos, sendo que, destes, aproximadamente 40% consomem mais de um suplemento. O usuário de suplemento tem entre 15 e 35 anos, sendo a maioria do sexo masculino[4,5,7,8,10,50]. Quanto mais jovem, maior a tendência de usar suplementos[7].

O grupo que pratica musculação é, em geral, o que mais consome suplementos, acompanhado dos praticantes de lutas, corrida e natação[2,4,7,8,10]. A maioria procura o ganho de massa muscular[2,4,5,8,50]. Os suplementos são usados porque "completam a alimentação", "promovem a saúde", "evitam o desgaste físico", "promovem o ganho de massa muscular", "melhoram a *performance*" e, dependendo do produto, causam "emagrecimento"[2,8,50]. Quando se perguntou aos usuários se eles conheciam a finalidade do suplemento que usavam, 84% responderam que conheciam, mas apenas 2% souberam dizer com exatidão qual era a finalidade do produto utilizado[2]. Curiosamente, 22% dos usuários de suplementos estudados por Carvalho e Hirschbruch[4] não consideram o uso da suplementação necessário, apesar de 100% acreditarem que a suplementação é eficaz. A maioria dos usuários de suplementos não está familiarizada com os impactos negativos do uso inapropriado desses produtos[8].

Dentre os suplementos nutricionais utilizados pelos frequentadores de academias, constata-se que há um maior consumo de produtos com composição predominante em aminoácidos e proteínas (60,7%), seguido por produtos com predominância em carboidratos (25%), produtos mistos (que podem conter macro e micronutrientes em quantidades proporcionais) e sem composição identificada (10,7%) e, por último, produtos à base de vitaminas e/ou minerais (3,6%)[4]. Dado semelhante aparece no estudo de Pereira[10], no qual os suplementos mais consumidos são os aminoácidos ou outros compostos proteicos (39%), vitaminas ou complexos vitamínicos (15%), carboidratos (11%) e creatina (10%). Araújo e Soares[11] verificaram que os suplementos mais consumidos eram os produtos à base de vitaminas e minerais (53%), logo após vinham os produtos com predominância de proteínas e aminoácidos (23%), produtos mistos (20%) e, por fim, os produtos com composição predominante de carboidratos (4%). Diferentemente, Rocha e Pereira[2], em seu estudo, constataram que os produtos mais consumidos por sua amostra eram os denominados mistos e sem composição identificada (52,9%), seguidos pelos produtos com predominância em aminoácidos e proteínas (24,5%) e os produtos à base de vitaminas e/ou minerais (17,6%). Já no estudo de Hirschbruch[7], os suplementos mais consumidos foram bebida esportiva (33%), vitaminas e minerais (12%), hipercalóricos (12%), proteínas (10%), aminoácidos (10%) e creatina (8%). No estudo de El Khoury e Antoine-Jonville[8] em academias de Beirute, no Líbano, os produtos mais consumidos foram proteínas (39,8%) e aminoácidos (34,9%), *whey protein* (32,3%), creatina (19,4%), polivitamínicos (17,7%) e bebida esportiva (17,2%).

O uso indiscriminado de suplementos na prática esportiva é preocupante e ocorre pela vontade de conseguir resultados rápidos, pela valorização da estética e da forma física e pelo ambiente propiciador das academias, tendo os professores e colegas como principais incentivadores do consumo de suplementos[7,10,50].

Se, por um lado, o apelo da estética, do desempenho e da forma física tem levado vários frequentadores de academias a se preocupar com o corpo e com a alimentação, tendo hábitos de vida mais saudáveis, por outro torna-os mais suscetíveis e vulneráveis a extremismos dietéticos, abuso de suplementos e uso de esteroides[7].

O uso de anabolizantes nas academias tem se tornado cada vez mais frequente, embora mal quantificado[51], o que se comprova pelo fato de os frequentadores de academias conhecerem, em grande proporção (62%), usuários de anabolizantes[7]. O uso de anabolizantes foi relatado por 5% dos frequentadores de academias em São Paulo[7]. Frizon et al.[51] encontraram taxa similar em academias do Rio Grande do Sul (6,5%), porém apresentam dados de outros estudos em academias no Brasil que revelam taxas variadas, que podem chegar na casa dos 20%.

O fato de muitos frequentadores conhecerem usuários de suplementos e de anabolizantes só vem a demonstrar que o consumo dessas substâncias é uma prática que faz parte da realidade das academias[7].

CONSIDERAÇÕES FINAIS

Quem trabalha na área vê com preocupação que o exercício recreacional, quando praticado em academias, apresenta muitos componentes não compatíveis com a ideia de saúde e qualidade de vida: o ambiente é incentivador do consumo de suplementos e drogas, de dietas restritivas, de condutas alimentares estapafúrdias, da pressão por um corpo inatingível, da banalização da fome, do uso de laxativos, diuréticos e anfetaminas e da transformação corporal por meio de intervenções cirúrgicas. O "ser saudável" virou mais um estereótipo. Enquanto isso perdurar, muitas vezes alimentado também por nutricionistas e suas recomendações limitantes, a aderência à prática de exercícios continuará a ser um desafio e os suplementos e drogas, "atalhos" cada vez mais valorizados[7].

Por esse motivo, esperar o cliente passivamente na sala de atendimento não é suficiente. O objetivo de atingir o cliente deve ser realizado também de maneira indireta, com painéis, cartazes e informativos na própria academia; sensibilizando professores e treinadores por meio de contato pessoal e treinamento; por *sites*, blogues e veículos da mídia que transmitem informações sobre nutrição (revistas, jornais, rádio, TV e internet).

No estudo de Pereira[10], 36% dos frequentadores de academias citaram as revistas de *fitness* e dieta; 30%, os instrutores de ginástica; 40%, os rótulos de alimentos; 27%, as revistas de saúde; 25%, os nutricionistas; 10%, a internet; 7%, as revistas da moda; 17%, a televisão e 14%, os colegas como fonte utilizada de informações sobre nutrição. Entre as fontes preferidas, 25% apontaram as revistas e 10%, a própria academia.

Atletas e esportistas confiam plenamente nas informações nutricionais que recebem de treinadores, colegas e revistas especializadas em condicionamento físico. Portanto, é recomendável que professores, técnicos, treinadores, médicos, fisioterapeutas e demais membros da equipe multidisciplinar da academia recebam treinamento em nutrição esportiva[7,8].

O conteúdo de programas de educação nutricional deve estar de acordo com as características da população-alvo, com suas necessidades de educação nutricional, além de conter estratégias para competir com outros fatores que possam influenciar os hábitos alimentares.

Programas de educação nutricional devem ir além do simples fornecimento de informação. Para que sejam verdadeiramente eficientes, os programas precisam incorporar métodos para criar uma mudança de comportamento, a fim de preencher a lacuna crescente entre o conhecimento sobre nutrição dos clientes e suas reais práticas[52].

Cabe recomendar ainda a realização de pesquisas científicas simples que serviriam para conhecer melhor quem é, como se comporta e no que acredita o público de praticantes de atividades físicas em academias e clubes. O nutricionista tem acesso a um público grande e geralmente interessado. Não é difícil, portanto, realizar pequenos estudos ou atividades, como campanhas de saúde.

Aos poucos, alguns estudos vêm comprovar que o público de frequentadores de academias tem características próprias que os diferenciam de outros grupos[1,3,7,8,10,12]. Como os dados sobre nutrição esportiva em academias ainda são escassos, toda e qualquer informação e pesquisa nessa área é e será sempre muito bem-vinda.

REFERÊNCIAS

1. Assunção S. Exercício físico excessivo e transtornos alimentares. [Tese]. São Paulo: Universidade de São Paulo; 2003.
2. Rocha LP, Pereira MVL. Consumo de suplementos nutricionais por praticantes de exercícios físicos em academias. Rev Nutr 1998;11(1):76-82.
3. Saba FKF. Determinantes da prática de exercício físico em academias de ginástica. [Dissertação]. São Paulo: Escola de Educação Física e Esporte (EEFE), Universidade de São Paulo; 1999.
4. Carvalho JR, Hirschbruch MD. Consumo de suplementos nutricionais por frequentadores de uma academia de ginástica de São Paulo. In: I Prêmio Maria Lúcia Ferrari Cavalcanti, Anais. São Paulo, Conselho Regional de Nutricionistas – 3ª Região, 2000.
5. Pereira RF, Lajolo FM, Hirschbruch MD. Consumo de suplementos por alunos de academias de ginástica em São Paulo. Rev Nutr 2003;16(3):265-72.
6. International Health Racquet and Sportsclub Association. IHRSA Latin American Report 2012. Dimensão e abrangência dos principais mercados de academias. São Paulo; 2012.
7. Hirschbruch MD. Consumo de suplementos por jovens frequentadores de academias de ginástica em São Paulo [Tese]. São Paulo: Universidade Federal de São Paulo; 2003.
8. El Khoury D, Antoine-Jonville S. Intake of nutritional supplements among people exercising in gyms in Beirut city. J Nutr Metab 2012;2012:703490.
9. Hirschbruch MD. Perfil dos profissionais e alunos de nurição e de educação física interessados na área de nutrição esportiva. Âmbito Med Desp 2006;12(107):5-12.
10. Pereira RF. Conhecimento de nutrição e hábitos alimentares de alunos de academias de ginástica na cidade de São Paulo. [Dissertação]. São Paulo: Faculdade de Ciências Farmacêu-

ticas/Faculdade de Economia e Administração/Faculdade de Saúde Pública, Universidade de São Paulo; 1999.

11. Araújo ACM, Soares NG. Perfil da utilização de repositores proteicos nas academias de Belém, Pará. Rev Nutr PUC-CAMP 1999;12(1):81-9.
12. Stefanuto A, Max M, Zaccarelli EM, Hirschbruch MD, Carvalho JR. Estudo do comportamento alimentar de praticantes de atividade física em uma academia de ginástica. Nutr Bras 2002;1:49-53.
13. Alvarenga M. Transtornos alimentares. In: Hirschbruch MD, Carvalho JR. Nutrição esportiva: uma visão prática. Barueri: Manole; 2002. p.63-88.
14. Short SH, Short W. Four-year study of university athletes' dietary intake. J Am Diet Assoc 1983; 82:632-45.
15. Grandjean AC. Practises and recommendations of sports nutritionists. Int J Sports Nutr 1993;3:232-42.
16. Buskirk ER, Ejercicio. In: Organizacion Panamericana de La Salud. Conocimientos actuales sobre nutrición. 6.ed. Washington: OPAS; 1991.
17. Sociedade Brasileira de Medicina do Esporte. Modificações dietéticas, reposição hídrica, suplementos alimentares e drogas: comprovação de ação ergogênica e potenciais riscos para a saúde. Rev Bras Med Esporte 2009;15:3-11.
18. Clark N. Nutrition support programs for young adult athletes. Int J Sport Nutr 1998;8:416-25.
19. Grandjean AC. Macronutrients intake of US athletes compared with the general population and recommendations made for athletes. Am J Nutr 1989;49:1070-6.
20. Kreider et al. ISSN exercise and sport nutrition review: research and recommendations. J Int Soc Sports Nutr 2010;7:7
21. Vinci DM. Effective nutrition support programs for college athletes. Int J Sport Nutr 1998;8:308-20.
22. Guerra IPLR. Perfil dietético e uso de suplementos nutricionais entre jogadores profissionais de futebol dos estados do Rio de Janeiro (RJ) e São Paulo (SP). [Tese]. São Paulo: Universidade de São Paulo; 1999.
23. Ziegler P, Sharp R, Hughes V, Evans W, Khoo CS. Nutritional status of teenage female competitive figure skaters. J Am Diet Assoc 2002;102:374-9.
24. Sousa AMH. Nutrição e hábitos alimentares de atletas praticantes de musculação em uma academia da cidade de Fortaleza, CE. Rev Nutr PUC-CAMP 1993;6(2):184-203.
25. ADA Reports. Position of the American Dietetic Association: Nutrition for the physical fitness and athletic *performance* for adults. J Am Diet Assoc 1987;87:933-9.
26. Grandjean AC, Ruud JS. Energy intake of athletes. In: Harries M et al. Oxford textbook of sports medicine. London: Oxford University Press; 1994. p.53-65.
27. American College of Sports Medicine, American Dietetic Association, Dietitians of Canada. Nutrition and athletic performance. Joint position statement. Med Sci Sports Exerc 2000;32(12):2130-45.
28. National Research Council. Recommended dietary allowances. 10.ed. Washington: National Academy Press; 1989.
29. Cupisti A, D'Alessandro C, Castrogiovanni S, Barale A, Morelli E. Nutrition knowledge and dietary composition in Italian adolescent female athletes and non-athletes. Int J Sport Nutr Exerc Metab 2002;12:207-19.
30. Lemon PWR. Protein requimerents of soccer. J Sports Sci 1994;12:S17-22.
31. Lemon PWR. Is increased dietary protein necessary or beneficial for individuals with physical active lifestyle? Nutr Rev 1996;54(4):S169-75.
32. McArdle WD, Katch FI, Katch VL. Fisiologia do exercício: energia, nutrição e desempenho humano. 3.ed. Rio de Janeiro: Guanabara Koogan; 1992.
33. Kreider RB et al. Amino acid supplementation and exercise *performance*. Sports Med 1993;16(3):190-209.
34. McCoy RL, Dec KL, McKeag DB. Caring for the school aged athlete. Prim Care 1994;21(4):781-99.
35. Miller EC, Maropis CG. Nutrition and diet-related problems. Prim Care 1998;25:193-210.
36. Beltz SD, Doering PL. Efficacy of nutritional supplements used by athletes. Clin Pharm 1993;12(12):900-8.
37. Antonaccio C. Estudantes de nutrição: uma ótica sobre o comportamento alimentar e os transtornos alimentares [Tese]. São Paulo: Universidade de São Paulo; 2001.
38. Rosenbloom CA, Jonnalagadda SS, Skinner R. Nutrition knowledge of collegiate athletes in a divison I national collegiate athletic association institution. J Am Diet Assoc 2002;102:418-20.
39. American Academy of Pediatrics. Committee on Sports Medicine and Fitness. Medical concerns in the female athlete. Pediatrics 2000;106(3).
40. Toral N, Hirschbruch MD, Cintra IP, Costa RF, Fisberg M. Aspectos nutricionais e implicações do cosumo energético insuficiente em adolescentes atletas. Nutrire: Rev Soc Bras Alim Nutr 2007;32(3).
41. Juzwiak CR, Paschoal VCP, Lopez FA. Nutrição e atividade física. J Pediatr 2000;76(Supl 3):s349-58.
42. Thompson JL. Energy balance in young athletes. Int J Sport Nutr 1998;8:160-74.
43. Nicolosi R, et al. American Heart Association guidelines for weight management programs for healthy adults. Heart Dis Stroke 1994;3:221-8.
44. Biesek S, Alves LA. Determinando as necessidades energéticas. In: Biesek S, Alves LA, Guerra I. Estratégias de nutrição e suplementação no esporte. Barueri: Manole; 2005. p.246-77.
45. Reimers KJ, Ruud JS, Grandjean AC. Sports nutrition. In: Mellion MB. Office sports medicine. 2.ed. Philadelfia: Hanley & Belfus; 1996. p.22-34.
46. Byrne HK, Wilmore JH. The effects of a 20-week exercise training program on resting metabolic rate in previously sedentary, moderately obese woman. Int J Sport Nutr Exerc Metab 2001;11(1):15-31.
47. Butterworth DE, Nieman DC, Underwood BB, Lindsted KD. The relationship between cardiorespiratory fitness, physical activity, and dietary quality. Int J Sport Nutr 1994;4:289-98.
48. Sobal J, Marquart LF. Vitamin/mineral supplement use among athletes: a review of the literature. Int J S Nutr 1994;4:320-34.
49. Perkin JE, Wilson WJ, Schuster K, Rodriguez J, Allen-Chabot A. Prevalence of nonvitamin, nonmineral supplement usage among university students. J Am Diet Assoc 2002;102:412-4.
50. Hirschbruch MD, Fisberg M, Mochizuki L. Consumo de suplementos por jovens frequentadores de academias de ginástica em São Paulo. Rev Bras Med Esporte 2008;14(6).
51. Frizon F, Macedo SMD, Yonamine M. Uso de esteroides andrógenos anabólicos por praticantes de atividade física das principais academias de Erechim e Passo Fundo/RS. Rev Ciências Farm 2005;26(3):227-32.
52. American Dietetic Association Reports. Position of the American Dietetic Association: nutrition education for the public. J Am Diet Assoc 1996;96(11):1183-7.

Tiro esportivo 28

Carla Cruz

INTRODUÇÃO

A prática do tiro existe desde quando o homem inventou a pólvora, na China, no século IX. No início, as armas de fogo eram utilizadas apenas para fins militares, assim, o treino para a prática era feito apenas com o objetivo de aprimorar as técnicas de soldado[1].

Aos poucos, no entanto, a modalidade transformou-se em esporte. As primeiras regras para competições surgiram em 1814, na Grã-Bretanha, quando o coronel Peter Hawker publicou um livro sobre o assunto[1].

A partir de então, o esporte cresceu e começou a chamar atenção. Assim, não foi surpresa nenhuma a inclusão do tiro esportivo no programa dos primeiros Jogos Olímpicos modernos, que aconteceram em Atenas (Grécia), em 1896[1].

Um ano depois, seria disputado o primeiro Campeonato Mundial da modalidade. Em 1907, foi criada a União Internacional das Federações e Associações de Tiro, que depois se transformaria em União Internacional do Tiro[1].

A modalidade chegou ao Brasil ainda no século XIX, com os imigrantes alemães. Aos poucos, a prática se tornou comum e foi ganhando adeptos em todo o território nacional[1].

Em 1906, foi criada a Confederação Brasileira de Tiro Esportivo (CBTE) e os primeiros resultados mais expressivos não tardaram a aparecer. Em 1920, nos Jogos Olímpicos da Antuérpia, na Bélgica, Guilherme Paraense conquistou uma medalha de ouro e uma de bronze nas provas de tiro rápido e pistola livre por equipes, respectivamente[1].

Apesar de ser um esporte profissional, em alguns aspectos da modalidade ainda existe amadorismo e a nutrição é um deles.

Como se encontra pouca ou nenhuma literatura sobre nutrição direcionada ao tiro esportivo, as poucas informações sobre a alimentação dos atletas não são escritas por nutricionistas e, sim, por técnicos ou atiradores que tiveram que fazer experiências com sua própria alimentação para o bem-estar na prática do seu esporte ou escolhas que repercutissem negativamente no momento dos treinos ou provas.

Meu maior desafio quando fui convidada como nutricionista para integrar a equipe multidisciplinar (preparador físico, fisioterapeuta, psicólogo e médico) da CBTE era saber que existiam campeões no esporte que estão acima do peso ou até mesmo obesos, segundo informações fornecidas por atletas profissionais. Fazê-los acreditar que a nutrição é capaz de trazer melhorias na qualidade de vida que colaboram para o bem-estar geral, refletindo na prática de qualquer esporte, não tem sido tarefa fácil.

O objetivo deste capítulo é dividir informações que facilitem o entendimento da atuação nutricional e da realidade do atleta do tiro esportivo, mesmo que, em princípio, ainda seja uma fonte de buscas e experiências da realidade de um esporte com várias modalidades.

CARACTERÍSTICAS DA MODALIDADE

Todas as normas do tiro esportivo são reguladas pela International Shooting Sport Federation (ISSF), organismo internacional sediado na Alemanha[2].

A ISSF estabelece regras técnicas para o esporte do tiro que têm por fim definir a orientação das provas por ela reconhecidas (Regulamento geral da ISSF, art. 3.3.1). O objetivo da ISSF é conseguir uniformidade na realização do tiro esportivo em todo o mundo e promover seu desenvolvimento. Os regulamentos técnicos da ISSF têm por fim a realização desse objetivo[3].

Existem três categorias diferentes no tiro esportivo, que se subdividem em outras provas[1]:

- tiro com pistola (*sport*, pistola livre, pistola de ar e tiro rápido);

- tiro com carabina (três posições, deitado e carabina de ar);
- tiro ao prato (*skeet*, fossa olímpica e fossa dublê).

Em todas elas, o objetivo é acertar o maior número de alvos para marcar mais pontos[1].

- modalidades[3]:
  - provas olímpicas e pan-americanas;
  - provas ISSF (mundiais);
  - provas especiais (Brasil).
- tiro com pistola:
  - pistola de ar – masculino;
  - pistola de ar – feminino;
  - pistola 25 m – masculino;
  - pistola 25 m – feminino;
  - pistola de tiro rápido – masculino;
  - pistola de fogo central – masculino;
  - pistola – masculino;
  - pistola 50 m – masculino.
- tiro com carabina:
  - carabina de ar – masculino;
  - carabina de ar – feminino;
  - carabina deitado – masculino;
  - carabina deitado – feminino;
  - carabina três posições – masculino;
  - carabina três posições – feminino;
  - fuzil – masculino;
  - fuzil deitado – masculino.
- tiro ao prato:
  - fossa olímpica – masculino;
  - fossa olímpica – feminino;
  - fossa dublê – masculino;
  - fossa dublê – feminino.

Apesar de todas essas modalidades serem oriundas do tiro esportivo, cada uma possui suas características com relação a demanda energética, nível de treinamento, manutenção de peso corporal adequado e exigências fisiológicas distintas.

REGRAS GERAIS DO TIRO ESPORTIVO

A prova só para mulheres é dividida nas fases de rapidez e precisão[1]: na primeira, a atiradora precisa acertar um alvo móvel (exposto durante 3 segundos e oculto por 7) em seis séries com cinco tiros disparados em cada; já na fase de precisão, o alvo também é móvel, mas são feitas seis séries de cinco tiros cada, sendo que cada uma tem 6 minutos de duração[1].

Na prova de pistola livre, o atirador precisa acertar um alvo fixo (que fica a 50 m) em seis séries de sessenta tiros cada. Os disparos devem acontecer com apenas uma mão segurando a arma.

A prova de pistola de ar segue a mesma linha da prova livre, mas é disputada com armas de ar comprimido ou dióxido de carbono e os alvos ficam a uma distância de 10 m[1].

A prova de pistola com tiro rápido (disputada somente por homens) consiste em acertar o maior número de vezes um alvo móvel em quatro séries de 8 segundos, 4 séries de 6 segundos e quatro séries de 4 segundos, sendo que a cada cinco tiros o atirador precisa acertar outro alvo[1].

Na prova de carabina com três posições, homens e mulheres atiram com tipos diferentes de armas. No masculino, é utilizada uma carabina "livre" com até 8 kg, enquanto as mulheres usam carabina com até 5,5 kg[1].

Os homens atiram quarenta vezes em cada posição (deitado, em pé e ajoelhado), com limite de tempo: 1 hora deitado, 1 hora 30 minutos em pé e 1 hora e 15 minutos ajoelhado. Já as mulheres disparam vinte tiros em cada posição, com tempo total para término da prova estabelecido em 2 horas 30 minutos[1].

Na carabina deitado (disputada só por homens), os atiradores devem acertar um alvo móvel a 50 m com sessenta tiros no tempo de 1 hora 30 minutos. Na carabina de ar, por sua vez, homens e mulheres utilizam uma arma com ar comprimido ou de dióxido de carbono. No masculino, são sessenta tiros em um alvo a 10 m de distância, enquanto as mulheres têm de acertar em quarenta oportunidades[1].

Na prova de tiro ao prato, os pratos são lançados de duas caixas que ficam nas duas pontas de um semicírculo e os atiradores devem acertar o maior número possível em cinco séries de 25 (para homens) e três séries de 25 (para mulheres)[1].

Na prova de fossa olímpica, homens disputam cinco séries de 25 pratos, enquanto as mulheres competem com três séries também de 25 pratos. Na fossa dublê, a categoria masculina precisa cumprir três séries de cinquenta pratos, dez a mais que o estabelecido para a feminina, que também deve fazê-lo em três séries[1].

Na prova de carabina com três posições, os atletas devem manter seu peso adequado, pois, caso contrário, será muito difícil manter-se pelo tempo determinado nas regras da prova nas posições, principalmente ajoelhados; faz parte do treinamento ficar 1 hora nessa posição em cada dia de treino, mesmo que não se esteja treinando o tiro propriamente dito.

TREINAMENTO

A grande maioria dos atletas não consegue manter uma rotina de treinamento compatível com a que se faz necessária para atingir um grau de aprimoramento no esporte, pois muitos têm suas carreiras profissionais consolidadas em áreas diversas, o que às vezes faz a modalidade adquirir características de lazer.

Segundo Ricardo Rio*, a preparação física, da mesma forma que a preparação técnica, é fundamental na programação desportiva de um atirador olímpico. Se o atleta de tiro deseja melhorar, deve estudar planos completos de preparação física, mental, tática e técnica. Um bom atirador deve estar ciente disso[4].

Com esse pensamento, surge um nicho para introduzir a nutrição como um apoio muito importante para esse esporte, pois a preparação física passa a ter foco e, nesse momento, fica mais fácil conscientizar a importância de uma boa nutrição.

Local

Existem dois tipos de campo para a prática do tiro esportivo: o normal e o de *skeet*. O primeiro deve ter cabines de tiro (cujo número varia de acordo com a prova) em um lado e, à frente, uma área mínima de tiro de 15 m de comprimento e 20 m de largura[1].

Já o campo de *skeet* tem um formato diferente. O ponto de onde devem partir os pratos e onde devem estar os atiradores precisa ser demarcado por um semicírculo. Em cada ponta da marcação deve existir uma caixa (alta e baixa). Uma delas lança os pratos a 3,05 m de altura, enquanto a outra o faz a 1,07 m. Nesses campos, a área de tiro deve ter, no mínimo, 15 m de comprimento e 36,82 m de largura[1].

Equipamentos

Os alvos são, na verdade, uma folha de papel com dez círculos concêntricos demarcados de 1 a 10 (sendo que 10 é o mais centralizado). Já os pratos utilizados nas provas são feitos de argila, calcário e alcatrão[1].

Existem dois tipos de armas usadas no tiro esportivo: a pistola e a carabina. A primeira tem calibre 22 (exceto a de ar comprimido), pode ter mira óptica e dispara apenas um tiro por vez. Já a segunda é mais longa, também tem calibre 22 (exceto a de ar comprimido) e comporta apenas dois cartuchos, para dois tiros[1].

O atirador, por sua vez, precisa vestir um colete no qual guarda as munições para uso durante a prova. Normalmente, os atletas também usam um boné, com o intuito de proteger os olhos da luz solar, bem como um tampão de ouvido, o qual impede a perda da concentração com o barulho dos tiros[1].

Táticas

A precisão e a concentração são elementos básicos para um atleta de tiro esportivo. O primeiro é imprescindível para um melhor aproveitamento dos tiros disparados em cada prova e o segundo, especialmente nas provas lentas, nas quais o atleta chega a ficar 1 hora mirando nos alvos[1].

Essas características, na visão do atleta, fundamentais para os resultados, me proporcionaram alguns argumentos e justificativas para começar meu trabalho e ter credibilidade.

Nas provas rápidas, muitas vezes, a precisão é deixada um pouco de lado pelos competidores. Como o tempo de exposição dos alvos é sempre pequeno, a prioridade do atleta é acertar o maior número deles possível[1].

CONDUTA NUTRICIONAL

Levando-se em consideração que os praticantes são atletas e/ou esportistas que também são estimulados a praticar atividades físicas para benefício do estado geral de saúde, juntamente com uma alimentação equilibrada, as necessidades nutricionais são calculadas levando-se em conta a anamnese alimentar, a composição corporal e a atividade física orientada pelo profissional de educação física da equipe multidisciplinar.

Ciente de algumas das condições essenciais no tiro esportivo, como a boa visão e a concentração, é possível traçar uma conduta nutricional visando à oferta adequada dos nutrientes que favoreçam esses sentidos. Sabe-se que o consumo regular de peixes, azeite de oliva, linhaça e oleaginosas ajuda a preservar a visão. Como a produção de radicais livres danifica as células, deve-se investir também no consumo de fontes de vitamina C das frutas cítricas e vitamina E das nozes e castanhas. Para melhorar a concentração, pode-se investir em ovo, peixe, laranja, maracujá, maçã, frutas vermelhas, brócolis, cereais integrais e azeite de oliva.

Além disso, são frequentes os relatos de lesões pelos atletas, principalmente no ombro. Dessa forma, na elaboração dos planos alimentares, há mais um ponto de foco: incluir alimentos que ajudem na recuperação de lesões e inflamações, como: azeite de oliva extravirgem, peixes de águas frias (salmão, sardinha, atum, truta), alho, aveia, cebola, brócolis, couve-flor, linhaça, soja, tomate etc.

ALIMENTAÇÃO EM TREINOS E COMPETIÇÃO

Pude notar a dificuldade com a alimentação durante treinos e competições, pois os locais normalmente não

* Argentino, atirador de carabina e diretor do Centro de Entreinamento & Adviser situado em Buenos Aires, licenciado em Deportologia (UFLO), pós-graduado em Medicina e Psicologia (UCA) e doutorado em Comunicação (USAL).

possuem restaurantes e lanchonetes próximos e, quando presentes, os alimentos são pouco condizentes com uma boa alimentação.

A solução que encontrei foi orientá-los em seus cardápios alimentares individuais a se prevenirem, levando sua própria alimentação. Outra solução foi orientá-los de uma forma geral, além de seus planos alimentares individuais, com dicas sobre o que comer antes e depois da atividade física.

Alimentação pré-treino

A alimentação antes do treino ou da prova é muito importante para garantir a energia necessária para a atividade. O atleta pode realizar uma pequena refeição 1 hora antes do treino ou da prova ou uma grande refeição (evitando excesso de gorduras e fibras, que retardam a digestão) até 3 horas antes.

A seguir, são apresentados alguns exemplos de cardápios:

- 1 hora antes: pão de forma branco ou francês (para evitar o excesso de fibras nesse momento) com fatias finas de queijo branco e peito de peru ou bolachas de água e sal com pouco requeijão ou queijo cottage;
- 3 horas antes: arroz ou macarrão com pouco molho, batata ou mandioca cozida, pedaço pequeno de peito de frango sem pele grelhado, suco de limão ou melão.

Alimentação pós-treino

Nessa fase, torna-se necessária a ingestão de alimentos ricos em carboidratos para repor o gasto muscular e mental, facilitando a recuperação do indivíduo. Essa refeição deve ser feita no máximo 2 horas após o término da atividade, pois esse é o período em que o estímulo para a reposição de energia é acentuado. Seguem exemplos de cardápio:

- almoço ou jantar: arroz ou macarrão; batata, mandioca, mandioquinha, cará ou inhame; frutas secas ou frescas; suco de frutas; espinafre, brócolis, couve-flor ou outros legumes; peixe ou frango;
- lanche: sanduíche natural; pão de forma branco ou integral; peito de frango desfiado; queijo cottage, cenoura ralada, alface e tomate; suco de frutas.

É importante ressaltar que a ingestão de carboidratos antes e após as provas e os treinos evita a queda na concentração de glicose sanguínea e retarda a instalação da fadiga.

HIDRATAÇÃO

Uma preocupação especial do nutricionista diz respeito à hidratação, pois diversas características da prova induzem a perda de líquidos, por exemplo, o calor, o tempo de prova, a roupa utilizada, a resposta do esforço muscular e da frequência cardíaca.

Pelas características das vestimentas da modalidade carabina três posições, principalmente, a hidratação desse atleta passa a ser uma preocupação para o profissional da área de saúde que o orienta. A roupa pesada e quente pode favorecer a desidratação, caracterizada pela perda de cerca de 1 a 2% de peso corporal[5], comprometendo funções fisiológicas e afetando negativamente o desempenho. Sabe-se que ocorre uma queda de 30% no desempenho esportivo quando essa desidratação alcança 5 a 6% do peso corporal[6].

Na medida do possível, os líquidos devem ser repostos durante a prova e o treino. Além da água e dos carboidratos, os eletrólitos exercem um papel-chave na manutenção da ingestão de líquidos e promovem a reidratação. Uma bebida esportiva rica em carboidratos, sódio e potássio pode ser utilizada nessas condições.

O que ocorre, por vezes, é a preocupação com uma necessidade de urinar "fora de hora", o que acarretaria um transtorno em todo o procedimento feito inicialmente. Por isso, os atletas se hidratam inadequadamente durante os treinos e provas.

Se for inviável a ingestão durante a prova, a reposição deve ocorrer logo após o seu término.

SUPLEMENTOS E *DOPING*

O marketing na indústria de suplementos é cada vez maior e contribui com o dilema do profissional de nutrição que, ao necessitar suplementar um atleta ou esportista que faz musculação, por exemplo, precisa de praticidade em sua alimentação.

O aumento do uso de substâncias ou métodos proibidos destinados a melhorar artificialmente o desempenho esportivo motiva uma ação de combate intensa por parte de autoridades nacionais e internacionais. O objetivo é evitar uma vantagem desleal de um competidor sobre os demais, além de preservar os aspectos éticos e morais do esporte e, acima de tudo, a saúde do atleta[7].

A área de controle do Comitê Olímpico Brasileiro (COB) publica regularmente uma cartilha com dados e orientações a atletas – e a toda a Comunidade Olímpica – sobre o uso de medicamentos no esporte[7].

Portanto, para garantir a ética no esporte e a integridade física de seus usuários, os únicos suplementos permitidos para o uso em atletas, segundo o Ministério da

Saúde, são os hiperproteicos, os compensadores – também conhecidos como hipercalóricos –, aminoácidos como BCAA, as bebidas esportivas e os carboidratos[7].

JOGOS OLÍMPICOS DE LONDRES 2012

O Brasil teve a chance de conquistar a sua primeira medalha olímpica do tiro esportivo em Londres logo no dia seguinte à cerimônia de abertura dos Jogos.

No dia 1º de agosto de 2012, foram disputadas as finais da pistola de ar 10 m feminina, prova na qual o Brasil já tinha a sua atleta garantida. Ana Luiza Mello, de 37 anos, foi a primeira brasileira a confirmar sua presença em Londres, ao conquistar a medalha de ouro na pistola 25 m do Campeonato das Américas. A carioca também ganhou o Prêmio Brasil Olímpico, do COB, e participou dos Pan-Americanos de 2003 e 2007, mas sem conquistar medalhas. O segundo brasileiro já certo no tiro esportivo era Filipe Fuzaro, que faturou a medalha de ouro na modalidade fossa dublê, também no Campeonato das Américas. Na disputa para acertar pratos no ar, o paulista de 29 anos superou os norte-americanos Ian Rupert e William Crawford, considerados favoritos[3]. Infelizmente, nossos dois representantes não conseguiram trazer medalhas e declararam que o fator psicológico foi o que mais interferiu, citando a falta de experiência em campeonatos tão importantes.

CONSIDERAÇÕES FINAIS

É válido ressaltar que as informações sobre nutrição no tiro esportivo deste capítulo não são baseadas em literatura científica, pois, como mencionado no início, existe pouquíssima literatura sobre o esporte e muito menos sobre nutrição aplicada a ele. O que se encontra neste capítulo, referente à nutrição, corresponde à realidade atual da modalidade que pude presenciar e, com os relatos de atletas, tentar melhorar o bem-estar deles.

O que se pode notar na prática é que mesmo os atletas profissionais ainda não recebem uma orientação adequada e profissional sobre nutrição.

Outro fator que prejudica a conduta nutricional é a falta de rotina nas sessões de treinamento de alguns atletas, principalmente no que diz respeito à preparação física, tornando difícil traçar a demanda nutricional diária adequada.

Com isso, o objetivo deste capítulo é servir como uma direção ao profissional da nutrição que trabalha com atiradores, para que ele continue estudando e aprofundando os conhecimentos sobre essa modalidade.

O calendário anual de competições no Brasil está disponível no site http://www.cbte.org.br.

REFERÊNCIAS

1. Como funciona o tiro esportivo. Disponível em: http://esporte.hsw.uol.com.br/pan-tiro-esportivo1.htm. Acessado em: maio/jun 2012.
2. Tiro esportivo. Disponível em: http://pt.wikipedia.org/wiki/Tiro_esportivo. Acesso em: maio/jun. 2012.
3. Site oficial da Confederação Brasileira de Tiro Esportivo. Disponível em: http://www.cbte.org.br.
4. Aguiar S. Federação Catarinense de Caça e Tiro Esportivo. Disponível em: http://www.fct.com.br/noticiass.asp?codigo=215.
5. Fleck SJ, Figueira AJ. Desidratação e desempenho atlético. Revista APEF Londrina 1997;12(2):50-7.
6. Broad EM, Burke LM, Cox GR, Heeley P, Rile M. Body weight changes and voluntary fluid intake during training and competition sessions in team sports. Int J Sport Nutr 1996;6:307-20.
7. Comitê Olímpico Brasileiro. Disponível em: http://www.cob.org.br. Acesso em: maio/jun. 2012.

Automobilismo 29

Carolina Maria Zulatto Carnevalli

INTRODUÇÃO

Até meados dos anos de 1980, praticamente não havia preparação física específica para os atletas de automobilismo. Um dos pioneiros e o que mais ajudou na divulgação da preparação física no Brasil foi o grande ídolo do esporte Ayrton Senna que, junto com o seu preparador físico Nuno Cobra, fez um trabalho intenso para a melhora da capacidade física[1]. Junto a essa preparação, a nutrição esportiva evoluiu muito durante essas três décadas. Hoje, sabemos que a dieta adequada pode melhorar o rendimento físico e, consequentemente, também ajudar na prevenção de lesões, tão temidas pelos pilotos[2].

No automobilismo atual, existem dois tipos de carro bem característicos: turismo e fórmula. Os primeiros são veículos comuns que encontramos nas ruas adaptados a competições cujas provas podem ser realizadas em estradas (ralis) ou em circuitos fechados. Já os carros fórmula são monopostos (com lugar apenas para o piloto), construídos especificamente para competições, não sendo encontrados nas ruas[3,4].

Pilotar um carro de corrida, seja qual for sua modalidade, é uma situação estressante do ponto de vista mental e físico porque, durante a corrida, há uma grande ativação do sistema nervoso em razão de vários indicadores das condições do ambiente, do veículo e do próprio organismo, sem falar do estado emocional, que também contribui para o desgaste físico do piloto[5].

CARACTERÍSTICAS DA MODALIDADE

O ponto de partida para auxiliar um atleta de automobolismo, assim como qualquer atleta de alto rendimento, é, antes de qualquer conduta nutricional, conhecer bem o indivíduo por meio de uma anamnese completa, não somente com perguntas sobre seu cotidiano, como hábitos alimentares, patologias, sinais e sintomas, dados dos treinos e competições (duração, intensidade e frequência), mas uma avaliação mais completa, com exames laboratoriais e testes físicos, entre eles o teste ergoespirométrico (para avaliação do consumo máximo de oxigênio – VO_2 máximo –, exame que é essencial para avaliar a máxima capacidade de captação, transporte e utilização de oxigênio durante o exercício e, assim, avaliar melhor as necessidades energéticas de cada atleta). Segundo Rodrigues e Magalhães[5], o VO_2, o consumo máximo de oxigênio durante as provas, pode ser comparado ao de um atleta de basquete ou futebol americano e varia de 38,5 a 59,7 mL/kg/min o que equivale a onze a dezessete vezes o metabolismo em repouso. Os fatores que influenciam para esse alto desgaste do organismo incluem a constante aceleração e desaceleração do motor, o impacto do carro no solo, a vibração do motor, a tensão no pescoço e nos ombros e a alta liberação de adrenalina por causa da tensão do piloto[6]. Vale ressaltar que a determinação do substrato a ser utilizado como fonte de energia dependerá da intensidade do exercício. Apesar de o piloto se manter sentado o tempo todo, a intensidade do exercício durante a prova é bem grande e pode alcançar valores acima de 90% do VO_2 máximo[6,7], o que faz com que o organismo obtenha energia quase totalmente dos carbdoiratos do glicogênio muscular por meio da glicogenólise[8].

Reunindo todas as informações de gasto energético total diário, é possível conhecer o gasto energético de um atleta e, assim, planejar melhor a dieta para manter um adequado balanço energético e, sobretudo, garantir a ingestão de todos os nutrientes necessários para otimizar o rendimento. Conhecer o treinador do atleta para melhor compreender o ritmo de treinamento é de extrema importância para que a dieta seja alinhada ao tipo de cada treino, já que os treinamentos são periodizados[9,11].

ESTRATÉGIAS NUTRICIONAIS

O contato próximo com os treinadores também é muito importante para que a equipe que acompanhará o atleta esteja em sintonia, evitando-se informações e recomendações nutricionais equivocadas, pois podem colocar a saúde do atleta em risco e também prejudicá-lo no rendimento físico.

É fundamental adequar a dieta para ingestão de carboidratos, já que esse é o principal combustível para atividades intensas, como o automobilismo e o treinamento específico para esse esporte[8,10,11]. Como qualquer esporte de alta intensidade, os atletas devem ingerir 5 a 10 g/kg de peso/dia (60 a 70% do valor calórico total de carboidratos)[10]. Tais valores devem ser aplicados a cada atleta de forma individualizada.

A refeição que antecede os treinos ou as competições deve ser rica em carboidratos, para manter a glicemia durante a prova e maximizar os estoques de glicogênio; moderada na quantidade de proteínas e gorduras, para facilitar o esvaziamento gástrico; e sempre fazer parte do hábito alimentar do atleta. Durante a atividade, o indicado é consumir entre 7 e 8 g/kg de peso ou 30 a 60 g de carboidrato para cada hora, o que evita hipoglicemia, depleção de glicogênio e fadiga (as bebidas esportivas contêm essa quantidade de carboidrato e, geralmente, são suficientes para suprir as necessidades do alteta). Para a ressíntese de glicogênio muscular, logo após o exercício, recomenda-se a suplementação de 0,7 a 1,5 g/kg de carboidrato simples até 4 horas[10].

Assim como outros atletas, os pilotos normalmente têm dificuldade em ingerir a quantidade indicada de carboidrato por causa da alta tensão, treinos livres e da própria função gastrointestinal, que fica alterada em alguns atletas. Outra grande dificuldade entre os atletas é conseguir seguir um plano alimentar equilibrado em todos os dias da semana, uma vez que normalmente eles participam de grandes eventos sociais e constantes viagens nacionais e internacionais. A alimentação em outros Estados e em outros países pode ser muito diferente quando comparada com os hábitos alimentares do atleta. Por esse motivo, é muito importante conhecer bem o dia a dia do piloto, sobretudo a ingestão alimentar em diferentes ambientes, para que o nutricionista possa planejar as melhores opções em todas as situações. Para tanto, uma importante ferramenta é o diário alimentar. Com esse método, é possível identificar melhor o padrão do dia a dia, as deficiências e, a partir daí, planejar estratégias mais efetivas. Com o acompanhamento nutricional diário, o atleta se empenha melhor em seguir um plano alimentar e isso pode também servir de incentivo para melhorar o rendimento nos treinos, tanto do ponto de vista nutricional, como do psicológico.

Com relação às proteínas, os valores recomendados para atletas que garantem a síntese de massa muscular e sua recuperação variam de 1,2 a 1,6 g/kg/dia, valor que facilmente é alcançado com uma dieta balanceada. De qualquer maneira, esse valor deve ser ajustado de acordo com a fase de treinamento do atleta: normalmente, durante a primeira fase, o atleta e o treinador visam ao ganho de massa muscular e enfatizam por si a necessidade aumentada para esse tipo de nutriente[10]. Porém, cabe ao nutricionista esclarecer os malefícios de uma dieta com valores acima do recomendado e também sobre a importância da alimentação balanceada, incluindo a ingestão de carboidratos para o ganho de massa muscular.

Muitos atletas de automobilismo que procuram um acompanhamento nutricional são adolescentes ou até mesmo crianças. A maioria deles está habituada a alta ingestão de produtos industrializados, pouca ingestão de vegetais, frutas e fibras, como a maioria da população brasileira dessas faixas etárias[12-15]. Nesses casos, a orientação também é feita com os pais, para que hábitos alimentares não saudáveis dentro da família sejam mudados.

Tão importantes quanto os macronutrientes são os micronutrientes, como o cálcio, o ferro, o zinco, o magnésio, e as vitaminas A, C, E e complexo B, pois são nutrientes com maior risco de deficiência em crianças e adolescentes[16]. Qualquer recomendação, entretanto, deve ser adaptada para cada caso, pois é preciso considerar variações do treinamento e também a individualidade bioquímica.

Durante as provas, o atleta não deve experimentar nenhum alimento desconhecido ou mesmo testado durante os treinos, já que cada organismo pode reagir de formas distintas em relação a qualquer alimento.

Por causa da tensão e de tantos detalhes técnicos que englobam o dia de competição, muitos atletas acabam deixando em segundo plano a alimentação e/ou a suplementação planejada; por isso, a importância da alimentação durante a prova deve ser sempre enfatizada para aumentar o rendimento do atleta.

HIDRATAÇÃO

Sem dúvida, o maior obstáculo que um atleta de automobilismo enfrenta é a hidratação, pois as temperaturas que o piloto de qualquer categoria enfrenta dentro do carro são muito elevadas. São três fontes importantes de calor: o motor, que pode ajudar a aumentar a temperatura dentro do carro para 50ºC; o calor do ambiente; e o aumento da temperatura do corpo, alterada pelo exercício intenso. Somada a esses fatores, deve-se levar em consideração a roupa especial do piloto, que é feita para aguentar até 700ºC durante 30 segundos, incluindo o macacão, as luvas e o capacete, que garantem uma proteção indispensável em caso de incêndio[7]. Esse aparato protetor, no entanto, impede a dissipação do calor gerado pelo corpo do atleta, o que certamente contribui para o aumento da produção de suor[5]. A Figura 29.1 ilustra os fatores que contribuem para o ganho e perda de calor; no caso do automobilismo a balança sempre estará desiquilibrada para o lado do ganho de calor. Por todos esses motivos, os atletas de automobilismo desidratam muito rápido. A desidratação, por sua vez, aumenta a temperatura corporal, prejudica as respostas fisiológicas e o desempenho físico e traz riscos para saúde. Deve-se lembrar que, na desidratação leve, com até 2% de perda de peso corporal, inicia-se o aumento de temperatura corporal; em 3%, há redução significativa do desempenho; e com 4 a 6%, há risco de choque térmico, coma e morte do indivíduo[10].

Assim, o principal problema para o piloto é remover o calor corporal gerado pelo esforço físico e evitar a absorção de calor a partir do microambiente quente[5].

Embora difícil de alcançar por alguns, para evitar a desidratação, os pilotos devem seguir as recomendações do American College of Sports Medicine de 2007[17], apresentadas na Tabela 29.1. A hidratação durante os treinos e provas deve ser feita por meio de equipamento para hidratação localizado no capacete e a quantidade de líquido a ser ingerida deve ser estabelecida individualmente por meio de testes durante o treinamento, sempre levando-se em consideração a perda de peso do atleta durante a sessão de treinamento. Caso o atleta não consiga ingerir a quantidade indicada, o ideal é aumentar a ingestão aos poucos para que a tolerância do organismo aumente.

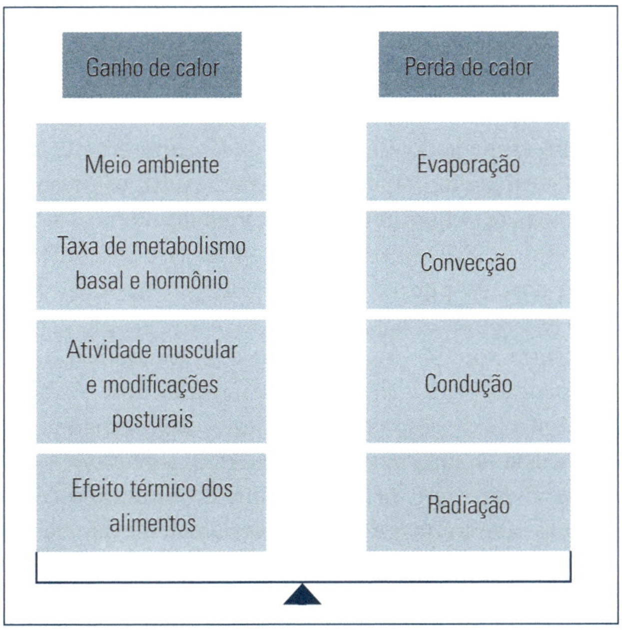
Ganho de calor
Perda de calor
Meio ambiente
Taxa de metabolismo basal e hormônio
Atividade muscular e modificações posturais
Efeito térmico dos alimentos
Evaporação
Convecção
Condução
Radiação

Figura 29.1 Fatores que contribuem para o ganho e a perda de calor.
Fonte: adaptada de Mcardle, 2001[11].

Tabela 29.1 Recomendação de hidratação antes, durante e após o treino

Período	Recomendação
Antes – 4 horas antes	5 a 7 mL/kg e reposição adicional de 3 a 5 mL/kg caso não haja produção de urina ou se estiver muito escura Ingestão de solução com Na^+ (20 a 50 mEq/L) estimula a sede e retém os líquidos ingeridos
Durante	Avaliação das diferenças de massa corporal em sessões de treino e/ou competições (reposição hídrica individualizada) Reposição da quantidade de água necessária para evitar uma redução superior a 2% da massa corporal, com solução com sódio (20 a 30 mEq/L) e potássio (2 a 5 mEq/L) Em provas longas (> 1 hora), 500 mL/h de solução com carboidratos (6 a 8%)
Após	1,5 L/kg de massa perdida (solução de eletrólitos e carboidratos para a ressíntese de glicogênio muscular e hepático) Quando possível, refeição

Fonte: American College of Sports Medicine, 2007[17].

Mesmo com todos os cuidados com relação à hidratação desses atletas, é preciso lembrar que, dependendo do clima, essas estratégias podem não ser suficientes para evitar fadiga e perda de rendimento[10]. Além disso, nem todos os pilotos têm o suporte acoplado ao capacete para o equipamento de hidratação e nem todos conseguem tomar líquidos, por uma questão de tolerância gastrointestinal. Nesses casos, a reposição de líquidos deve acontecer logo após o término da prova ou do treinamento.

GLICEROL

O glicerol é um componente da molécula dos triglicerídios e tem papel na indução de uma diurese osmótica. Quando ingerido com 1 a 2 L de água, o glicerol facilita a absorção da água e a retenção do líquido extracelular[18-21].

O volume de líquido corporal alterado aumenta o filtrado renal e o fluxo de urina. Os túbulos renais proximais e distais, por sua vez, reabsorvem grandes quantidades de glicerol e, consequentemente, a porção líquida é reabsorvida, prevenindo o excesso de diurese e promovendo a hiperidratação[11]. Dessa forma, a suplementação de glicerol aumentaria a hidratação e reduziria os efeitos da desidratação no organismo durante o exercício intenso em ambientes quentes.

O consenso da Sociedade Brasileira de Medicina do Esporte[10], bem como o do American College of Sports Medicine[17], alertam para o aumento do risco de hiponatremia pela maior diluição e pela vontade de urinar durante a competição[22-24].

É importante ressaltar que a hidratação de atletas adolescentes e crianças também deve ser constantemente levada em consideração, especialmente em razão da troca de calor por evaporação, que é menos eficiente, ainda mais nas condições que envolvem os treinos e competições do automobilismo. Assim, o que acontece é a elevação na temperatura central e o armazenamento de calor, bem como baixa taxa de transpiração[25,26].

Isso tudo acontece porque as crianças têm maior área de superfície corporal, quando comparado com os adultos, o que causa ganho de calor mais intenso em dias quentes e maior perda de calor em dias frios, produção maior de calor metabólico por unidade de massa durante a atividade física e menor capacidade de sudorose, com redução da habilidade de dissipar o calor corporal por meio da evaporação[27,28].

SUPLEMENTOS

Pilotar um carro de corrida é um exercício extremamente intenso, como já descrito neste capítulo. Desse modo, um atleta de automobilismo que não está preparado sob o ponto de vista nutricional para esse desgaste metabólico certamente não terá alto rendimento durante treinos e competições.

Muitos atletas acreditam que suplementos são necessários de qualquer maneira e, por esse motivo, na primeira consulta, já querem ser suplementados ou já estão fazendo uso de diversos tipos de suplemento. Os suplementos podem ser usados de acordo com a necessidade de cada atleta, o tipo de esporte e as características do treinamento.

É importante lembrar que todo e qualquer suplemento deve ser analisado com muita cautela, já que o excesso de nutrientes no organismo pode ser tóxico e acabar prejudicando o rendimento e a saúde do atleta, especialmente quando se lida com crianças e adolescentes, com os quais é fundamental trabalhar a educação nutricional.

De qualquer maneira, tanto a conduta alimentar, quanto a suplementação devem levar em consideração a periodização do treinamento do atleta, já que os pilotos geralmente realizam duas fases de treinamento, mas em qualquer delas a suplementação somente se faz necessária quando o atleta não consegue ingerir os nutrientes por meio da dieta. Normalmente, os atletas preferem garantir a ingestão de carboidratos por meio dos suplementos por causa da praticidade, principalmente após um treino intenso ou prova.

ENERGÉTICOS

Uma prática comum entre os atletas de automobilismo é a ingestão de bebidas energéticas, sobretudo entre os adolescentes e jovens atletas. Muitos deles, incentivados pelo marketing usado pelas empresas fabricantes, acreditam que a ingestão desse tipo de bebida pode aumentar o rendimento[29].

Sabe-se que as bebidas energéticas são constituídas por uma mistura de carboidratos, taurina, cafeína, gluconolactona, inositol, pantenol, niacina e vitaminas do complexo B; porém, os fabricantes não fornecem informações sobre possíveis efeitos adversos de cada um dos seus componentes.

Dentre os componentes mais estudados, estão o carboidrato e a cafeína. Vários autores relataram o poder ergogênico da cafeína em provas de longa duração e alta intensidade[30-38]. Em um passado recente, a utilização dessa substância gerou uma série de dúvidas acerca da possível ação diurética, uma vez que poderia acarretar um aumento da produção de urina e, assim, maior perda hídrica, diminuindo o rendimento esportivo[11]. Diversos estudos, porém, demonstram o efeito ergogênico dessa substância sem que ocorra a perda de líquidos quando a ingestão é feita antes e durante o exercício[31-38].

Com a recente permissão do uso da cafeína pela Agência Mundial Antidoping (WADA)[39] e com o embasamento da literatura, pode-se utilizar essa substância por meio de bebidas ou cápsulas, sempre com moderação, uma vez que cada indivíduo tem sua tolerância e o excesso pode causar insônia, ansiedade, tremores, diarreia e taquicardia[40], prejudicando o rendimento nos treinos e competições.

Assim, antes de introduzir algum tipo de bebida energética ou suplementos à base de cafeína na dieta de um atleta de automobilismo, é preciso avaliar a tolerância e a real necessidade do atleta. Além disso, é importante lembrar que nenhum estudo foi feito para avaliar os possíveis efeitos colaterais em atletas de automobilismo.

CONTROLE DE PESO

Outra questão que envolve o automobilismo de competição, principalmente em categorias tipo Fórmula, é o controle de peso do atleta. Muitos deles procuram a assistência de um nutricionista visando à perda de peso corporal para um melhor rendimento durante a corrida, pois quanto menor a massa total, maior a velocidade, mesmo que a diferença seja de milésimos de segundos. O profissional deve ter um grande cuidado acerca desse assunto, pois, muitas vezes, a perda de peso em alguns casos pode não ser possível em razão das próprias características genéticas do atleta. Se esse atleta estiver na fase de crescimento, como no caso de crianças e adolescentes, o acompanhamento do peso do atleta é ainda mais importante. Além disso, os atletas que desejam perder peso devem ser instruídos sobre a importância de manter a massa magra durante esse processo, pois a perda da massa muscular resulta em reduções na força e no desempenho, assim como a redução do gasto calórico, em razão das reduções da taxa metabólica de repouso[16].

Uma vez que as metas são atingidas, a manutenção do peso deve ser enfatizada, pois uma grande variação pode reduzir a taxa metabólica e a massa corporal no decorrer do tempo[41].

RALIS

As provas de rali são provas de resistência tanto física quanto mental e se caracterizam por serem de longa duração, com a maioria das competições envolvendo vários dias.

Com relação à alimentação durante os ralis, hoje em dia é comum a organização da competição fornecer o café da manhã, o jantar e também um *kit* com lanchinhos e bebidas variados para a equipe se alimentar ao longo do dia (barrinhas de cerais, barras energéticas, frutas desidratadas ou liofilizadas, patês, torradas, sucos, água, café, isotônicos e até mesmo embutidos, como salame). Cabe ao nutricionista indicar quais são as melhores opções ou até indicar outros tipos de alimentos e/ou suplementos para cada caso, sempre priorizando os alimentos ricos em carboidratos, para garantir o fornecimento de energia durante o dia; de fácil digestão; e, principalmente, alimentos que fazem parte do hábito do atleta. Alimentos práticos de transportar, como barrinhas, frutas desidratadas, barrinhas energéticas, sucos de fruta, água de coco, isotônicos, biscoitos sem recheio, pão com geleia e torradas, são alguns exemplos de alimentos que podem compor os lanches dos pilotos. Outros alimentos ricos em gorduras saturadas, como salame, salgadinhos gordurosos como os feitos com massa folhada, massa podre ou frituras devem ser evitados. Muitas vezes, é necessário que os pilotos se alimentem dentro do carro, pois não é sempre e não é comum acontecer alguma adversidade a ponto de provocar uma parada, como, por exemplo, a troca de um pneu.

A ingestão de alimentos ricos em carboidratos durante a competição e a correta hidratação, conforme sugerida pelo ACMS em 2007[17], durante as provas realizadas em lugares com a alimentação não habitual do atleta devem ser cuidadosamente planejadas e, para tanto, é de extrema importância que o nutricionista entenda bem as características de cada prova, como a duração, os alimentos disponíveis, as paradas e o clima, para tentar planejar as refeições com as melhores opções possíveis, o que na prática pode ser muito difícil, já que os alimentos disponíveis para essas situações normalmente não são os "ideais" para o fornecimento de energia e a recuperação muscular. A necessidade de suplementos de carboidratos deve ser avaliada a cada caso e dependerá da tolerância de cada atleta.

A refeição pós-dia de competição – e que também servirá como pré-competição para o dia seguinte – deve ser equilibrada sob o ponto de vista nutricional, constituída de alimentos ricos em carboidratos, proteínas, gorduras essenciais e micronutrientes, pois será a refeição principal do dia. Assim, deve-se orientar o atleta para que consuma todos os nutrientes necessários para o bom funcionamento do organismo, o que na prática poderia ser arroz, batata e massa como fontes de carboidratos, carne como fonte de proteína, algum tipo de leguminosa como fonte de carboidrato e proteína e vegetais em geral como fonte importante de fibras. A indicação de alimentos, preparações e quantidades deve ser sempre feita levando-se em consideração a tolerância do atleta a cada alimento. É importante ressaltar que, na maioria das vezes, essa refeição será a única mais completa do dia e, por esse motivo, a qualidade dos alimentos escolhidos deve ser priorizada.

Educar nutricionalmente o atleta também é essencial nesses casos, já que nem sempre ele terá à disposição os alimentos "prescritos" e precisa de planos e alternativas para conseguir se virar em situações que possam fugir do previsto.

REFERÊNCIAS

1. Gesis B. De Prost a convite da Ferrari, Nuno Cobra relembra histórias de Senna. Esporte Ig, 31/05/2012. Disponível em http://esporte.ig.com.br/automobilismo/f1/2012-05-31/de-prost-a-convite-da-ferrari-nuno-cobra-relembra-historias-de-s.html. Acesso em: jun. 2012.
2. Ebben WP, Suchomel TJ. Physical demands, injuries, and conditioning practices of stock car drivers. J Strength Cond Res 2012;26(5):1188-98.
3. Confederação Brasileira de Automobilismo. Disponível em http://www.cba.org.br/site. Acesso em: jun. 2012.
4. Boari R. Como funciona o automobilismo. Como tudo funciona. Disponível em: http://esporte.hsw.uol.com.br/automobilismo.htm. Acesso em: jun. 2012.
5. Rodrigues LOC, Magalhaes FC. Automobilismo no calor da competição. Rev Bras Med Esporte 2004;10(3):212-5.
6. Schwaberger G. Heart rate, metabolic and hormonal responses to maximal psycho-emotional and physical stress in motor car racing drivers. Int Arch Occup Environ Health 1987;59(6):579-604.

7. Ferguson DP, Bowen RS, Lightfoot JT. Heart rate and core temperature responses of elite pit crews during automobile races. J Strength Cond Res 2011;25(8):2075-83.
8. Carvalho T, Mara LS. Hidratação e nutrição no esporte. Rev Bras Med Esporte 2010;16(2):144-8.
9. Oliveira R. Sistema cardiovascular. Trabalho nota 10, 31/08/2007. Disponível em: http://www.trabalhonota10.com.br/educacao-fisica/sistema-cardiovascular.html. Acesso em: jun. 2012.
10. Rodrigues T, et al. Modificações dietéticas, reposição hídrica, suplementos alimentares e drogas: comprovação de ação ergogênica e potenciais riscos para a saúde. Rev Bras Med Esporte 2009;15:1-12.
11. McArdle WD, Katch FI, Katch VL. Exercise physiology – energy, nutrition and human performance. 5.ed. Baltimore: Williams & Wilkins; 2001.
12. Ribeiro RQC, et al. Fatores adicionais de risco cardiovascular associados ao excesso de peso em crianças e adolescentes: o estudo do coração de Belo Horizonte. Arq Bras Cardiol 2006;86(6):408-18.
13. Dalla Costa MC, Cordoni LJr, Matsuo T. Hábito alimentar de escolares adolescentes de um município do oeste do Paraná. Rev Nutr 2007;20(5):461-71.
14. Toral N, Slater B, Silva MV. Consumo alimentar e excesso de peso de adolescentes de Piracicaba (São Paulo). Rev Nutr 2007;20(5):449-59.
15. Triches RM, Giugliani ERJ. Obesity, eating habits and nutritional knowledge among school children. Rev Saúde Pública 2005;39(4):541-7.
16. American Academy of Pediatrics. Committee on Nutrition. Sports nutrition. In: Pediatric nutrition handbook. 6.ed. Elk Grove Village, IL: American Academy of Pediatrics 2009; p.225-39.
17. American College of Sports Medicine. ACSM position stand on exercise and fluid replacement. Med Sci Sports Exerc 2007;39(2):377-90.
18. Freund BJ, et al. Glycerol hyperhidratation: hormonal, renal, and vascular fluid responses. J Appl Physiol 1981;50:65-70.
19. Glesson MR, et al. Comparison of the effects of pre-exercise feeding of glucose, glycerol, and placebo on endurance and fuel homeostasis in man. Eur J Appl Physiol Occup Physiol 1986;55:645-53.
20. Koenigsberg PS, et al. Sustained hyperhydration with glycerol ingestion. Life Sci 1995;57:645-53.
21. Riedesel ML, et al. Hyperhydration with glycerol solutions. J Appl Physiol 1987;63:2262-8.
22. Marino FE, Kay D, Cannon J. Glycerol hyperhydration fails to improve endurance performance and thermoregulation in humans in a warm humid environment. Pflugers Arch 2003; 446(4):455-62.
23. Latzka WA, Sawka MN. Hyperhydration and glycerol: thermoregulatory effects during exercise in hot climates. Can J Appl Physiol 2000;25(6):536-45.
24. Inder WJ, et al. The effect of glycerol and desmopressin on exercise performance and hydration in triathletes. Med Sci Sports Exerc 1998;30:1263-9.
25. Falk B, Bar-Or O, Calvert R, MacDougall JD. Sweat gland response to exercise in the heat among pre-, mid- and late-pubertal boys. Med Sci Sports Exerc 1992;24:313-9.
26. Epstein Y, Shapiro Y, Brill S. Role of surface area-to-mass ratio and work efficiency in heat intolerance. J Appl Physiol 1983;54:831-6.
27. Meyer F, O'Connor H, Shirreffs SM. Nutrition for the young athlete. J Sports Sci 2007;25:S73-82.
28. American Academy of Pediatrics. Committee on Sports Medicine. Climatic heat stress and the exercising child. Pediatrics 1982;69:808-9.
29. Ferreira ES, Monteiro AB, Formigoni MLOS. Padrão de uso de bebidas energéticas contendo cafeína e taurina entre praticantes de atividades físicas. EFDesportes Revista Digital 2011;158. Disponível em: http://www.efdeportes.com/efd158/padrao-de-uso-de-bebidas-energeticas.htm. Acesso em: jun. 2012.
30. Goldstein ER, et al. International Society of Sports Nutrition position stand: caffetine and performance. J Int Soc Sports Nutr 2010;7(5):15.
31. Falk B, et al. Effects of caffeine ingestion on body fluid balance and thermoregulation during exercise. Can J Physiol Pharmacol 1990;68:889-92.
32. Kovacs EMR, Stegen JHCH, Brouns F. Effect of caffeinated drinks on substrate metabolism, caffeine excretion, and performance. J Appl Physiol 1998;85:709-15.
33. Grandjean AC, et al. The effect of caffeinated, non-caffeinated, caloric and non-caloric beverages on hydration. J Am Coll Nutr 2000;19:591-600.
34. Fiala KA, Casa DJ, Roti MW. Rehydration with a caffeinated beverage during the nonexercise periods of 3 consecutive days of 2-a-day practices. Int J of Sport Nutr Exerc Meta 2004;14:419-29.
35. Roti MW, et al. Thermoregulatory responses to exercise in the heat: chronic caffeine intake has no effect. Aviat Space Environ Med 2006;77:124-9.
36. Millard-Stafford ML, et al. Hydration during exercise in warm, humid conditions: effect of a caffeinated sports drink. Int J Sport Nutr Exerc Metab 2007;17:163-77.
37. Del Coso J, Estevez E, Mora-Rodriguez R. Caffeine during exercise in the heat: thermoregulation and fluid-electrolyte balance. Med Sci Sports Exerc 2009;41:164-73.
38. Altimari LR, et al. Efeitos ergogênicos da cafeína sobre o desempenho físico. Rev Paul Educ Fís 2000;14(2):141-58.
39. WADA. World Anti Doping Agency. The 2010 prohibited list international standard. Disponível em: http://www.wada-ama.org/en/World-Anti-Doping-Program. Acesso em: jun. 2012.
40. Altimari LR, et al. Cafeína: ergogênico nutricional no esporte. Braz J Mov Sci 2001;9:57-64.
41. American Academy of Pediatrics. Comittee on Sports Medicine and Fitness. Promotion of healthy weight-control practices in young athletes. Pediatrics 2005;116:1557-64.

Parte 3
Desbravando fronteiras

Minha experiência com a canoagem 30

Erika Reinehr Ribeiro

INTRODUÇÃO

A canoagem é um esporte que engloba várias modalidades praticadas em caiaques e canoas. É uma forma saudável, ecologicamente correta e sustentável de se aproveitar os rios, lagos e até mesmo as piscinas.

Para Diana Nishimura, fundadora do Canuí*, "a canoagem é um esporte que une desempenho, liberdade e natureza cuja prática pode ser associada da competição ao lazer, de pequenas travessias às grandes expedições".

A canoagem tem muitas modalidades, entre elas, as olímpicas e as não olímpicas:

- modalidades olímpicas – canoagem de velocidade: 200 m, 500 m e 1.000 m nas categorias K1, K2, K4, C1 e C2; e canoagem slalom: K1, C1 e C2[1];
- modalidades não olímpicas: oceânica, descenso, onda, caiaque polo, maratona, expedição, rodeio, paracanoagem e va'a (canoa havaiana)[1].

Para as diferentes modalidades, são necessários diferentes caiaques e remos. Praticar uma modalidade ajuda nas outras, pois a técnica da remada é parecida. Porém, ser um atleta de destaque em uma modalidade não é garantia de obter destaque nas outras; para cada modalidade, há técnicas específicas e treinamentos diferenciados.

Neste capítulo, serão abordadas mais profundamente aquelas modalidades com as quais eu tenho mais contato e conhecimento.

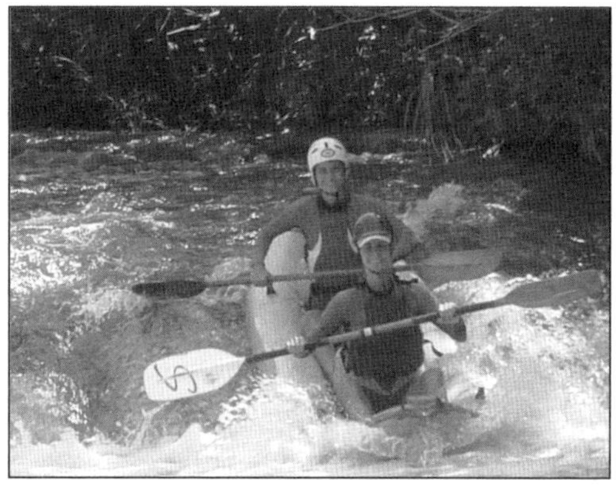

Figura 30.1. Caiaque duplo inflável (duck); descida de rio em Brotas-SP. Narayana Reinehr (frente) e Erika Reinehr. Foto: Michel Mattar.

CANOAGEM SLALOM

A canoagem slalom, na minha opinião, uma das modalidades mais bonitas da canoagem, é realizada em águas brancas (corredeiras). São colocadas "portas" penduradas sobre o rio (duas hastes suspensas de forma paralela perto da linha d'água): as de cor verde devem ser passadas a favor do rio (descendo), e as portas de cor vermelha, contra a correnteza (subindo o rio). A cada toque em uma porta são somados 2 segundos e a cada porta perdida, são somados 50 segundos ao tempo final. Cada canoísta deve descer o rio duas vezes e vence o atleta que fizer o menor tempo na somatória das duas descidas.

As categorias são K1, C1 e C2, sendo K1 o caiaque individual; C1, a canoa individual; e C2, a canoa com dois remadores. Para remar a canoa, cada canoísta usa um remo de somente uma pá (equivale à metade de um remo normal).

A prova tem como características:

- a duração de cada descida é, em média, de 100 segundos;

---

* Centro de canoagem (Canuí) criado em setembro de 2001, no Iate Clube, estabelecendo-se no Clube Naval de Brasília. A escola foi assim nomeada em homenagem aos nativos indígenas que chegaram à mais isolada ilha do mundo – Rapa Muí (grande ilha), por volta do século V d.C., embarcados em pequenas canoas vindas do Pacífico Norte. Foi uma proeza enigmática navegar em canoas tão pequenas por mais de 4 mil quilômetros até o sul.

- é uma prova de explosão, de característica anaeróbia lática, com utilização do metabolismo de ATP creatina fosfato e glicolítico[2];
- é necessário manter o foco do atleta, seu reflexo e coordenação fina, e treinar a sua tolerância ao lactato;
- a prova é realizada em ambiente hostil (corredeiras).

A canoagem slalom é um esporte que depende de um treino físico muito forte, uma leitura de rio precisa e muita coragem dos competidores para vencer corredeiras e pedras submersas. O Brasil está evoluindo a cada ano e melhorando a sua posição em mundiais, principalmente na categoria feminina, que se classificou, de forma inédita, para os Jogos Olímpicos de Londres de 2012. Ana Sátila, a atleta mais jovem de toda a delegação brasileira, fez uma boa prova e quase se classificou para as semifinais do K1 feminino, deixando em Londres a melhor participação feminina do esporte em Olimpíadas[1].

Eu tinha o sonho de participar dos Jogos Olímpicos de Atenas. Segue o relato da minha experiência:

> Eu larguei tudo, meu consultório de nutrição, namorado (meu atual marido), e aceitei a convocação para a seleção brasileira de slalom em 2004.
>
> Treinei três vezes por dia por 8 meses. Em 2004, ganhei todas as provas de slalom. A última etapa da Copa Brasil aconteceu no dia seguinte ao qual sofri uma luxação no meu ombro esquerdo. Eu saí da água sem nem conseguir segurar o remo, mas mesmo assim competi e ganhei. No mundial de classificação para os Jogos Olímpicos, cometi um erro e não me classifiquei por pouco. Voltei para Brasília e coloquei seis pinos no ombro esquerdo (somados com os do ombro direito, totalizam onze pinos por causa da canoagem).
>
> Foi muito sacrifício por um sonho olímpico, mas não me arrependo de nada. Teria vergonha de não ter tentado.
>
> No entanto, a realidade brasileira é muito dura para os atletas, principalmente de esportes que são menos conhecidos pelos brasileiros, como é o caso da canoagem. Minha alimentação, nesse período em que entreguei a minha vida para a realização dos meus sonhos de atleta, não era balanceada. Não existia acompanhamento eficiente das lesões (que é um acontecimento comum na vida dos atletas), não existia acompanhamento psicológico, e a falta de organização e de planejamento era algo gritante.
>
> Nesse período, eu recebia da Confederação um salário-atleta que não cobria nem meus gastos com passagem para visitar minha família. Foi com "paitrocínio" e "mãetrocínio" que eu consegui comprar meus equipamentos (todos importados se queremos nos manter competitivos) e suplementos alimentares.

O que é importante saber para trabalhar com atletas de slalom

- como em qualquer esporte, o mais desgastante são os treinos – a água sempre gelada dos rios acentua dores e lesões;
- não é raro o atleta virar o caiaque no rio – quem quer começar a remar deve aprender a desvirá-lo para obter mais segurança;
- o equipamento de segurança (colete, capacete e saiote) deve ser usado sempre, mesmo em descidas de rios mais tranquilos, pois sempre existe o risco iminente de o caiaque virar;
- nunca se deve soltar o remo, em hipótese alguma – existem técnicas de rolamento com o remo; sem ele, o atleta fica à deriva e com um controle ínfimo do caiaque, podendo se colocar em situação de risco em quedas d'água e refluxos (uma parte do rio onde a água pode prender o caiaque ou o canoísta acima ou abaixo do nível da água);
- o atleta de canoagem deve ter muita força física para impulsionar o caiaque e também muito controle para fazer manobras precisas – com somente uma remada, bons canoístas são capazes de mudar o barco de direção, passar pela porta e sair para a próxima porta, isso sem tirar o remo da água;
- a alimentação deve ser voltada para o rendimento, priorizando carboidratos e proteínas – os suplementos mais utilizados são repositores hidroeletrolíticos, hipercalóricos, hiperproteicos, antioxidantes, creatina e polivitamínicos.

CAIAQUE POLO

O caiaque polo é a modalidade coletiva da canoagem e a mais divertida. É jogado em uma piscina olímpica, demarcada com raias, com dois gols suspensos a uma altura de 2 m cada. São cinco jogadores em cada lado (oito por time, se forem contados os reservas) e uma bola. O objetivo é fazer a bola passar pelo gol. São dois tempos de 10 minutos, com 5 minutos de descanso.

Os caiaques são específicos para a modalidade: arredondados nas pontas e acrescentados de biqueiras macias (tanto na proa, quanto na popa). Os atletas usam capacetes com grades e coletes. A bola pode tocar a água e ser lançada com as mãos ou com o remo. O atleta que está em posse da bola pode ser empurrado sem que se considere falta, mesmo se ele capotar. O esporte é parecido com o polo aquático, só que jogado em caiaques.

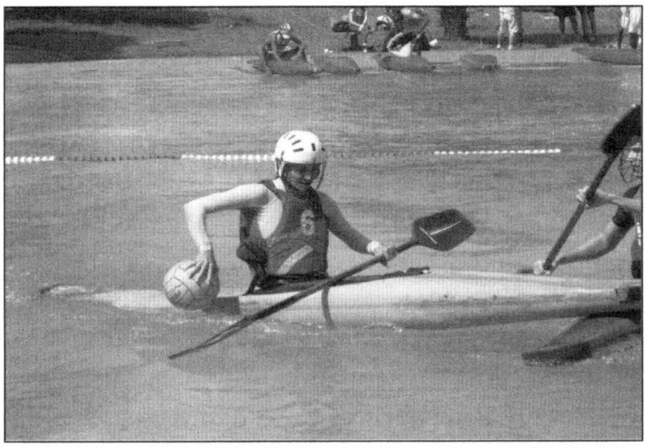

Figura 30.2 Campeonato Brasileiro de Caiaque Polo de 2007. Seleção brasileira feminina contra time masculino de Londrina (então campeão brasileiro). Foto: Michel Mattar.

O que é importante saber para trabalhar com atletas de caiaque polo

Metabolicamente, os jogos são de explosão e com curtos períodos de descanso (ataque e contra-ataque), assim como o polo aquático. Tem como característica ser uma atividade aeróbia lática, com momentos de utilização da via ATP-CP e glicolítica[2]. O atleta faz várias manobras com o caiaque com o intuito de desviar da marcação ou driblar o oponente. Domínio de bola e controle do caiaque são essenciais. Um arremesso forte e preciso faz toda a diferença entre os melhores jogadores.

É uma modalidade que usa muita técnica de remada, manobras e rolamentos. Muitos atletas começam no caiaque polo e se aventuram em outras modalidades (é considerada a modalidade "escola" da canoagem).

No caiaque polo, cada jogador tem o modelo de caiaque e de remo que melhor se adapta ao seu peso, velocidade, força física e rapidez de manobras. O uso de equipamento inadequado pode levar a lesões (principalmente de ombro e lombar) e inviabilidade para continuar no esporte.

São dois esportes juntos: canoagem e esporte com bola. Não há como treiná-los separadamente. Todos os atletas do time devem ser bons nas duas modalidades. Como é um esporte de explosão, os reservas se revezam com os titulares durante todo o jogo, deixando as partidas mais dinâmicas e velozes.

Nutricionalmente, a alimentação visa repor nutrientes nos intervalos dos jogos e diminuir o catabolismo muscular. A creatina e os estimulantes como a cafeína são muito utilizados. Os atletas são, em sua maioria, muito fortes, necessitando de dietas hipercalóricas voltadas para a hipertrofia (associadas a um trabalho de musculação).

CANOAGEM DE VELOCIDADE

A canoagem de velocidade impressiona pela intensidade da prova. São caiaques mais rápidos, finos e com as remadas de maior frequência da canoagem.

Os caiaques podem ser de um, dois ou quatro remadores. As canoas, de um ou dois remadores.

Os atletas de velocidade são os mais musculosos da canoagem, transformam força e potência em muita velocidade.

O desempenho na canoagem de velocidade depende da capacidade do organismo de regenerar ATP em grandes quantidades e a altas taxas, a partir das diferentes vias metabólicas[3].

É classificada como modalidade esportiva cíclica máxima. O objetivo fundamental do treino é aumentar a capacidade aeróbia[3].

O que é importante saber para trabalhar com atletas de velocidade

São atletas extremamente técnicos. Têm como ponto forte a potência das remadas e seu equilíbrio nos caiaques. Os treinamentos são muito longos, misturados com tiros e educativos.

A alimentação deve ser voltada para o rendimento e, dependendo da fase de treino, para hipertrofia. Os atletas que mais se destacam são, em sua maioria, muito fortes, grandes e muito resistentes.

Os suplementos mais usados são: hiperproteicos, BCAA, carboidratos e creatina.

CANOAGEM OCEÂNICA

A canoagem oceânica conta com provas longas, que vão de 5 a 100 km.

Os atletas têm como característica a resistência. Eles mantêm uma cadência na remada, sem perder a força, por horas.

O objetivo das provas de canoagem oceânica é percorrer um percurso previamente definido em carta náutica, em águas marinhas, no menor tempo possível[1].

O que é importante saber para trabalhar com atletas de canoagem oceânica

Os treinos consistem em horas remando em mar aberto ou lagos. O reforço muscular é essencial, mas não é seguido por todos os atletas. A alimentação deve ser fracionada durante o treino, a cada 40 minutos, para não deixar o rendimento cair. A hidratação é essencial, os *camel back* devem ser levados com repositores hidroeletrolíticos, e não somente água.

CANOAGEM DE MARATONA

A canoagem de maratona é caracterizada por longas distâncias, resistência e estratégia[1]. Enquanto nas competições de canoagem de velocidade se deve correr em uma linha reta, as competições de canoagem de maratona envolvem remar grandes distâncias em águas calmas. Tradicionais eventos de canoagem de maratona, como ICF World Cup (campeonato mundial de canoagem de maratona), possuem em seu trajeto a inserção de um percurso misto, em que os atletas têm que sair do caiaque e carregá-lo por pequenos trechos até alcançar novamente a água. Dá-se a isso o nome de *portages*. Pode haver mais de um por prova[1].

O que é importante saber para trabalhar com atletas de canoagem de maratona

Como são competições que misturam canoagem com corrida, carregando o caiaque no meio do percurso, é importante ter equipamento adequado para a canoagem e calçado para a corrida. O atleta tem que saber correr carregando todo o seu equipamento (mesmo que por um percurso pequeno), sem perder tempo nem parte do seu equipamento.

Nutricionalmente, é difícil calcular repositores, lanches sólidos e comprimidos. A maioria dos atletas prefere levar a *camel back* com repositor de sais e carboidrato, assim não há risco de deixar cair os suplementos nos *portages*, na hora de carregar o equipamento. Como é de duração mais longa que 1 hora, é interessante já iniciar a prova com um repositor, e não esperar passar de 1 hora para usá-lo, até porque, como o *camel back* não tem divisões, o atleta deve optar por um líquido que vai ser usado durante toda a prova.

Nem sempre isso acontece. O cálculo pode estar adequado, mas aparecem imprevistos, como conta Narayana Reinehr:

> Competi na prova de descenso no Rio Araguaia. Remei um caiaque duplo com meu marido, na categoria duplo-oceânica. Amarrei o *camel back* à minha frente no caiaque e colei sachês de carboidrato em gel logo acima da minha perna, com fita. Já na largada, chutei um peixe (tenho certeza de que era uma arraia!) e quase capotei ao me arremessar para dentro do caiaque. Remamos muito forte para não perder de vista os líderes da categoria, que estavam logo à nossa frente. Na metade da prova, no entanto, minha água acabou (amarrei errado o *camel back* e a água ficou presa), fiquei com muita sede e, por isso, nem tomei o carboidrato em gel até o final da prova. Na chegada, eu não conseguia abrir a mão para largar o remo, uma colega me lançou uma garrafinha de água para me ajudar e levei uma garrafada no nariz, pois não tive nem o reflexo de virar o rosto para o lado.

Às vezes o problema é climático, como aconteceu comigo:

> Na minha primeira prova longa, de 21 km, optei por um caiaque rápido (K1). Preparei-me fisicamente por 1 mês. Nutricionalmente, elaborei balinhas com antioxidantes e BCAA, coloquei sachês de carboidrato no caiaque, enchi minha *camel back* com água, carboidrato e minerais. Na teoria, estava tudo certo. Na largada da prova, entrou um vento lateral que ocasionou uma sessão de capotagens ao meu redor; quase 40% dos competidores viraram seus caiaques. Consegui seguir firme sem virar, foi uma luta. Até o final da prova, o vento não cessou e não consegui tirar a mão do remo nenhuma vez, com medo de capotar. Remei por quase 2 horas, com sede, olhando a mangueirinha do *camel back* e os suplementos na minha frente, sem conseguir tomá-los nem beber água. Venci a prova, porém nunca mais remei oceânica novamente.

CANOAGEM DE EXPEDIÇÃO

Diana Nishimura é peça-chave da canoagem de expedição no Brasil. Fundou a Canuí em 2001, fez parte da "Expedição Amazônia II", patrocinada pela Petrobrás, Comunidade Solidária, Fundação Nacional de Saúde e Marinha do Brasil, entre outros.

O depoimento dela ilustra bem o que é canoagem de expedição:

> Em 1996, sem nenhuma experiência na canoagem, me inscrevi para uma expedição que percorreria em caiaques quase 1.500 km entre Tabatinga e Manaus, no Rio Solimões (Amazonas). A viagem mudou os rumos da minha vida esportiva (eu era atleta de *mountain bike*), e me incentivou a percorrer outros rios, lagos e ilhas do Brasil e do mundo.
>
> Montar uma expedição de centenas de quilômetros por rios ermos e selvagens, sem contato com a civilização, é um planejamento bem delicado. Tudo é muito importante, a alimentação, o preparo estratégico do equipamento, do plano de segurança e do percurso. Dormir vendo as estrelas e remar com uma natureza que só se vê em livros. Experiência sem igual.
>
> Foram 23 cidades e sete aldeias indígenas. Serviços de saúde em atendimento direto à população (com um médico coordenador e vários estudantes de medicina). Enfermeiros que deram curso de enfermagem em um posto fixo na cidade de chegada por 30 dias. Vários setores com

um profissional coordenador e estudantes no suporte de serviços em diversas áreas, como botânica, agronomia, nutrição, vigilância sanitária, educação e esporte, coleta de dados para pesquisas científicas e sociais.

Remávamos com apoio de duas embarcações pequenas (voadeiras de alumínio) da Marinha e uma lancha maior, com um total de três barcos a motor para dar suporte e segurança a 21 canoístas.

Os caiaques não eram preparados para carregar nada, então toda comida e bebida com sabor eram mantidos nas embarcações a motor e portávamos somente água em garrafas, tipo água mineral.

Para que o grupo não ficasse parando cada qual em um momento, havia o combinado de se parar por 5 minutos a cada 30 para beber, e por 30 minutos a cada 2 horas para comer. A média das remadas por dia era entre 6 e 13 horas, com 2 dias seguidos remando e um descansando. Nesse dia de descanso, o canoísta prestava serviço a outros polos da expedição (saúde, saneamento, geologia, agronomia, botânica, pesquisa, educação etc.).

Todas as comidas eram preparadas pela tripulação de cozinha do barco-mãe, um catamarã bem estruturado, de quatro andares e dezenas de cabines suítes. No início dos 35 dias de expedição, a comida era como em qualquer hotel. Café da manhã farto e com muitas opções tradicionais da culinária do centro-sul brasileiro (pães, ovos, queijos, bolos, leite, café, frutas), e também muitas opções regionais, como tucumã e banana cozidos, tapioca, farinha, sucos de frutas da região. Com o avançar das semanas, o abastecimento de mantimentos tradicionais foi acabando e a alimentação tornava-se cada vez mais regional e com menos hortaliças e folhas. Muito suco de cupuaçu, camu-camu, bacuri e outras frutas eram servidas. As carnes, quando havia, eram as abatidas nas cidades ribeirinhas. Muito pouco peixe, apesar do grande rio.

Os canoístas somente tomavam café e jantavam no barco-mãe. O almoço eram os lanches levados nas embarcações da Marinha.

O objetivo foi gerar um documento oficial da situação da saúde, da educação, das instalações gerais e da população ribeirinha do Alto Solimões para ser entregue ao governo. Também se pretendia capacitar técnicos de diversas áreas.

Com base nesse projeto, o Comunidade Solidária da Ruth Cardoso, após a expedição, criou o Universidade Solidária, no qual alunos de várias áreas prestam serviços voluntários à população carente de regiões ermas e pobres.

O que é importante saber para trabalhar com atletas de expedição

A organização da expedição é crucial. São vários dias de remada e a sobrevivência dos participantes depende de uma organização bem calculada. Pontos de parada para dormir, comer e reabastecer são imprescindíveis. Deve-se ter contatos em caso de emergência. Tudo isso deve ser visto antes que ocorra qualquer situação de risco. São meses calculando expedições que podem durar 1 semana. Se o planejamento da expedição não estiver totalmente fechado, é melhor não fazê-la.

CANOAGEM DE RODEIO

A canoagem de rodeio é a modalidade radical da canoagem. São caiaques pequenos, de plástico, com remos resistentes e canoístas destemidos que entram em refluxos e ondas e fazem manobras incríveis.

Normalmente, refluxos são evitados por canoístas, pois podem prender o caiaque e deixar o canoísta em risco. Nesse caso, os canoístas caçam refluxos e ondas que possam segurar o caiaque e favorecer manobras.

O que é importante saber para trabalhar com atletas de rodeio

Os treinos em ondas estacionárias e refluxos são complicados, não há como manter uma constância. Em alguns dias, o volume do rio vai estar alto; em outros, baixo. Algumas pedras podem se movimentar com a correnteza e mudar o desenho da onda, outras podem mudar e causar lesões quando os canoístas capotam. É um esporte de risco e seus praticantes sabem disso.

A adrenalina está presente em cada competição, em cada bateria, em cada dia de treino. O que parece perigoso vira um vício, por causa da liberação de adrenalina e endorfina, como ilustra Michel Mattar, campeão brasileiro de canoagem de rodeio:

> O rodeio, ou canoagem *freestyle*, é uma das modalidades mais desafiadoras da canoagem. Esse é um esporte em que o visual, a plasticidade e a harmonia dos movimentos são muito importantes.
>
> O *freestyle* exige coragem, porque normalmente é praticado perto de pedras (onde a água do rio fica com refluxo ou onda mais forte). A cada vez que é executada uma manobra complexa, maior é o risco de exposição a um perigo (choque contra pedras ou ficar preso no turbilhão de água).
>
> Quando fiz um treinamento no rio Futaleufu (famoso rio chileno por suas corredeiras de água gelada e por ser muito perigoso), me deparei com uma das paisagens mais bonitas que já havia visto, mas com um volume e força de água assustadores. Surfar de caiaque naquelas ondas e em um ambiente como aquele é o que me faz gostar desse incrível esporte.

Os atletas tentam seguir uma série de manobras predeterminadas e treinadas por eles, o que pode ser viável ou não nas competições. Uma angulação diferente já impossibilita uma manobra, que tem que ser substituída por outra, como improviso.

CONSIDERAÇÕES FINAIS

Como atleta, orgulho-me de ter tentado e investido tudo que pude no meu sonho olímpico, mas a realidade brasileira é muito dura para com seus atletas; por isso, quando vejo um atleta se destacando internacionalmente, tenho muito orgulho dele, pois sei o que ele teve que superar para chegar até ali. Como nutricionista, fico feliz por ajudar os atletas a atingirem seus objetivos. Sei da importância de uma alimentação calculada com base nos treinamentos e metas. Treinar, comer e dormir: se esses três pilares são feitos de forma correta, o atleta está no caminho certo.

REFERÊNCIAS

1. Confederação Brasileira de Canoagem. Disponível em: http://www.canoagem.org.br.
2. Power S, Howley E. Fisiologia do exercício. Barueri: Manole; 2000.
3. Nakamura F et al. Estimativa do custo energético e contribuição das diferentes vias metabólicas na canoagem velocidade. Rev Bras Med Esporte 2004;10(2):70-7.

Minha experiência com o cicloturismo

31

Cristiano Rigatto

INTRODUÇÃO

As pessoas têm, cada vez mais, procurado atividades que lhes tragam a sensação de aventura e possibilitem um contato maior com a natureza. O cicloturismo é uma modalidade esportiva não competitiva que atende a essa necessidade e, talvez por isso, essa prática tem se tornado cada vez mais popular. É um esporte que une o prazer de viajar com a paixão por pedalar, trazendo sensações únicas e incitando fortes sentimentos de liberdade e aventura naqueles que o praticam, permitindo-os enxergar o mundo por uma perspectiva nova e descontraída.

Existem infinitas variações das viagens de bicicleta. Pode ser uma viagem a locais próximos, realizada em algumas horas, ou durar muitos meses, passando por diversos países. Ela pode ser feita por trajetos com toda estrutura e apoio ou por trajetos em que não há nada em dezenas de quilômetros. Podem ser utilizadas vias asfaltadas próximas a grandes cidades, estradas de terra, ou, até mesmo, trilhas cortando florestas. A bicicleta utilizada pode ser desde a mais moderna, feita de materiais muito leves, com amortecedores e freios a disco, até a mais simples, com o mínimo de conforto. O percurso escolhido pode ter sido detalhadamente planejado ou será simplesmente uma aventura sem um destino estabelecido.

Diante de tantas variáveis, é muito importante que os profissionais de saúde que acompanham o cicloturista conheçam algumas particularidades dessa modalidade e façam o levantamento de algumas informações relevantes sobre a viagem.

Além da condição física e dos equipamentos necessários para a viagem, a alimentação adequada também será fundamental para que o praticante da modalidade consiga não só completar o percurso, mas o faça em condições de aproveitar a viagem. Para que o cicloturista consiga compensar seus gastos e manter assim sua atividade, recuperando-se no tempo disponível, ele deverá estar muito atento para sua alimentação e hidratação.

Neste capítulo, procurei reunir toda a experiência que tive como nutricionista acompanhando e orientando colegas que viajaram de bicicleta, com o objetivo de passar informações e dicas importantes para que o nutricionista tenha uma visão integral, conheça algumas peculiaridades do cicloturismo e possa, assim, atender de forma personalizada àqueles que desejam fazer uma viagem de bicicleta. Muitas das dicas deste capítulo também podem ser aproveitadas para outras atividades que possuam características em comum, como o *trekking* (caminhadas), o montanhismo, o "*rally* a pé" e as corridas de aventura.

Auxiliar na preparação e no planejamento de uma viagem como essa, contribuindo para o sucesso de quem se esteja orientando, é um modo também bastante prazeroso de participar dessa aventura.

PLANEJAR É FUNDAMENTAL

Mesmo que a intenção seja a de viajar sem um destino definido, deixando para o ânimo ao acordar a decisão sobre qual será o caminho naquele dia, alguns pontos devem ser sempre planejados a fim de se evitar surpresas desagradáveis. O melhor modo de começar é fazer uma lista de verificação que contemple os itens essenciais – desde detalhes do equipamento (como os *kits* de reparos da bicicleta e de primeiros socorros) até dados do trajeto. A falta de um único item pode comprometer toda a viagem. Se o cicloturista, por exemplo, esquece de levar a bomba de ar (para encher pneus) ou o *kit* de reparos de pneus e, durante a viagem, um dos pneus fura, a menos que haja um posto de gasolina (com uma borracharia) próximo, ele poderá ficar várias horas sem conseguir ajuda.

O cicloturista deve estar consciente dos seus limites e fazer o planejamento mínimo necessário para realizar uma viagem que, além de prazerosa, seja, sobretudo, segura. Basicamente, o que se precisa para uma viagem de bicicleta bem-sucedida é: possuir informações do trajeto, estar fisicamente preparado, utilizar equipamentos adequados e seguir uma boa alimentação.

LEVANTANDO INFORMAÇÕES DO TRAJETO

É muito importante que se obtenha o máximo de informações possível sobre o trajeto que se deseja percorrer. Um bom modo de se fazer isso é entrando em contato com agências de turismo ou com a secretaria de turismo local (ou com o consulado, no caso de a aventura ser em outro país), conversar com pessoas que já fizeram essa viagem, ler revistas especializadas que citam o local, fazer pesquisas na internet, utilizar mapas, entrar em contato com as administradoras das estradas que serão utilizadas ou com a polícia rodoviária local etc. Algumas vezes, mesmo com tantas fontes de informação, não se consegue saber qual é a distância de determinado trecho ou onde fica exatamente a entrada de uma estrada meio escondida. Nesses casos, e sempre que houver dúvidas durante a viagem, a melhor alternativa é recorrer às pessoas que vivem no local. Conversar com os "locais" é sempre muito gratificante – em algumas ocasiões, acaba-se descobrindo informações preciosas, como um atalho ou algum lugar muito interessante para se conhecer ou, até mesmo, descobre-se que uma determinada estrada foi interditada, e assim por diante.

Entre as principais informações que o viajante deve levantar sobre o percurso estão:

- necessidade ou não de permissão para circular com bicicletas nas vias que serão utilizadas;
- tipos de estradas (asfalto ou terra) e fluxo de veículos nelas;
- presença de acostamento nas estradas e suas condições de conservação;
- variações de relevo (há muitas subidas? Quão longas e íngremes elas são?);
- distância total do percurso;
- opções de locais para dormir;
- condições climáticas no período em que se pretende viajar (qual a temperatura e umidade médias? É comum chover ou ventar muito nesta época?);
- presença de postos de gasolina, restaurantes, postos policiais e outros possíveis pontos de apoio;
- atrações interessantes do local.

A partir dessas informações, o cicloturista poderá definir: quais as roupas e os equipamentos mais adequados para se levar, qual a época do ano mais apropriada para a viagem, quais os melhores horários para se pedalar durante o dia, em quanto tempo o trajeto será percorrido, onde serão feitas as paradas, qual o peso total a ser levado e, até mesmo, decidir viajar para outro destino (ou utilizar um trajeto alternativo) caso o resultado dessa pesquisa não tenha sido muito favorável. Informações como essas também serão muito úteis para o nutricionista definir um plano alimentar e, inclusive, ajudar na escolha dos alimentos mais adequados a serem levados e suas quantidades.

CONDICIONAMENTO FÍSICO

Antes de decidir fazer uma viagem de bicicleta, a pessoa precisa ter certeza de que está fisicamente preparada para enfrentar o desafio. Dependendo do percurso e do tempo pretendido para completá-lo, o cicloturista pode precisar de vários meses de treinamento até obter o condicionamento necessário. Começar com viagens mais curtas é um bom modo para saber como é o rendimento nesse tipo de atividade e preparar-se para percursos mais longos.

Uma questão importante refere-se ao peso total da bicicleta que, com todas as bagagens, em alguns casos, pode chegar a ser cinco ou seis vezes maior do que o peso da bicicleta sozinha. O ideal seria pedalar, pelo menos algumas vezes, com a bicicleta carregada (tão pesada quanto ela estará durante a viagem), evitando, assim, surpresas no dia da partida. Com a bicicleta carregada para a viagem, o esforço físico será muito maior e, além disso, a coordenação necessária para dirigi-la e freá-la também ficará alterada, aumentando as dificuldades e os riscos.

Já que o peso do equipamento poderá ser um fator limitante, recomenda-se levar apenas o que realmente for necessário e na forma mais leve possível. Essa questão do peso é muito importante também quando se pensa nos alimentos a serem levados pelo cicloturista – esse assunto será abordado em detalhes mais adiante.

Também deve-se considerar o percurso em si. Tanto a distância quanto as variações de inclinação do terreno serão decisivas para a definição do esforço e, portanto, devem ser levadas em conta para se estimar o gasto energético.

Deve-se lembrar ainda que, se a viagem for feita em grupo (o que é o mais comum), todos os indivíduos devem estar suficientemente preparados e, de preferência, estar em um nível próximo de condicionamento físico.

EQUIPAMENTO ADEQUADO

É muito importante ficar atento a todos os detalhes do equipamento. Escolher a bicicleta mais adequada para o tipo de percurso e os pneus mais apropriados para o tipo de estrada é fundamental. Se, por exemplo, parte do trajeto será percorrida em estradas de terra, será necessário estar com um pneu apropriado para esse tipo de terreno, assim como pedalar em locais muito frios exigirá roupas adequadas.

Alguns dos equipamentos e acessórios que devem sempre acompanhar quem viaja de bicicleta são: *kits* de reparo de pneus e da bicicleta, bomba de ar, *kit* de primeiros socorros, câmaras de ar reserva, capa de chuva, protetor solar, óculos, capacete, luvas, refletores, lanterna, mapa da região e assim por diante, dependendo de cada caso. Deve-se garantir que todo o equipamento esteja em excelentes condições de uso.

Nunca pensamos que precisaremos de determinado item até que, um dia, ele será estritamente necessário. Foi o que aconteceu em uma de minhas viagens da capital para o litoral norte de São Paulo. Em razão de uma sucessão de problemas mecânicos com a bicicleta de um dos companheiros de pedalada, acabamos nos atrasando e percorremos boa parte do trajeto à noite (o que parecia ser impossível de acontecer quando saímos pela manhã). Se não tivéssemos levado as lanternas e os refletores, teríamos pedalado no escuro, correndo muitos riscos.

Viajar leve e com conforto

Na maioria das vezes, quem faz esse tipo de aventura também quer aproveitar os locais visitados e não passar o dia inteiro só pedalando. Por isso, deve-se ter sempre em mente que a viagem deverá ser confortável. Uma bicicleta que proporcione uma posição confortável ao pedalar e possua um selim cômodo é o mais indicado. E quanto mais leve for o equipamento, melhor será. Em uma viagem longa, na qual vários itens são necessários (muitas roupas, artigos de higiene pessoal etc.), o peso total do equipamento e dos acessórios acaba sendo, muitas vezes, um fator limitante. Quanto maior o peso, maior será o esforço para pedalar e essa situação se agrava quando o percurso possui muitas subidas.

O ideal seria, em primeiro lugar, levar tudo preso na bicicleta (no bagageiro e em bolsas próprias) e nada no corpo (mochilas), porque, depois de algumas horas pedalando, as costas poderão ficar bastante doloridas (isso deve ser extrapolado para uma viagem de vários dias); e, em segundo lugar, deve-se levar tudo, desde roupas, ferramentas de reparo e até a própria bicicleta, na versão mais leve possível. Artigos de higiene pessoal, por exemplo, devem estar na quantidade mínima necessária (como xampus e pasta de dentes em embalagens bem pequenas) – claro que isso também pode variar de acordo com a disponibilidade de locais para se comprar esses itens durante o percurso.

A bicicleta (sem se esquecer do selim) com o bagageiro e as bolsas cheias, assim como o capacete e outros acessórios, devem ser testados antes da viagem, para se garantir que realmente são confortáveis e certificar-se de que o peso de tudo não é excessivo.

Tudo à prova de chuva

Mesmo que a viagem de bicicleta tenha sido planejada para um local e época do ano em que não seja comum chover, deve-se estar preparado para a chuva. Roupas e saco de dormir que não estejam adequadamente embalados podem aumentar de volume e peso em caso de chuva.

Em minha primeira viagem de bicicleta (São Paulo--Caraguatatuba, 1 dia – 180 km), por exemplo, cometi o erro de levar toda minha roupa em uma mochila. No final da viagem, além de ter ficado com muita dor nas costas e na musculatura do trapézio, fiquei com todas as minhas roupas ensopadas por causa da chuva que apareceu na descida da Serra do Mar. Portanto, o ideal é usar bolsas especiais, que são fixadas na própria bicicleta (nada de mochilas) e que sejam à prova de chuva. Outra opção é embalar todas as roupas, documentos e alimentos em sacos plásticos, de preferência, com fechamento do tipo *zip*.

NUTRIÇÃO E CICLOTURISMO

Quando se trata de cicloturismo, deve-se considerar uma atividade física de longa duração (em geral, são várias horas por dia, durante vários dias) e de intensidade moderada. Portanto, do ponto de vista nutricional, é preciso estar atentos, tanto para a ingestão contínua de carboidratos e a reidratação durante a pedalada, como para a ingestão dos outros nutrientes (proteínas, lipídios, fibras, vitaminas e minerais) ao longo das refeições. Com isso, previne-se o comprometimento do rendimento físico, mental e/ou do estado geral de saúde do cicloturista.

Para que o cicloturista consiga ingerir todos os nutrientes necessários nas quantidades ideais, ele terá de seguir uma dieta equilibrada e variada. Os fatores que podem limitar a qualidade da dieta são a disponibilidade de alimentos no caminho e a limitação de espaço e peso para se carregar os alimentos na bicicleta. Pode ser que, em determinados trechos da viagem, os únicos alimentos disponíveis sejam boas fontes de carboidratos, gorduras e proteínas, mas pobres em vitaminas e minerais. Nesse caso, com uma alimentação pobre em micronutrientes que será seguida por vários dias, o uso de complexos vitamínicos e minerais pode ser uma opção para melhorar a qualidade da dieta.

Em minhas viagens, posso dizer que eu e meus companheiros de pedalada consumíamos uma quantidade bastante grande de alimentos refinados (principalmente pães, massas e arroz branco) e, em alguns trechos, comíamos poucas frutas e verduras. Com a intenção de compensar essa situação, eu sempre levava um suplemento de vitaminas do complexo B e outro de vitamina C, que eram usados sempre que nos "alimentávamos mal" (consumo excessivo de alimentos refinados ou baixo consumo de legumes, verduras e frutas).

É importante reforçar a importância de ingerir uma fonte de carboidratos e se reidratar a todo o momento. Como já citado, em geral, a intensidade de esforço no cicloturismo é moderada, possibilitando inclusive o consumo de alimentos sem descer da bicicleta, desde que sejam tomados cuidados para se evitar acidentes (manter a atenção no caminho e consumir alimentos de fácil manuseio que estejam guardados em locais de muito fácil acesso). O número de lanches que devem ser ingeridos ao longo da pedalada dependerá de cada caso. Se, por exemplo, logo antes de sair para uma pedalada de aproximadamente 4 horas, o desjejum for bem reforçado, provavelmente um ou dois lanches nesse trecho já serão suficientes. Uma boa dica é deixar alguns lanchinhos práticos à mão para quando sentir fome durante a pedalada, e os lanches maiores para quando o grupo decidir parar.

Estimativa do gasto energético

Uma série de variáveis influenciará o gasto energético durante esse tipo de atividade. Além das características individuais do praticante (sexo, peso, idade e nível de condicionamento), o gasto energético ainda dependerá, principalmente, de fatores como distância percorrida, peso da bicicleta com as bagagens, relevo do terreno (quanto mais subidas, maior será o esforço) e até presença de ventos (se houver ventos no sentido contrário, o esforço para pedalar poderá ser muito maior, assim como se houver ventos a favor, o esforço será menor). Tantas variáveis acabam dificultando uma estimativa, com certa precisão, de qual será o gasto energético durante as pedaladas.

Para ilustrar o esforço realizado, nas viagens que fiz, a velocidade média em cada trecho (incluindo as paradas para se alongar e se alimentar) poderia variar de 15 a 30 km/h, e a distância percorrida variava aproximadamente de 50 a 100 km/dia. Tudo dependia de uma série de fatores: o peso da bicicleta carregada, a temperatura e a umidade do local, a quantidade de subidas no percurso e o meu nível de condicionamento no período da viagem. Houve exceções em que cheguei a pedalar mais de 200 km em um único dia (por volta de 8 horas na estrada), mas essas eram viagens de apenas 1 dia e a bicicleta estava bem leve.

Segundo a minha experiência, a sensação que eu e meus colegas de pedalada tínhamos durante as viagens era a de que sempre estávamos em déficit energético. Por mais que nos alimentássemos muito bem (inclusive com muitos alimentos de alta densidade calórica), sempre perdíamos alguma gordura corporal nessas viagens. Contudo, essa regra não deve valer para todos. Ao se considerar, por exemplo, uma pessoa com certa idade, envolvida em uma aventura mais leve, é necessário também se preocupar em não recomendar um excesso de calorias.

Caso haja alguém com a intenção de perder peso durante uma viagem de bicicleta, deve haver um controle bem mais rigoroso da ingestão de alimentos. Sobretudo para se prevenir episódios de hipoglicemia, o que pode ser realmente perigoso para alguém que está pedalando no acostamento de uma estrada com um grande movimento de carros.

Hidratação

Além da intensidade do esforço que está sendo realizado, o que mais influencia o nível de hidratação são a temperatura e a umidade ambiente. Quanto maiores forem o calor e a umidade, maior será a produção de suor e, consequentemente, maior será a perda de água e eletrólitos. Portanto, em dias de muito calor e umidade, o recomendável é evitar pedalar nos horários mais quentes e, sempre que houver muita sudorese, deve-se tentar compensar a perda de líquidos e sais pelo suor, consumindo bastante líquido e ingerindo alimentos salgados – caso haja a disponibilidade, também seriam boas opções as bebidas esportivas conhecidas como "isotônicos" (ou suplementos hidroeletrolíticos) e a água de coco.

É importante notar que, mesmo em um clima frio, pode-se correr o risco de desidratação. Nesse caso, faz-se referência a um clima que, além de frio, seja seco. Quanto mais seco for o clima, mais água (e somente água) se perde por meio da respiração e da pele (pela perspiração), e essa condição se agrava caso esteja ventando (quando se anda de bicicleta, produz-se naturalmente "um vento") e quando há uma respiração mais intensa (como ocorre durante uma atividade física). Daí a importância de alertar aqueles que se aventurarem em um local com o clima assim (frio e seco) para a necessidade de se ingerir água continuamente, mesmo que haja pouca ou nenhuma sudorese.

Só para se ter uma ideia de quanto o clima pode influenciar na perda de líquidos, no trajeto São Paulo-Vinhedo (75 km, aproximadamente 3 horas de pedalada), cheguei a consumir apenas 0,5 L de água em um dia chuvoso e frio, em que praticamente não houve sudorese (por causa do frio) e houve pouca perda de água pela respiração e pela perspiração (por causa da alta umidade ambiente); já em um dia quente e úmido, consumi cerca de 1,5 L de água e 1,5 L de isotônico no mesmo trajeto. Deve-se levar em conta que o isotônico também contribui com o fornecimento de carboidratos (sua quantidade pode variar bastante dependendo da marca e, no máximo, possui 8 g em cada 100 mL).

Um bom modo para monitorar o grau de desidratação é pesando-se antes e depois da atividade. Pode-se considerar que a diferença de peso equivale à água perdida. No entando, pesar-se durante o trajeto pode ser difícil, especialmente em uma viagem mais longa. Nesse caso, vale a pena ensinar o cicloturista a acompanhar a coloração da urina, com a ressalva da ingestão das vitaminas. A menos que se tenha ingerido um suplemento de vitaminas do complexo B, uma urina que possua coloração amarelo forte também pode indicar um estado de desidratação.

Deve-se enfatizar bem a recomendação de se ingerir líquidos constantemente durante a pedalada mesmo que não haja sensação de sede, pois sabe-se que ela só aparece quando já existe certo grau de desidratação.

ALIMENTAÇÃO DURANTE VIAGENS DE BICICLETA

No cicloturismo, diferentemente das modalidades esportivas competitivas, não existem tantas restrições em relação aos alimentos que podem ser ingeridos durante a atividade. Se, por um lado, durante uma prova de ciclismo devemos estar atentos para a concentração de carboidratos e a osmolaridade da bebida esportiva que será consumida, no cicloturismo pode-se até fazer uma parada para o almoço e, alguns minutos depois, já voltar para a estrada. É claro que isso dependerá do ritmo que está sendo imposto para a viagem e do tipo de almoço. Em geral, quem viaja de bicicleta estima um tempo com certa folga para percorrer determinado trecho (não se sentindo muito pressionado pelo relógio) e pedala em um ritmo confortável, o que permite a ingestão de alimentos "normais", sem que haja qualquer prejuízo para a atividade. Mas tudo é uma questão de bom senso. Se o cicloturista está pedalando por um trecho montanhoso, com uma bicicleta bastante pesada e em um calor de mais de 30ºC, parar para fazer uma grande refeição talvez não seja a melhor opção. A não ser que ele esteja disposto a ficar 2 ou 3 horas descansando até completar a digestão e o calor ambiente diminuir.

Existe, portanto, uma série de perguntas que devem ser respondidas antes de orientar quem viaja de bicicleta, mas basicamente há de se pensar nas duas principais questões:

- Qual será a disponibilidade de alimentos e água durante o percurso?
- Qual será a capacidade disponível (peso e volume) para se carregar alimentos e água nos bagageiros da bicicleta?

Como regra geral, seria perfeito se o cicloturista conseguisse comprar os alimentos de que precisa durante o caminho. Assim, ele precisaria levar apenas o mínimo necessário de alimentos e água com ele, e a bicicleta ficaria mais leve.

OBTENDO INFORMAÇÕES PARA O PLANEJAMENTO ALIMENTAR

Com o objetivo de dar um enfoque mais prático, foi elaborado um breve questionário para auxiliar o nutricionista a levantar todas as informações relevantes para orientar o cicloturista.

Percurso

- Qual será a distância total a ser percorrida? Em quantas etapas (quantos quilômetros serão percorridos por dia)?
- Qual é o tempo estimado para se completar o percurso? Quantas horas por dia, em média, serão gastas pedalando?

Essas informações ajudarão a estimar o gasto energético diário e a saber se será uma viagem longa ou não. Quanto mais comprida for a viagem, maior será a necessidade de variar a alimentação ao longo do caminho e de oferecer opções de alimentos que sejam práticos de serem levados (por ser uma viagem longa, o cicloturista provavelmente já estará com um excesso de peso em equipamentos). Quanto mais curta for a viagem, menores serão as restrições em relação aos alimentos a serem levados. Se for uma viagem de um dia, por exemplo, o cicloturista pode levar até um sanduíche de queijo com cenoura (para consumir algumas horas depois da partida), frutas e outros alimentos que seriam inadequados para uma viagem longa (porque estragariam, pesariam demais ou ocupariam muito espaço).

- Existem pontos de apoio durante o percurso (postos de gasolina, restaurantes, supermercados, carro de apoio etc.)? Quantos durante o trajeto? Que tipo de alimento é possível comprar nesses locais?

- Existem locais para se abastecer com água potável?
- Existem trechos longos sem nenhum tipo de ponto de apoio? Caso a resposta seja afirmativa, por quanto tempo permanecerá nesses trechos?

Essas talvez sejam as informações mais importantes a se obter. Com elas, pode-se saber por quanto tempo o cicloturista deverá ser "autossuficiente" em alimentos e água e, consequentemente, definir quais alimentos deverão ser levados e em que quantidades. Isso não significa que ele já tenha de partir com todos os alimentos necessários, pois pode ser que esse trecho deserto (sem pontos de apoio) se encontre no meio da viagem e, neste caso, ele deverá adquirir os alimentos de que necessitará no último ponto de abastecimento antes do trecho deserto. Lembrando que, sempre que se falar em levar alimentos na própria bicicleta em viagens longas, deve-se pensar em alimentos práticos (secos ou concentrados e com pequeno volume – mais adiante, há uma lista de alimentos indicados para serem levados). Se houver um carro de apoio acompanhando o cicloturista, é preciso saber qual será o espaço disponível nele para os alimentos, mas muito provavelmente o cardápio poderá ser bem mais variado.

Hoje, é comum encontrar postos de gasolina nas estradas que possuem restaurante *self-sevice*, lanchonete e mercearia, ou seja, pontos de apoio para o cicloturista, oferecendo uma alimentação variada e com qualidade. Por outro lado, existem também muitos locais em que os alimentos são de péssima qualidade. Comer uma coxinha estragada (o que não é difícil) pode acabar com a viagem de qualquer um. Por isso, é sempre interessante reforçar os cuidados com a higiene dos alimentos – há um item específico mais adiante.

Se realmente houver um trecho "deserto" e ele for muito longo ou os locais que oferecem comida não forem confiáveis, o indicado é levar um *kit* de cozinha (minifogareiro com refil de gás, panela, prato e talheres), o mesmo utilizado em acampamentos. Em percursos longos, os viajantes sentem falta de uma "comida de verdade" e esse *kit* viabiliza a elaboração de qualquer tipo de preparação (p. ex., macarrão, arroz, ensopados, risotos, sopas, refogados etc.). Muitos aventureiros, em vez de levarem o fogareiro e o refil de gás, optam por fazer uma fogueira, porém, além de ser uma prática considerada ecologicamente incorreta em diversos locais, deve-se tomar alguns cuidados para não causar uma queimada. Além disso, fica-se dependente de gravetos e galhos bem secos e, por isso, em dias chuvosos, as chances de não haver jantar aumentam bastante.

Quanto à água, deve-se ter muita atenção para definir quais serão os pontos para consegui-la. Ficar sem água em uma viagem de bicicleta em um dia quente é uma experiência extremamente ruim e pode, inclusive, comprometer gravemente a saúde do cicloturista. Comprar água mineral nos pontos de apoio pode ser a melhor alternativa, mas, em alguns lugares, existe a opção de se pegar água de bica ou fonte, desde que seja realmente confiável – mais adiante aborda-se a qualidade da água.

- Como é o clima do local (no período da viagem): quente ou frio? Seco ou úmido?

Além de contribuir para a escolha das roupas e equipamentos adequados, essas informações ajudarão o nutricionista a definir quais serão as estratégias para manter o organismo bem hidratado, conforme visto anteriormente.

Equipamento

- Quantas garrafas de água estão sendo levadas? Qual é o volume de cada uma?

A maioria das bicicletas possui espaço no quadro para duas garrafas de água (também chamadas de caramanholas ou *squeeze*), porém esse número deve ser maior se a viagem for longa e não houver pontos para abastecimento de água potável no caminho. Caso haja necessidade, existem suportes que permitem a fixação dessas garrafas em outras partes do quadro ou mesmo atrás do selim.

Atualmente, existem diversos tipos e tamanhos de garrafas para bicicleta – inclusive, versões com isolamento térmico, que são bastante úteis em dias quentes. Os modelos mais comuns possuem capacidade para 500 mL (menores) ou para 750 mL (maiores).

- Que tipo de bolsas estão sendo levadas? Qual é o volume disponível para os alimentos?

Existe uma infinidade de bolsas próprias para bicicletas. O que realmente nos interessa é saber o quanto de alimento poderá ser armazenado e se essas bolsas são à prova de água (caso não sejam, os alimentos deverão ser embalados em sacos plásticos, de preferência com sistema de fechamento tipo *zip*). Deve-se lembrar que os alimentos consumidos durante o percurso deverão estar em locais de fácil acesso – muitas vezes, é possível comer alguns lanches rápidos (p. ex., uma barra de cereais) enquanto se pedala, desde que sejam tomados todos os cuidados para que isso seja feito de forma segura.

- Estão sendo levados equipamentos para cozinhar? (item visto anteriormente);
- Está sendo levada uma solução ou tabletes de cloro? (tema abordado mais adiante, com relação à qualidade da água).

CUIDADOS COM A HIGIENE DOS ALIMENTOS

Um dos assuntos que deve ser bem reforçado para quem vai viajar de bicicleta se refere aos cuidados com a higiene dos alimentos e bebidas que serão consumidos durante a viagem. Ficar doente por causa de um alimento contaminado, além de comprometer a viagem, pode trazer graves consequências à saúde do indivíduo. É importante chamar a atenção do cicloturista para esses cuidados sem, contudo, ser paranoicos – até porque experimentar comidas típicas dos locais visitados faz parte do prazer de viajar.

Água e bebidas

Se há dúvidas sobre a qualidade da água (sem esquecer da que é usada para fazer gelo e sucos), ela não deve ser ingerida. Em locais onde a água não é totalmente confiável, o mais recomendável é consumir águas engarrafadas (devidamente lacradas), mas, quando não há essa opção, deve-se ferver a água (de 5 a 10 minutos). Se também não for possível ferver a água, deve-se utilizar as soluções ou tabletes de cloro (os mesmos usados para desinfetar saladas), sempre seguindo as instruções do fabricante quanto à dosagem e ao tempo que se deve aguardar antes de consumir a água.

É possível encontrar em casas especializadas em *camping* e caminhadas filtros de água portáteis, porém é bom lembrar que os filtros comuns não conseguem remover todos os microrganismos patogênicos da água.

Quanto ao leite, se ele não tiver passado por um processo de pasteurização ou esterilização, ele deverá ser fervido.

Alimentos

Em termos de higiene, deve-se sempre dar preferência aos alimentos que passaram por algum processamento térmico e que acabaram de ser preparados. Carnes mal passadas e alguns tipos de alimentos crus (ostras, p. ex.) devem ser evitados. É muito importante prestar atenção na higiene do local onde se vai comer, assim como na movimentação de clientes – em um restaurante vazio, as chances de se comer uma comida "velha" e "requentada" são muito maiores. Saladas e frutas devem ser muito bem lavadas e até higienizadas com solução de cloro. Em locais suspeitos, deve-se dar preferência a frutas que precisam ser descascadas (como banana, laranja, mamão etc.).

Se houver diarreia, reidrate!

Por mais que sejam tomadas todas as precauções, sempre existe o risco de se ter uma toxi-infecção alimentar. Quando se come em um restaurante, por exemplo, não há como saber se determinada carne ficou por várias horas fora da geladeira. E quando se pensa em um viajante, as chances de ele ingerir um alimento contaminado são bem maiores do que da população em geral, pois ele acaba se alimentando em diversos locais em que, na maioria das vezes, nunca esteve.

Se o cicloturista tiver uma diarreia, assim como com qualquer outro problema de saúde, um médico deverá ser procurado. Contudo, muitas vezes, não existem médicos por perto ou leva-se muito tempo até que se consiga uma consulta. Sabe-se que uma diarreia pode ser forte o bastante para causar uma desidratação grave em pouco tempo, podendo resultar em hipovolemia e até levar o indivíduo a óbito. Portanto, deve-se sempre ressaltar a importância de reidratar muito bem o organismo sempre que houver uma diarreia. Um modo eficiente de fazer isso é beber muito líquido (de preferência, bebidas que contenham sódio e glicose, como os suplementos hidroeletrolíticos ou, nos casos mais graves, as soluções reidratantes vendidas em farmácias). Caso nenhum desses dois produtos esteja disponível, pode-se recorrer a refrigerantes ou sucos, adicionando-se uma pequena pitada de sal, tomando-se muito cuidado para não exagerar na dose do sal adicionado – nesse caso, é sempre melhor pecar pela falta do que pelo excesso. Um modo de saber se a quantidade de sal está boa é prestando atenção no gosto que, no máximo, deve ser levemente salgado, tendo-se como referência as bebidas isotônicas. Uma forma mais eficiente de adicionar uma quantidade adequada de sal é utilizar aqueles sachês, pré-pesados, que possuem 1 g de sal (cloreto de sódio). Nesse sachê, há cerca de 400 mg de sódio, enquanto 1 L de uma bebida isotônica (na maioria das marcas encontradas no mercado) possui aproximadamente 460 mg de sódio. Assim, deve-se calcular aproximadamente meio sachê de sal para cada 0,5 L de líquido.

ALIMENTOS MAIS INDICADOS PARA SEREM LEVADOS NA BICICLETA

A seguir, os alimentos mais indicados para serem levados na viagem. Antes de selecioná-los, deve-se ter em mente os seguintes pontos:

- os alimentos deverão ser compactos (concentrados, desidratados ou em pó) e pouco perecíveis;
- o sabor desses alimentos e os hábitos alimentares do cicloturista: o ideal é que o cicloturista prove, antes da viagem, qualquer alimento que seja novidade para ele;
- o valor nutricional desses alimentos;
- a disponibilidade de compra desses itens ao longo do percurso (se for o caso).

Barras de cereais

Facilmente encontradas e disponíveis em dezenas de tipos e sabores, as barras de cereais são uma boa opção de lanche rápido e prático. Vale a pena comparar a composição nutricional das marcas e sabores disponíveis, para indicar as opções que sejam mais adequadas (levando-se em consideração também as preferências do cicloturista). Versões de barras com coberturas (sabor chocolate, iogurte etc.) são desaconselhadas, já que, com o calor, tendem a derreter e dificultar seu manuseio.

Dietas enterais em pó (alimentos para nutrição enteral)

Apesar de a maior parte dessas dietas ter sido desenvolvida para ser administrada por sonda (diretamente no estômago ou intestino), muitas delas possuem sabor para que sejam utilizadas opcionalmente por via oral. Em termos nutricionais, são alternativas excelentes. Há, inclusive, versões que são nutricionalmente completas, com casos de pacientes que são alimentados, por meses, somente à base dessas dietas. Outra vantagem é que, por serem em pó, ocupam pouco espaço e para prepará-las basta adicionar água. Existem versões dessas dietas com composições nutricionais específicas que permitem, por exemplo, um aporte maior de proteínas ou de calorias e também podem ser uma opção para o cicloturista que possui necessidades nutricionais específicas, como diabéticos, alérgicos ou pessoas com intolerâncias alimentares. Existem também dietas enterais, normalmente utilizadas para suplementação, que são líquidas, prontas para o consumo (envasadas em embalagens Tetrapak®, garrafas plásticas ou latas), que podem ser bastante práticas para trechos ou viagens curtas – nas quais seu peso não é um problema. Por se tratar de produtos específicos (utilizados em nutrição clínica), o preço desses alimentos para nutrição enteral normalmente é mais alto que as demais opções e sua compra está restrita a distribuidores hospitalares ou a canais de venda direta das empresas fabricantes.

Frutas secas, nozes e castanhas

Frutas secas, nozes e castanhas são opções bastante nutritivas e práticas para quem viaja de bicicleta e podem ser encontradas em praticamente qualquer supermercado ou loja de produtos naturais.

Em relação às frutas secas, existem versões que passaram por liofilização (processo diferenciado de desidratação), que preserva muito bem as características sensoriais e nutricionais do alimento original. Além de frutas, também existem leguminosas e outros alimentos liofilizados que podem ser alternativas bastante interessantes.

Granolas

Facilmente encontradas e muito nutritivas, as granolas também podem ser preparadas ou "enriquecidas" (com leite em pó, germe de trigo, sementes etc.) do jeito que se achar melhor, sendo mais uma boa opção para a viagem. A desvantagem das granolas em relação às barras de cereais é que elas precisam ser preparadas (com leite ou suco) e necessitam de recipiente e colher para serem consumidas. A comparação entre os diferentes produtos existentes no mercado é válida, para que sejam indicadas aquelas que são mais apropriadas.

Leguminosas secas (soja, ervilha, grão-de-bico e lentilha)

Encontradas em lojas de produtos naturais, mercados municipais e em algumas lojas especializadas (p. ex., "empórios"), as leguminosas secas são uma excelente opção de lanche salgado. Bastante nutritivas e saborosas, também são práticas para se carregar.

Misturas

Podem ser feitas diversas combinações entre esses alimentos indicados, formando uma preparação bastante saborosa e nutritiva. Uma mistura interessante é a de granola com um suplemento lácteo em pó. Deixando essa mistura em um recipiente plástico com tampa, basta adicionar água que ela já está pronta. Outra combinação bastante agradável e nutritiva é a mistura de nozes ou castanhas com frutas secas.

Sopas, alimentos salgados desidratados e macarrão instantâneo – alimentos para serem cozidos

Esses alimentos só serão considerados se houver uma estrutura disponível para se cozinhar nos locais de parada ou se estiver sendo levado o *kit* de cozinha. Em uma viagem longa, é muito difícil ficar sem uma comida salgada e quente. Nesse caso, esses alimentos serão uma ótima opção.

Suplementos à base de leite ou soja em pó

Existem alguns suplementos lácteos que são saborosos e facilmente encontrados em supermercados e farmácias. Esses suplementos, apesar de precisarem da adição de leite ou água para serem preparados, também são uma opção muito nutritiva e prática para se levar. Também existem versões similares, à base de soja, para aqueles que possuem algum tipo de intolerância ou alergia ao leite.

Suplementos de vitaminas, minerais e ácidos graxos essenciais

Sabe-se que as necessidades de alguns micronutrientes aumentam com a prática de atividade física. Como já abordado, com o intuito de garantir a ingestão mínima de algumas vitaminas, sempre que foi necessário (quando a dieta continha muitos alimentos refinados e poucos legumes, verduras e frutas), foram incluídos suplementos de vitaminas do complexo B e de vitamina C na dieta. Outras vitaminas e minerais, com atividade antioxidante, por exemplo, poderiam ser considerados também, assim como ácidos graxos essenciais (principalmente o ômega-3). Deve-se levar em conta, porém, o estado nutricional e a dieta do cicloturista, para avaliar a real necessidade de se incluir esses suplementos. Nesse contexto, deve-se considerar também os micronutrientes provenientes dos alimentos enriquecidos que serão consumidos.

Suplementos hidroeletrolíticos (conhecidos como isotônicos)

Se o clima estiver muito quente e úmido, quando é possível prever que haverá muita produção de suor, talvez valha a pena já partir com uma das garrafas (caramanholas) cheias de isotônico. Como também são facilmente encontrados, se houver a necessidade de consumir uma bebida assim, ela poderá ser comprada no caminho ou, dependendo do caso, pode-se também levar uma versão em pó, para se preparar no caminho.

Suplementos esportivos (classificados como alimentos para atletas pela Anvisa)

Hoje, existe uma variedade imensa de suplementos esportivos. Basicamente, os que mais podem interessar para serem levados em uma viagem de bicicleta são os classificados em:

- suplemento hidroeletrolítico (já comentado anteriormente);
- suplemento energético: composto principalmente por carboidratos (mínimo de 75% do valor energético total do alimento), sua porção deve ter, pelo menos, 15 g de carboidratos e pode ou não conter também proteínas e lipídios;
- suplemento proteico: possui, pelo menos, 10 g de proteínas em uma porção e 50% do valor energético total deve ser proveniente das proteínas;
- suplemento para substituição parcial de refeições: em relação ao valor energético total, os carboidratos devem corresponder a 50 a 70%; as proteínas, 13 a 20%, e os lipídios, a, no máximo, 30%. A porção desse suplemento deverá fornecer, no mínimo, 300 kcal.

Todos esses tipos de suplementos podem estar presentes sob diferentes formas de apresentação, como barra, gel, pó, cápsula, tablete, comprimido e líquido (pronto para beber). As versões em barra e gel possuem a vantagem de já estarem prontas para serem consumidas enquanto as versões em pó precisariam ser antes misturadas com água (ou leite). Já a versão líquida, apesar de também já estar pronta, possui grande quantidade de água, o que a torna a opção mais pesada e volumosa para ser carregada. Os suplementos desses tipos (fonte de carboidrato e proteína) que estejam sob a forma de cápsula e comprimido podem até ser úteis em casos específicos, quando o indivíduo não consegue ingerir o suficiente através dos alimentos e dos "suplementos convencionais".

Como a qualidade nutricional desses suplementos pode variar muito, dependendo do fabricante e da marca, é muito importante conhecer a composição do produto que será indicado. A disponibilidade da maioria desses produtos normalmente está restrita a lojas especializadas e algumas farmácias, o que pode dificultar sua aquisição durante a viagem.

Os suplementos energéticos podem ser usados durante a pedalada nas situações em que há dificuldade para se ingerir algo sólido (por causa de um esforço físico intenso, de um calor excessivo ou da dificuldade em se pegar algo para comer). Se, nesse caso, o indivíduo estiver suando muito, o consumo de um isotônico/suplemento hidroeletrolítico poderá ser o mais indicado.

Quanto aos suplementos para substituição parcial de refeições e os suplementos proteicos, o importante é considerar a composição nutricional do suplemento e adequá-lo à dieta, mas ambos poderiam ser utilizados preparados com água ou leite ou misturados a outros alimentos (granola, p. ex.).

Também sabe-se que existe uma série de aminoácidos e de outros suplementos considerados ergogênicos. Como o cicloturismo não é uma modalidade competitiva, é necessário avaliar até que ponto valeria a pena recomendar o uso de um desses suplementos. Pode ser que, em determinados trechos da viagem, em que o cicloturista tenha feito um esforço muito intenso, o consumo de alguns desses suplementos possa auxiliar na recuperação muscular ou na manutenção da imunidade. No entanto, esse tema deve ser deixado para cada nutricionista avaliar e decidir segundo seu conhecimento e sua experiência em utilizar tais suplementos.

Minha experiência com basquetebol em cadeira de rodas

32

Sandra Maria Lima Ribeiro

RETROSPECTIVA

Em 1997, fui procurada pelo técnico de um time de basquetebol em cadeira de rodas, o Magic Hands. O pedido do treinador era que eu desenvolvesse um trabalho de acompanhamento nutricional e alimentar com o grupo. Pensei que seria interessante um trabalho voluntário para meu aprendizado e também para meu crescimento pessoal.

Naquela época, no Centro Universitário São Camilo, eu conduzia como docente um grupo de estudos em nutrição e esporte, e convidei alguns alunos para participar dessa nova experiência. Assim, fizemos a primeira visita ao local dos treinos. Eu nunca havia assistido a qualquer tipo de esporte em cadeira de rodas. E, como é muito comum acontecer, a primeira impressão que tive em relação aos atletas foi de pena. Mas, de imediato, o contato foi muito engrandecedor. São coitados? Não. Apenas se locomovem de uma maneira diferente da nossa. Eles têm rodas. A cadeira de rodas é um objeto repulsivo, capaz de despertar sentimentos amedrontantes? A reposta também é não. Ela pode ser um objeto provido de ludicidade. Pode ser divertido sentar em uma cadeira de rodas e poder participar de alguns jogos com os atletas. E, em grande parte das vezes, o lúdico em cadeiras de rodas tem sido um meio muito importante de atrair o público (e patrocinadores) para o esporte paralímpico.

Então, passado o período inicial de estranhamento, tentei realizar aquilo que me foi solicitado: avaliação e acompanhamento nutricional. Como em qualquer trabalho, organizei-me para a rotina: avaliação, diagnóstico nutricional, planejamento das intervenções, intervenções e reavaliação[1].

AVALIAÇÃO NUTRICIONAL

A avaliação nutricional consiste na escolha e na aplicação de métodos – antropométricos, bioquímicos de consumo alimentar e gerais – que possam sinalizar excessos ou deficiências na saúde dos indivíduos. Um ponto que no primeiro momento pareceu bastante simples foi a avaliação do consumo alimentar. Porém, cabe relacionar algumas dificuldades encontradas: para um conhecimento mais amplo dos hábitos alimentares desse grupo, foi sugerida a técnica do registro alimentar, em um intervalo de 4 dias. A partir dessa proposta, surgiu uma informação importante: a condição de deficiência significa, muitas vezes, acesso restrito ao mercado de trabalho e aos estudos. Como resultado, não foi uma estratégia adequada o autopreenchimento dos registros alimentares. A alternativa adotada foi, então, a aplicação de vários recordatórios alimentares de 24 horas. Três recordatórios foram a opção.

Na análise desses dados, foi detectada uma série de erros alimentares, e as baixas condições econômicas colaboraram para o perfil de ingestão deficiente de nutrientes essenciais, como cálcio, ferro e proteínas.

No que diz respeito à antropometria, como se sabe, o peso e a estatura são os parâmetros iniciais a serem avaliados. Como grande parte dos indivíduos não pode se manter na posição ereta, a primeira dúvida era quanto ao melhor protocolo para estimativa de peso e estatura. Há disponíveis na literatura as seguintes alternativas:

- envergadura: medida com o indivíduo na posição em cruz, entre os dedos médios[2];
- comprimento do braço: medida da distância entre o osso esterno e o dedo médio. O resultado é multiplicado por 2[3].

Chumlea et al.[4], em estudos com indivíduos deficientes, propuseram fórmulas preditivas que levam em consideração a altura do joelho. Detalhes sobre esses protocolos podem ser encontrados no Capítulo 25, "Exercícios em cadeiras de rodas".

Com a experiência e com o desenvolvimento de trabalhos de pesquisa, incluindo minha tese de doutoramento[5], observamos que a estimativa que mais se aproximou da medida do comprimento dos indivíduos foi a altura do joelho. Obviamente, quando se tratar de indivíduos amputados, não havendo a possibilidade de realizar a medida da altura do joelho, pode-se optar pelos demais protocolos.

A tomada do peso corporal, da mesma forma que para a estatura, fica dificultada quando não se pode posicionar o indivíduo em pé. Chumlea et al.[6] sugeriram fórmulas preditivas, as quais também foram descritas no Capítulo 25, "Exercício em cadeiras de rodas".

A análise da distribuição entre os tecidos corporais magro e adiposo constitui ferramenta importante na avaliação nutricional, podendo colaborar em grande parte para a recuperação ou para a manutenção da saúde desses indivíduos. A primeira tentativa para se avaliar a composição corporal foi por meio da bioimpedância, com auxílio do equipamento Biodinamics 350®, que fazia parte dos equipamentos do Ambulatório de Nutrição do Centro Universitário São Camilo. Entretanto, nas primeiras tentativas, foi necessário atentar para alguns pressupostos importantes para a determinação da composição corporal a partir da bioimpedância: o corpo é idealizado como um cilindro simétrico, ao proceder à análise em indivíduos portadores das sequelas de poliomielite, o lado do corpo acometido pela deficiência não guarda simetria com o lado não acometido. Dessa forma, ao medir os indivíduos em ambos os lados, observamos a inviabilidade de proceder a esse método. Assim, recorreu-se ao Laboratório de Nutrição Humana do Centro de Práticas Esportivas da Universidade de São Paulo, sob coordenação do prof. dr. Antonio Herbert Lancha Junior. Obtidas as devidas autorizações, os atletas e esportistas foram deslocados para o local com auxílio de um veículo da Associação Desportiva para Deficientes (ADD). Após enormes dificuldades para imersão dos indivíduos no tanque e posterior retirada, foram obtidos resultados no mínimo intrigantes: em indivíduos aparentemente livres de adiposidade, o resultado final, após os devidos cálculos para o método, foi de um altíssimo percentual de gordura corporal. A partir dessa constatação, surgiu a ideia de investigar com mais profundidade o tema, sendo isso o embrião do meu projeto de doutorado. As dúvidas iniciais foram relatadas na *Revista de Farmácia e Bioquímica da Universidade de São Paulo*[7]. A Tabela 32.1 apresenta o resumo dos dados obtidos.

Tabela 32.1 Comparação entre os diferentes métodos de obtenção do percentual de gordura corporal dos indivíduos avaliados

Método empregado	% de gordura corporal (média ± desvio padrão)
Protocolo de Falkner[a]	16,59 ± 4,11
Protocolo de Pollock[b]	18,56 ± 7,54
Protocolo de McArdle[c]	15,80 ± 5,66
Avaliação por bioimpedância	27,32 ± 7,19
Avaliação por pesagem hidrostática	23,38 ± 9,34

[a] % de gordura: 5,783 + 0,153 × (DCT + DCSE + DCSI + DCAb);
[b] densidade: 1,1714 - 0,0671 × log10 (DCAb + DCCx + DCPei); % de gordura: (495/densidade) – 450;
[c] % de gordura: 0,43 × DCT + 0,58 × DCSE + 1,47;
DCT: dobra cutânea tricipital; DCSE: dobra cutânea subescapular; DCSI: dobra cutânea suprailíaca; DCAb: dobra cutânea abdominal; DCCx: dobra cutânea da coxa; DCPei: dobra cutânea peitoral.
Fonte: modificado de Ribeiro et al.[7].

Constatada a inviabilidade dos métodos de pesagem hidrostática e bioimpedância, o projeto de doutorado propôs a adoção do *dual energy x-ray absorptiometry* (Dexa) como padrão-ouro para a análise de correlação com fórmulas preditivas da gordura corporal a partir de dobras cutâneas. Foi observado que os valores discrepantes encontrados na pesagem hidrostática ocorreram em razão da ocorrência de osteoporose, predominantemente nos membros inferiores. Assim, como a pesagem hidrostática consiste na flutuabilidade do tecido adiposo, a menor densidade óssea também permitiu a maior flutuação dos indivíduos avaliados, o que levou a resultados errôneos.

Na Tabela 32.2 estão descritas as dobras cutâneas que guardaram maior correlação com o padrão-ouro adotado, o Dexa.

Tabela 32.2 Correlações significativas (com p < 0,05) entre as diferentes dobras cutâneas e a massa adiposa corporal, avaliada por meio do Dexa (os valores em negrito apontam os maiores valores de correlação)

Dobra cutânea	Grupos			
	Geral	L	P	A
DCT	0,88	0,79	0,93	1,00
DCB	0,85	0,89	0,83	NS
DCSE	0,87	0,93	0,78	NS
DCSI	0,84	0,91	0,88	NS
DCAb	0,86	0,85	0,86	NS
CB	0,50	NS	NS	NS

L: portadores de lesão medular; P: portadores de sequelas de poliomielite; A: amputados; DCT: dobra cutânea tricipital; DCB: dobra cutânea bicipital; DCSE: dobra cutânea subescapular; DCSI: dobra cutânea suprailíaca; DCAb: dobra cutânea abdominal; CB: circunferência do braço; NS: correlação sem significância estatística.

Fonte: Ribeiro[5].

Ainda no que diz respeito à avaliação nutricional, grande parte dos dados na literatura direciona para um alto grau de dislipidemias entre indivíduos com lesão medular. Entretanto, em todos os indivíduos em que foi possível dosar lipídios plasmáticos, observou-se uma normalidade nos parâmetros de lipídios plasmáticos. Os valores elevados ocorreram mais em indivíduos com obesidade em algum grau ou nas idades mais avançadas, fato que não indica diferenças entre indivíduos não portadores de deficiência física.

De forma resumida, então, podemos descrever como principais peculiaridades encontradas na avaliação nutricional em atletas e esportistas deficientes físicos: erros alimentares, principalmente em razão do baixo nível econômico e da falta de informações sobre conceitos básicos de alimentação; ausência de padrões antropométricos de referência para esse público, assim como ausência de fórmulas preditivas para informações de composição corporal; concentrações adequadas de lipídios plasmáticos e concentrações ligeiramente reduzidas (embora dentro dos limites da normalidade) de alguns hormônios anabólicos.

ESTRATÉGIAS PARA ORIENTAÇÃO E EDUCAÇÃO NUTRICIONAL

Proporcionar condições para melhora do hábito de alimentar-se nas ruas, onde grande parte desses indivíduos garantia sua subsistência pedindo auxílio em semáforos, demandou um grande esforço de nossa equipe. Na época, planejamos palestras e dinâmicas de grupo junto à equipe, no sentido de orientar para os riscos de alimentos obtidos nas ruas (em bares, lanchonetes etc.), apresentar opções de baixo custo e valor nutricional mais adequado, além, obviamente, de introduzir conceitos básicos sobre a importância da nutrição e da alimentação adequadas. As palestras consistiam em uma primeira parte expositiva (conceitos teóricos) e, na segunda parte, uma discussão com o grupo, com o qual eram desenvolvidas atividades lúdicas e estímulos a depoimentos dos educandos.

Além dessa estratégia, periodicamente era feita uma análise individual. Os esportistas recebiam relatórios sobre sua evolução e propostas para a continuidade do trabalho. Também eram entregues cartas individuais agradecendo pela colaboração no trabalho e lembrando pontos importantes a serem seguidos na orientação nutricional. No Anexo 1 deste capítulo, encontra-se um exemplo de uma dessas formas de comunicação feita a um dos atletas.

Dentre os diferentes assuntos abordados nas dinâmicas e palestras, os pontos de destaque foram as modificações alimentares necessárias para os períodos pré e pós-competição. Uma estratégia adotada para o esclarecimento quanto às melhores fontes de carboidratos foi a utilização de um *checklist* em que se visava o autoaprendizado quanto às escolhas dos alimentos. Após a entrega do *checklist*, discutia-se com os atletas as escolhas dos alimentos. No Anexo 2, encontram-se os esclarecimentos e o *checklist* entregue aos atletas.

VIAGENS

Em abril de 1998, a viagem internacional realizada pelo grupo foi outro momento de grande aprendizado tanto pelos atletas quanto por toda a equipe técnica. Foi feita uma viagem de integração com algumas equipes de basquete em cadeiras de rodas em Miami e Orlando. O planejamento da viagem foi conturbado, uma vez que esta ocorreu sob condições financeiras sofríveis. Os atletas precisaram pedir apoio para viajar e, com relação ao planejamento alimentar, tudo o que foi possível obter foram tíquetes para *fast-foods*. Havia a preocupação com uma mudança muito brusca no padrão alimentar, podendo resultar em transtornos gastrointestinais na equipe. Um ponto bastante preocupante foi que os hotéis dos Estados Unidos, diferentemente da maioria dos hotéis brasileiros, não incluem em suas diárias café da manhã. Então, tínhamos o desafio de conseguir sobreviver com hambúrgueres diariamente, complementando ou mesmo diluindo calorias com gêneros comprados em supermercados. Meu quarto nos hotéis (chamado de "o quarto da nutricionista") era o local onde aconteciam o planejamento e o armazenamento das preparações, servindo ainda como local de distribuição destas. Tudo o que era comprado para alimentação era armazenado ali, e diariamente acontecia o divertido café da manhã. De acordo com as preferências e necessidades de cada dia da viagem, procurou-se atender a equipe de maneira geral e individualizada ao mesmo tempo. No dia anterior, era planejado o que se faria em termos de treino e alimentação. Se o evento planejado era um jogo, dava-se prioridade às fontes de carboidrato, cuja demanda era facilmente atendida pela enorme variedade de bebidas esportivas, géis de carboidrato e demais suplementos, disponíveis em qualquer supermercado americano.

O café da manhã geralmente era composto por pães variados, pasta de amendoim (que foi bastante aceita pelos atletas), frutas frescas (como prioridade), queijos (preferencialmente com um menor teor de gordura, uma vez que a pasta de amendoim já era bastante rica nesse nutriente), leite semidesnatado, café e achocolatados. Com o intuito de melhorar a ingestão de fibras e micronutrientes, só era permitido o consumo de pães por meio do "pagamento", que era a ingestão de uma fruta. Geralmente, os jogos aconteciam em locais distantes dos hotéis, por isso também eram elaborados, de acordo com o tempo de deslocamento, sanduíches com queijo, frutas, sachês de carboidrato, água e bebidas esportivas. Procurou-se fazer a principal refeição do dia após cada jogo, o que nem sempre era possível.

Mesmo com todos esses cuidados, foi inevitável que ocorressem desconfortos intestinais. Episódios desse tipo já são complicados para qualquer indivíduo que se locomove normalmente e, no caso de portadores de lesão medular, o acontecimento tornava-se ainda mais constrangedor. Um dos melhores atletas foi retirado de um jogo de integração por ter apresentado diarreia no veículo de transporte. Nessa situação, a alternativa foi o fornecimento de medicamentos e dieta obstipantes. Os cuidados e a atenção a essas intercorrências foram enormes, e considerando que a quantidade de gordura dos hambúrgueres nos Estados Unidos é maior do que no Brasil, podemos considerar um sucesso o fato de ter ocorrido apenas um episódio de transtornos intestinais.

Certamente, a experiência dessa viagem trouxe inúmeros benefícios não só aos atletas, como a toda equipe técnica. De volta ao Brasil, a equipe reuniu-se imediatamente, e foi proposto que cada integrante da equipe elaborasse um relatório sobre as principais dificuldades, os pontos positivos e negativos, e as propostas. No Anexo 3, é apresentado esse relatório, que conta com ricas informações.

Também sabendo que nem sempre eu poderia estar presente nas viagens, elaborei um lembrete para ser entregue ao responsável pela alimentação nas diferentes viagens e competições (Anexo 4).

Assim, posso afirmar que minha experiência com basquetebol em cadeira de rodas foi sem dúvida muito produtiva, permitindo-me aconselhar a todos os leitores um trabalho voluntário. Indiscutivelmente traz retornos grandes a nossa vida, não somente pela experiência profissional, mas acima de tudo pessoal.

ANEXO 1

Carta individual enviada aos esportistas do grupo após a primeira avaliação nutricional. O objetivo era fornecer uma recomendação inicial baseada nas características do indivíduo. Cabe destacar que, no caso deste exemplo, tratava-se de um atleta portador de lesão medular com necessidade de sonda para eliminação de urina. O atleta referiu infecções urinárias frequentes.

São Paulo, 4 de dezembro de 1997

Ao atleta,

Como você já sabe, a partir do mês de outubro de 1997 passamos a incorporar a equipe do Magic Hands com a finalidade de realizar o acompanhamento nutricional dos atletas da equipe.

Muitos dados não foram passados aos atletas, pois os resultados estão em fase de discussão. Por exemplo, na avaliação da sua composição corporal (proporção entre tecido adiposo e massa muscular), não existem métodos estabelecidos para portadores de deficiência. Por isso, todas as avaliações serão repetidas para fornecer resultados mais confiáveis.

Após a palestra sobre educação nutricional, foi realizado um "inquérito alimentar" a partir de entrevistas individuais, para que fosse possível avaliar a adesão à nossa aula e como verdadeiramente encontra-se o seu padrão alimentar. De acordo com a nossa interpretação, gostaríamos de fazer algumas sugestões, que deveriam ser seguidas já nesse período de férias. São elas:

Recomendações gerais

- realizar cinco refeições diárias;
- respeitar os horários das refeições;
- ingerir um alimento de cada grupo alimentar em cada refeição;
- evitar o excesso de frituras e doces;
- diminuir o consumo de bebidas esportivas (Gatorade®, Marathon® etc.), pois possuem sódio e podem interferir no funcionamento renal;
- diminuir o consumo de refrigerantes.

Cardápio básico

Café da manhã

- 1 fruta;
- 1 pão francês ou 2 fatias de pão de glúten com pouca margarina;
- 1 copo de leite C com café adoçado ou com açúcar;
- colação;
- 1 fruta.

Almoço

- salada de alface e cenoura ou alface e tomate;
- 1 bife médio de carne, frango ou peixe (grelhado ou cozido);
- legume ou vegetal cozido ou refogado;
- arroz e feijão;
- 1 fruta.

Lanche

- 3 a 4 bolachas de água e sal ou ½ pão francês;
- 1 copo de suco de fruta ou 1 fruta.

Jantar

- salada de alface e cenoura ou alface e tomate;
- 1 bife médio de carne, frango ou peixe (grelhado ou cozido);
- legumes ou vegetal cozido ou refogado;
- arroz e feijão;
- 1 fruta.

Aproveitamos para agradecer a boa receptividade dos atletas. Esperamos poder continuar nosso trabalho no próximo ano, colaborando com o sucesso de vocês nas quadras e fora delas.

ANEXO 2

Documento entregue para toda a equipe de atletas e equipe técnica após a realização de uma palestra sobre conceitos de nutrição na atividade física. O documento foi lido juntamente com o grupo, de forma que as dúvidas eram esclarecidas em paralelo à leitura.

Recomendações para modificação da dieta em véspera e em dia de jogos

Por que falar de dieta em época de competições importantes?

Várias vezes, nossa equipe discutiu com o time os alimentos que devem ou não fazer parte da alimentação em dias de jogos. Sempre surge a pergunta: por que não posso comer no McDonald's? Por que não posso tomar cerveja? E os salgadinhos de padaria?
Vale a pena retomar, então, alguns conceitos que discutimos em nossas primeiras conversas no ano passado.
Assim como o carro utiliza gasolina para funcionar, nosso organismo utiliza partes importantes dos alimentos, que nada mais são do que combustíveis do nosso corpo. Quando estamos realizando um esforço aumentado, como a disputa de um jogo ou mesmo um treino pesado, o combustível mais importante que nosso organismo utiliza são os carboidratos.

Por quê?

Porque os carboidratos são nutrientes que fornecem energia com maior rapidez e que não ficam muito tempo "parados no estômago", o que com certeza provocaria enjoos e até dor de barriga.

Você viajou com o time?

Quem foi para os Estados Unidos constatou a diferença entre as partidas disputadas em Miami e as de Orlando. Nos primeiros jogos, calculamos uma dieta durante o dia anterior que consistia principalmente em carboidratos. Obviamente, os tipos de alimentos consumidos não eram muito familiares para alguns, mas podemos trabalhar a mesma modificação utilizando alimentos comuns no nosso dia a dia. Em Orlando, nada disso aconteceu. Isso, aliado ao cansaço que já tomava conta do grupo, levou ao desânimo do time durante o jogo. A nutrição pode ajudar a ganhar um jogo, acredite!
Como foi falado, desde o dia anterior até a última refeição antes do jogo, devemos priorizar a ingestão de carboidratos. A seguir, um exemplo de uma dieta de véspera de competição, com as informações que devemos saber para melhorar nosso rendimento nos jogos e, acima de tudo, estar dispostos no dia seguinte.

Quadro 32.1 Exemplo de dieta de véspera de competição

Refeição	Substituições (de acordo com a pirâmide dos alimentos)
Café da manhã	
Leite com café e açúcar	Iogurte, queijo etc.
Pão francês com pouca margarina	Pão de forma, pão integral, bolachas, cereais em geral
Frutas frescas, de preferência ricas em vitamina C (p. ex.: 1 tangerina e 1 pedaço de mamão)	Frutas em geral
Lanche da manhã	
Frutas ricas em carboidrato: banana, pera ou barras de cereais (Nutri®, Getty® etc.)	Frutas em geral
Almoço	
Salada crua (escarola com tomate e cenoura)	Vegetais folhosos (alface, agrião, almeirão etc.) e legumes em geral

(continua)

Tabela 32.3 Exemplo de dieta de véspera de competição. *(cont.)*

Almoço *(continuação)*	
Arroz	Macarrão, batatas, mandioca, inhame, polenta, pão, farinha etc.
Vegetais em geral (cenoura, vagem, brócolis etc.)	Na refeição, incluir sempre pelo menos um vegetal cru e um cozido
Pouca ou nenhuma carne branca (p. ex., frango cozido)	Peixes
Lanche da tarde	
Suco ou vitamina de frutas	Frutas em geral
Bolachas, pão com geleia ou bolo sem creme	Cereais, bolacha, bolos etc.
Jantar	
Macarronada com molho ao sugo (sem carne)	Idem às substituições do almoço
Verduras cozidas (brócolis, escarola ou outra)	Vegetais em geral
Salada de frutas	Frutas em geral
Ceia	
Leite com aveia e açúcar	Grupo do leite e grupo dos cereais

Outra forma de contar carboidratos em véspera de jogos

Faça seu *checklist*: uma quantidade aconselhada para ingerir carboidratos antes dos jogos é de cerca de 8 g/kg de peso corporal. Em dias de treino, você deve consumir em média 5 g de carboidrato/kg de peso. Assim, se você pesa 70 kg, deve ingerir na sua dieta do dia anterior ao jogo 560 g de carboidrato. As listas a seguir irão ajudá-lo a fazer os cálculos.

Grupo alimentar/alimento	Porção	Quantidade de carboidratos (g)	Total consumido
Frutas			
Maçã	1 unidade = 140 g	21	
Banana	1 unidade = 114 g	27	
Figo	1 unidade = 50 g	10	
Laranja	1 unidade = 131 g	15	
Pêssego	1 unidade = 87 g	10	
Pera	1 unidade = 200 g	30	
Abacaxi	1/2 xícara	10	
Melancia	1/2 xícara	6	
Vegetais			
Cenoura	1/2 xícara	8	
Milho	1/2 xícara	17	
Ervilha	1/2 xícara	11	
Batata	1/2 xícara	16	
Tomate	1/2 xícara	3	

(continua)

(continuação)

Grupo alimentar/alimento	Porção	Quantidade de carboidratos (g)	Total consumido
Pães, massas etc.			
Biscoitos salgados (tipo *cream cracker*)	1 unidade = 5 g	2	
Arroz branco	1/2 xícara	17	
Arroz integral	1/2 xícara	23	
Leite e derivados			
Iogurte de frutas	1 xícara	43	
Iogurte natural	1 xícara	16	
Leite integral	1 xícara	12	
Leite desnatado	1 xícara	12	
Bebidas e alimentos para esportistas			
Gatorade®	1 xícara (200 mL)	15	
Sport Drink®	1 xícara (200 mL)	13	
Exceed®	1 xícara	17	
Power Bar®	1 unidade (63 g)	40	

ANEXO 3

Relatório elaborado para entrega à diretoria do clube Magic Hands após a viagem realizada a Miami e Orlando. Foi proposta a todos os integrantes da equipe técnica a elaboração de um relatório-padrão, com observações nos diferentes aspectos: técnicos, pessoais e coletivos.

Relatório de atividades e observações na viagem de integração realizada pelo Clube Desportivo Magic Hands

Descrição da viagem

A viagem realizou-se no período de 13 a 28 de abril de 1998, compreendendo o seguinte roteiro:

- 14 a 21/04: Miami – realização de quatro jogos amistosos pela equipe nos dias 18 e 19/04;
- 22 a 25/04: Orlando – realização de dois jogos amistosos no dia 24/04;
- 25 a 28/04: Hollywood Beach – lazer da equipe.

Descrição técnica da alimentação/nutrição da equipe

Foi possível vivenciar a grande dificuldade em coordenar uma alimentação equilibrada considerando as condições em que se realizou a viagem.
Na maioria dos dias, a alimentação foi realizada com base em doações de tíquetes das redes de *fast-food* Burger King, McDonald's, Wendy's etc. Coube à nutricionista a complementação das necessidades nutricionais da equipe por meio de compras em supermercados locais que contemplassem o café da manhã e pequenas refeições no período da tarde. Na medida das possibilidades, essas pequenas refeições foram preparadas no próprio quarto do hotel. Nesse sentido, tentamos priorizar os seguintes tipos de alimentos:

- frutas frescas e secas, *in natura* ou na forma de barras energéticas, visando aumentar o fornecimento de vitaminas e minerais;
- leite e derivados de queijo, visando melhorar o fornecimento de proteínas e cálcio;
- pães, biscoitos e bolos, visando ao aporte de carboidratos, os quais são importantes para a preservação do glicogênio muscular, poupando o atleta ao longo dos jogos que aconteceriam no decorrer da viagem.

Foram doados à equipe sucos de frutas concentrados e bebidas esportivas, preparadas para consumo livre pelos atletas e pela equipe técnica, juntamente com os alimentos adquiridos.
No que se refere à aceitação da modificação alimentar pelos atletas, na semana inicial foram notados dois episódios de desarranjos intestinais. Os atletas foram orientados a procurar alimentos menos gordurosos dentro das disponibilidades (p. ex., pizza em vez de hambúrguer). Para esses atletas, especificamente no período agudo, tentamos fazer com que realizassem dieta obstipante, dentro dos recursos disponíveis, com os alimentos adquiridos. Basicamente, a dieta continha bebidas esportivas (em pó, rigorosamente diluídas dentro das especificações), e alimentos com baixo teor de fibras (pães brancos, queijos e leites com baixo teor de gordura). Felizmente, não era o caso de uma toxi-infecção, pois o próprio controle dietético suprimiu os desconfortos em 1 dia.
Tentamos manter um acompanhamento mais rigoroso da alimentação no período de jogos. Os quatro jogos realizados em Miami aconteceram em dois dias seguidos, com dois jogos ao dia, o que levaria a um grande desgaste muscular por parte da equipe. Pensando nesse aspecto, foi elaborada uma dieta com cerca de 65 a 70% de carboidratos a serem ingeridos durante o dia dos eventos, além de abastecimento durante e após os jogos. Lembramos que essa dieta foi formulada com base na disponibilidade de compra e armazenamento dos gêneros (quarto do hotel). A dieta formulada foi:

Sábado

Café da manhã
- cereal matinal + fruta (banana) + leite integral;
- pão de forma com pasta de amendoim;
- suco de uva, maçã e abacaxi (sucos concentrados diluídos).

Colação
- sucos e bebidas esportivas.

Almoço
- sanduíche de queijo prato (2 sanduíches para cada atleta) e frutas (maçã e pera);
- sucos;
- pudim doce.

Lanche da tarde
- bolachas doces;
- bolachas salgadas;
- sucos e bebidas esportivas.

Meia hora antes do início dos jogos
- 1 barra energética (Powerbar® – a indicação do nome foi feita aos atletas pois o mesmo foi doado).

Antes do início dos jogos

- bebida esportiva.

Durante os jogos

- primeiro tempo: abastecimento à base de água;
- a partir do intervalo e no segundo tempo: bebida esportiva.

Ao término dos jogos

- gel à base de carboidrato (tipo Squeezy®).

No segundo jogo

- água e bebida esportiva alternadas.

Após o término do jogo

- sanduíche: pão com pasta de amendoim;
- sanduíche: pão, alface, tomate, presunto e queijo;
- sucos diluídos.

Domingo

Café da manhã

- cereal + fruta + leite integral;
- sanduíche de queijo + geleia.

A caminho do jogo

- fruta (maçã);
- sucos e bebidas esportivas.

Durante os jogos

- primeiro tempo: água;
- segundo tempo: bebidas esportivas;
- segundo jogo: água e bebidas esportivas alternandas.

Após o segundo jogo

- sanduíches: pão com queijo prato; pão com geleia e pasta de amendoim;
- bebidas esportivas.

Jantar

- pizzas e sucos (doação da Pizza Hut®).

Observações quanto à alimentação no período de jogos

A partir do cálculo realizado com a quantidade mínima fornecida, a dieta realizada satisfez as necessidades de carboidratos para a realização dos jogos.

Em entrevistas informais realizadas junto aos jogadores, nenhum deles referiu fadiga ou desconfortos gastrointestinais durante a realização dos jogos, com exceção de um jogador, que apresentou cãibras e sinais de déficit de aminoácidos circulantes de cadeia ramificada (percepção de esforço; aparecimento de fadiga). Entretanto, é importante destacar que o atleta tinha um grau de treinamento muito inferior ao habitual, e que, portanto, o episódio não pode ser atribuído a falhas na prescrição nutricional.

Outra observação importante é que, infelizmente, tivemos de submeter a equipe a um padrão alimentar completamente diferente do habitual. Obviamente, as reclamações não poderiam deixar de acontecer. No dia do jogo, inclusive, a comissão técnica alegou que a equipe estaria com fome, o que comprometeria o desempenho no jogo. Foi esclarecido, entretanto, que se tratava de apetite específico causado pela necessidade de consumir alimentos habituais pelos jogadores (como arroz, feijão etc.). Entretanto, em termos de necessidades nutricionais, tentou-se abastecer a equipe da melhor maneira possível.

Nos jogos realizados em Orlando, as condições para a realização foram totalmente diferentes. Não houve tempo nem possibilidade de para manipulação da dieta. Os atletas disputavam a partida praticamente tendo como refeição principal o café da manhã realizado no hotel. Embora tenha sido dada a orientação informal quanto ao melhor tipo de alimento a ser consumido, notamos que o rendimento da equipe na quadra foi nitidamente inferior. O fato reforça a importância de um acompanhamento nutricional rígido em qualquer disputa. Esse experimento serviu como subsídio inclusive para a conduta em campeonatos no Brasil. Foi observado que, apenas com a palestra, até então realizada com a equipe, e com as orientações individuais, não existe ainda por parte dos atletas uma elucidação da melhor forma de alimentar-se em períodos de competição.

Busca de enriquecimento profissional acadêmico com a viagem

Foi agendada uma visita à University of Miami (*Miami project to cure paralysis*), a qual foi estendida para toda a equipe técnica. Nessa visita, além de conhecermos o que se tem feito quanto ao acompanhamento da paralisia, foi também questionado como a ciência da nutrição tem contribuído para a melhoria de vida desses indivíduos. Foram feitos contatos e trocas de *e-mails*. Pretendo continuar esses contatos visando ao meu enriquecimento profissional.

Nos jogos, também foi discutido com a equipe médica que acompanha os atletas quais têm sido as condutas realizadas, principalmente no aspecto nutricional. Embora não tenha havido tempo para uma visita à clínica do médico da equipe, também foram trocados *e-mails* e com certeza a comunicação será mantida.

Integração entre atletas, profissionais e equipe técnica

Com relação à integração da comissão técnica, notei que alguns pontos necessitam de um trabalho maior, possivelmente pela equipe da psicologia. Como observação pessoal, tento justificar algumas divergências existentes a partir do alto grau de envolvimento emocional que esse trabalho acarreta. O fato de trabalharmos "definições de vida" na equipe acaba levando a descompensações emocionais. Sugiro um acompanhamento psicológico da comissão técnica em grupo pela psicóloga Eliane Assumpção. Obviamente, esse parecer é totalmente leigo e deve ser levado à reunião da equipe técnica.

Em linhas gerais, tenho também notado a extrema boa vontade da equipe em formar e tornar efetiva a equipe multiprofissional. Tenho certeza de que essa viagem enriqueceu muito o grupo e de que conseguiremos conquistar espaço competitivo e profissional em um curto espaço de tempo.

Coloco-me, ainda, à disposição para quaisquer outras dúvidas ou questionamentos que tenham surgido a partir desse período.

São Paulo, 04 de maio de 1998.

ANEXO 4

Recomendações aos responsáveis pela equipe, elaboradas em uma ocasião em que não foi possível acompanhar a equipe em uma viagem nacional para o Campeonato Brasileiro de Basquete em Cadeiras de Rodas.

Cuidados nutricionais a serem tomados com a equipe do Magic Hands

Na viagem

- lanches que estão sendo enviados: sanduíche de pão branco com presunto e queijo;
- maçãs;
- leite tipo vitamina;
- suco de soja;
- chocolate (Bis®);
- água.

Cuidados: evitar frituras, bebidas alcoólicas e sucos de procedência duvidosa. Os chocolates devem ser ingeridos com cautela, principalmente pelos lesados medulares.

Durante a estadia

- verificar as condições de higiene do local onde serão preparadas as refeições: em caso de suspeita, o melhor é procurar outro lugar;
- em dias em que não houver jogos, pode-se comer de tudo, evitando somente excesso de gordura em frituras, feijoadas, carne de porco etc;
- na última refeição antes dos jogos, evitar carnes, principalmente as vermelhas, e, se possível, evitar também feijão. Priorizar massas, legumes, frutas e muito líquido.

Nos jogos

- água e Sportdrink® (doação): preparar a bebida conforme instruções da embalagem;

Após o jogo

- levar bananas e maçãs e continuar tomando a bebida esportiva;
- realizar a próxima refeição normalmente.

Em caso de transtornos intestinais

Evitar todo tipo de verduras cruas e comer apenas frutas sem a casca. Além disso, comer biscoitos do tipo *cream cracker*. Se persistir, procurar atendimento médico.

Café da manhã

- se não for realizado no hotel, comprar em supermercados: pães, queijo prato, suco de laranja em caixa, achocolatados prontos, cereais matinais, banana, maçã e outras frutas.

AGRADECIMENTOS

Minha experiência com cadeiras de rodas só foi possível porque nessa caminhada muitas pessoas e instituições colaboraram, estimularam e participaram: o Centro Universitário São Camilo, que tornou possível o primeiro contato com o Magic Hands e que, por meio da coordenadora do curso, Sandra Chemin, apoiou e estimulou a continuidade do trabalho. Gostaria de agradecer ainda: Karen, Juliana, Susigley, Maureen, Ana Flavia, Elisangela e Tatiana, estagiárias do Centro Universitário São Camilo que dedicaram o máximo de si; a nutricionista Regina Célia da Silva, que atualmente é a responsável por todo o acompanhamento nutricional do Magic Hands; ao prof. Julio Tirapegui da Faculdade de Ciências Farmacêuticas da Universidade de São Paulo, que concordou com a realização e a conclusão de minha tese de doutorado; ao dr. Zhama Kedalus do Laboratório Rhesus, que apoiou e patrocinou a realização das análises densitométricas; a toda a equipe técnica e a todos os atletas do Magic Hands, inesquecíveis na minha existência.

REFERÊNCIAS

1. Lee RD, Nieman DC. Nutritional assessment. 2.ed. St. Louis: Mosby; 1995. p.689.
2. Mitchel CO, Lipschitz DA. Arm lenght as an alternative to height in nutritional assessment of the elderly. J Parenteral Enteral Nutr 1982;6:226.
3. Kwok T, Whitelaw MN. The use of arm span in nutritional assessment of the elderly. J Am Ger Soc 1991;39:342.
4. Chumlea WC, Guo SS, Steinbaugh ML. Prediction of stature from knee height for black and white adults and children with application to mobility-impaired or handicapped persons. J Am Diet Assoc 1994;94:1385-8.
5. Ribeiro SML. Caracterização do estado nutricional de indivíduos ativos, portadores de deficiência motora. Programa Interunidades de Nutrição Humana Aplicada [Tese – Doutorado]. São Paulo: Universidade de São Paulo; 2002.
6. Chumlea WC, Guo S, Roche AF, Steinbaugh ML. Prediction of body weight for the nonambulatory elderly from anthropometry. J Am Diet Assoc 1988;88:564-8.
7. Ribeiro SML, Tirapegui J, Lancha Jr AH, Moretti K, Silva RC. Avaliação nutricional de atletas de basquetebol portadores de deficiência física: a controvérsia da antropometria. Rev Farm Bioq da Univ São Paulo 1988;34(1):19-21.

Minha experiência em corridas de aventura

33

Anna Christina M. M. de Castilho

INTRODUÇÃO

Os chamados esportes de aventura surgiram na década de 1980 na Nova Zelândia. No Brasil, tiveram início em 1998 com a Expedição Mata Atlântica. Desde então, vêm sendo difundidos em larga escala e tomam grande dimensão junto aos esportistas e atletas de nível competitivo que visam aventura, lazer, distração, espírito de equipe, contato com a natureza e também treinamento e *performance*.

TIPOS

Existem quatro tipos de provas:

- curtas: duram de 3 a 6 horas;
- intermediárias: duram de 6 a 12 horas;
- corridas longas: duram de 12 a 36 horas;
- expedições: são as mais longas, normalmente com mais de cinco noites de duração, para as quais as equipes mais experientes montam uma estratégia complexa, determinando quando e quantas horas vão descansar durante o evento todo.

CARACTERÍSTICAS

A corrida de aventura é um esporte multidisciplinar, em que os atletas atravessam ambientes muito hostis por dias e noites, suportando a privação de sono e as dores, com *performances* físicas, psicológicas, técnicas e táticas ao extremo.

O sucesso dos participantes nas corridas de aventura, diferentemente de outras modalidades, além de energia e preparo físico, exige planejamento (logística), trabalho em equipe, estratégia, rusticidade, raciocínio rápido, bom senso, paciência, tolerância a dor, força, rapidez e, principalmente, orientação (também chamada de "navegação"). "Navegar" não é uma tarefa simples, pois exige locomoção e conhecimento da direção correta a seguir dentre as inúmeras possibilidades de caminhos, com o uso apenas de um mapa e uma bússola. Uma equipe sem um navegador não consegue terminar uma prova. É um esporte de resistência, *endurance* e força mental e física.

O mapa, também chamado de carta topográfica, possui uma série de informações, como escala, coordenadas, declinação magnética, simbologia, curvas de nível etc. A bússola consiste em uma agulha imantada, suspensa sobre um eixo e que gira livremente em um fluido. O navegador deverá estar familiarizado com esses dois instrumentos, aprender a trabalhar de forma conjunta com eles e aperfeiçoar sempre seus conhecimentos, assumindo, portanto, grande responsabilidade durante a competição.

A aventura normalmente ocorre em regiões pouco exploradas e em terrenos selvagens, onde os atletas executam diferentes modalidades, como *trekking*, corrida, *mountain-bike*, *rafting*, natação, canoagem e técnicas verticais.

A canoagem normalmente é feita em botes infláveis, os chamados *ducks*, ou ainda em canoas canadenses ou havaianas. As técnicas verticais mais usadas durante as corridas de aventura são o rapel e a tirolesa. Dependendo da região em que a prova é realizada, são praticadas modalidades diferentes das tradicionais, como patins, vela, mergulho e *ride and run* (um atleta a cavalo enquanto o outro corre).

A equipe vencedora é aquela de melhor dinâmica e com maior capacidade de atuar sob estresse emocional e fisiológico.

O objetivo das equipes é cumprir o percurso predefinido pela comissão organizadora da prova, passando obrigatoriamente pelos postos de controle, locais onde são anotados os horários de chegada e saída das equipes.

O trabalho em equipe é fundamental. Os atletas devem ter um bom entrosamento. O terreno e o clima de uma prova de aventura são sempre uma surpresa. Os atletas podem se perder no meio do mato por horas sob altas temperaturas ou debaixo de chuva, passando frio, sem água para beber e com comida escassa e, ainda assim, só chegarem ou serem encontrados depois de a prova ter acabado há horas.

O corredor de aventura deve ser disciplinado, ter cuidado consigo próprio, saber o que levar, deve estar preparado para as mudanças que podem ocorrer e ciente dos riscos que corre: cair da *mountain-bike* em um *downhill* (descida de montanha), sofrer insolação, sofrer hipotermia, ser picado por insetos e outros bichos, torcer o pé etc. Muitas vezes, mesmo em situações extremas (com vômitos e diarreia a ponto de não conseguir andar) e faltando quilômetros para acabar a prova, eles continuam competindo. Isso acontece com equipes de ponta, cujos atletas são muito fortes.

Alguns aspectos negativos comuns às provas são:

- luxações e bolhas nos pés;
- lesões na pele;
- má alimentação e desidratação;
- perda de massa muscular;
- hipoglicemia;
- hipo e hipertermia;
- queda do sistema imunológico;
- privação de sono;
- infecções e intoxicações;
- risco de afogamento;
- risco de acidentes;
- risco de falência cardíaca.

Por outro lado, são aspectos positivos das provas:

- ocorrem em locais de extrema beleza natural;
- estimulam o conhecimento de várias modalidades esportivas;
- elevam a consciência ambiental e a integração com a comunidade;
- desenvolvem o turismo de aventura no Brasil;
- promovem a socialização e aprimoram as relações humanas.

APOIO

Algumas equipes contratam e recebem o auxílio das chamadas "equipes de apoio" nas provas longas, de fundamental importância para os atletas durante todo o percurso da prova. O trabalho das equipes de apoio é cuidar dos atletas, propiciando a troca de equipamentos e vestimentas, massagens, cuidados médicos, alimentação e hidratação. O trabalho da equipe de apoio é realizado nas áreas de transição, onde também ocorrem as trocas de modalidade.

A passagem das equipes pelas áreas de transição é muito rápida, principalmente a das equipes de ponta. O apoio exerce, nesse momento, um papel fundamental na reposição de alimentos nas mochilas, bem como na oferta imediata de comida e na observação do estado emocional de cada um dos corredores. É importante que os atletas tenham em suas mochilas suprimentos suficientes até a próxima hora de transição e, ao mesmo tempo, não carreguem peso desnecessário. São oferecidos aos atletas alimentos diversos, como macarrão instantâneo, sopas, bolos, água de coco, batata ou mandioca a vácuo, frutas e sucos.

ALIMENTAÇÃO

Um fator determinante da estratégia para a corrida de aventura é a alimentação. Ela pode não assegurar a vitória, mas garante a finalização da prova.

O corredor de aventura, em geral, não procura o acompanhamento e a orientação nutricional devidos, os quais proveriam as recomendações ideais de consumo. Isso é um problema, pois não se sabe o pefil do corredor de aventura. O que pode acontecer, então, se um indivíduo sedentário ou esportista sem preparo físico resolver fazer uma prova de aventura?

Não existe uma orientação específica para os corredores de aventura. As mais utilizadas são aquelas determinadas para as atividades físicas em geral do American College, Sports Medicine, American Dietetic Association e Dietitians of Canada, além das da Sociedade Brasileira de Medicina do Esporte.

A alimentação e a hidratação de um atleta de aventura devem ser planejadas no dia a dia de treinamento e não só alguns dias antes da prova, como muitos fazem. Esse planejamento pode ser determinante para o resultado da equipe em uma competição e fazer a diferença entre vitória e derrota.

Existe uma necessidade energética específica para cada atleta e para cada tipo de prova, o que exige estratégias de alimentação diferentes e previamente programadas. Em algumas provas, o atleta deve carregar todo o suprimento alimentar necessário para 3 dias na mochila e, em outras, quando contam com o auxílio da equipe de apoio, devem, com base no conhecimento do percurso, planejar com o apoio a quantidade de alimento ou suplemento a ser levada.

O nutricionista que acompanha cada atleta e faz parte do apoio considera, ainda, as preferências e intolerâncias individuais, pois cada organismo reage de uma determinada forma.

O gasto energético estimado depende do ritmo de prova, das modalidades envolvidas, da duração da prova, da temperatura ambiente, do tempo de repouso e da alimentação. O gasto calórico pode variar de 4 até 10 mil calorias/dia. O glicogênio muscular esgota-se após 2 horas de exercício moderado. Atingir esse número de calorias nesse tipo de evento é bastante difícil, portanto um déficit calórico muitas vezes é inevitável. Em provas de longa duração, é extremamente importante a ingestão adequada de carboidratos para repor as reservas de glicogênio e fornecer glicose ao cérebro, possibilitando ao atleta continuar o exercício.

Para melhorar o desempenho do corredor de aventuras, os objetivos da nutrição são:

- promover o aporte calórico adequado;
- oferecer a ingestão adequada de carboidrato;
- favorecer a hidratação;
- manter a glicemia;
- maximizar a reposição de estoques de glicogênio muscular;
- acelerar a recuperação.

Em primeiro lugar, é preciso assegurar que o atleta tenha um aporte calórico o mais próximo possível do necessário, caso contrário ele estará predisposto à fadiga, queda de desempenho e maior risco de lesões. A ingestão adequada de carboidratos e líquidos é de extrema importância em qualquer modalidade esportiva. O atleta de aventura deve atentar para esses fatores mesmo durante a prova e não permitir que a pressa de chegar em primeiro lugar impeça a alimentação e a hidratação corretas. Esperar a fome ou a sede chegar só vai prejudicá-lo.

Ingerir uma refeição composta por todos os nutrientes, nas quantidades adequadas no jantar anterior ao dia da competição e no desjejum no dia da prova é importante para aumentar as reservas de energia muscular e garantir a ingestão de 30 a 60 g de carboidrato/h de atividade, com alimentos apropriados e bebidas repositoras. O consumo de gorduras não deve ultrapassar 25% das calorias totais do dia.

A recuperação do atleta é um momento difícil de trabalhar por causa do cansaço, da euforia ou do abalo emocional. Com a presença de fadiga e a falta de apetite em decorrência do exercício intenso, o atleta não desejará se alimentar, mas, quanto antes ele comer, mais rapidamente estará recuperado.

Alimentação pré-prova

Na noite anterior à prova, o atleta deve priorizar e aumentar o consumo de alimentos ricos em carboidrato, a fim de restabelecer ao máximo os estoques de glicogênio muscular e hepático. É também nesse momento que ocorre o chamado *briefing*, reunião da comissão organizadora com todos os participantes do evento, em que são dadas algumas orientações. Os atletas já estão adrenalizados, saem tarde da reunião e, antes de dormir, vão estudar o mapa da prova, planejar a logística, checar os equipamentos etc. Portanto, não é exagero dizer que a prova começa antes da largada.

No café da manhã que antecede a largada, deve-se optar por pães com geleia, cereais, sucos, frutas e evitar leite e alimentos gordurosos e ricos em fibras. O objetivo é formar reservas energéticas. Deve-se:

- consumir alimento fonte de carboidratos (de baixo índice glicêmico);
- respeitar as características gastrointestinais e o tempo de digestão individuais: refeição completa – 4 horas antes; lanches – no mínimo 2 horas antes e de baixo índice glicêmico;
- respeitar as preferências, desde que os alimentos sejam adequados;
- evitar resíduos (fibras, lactose);
- excluir a cafeína 2 semanas antes (caso for suplementar).

Alimentação durante a prova

O hábito de comer durante o esforço físico deve ser testado previamente. Nem todos estão habituados a isso e não é fácil, ainda mais para um corredor de aventura que comerá correndo, remando, andando, pedalando e sempre com pressa. Muitas vezes, o atleta esquece de comer influenciado pela correria e pela adrenalina da prova, deixando para fazê-lo apenas quando sente fome, e isso não pode acontecer. O mesmo acontece com a hidratação: se o atleta tomar água só quando sentir sede, já estará desidratado.

Para manter o fornecimento de glicose constante na corrente sanguínea, é recomendado ao atleta ingerir algum alimento a cada 40 minutos a 1 hora no máximo. O objetivo é evitar hipoglicemia. Deve-se:

- ingerir 0,7 a 0,8 g de carboidrato/kg ou 30 a 60 g/h de esforço;
- consumir alimento ou suplemento;
- aproveitar o início do exercício para comer;

- comer a cada 40 minutos ou 1 hora no máximo (mesmo sem fome);
- iniciar por alimentos *in natura*.

Seguir essa recomendação é fácil, mas a escolha por alimento ou suplemento depende do tipo de prova. Em provas longas, o uso de suplementos é inevitável. Não se pode deixar o estômago vazio por muito tempo, então, tanto o alimento quanto o suplemento são necessários.

Quadro 33.1 Alimentos e suas respectivas quantidades de carboidrato

5 bolachas salgadas	19,9 g
4 colheres (de sopa) de arroz branco	25,5 g
4 colheres (de sopa) de arroz integral	11,6 g
5 ameixas pretas secas	15,7g
1 punhado de uvas passas	17 g
1 banana pequena	14,7 g
1 maçã pequena	19,9 g
1 e ½ colher (de sopa) de aveia em flocos	15 g
2 colheres (de sopa) de granola	16,5 g
1 batata pequena	14,7 g
1 batata doce pequena	36,4 g
1 mandioca pequena cozida	30 g
2 colheres de sopa de macarrão cozido sem molho	25,4 g
1 barra de cereais	16 -18 g
1 cocada média	37,2 g
1 gel de carboidrato	20 - 28 g
1 pão francês	28,7 g
2 bisnaguinhas	22 g
2 fatias de pão de forma	28,7 g
2 fatias de pão de forma integral	26 g
1 fatia pequena de bolo de fubá	20,5 g
1 fatia pequena de bolo de milho	41,5 g
2 copos (500 mL) de bebida esportiva	30-40 g
200 mL de suco natural de abacaxi	28,2 g
200 mL de suco de açaí	60 g
200 mL de suco natural de laranja	20,8 g
200 mL de suco de laranja com beterraba e açúcar	35,3 g
200 mL de suco de uva	30,2 g
1 barra energética	40-50 g

Fonte: adaptada de Pacheco[1].

Alimentação pós-prova

Em relação à recuperação, o que a literatura preconiza? Sabe-se que o consumo de carboidrato deve ser realizado logo após o término do exercício, em no máximo 30 minutos, período de recuperação rápida. Nesse período, é possível maximizar a reposição dos estoques de glicogênio muscular. Se o atleta demorar para fazer essa reposição, a ressíntese de glicogênio é comprometida.

Outro fator importante é o tipo de carboidrato (baixo ou alto índice gicêmico) que se deve oferecer ao atleta no momento pós-prova. Estudos mostram que os carboidratos de alto índice glicêmico são mais eficientes nessa reposição quando comparados com os de baixo índice glicêmico.

O ideal é oferecer cerca de 50 g logo após o exercício e continuar oferecendo essa quantidade nas 2 horas seguintes, totalizando em torno de 600 g de carboidrato nas 24 horas subsequentes. Então, o atleta não deve se preocupar somente em comer logo após o evento, mas continuar comendo e se hidratando, como muitos trabalhos mostram. O objetivo é otimizar a recuperação. Deve-se considerar que:

- alimento fonte de carboidratos (logo após o término) maximiza a reposição de estoques de glicogênio;
- alimento de alto índice glicêmico realiza uma reposição de glicogênio muscular mais eficiente;
- taxa ótima de reposição é de 50 g de carboidrato nas 2 horas pós-exercício;
- consumo total em 24 horas deve ser de 600 g de carboidrato;
- proteína – síntese.

PREPARAÇÃO DA MOCHILA

O peso da mochila é determinante na *performance* – mais um motivo para procurar pela orientação nutricional individualizada. O atleta que se conhece bem, que segue as recomendações e testa os alimentos e suplementos antes da competição, sem dúvida, será um atleta diferenciado.

Para as provas curtas, deve-se utilizar mochilas pequenas que comportem apenas o *camelback* (mochila de hidratação) e alguns alimentos. Para as provas longas, são recomendadas mochilas maiores, com bolsos externos para facilitar o manuseio.

A mochila deve conter alimentos práticos, com pouca fibra, ricos em carboidratos e de fácil digestão, alimentos de alto valor calórico (da preferência do atleta). Frutas secas, barras de cereais, barras energéticas, bolachas, barras de proteína, castanhas com sal, sanduíches (com queijo, geleia de frutas, atum e peito de peru), bolachas salgadas e doces, gel de carboidrato, saquinhos de leite condensado são sugestões práticas de alimentos para carregar. Uma dica é colocar alguns alimentos e/ou suplementos nos bolsos externos da mochila do parceiro, de modo que não tenham que parar para pegá-los.

Além disso, deve-se considerar o transporte (pode ou não molhar). Colocar os alimentos em saquinhos (*zip* ou nos chamados sacos *stank*) evita que se molhem em caso de chuvas ou travessias de percursos de água.

Uma forma de aumentar o aporte energético é acrescentar o carboidrato em pó (vendido como maltodextrina ou bebida esportiva) no *camelback* ou na caramanhola da *bike,* misturando-se a medida recomendada com água gelada, a fim de melhorar sua absorção. Se tiver duas garrafinhas, uma boa sugestão é utilizar uma com água e outra com carboidrato. Essa forma de administração de carboidrato pode ser útil em esportes de curta duração, nos quais não se usa mochila ou não há paradas. Após a primeira hora de percurso, o atleta deve ingerir aproximadamente 50 g de carboidrato/h. Isso significa três colheres de sopa cheias de maltodextrina, por exemplo.

Caso os atletas se percam e a comida e a água acabem, devem evitar consumir água de fonte desconhecida, por isso, carregar um higienizador bactericida de água na mochila é obrigatório (duas gotas para cada litro de água).

ÁREAS DE TRANSIÇÃO

Nas provas longas, os atletas devem, além dos lanches a cada hora, fazer pelo menos três refeições completas, de pequeno volume e baixo índice glicêmico.

As equipes de apoio são essenciais nas áreas de transição. Os atletas chegam correndo, querendo trocar equipamentos, arrumar algo que quebrou em um espaço de tempo curto (de 3 a 10 minutos). A equipe de apoio coloca a comida na boca do atleta enquanto ele faz outra coisa e esse é o momento de observar se eles estão emocionalmente bem, com bom raciocínio, se estão machucados, se dormiram, se estão confusos. Essa equipe deve, também, repor alimentos e suplementos na mochila e dar mais alguma coisa pra eles comerem no caminho.

Nas áreas de transição, os atletas podem consumir novos alimentos e sentir novos sabores, por exemplo: batata a vácuo, sopas, purê de batata (industrializado), massas, pães diferentes, macarrão, sucos, frutas diferentes, azeitonas, água de coco, bolos simples, alimentos saborosos (como recompensa).

SUPLEMENTOS

A suplementação é necessária para cobrir as necessidades de nutrientes aumentadas pela atividade física, compensar hábitos alimentares inadequados e melhorar o rendimento. Esses são os objetivos, mas antes de utilizá-los, deve-se pensar em alguns questionamentos importantes: como eles funcionam? Qual a eficácia do produto? Qual o mecanismo de ação do suplemento? Qual o princípio ativo e como age na via metabólica? Como avaliar os efeitos? Como mensurar os efeitos do suplemento, já que muitas vezes é difícil diferenciá-los dos efeitos por causa da alimentação? As promessas são confiáveis? Como usá-los corretamente?

O uso de suplementos é amplamente disseminado no esporte, tornando-se em determinadas situações, um problema para os profissionais do meio esportivo. Antes de prescrever algum suplemento, é importante ajustar a alimentação do atleta, saber em que momento ele realmente será necessário, entender o que acontece durante a execução de determinado esforço e qual substrato energético está sendo utilizado não só na fase de competição, mas durante toda a fase de treinamento. Devem ser consideradas as quantidades e o horário da suplementação.

Os suplementos mais procurados e utilizados pelos corredores de aventura são: maltodextrina, carboidratos em gel e em gomas, barras energéticas e proteicas, bebidas repositoras, aminoácidos de cadeia ramificada (BCAA), glutamina, lisina, cafeína em cápsulas, vitaminas e antioxidantes.

DICAS IMPORTANTES PARA OS CORREDORES

- evite levar alimentos e/ou suplementos que não esteja habituado a consumir;
- nunca pedir comida ou água aos habitantes locais;
- abastecer o *camelback* com água e carboidrato em pó na concentração de 6 a 8%, ou seja, 4 colheres de pó para cada litro de água;
- responsabilizar alguém da equipe para lembrar o momento de se alimentar e se hidratar;
- alternar alimentos doces e salgados;
- não consumir bebida gaseificada durante as provas, pois podem causar mal-estar gastrointestinal em razão de sua alta concentração de carboidrato;
- escolher alimentos variados;
- no calor, prestar mais atenção à hidratação;
- evitar alimentos gordurosos;
- evitar a lactose;
- consumir alimentos/suplementos hipercalóricos, desde que sejam levados já porcionados, na medida ideal para seu peso; em sacos hermeticamente fechados (basta adicionar a água);
- se tiver hipoglicemia, consumir carboidratos complexos (alimentos integrais).

REFERÊNCIAS

1. Pacheco M. Tabela de equivalentes, medidas caseiras e composição química dos alimentos. Rio de Janeiro: Rubio; 2006.

Outros títulos de interesse

- Carvalho T et al. Diretriz da Sociedade Brasileira de Medicina do Esporte. Modificações dietéticas, reposição hídrica, suplementos alimentares e drogas. Comprovação de ação ergogênica e potenciais riscos para a saúde. Rev Bras Med Esporte 2003;9:2.
- Crispim C et al. The influence of sleep and sleep loss upon food intake and metabolism. Nutr Res Rev 2007;20:195-212.
- Demarco HM et al. Pre-exercise carbohydrate meals: application of glicemic index. Med Sci Sports Exc 1999;31:164-70
- Maughan RJ, Burke LM. Nutrição esportiva. Porto Alegre: Artmed; 2004.
- Zalcman I et al. Nutritional intake during a simulated adventure race. Int J Sport Nutr Exerc Metabolism 2008;18:152-68.
- Zalcman I et al. Nutritional status and body weight chages of adventure racers during an indoor race. In: X European Congress of Sport Science, 2005, Belgrado. X European Congress of Sport Science, 2005.
- Zalcman I et al. Nutritional status of adventure racers. Nutrition 2007;23:404-11.

Sites

- http://www.adventuremag.com.br
- http://www.corridasdeaventura.com.br
- http://www.abea.org.br – Associação Brasileira de Esportes de Aventura
- http://www.apca.esp.br – Associação Paulista de Corridas de Aventura
- http://www.canoar.com.br

Minha experiência com o Caminho de Santiago de Compostela

34

Maria Luisa Bellotto

INTRODUÇÃO

Durante 15 dias do mês de junho de 2001, participamos de um grupo que tinha como objetivo coletar dados para uma pesquisa de doutorado sobre cicloturismo de aventura* que utilizou o Caminho de Santiago como rota. No entanto, resolvemos aproveitar essa oportunidade para estudar duas questões relacionadas à nutrição e à prática de exercícios físicos: em primeiro lugar, qual o tipo de alimentação consumida pelos peregrinos que realizam o Caminho de Santiago de Compostela; em segundo, verificar a possibilidade de emagrecer realizando essa atividade.

Tendo em consideração esses dois objetivos, realizamos uma observação direta (*in situ*) que permitiu a descrição das atividades realizadas e dos principais aspectos da alimentação dos peregrinos ao longo do caminho. Paralelamente, realizamos um experimento-piloto com três indivíduos do grupo que acompanhávamos durante o trajeto.

Acreditamos que essas informações permitam esclarecer dúvidas, confirmar ou refutar as poucas referências que encontramos disponíveis atualmente na literatura ou que são frequentemente transmitidas aos peregrinos por meio do senso comum. Por outro lado, a ideia de realizar um estudo-piloto nos permitiu conhecer as dificuldades e as necessidades que devem ser levadas em consideração para o desenvolvimento de futuras pesquisas científicas sobre esse tema.

Este capítulo está estruturado em três partes: na primeira, apresentamos o estudo (objetivos, métodos etc.); na segunda, descrevemos a alimentação dos peregrinos de acordo com as anotações dos nossos diários de campo; na terceira, discutimos todos os dados obtidos, além de expormos nossas considerações e sugestões, as quais esperamos que sejam úteis tanto para os profissionais e investigadores da área da nutrição esportiva como para as pessoas que desejam realizar semelhantes atividades.

O CAMINHO DE SANTIAGO DE COMPOSTELA

O Caminho de Santiago de Compostela é uma das rotas de peregrinação mais conhecidas e realizadas no mundo. Segundo Veloso[1], o percurso refaz a rota de peregrinação, onde se acredita estar o túmulo do apóstolo Santiago. Entre os vários motivos que atraem as pessoas para essa aventura física e espiritual, pode-se destacar a religiosidade, tradicionalmente atribuída como a principal característica desse caminho, a experiência de introspecção, o conhecimento dos limites físicos, o intercâmbio cultural, entre outros[2]. Contudo, foi outro o objetivo que nos motivou à realização deste estudo: a possibilidade de emagrecer mediante a realização de uma atividade física de longa duração.

O Caminho pode ser realizado por rotas distintas, conforme Valenzuela[3], as mais conhecidas são o Caminho do Norte e o Caminho Francês (Figura 1). Em nosso caso específico, realizamos o Caminho Francês, que se inicia na cidade de Saint-Jean-Pied de Port, no sul da França, e cruza cinco estados (comunidades autônomas) espanhóis, terminando na cidade de Santiago de Compostela, situada na comunidade autônoma da Galícia, região oeste do país.

Nesse trajeto são percorridos 1.000 km aproximadamente e, dependendo do meio de locomoção, os peregrinos podem demorar entre 8 e 50 dias para finalizar o caminho, caracterizando essa atividade como um esforço físico contínuo e prolongado. Os meios de transporte utilizados para sua realização são variados, podendo ser de bicicleta, moto, carro, a pé e até com o auxílio de animais de tração, como mula, burro ou cavalo (os mais exóticos o realizam em camelo). Em razão de sua tradição, o Caminho de San-

* Tema de pesquisa da tese de doutorado do professor Jaime Alejandro Valenzuela Romero (Universidade de Val Paraíso – Chile), realizada no Instituto Nacional de Educação Física de Catalunha (INEFC), Lleida, Espanha.

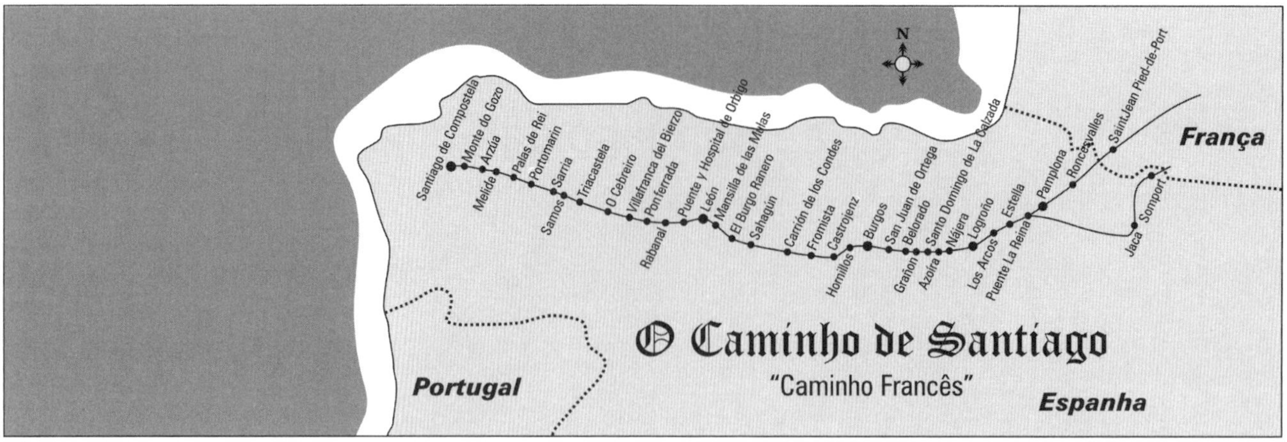

Figura 34.1 Diferentes rotas para o Caminho de Santiago. Fonte: adaptado de http://www.caminhodesantiago.net/mapa.htm; outros mapas com informações complementares podem ser consultados no site http://www.caminhodesantiago.com/mapas.htm.

tiago de Compostela é realizado predominantemente a pé, e nos últimos anos nota-se um aumento de peregrinos que optam por realizá-lo de bicicleta.[*]

Análise da atividade física dos peregrinos

Dentre os peregrinos há pessoas de todas as idades, exceto crianças, e de ambos os sexos, de distintas classes sociais, assim como de diferentes culturas, países e crenças religiosas (na maioria católicos).

Por causa do grande esforço físico e mental que essa atividade requer, a maioria realiza a travessia de bicicleta. Os peregrinos caminhantes, em nossos diários de campo, podem percorrer trajetos entre 10 e 40 km/dia, com média de 25 km. Considerando que, em média, a marcha humana tem velocidade de 5,6 km/h, segundo Wilmore e Costill[5], concluímos que um peregrino pode caminhar entre 2 e 8 h/dia.

Esses mesmos autores consideram que para cada minuto de caminhada nesse ritmo (5,6 km/h) o gasto energético é de 5 cal, o que significa um gasto de 300 cal/h. Assim, dependendo da distância e do tempo de caminhada, um peregrino que tenha a necessidade de consumir em média 2.000 cal/dia pode ter uma elevação de seu gasto energético total (GET) entre 15 e 60% e, consequentemente, de suas necessidades energéticas totais (NET). Considerando, por exemplo, um esforço médio diário de 4 horas de caminhada, tem-se um acréscimo aproximado de 30% do NET[**].

Já os cicloturistas pedalam, de acordo com a médias registradas pelos velocímetros das bicicletas, a uma velocidade de 7 a 20 km/h (podendo chegar a 75 km/h). Isso significa percorrer trajetos de 30 a 160 km/dia. A velocidade e a intensidade do esforço realizado com a bicicleta variam principalmente conforme o terreno (terra, pedra ou asfalto), a inclinação do trajeto (subida ou descida) e as condições metereológicas (vento a favor ou contra, chuva, sol, poeira etc.).

De acordo com Porte[6], um ciclista pode gastar entre 200 e 700 cal/h durante o esforço de pedalar (variando conforme a intensidade da pedalada). Sendo assim, os cicloturistas peregrinos podem ter um acréscimo de seu NET de 10 a 130%, um aumento do gasto energético que requer cuidados especiais na alimentação.

A maior parte dos peregrinos realiza esse caminho no verão. Essa época é caracterizada por temperaturas muito elevadas (chegando a 43ºC) e baixa umidade do ar. Por conta disso, a peregrinação deve ter início nas primeiras horas da manhã (a partir das 6h00), período em que a temperatura e a intensidade dos raios solares[***] ainda são suportáveis, e finalizadas no início da tarde (13h00, aproximadamente). As atividades podem ser retomadas no final da tarde, quando o sol não está tão forte, levando-se em conta que durante o verão a luz solar ilumina o percurso até as 21h30, aproximadamente.

Já no inverno, a quantidade de peregrinos reduz sensivelmente. Nesse período, por causa do frio intenso (com neve em alguns pontos) e da diminuição do horário de luz solar, o período ideal para realização das atividades passa a ser das 11h00 às 16h00, aproximadamente.

Esta breve apresentação do Caminho de Santiago, na qual descrevemos as distâncias percorridas, as horas e a

* Carneiro[4], pesquisadora da UERJ e da UFRJ, oferece uma descrição mais detalhada do Caminho por meio de um estudo antropológico sobre a peregrinação.

** Este é um cálculo estimado desde que a quantidade de energia necessária dependa das características físicas e metabólicas de cada indivíduo em particular.

*** Recomendamos o uso de filtros solares, protetores labiais, roupa fresca e de fácil transpiração (para mais informações sobre fatores climáticos, transporte, equipamento, documentação, vestuário, higiene e outros, consulte o site: http://www.sitiobrasil.com.br/lugares/santiago/santiago.htm).

intensidade do esforço físico, as épocas do ano em que se realiza e alguns aspectos das condições climáticas, indica que os peregrinos devem ter uma alimentação adequada no que se refere à quantidade calórica e à qualidade dos alimentos, prestando muita atenção nos horários de alimentação e hidratação, já que a ingestão de líquidos deve ser suficiente para repor as perdas e hidratar o corpo adequadamente para o dia seguinte.

DESCRIÇÃO DO ESTUDO

Objetivos e método

Todo o exercício físico praticado pelos peregrinos, assim como os seus hábitos de alimentação, foram registrados em um diário de campo. No entanto, essas observações não poderão ser consideradas científicas, pois não foram sistematizadas e não seguiram uma uniformidade e um rigor durante o processo de registro e observação. Simplesmente anotávamos os fatos e os dados que considerávamos interessantes durante o percurso.

Por outro lado, aproveitamos essa oportunidade para verificar as dobras cutâneas de três companheiros do grupo em diferentes momentos ao longo do caminho, com o intuito de estudar as variações da composição corporal desses sujeitos.

Para essa análise, empregamos o protocolo proposto por Faulkner[7], que utiliza os dados de cinco dobras cutâneas: abdominal, subescapular, suprailíaca, tríceps e bíceps. Para o cálculo matemático, usamos o CD-ROM de Costa[8]. As medições foram realizadas antes, durante e depois do percurso, utilizando-se um adipômetro de plástico de precisão não totalmente confiável. A primeira medição foi realizada momentos antes do início do percurso, as seguintes com intervalos de 3 dias de atividade (3º, 6º e 9º dia) e, por fim, a última medição foi efetuada no último dia (15º dia).

Infelizmente, em razão da falta de recursos logísticos e econômicos, tivemos de contentar-nos em realizar um estudo piloto, trabalho que, em nossa opinião, permitiu observar as necessidades e requer uma futura investigação científica sobre o assunto.

Os sujeitos participantes do estudo

No diário de campo, incluímos dados sobre os peregrinos que realizavam o caminho a pé e em bicicleta. Eram pessoas de diversas idades e nacionalidades que foram selecionadas de modo aleatório durante o percurso.

Já para a coleta de dados do estudo-piloto, o perfil dos peregrinos foi o seguinte: cicloturistas de nacionalidade brasileira, dois do sexo masculino e um do feminino, com idades de 23, 25 e 29 anos. Os três apresentavam um condicionamento físico satisfatório antes do início da atividade, já que praticavam atividade física regularmente (ao menos 3 dias semanais).

A ALIMENTAÇÃO DOS PEREGRINOS: ANTECEDENTES TEÓRICOS E DESCRIÇÃO DOS RESULTADOS

Segundo a World Health Organization (WHO)[9], uma dieta saudável deve ser constituída de 55 a 75% de carboidratos, 15 a 30% de lipídios e 10 a 15% de proteínas. No entanto, uma dieta específica para o tipo de atividade que estamos estudando, ou seja, uma dieta para pessoas com alta necessidade energética, deveria ser composta das seguintes proporções: 60 a 70% de carboidratos, 20% de gorduras (evitando as saturadas), 10 a 15% de proteínas (preferivelmente aquelas de alto valor biológico) e água[6]. Esses alimentos também devem ser fontes seguras de vitaminas e sais minerais, buscando suprir as quantidades recomendadas pela Recommended Dietary Allowances (RDA)[10] para um indivíduo normal e também as necessidades geradas pelo esforço físico em questão.

No que se refere à hidratação, Porte[6] sugere a ingestão de 1 mL de água para cada caloria utilizada pelo organismo. Esse valor pode ser ainda maior, tendo em conta as condições climáticas mencionadas que, principalmente no verão, favorecem a perda de líquido.

A cultura alimentar da Espanha: a dieta mediterrânea

A maior parte do Caminho de Santiago de Compostela é realizada na Espanha, país conhecido por possuir uma alimentação de característica mediterrânea, a famosa dieta mediterrânea. Esse tipo de alimentação é constituído por alimentos naturais e frescos, como podemos observar na seguinte citação:

> A Dieta Mediterrânea é uma filosofia de vida baseada em uma forma de alimentação composta de uma combinação de ingredientes tradicionais ou atuais provenientes das modernas tecnologias. São receitas e modos de cozinhar regionais que respeitam a cultura e o estilo de vida do Mediterrâneo e a combinação de alimentos típicos de uma dieta saudável. Os alimentos são: cereais, frutas, peixes, azeite de oliva, carne, embutidos, massas, legumes, mel, frutos secos, vinhos, "cavas", lácteos etc. (Traduação livre da autora)[11].

Naturalmente, é comum pensar que os peregrinos consumam uma dieta com essas características. Contudo, esse pensamento é errôneo, já que a Espanha cada vez mais está sendo influenciada pelos costumes mais práticos e menos saudáveis da vida moderna. Podemos encontrar durante o caminho qualquer tipo de comida e alimento, tanto em supermercados como em restaurantes, o que permite ao peregrino a livre escolha do que consumir, o que definitivamente terá influência dos gostos, cultura e, principalmente, da possibilidade econômica.

Uma prova disso pode ser encontrada no livro escrito por Alonso[12], em que o autor, além de relatar sua experiência no Caminho de Santiago de forma histórica e poética, inclui também um relato da alimentação realizada por ele e dois companheiros. Essa obra oferece indícios de que nem mesmo um experiente cicloturista, protagonista da volta ao mundo em bicicleta, sabe ao certo como comer adequadamente em uma situação como esta, estando em seu próprio país. Esse autor relata, por exemplo, o frequente consumo de sanduíches, queijos e bolos, em vez de alimentos típicos e elaborados dessa região. Do nosso ponto de vista, esse grupo de peregrinos alimentava-se de maneira irregular e inadequada, o que demonstra que a dieta recebia pouca atenção, apesar de reconhecerem sua importância.

Onde, como e quando comer durante o Caminho de Santiago

Existem diferentes formas de alimentar-se durante o percurso. O modo mais tradicional é o preparo da comida durante o trajeto, e a maneira mais prática e menos econômica é comer em restaurantes, embora essa opção nem sempre seja possível, pois depende da existência ou não de um restaurante no decorrer do trajeto e se este está aberto ou não.

A maioria dos peregrinos leva consigo uma reserva de alimentos na mochila, algo imprescindível caso não cheguem no momento certo ao seu destino do dia. É aconselhável que o peregrino leve algo para comer durante a jornada, no entanto, essa reserva de alimento não pode pesar muito, pois caminhar com muito peso nas costas ou mesmo na bicicleta pode ser bastante prejudicial. Sugere-se o consumo de frutas secas, alimentos que não pesam, assim como as barras de cereais.

A Agência Espanhola de Segurança Alimentícia (Aesa)[13] explica que:

> A mochila será a bagagem, a despensa e parte do peregrino durante todos os dias do caminho. O indivíduo deve planejar com cuidado o conteúdo da bagagem, colocando somente o imprescindível (o mais leve possível). É recomendável levar alimentos energéticos e água. Os alimentos sólidos e líquidos que complementarão a alimentação diária poderão ser comprados ao final de cada etapa[13].

A Aesa sugere também que se leve na mochila frutas, frutas secas (passas, figos), nozes, bebidas energéticas com eletrólitos, leite condensado, bolachas e chocolate, e aconselha que durante o caminho não se realizem dietas restritivas para emagrecer.

Observamos que as refeições preparadas durante os trajetos de estradas de terra ou asfalto variam de acordo com as condições de cada localidade. Os recursos para a preparação dos alimentos (lavar, cozinhar etc.) são escassos. Normalmente, utiliza-se apenas uma panela para o preparo dos diferentes alimentos, a água é obtida de fontes públicas ou naturais, o gás é o utilizado para *camping* (butano), os alimentos perecíveis, quando possível, são comprados no instante de sua preparação, caso contrário, somente são preparados alimentos não perecíveis (massas e enlatados) ou consomem-se alimentos que não precisam de cocção (sanduíches, sucos, frutas, ovos cozidos anteriormente, bolos industrializados).

Assim, as possibilidades de um peregrino elaborar sua alimentação com o devido controle sanitário e de forma equilibrada são difíceis, e, por esse motivo, cabe a cada peregrino saber controlar e superar as dificuldades. Essa situação é diferente quando se pode comer em restaurantes ou nos albergues*, que, na maioria das vezes, possuem cozinha com condições mínimas de higiene, assim como eletrodomésticos e utensílios para o preparo dos alimentos.

Os albergues podem apresentar alguns problemas: nem sempre a água é própria, o espaço é pequeno quando compartilhado com demais peregrinos, o mesmo ocorre com a disponibilidade de instrumentos e temperos (como sal, óleo, alho etc.). Esses detalhes não parecem ter tanta importância, mas são fundamentais para que se torne possível a elaboração de uma refeição. Quanto à geladeira, nem sempre os albergues dispõem de uma, condicionando o peregrino a consumir no mesmo dia o que se compra ou se prepara. Algo interessante que observamos é o abandono de alimentos perecíveis dentro das geladeiras, deixando-os estragados, cheirando mal e com aspecto higiênico ruim.

Durante o percurso, é possível encontrar vários povoados (*pueblos*), os quais estão situados a cada 5 ou 10 km da rota. Nessas pequenas cidades geralmente pode-se encontrar um restaurante típico ou um ponto de venda de produtos alimentícios. A opção de comprar alimentos em mercados, seja por conveniência de tempo ou por

* A maioria dos peregrinos pernoita nos chamados albergues, alojamentos especialmente preparados para receber os peregrinos. Nesses lugares geralmente pode-se encontrar uma pequena cozinha equipada com algumas panelas, louças e talheres. Mais informações sobre a hospedagem ao longo do caminho: http://www.caminhodesantiago.com/hospedagem.htm.

questões financeiras, pode apresentar alguns problemas, já que nesses lugares é comum a oferta de alimentos industrializados, ricos em gordura, carboidrato e pobres em fibras, vitaminas e minerais.

Quanto aos horários de abertura desses estabelecimentos, deve-se ter em mente que a partir das 13h30 até as 17h não será possível encontrar mercados ou vendas abertas, o que se deve ao horário reservado para o descanso vespertino, a famosa *siesta*.

Para aqueles que podem pagar por refeições em restaurantes durante os vários dias de peregrinação, as dietas tendem a ser mais equilibradas e, talvez, com melhor qualidade. Mesmo assim deve-se ter cuidado, pois muitos dos restaurantes oferecem promoções de *platos combinados* (equivalente ao prato feito). São pratos rápidos e que infelizmente quase sempre são compostos por frituras*[14]. A melhor saída seria comer o *menú del día*, pagando um pouco mais. Essa opção inclui dois pratos de comida (uma entrada e um prato principal), uma sobremesa, uma bebida e pão para acompanhar. Dessa maneira, é possível comer uma refeição nutricionalmente equilibrada, pois existem mais opções para a combinação dos alimentos.

Contudo, se considerarmos que essa rota atravessa várias regiões e estados da Espanha e que existe uma grande variedade de alimentos, muitos deles desconhecidos dos peregrinos, é bastante comum encontrar peregrinos com indisposição gastrintestinal, mesmo entre os que comem nos restaurantes, pois nem sempre as normas sanitárias são seguidas ou fiscalizadas.

Por sorte, o sistema de saúde espanhol, principalmente o pronto-socorro hospitalar, é muito bom, uma vez que qualquer estrangeiro ou cidadão tem o direito de receber atendimento imediatamente e de forma gratuita. Caso ocorra algum tipo de urgência, existe a possibilidade de se chamar um táxi ou uma ambulância para trasladar o peregrino até a cidade mais próxima que tenha assistência médica. A assistência básica de primeiros socorros nos albergues não era constante; podemos dizer que em algumas localidades encontrávamos voluntários (sem qualificação médica) com experiência de vários anos de dedicação aos peregrinos, pessoas que estão realmente preparadas para acudir e dar dicas para aqueles casos típicos de mal-estar, como dor de barriga, enxaqueca, insolação, bolhas, cãibras etc.

Por esses motivos, os peregrinos têm de encontrar saídas mais rápidas, fáceis e baratas para poder se alimentar, aspectos que muitas vezes limitam a qualidade da alimentação. A falta de conhecimento e as poucas informações sobre o assunto expõem ainda mais os peregrinos a qualquer tipo de produto e dietas inapropriadas.

A alimentação dos peregrinos segundo o diário de campo

Como é de se esperar, o peregrino tem uma necessidade calórica aumentada para suprir as necessidades geradas pela atividade. Como já comentado, uma das maneiras de cumprir essa demanda é levando sempre uma reserva de alimento pronta ou de fácil preparação para ser consumida durante o trajeto. Infelizmente, é nesse momento que constatamos um consumo frequente e exagerado de alimentos industrializados, como pão com geleia, *croissaint*, chocolates, bolachas recheadas e batata *chips*.

Esse comportamento foi frequentemente observado entre os peregrinos caminhantes e também entre os cicloturistas. A crença de que o gasto energético próprio do exercício físico deve ser reposto pelo consumo de alimentos ricos em energia ficou patente no discurso dos peregrinos com quem pudemos conversar ao longo do trajeto. Esse pensamento muitas vezes acabou depreciando o consumo e a importância de outros alimentos saudáveis e fundamentais para as necessidades nutricionais geradas. Afortunadamente, as frutas foram alimentos consumidos frequentemente, apesar do inconveniente de se estragarem com facilidade com o calor e as batidas ao longo do caminho.

De maneira geral, observamos que os peregrinos consomem uma dieta quase toda composta por alimentos ricos em carboidratos, em muitos casos em quantidades além da necessária, dificultando uma alimentação balanceada e o emagrecimento daqueles que assim desejavam. Esse fato é muito diferente do que se conhece sobre hábitos alimentares de atletas de diversas modalidades esportivas, talvez pelo método frequentemente utilizado nesse tipo de estudo, o registro alimentar, um método que pode subestimar o consumo de alguns nutrientes, principalmente os de carboidratos[15].

Outro ponto muito importante observado e anotado no nosso diário de campo foi o tema da hidratação. Durante o caminho, os peregrinos dispõem de fontes potáveis e não potáveis de água. O ideal seria que cada peregrino levasse consigo entre 1 e 3 L de água potável para ser consumida durante as várias horas de esforço. Mas, como grandes volumes de água podem representar muito peso a ser transportado, percebemos que os peregrinos deixavam para comprar água ao longo do caminho, algo que nem sempre era possível. Várias vezes, nós mesmos nos encontrávamos na situação de não dispor de água, o

* Exemplo de *plato combinado*: batatas fritas com filé de frango à milanesa, um ovo frito e pão para acompanhar (a nosso ver, uma grande falha na alimentação espanhola, pois percebemos nesse país um constante consumo de alimentos fritos como: batatas, carnes, pescados, frutos do mar, churros etc.).

que nos levava a beber água das fontes que encontrávamos pelo percurso. O mesmo ocorre nos albergues, lugares onde normalmente as pessoas bebiam água de fontes próximas ou mesmo da torneira, sem saber se era potável ou não. Recordamos que todos esses problemas ou dificuldades enfrentados durante o percurso, além do esforço psicofísico extremo que geralmente não é habitual para muitos dos peregrinos, podem levar a distúrbios fisiológicos e gastrintestinais.

Para finalizar, aludimos a Varela[16], que se refere ao fator psicológico da alimentação. Segundo nossa experiência, o fator psicológico que mais influenciou a alimentação durante o percurso foi o cansaço físico. Em vários momentos, a exaustão física representou um grande impedimento no que diz respeito à preparação da comida, processo que exige disposição e tempo. Nesse caso, o tempo destinado ao preparo da comida poderia ser utilizado para descansar. Por outro lado, a ansiedade de comer em momentos de muita fome faz com que muitos peregrinos ingiram uma quantidade maior de alimentos do que realmente necessitam ou consumam os de rápido preparo e industrializados.

A alimentação dos sujeitos do estudo

Considerando a opção de realizar o trajeto da maneira mais artesanal e simples possível (em forma de aventura, dado que essa foi a proposta para a investigação de doutorado da qual fizemos parte) a alimentação consumida pelos três sujeitos investigados (Quadro 34.1) foi preparada pelos próprios indivíduos ao longo do caminho. O grupo dispunha de um pequeno botijão de gás, duas panelas pequenas e cada integrante transportava um prato e um copo de alumínio, que também foram utilizados como panelas quando necessário.

Como podemos observar no Quadro 34.1, mesmo utilizando o bom senso para a escolha dos alimentos, as características e dificuldades do caminho impediram uma dieta mais equilibrada tanto qualitativa como quantitativamente, prejudicando de certo modo a alimentação dos sujeitos em questão*.

Um aspecto muito importante a ser considerado é o hábito alimentar e a cultura que possui cada peregrino em particular. Isso condiciona as dietas apresentadas no Quadro 34.1 a apresentar variações no que se referem às quantidades e opções dos alimentos. Por exemplo, um dos sujeitos tinha o hábito de não adicionar açúcar em seu café, outro preferia refrigerante em vez de suco natural, já outro preferia comer pequenas porções em intervalos menores de tempo.

Quanto à qualidade das dietas, fica explícito que alguns grupos de alimentos não tiveram uma presença adequada, como é o caso de hortaliças e legumes crus ou cozidos. Procuramos comprar esse tipo de alimento, mas as condições para o pré-preparo, o preparo e o armazenamento eram muito complicadas. Uma saída foi comprá-los em conserva, razão que limitava o aproveitamento de suas vitaminas de forma integral além da redução das porções consumidas e do elevado consumo de sódio.

Por outro lado, frutas, como maçã, pera, banana, cereja, laranja, por serem facilmente encontradas na Espanha, foram consumidas com frequência. Um fator favorável ao consumo dessas frutas foi que as encontramos em quase todos os povoados em que passávamos, além disso, os sujeitos participantes as consideravam um alimento de alto valor nutritivo e bastante comum em suas dietas cotidianas.

O leite foi outra fonte de alimento não consumida suficientemente. Apenas consumíamos uma porção pelas manhãs, mas ao longo do dia não se repetia por diversos motivos: primeiro porque era um peso adicional para transportar; e segundo porque não apetecia, por causa do calor e das indisposições gástricas que possivelmente poderiam ser ocasionadas. Porém, como se vê no Quadro 34.1, em alguns dias foi possível o consumo de sorvete ou iogurte, mas em quantidade insuficiente para as necessidades reais. Uma boa saída para esse problema seria levar leite em pó, algo que só percebemos durante o caminho.

A carne vermelha foi consumida apenas uma vez durante todo o percurso, principalmente por seu preço elevado e também por opção dos próprios sujeitos. Procuramos consumir preferencialmente carne branca (frango ou peixe), que entre todos era a preferida. Em ocasiões mais difíceis para a preparação de carnes, comprávamos atum enlatado. Buscamos ao menos uma vez ao dia ingerir uma fonte de proteína animal, o que nem sempre foi possível. Os ovos, quando encontrados para comprar em unidades, foram utilizados também como uma fonte proteica. Não recomendamos comprá-los em quantidades maiores que seu consumo, já que o transporte é quase impossível.

Por fim, os carboidratos, além de terem sido considerados imprescindíveis, eram fáceis de transportar por não serem perecíveis. Por ter boa aceitação digestiva e serem fontes fundamentais para a reposição energética durante o trajeto, muitas vezes eram consumidos em grandes quantidades (por exemplo, bolachas de maisena e pães), em razão dos fatores já descritos anteriormente,

* Os sujeitos deste estudo eram formados em Educação Física e Nutrição e, portanto, tinham uma ideia de como se alimentar de forma racional. Assim mesmo, em determinadas situações de cansaço, calor, sede e fome, tornava-se muito difícil controlar atitudes errôneas.

Quadro 34.1 Alimentos consumidos durante os 15 dias de peregrinação pelos três sujeitos investigados

Dias	Café da manhã	Colação	Almoço	Merenda	Jantar	Extras
1	Leite integral com café e açúcar; pão com ovo.	Granola.	Laranja, pera e bolacha maisena.	Granola e bolacha maisena.	Macarrão com milho e atum, café e bolacha *waffer*.	
2	Pão com ovo; café com açúcar.	Maçã, cereja e granola.	Arroz, frango (com cebola, milho e pimentão verde), vinho, *croissant* de chocolate e café com açúcar.	Banana e granola.	Sopa de aspargos com macarrão e arroz, batata chips e café ou chá com açúcar.	
3	Pão com margarina, leite integral com café e açúcar (opção: banana com granola).	Refrigerante, doce de pera e *donuts*.	Arroz com azeitonas, feijão branco com ervilha, suco de maçã ou refrigerante e chocolate ou sorvete.	Pão com presunto e queijo.	Arroz, frango acebolado, alface, refrigerante, café com açúcar.	Maçã, bala de cereja.
4	Iogurte ou leite com café e açúcar, pão ou bolacha com geleia.	Bolinho tipo bebezinho e granola, batata chips.	Capelete de queijo ao molho de tomate, alface, amendoim, pão, cerveja.	Maçã, granola e Gatorade®.	Macarrão alho e óleo, seleta de legumes, suco de abacaxi, bala de caramelo e pão com margarina.	Refrigerante.
5	Pão com margarina ou geleia, leite com café e açúcar.	Pão com presunto e margarina.	Batata com margarina, milho e atum; bolacha recheada.	Bolacha maisena.	Pão com presunto e queijo, tomate ou cenoura, suco de fruta ou refrigerante e laranja ou pêssego.	
6	Leite com café e açúcar ou chá, pão com margarina e pêssego.	Bolacha maisena.	Arroz com legumes, peito de frango e refrigerante.	Pão com presunto.	Pão com presunto e queijo, margarina, iogurte de chocolate, batata chips, café com açúcar, ameixa e pera.	
7	Pão com geleia, leite com café e açúcar ou chá.	Bolacha maisena, pêssego ou ameixa.	Macarrão com molho de tomate e queijo, pão com omelete, refrigerante e iogurte.	Pão, leite com café, açúcar e canela.	Arroz com farofa e salame, pão com manteiga ou frutas.	
8	Pão com manteiga, leite com café, açúcar e caramelo.	Chocolate, amendoim e suco artificial.	Arroz, feijão, bife de vaca, cenoura, pepino e tomate.	Laranja, bolacha maisena e granola.	Pão com queijo e tomate.	
9	Pão com queijo e presunto ou banana com granola, laranja ou pera.	Pera, bolacha maisena.	Macarrão de arroz, milho, tomate, cenoura e filé de frango.	Pão.	Pão com ovo e salsicha, bolacha com geleia.	
10	Bolacha maisena com geleia, chá ou café com leite e açúcar.	Banana e granola.	Pão com presunto e queijo, bolinho tipo bebezinho e suco em caixa, maçã.	Iogurte, laranja e bolacha maisena.	Pão com presunto e queijo ou com atum e maçã.	
11	Pão com queijo ou torrada e chá.	Pão com queijo, bolinho tipo bebezinho e banana.	Macarrão com atum e milho, suco de maçã e café com açúcar.	Laranja e granola.	Pão com presunto e queijo e/ou macarrão (almoço).	
12	Leite integral com café, pão com margarina.	Maçã e banana.	Arroz com feijão, milho, presunto e queijo, tomate, suco, café com açúcar.	Bolacha maisena.	Sopa de pacotinho (aspargos), pão com margarina.	
13	Leite com achocolatado, bolacha.	Bolacha e banana.	Sanduíche de presunto e queijo ou atum, bolacha recheada.	Bolinho tipo bebezinho, banana.	Arroz com omelete e queijo, pepino, suco de fruta de caixinha.	
14	Leite desnatado com café, bolacha.	Bolinho tipo bebezinho, bolacha.	Macarrão com azeite e cebola, queijo ralado, ovo cozido, refrigerante, pêssego, bala de cereja.	Pão com presunto.	Pão com presunto e queijo ou atum, chocolate.	
15	Chá, pão com margarina.	Sorvete.	Filé de frango à milanesa, ovo frito, pão, tomate, pudim, refrigerante.	Pêssego.	Omelete, salada verde, pão, vinho.	

como ansiedade para comer, impaciência para esperar a cocção, facilidade, entre outros.

A variação do índice de gordura corporal

O ganho ou a perda de peso indicam se uma pessoa emagreceu ou engordou, no entanto, esses dados não são suficientes para apontar com precisão se a mudança de peso deve-se ao aumento ou à diminuição da massa muscular ou à variação de líquidos ou da taxa de gordura corporal.

Como a perda de líquidos é muito comum na atividade de que estamos analisando, para nos certificarmos de que realmente estávamos medindo aumentos ou perdas de peso reais, resolvemos analisar o índice de gordura corporal mediante as medições das dobras cutâneas. Queríamos saber se os peregrinos sujeitos a esse estudo utilizaram durante os 15 dias de peregrinação suas reservas de gordura como fonte de energia e qual era o comportamento do índice de gordura corporal ao longo do percurso.

Infelizmente, não foi possível pesar os sujeitos do estudo porque não havia como transportar uma balança. Assim, os valores obtidos estão dispostos no Figura 34.2.

Depois de analisar os dados coletados, percebemos que, de maneira geral, as dobras não variaram de forma significativa, exceto para um dos peregrinos (indivíduo 3), que teve uma diminuição significativa ($P < 0,5$) em sua dobra abdominal desde o início da atividade. Por outro lado, tampouco podemos falar de tendências, já que cada indivíduo mostrou um perfil de dobras cutâneas particular, além disso, o número total de indivíduos investigados não permitiria comparações estatísticas.

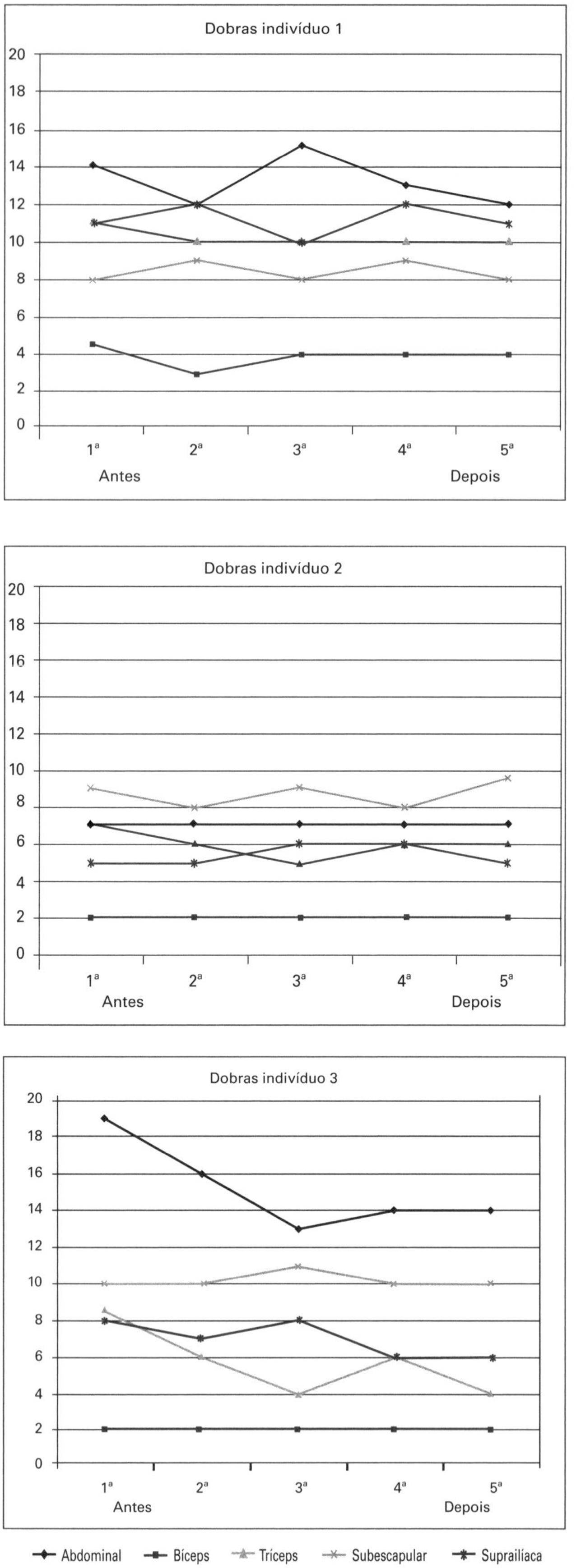

Figura 34.2 Dobras cutâneas dos cicloturistas.

DISCUSSÃO E CONSIDERAÇÕES FINAIS

Como já comentamos, este estudo não pretendia e nem pôde seguir os parâmetros estabelecidos para uma pesquisa científica, entretanto, aproveitamos a oportunidade para obter indicadores que futuramente poderão ser utilizados em outras investigações sobre esse mesmo fenômeno de maneira mais estruturada e com os recursos necessários para ser considerado científico. Foi exatamente em razão dessa limitação que consideramos esse trabalho um estudo-piloto.

Reconhecemos, entretanto, que as medições das dobras cutâneas dos sujeitos pesquisados foram realizadas por duas pessoas distintas, o que diminui o grau de segurança (confiabilidade) dos dados[17]. Além disso, o adipômetro utilizado não possuía a qualidade nem a precisão exigidas para estudos científicos.

É por isso que para estudos futuros sugerimos o uso de diferentes instrumentos para o cálculo da composição corporal, como uma balança portátil (que possa ser calibrada durante todo o trajeto), um aparelho de bioimpedância elétrica e um adipômetro profissional[18].

A fama do emagrecimento

Partimos da hipótese de que as características do caminho, como a distância percorrida e o esforço psicofísico, conduzem muitos a pensar que essa é uma excelente oportunidade para perder peso (emagrecer) sem ter de fazer dieta ou outro tipo de atividade.

Como comentamos anteriormente, existe um real acréscimo do NET dos peregrinos e, portanto, uma real possibilidade de perder peso realizando o caminho. Contudo, sabemos que a perda de peso não é uma tarefa simples, uma vez que esse fenômeno está associado a diversos fatores, como a ingestão de alimentos inadequados.

De acordo com as observações e também segundo conversas realizadas ao longo do percurso, podemos dizer que os peregrinos, na maioria dos casos, não emagreceram e, contrariamente, em muitos casos afirmam ter engordado.

Constatamos nesta experiência o emagrecimento daqueles peregrinos que tiveram problemas de saúde durante o caminho (indisposições gastrintestinais, insolação, falta de apetite etc.). Os que engordaram geralmente eram pessoas que encontraram dificuldades em adaptar-se à nova rotina de vida, de alimentação e ao esforço físico imposto pela aventura.

Aqueles que tinham um pouco de conhecimento sobre uma boa alimentação e, principalmente, que tiveram paciência e tranquilidade para superar os desafios conseguiram manter o peso e inclusive emagrecer um pouco, segundo relatos obtidos ao longo do percurso. Em geral, observamos que os peregrinos possuem poucos conhecimentos sobre alimentação e uma pequena porcentagem sabe como realizar uma dieta aplicada à atividade física.

Nossas conclusões em relação aos sujeitos do estudo piloto, segundo os dados sobre suas respectivas dietas expostos no Quadro 34.1, indicam que a alimentação demonstrou ser muitas vezes qualitativamente inadequada. Acreditamos que isso ocorreu principalmente pela dificuldade de encontrar alimentos, em alguns trechos da rota, e pela baixa qualidade da água consumida.

Quanto à variação do índice de gordura corporal dos peregrinos estudados, encontramos uma alteração significativa. Isso pode ser um indicativo da possibilidade de emagrecer peregrinando, desde que a dieta durante o percurso seja adequada. No entanto, como nossa amostra não é representativa, isso impede uma afirmação confiável nesse sentido.

Conselhos para uma boa alimentação durante o caminho

Como o Caminho de Santiago de Compostela exige esforços físicos de natureza distinta (intensidade, duração, época do ano e condições climáticas), torna-se difícil sugerir um modelo de alimentação para cada caso.

De modo geral, o tipo de atividade predominante é o de resistência, apesar de que para os cicloturistas há momentos em que muita força é exigida, dependendo do trajeto. De qualquer maneira, recomendamos o consumo de alimentos durante vários momentos do dia. Sendo assim, daremos exemplos de como realizar uma alimentação em um dia típico de caminhada ou de bicicleta, sempre tendo em mente os limites impostos para aquisição dos alimentos e outras dificuldades.

Dando início à primeira refeição do dia, o café da manhã, sugerimos que deva ser constituído de alimentos energéticos, proteicos, ricos em minerais, vitaminas e líquidos. Por exemplo: um copo de café com leite desnatado, pão com geleia, fruta ou suco de fruta. Alertamos que, logo após comer essa refeição, iniciam-se as atividades físicas. A intensidade dessa atividade deve ser progressiva para que não interfira de maneira agressiva na digestão nem provoque mal-estar.

Ao longo do caminho, consideramos importante fazer as colações, isto é, a ingestão de alimentos a cada 3 horas ou quando tornar-se evidente a sensação de haver baixa taxa de açúcar no sangue. Alimentos ricos em carboidratos de média a rápida absorção e em potássio são os mais recomendáveis. Como exemplo de alimentos a serem consumidos como colação, recomendamos: frutas (bananas, mexericas, maçã, uva), pão com mel ou geleia, bolacha maisena, uvas-passas e damasco, sucos de caixinha. Se houver a preferência por algo salgado, aconselhamos bolachas de água e sal e palitinhos do tipo *pretzel*. Deve-se aproveitar o momento para tomar uma bebida esportiva, que pode ser feita de maneira artesanal.

Para o almoço, dependendo das condições do caminho, dos planos e das possibilidades econômicas de cada peregrino, a sugestão é procurar um albergue, mesmo que não se aloje nele, e pedir para utilizar somente a cozinha, sem ter de pagar diária. Se o peregrino estiver em grupo, a refeição pode ser planejada em conjunto, contando com a contribuição de alimentos de outros peregrinos e de ajuda para a preparação, evitando assim desperdícios. Para essa refeição, é possível a elaboração de arroz, filé de frango (vendido em unidades), leguminosas em conserva (já cozidas e prontas para temperar, aquecer e comer, como feijão vermelho e branco, grão-de-bico, lentilhas e outros), saladas e sobremesa (frutas e doces).

Na Espanha é comum acompanhar o almoço com um copo de vinho, uma tradição agradável desde que feita com moderação. Outra parte da cultura espanhola é a *siesta*, isso significa descansar algumas horas no meio da tarde a fim de realizar uma boa digestão e um bom descanso, algo bem-vindo, já que nessas horas o sol é muito forte para continuar a caminhada ou o *pedaleo* (pedalada).

Após um período de 3 a 4 horas depois do almoço, chega o momento da merenda; para aqueles que sentem maior necessidade fisiológica e têm mais fome, recomenda-se ter sempre na mochila um sanduíche de pão de forma integral (ou francês) com queijo, presunto e tomate, um suco de fruta em caixinha e frutas.

Para o jantar, um exemplo prático seria de um lanche nutritivo, sempre que não for possível o uso da cozinha ou mesmo a aquisição de alimentos para elaboração, a sugestão é um sanduíche de atum e milho (em conserva) e frutas. Caso haja fome antes de se deitar, tomar um copo de leite ou iogurte* e bolachas maisena.

Para compensar a falta de micronutrientes, caso a alimentação esteja pobre em alimentos fonte de vitaminas e minerais, recomendamos a ingestão de um complexo multivitamínico. Quanto à hidratação, já sabemos que nem sempre a sede é um indicativo de que estamos precisando de água e que a redução de apenas 3 a 5% da água corporal pode comprometer significativamente o rendimento físico e mental[19], por essa e outras razões aconselhamos o consumo de água a cada 20 min, em quantidades que cada um considere adequada, e quando possível o consumo de uma bebida esportiva.

Recomendações gerais aos peregrinos

Os fatores financeiros, a ansiedade para comer e as dificuldades de se conseguir alimentos determinam os desvios alimentares dos peregrinos que realizam o Caminho de Santiago de Compostela. É preciso ter consciência de que essa experiência significa muitas mudanças na rotina de uma pessoa, portanto, é preciso conhecer um pouco o tipo de desafio que se vai enfrentar – principalmente para os que buscam emagrecer –, conhecer os aspectos básicos de uma dieta saudável e conseguir colocar em prática esses conhecimentos.

Uma boa alimentação, mais do que repor a energia utilizada durante um dia de esforço, possibilita um bom descanso, uma boa reconstrução dos tecidos musculares e tendíneos e, sem dúvida, resulta em um estado emocional de tranquilidade.

Queremos ressaltar que aqueles que forem realizar o Caminho com o intuito de emagrecer devem procurar mais informações sobre essa aventura e também buscar orientação de um profissional de Nutrição e de Educação Física. Um aconselhamento adequado, além de permitir alcançar o objetivo de emagrecer, fará com que o Caminho de Santiago de Compostela seja uma aventura espetacular e inesquecível.

O Caminho possui algumas características peculiares, como a precariedade nas acomodações, na obtenção de alimentos e bebidas, levando os peregrinos a abandonar as facilidades da vida urbana e a encontrar soluções inteligentes para problemas básicos, como onde encontrar água e onde fazer suas necessidades básicas.

Deve-se prestar muita atenção à época do ano em que se vai realizar o caminho, pois as estações na Espanha são bem definidas. Pode-se encontrar informações úteis em diversas bibliografias, como sobre o tipo de roupa e calçado que se deve levar, as variações de comportamento do organismo a essa experiência, as rotas, os relacionamentos pessoais, os gastos etc. (ver os sites sugeridos na bibliografia, em especial: http://www.sitiobrasil.com.br/lugares/santiago/santiago.htm#index.html).

Para essa aventura não é necessário grande quantia de dinheiro ou material de alta qualidade, afinal, os peregrinos recebem esse nome exatamente por superar as dificuldades da maneira mais simples possível. Recordamos que no Brasil também é possível realizar rotas de peregrinação, como a Rota do Sol (interior de SP), o Caminho de Piracicaba a Pirapora (SP), Passos de Anchieta (ES), o Caminho das Missões (RS), o Caminho da Luz (MG, RJ, ES), a Caminhada da Purificação do Corpo e da Alma de Monsenhor Gil (PI), e muitas outras rotas religiosas de curta duração, como a de Aparecida do Norte (SP) ou a de Juazeiro do Norte (Padre Cícero, CE). Além de outros caminhos internacionais, como o Caminho de Fátima, em Portugal, os Passos de Jesus, em Israel e Palestina, o de Roma, no Vaticano, e o de Petra, na Jordânia.

Não importa a idade, a raça, o sexo, a condição física, a cultura, o idioma, todos têm a oportunidade de aprender, de refletir, de transcender espiritual e corporalmente na vida; cremos que isso pode ser conseguido por meio de uma atividade tão comum como caminhar ou pedalar.

REFERÊNCIAS

1. Veloso G. Via Láctea: pelos Caminhos de Santiago de Compostela. 3.ed. São Paulo: Tempo d'Imagens; 2000.
2. Camino de Santiago [online] [citado 2005 Nov 15]. Disponível em: http://www.caminhodesantiago.com.br.

* O leite pode ser comprado em porções individuais embalados em tetrabrik; existe também uma marca de iogurte que não requer refrigeração.

3. Valenzuela JAR. El ciclotour de aventura en la naturaleza: análise de la lógica interna y de algunos aspectos de la lógica externa [Tese – doutorado]. INEFC-Lleida: Universitat de Lleida, 2002.
4. Carneiro SMCS. No Caminho de Santiago de Compostela: significados e passagens no itinerário comum europeu [online]. [citado 2005 Dez 5]. Disponível em: http://www.caminhodesantiago.com/estudos/sandra.htm.
5. Wilmore JM, Costill DL. Physiology of sport and exercise. Champaign: Human Kinetics; 1994. p. 10.
6. Porte G. Guia general del ciclismo. Madri: Tutor; 1996.
7. Faulkner JA. Physiology of swimming and diving. Exercice physiology. Baltimore: Academic Press; 1968.
8. Costa RF. Avaliação da Composição Corporal [CD-ROM]. Santos: FGA Multimídia; 1999.
9. World Health Organization (WHO). Diet, nutrition, and the prevention of chronic diseases. Report of a WHO study Group. Geneva: WHO; 1990 (WHO Technical Report Series, 797).
10. Monsen ER. The 10th edition of the Recommended Dietary Allowances: what's new in the 1989. RDA's Journal of the American Dietetic Association 1989; 89:1748-52.
11. Dieta Mediterrânea [online] [citado 2001 Dez 10]. Disponível em: http://www.dietamediterranea.com.
12. Alonso J. El Camino de Santiago en mountain bike. Madri: Edições Tutor; 1993.
13. Agencia Española de Seguridad Alimentaria (AESA) [online]. [citado 2005 Nov 7]. Disponível em: http://www.aesa.msc.es
14. Coelho P. El peregrino de Compostela (Diário de um mago). Barcelona: Planeta; 2001. (Série Biblioteca Paulo Coelho).
15. Gibson RS. Principles of Nutritional Assessment. 2.ed. Oxford: Oxford University Press. 2005. Disponível em: http://books.google.com.br/books?id=lBlu7UKI3aQC&printsec=frontcover&hl=pt-BR#v=onepage&q&f=false. Acesso em: 13 maio 2012.
16. Varela G. Dieta y salud. Rev Sanidad Publ 1991;65:91-5.
17. Esparza FR. Manual de Cineantropometria. Grupo Español de cineantropometria (GREC). Madrid: Femede; 1993.
18. Bellotto ML, Bortoleto MAC. O Caminho de Santiago: emagrecer peregrinando. Nutrição em Pauta 2002;54:57-62.
19. McArdle WD, Katch FI, Katch VL. Fisiologia do exercício: energia, nutrição e desempenho humano. 6.ed. Rio de Janeiro: Guanabara Koogan; 2008.

Informações complementares

- http://www.compostela.com.br
- http://www.deporteyciencia.com
- http://www.humnet.ucla.edu/santiago/iagohome.htm/
- http://www.paulocoelho.com.br
- http://www.santiago.com.br
- http://www.santiago.org.br
- http://www.caminhodesantiago.com
- http://www.senderista.com/caminosantiago/biblio.htm (com aproximadamente 40 publicações em espanhol)
- http://www.caminhodesantiago.com/livros.htm (com 90 publicações em português)
- http://www.sitiobrasil.com.br/lugares/santiago/santiago.htm#index.html
- http://www.caminhodesantiago.com/bici.htm
- http://www.caminhodesantiago.com/livros_gratuitos.htm
- http://www.caminhodesantiago.com/hospedagem.htm
- http://www.americanhiking.org
- http://www.webwalking.com/hiking.html
- http://www.desnivel.es/deportes/excursionismo/camino_santiago/object

Minha experiência com a Maratona de Nova York

35

Suzana Bonumá

HISTÓRICO

A Maratona de Nova York é uma das mais famosas provas do esporte mundial. Ao longo de todo o percurso que se inicia em Staten Island; passa por Brooklyn, Queens e Bronx; e termina em Manhattan, cerca de 2 milhões de pessoas acompanham a prova de perto e outros milhares, pela TV. A primeira edição da Maratona de Nova York aconteceu em 1970* e teve apenas 127 participantes. Destes, somente 55 concluíram o percurso de quatro voltas ao redor do Central Park. Em 1978, já havia mais de 9 mil participantes.

Segundo os organizadores, ocorrem a cada ano cerca de 120 mil confirmações de pessoas interessadas na maratona. Atualmente, a corrida abre vagas para 37,5 mil corredores, homens e mulheres, dos quais menos de 1% podem ser considerados atletas profissionais de elite. Dessa forma, são os maratonistas amadores os maiores protagonistas desse evento esportivo. Desde o ano 2000, os cadeirantes também passaram a participar da prova.

O melhor tempo masculino da história da Maratona de Nova York foi conquistado em 2011 por Geoffry Mutai, do Quênia, com 2 horas, 5 minutos e 6 segundos. Em 2003, ocorreu o recorde feminino com a vitória da queniana Margaret Okayo, que completou a maratona em 2 horas, 22 minutos e 31 segundos. Em 2006, o Brasil foi coroado na Maratona de Nova York representado pelo atleta Marilson Gomes dos Santos, que completou o percurso de 42,195 km em 2 horas, 9 minutos e 58 segundos. Em 2008, o brasileiro conquistou a prova novamente com o tempo de 2 horas, 8 minutos e 43 segundos. Esse foi um triunfo histórico, já que nunca um sul-americano havia chegado na primeira colocação da prova nova-iorquina, que desde 1996 era dominada por africanos.

PECULIARIDADES DA PROVA

Não existe maratona fácil, mas o percurso de Nova York é considerado árduo sob diversos aspectos. A largada da corrida acontece para a maioria dos corredores às 10h10 da manhã, a cada primeiro domingo de novembro, ao som de um tiro de canhão do forte Wadsworth. A chegada acontece no sul do Central Park, próximo à rua 67. A temperatura local costuma ser confortável para a corrida, mantendo-se nos últimos anos na faixa de 3°C a 11°C.

Um dos principais desafios da Maratona de Nova York são as inclinações. A prova conta com a presença de cinco pontes; as colinas do Central Park; a "Grande Parede" (*The Wall*), na vigésima milha (32,2 km); entre outros diversos pontos de inclinação (Figura 35.1).

Além da altimetria da prova (Figura 35.2), a multidão de mais de 50 mil corredores congestiona a largada, impedindo uma passagem rápida e livre e comprometendo o desempenho nos primeiros quilômetros para aqueles que não largaram no bloco de elite. Em alguns momentos ao longo do percurso, é necessário desviar dos corredores para ganhar velocidade.

Em diversas maratonas, é possível se aquecer antes da largada dando tiros curtos com passadas leves, mas, por causa da enorme quantidade de corredores em Nova York, é necessário se alinhar meia hora antes e aguardar "confinado" até o tiro inicial.

PREPARO PARA A MARATONA DE NOVA YORK

É importante ressaltar que, na Maratona de Nova York, assim como em várias outras, menos de 1% dos

* Em 2012, pela primeira vez na história, a Maratona de Nova York foi cancelada por causa do furacão Sandy. Faltando apenas dois dias para a prova, o cancelamento foi anunciado, deixando mais de 47 mil inscritos sem correr a edição de 2012.

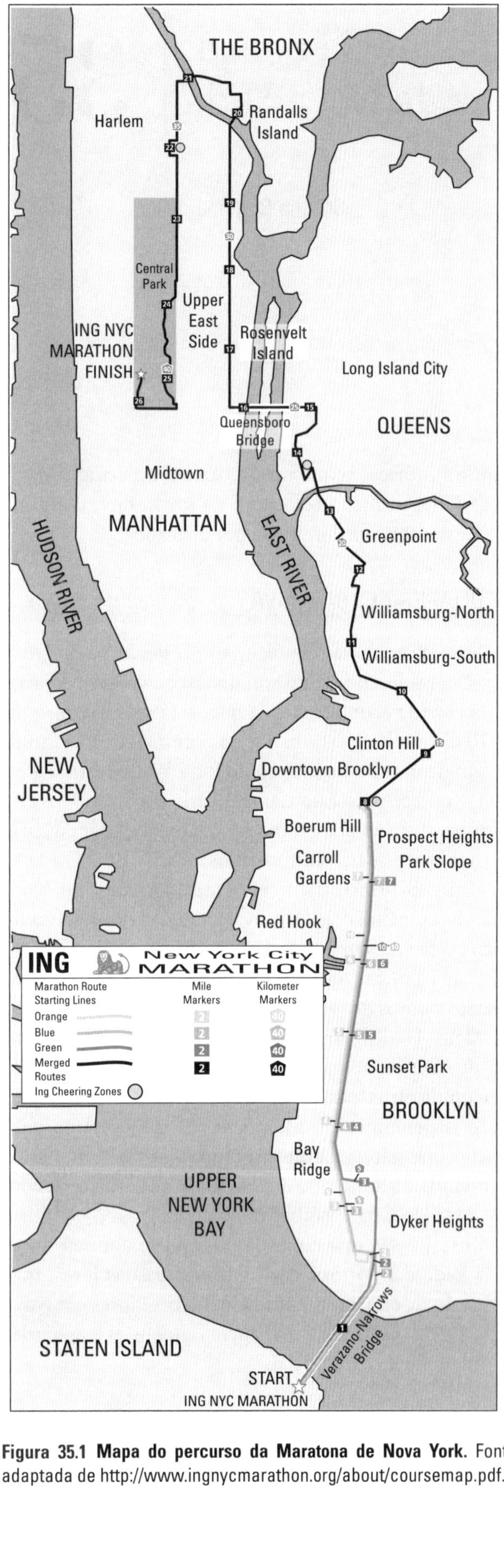

Figura 35.1 Mapa do percurso da Maratona de Nova York. Fonte: adaptada de http://www.ingnycmarathon.org/about/coursemap.pdf.

corredores são maratonistas profissionais. Portanto, muitos aspectos abordados a seguir referem-se tanto aos atletas de elite, quanto aos maratonistas amadores.

O preparo para a maratona ocorre, no mínimo, com 3 meses de antecedência, o que deveria ser também o período mínimo para preparar um corredor no que se refere à alimentação e à suplementação. Esse preparo deve concentrar os seguintes objetivos:

- atingir o padrão de composição corporal ideal do maratonista;
- suprir as demandas energéticas e nutricionais do treinamento;
- avaliar e trabalhar os pontos frágeis do maratonista;
- ajustar as estratégias de alimentação, suplementação e hidratação a serem utilizadas durante o percurso da prova.

Esses ajustes devem ser feitos em função do ritmo de prova esperado para o corredor e da estratégia a ser utilizada ao longo do trajeto, e devem estar afinados com os pontos de suporte oferecidos pela organização durante o percurso da maratona.

RUMO A NOVA YORK

Chegar em Nova York é, para muitos, o primeiro desafio da maratona. Atravessar zonas horárias expõe o maratonista a uma alteração em seu relógio biológico. Como resultado, ocorre uma alteração do ritmo circadiano, chamada *jet lag*, que dura até que o ritmo seja reajustado às novas condições ambientais. Os principais efeitos do *jet lag* são distúrbios do sono, dificuldade de concentração, fadiga, perda de apetite e distúrbios gastrointestinais[1]. Por isso, recomenda-se que o corredor viaje com antecedência para dar tempo ao ajuste de seu relógio biológico. Na prática, a maioria dos maratonistas chega a Nova York 2 dias antes da maratona e se sente bem adaptada ao fuso horário, a mudanças climáticas, à alimentação e ao reconhecimento do local da prova.

Manter a frequência de consumo de carboidratos (que já deve estar aumentada) durante a viagem também exige programação. A depender da distância a ser percorrida na viagem, não é indicado consumir as refeições oferecidas pela companhia aérea. O ideal é garantir hidratação própria e algumas opções práticas de lanches como barras de cereais, barras energéticas, biscoitos simples e frutas secas. Outra opção é solicitar à companhia aérea uma alimentação especial. Nesse caso, geralmente é necessário fazer a solicitação com, pelo menos, 24 horas de antecedência.

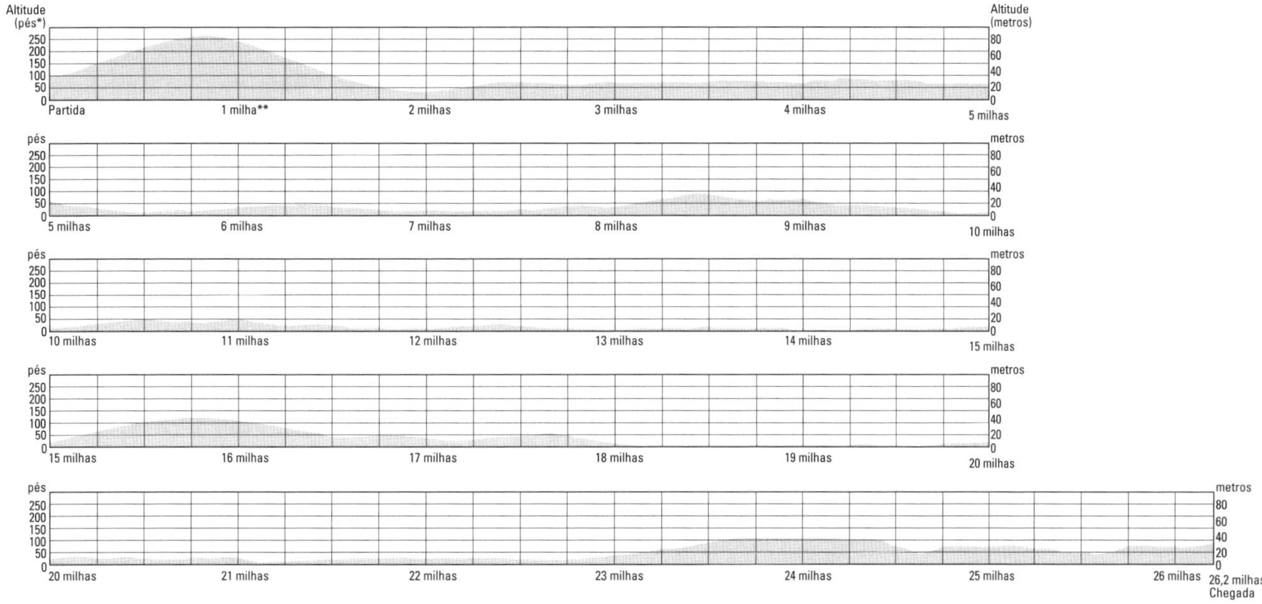

* 1 pé ≅ 0,30 m; ** 1 milha ≅ 1,609 km

Figura 35.2 Plano altimétrico da Maratona de Nova York. Fonte: http://www.ingnycmarathon.org/entrantinfo/elevation.pdf.

OS DIAS QUE ANTECEDEM A MARATONA

As duas principais recomendações nutricionais para os maratonistas nos dias que antecedem a prova são aumentar o consumo de carboidrato e o volume de hidratação. Segundo Burke[2], os corredores bem treinados devem consumir de forma fracionada entre 10 e 12 g/kg/dia de carboidratos entre as 36 e 48 horas que precedem a maratona. Dessa forma, é importante orientar o maratonista a ingerir alimentos apropriados e de fácil acesso, pois, quando saem de sua rotina, muitas vezes deixam de fazer todas as refeições.

Em Nova York, há opções de carboidratos com baixa densidade de gordura que podem ser encontrados facilmente durante um passeio. Portanto, o consumo fracionado de carboidratos não é uma dificuldade para o corredor que se encontra na cidade. Há muitos cafés e lanchonetes com opções de sucos naturais, sanduíches com baixo teor de gordura, iogurte com cereais e frutas, frutas picadas, dentre outros tantos alimentos. Há também mercados especializados em alimentos frescos, integrais, orgânicos e com baixo teor de gordura, uma boa opção para aqueles que não ficarão em um hotel e/ou preferem preparar a sua própria refeição.

Consumir carboidratos no almoço e no jantar não é problema, em razão das grandes quantidade e variedade de cantinas e restaurantes pela cidade, nas quais se podem encontrar boas opções de carboidratos como arroz, batata, massa e pães a preços diversos. Por outro lado, há também muitas opções atraentes de alimentos típicos gordurosos. Portanto, é fundamental alertar o corredor sobre os riscos de consumir gorduras em excesso nesse período e sobre as substituições alimentares mais corretas. Na Tabela 35.1, são apresentados os alimentos fonte de carboidratos mais encontrados em Nova York. As opções mais adequadas são aquelas que fornecem grande quantidade de carboidratos e baixo teor de gorduras.

Tabela 35.1 Composição nutricional de alimentos fonte de carboidratos

Alimentos	Quantidade	Calorias	Carboidratos	Gordura
Opções adequadas para atingir o consumo recomendado de carboidratos)				
Bagel	1 unidade	289 cal	55,8 g	2 g
Frutas com cereais (granola) com baixo teor de gordura	1 copo	231 cal	51 g	2,5 g
Pretzel	1 unidade	228 cal	47,9 g	1,6 g
Barra de cereal	2 barras	180 cal	29 g	6 g
Honey stinger waffle	1 unidade	160 cal	21 g	7 g
Opções que devem ser evitadas por conter alto teor de gordura				
Muffin de laranja	1 unidade	410 cal	53 g	20 g
Cookie	1 unidade	254 cal	38,8 g	10,2 g
Donuts	1 unidade	270 cal	35 g	13 g
Sorvete de chocolate	2 bolas	250 cal	32,8 g	12,8 g
Cheesecake	1 fatia	300 cal	23 g	21 g
Cupcake recheado	1 unidade (40 g)	317 cal	34 g	17 g
Batata frita média (McDonalds)	1 unidade	288 cal	35 g	15 g

Fonte: http://www.calorieking.com/calorie-count.com.

Com relação à hidratação, deve-se alertar o maratonista sobre a importância de planejar uma estratégia de ingestão de líquidos fracionada ao longo do dia. A opção mais garantida é carregar consigo uma garrafa de água que deverá ser reposta tão logo acabe. Nos Estados Unidos, há muitas opções de água com sabor que são bastante populares entre os esportistas e estão amplamente disponíveis. Em Nova York, muitas opções de bebidas esportivas são vendidas em lojas de suplementos, supermercados e até farmácias. Algumas dessas bebidas são reforçadas com sódio e potássio, como o Gatorade Endurance Formula®, que é distribuído durante o percurso da prova e está disponível nos pontos de venda citados.

Uma dificuldade encontrada em Nova York é fazer com que o maratonista não se desgaste em longas caminhadas, visitando e fazendo compras. Infelizmente, essa prática nos dias que precedem uma maratona é desaconselhada por sobrecarregar o tecido muscular que deveria ser poupado ao máximo nesse momento. Contudo, não é estranho encontrar corredores queixando-se de exaustão e bolhas nos pés dias antes da maratona.

A Maratona de Nova York, embora seja bastante organizada e estruturada, exige muita programação do maratonista, já que é necessário comparecer à feira para retirar o *kit* com o *chip*, o que pode exigir do maratonista horas de pé na fila, caso não chegue cedo.

Outro aspecto importante é o consumo de bebidas alcoólicas. Grande parte dos corredores aproveita a oportunidade para fazer turismo e deixa de lado alguns cuidados essenciais, como evitar bebidas alcoólicas. É importante desencorajar os maratonistas a essa prática e alertar sobre os riscos provocados pelo álcool nos dias que antecedem a prova, principalmente por estimular a diurese, aumentando as chances de desidratação.

CAFÉ DA MANHÃ E LARGADA

O café da manhã que antecede a prova ocorre por volta de 5 horas antes da largada. Depois, pega-se o ônibus que leva até o local da prova, chegando no local da largada por volta das 8h00. A largada, no entanto, ocorre somente às 9h30 e 10h30, para a maioria dos blocos. Portanto, o café da manhã do dia da Maratona de Nova York, por ser feito com bastante antecedência, deve ser mais volumoso que uma refeição pré-treino realizada com 1 a 2 horas de antecedência. Dificilmente os maratonistas encontrarão café da manhã disponível às 5h00 da manhã em Nova York. Portanto, essa refeição deve ser programada com antecedência. Uma boa opção é comprar os alimentos em supermercado 1 dia antes e deixar tudo pronto antes de dormir. A escolha dos itens do café da manhã deve priorizar os carboidratos e desprezar alimentos ricos em gorduras e fibras para evitar desconforto gástrico durante a maratona. Recomenda-se também que o corredor consuma os alimentos semelhantes àqueles de costume para evitar surpresas desagradáveis. Na Tabela 35.2, são listadas algumas sugestões.

Considerando que, entre o café da manhã e a largada, há um espaço de 4 a 5 horas, é preciso orientar o maratonista a levar no ônibus um lanche para comer entre 60 e 40 minutos antes da largada. Opções para o lanche são apresentadas na Tabela 35.3.

Tabela 35.2 Opções de cardápio para o café da manhã que antecede a maratona

Opções	Cardápio
Opção 1	*Bagel* com *cream cheese* sem gordura + banana com cereal matinal + suco de frutas
Opção 2	Iogurte sem gordura com frutas picadas + torrada com geleia + suco de frutas
Opção 3	Biscoito *cracker* com geleia e *cream cheese* sem gordura + iogurte de frutas com baixo teor de gordura + cereais matinais

Tabela 35.3 Opções de refeição para o período que precede a maratona

Alimento	Quantidade	Carboidratos (g)
Banana	1 unidade média	29
Abacaxi desidratado	6 pedaços	30,8
Bagel com *cream cheese* sem gordura	1/2 *bagel*	27,9

Fonte: http://www.calorieking.com/calorie-count.com.

A hidratação é determinante para iniciar a maratona com uma condição adequada de água corporal e eletrólitos. Deve-se consumir líquidos com antecedência para permitir a sua adequada absorção. De acordo com o American College of Sports Medicine[3], consumir bebidas com adição de sódio e/ou petiscos salgados é uma boa estratégia para estimular a sede e a retenção de líquidos.

DURANTE O PERCURSO DA MARATONA DE NOVA YORK

Hidratação

A Maratona de Nova York oferece água a cada milha (1,6 km) a partir da terceira milha (4,8 km). São cerca de 2 milhões de copos de água ao longo de todo trajeto. A bebida esportiva Gatorade Endurance Formula® é fornecida a cada milha (1,6 km), a partir da terceira milha (4,8 km), com exceção da décima sétima milha (27,2 km), na qual distribuem esponjas. Mais de 775 mil copos da bebida são distribuídos ao longo da prova. O acesso à água e à bebida esportiva é fácil, organizado e disponível dos dois lados da pista. Em Nova York, também é possível deixar a sua bebida em pontos de hidratação com uma marca específica, mas é uma prática pouco comum entre os maratonistas. Portanto, durante a prova, é possível hidratar-se com facilidade, o que muitas vezes não acontece durante o treinamento. Durante o percurso, por excesso de zelo, alguns corredores aproveitam o suporte para hidratar-se a cada ponto de apoio. Porém, essa prática pode levar a um excesso de água, com sérios riscos de provocar hiponatremia (baixo sódio sanguíneo). Auxiliando atletas durante diversas maratonas, pude presenciar muitos dos sintomas de hiponatremia, principalmente quando a temperatura foi maior do que a prevista. Dentre os sintomas de hiponatremia mais assistidos, principalmente em temperaturas mais elevadas, estão: náusea, fadiga, vômitos, fraqueza, tontura e cãibras. A partir do quilômetro 30, é possível assistir a inúmeros casos de hiponatremia que, na melhor das hipóteses, farão com que o atleta perca alguns minutos de corrida. Mesmo a consequência menos séria representa um problema para o corredor que, em sua maioria, tem a expectativa de terminar a prova em determinado tempo de acordo com o seu treino.

Peat et al.[4] avaliaram corredores da Maratona de Boston em 2002 para estimar a incidência de hiponatremia e os riscos a ela associados e observaram que a hiponatremia foi mais frequente em maratonistas amadores, mulheres, pessoas com índice de massa corporal extremos, nos que ingeriram mais água, nos que tiveram um ganho durante a maratona e os que terminaram a prova acima em mais de 4 horas. Noakes[5] avaliou a ingestão de líquidos e a concentração de sódio pós-maratona entre corredores do sexo masculino e feminino. Nesse estudo, também as mulheres apresentaram maior incidência de hiponatremia e ingeriam mais líquidos que os homens.

Seguem algumas recomendações práticas para evitar a hiponatremia:

- acrescentar sal aos alimentos 3 dias antes da prova (desde que o atleta não apresente hipertensão e que não haja restrição médica);
- consumir *pretzel* ou *bagel* com sal no café da manhã que antecede a maratona;
- durante a corrida, ingerir bebida esportiva com água. Não tomar apenas água;
- evitar a ingestão de líquidos durante a maratona superior a 400 a 800 mL/h[5];
- optar por versões de carboidrato em gel com reforço de sódio;
- consumir sal no início e na última metade da prova;
- depois da corrida, continuar a se hidratar com bebida esportiva e consumir algum alimento salgado;
- não consumir alimentos que desidratem o corpo no dia da prova, como cafeinados e diuréticos.

Na Maratona de Nova York, é possível oferecer suporte ao corredor. A oferta de batata cozida com sal na segunda metade do percurso é bem aceita pelos corredores. Além de reforçar o sódio, que desempenha um papel de extrema importância nesse momento da prova, a batata fornece carboidratos e potássio e, mais do que isso, é um alívio para o atleta que vem consumindo somente alimentos doces desde o início da prova. Isso ocorre pois as opções mais práticas, que podem ser carregadas pelo corredor, têm sabor doce, como carboidrato em gel, frutas secas e bebidas esportivas.

A Tabela 35.4 apresenta uma comparação entre o conteúdo de sódio de alguns alimentos consumidos por corredores durante a maratona.

Tabela 35.4 Comparativos do teor de sódio de repositores energéticos para a prova

Alimento	Quantidade	Calorias	Carboidrato (g)	Sódio (mg)
Pretzel	1 unidade	228	47,9	814
Batata com sal	1/2 copo	68	15,7	780
Power gel® 4x mais sódio	1 sachê	110	27	200
Bebida esportiva Gatorade Endurance®	1 copo	50	14	200
Newtons Cookies® (*snack* popular nos EUA)	1 unidade	110	22	125
Bebida esportiva Gatorade® comum	1 copo	50	14	110
Gel	1 sachê	100	25	40
Banana seca	1 unidade	112	26,9	15

Fonte: http://www.calorieking.com/calorie-count.com; ou fornecidos pelos fabricantes de cada versão comercial.

As recomendações de hidratação sofreram mudanças radicais ao longo dos tempos. Até a década de 1970, a diretriz para a hidratação durante o exercício era não ingerir líquidos. A partir de 1996, sob risco de desidratação, o atleta passou a ser orientado a ingerir líquidos tanto quanto fosse possível desde que isso não provocasse um desconforto gastrointestinal. Atualmente, com os olhares voltados ao risco de hiponatremia, recomenda-se que os corredores se hidratem seguindo um plano específico e personalizado de acordo com a perda de suor, o treino e a tolerância. A hidratação deve ter a finalidade de manter a osmolalidade plasmática e não necessariamente repor o peso perdido, já que essa prática pode provocar hiponatremia em corredores mais lentos. Enfatiza-se, portanto, que o atleta não exagere na hidratação[6]. Essa recomendação deve ser reforçada para as mulheres, já que, na prática, elas costumam se hidratar mais que os homens durante a corrida. Esse fato foi documentado em um estudo conduzido por Hew[7] com maratonistas de ambos os sexos, no qual foi avaliada a relação entre o gênero e a incidência de hiponatremia nas corredoras da Maratona de Houston, entre 2000 e 2003.

As atuais recomendações de hidratação adaptadas do American College of Sports Medicine[3] durante o exercício físico são:

- respeitar as variações individuais e climáticas: cada um apresenta uma perda diferente de água e eletrólitos, portanto, a estratégia de hidratação deve ser personalizada. As taxas de suor e perda de eletrólitos variam em função das características individuais, incluindo peso corporal, predisposição genética e metabolismo. Também a temperatura ambiente, a umidade, as vestimentas e a intensidade da corrida são fatores determinantes das perdas de suor e do volume necessário de reidratação;
- reposição de líquidos durante o exercício deve prevenir a desidratação excessiva (acima de 2% de redução em relação ao peso corporal) e evitar mudança, no balanço eletrolítico para impedir redução do rendimento. O volume e a frequência dependerão de cada um e da disponibilidade de líquidos. Bebidas contendo carboidratos e eletrólitos, além de hidratarem, fornecem melhores benefícios do que somente água.

Alimentos durante o percurso

Há somente um ponto de apoio durante a maratona, no qual é possível abastecer-se com carboidrato. Na décima oitava milha (28,8 km), há distribuição de carboidrato em gel (PowerGel®). Portanto, na Maratona de Nova York, o atleta não deve contar com o suporte de alimentação fornecido pela organização da maratona e deve carregar todos os mantimentos necessários desde o início da prova. Nenhum corredor gosta de carregar peso durante a maratona, mas essa é a opção mais segura para garantir todo o carboidrato necessário durante o percurso. Mesmo que haja a possibilidade de receber suporte por fora da organização da prova, Nova York tem uma torcida muito agitada, o que dificulta a visualização e o acesso a pessoas conhecidas. Também não é recomendado aceitar as ofertas de alimentos que vêm da torcida. Dessa forma, as melhores opções de reposição de carboidrato são os carboidratos em gel e as frutas secas.

DEPOIS DA MARATONA

Em Nova York, o período entre o término da prova e a chegada ao hotel pode ser mais longo. Essa é uma razão bastante relevante para indicar ao atleta que fique hospedado próximo ao local da largada ou a alguma estação de metrô. A organização da Maratona de Nova York entrega a cada finalista um *kit* com frutas, bebida esportiva, cereais etc., que são úteis para auxiliar na fase de recuperação muscular que está bastante acelerada nesse momento. Quando o atleta apresenta restrições alimentares, é importante orientá-lo a deixar a suplementação e a alimentação separada com antecedência e a consumir alimentos fontes de carboidratos e proteínas, além de procurar se hidratar com regularidade dentro das 2 primeiras horas. Barras energéticas também podem ser úteis nesse momento, já que reúnem carboidratos e proteínas em proporções recomendadas pela literatura para a recuperação muscular adequada, principalmente se o atleta apresentar sensibilidade gástrica ou inapetência após exercícios prolongados. Riddoch e Trinick[8] reuniram os achados de quatro estudos realizados com corredores profissionais e amadores, além de quadriatletas e triatletas. A análise desses quatro estudos apontou a incidência dos seguintes sintomas gastrointestinais durante ou imediatamente após a corrida: perda de apetite (28 a 50%), azia (9,5 a 24%), náusea (6 a 20%), vômito (4 a 6%), cólicas abdominais (19,3 a 39%), movimento intestinal (30 a 42%) e diarreia (14 a 27%). Nesse tipo de situação, é importante orientar o atleta a hidratar-se e procurar alimentos com baixo volume, mas alta densidade energética, capaz de suprir as demandas imediatas para promover a ressíntese muscular. Outra opção é buscar a reposição imediata de energia e de carboidratos em alimentos líquidos e mais toleráveis. A hidratação pós-maratona tem o papel de recuperar as perdas de líquidos e eletrólitos. A velocidade na qual a reidratação é necessária e a magnitude do déficit de líquidos e eletrólitos determinarão se um plano de reidratação mais intenso será necessário[3].

Oriente o maratonista de primeira viagem a carregar um agasalho e deixá-lo no guarda-volumes para utilizar depois da prova. Quando a temperatura em Nova York está na mínima prevista para a época do ano, é comum ver os corredores passarem frio até a chegada ao hotel.

COMEMORAÇÃO

Depois de relaxar e repor as reservas energéticas, vem a tão esperada comemoração, cheia de histórias e, muito frequentemente, bebidas alcoólicas. Muitos maratonistas esquecem, no entanto, que a recuperação muscular ainda está acelerada e que cuidados especiais continuam sendo necessários. De acordo com Shirreffs e Maughan[9], o consumo de bebida alcoólica depois da prática de exercícios prolongados pode apresentar efeitos negativos significativos no metabolismo dos carboidratos hepático e muscular. Os autores observaram que indivíduos que consumiram bebida contendo 4% de álcool têm grandes perdas urinárias quando comparados com 0, 1 ou 2% de álcool. Um estudo de Buke et al.[10] avaliou o efeito imediato do consumo de álcool associado ao consumo de carboidrato na recuperação muscular pós-exercício prolongado. O efeito indireto mais evidente da ingestão de álcool sobre a ressíntese do glicogênio muscular foi a interferência na habilidade ou o interesse do maratonista em atingir a quantidade recomendada de carboidratos na fase de recuperação muscular. O estudo observou que os estoques de glicogênio muscular após 8 horas de recuperação foram reduzidos quando o álcool foi consumido. Ao entender o prejuízo que essa prática pode acarretar, os maratonistas mais adeptos de bebidas alcoólicas aceitam esperar ou reduzir o consumo de bebidas alcoólicas nas 24 horas posteriores à prova.

CONSIDERAÇÕES FINAIS

Acompanhar um atleta, seja nos primeiros passos rumo à sua primeira maratona, seja na reta final de seu preparo, é sempre muito gratificante. Esse é um dos trabalhos na área da nutrição esportiva em que a influência da nutrição torna-se tão evidente quanto o reconhecimento do atleta. Nos últimos anos, tive a oportunidade de acompanhar de perto centenas de maratonistas. Todos os nutricionistas que também tiverem essa oportunidade devem se envolver em cada etapa desse desafio e, se possível, garantir a oportunidade de acompanhar pessoalmente uma maratona. Certamente, entenderão o que é vibrar com a torcida de anônimos, pais, filhos e amigos, o que é se divertir com os corredores fantasiados, se emocionar com as provas de superação e perceber o quanto a nutrição ainda pode fazer por cada um deles.

REFERÊNCIAS

1. Manfredini R, Manfredini F, Fersini C, Conconi F. Circadian rhythms, athletic performance, and jet lag. Br Sports Med 1998; 32(2):101-6.
2. Burke LM. Nutrition strategies for the marathon: fuel for train-ing and racing. Conference Paper. Spots Med 2007;37(4-5):344-7.
3. American College of Sports Medicine. Position stand on exercise and fluid replacement. Sci Sports Exerc 2007;39(2):377-90.
4. Peat WF, Ayus JC, Arieff A, Moritz ML, Halperin ML, Kamel KS, Sterns R, et al. Hyponatremia in marathon runners. Engl J Med 2005;353:427-8.
5. Noakes TD. Fluid replacement during maraho running. Clin J Sports Md 2003;13(5):309-18.
6. Noakes TD. Hydration in the marathon: using thirst to gauge safe fluid replacement. Spots Med 2007;37(4-5):463-6.
7. Hew TD. Women hydrate more than men during a marathon race: hyponatremia in the Houston marathon: a report on 60 cases. ClinJ Sport Med 2005;15(3):148-53.
8. Riddoch C, Trinick T. Gastrointestinal disturbances in marathon runners. Brit Sports Med 1988; 22:71-4.
9. Shirreffs SM, Maughan RJ. Restoration of fluid balance after exercise-induced dehydration: effects of alcohol consumption. J Appl Physiol 1997;83:1152-8.
10. Burke LM, Collier GR, Broad EM, Davis PG, Martin DT, Sanigorski AJ, et al. Effect of alcohol intake on muscle glycogen storage after prolonged exercise. J ppl Physil 2003;95(3):983-90.

Informações complementares

Site oficial da Maratona de Nova York: http://www.nycmathon.org.

Minha experiência como nutricionista de um time de futebol

36

Lenice Zarth Carvalho

INTRODUÇÃO

No país do futebol, todo mundo imagina que ser nutricionista de um time profissional é encantador; que o nutricionista é valorizado como um profissional essencial na equipe técnica, dada a relevância da nutrição para o rendimento esportivo; que os jogadores, todos profissionais do esporte, querem fazer de tudo em busca de um melhor desempenho; que os dirigentes respeitam seu conhecimento técnico em troca de um bom resultado.

Na prática, no entanto, o desafio não é só o de fazer um bom trabalho técnico. É conquistar todos os dias o respeito da equipe e manter a consistência do trabalho a cada troca de dirigente. O limite é muito tênue entre ambiente descontraído e bagunça; é difícil ter aproximação para poder interceder nas condutas, mas manter o distanciamento necessário para não perder o respeito; é preciso ser firme sem ser deselegante.

Neste capítulo, vou dividir um pouco das minhas experiência de 17 anos como nutricionista de dois times de futebol em Porto Alegre. A ideia não é discorrer sobre a parte técnica da nutrição para jogadores de futebol (informação que você encontra no Capítulo 8), mas, sim, fazer um relato das vivências e desafios encontrados na atuação do dia a dia, essencial para quem quer conhecer de perto a realidade da rotina de trabalho do nutricionista que atua no futebol.

GRÊMIO PORTOALEGRENSE: ONDE TUDO COMEÇOU

Em 1991, fui convidada pelo então médico do Grêmio Football Portoalegrense, que era meu colega na pós-graduação em Ciências do Esporte, para ser a nutricionista do clube. Estava começando minha carreira na nutrição esportiva, ainda tinha muitas dúvidas e certa insegurança para trabalhar nesse meio. Sabia os consensos e conceitos da nutrição esportiva, conhecia a parte teórica, mas a dificuldade na implantação era muito grande, pois até aquele momento só havia um refeitório no clube onde a máxima era arroz, caldo de feijão, purê de batatas e bife; muitas sobremesas para agradar os jogadores; e churrascadas com cerveja liberada após os jogos.

Como mudar essa cultura? Como quebrar esses tabus? Para oferecer carboidratos, o cardápio poderia ser diferente; para recuperar os atletas, o cardápio também deveria ser diferente.

Em um dos primeiros cardápios, elaborado para uma viagem no interior do Estado do Rio Grande do Sul, programei tudo de mais correto que pude fazer. Fui chamada na segunda-feira seguinte com uma lista de reclamações. Não estava entendendo por que tantas queixas até alguém comentar que o hotel que havia hospedado os atletas não tinha cozinha e que as refeições haviam sido preparadas em um restaurante próximo, que enviou a comida em bandejas pela rua. A comida chegou fria, até porque chovia muito e os guardanapos que cobriam os pratos não davam conta de protegê-los. Foi muito difícil fazer as pessoas entenderem que o planejamento do cardápio era uma coisa e que o preparo dos alimentos, a apresentação, a temperatura era outra, neste caso, de responsabilidade do cozinheiro ou do chefe de cozinha. Aliás, dificuldade que continuei percebendo até há bem pouco tempo.

Fui aprendendo a enviar recomendações de cuidados quanto ao preparo dos alimentos, apesar do desconforto por saber que nutricionista não é cozinheira e que muitos chefes poderiam interpretar como intromissão no seu trabalho.

Aos poucos, conquistei a confiança de alguns e a desconfiança e a bronca de outros tantos, mas, como dizem os jogadores, o saldo foi positivo e consegui conquistar meu objetivo ou, melhor, eles conseguiram e eu acredito que contribuí bastante para as conquistas e títulos da época, que foram: Campeão Gaúcho (1993, 1995 e 1996); Bicampeão da Copa do Brasil (1994); Bicampeão da Taça Libertadores da América (1995); Recopa Sul-Americana (1996); Bicampeão Brasileiro (1996) e Tricampeão da Copa do Brasil (1997).

Mas nem tudo foram flores. Certa vez, fui chamada por um médico que me disse: "Guriazinha, tira o teu da reta, agrada os jogadores para eles não colocarem em ti a culpa de qualquer derrota". A pressão era grande. Continuei fazendo o que achava correto, até porque não me achava radical e pensava que os atletas já tinham oportunidades para comer o que quisessem na sua rotina e que o objetivo da alimentação em uma concentração, não era agradar, mas suprir demandas de nutrientes fundamentais para o rendimento.

Em outra situação, um dirigente furioso questionou se eu não poderia incluir camarões fritos no cardápio, porque ele não queria apenas arroz com feijão, saladas e outros carboidratos. Achava "muito pobre". Ele não conseguia entender que o cardápio era destinado aos jogadores e que a direção poderia solicitar qualquer prato do cardápio do hotel. Cheguei a imaginar a cena: a inclusão de vários pratos gordurosos para agradar a direção e recomendações aos jogadores para que não se servissem desses pratos. Imaginem a guerra!

Mas a situação mais incrível foi quando um técnico me chamou e disse o seguinte: "Ô, menina, de futebol entendo eu! Faz tudo o que os jogadores quiserem comer! Pode liberar frituras, doces e refrigerantes, porque se eles estiverem felizes, farão o que eu quero dentro de campo". Claro que eu não fiz. Ele nunca ganhou um só título. Será que a culpa foi minha?

Lembro bem que, nesse período, começava a surgir uma grande variedade de suplementos, cuja validade era questionada por desconhecimento, até nos darmos conta do quão importantes poderiam ser no complemento energético e nutricional. Comecei a valorizar cada vez mais o trabalho com os atletas no período de recuperação.

Grandes experiências, muitas histórias boas para contar. Deixei muitos amigos e colegas com quem tenho um ótimo relacionamento até hoje, mas foi um começo bem conturbado. Que mundo esse tal de futebol!

Trabalhei no Grêmio de 1991 a 1997. Fui demitida, mas tenho certeza de que contribuí, e não foi pouco. Foi um grande período para o clube e eu fiz parte dele.

SPORT CLUB INTERNACIONAL

Depois de ser demitida do Grêmio, segui com outros trabalhos, conciliava a vida de professora universitária com trabalhos em consultório e com outras assessorias até 2001. Nessa época, recebi o telefonema do então vice-presidente de futebol do Sport Club Internacional me convidando para um trabalho temporário, pois estavam mudando toda a equipe técnica e precisavam de alguém com experiência. Faltavam 6 meses para acabar o mandato daquele presidente e eles não sabiam quem iria ficar na equipe técnica depois disso.

Como o trabalho era temporário, propus uma assessoria de dois turnos por semana e que o clube contratasse uma estagiária para acompanhar minhas indicações. Não podia assumir maior carga horária por causa dos outros compromissos.

Nesse período, o time não estava bem e de alguma forma estavam apostando nessa nova equipe que estava sendo contratada. Que desafio! Segui meu trabalho com minhas crenças e minha postura de sempre, de fazer o que achava que poderia ser o melhor para os atletas, em todos os sentidos. Ao final do período, houve troca de presidência e, portanto, foi finalizado o contrato. Mesmo assim, em janeiro do ano seguinte, fui convidada a continuar o trabalho. As condições na época não eram as melhores, assim como os resultados dentro de campo. O desafio continuava cada vez maior, pois o time quase caiu para a segunda divisão.

Havia muita resistência por parte dos jogadores, pouco dinheiro para fazer o necessário na alimentação e compras de suplementos, mas nunca me disseram para deixar de fazer o que julgasse importante.

Cuidava da equipe principal e, quando havia necessidade, ajudava um pouco o pessoal das categorias de base, em alguns cardápios, algumas reuniões com atletas ou pais e eventual indicação de suplementos em alguns casos específicos. Tive que ampliar minha carga horária para três turnos na semana e consegui mais uma estagiária. Agora éramos três, uma estagiária em cada turno. Podíamos cuidar e acompanhar muito mais as refeições no clube, os lanches, o uso de suplementos.

O trabalho da nutrição era solicitado pela preparação física em casos especiais, emagrecimentos, trabalho de recuperação pós-cirurgias, hipertrofia muscular, transição de atletas das categorias de base para o grupo principal. Os resultados foram aparecendo. Comecei a perceber que estava conquistando a confiança de alguns colegas e dirigentes, mas nada de muito reconhecimento por parte dos técnicos.

Nem sempre existe uma relação direta e imediata entre o preparo dos atletas os resultados dentro de campo, mas sempre achei que minha obrigação era contribuir com o melhor que pudesse. Infelizmente, muitos não acreditavam que a nutrição pudesse fazer isso – atletas, comissão técnica ou dirigentes.

Apesar de tudo, consegui estabelecer um bom relacionamento com a equipe de trabalho e sabia que podia contar com quase todos que participavam da rotina dos jogadores, desde os massagistas, que ficavam responsáveis pelo transporte e muitas vezes pela oferta de água e repositores energéticos, até alguns médicos, que me ligavam quando havia necessidade de qualquer alteração de cardápio nas viagens que eu não acompanhava.

A maior dificuldade era quando a comissão técnica era alterada: novo técnico, novo preparador físico, novas condutas, novas crenças; e também quando me deparava com alguns profissionais muito defasados tecnicamente que, apesar de não entenderem de nutrição, tentavam interferir no trabalho apenas para mostrar poder.

Aos poucos, precisava conquistar a confiança de cada um, eles precisavam saber que podiam contar comigo e que eu estava ali para contribuir com o trabalho deles. Tenho certeza de que conquistei o respeito de muitos, mas também a fúria de alguns. Talvez alguns nem tenham percebido, mas atestaram sua falta de conhecimento e coerência várias vezes.

Acho que aqui posso citar que essa conquista também era um desafio a cada jogador novo que chegava ao clube. Muitas estrelas que achavam que não precisavam de nada para brilhar, muitas promessas que queriam tratamento de estrela e nunca brilharam, muitos profissionais maravilhosos que entendiam perfeitamente meu papel, muitos tão humildes que tinham receio de se aproximar para tirar qualquer dúvida. Mas muita gente boa.

Os títulos do clube nesse período foram: Super Campeão Gaúcho (2002), Bicampeão Gaúcho (2003), Tricampeão Gaúcho (2004), Tetracampeão Gaúcho (2005), Campeão da Libertadores da América (2006), Campeão da Copa do Mundo de Clubes Fifa (2006), Recopa Sul-Americana (2007), Dubai *Cup* (2008), Campeão Gaúcho (2008), Campeão invicto da Copa Sul-Americana (2008), Bicampeão Gaúcho (2009), Campeão da Copa Suruga Bank (2009), Bicampeão da Libertadores da América (2010), Campeão do Gauchão (2011), Bicampeão da Recopa Sul-Americana (2011) e Bicampeão Gaúcho (2012).

UMA MULHER NO VESTIÁRIO

Sendo uma das poucas mulheres que circulavam no vestiário, eu precisava manter uma postura de respeito acima de qualquer suspeita, para continuar tendo créditos dentro da equipe de trabalho e entre os jogadores. Qualquer deslize, seja na maneira de lidar com os atletas, na postura, na maneira de falar, ou de me vestir, colocaria tudo em risco.

Um nutricionista tem um papel fundamental dentro da equipe técnica por todas as razões conhecidas tecnicamente, mas como mulher, nesse meio, acredito que nosso papel vai além. Muitas vezes, fiz um papel meio maternal, conversando com atletas mais jovens; outras vezes, era procurada por algum deles pedindo sugestões de presentes para esposas ou filhos; e, não raro, observei que a postura deles mudava quando eu entrava no vestiário. Havia uma cobrança de postura e linguagem entre eles nesse sentido: "Olha o palavrão aí, meu! A Lenice tá aqui...", cedendo lugar para eu me sentar ou outras situações semelhantes. Adorava observar o carinho e o respeito que eles tinham comigo.

As viagens acabavam gerando certa proximidade com os atletas e todas as pessoas da delegação. As esperas em aeroportos e os longos voos sempre propiciavam alguns papos bem interessantes com alguns. Com o tempo, arrisca-se dizer que se conhece o clima entre todos. A descontração rola solta e é preciso aprender a brincar com bom senso. Acho que conquistei muitos amigos quando percebia que alguém queria me aprontar uma pegadinha e eu revertia, respondendo à altura ou com outra brincadeira, o que os surpreendia. Eles tinham que tentar aprontar para a única mulher da delegação! Quem era o alvo? Obviamente, eu! Mas, em diversas situações, eu ganhava deles e os surpreendia. Em outras, o clima era muito tenso, mas tinha que saber encarar.

PLANEJAMENTO E ROTINAS

O nutricionista tem que superar vários obstáculos e fatores complicadores para poder atuar de forma eficaz. Além das dificuldades de rotina, como as preferências dos atletas por alguns alimentos e as situações em que os atletas não têm fome após os jogos ou treinos, o planejamento do trabalho de nutrição é bem difícil durante a semana de treinos. Em algumas situações, as planilhas de treinos não são tão específicas, por exemplo, muitas vezes, eu não sabia com antecedência quando o treino seria mais ou menos intenso para avaliação da necessidade de uma suplementação especial. Havia muitas alterações de treino em razão do resultado de algum jogo ou atraso de voo, o que é comum no futebol, pois tudo é muito dinâmico. No entanto, sigo convicta de que, quanto maior é a proximidade da nutrição com a preparação física, melhor é a possibilidade de apoio.

ROTINA DE TREINOS

A rotina de treinos é bem diferente da rotina de jogos. No Sport Club Internacional, durante os períodos de treinos, os atletas chegam pela manhã e tomam o café da manhã no clube, treinam ingerindo água e líquidos hidroeletrolíticos, recebem ou não suplementos (conforme a carga de trabalho físico) e, algumas vezes, recebem apenas frutas quando se julga que o suplemento não se faz necessário e o treino acaba já no horário do almoço. O almoço normalmente é feito em casa ou em restaurante, já que o clube não dispõe de espaço físico para a realização das refeições, apenas para lanches. No início do meu trabalho no clube, havia um restaurante que posteriormente foi desativado em uma reforma, mas me lembro bem do desgaste, pois os jogadores não eram convocados para essas refeições após os treinos e, muitas vezes, os alimentos eram preparados para todos, mas a participação era mínima ou os que vinham comiam bem pouco para constar na presença e depois saíam para almoçar em outro local. Havia muita resistência.

No turno da tarde, eles chegavam e recebiam um pequeno lanche, eventualmente suplementos (conforme avaliação do início do turno por desidratação), treinavam e eram repetidos os cuidados de hidratação, suplementação e lanche após o treino, tudo feito no clube também.

Para almoço, jantar e ceia, os atletas eram orientados quanto à alimentação em casa, mas nem todos seguiam.

CONCENTRAÇÃO

Em períodos de concentração, os jogadores ficavam hospedados em um hotel, após a reforma citada anteriormente. O objetivo era o descanso, a recuperação física, e nisso incluímos os cuidados alimentares. Para tal, os cardápios eram enviados com antecedência juntamente com as devidas orientações quanto aos cuidados durante o preparo dos alimentos.

Era uma situação muito difícil de se administrar, pois, apesar de todo o conforto e cuidado, os jogadores cansam dessa rotina em hotéis e da alimentação adequada também, diferente da que têm em casa. Dentro do possível, sem prejuízo, procurava colocar alimentos variados e alguns até contraindicados apenas para agradá-los, mas com muito cuidado e moderação. Frequentemente, ficava sabendo que algum membro da comissão técnica liberava alimentos extras ou refrigerantes em algumas refeições em que eu os contraindicava.

Essa atitude me incomodava bastante, pois o maior problema não é exatamente o prejuízo causado por aquele alimento naquela refeição, mas a desautorização ou o descumprimento do cardápio, e entendo que havia também desvalorização do trabalho da nutrição, que muitas vezes é visto como frescura. Seria diferente se me solicitassem a liberação de algum alimento, pois, perante os atletas, isso seria visto como respeito. O interessante é que, quando um preparador físico observa que o atleta não come bem, ele solicita a intervenção da nutricionista, dizendo que eles têm que nos respeitar. É contraditório!

OS ATLETAS E A COMIDA

Normalmente, as estagiárias e eu acompanhávamos os lanches no clube e havia um rodízio entre as estagiárias para acompanhar as refeições no hotel durante as concentrações que eu supervisionava em determinadas situações. No café da manhã e na ceia, no entanto, nunca estávamos presentes, apenas em viagens que acompanhei que serão comentadas posteriormente.

Diante das dificuldades de fazer os atletas ingerirem todos os alimentos que achávamos importantes, fui alterando minha conduta com o passar do tempo. Mantinha os alimentos variados no cardápio, mas passei a adotar o hábito de fazer algumas análises de nutrientes quando os jogadores eram submetidos a exames de sangue, solicitando dosagens simples como vitaminas do complexo B, magnésio, entre outros nutrientes fundamentais para atletas. Em todas as análises verificadas, encontrei atletas com deficiências nutricionais e, a partir daí, passamos a indicar suplementos não só energéticos, mas de reposição nutricional também. O objetivo era suprir deficiências de forma individualizada e não fazer nenhuma superdosagem, buscando melhora de rendimento, até porque não acredito nessa conduta.

Os diferentes perfis nutricionais dos atletas confirmaram minhas convicções de que não adianta dar um suplemento vitamínico e mineral igual para todos, pois cada um tem uma necessidade. A individualização é uma pequena dificuldade quando se trabalha em equipes, pois eles têm muitas atividades em comum, o cardápio, alguns treinos, alongamentos etc. Eu procurava mostrar os exames a eles e explicar por que cada um recebia diferentes complementos. Normalmente, havia uma boa adesão (com algumas exceções) mesmo diante do fato de que alguns membros da comissão eram céticos e desmereciam essa prescrição. No entanto, como indicação de nutriente é trabalho do nutricionista, segui com minha conduta profissional.

Existe certo antagonismo: quando o tratamento é individualizado, os atletas e muitos coordenadores não o aceitam, e quando tratamos todos os atletas igualmente, existe a crítica. Apesar de jogarem como equipe, cada um tem necessidades diferentes, não só pela posição de jogo, mas pelo metabolismo. A diferenciação é curiosa no futebol, pois em um mesmo grupo há indivíduos de diferentes regiões do país ou do mundo. Gaúchos, nordestinos, paulistas, atletas vindos da Argentina, da França, da Espanha, de países árabes, que, mesmo que não tenham tido aquele hábito alimentar na infância, estavam se habituando nos últimos meses. Atletas que vêm de clubes com uma infraestrutura menor adoram a oferta de alimentos encontrada no clube, outros reclamam da falta de sofisticação a que estão acostumados. Jogadores de futebol são assim mesmo, querem variedade, mas não a consomem quando lhe é oferecida. Reclamam dos cardápios, mas nunca deixam de comer arroz e feijão. Podemos ter a maior criatividade, mas comem sempre os mesmos alimentos nas refeições e nos lanches. Ai se faltar misto quente! Não importa o que mais componha a mesa.

Parece que querem a mesa cheia só para olhar, porque sempre criticam quando o sabor do suco ou do bolo oferecido é mudado, mas não significa que não temos que contemplar alimentos de diferentes culturas. As ofertas devem ser variadas sempre que possível, não só pela variedade de nutrientes, mas também para que todos se sintam um pouco em casa.

Costumava cuidar para incluir sucos e frutas típicas de cada região nos cardápios para deleite de todos os que nasceram ou moraram nela. As frutas típicas do Nordeste, o pão de queijo e a goiabada de Minas Gerais, as empanadas argentinas. Não custa agradar, principalmente se não atrapalha a oferta de nutrientes.

Nesse período em que estive no Inter, o clube viajou por muitos países e sempre pesquisávamos pratos típicos para incluir no cardápio, sempre bem antes ou depois dos jogos para que os atletas pudessem conhecer ou relembrar sabores que apreciavam.

É interessante citar isso, porque quem não conhece bem a rotina de jogadores de futebol pode pensar que eles ficam passeando e conhecendo cada país, cada cidade que passam. Na rotina que presenciei, no entanto, os jogadores praticamente só conheciam o hotel mesmo, daí minha preocupação em trazer um pouco da cultura alimentar para a delegação. Alguns, mais curiosos, adoravam; outros não se arriscavam.

Talvez o maior obstáculo, no entanto, não fossem as diferentes culturas regionais, mas as manias de cada jogador. Um só come esta fruta pela manhã, o outro só gosta no lanche da tarde. Outro ainda quer que faça o lanche que ele estava acostumado a comer no outro clube ou aquele *fast-food* que usavam no lanche da viagem quando esteve na seleção de determinada categoria ou até em outro país. "Ah, mas lá no meu país eles nos deixam comer isso" ou "Ah, mas na seleção o lanche é diferente". Querendo dizer: "Entenda que eu sou jogador de seleção e por isso quero outro lanche!", ao que eu precisava responder: "Ok, e eu quero cuidar cada dia melhor de ti para que tu voltes à seleção cada vez mais recuperado." Muitas vezes, o lanche não era inadequado, mas eu não podia fazer quarenta lanches diferentes na hora que eles queriam, portanto, a saída era a negociação, aceitar a sugestão e incluí-la no cardápio assim que fosse possível e quando a sugestão pudesse ser aceita.

Com frequência, o pedido era por guloseimas e *fast-foods* que não eram adequados após os treinos. Eu sabia que quase diariamente este era o cardápio das refeições fora do clube, portanto, usava isso como argumento.

COZINHAS E VIAGENS

Tive pouca resistência por parte de cozinheiros e *chefs* de cozinha por onde passamos. Sempre procurei interferir apenas nos detalhes necessários, sem desrespeitar o trabalho deles. Procurava manter um bom relacionamento, enaltecer a qualidade e o sabor dos pratos daquele local e criticar apenas quando fosse fundamental, exceto quando percebia desorganização total, falta de higiene e comprometimento por parte dos funcionários do local. Nem todo hotel com boa hotelaria tem uma cozinha limpa e organizada. Não custa checar. Surpresas e decepções acontecem, algumas gerando grandes preocupações, pois qualquer deslize pode comprometer o trabalho de uma temporada e, é importante salientar, não temos o poder de evitá-los totalmente. Se algum funcionário (torcedor de outro time) quiser sabotar uma preparação, pode perfeitamente fazê-lo a qualquer momento.

Entendido isso, quando eu viajava, solicitava uma reunião com o *chef* antes que a delegação chegasse ao hotel e, conforme me sentia segura, estabelecia uma relação de confiança bem amigável, que fazia com que ele já soubesse dos cuidados necessários em outra viagem no mesmo hotel ou até mesmo que deixasse algum funcionário me aguardando para a checagem de tudo, quando não o fazia pessoalmente. Em algumas situações, me senti tão tranquila que sequer entrei na cozinha, mas, em outras, me preocupava em inspecionar tudo de perto, apesar de não gostar dessa conduta por achar que quanto mais eu desconfiava, mais eles poderiam se chatear e nos colocar em risco. Por via das dúvidas, sempre perguntava, por curiosidade, se o *chef* responsável pela nossa alimentação torcia contra ou a favor do time adversário. Bom mesmo era quando o *chef* estava naquele país apenas a trabalho e ainda não tinha time.

Em uma ocasião, um garçom me alertou que um colega seu torcia para que perdêssemos o jogo e que ele era "perigoso". Minutos depois, observei que o "suspeito" nos trazia os sucos já abertos. Não tive dúvidas, avisei a todos os atletas que naquele dia se servissem do suco, mas não consumissem, para que ele não suspeitasse. Liberei o refrigerante desde que recebessem as garrafas lacradas.

Em outro caso, um hotel com uma estrutura muito precária não estava dando conta de atender nosso cardápio e a programação estava atrasada. Eu, muito preocupada, entrei na cozinha para verificar o andamento e me deparei com o gerente, de gravata, grelhando filés. Acontece de tudo neste mundo. O certo é que a fachada ou a bandeira do hotel nem sempre corresponde ao padrão de higiene que se observa dentro da produção. É necessário ter cuidado! Quem vê a cara não vê a cozinha.

Muitas vezes, no entanto, a surpresa pode ser positiva. No Equador, o cozinheiro do hotel em que nos hospedamos, por sorte, era o mesmo que acompanhava a seleção daquele país para as Copas e, por isso, já tinha experiência com os cuidados necessários.

Meus conhecimentos de "portunhol", meu fraco inglês e minha falta de conhecimento nas línguas japonesa e árabe foram fundamentais para a aproximação com os funcionários. Sempre aprendia muito. As brincadeiras quebravam um pouco a formalidade e a tensão das situações. Um cozinheiro de Hong-Kong, morador de Abu Dabhi aprendia comigo expressões cotidianas e algumas gírias em português e usava com outras pessoas da delegação. Era muito engraçado ver sua descontração e o carinho que nos dispensava. Fazia de tudo para nos agradar! Já não podemos fazer tal comentário sobre a formalidade e rigidez japoncsa. Tudo bem. No futebol, o que vale é o resultado.

Com a participação do clube em algumas competições internacionais que começaram em 2005, a alimentação em outros países passou a ser foco de preocupações e, apesar da insistência de alguns em levar um cozinheiro amigo para facilitar o preparo dos alimentos, o técnico da época achou mais prudente convocar a nutricionista para acompanhar a delegação.

Ciente da responsabilidade que se impunha, concordei, até porque não tinha opção. O destino era a Colômbia. Viajamos durante 3 dias, o que contribuiu muito para a experiência que tenho hoje com futebol. É completamente diferente a visão depois de passar 3 dias com eles. Amizades se estreitam, a liberdade para colocações se amplia, a visão da nutricionista como membro da equipe técnica é fortificada e a sensação dos atletas de estarem sendo cuidados é confirmada e, por isso, eles passam a valorizar ainda mais toda a situação.

Aprendi a rotina de concentração, as regras, os horários, como funcionam a saída para jogos, a preleção, os conchavos, a rotina do vestiário em dia de jogos, a tensão, o jeito de cada um de lidar com a situação – de jogadores à direção, passando pela comissão técnica. Aprendi quando falar e quando calar, regra importante no futebol.

Era convocada apenas para viagens internacionais em razão do receio de uma má interpretação de cardápio, o que era menos provável aqui no Brasil.

Estive em muitos países. Não necessariamente os conheci; mas os hotéis, sim. Tudo dependia do tempo de permanência e da rotina das refeições. Nas refeições, eu tinha que estar presente, inclusive antes do horário, para checar tudo. Muitas vezes, os colegas de delegação se reuniam para um bom bate-papo após o lanche da noite, longe da presença dos atletas e, muitas vezes, para um café da manhã prolongado quando era turno de folga. Estreitamos relações e tínhamos um bom clima de trabalho. Dividíamos algumas angústias e preocupações, mas também dávamos boas risadas. Desfrutei de grandes alegrias e grandes frustrações junto de meu grupo de trabalho. É preciso saber conviver em cada situação.

Sempre respeitei a mesa da direção, por saber que muitos detalhes podem estar sendo discutidos ali, durante as refeições. Mas, com o passar do tempo, fui convidada a fazer parte da mesa, em diversas situações. Nunca me envolvi com a política do clube e sempre fui discreta diante de todos os comentários, exceto quando pediam minha opinião ou havia uma discussão pertinente com meu trabalho. Nem só de conversas sérias vive a mesa da direção, a descontração também faz parte, mas, por precaução, nunca se deve fazer piadinhas em dias de decisão.

EQUIPE TÉCNICA

Quando permanecemos por um período longo dentro de uma instituição, trabalhamos com diferentes diretores, presidentes, técnicos, preparadores físicos etc. e precisamos entender a expectativa de cada um sobre o trabalho. Precisamos aprender a diferenciar o estilo e a visão de cada dirigente, seu perfil, assim como a forma de atuar de cada um.

Alguns entendem que o papel do nutricionista é contribuir para a melhora do rendimento de cada atleta, seu desempenho e sua recuperação, outros acham que você deve fazer papel de babá de jogador, atendendo a todos os seus pedidos, e simplesmente agradá-los. Quem entende de nutrição sabe que nem sempre isso é possível. Também não sei se deveria ser assim. A alimentação é uma maneira de dar limites e, até hoje, somando 17 anos de experiências no futebol, nunca vi um grupo vencedor sem uma coordenação forte e coerente. E isso não inclui atender a todas as solicitações dos atletas, principalmente quando estas podem prejudicá-los.

Preciso dizer que, durante os 11 anos dispensados ao acompanhamento dos atletas do Inter, não vi muitos limites ao meu trabalho. Eu simplesmente ia. Percebia algumas intransigências, implicâncias. Quando eu queria alterar algo na rotina de trabalho, quase sempre tive carta branca. Quando queria solicitar exames ou mudar uma conduta, não tinha resistência por parte da direção, talvez apenas de alguns colegas isolados. Aprendi a abrir meu caminho.

Alguns técnicos solicitavam mais a participação da nutricionista, dando espaço para conversas com os atletas. Outros não faziam ideia de onde eu poderia ajudar, e talvez nem lembrem o nome da nutricionista, mas também não atrapalhavam. Permanecia fazendo meu trabalho como fosse possível.

CARDÁPIOS

É importante reforçar a ideia da necessidade de muita organização para o sucesso do trabalho. No caso das diversas viagens internacionais, a logística era primordial para o sucesso: confecção de cardápios com antecedência, tradução e envio, pois contato prévio com os locais que receberiam a delegação sempre ajudaram.

Quando as situações pareciam mais difíceis ou o tempo de permanência dos atletas até o dia do jogo era reduzido, sentia a necessidade de viajar antes do grupo para esperá-lo no local com a estrutura da alimentação já organizada. Era fundamental que não tivéssemos problemas de interpretação de cardápio, o que, com frequência, ocorria por diferentes razões.

Traduzir os cardápios não era suficiente; passei a fazer o cardápio como um álbum de fotografias, com muitas receitas descritas e a foto do prato. Até vídeo de receita de feijão traduzida para o espanhol e o inglês eu enviava. Isso ajudou a minimizar os problemas de preparo.

Nesse ponto, é impossível não falar das viagens ao Japão e Abu Dhabi, quando disputamos os Campeonatos Mundiais.

Apesar de diferentes culturas, os *chefs* nem sempre são do país em que trabalham, e isso pode facilitar ou dificultar as coisas. Não tínhamos problemas com a confecção dos pratos depois que eles entendiam o que queríamos, mas o difícil era eles entenderem. Trabalhei com cozinheiros italianos, espanhóis, japoneses e coreanos, muitas vezes por meio de mímicas e em diferentes línguas e sotaques. Era difícil, às vezes, lidar com as regras e formalidades do hotel quando era necessário alterar um horário da refeição ou solicitar a alteração de um item do cardápio.

No Japão, por pura falta de conhecimento, deixei de incluir itens no cardápio por achar que não estariam disponíveis naquele país e depois me arrependi. Não consegui reverter. Eu mesma comprava itens extras no supermercado e deixava no meu apartamento para que qualquer atleta solicitasse na hora que quisesse. Cancelar um lanche que já estava pago era fácil, mas incluir um iogurte, nem pensar. Assim a gente aprende.

Apesar de alguns senões, tudo deu certo no final, com refeições fartas, bem preparadas e bem servidas. Hotéis luxuosos, excelente serviço, tudo ajuda. *Arigatô!*

Em Abu Dhabi, tive a excelente surpresa de trabalhar com um gerente de hotel e um *chef* de cozinha fantásticos, meus desejos eram ordens. Inventei muita coisa, pedia pratos típicos, além de tudo o que me ofereciam. Nos intervalos, eu sentava para orientar o gerente do hotel, que estava com problemas de saúde e precisando de orientação nutricional. Fazia cardápio com figuras e enviava a ele por *e-mail*. Uma mão lava a outra!

Tudo isso ocorre sem se deixar a responsabilidade de lado, controlando o preparo dos alimentos e a apresentação, observando atentamente as suspeitas de adulteração.

Trabalhar com jogadores de futebol é difícil, pois eles são exigentes, nem sempre são compreensivos. Alguns não são muito polidos, outros são mimados, mas mesmo assim muitos impressionam pela postura profissional, e é com estes que se tem a maior gratificação pelo esforço que fazemos.

Nossa responsabilidade é fazer com que tudo dê certo e que não surjam imprevistos que possam afetá-los. Eles vão reclamar sempre da monotonia do cardápio e, por maior que seja a variedade que você consegue oferecer, irão continuar comendo arroz, feijão, macarrão e filé. Apesar de homens feitos, prepare-se para se deparar com alguns querendo ser tratados como crianças, querendo apenas ser agradados – e muito. Faça o que você acha correto, fazendo-os pensar que foi apenas para agradá-los. Eles vão ficar felizes e também é seu papel oferecer os alimentos adequados, contemplando o desejo dos atletas sempre que for possível. Argumentar com segurança ajuda muito.

Minha experiência com o críquete 37

Narayana Reinehr Ribeiro

INTRODUÇÃO

Críquete é um esporte pouco conhecido no Brasil e muito praticado no mundo, principalmente na Inglaterra, no Paquistão, na Índia, na Austrália e em vários outros países, em especial os de colonização inglesa.

Existem alguns formatos do jogo de críquete que se diferenciam principalmente pelo tempo de duração, que varia entre 3 horas e 5 dias. No Brasil, jogam-se as versões mais curtas, predominando o *fast cricket*, que é o jogo de duração de 3 horas, também conhecido como *twenty 20* (T20).

Os campeonatos de que eu participei como atleta e nutricionista foram todos T20, por esse motivo vou me ater ao funcionamento metabólico e às estratégias nutricionais desse formato em especial. Todas as informações passadas são de conhecimento de outros esportes e adequadas ao críquete por vivência como atleta, já que a modalidade T20 é recente dentro da história do críquete e, mais ainda, como esporte no Brasil. Por isso, existe uma dificuldade em se encontrar estudos científicos sobre o assunto.

CARACTERÍSTICAS DA MODALIDADE

O críquete é um esporte em grupo com times compostos por onze atletas. Ele tem duas fases: a fase em que o time está rebatendo e a fase em que o time está no campo. Os jogos de bete ou taco na rua, jogados pelas crianças, são uma variação popular do críquete.

Conta com duas casinhas, *wicket*, em inglês, (cada casinha é composta por três estacas de madeiras fincadas no chão) a 20 m de distância uma da outra. Fica um rebatedor protegendo cada casinha, enquanto o outro time arremessa a bola para tentar derrubá-la. O time que está defendendo as casinhas pontua a cada vez que rebater a bola e correr, trocando de lado; cada corrida marca 1 ponto. Se a rebatida for forte o bastante para sair do campo, são 4 pontos e, se for mais forte ainda para sair do campo sem nem mesmo encostar na grama, são 6 pontos para o time. Após um período, os times trocam: o time que estava rebatendo vai para o campo e o que estava no campo vai rebater para tentar ultrapassar a pontuação feita pelo outro time e vencê-lo. Resumindo, é um jogo de bete em um campo parecido com o de beisebol.

Um detalhamento importante para identificar as necessidades nutricionais de cada atleta em cada etapa do jogo diz respeito aos fatos de os atletas costumarem se especializar em rebater (*batsman*), ou lançar (*bowler*); e de haver ao menos um atleta por time na posição atrás da casinha (*wicketkeeper*) para pegar as bolas lançadas que não foram rebatidas ou que apenas encostaram no rebatedor. Todos os atletas devem fazer a parte do campo (*fielding*). Em alguns times, como é o caso da seleção brasileira de críquete, algumas atletas acabam fazendo mais de uma função, o que complica ainda mais a estratégia nutricional.

JOGO DE CRÍQUETE

Trinta minutos antes do início da partida, é definido entre os capitães ou capitãs de cada time, no cara ou coroa, qual time vai começar no campo ou rebatendo. Após a primeira metade do jogo, é dado um descanso de 10 a 20 minutos antes de se iniciar a segunda metade, quando os times invertem os papéis. Cada metade do jogo deve durar no máximo 1 hora e 30 minutos, com penalizações para o time que estiver atrasando a partida, quais sejam diminuição do tempo de descanso no intervalo e perda de pontos.

DEMANDAS METABÓLICAS E NUTRICIONAIS

As duas fases do jogo são metabolicamente muito distintas, e só se sabe qual ocorrerá primeiro com 30 minutos de antecedência. Para complicar ainda mais, há apenas 10 minutos de intervalo (que é o mais comum). Como deixar o atleta preparado para a segunda fase?

O início da partida costuma ser às 9h00 ou 10h00 para o jogo de manhã e às 14h00 ou 15h00 para o jogo à tarde. Existe a variação do jogo à noite, mas no Brasil não existem campos apropriados para esse turno.

É preciso, então, calcular um café da manhã reforçado ou um almoço leve antes de cada partida. Uma outra complicação é que, nos campeonatos, o almoço é oferecido pela organização, podendo variar de uma comida regional até um sanduíche de presunto e queijo com refrigerante.

Por isso, utilizo a estratégia de dar orientações sobre os alimentos que devem ser preferidos e evitados nessas refeições e tento garantir nutrientes importantes com a suplementação.

Para tanto, é importante conhecer as funções no time para entender melhor cada metabolismo:

- rebatedor: é uma especialidade que demanda muita explosão para bater forte na bola e correr rapidamente os 20 m entre as casinhas, reflexo para ajustar o movimento a cada arremesso e atenção para não perder o foco nem na hora de bater, nem na de correr. O metabolismo utilizado pelo rebatedor é, na maior parte do tempo, anaeróbio lático;
- arremessador: a pessoa pode correr a distância que quiser antes de arremessar, podendo escolher entre um arremesso mais forte ou colocar efeito na bola, o que costuma diminuir a velocidade do arremesso. Essa fase acontece enquanto o time está no campo, então, muitas vezes, o atleta já chega cansado para iniciar os arremessos. Essa especialidade demanda concentração, velocidade no braço e nas pernas (que é o que vai conferir boa parte da força no arremesso, no caso dos arremessadores rápidos) e resistência/tolerância ao estresse. Cada pessoa que for arremessar vai lançar seis bolas (o que representa um *over*) e, então, alternar com os outros lançadores. Cada jogador só pode arremessar quatro *overs* por partida;
- *wicketkeeper*: é a pessoa que fica atrás da casinha e tem importância enorme no time. Se ela não pegar a bola que não foi rebatida ou que foi apenas desviada e a bola escapar, os batedores podem correr, marcando pontos a cada corrida, o que desestabiliza o time. Esse atleta costuma ficar agachado para poder pular em cada bola e tentar alcançá-la com as luvas. Isso durante 1 hora e 30 minutos. São muitos agachamentos por jogo, em torno de 100 a 140. Esse atleta necessita de muita concentração, explosão, resistência e reflexo;
- campo: significa correr atrás da bola e devolvê-la o mais perto e rápido possível na casinha para tentar eliminar o rebatedor e evitar que o time que está batendo marque pontos. Um objetivo de quem está no campo é pegar a bola antes de ela cair no chão, que é o "pegar vitória" no bete, que também é uma forma de eliminar o rebatedor. Nessa fase do jogo, o atleta dá tiros curtos atrás da bola, alternando com períodos de pouco movimento, que é quando a bola é batida para outras áreas do campo, alternando um metabolismo anaeróbico alático com lipolítico. Esse atleta precisa estar bem hidratado em razão do período de exposição ao sol (costuma ser dado um tempo curto para hidratação no meio do período do campo), com boa capacidade de explosão e um pouco de resistência, em razão do tempo decorrido nessa fase da partida;
- alguns suplementos e alimentos podem auxiliar em características específicas:
  - explosão e velocidade de explosão: doces de frutas, creatina e D-ribose;
  - reflexo: cafeína, taurina, inositol e uma boa hidratação;
  - concentração e foco: cafeína, L-teanina. Para essas características, um alimento que ajuda bastante é o chá mate, que pode ser na forma de chimarrão ou até daqueles chás gelados, substituindo a cafeína e a taurina;
  - resistência: triglicerídios de cadeia média (TCM), que podem ser administrados na forma de suplemento ou de óleo de coco;
  - tolerância ao estresse (para o atleta não ter o que eles denominam de "o músculo travar" ou aquelas dores musculares por estresse de não "soltar os músculos"): boa hidratação e magnésio.

ESTRATÉGIAS NUTRICIONAIS

Durante a Copa das Américas de 2012 com a seleção brasileira de críquete, pude testar várias estratégias nutricionais e de suplementação que deram certo e errado, comprovando a individualidade metabólica de cada atleta. A seguir, vou explicar essas estratégias e relatar algumas experiências:

- antes do campo: café da manhã reforçado, sempre com frutas, sucos, café ou chá (preto, mate, banchá ou verde), uma fonte de proteína (iogurte, queijo,

presunto, ovo, leite) e uma fonte complementar de carboidrato (pão, aveia ou outro cereal, tapioca, bolo simples); ou almoço leve, com um cereal ou tubérculo ou macarrão, uma leguminosa, três cores de salada (sempre com alimentos crus e cozidos) e uma proteína magra. Se o time não começar no campo, cada atleta deve entrar em um momento diferente para bater. Para os atletas que demorarem um pouco mais para entrar para bater, costumo utilizar barrinhas de cereais, frutas, sanduíches leves e suco ou bebida esportiva. Muitas vezes, o atleta, por nervosismo, falta de apetite ou por não se adequar à alimentação oferecida, não consegue se alimentar adequadamente antes do início da partida ou entre as duas fases. Nesse caso, utilizo suplementação, que costuma ser um hipercalórico de rápida absorção. Também oriento a utilização de BCAA, TCM e cafeína com taurina;
- durante o campo ou o período rebatendo: se o atleta sentir necessidade, consumir carboidrato em gel e, sempre que possível, bebida esportiva;
- antes de entrar para bater: segue o mesmo raciocínio de antes do campo, no entanto, como a ordem de rebatedores faz com que alguns atletas entrem para rebater imediatamente, enquanto outros ficam para mais tarde ou mesmo para o final (podendo até não entrar para rebater, dependendo do decorrer da partida), logo antes de entrar para rebater recomendo bebida esportiva, doce de fruta, chocolate ou carboidrato em gel com proteína. Sempre recomendo a utilização de BCAA;
- ao final da partida: é um momento muito complicado, no qual os atletas estão eufóricos ou muito tristes e pensam em muitas coisas, menos em se alimentar. Ao mesmo tempo, é de fundamental importância a alimentação nesse período, principalmente se o campeonato continuar no dia seguinte. Por isso, o mais fácil é a utilização de lanches rápidos ou hipercalórico acompanhado de BCAA.

Gosto também de utilizar um complexo antioxidante antes das partidas e um polivitamínico para atletas com alimentação restritiva (alergias e/ou muitas aversões alimentares).

Seguem relatos dos atletas quanto a alguns dos suplementos utilizados:

- TCM: quem melhor se adaptou ao uso do TCM antes do período no campo foi a *wicketkeeper*. Após as partidas, ela relatou que teve muito mais disposição e não sentiu tanto as pernas queimarem depois da metade do período que o time está em campo, que era a sua maior reclamação. O TCM não é prático, vem em um frasco e, na correria para entrar no campo, acaba sendo ingerido aos goles. A orientação era um gole médio para cada atleta. Alguns atletas tiveram bons resultados com o TCM, apesar do sabor desagradável de óleo de fritar batatas. Outros atletas, nem tanto. Uma das meninas do time quase abandonou o jogo por ter desconfortos intestinais;
- hipercalórico: o hipercalórico utilizado antes do período do campo foi 100% aprovado. Ele tinha uma relação de 4 g de carboidrato para 1 g de proteína e absorção rápida. Foi de grande valia, principalmente entre as duas fases do jogo. As atletas perceberam um aumento de energia, relatando entrarem na segunda fase do jogo com muito mais disposição;
- BCAA: o BCAA foi calculado individualmente, dependendo da função e do desgaste de cada atleta. Nem todas as atletas o utilizaram, mas foi importante em razão do grande número de jogos disputados. Por não apresentar um resultado perceptível de imediato, era o suplemento que as atletas mais se esqueciam de tomar;
- creatina: a creatina foi utilizada antes de cada fase e entre as duas etapas do jogo. No caso desse campeonato, ela estava na forma de pastilhas coloridas e veio em um pote grande, tornando-se o suplemento mais popular por causa do sabor e da praticidade. Não foi possível, porém, mensurar ao certo sua eficiência. Os outros times elogiaram a explosão das brasileiras no campo, o que pode ter sido por mérito da creatina.

Dificuldades na suplementação

Deve-se ter muito cuidado com a cafeína, pois é difícil individualizar sua dose e muitos atletas acham que esse suplemento não tem efeito colateral. Por isso, acreditam que, se um é bom, dois devem ser ainda melhores. Acabam estragando a sua participação na partida e, possivelmente, aumentando o risco de lesões.

Por ser um suplemento dose-dependente, algumas atletas usavam a cafeína e não sentiam nada, enquanto outras ficavam elétricas e se sentindo incansáveis.

Meu receio maior era o momento da utilização, pois a cafeína vai atingir o seu pico de funcionamento entre 30 a 40 minutos após a ingestão, então ela tinha que ser tomada com antecedência bem calculada.

Meu suplemento pessoal continha cafeína, taurina, D-ribose, complexo B, sódio e potássio. Achei a composição muito boa, mas como o produto foi comprado pronto, não relatava a quantidade de cafeína por porção. Tomei logo antes de entrar para rebater (nesse dia, foi logo após ter feito o campo) e estava fazendo um bom trabalho como rebatedora até a cafeína fazer efeito. Foi uma sensação muito ruim, fiquei acelerada e inquieta. Me precipitei e saí pouco depois, fui eliminada, a lançadora derrubou minha casinha. Eu não saía dessa forma havia uns 3 anos. Esse acontecimento acabou com a minha autoconfiança e atrapalhou a minha rebatida pelo resto do campeonato.

Já a capitã do nosso time, que só tomou a cafeína no último jogo, adorou o resultado: "Foi muito perceptível a diferença, eu fiquei mais focada, mais atenta, consegui puxar a responsabilidade do jogo para mim nos momentos mais importantes e me senti super confiante" (Erika Reinehr – capitã). Ela foi a melhor jogadora do Brasil nesse jogo.

Nesses dois relatos com cafeína, as situações e o suplemento foram muito parecidos, nós somos irmãs gêmeas univitelinas (a capitã do time e eu) e o resultado foi completamente diferente. O que mudou: a dose do suplemento. Eu tomei, por falta de atenção ao ler o rótulo, o dobro da dose recomendada do produto. Minha irmã tomou a quantidade correta.

Os exemplos citados da cafeína e do TCM mostram que todos os suplementos devem ser testados antes, na fase de treinamento, nunca no campeonato, para que não haja surpresas desagradáveis e o nutricionista possa ajustar as dosagens sempre que necessário.

É muito importante ressaltar que algumas atletas, por escolha própria, não utilizaram suplemento algum durante o campeonato, levando lanches como frutas, sucos, granola e barrinhas de cereais para comer no intervalo da partida e fazendo uma marmita do almoço para comer logo após o fim do jogo da tarde, ou fazendo o almoço logo após o jogo da manhã. Essas atletas tiveram um bom rendimento nos jogos.

Essas estratégias alimentares também devem ser previamente combinadas e testadas nos treinos.

É importante citar que, em campeonatos internacionais, existem várias dificuldades que atrapalham na alimentação dos atletas que não costumamos enfrentar em campeonatos nacionais, como dificuldade de comunicação quando se procura lugares saudáveis para fazer as refeições, culinária com temperos diferentes, gasto com comidas saudáveis muito mais alto do que com lanches não saudáveis (esse problema é encontrado em qualquer lugar), muitas atletas utilizam o tempo que poderia ser destinado a procurar ou preparar uma alimentação saudável para fazer turismo. Na minha percepção, grande parte dos atletas ainda economiza dinheiro na alimentação e até na compra de água para a hidratação e reidratação após os jogos, de forma a atrapalhar e comprometer sua própria saúde e o rendimento no campeonato.

Em campeonatos internacionais, o atleta sempre tem muito orgulho de estar representando seu país, mas tem que estar ciente de que maior ainda é a responsabilidade de como representar o Brasil. As pessoas dos outros países vão observar o estilo de jogo e, fora do período de jogos, também vão considerar a forma de se comportar e de se alimentar como se ela fosse a dos brasileiros em geral.

Nossa equipe teve duas experiências sobre esse assunto. No Campeonato Sul-Americano do Chile, as chilenas não tinham uma boa visão do Brasil por terem conhecido uma brasileira que consideraram mal-educada. Felizmente, mudaram a forma de pensar sobre o Brasil após conhecer nossa equipe. No campeonato seguinte, a equipe do Peru homenageou o Brasil, dizendo que éramos um exemplo de seriedade no esporte e que tínhamos motivado as jogadoras mais novas a treinar com mais dedicação.

Para saber mais sobre críquete, recomendo a página da Wikipédia: http://pt.wikipedia.org/wiki/Criquete.

360 *Extremes Expedition*: a volta ao mundo em 3 anos

38

Isabella Alencar

O PROJETO

Em 2012, recebi o convite para participar da preparação dos integrantes de um time composto por dois integrantes: Natália Almeida, de 27 anos e Benjamin Weber, de 31 anos. Eles vão dar a volta ao mundo. O projeto começou com um sonho dos integrantes e o planejamento já estava completo quando fui convidada a participar da fase de preparação.

A equipe do 360 *Extremes Expedition* irá sair de São Paulo (Brasil) em agosto de 2015 e começará sua volta ao mundo, não de modo tradicional, de leste a oeste, mas sim de um jeito mais difícil, de norte a sul, atravessando os polos. A equipe enfrentará condições climáticas extremas, tipos de terrenos variados e desafios diversos. A viagem começa em São Paulo, andando pelas montanhas e florestas tropicais, passa por tundras e desertos das Américas, pelo Ártico e Polo Norte, segue em direção sul viajando pela Sibéria e Mongólia, até os Himalaias. Para chegar ao hemisfério sul, cruzarão a Austrália, a Nova Zelândia e a Antártida. Voltarão a São Paulo 3 anos após a saída, em março de 2018.

Esse desafio não se inicia apenas em 2014. A equipe já está entrando no terceiro ano de preparação árdua para atingir o objetivo. Dentre os treinamentos: aeróbio (corrida), fortalecimento muscular (musculação), capacidades motoras (treinamento funcional), específico (alpinismo e ciclismo) e relaxamento (ioga); a nutrição é essencial, pois é a base para o desempenho físico. Os alimentos, além de proporcionar energia para o trabalho biológico, fornecem elementos essenciais para a renovação celular.

Na Tabela 38.1, consta a previsão dos percursos e desafios a serem enfrentados pela equipe.

Tabela 38.1 Previsão da totalidade dos percursos do projeto 360 *Extremes Expedition* em 3 anos, de 2015 a 2018

Local	Percurso	Desafio
Polos extremos	2.000 km	Temperaturas que atingem -30°C
Deserto de Gobi	800 km	Viajar pedalando pelo deserto
Desertos australianos	3.000 km	Viajar pedalando pelo deserto
Aconcágua (Andes)	6.900 m de altura	Escalada
Cotahuasi Canyon (Peru)	3.350 m de profundidade	Escalada
Grand Canyon (EUA)	1.700 m de profundidade	Escalada
Leste da Ásia e Américas do Sul e Central	Florestas tropicais	Viajar pedalando, montanhas e altitude
Tibet e Bolívia	Estradas	Ambas estão entre as mais perigosas do mundo
Todos		Nevascas, fissuras no gelo e escaladas no frio e calor extremos

A adesão a práticas esportivas radicais tem crescido consideravelmente, em especial em culturas ocidentais que, por serem exacerbadamente urbanas e industrializadas, dificultam a interação do homem com o ambiente natural. O amplo acervo de esportes classificados como radicais caracteriza-se por apresentar barreiras naturais complexas e diversificadas; por exigir, em muitos momentos, a superação dos limites físicos e emocionais de seus praticantes; e por proporcionar a experimentação de múltiplas e intensas emoções[1].

POR ONDE COMEÇAR?

O primeiro passo para iniciar um trabalho, seja ele individualizado ou em grupo, é entender o público-alvo. Deve-se avaliar a interação entre todos os sistemas do corpo, compreendendo a fisiologia, a bioquímica e os aspectos emocionais do organismo. Em 1955, o dr. Roger J. Williams[2] já enfatizava que a individualidade bioquímica deve nortear a terapia, na qual a relação nutricionista/paciente é essencial e determinante para detectar e atuar efetivamente nos processos que estão desequilibrando o indivíduo em questão. E essa individualidade não está apenas direcionada a patologias. Para os praticantes de atividade física ou esportistas, as alterações fisiológicas e os desgastes nutricionais gerados pelo esforço físico podem conduzir ao limiar da saúde e da doença se não houver a compensação adequada desses eventos[3]. Os desequilíbrios orgânicos podem ser, dentre outros, provenientes de carências nutricionais, *overtraining* e estresse oxidativo.

Antes de pensar em quaisquer desequilíbrios orgânicos gerados por uma falta de compensação desses eventos físicos, foi preciso iniciar o trabalho equilibrando o organismo.

Assim como o exercício físico exige um período de adaptação, o programa nutricional também iniciou com "adaptação", visando fornecer ao organismo o suporte nutricional necessário para a nova rotina. Detectou-se que o comportamento alimentar da equipe estava sendo um gatilho para o aumento de sintomatologias como dor de cabeça, excessiva formação de muco no nariz, digestão lenta, constipação intestinal, excesso de formação de gases intestinais e moleza pós-prandial.

Portanto, antes de iniciar o programa, deve ser levada em consideração a história pregressa e atual, assim como a "história de vida" e o objetivo de cada esportista. Avaliar sinais e sintomas torna-se essencial, uma vez que, em muitos casos, como no caso do projeto 360º, a prática de exercício físico foi iniciada na vida adulta, na qual os praticantes, além dos treinos, têm uma rotina diária de trabalho e família.

A Tabela 38.2 demonstra os aspectos a serem investigados em uma anamnese, a fim de diagnosticar os desequilíbrios funcionais[3] que podem influenciar a saúde e o estado nutricional dos indivíduos. O questionário de rastreamento metabólico, disponibilizado pelo Centro Brasileiro de Nutrição Funcional, serve como uma ferramenta útil para a avaliação de sinais e sintomas[4].

A mudança de comportamento alimentar foi o objetivo principal no início do projeto. Partimos da premissa de que, sem a mudança de comportamento alimentar, dificilmente outros objetivos propostos seriam alcançados. Para que isso ocorra, torna-se essencial o vínculo e a integração do nutricionista com o esportista.

Tabela 38.2 Oito sistemas a serem investigados (sinais e sintomas) em uma anamnese alimentar

Estresse oxidativo e metabolismo energético
Regulação hormonal e de neurotransmissores
Digestão, absorção e integridade da barreira intestinal
Suporte imunológico
Integridade estrutural do indivíduo
Destoxificação e biotransformação hepática
Processo inflamatório
Equilíbrio psicológico e espiritual – interação corpo e mente

O trabalho do nutricionista vai além da simples prescrição técnica, ou seja, do planejamento alimentar; é importante que o profissional saiba das mudanças e etapas nesse processo, escute e detecte as dificuldades, conheça bem a rotina do esportista e faça com que este tenha conhecimento claro da importância da alimentação para o projeto, para que juntos estabeleçam metas para alcançar os objetivos.

PROGRAMA NUTRICIONAL

Foi estabelecido com a equipe um acompanhamento mensal durante os 3 anos de preparação do projeto. Para realização da anamnese, a consulta inicial foi feita individualmente. As demais consultas estão sendo realizadas em conjunto.

Na primeira consulta, foi estabelecido um plano de ação com algumas metas, e como base visual para explicação das metas, foi utilizada a pirâmide alimentar proposta por Walter C. Willett em 2001[5]. Nas demais consultas, foram trabalhadas as necessidades atuais, as dificuldades e a evolução, e novas metas foram estabelecidas.

Depois do primeiro mês de trabalho, com a mudança no comportamento alimentar, o time não apresentou os sintomas de dor de cabeça, excessiva formação de muco no nariz, digestão lenta e moleza pós-prandial. Após 3 meses de acompanhamento, o funcionamento intestinal regularizou, apresentando consistência tipo 4, segundo a escala de Bristol[6], com sensação de esvaziamento completo. Na Tabela 38.3, estão descritos os resultados esperados para o próximo ano de projeto.

Tabela 38.3 Resultados esperados para o segundo ano do projeto 360 *Extremes Expedition*

Resultados esperados
Suporte antioxidante adequado
Suporte nutricional de acordo com o treino
Composição corporal adequada
Exames bioquímicos adequados
Autonomia alimentar em diferentes países e ambientes extremos

NUTRIÇÃO ESPORTIVA EM AMBIENTES EXTREMOS

Termorregulação

O homem necessita que sua temperatura interna seja constante e seu sistema termorregulador mantém a temperatura central próxima de 37°C, para conservação das funções metabólicas[7].

O centro termorregulador do corpo está localizado no hipotálamo, o qual se comunica com receptores sensoriais (termorreceptores) centrais e periféricos. Os receptores centrais estão localizados no hipotálamo e monitoram a temperatura do sangue quando ele circunda o cérebro, enquanto os receptores periféricos encontram-se na pele e monitoram a temperatura ao seu redor, ou seja, no ambiente[8].

Em repouso, a exposição ao frio provoca duas respostas fisiológicas essenciais que contribuem para a manutenção do equilíbrio térmico: a termogênese e a vasoconstrição periférica. Estas levam ao aumento da produção de calor e à diminuição da perda de calor, respectivamente. O aumento da termogênese durante a exposição a baixas temperaturas é resultante do tremor, resposta fisiológica que aumenta significativamente a taxa metabólica. O tremor pode aumentar a taxa metabólica em três vezes ou mais que o nível em repouso[8].

Exercícios aeróbicos prolongados provocam um aumento de até 24 vezes na produção metabólica de calor. Essa produção de calor durante o exercício tende a compensar a perda de calor causada pela exposição ao frio. Os efeitos do frio na resposta fisiológica ao exercício aeróbico submáximo são determinados pela intensidade do exercício e do frio. Durante a prática de exercícios de baixa intensidade no frio, a produção metabólica de calor pelo exercício pode ser baixa demais para neutralizar totalmente a perda. Consequentemente, podem ocorrer tremores durante o exercício, acompanhados de aumento proporcional no consumo de oxigênio (VO_2) e produção de calor. Em contrapartida, se a intensidade do exercício for forte o suficiente para gerar mais calor, não haverá tremor[9].

Aclimatação à altitude

Mais de 40 milhões de pessoas vivem, trabalham e se divertem em regiões entre 2.000 e 7.000 m acima do nível do mar. Ao contrário dos nativos das grandes altitudes, a exposição prolongada de uma pessoa não aclimatada em grandes altitudes pode causar hipóxia (levando, em alguns casos, à morte), que é a diminuição da quantidade de oxigênio disponível, mesmo quando a pessoa não está praticando nenhuma modalidade esportiva. A classificação da altitude encontra-se na Tabela 38.4.

Tabela 38.4 Classificação da altitude em três escalas

Alta	2.500-3.500 m
Muito alta	3.500-5.500 m
Extremamente alta	Acima de 5.500 m

Fonte: adaptada de Graydon e Hanson[10].

Os riscos de uma ascensão rápida vão desde um estado de sensação de mal-estar e náusea até o surgimento de outros sintomas, como fortes dores de cabeça, perda do apetite, excitabilidade, insônia, diminuição rápida do peso corporal e vômitos, que no seu conjunto formam o denominado "mal de montanha"[10].

A aclimatação é imprescindível, pois consiste na estabilização das adaptações fisiológicas mencionadas, ao longo de um período variável, de acordo com a altitude e as características individuais. Esse processo consiste em alterações em vários níveis: estabilização da ventilação e da frequência cardíaca, aumento da produção de glóbulos vermelhos, aumento da densidade capilar e da concentração de mitocôndrias, regulação do pH sanguíneo e outras alterações em nível enzimático nos processos relacionados com a fonte aeróbia.

Pode-se ter como parâmetro (genérico) 2 semanas para a adaptação a 2.300 m. Dali em diante, para cada aumento de 610 m de altitude será necessária mais 1 semana para adaptação plena até 4.572 m[11].

Os atletas que desejam competir em altitude devem iniciar um treinamento intenso durante a aclimatação. O início rápido do treinamento minimiza os efeitos do destreinamento induzido pela tendência normal de reduzir a atividade física nos primeiros dias de altitude[12].

Alterações hematológicas

A hipóxia constitui ainda um estímulo potente e imediato à produção de eritropoietina (EPO), o que provoca um aumento da eritropoiese, com consequente elevação do hematócrito e concentração de hemoglobina ao fim de alguns dias ou semanas após a exposição à altitude[13].

A importância desse incremento da concentração de eritrócitos no âmbito da aclimatação à altitude é um fenômeno que tem merecido alguma discussão. O aumento da viscosidade sanguínea, induzido pelo aumento do hematócrito, associado à diminuição do volume plasmático, pode aumentar o dispêndio energético cardíaco e dificultar o fluxo sanguíneo nos capilares, diminuindo a eficácia cardiovascular no transporte de oxigênio para os tecidos[14]. Estudos desenvolvidos por West em 1998[15] sugerem que alguns nativos da região dos Andes conseguem ser mais produtivos quando suas concentrações de eritrócitos são mais reduzidas.

Alterações nutricionais

Além do próprio exercício, que pode ser fisicamente extenuante, a Figura 38.1 ilustra que em condições ambientais extremas, fatores como maior demanda de energia e de água, apetite e sede deprimidos, e disponibilidade limitada de alimentos e líquidos (no caso de atletas em trânsito, como na escalada) fazem com que seja difícil manter o equilíbrio energético e hídrico.

Segue depoimento da equipe do Projeto 360 *Extremes Expedition*, em sua primeira viagem experimental às montanhas da Bolívia:

> Na altura, tudo é diferente. O tempo passa três vezes mais lentamente, o corpo pesa o dobro, o ar é difícil de respirar, a água cansa para beber e para comer, não há vontade. Administrar tudo isso é uma coisa complicada e, com o passar dos dias, um exemplo de superação. Terminar e ver que consegue te faz se sentir mais forte e confiante para continuar treinando em condições como essas.

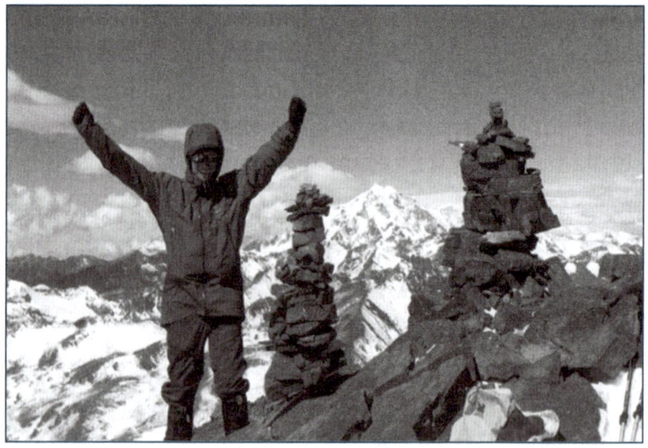

Figura 38.2 Integrante do Projeto 360 *Extremes Expedition* no pico Áustria, na Bolívia, a aproximadamente 5.270 m de altitude, em junho de 2012.

Estresse oxidativo

O treinamento esportivo e a competição elevam acentuadamente a atividade metabólica celular[17]. O aumento na atividade metabólica favorece a ocorrência de

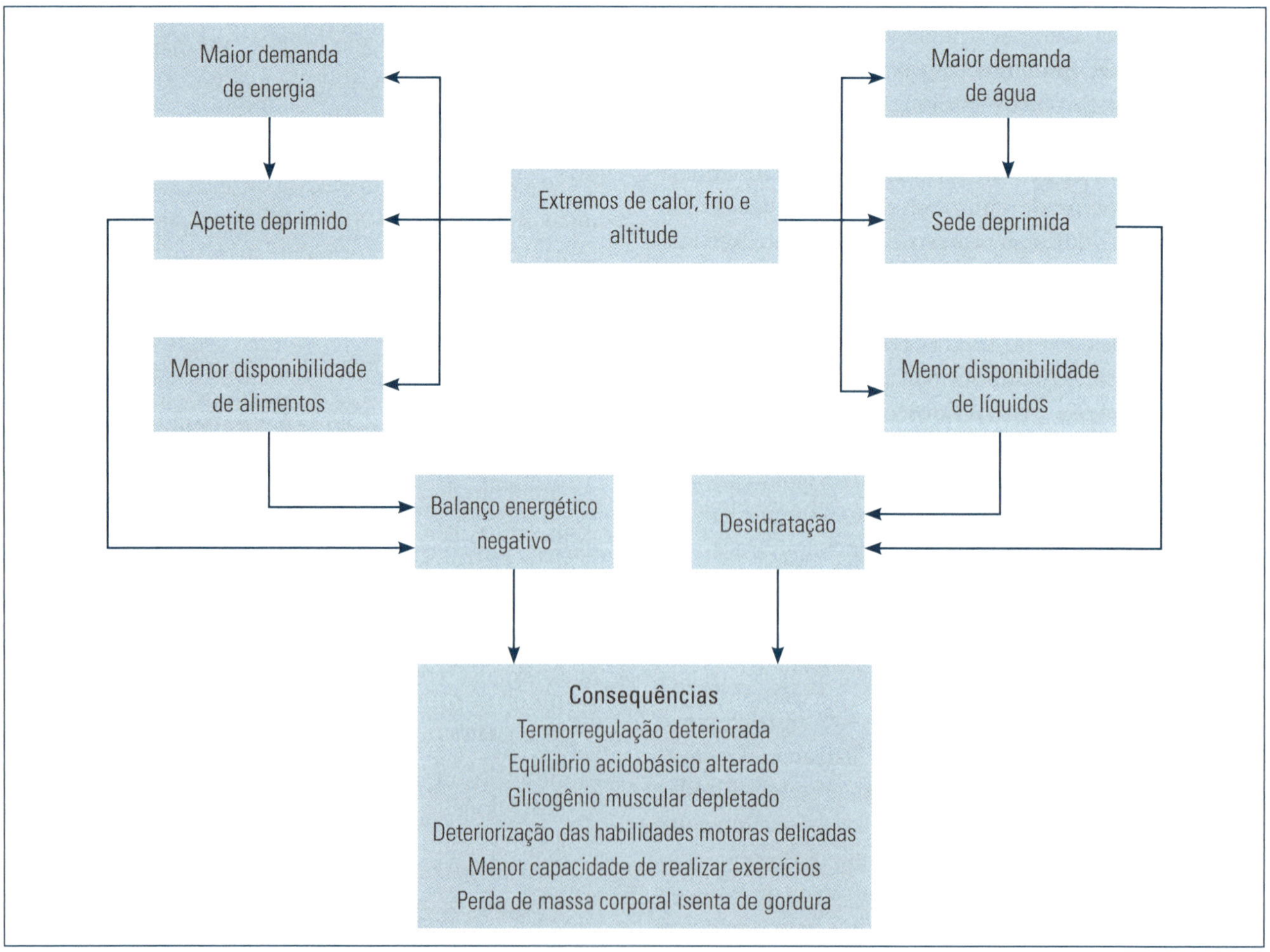

Figura 38.1 Efeitos dos extremos ambientais sobre o equilíbrio energético, o estado de hidratação, as funções fisiológicas e a capacidade de realizar exercícios. Fonte: adaptada de McArdle et al.[16]

lesões oxidativas em biomoléculas[18]. O estresse oxidativo envolve aumento na formação de ânion superóxido (O_2), peróxido de hidrogênio (H_2O_2) e radical hidroxila (HO•), entre outros, genericamente denominados de espécies reativas de O_2 (ERO), em detrimento das defesas antioxidantes químicas e enzimáticas disponíveis. Eles são decorrentes de fatores de estresse emocional, nutricional e ambiental, tendo como consequência uma balança que pende para o lado pró-oxidante.

A frequência e a intensidade em que é realizado o exercício físico alteram o balanço entre pró-oxidantes e antioxidantes[19]. Na maioria dos casos, verifica-se que, quanto maior é a intensidade do exercício ($\geq$ 70% do consumo de oxigênio máximo – VO_2máx, maior é a síntese de ERO[20]. Indivíduos que se submetem a exercícios intensos e prolongados, a treinos exaustivos ou, ainda, que possuem frequência de treinamento muito elevada podem suplantar a capacidade do sistema antioxidante endógeno e, em decorrência, promover graves lesões musculares, com consequente processo inflamatório local e estresse oxidativo. O estresse oxidativo induzido pelo exercício, no entanto, é transitório e necessário para que adaptações ao treinamento ocorram[21]. É de extrema importância verificar se esse aumento é transitório ou patológico, proveniente de estresse oxidativo prolongado, pois ele pode levar a doenças inflamatórias, aterosclerose, câncer e envelhecimento[22].

A suplementação de antioxidantes ainda é um tópico controverso em estudos científicos e não existe um consenso na literatura. Porém, fisiologicamente, é essencial o equilíbrio da balança entre oxidantes e antioxidantes. Portanto, é importante avaliar individualmente a necessidade de cada esportista, ressaltando que, em vez de nutrientes isolados, nos alimentos pode-se encontrar uma grande variedade de substâncias bioativas (muitas das quais ainda nem sequer descobertas pela ciência) que podem atuar em sinergismo na proteção das células e tecidos. Na Tabela 38.5, estão descritos alguns alimentos e suas propriedades antioxidantes.

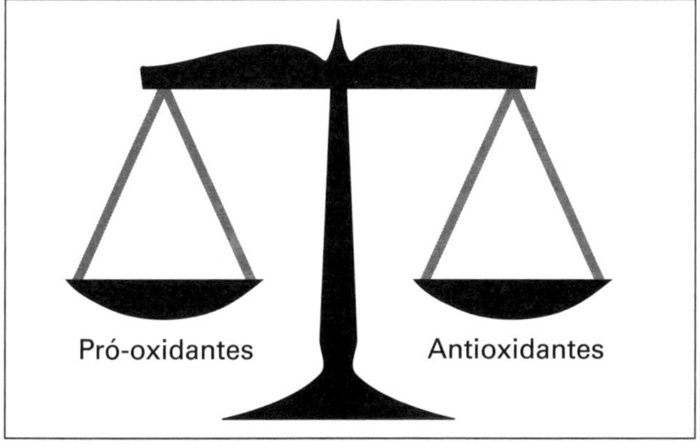

Figura 38.3 Equilíbrio da balança entre pró-oxidantes e antioxidantes.

Tabela 38.5 Alimentos e suas ações antioxidantes

Alimento	Ações antioxidantes
Chá verde	Possui catequinas que agem como antioxidantes e também previnem a oxidação de outras vitaminas antioxidantes, como a vitamina E. Possui efeito benéfico ao aumentar a atividade da enzima superóxido dismutase (SOD) e a expressão da catalase, o que confere uma atuação na diminuição da fadiga muscular e aumento da resistência ao exercício físico
Açaí	Fruta mais estudada pelo alto poder antioxidante e pelo elevado teor de antocianinas. Reduz a probabilidade de lesões
Tomate	Rico em licopeno, um carotenoide sem a atividade pró-vitamina A. Os carotenoides reagem com os radicais livres, principalmente com os radicais peróxidos e com o oxigênio molecular, sendo a base de sua ação antioxidante
Frutas vermelhas	Provocam redução do dano oxidativo induzido pelo exercício, pela diminuição da concentração de substâncias reativas ao ácido tiobarbitúrico (TBAR)
Cacau	Os flavonoides têm como ação inibir enzimas pró-oxidantes ou formar complexos com íons pró-oxidantes como Fe^{2+}, Fe^{3+}, Cu^{2+}. Também previnem a oxidação de outras vitaminas antioxidantes, como a vitamina E e o betacaroteno

Fonte: adaptada de Soares[23].

CONSIDERAÇÕES FINAIS

É um grande desafio, aprendizado e satisfação participar desse projeto. Dividimos o trabalho em etapas para que obtivéssemos resultados positivos e, até o momento, os integrantes receberam orientação nutricional e obtivemos resultados positivos com melhora da composição corporal, melhora de sinais e sintomas e exames bioquímicos. No início de 2013, foram solicitados registros alimentares durante uma viagem experimental da equipe no oeste europeu, a fim de fazer um planejamento alimentar cada vez mais focado, não somente durante os treinamentos no Brasil, mas também nas viagens experimentais e, finalmente, na volta ao mundo. Novas modalidades de treinamento (*kitesurf* no Brasil e *kiteski* no Canadá) entraram no planejamento em 2013.

Como nutricionista, posso dizer que meu objetivo principal é que os esportistas da equipe tenham autonomia alimentar e que tenham sensibilidade para entender os sinais de seu próprio organismo. Afinal, após esses 2 anos de preparação, eles ficarão 3 anos viajando pelo mundo, em muitos momentos, em situações de altíssimo risco. Pelo depoimento da Natália Almeida, descrito a seguir, acredito que esse objetivo está sendo alcançado.

O ano de 2012 foi um ano de muito aprendizado na parte alimentar. Foi quando entendemos o que nos ajuda ou prejudica. Vimos como o ritmo de vida e as condições climáticas a que nos expomos pedem rotinas alimentares diferentes e que, com os suplementos certos, podemos ter uma melhor *performance*. Toda essa experiência nos permitiu ter maior autonomia em 2013. Os desafios que virão pela frente nos exigirão uma adaptação e uma consciência corporal que só atingiremos com treinos, descanso e uma alimentação adequada e regrada.

Novos desafios, planejados ou inesperados, aguardam-nos. A autonomia da equipe em relação à nutrição e aos sinais do corpo e a flexibilidade dos profissionais de apoio em mudar planos e lidar com imprevistos são fundamentais. O entrosamento e o respeito da equipe, conseguidos com trabalho de acompanhamento antecipado, também é importante para assim concretizarmos a tão esperada "volta ao mundo".

Para saber mais sobre o Projeto 360 e acompanhar a expedição, acesse: www.360extremes.com.

REFERÊNCIA

1. Moraes LC, Oliveira DC. Emoções em situações de risco no alpinismo de alto nível. Rev Bras Psicol Esporte 2006:0;4-21.
2. Williams RJ. Biochemical individuality: the basis for the genetotrophic concept. Nova York: McGraw-Hill/Contemporary Books; 1998. p.214.
3. Paschoal V, Naves A, Fonseca ABBL. Nutrição clínica funcional: dos princípios à prática clínica. São Paulo: VP; 2010. p.14.
4. Sociedade Brasileira de Nutrição Funcional. Tabelas e questionário. 3.ed. 2006. Disponível em: http://www.cbnf.com.br/. Acesso em: jul. 2012.
5. Willet WC, Skerrett PJ, Giovannucci EL. Eat, drink, and be healthy: the Harvard Medical School guide to healthy eating. Nova York: Free Press; 2001.
6. Lewis SJ, Heaton KW. Stool form scale as a useful guide to intestinal transit time. Scand J Gastroenterol 1997;32:920-4.
7. Sessler DI, Sladen RN. Mild intraoperative hypothermia. N Engl J Med 1997;336:1730-7.
8. Powers SK, Howley ET. Fisiologia do exercício: teoria e aplicação ao condicionamento e ao desempenho. 3.ed. Barueri: Manole; 2000.
9. Bergh U. Human power at subnormal body temperatures. Acta Physiol Scand Suppl 1980;478:1-39.
10. Graydon D, Hanson K. Montañismo la libertad de las cimas. In: The Mountaineers. 6.ed. Madri: Editora Desnível; 1997.
11. McArdle WD, Katch FI, Katch VL. Fundamentos da fisiologia do exercício. 2.ed. Rio de Janeiro: Editora Guanabara Koogan; 2002. p.444.
12. McArdle WD. Fisiologia do exercício: nutrição, energia e desempenho humano. 7.ed. Rio de Janeiro: Editora Guanabara Koogan; 2011. p.624.
13. Gallagher SA, Hackett PH. High-altitude illness. Emerg Med Clin N Am 2004;22(2):329-55.
14. Mairbaurl H. Red blood cell function in hypoxia at altitude and exercise. Int J Sports Med 1994;15:51-63.
15. West JB. High life: a history of high-altitude physiology and medicine. Nova York: Oxford University; 1998.
16. McArdle WD, Katch FI, Katch VL. Fundamentos da fisiologia do exercício. 2.ed. Rio de Janeiro: Editora Guanabara Koogan; 2002. p.458.
17. Powers SK, Ji LL, Leewenburgh C. Exercise training-induced alterations in skeletal muscle antioxidant capacity: a brief review. Med Sci Sports Exer 1999;31:987-97.
18. Jenkins RR. Exercise and oxidative stress methodology: a critique. Am J Clin Nutr 2000;72:670-4.
19. Ji LL. Antioxidants and oxidative stress in exercise. Proc Soc Exp Biol Med 1999;222:283-92.
20. Ji LL. Exercise-induced modulation of antioxidant defense. Ann NY Acad Sci 2002;959:82-92.
21. Powers SK, Jackson MJ. Exercise-induced oxidative stress: cellular mechanisms and impact of muscle forces productin. Physiol Rev 2008;88:1243-76.
22. Cruzat VF, Rogero MF, Borges MC, et al. Aspectos atuais sobre estresse oxidativo, exercícios físicos e suplementação. Rev Bras Med Esporte 2007;13(5):336-342.
23. Soares CS. Alimentação e suplementação em praticantes de atividade física. Ver Bras Nutr Funcional 2011;47:30-7.

Parte 4
Particularidades nutricionais

Aspectos nutricionais da criança e do adolescente no esporte

39

Marcia Daskal Hirschbruch

INTRODUÇÃO

Torna-se cada vez mais evidente a importância da nutrição para crianças e adolescentes que se exercitam, tanto em nível competitivo, como recreacional[1,2]. Além das demandas nutricionais geradas pela prática esportiva, comuns a atletas de todas as idades, os processos de crescimento e desenvolvimento naturalmente aumentam os requerimentos nutricionais nessa etapa da vida. O ritmo acelerado de crescimento e a elevada necessidade de energia e nutrientes tornam crianças e adolescentes atletas vulneráveis à ingestão insuficiente de nutrientes e ao surgimento de deficiências nutricionais[3-5].

Atletas jovens são, em geral, menos informados sobre práticas nutricionais adequadas, extremamente suscetíveis à influência dos colegas e vulneráveis a informações errôneas de diversas fontes. Eles dependem de outras pessoas para a seleção alimentar e, quando fazem suas próprias escolhas, nem sempre optam por alimentos nutritivos[6,7].

Crianças e adolescentes submetidos a um treinamento competitivo podem sofrer exigências no limite de suas capacidades fisiológicas e, sem um suporte nutricional adequado, aumentar o risco de desenvolvimento de lesões, fadiga, estresse psicológico, alterações metabólicas e ainda comprometer o rendimento no esporte, o desempenho escolar e até mesmo o próprio crescimento e o desenvolvimento[4,5,7,8]. Por esses motivos, é necessário conhecer as especificidades biológicas de crianças e adolescentes para direcionar os cuidados nutricionais de modo eficiente.

CARACTERÍSTICAS BIOLÓGICAS E FISIOLÓGICAS DA CRIANÇA E DO ADOLESCENTE

Do ponto de vista fisiológico, o organismo infantil apresenta diferenças significativas em relação ao organismo adulto (Tabela 39.1). Essas diferenças vão diminuindo ao longo do processo de crescimento.

O adolescente gradativamente perde as características fisiológicas infantis e se aproxima do perfil adulto.

Tabela 39.1 Diferenças fisiológicas da criança e do adulto

Criança	Adulto
Menor $VO_{2\,máx}$	Maior $VO_{2\,máx}$
Menor força muscular	Maior força muscular
Menor depósito de glicogênio	Maior depósito de glicogênio
Menor capacidade de termorregulação	Maior eficiência na termorregulação
Maior flexibilidade	Menor flexibilidade

Em linhas gerais, a criança e o adolescente apresentam, quando comparados aos adultos[2,9,10]:

- menor consumo máximo de oxigênio;
- menor estoque de glicogênio;
- menor reserva de gordura corporal;
- maior intolerância à hipertermia;
- recuperação mais breve entre uma atividade física e outra.

Essas características tornam a criança menos apta a realizar atividades físicas de longa duração. Por outro lado, como o tempo de recuperação entre uma atividade física e outra é menor, as crianças são capazes de se envolver em várias atividades de curta duração durante longos períodos. Isso é fácil de observar nas brincadeiras espontâneas de pique, como pega-pega e esconde-esconde, nas quais se intercalam corridas com períodos de descanso ou, ainda, quando as crianças reclamam de cansaço porque não conseguem acompanhar o ritmo dos adultos e pedem pausas frequentes em caminhadas e outras atividades.

Os requerimentos de energia de crianças atletas são diferentes dos de atletas adultos. Uma criança de 7 anos, por exemplo, pode gastar 25 a 30% mais energia/kg que um adulto jovem quando ambos andam ou correm na mesma velocidade. Além disso, durante o exercício prolongado, a criança mobiliza relativamente mais gordura e menos carboidratos do que adolescentes e adultos. Em atividades intensas e de curta duração, as crianças utilizam mais o metabolismo energético aeróbio (que tem a gordura como principal fonte de energia) do que o anaeróbio (no qual o glicogênio é a fonte de energia predominante)[9,11].

Esse maior custo energético envolvido na prática de atividades físicas faz com que crianças produzam mais calor metabólico por unidade de peso que adultos. A menos que esse calor seja dissipado, a temperatura central do organismo irá aumentar, o que também acontece mais rapidamente do que em adultos. Por apresentarem superfície corporal proporcionalmente maior, mais produção de calor e menor transpiração, crianças são mais suscetíveis à hipertermia[10-13].

O profissional que trabalha com esporte na infância e adolescência precisa saber que as características do desempenho físico nesse grupo estão relacionadas ao crescimento, à maturação e ao desenvolvimento. Esses aspectos interagem entre si conforme se progride da infância para a adolescência e desta para a idade adulta. Sendo assim, a idade cronológica não é um bom parâmetro para selecionar as crianças e os adolescentes para a prática de atividades esportivas. Crianças da mesma idade biológica podem apresentar capacidades diferentes não apenas por uma questão de habilidade pessoal, mas porque estão em estágios de desenvolvimento diferentes. Esse fato é importante e deve ser levado em conta na seleção de crianças para atividades esportivas e também na exigência que se faz a cada criança dentro de uma mesma atividade. Comparar crianças umas com as outras pode levar a traumas físicos e psicológicos.

Adolescentes necessitam de uma oferta energética substancial para o acelerado crescimento ósseo, tecidual, cerebral e também para a maturação sexual. A velocidade de crescimento na adolescência é mais rápida do que em qualquer outro momento depois do primeiro ano de vida: o aumento de peso médio pode chegar a 16 g/dia nas meninas e 19 g/dia nos meninos, no pico do estirão[14,15]. Durante a puberdade, os adolescentes ganham 20% de sua estatura adulta e 50% de seu peso e massa óssea[15-17].

Em ambos os sexos, a puberdade é acompanhada de um ganho de massa magra e de massa adiposa. A puberdade se inicia com percentuais semelhantes de gordura. As meninas começam o processo de maturação aproximadamente 2 anos mais cedo e acumulam mais tecido adiposo. Os meninos crescem mais e acumulam mais massa magra (tanto em valor absoluto como em relação ao seu peso) ao longo do processo. A necessidade energética dos meninos é, então, fisiologicamente maior. Além disso, eles costumam ser mais ativos fisicamente do que as meninas[14,15].

HÁBITOS ALIMENTARES E ESPECIFICIDADES NUTRICIONAIS

A família é a primeira instituição que tem ação sobre os hábitos do indivíduo. É a responsável pela compra e pelo preparo dos alimentos, transmitindo seus hábitos alimentares às crianças. Os pais ou responsáveis determinam quais alimentos a criança vai comer[14,18].

A adolescência é um período marcado por modificações no estilo de vida e pela formação de novos hábitos alimentares. As grandes contradições da adolescência também se manifestam na alimentação. O comportamento alimentar do adolescente é impulsivo, caracterizado por uma anarquia na escolha dos alimentos, no ritmo e na maneira de nutrir-se[19]. Alguns adolescentes resolvem se tornar vegetarianos, outros começam a fazer regime para perder peso ou desenvolvem transtornos alimentares; alguns demonstram interesse exagerado na alimentação, enquanto outros parecem não se importar, comendo demais ou inconsistentemente[15].

A maior consciência da aparência física causa insatisfação com o peso e com a imagem corporal. Dietas inadequadas e potenciais deficiências de nutrientes podem surgir da crescente independência e da maior influência do grupo nas escolhas alimentares. A busca pela identidade é desafiada por uma imagem corporal mutante[20].

Uma dieta adequada para esse grupo deve fornecer energia e nutrientes suficientes para garantir o crescimento normal e as demandas energéticas aumentadas pelo treinamento, e deve ser composta por alimentos variados[21].

Entre os esportistas, o consumo de energia, proteínas e carboidratos deve ser maior, assim como o de vitaminas e minerais implicados no metabolismo energético, de proteínas e de carboidratos como a piridoxina, a tiamina, a riboflavina e a niacina, cujas recomendações se pautam em função da ingestão proteica e energética[7,8,22].

Ainda que seja difícil estabelecer normas de caráter geral com relação à nutrição das crianças e dos adolescentes que praticam exercícios físicos, deve-se ter especial cuidado em garantir as necessidades de calorias e de outros nutrientes, bem como a necessidade hídrica, sem que seja preciso consumir suplementos de proteínas, vitaminas ou minerais, a não ser em casos de deficiência prévia[10,20,22-24].

A manutenção do balanço energético deve ser uma preocupação constante para quem trabalha com atletas em crescimento, pois o balanço negativo prolongado pode resultar em: baixa estatura, atraso puberal, deficiências nutricionais, desidratação, irregularidades menstruais, fragilidade óssea, hiperlipidemias, maior incidência de lesões, aumento no risco de desenvolvimento de distúrbios alimentares, comprometimento escolar e queda na imunidade[2,6-8,10,15,17,25].

A IMPORTÂNCIA DA APARÊNCIA

A aparência é um fator importante, que afeta bastante o comportamento alimentar[26]. As alterações na ingestão alimentar estão muito associadas a tentativas de modificar o peso, indicando que os jovens estão preocupados com sua forma física e seu peso e que isso acontece independentemente do sexo, do índice de massa corpórea (IMC), do nível socioeconômico, da etnia e da faixa etária[27,28].

O hábito alimentar das meninas parece ser forjado pelo desejo de ser magra, tornando-as mais propensas a deficiências alimentares. O reduzido consumo alimentar total, juntamente com o aumento do exercício físico, pode levar a uma redução na quantidade e também na qualidade da alimentação[17,25,26,29,30].

Uma alimentação restritiva e a perda de peso inapropriada podem interferir no crescimento normal e nos ciclos menstruais. A preocupação exagerada com o peso e a ingestão de dietas deficientes são fatores que predispõem a comportamentos alimentares inadequados e a distúrbios alimentares como a anorexia nervosa, a bulimia e a ortorexia, com todas as consequências psicológicas, ginecológicas e metabólicas associadas.

Nos meninos, o desejo de ganhar músculos pode levar ao consumo indiscriminado de suplementos proteicos e até de anabolizantes[1,5,17,22,24]. A tentação de usar medicamentos e suplementos como atalho para melhorar o desempenho atlético ou até mesmo para melhorar a aparência é muito sedutora para os adolescentes, já que esse grupo é frequentemente caracterizado pelo desejo de resultados rápidos e pela falta de preocupação com consequências futuras. A aceitação física, a aparência e a percepção de invencibilidade são estímulos importantes para os adolescentes[5,31,32].

O uso de esteroides anabólicos e outras drogas por atletas famosos encoraja os adolescentes a experimentarem essas substâncias. Os jovens sentem que esses químicos são "hormônios naturais", tese endossada por seus ídolos esportivos[33]. Recorrentes episódios de *doping* envolvendo atletas famosos, como Lance Armstrong, levam à banalização do uso de esteroides, suplementos e ergogênicos e à aceitação do uso dessas substâncias como parte natural do processo de treinamento.

PREVENÇÃO DE DANOS E LESÕES

A criança e o adolescente que praticam atividade física competitiva necessitam de um acompanhamento cuidadoso para que o processo de crescimento e desenvolvimento possa ocorrer sem problemas. A criança é mais suscetível a lesões durante a prática desportiva, tanto de ordem física, quanto psicológica[34,35].

O microtrauma repetitivo é um dos fatores etiológicos mais comuns de lesões físicas em crianças e adolescentes praticantes de atividades desportivas. As lesões – tendinites, epifisites, micro e macrotraumas, como fraturas, torções e distensões – habitualmente resultam de atividades intensas e repetitivas, praticadas por crianças que participam de treinamentos e competições de alto nível esportivo[13,36]. Quanto mais crianças são envolvidas em atividades esportivas organizadas, mais cresce a incidência de lesões por excesso de uso (*overuse*)[37].

Os regimes de treinamento para atletas mirins de alto nível às vezes podem ser considerados extremos até para adultos. As crescentes exigências para o sucesso criam uma pressão constante para que o treino dos atletas seja mais longo, mais difícil, mais inteligente e de início cada vez mais precoce[13]. A pressão dos pais para que a criança seja bem-sucedida[37] pode ser relevante, já que hoje em dia sobressair-se no esporte pode significar destaque e mudança do padrão de vida da família.

Nem sempre os prejuízos do treinamento intenso são vistos apenas em atletas de ponta. No ambulatório de nutrição esportiva do Centro de Atendimento de Apoio ao Adolescente da Unifesp, acompanhamos o caso de um adolescente de 11 anos, jogador de futebol em times mirins, que havia sido pré-selecionado entre muitos para um time mais importante, de grande porte. A escola era longe do centro de treinamento e o pai se esforçava para levar o menino diariamente aos treinos. Este constantemente passava mal, pois tinha de almoçar às pressas depois da escola para não chegar atrasado. O menino gostava bastante de jogar futebol, mas a expectativa do pai sobre ele era tão grande que o impedia de reclamar para o pai sobre o cansaço ou de falta de motivação. Sem a assistência adequada de uma equipe multidisciplinar, ele poderia desenvolver problemas relacionados à má ingestão alimentar e ao volume de treinamento.

O consumo energético insuficiente pode ser um dos sintomas do supertreinamento ou *overtraining*, isto é, um treinamento excessivo que ultrapassa a capacidade do corpo de recuperação e adaptação, cuja ocorrência deve ser avaliada individualmente. São sintomas dessa síndrome o declínio no desempenho, a diminuição do apetite, a perda de peso, as lesões por uso excessivo, a fadiga crônica, o catabolismo, a baixa imunidade e a depressão[38,39].

Ainda, a anorexia pós-exercício intenso, por suprimir o apetite, pode levar também a um consumo energético insuficiente. Sugere-se que a supressão do apetite em decorrência do esporte ocorra em razão de um aumento nos níveis de catecolaminas (adrenalina e noradrenalina) e do aumento da temperatura corporal[39].

As consequências da hipertermia podem ser graves, portanto, para minimizar situações de risco, são recomendáveis: um período de adaptação, a oferta abundante de líquidos e a medição das condições ambientais (temperatura ambiente, radiação solar e umidade relativa do ar) nas competições infantis e juvenis em locais quentes[13].

O balanço energético negativo decorrente de uma ingestão inadequada por restrições energéticas associadas à cultura de determinados esportes pode inibir a produção de fatores para o crescimento e desenvolvimento normais[7,8,17]. Praticantes de esportes que requerem controle do peso (p.ex., artes marciais, boxe e ginástica olímpica) podem apresentar alterações hormonais que acabam interferindo no crescimento. Alguns atletas dessas modalidades sofrem alterações no eixo hipotalâmico-hipofisário-gonadal em decorrência do processo de desnutrição a que são submetidos para a manipulação do peso e para o retardamento da menarca[40]. No capítulo 19, há depoimentos de ginastas da equipe olímpica sobre as restrições a que são submetidas, em que se constata que muitas menstruam pela primeira vez apenas depois de abandonar o esporte.

É importante, no entanto, saber que crianças menores, maturadores biológicos tardios, são naturalmente selecionados para atividades desportivas nas quais características infantis (p.ex., peso e flexibilidade) representam vantagens competitivas, não havendo obrigatoriamente comprometimento do crescimento[41].

De acordo com a Federação Internacional de Medicina Esportiva e a Organização Mundial da Saúde[36], nos primeiros estágios do treinamento esportivo para crianças toda a ênfase deve ser colocada na participação global e nas oportunidades de melhorar o desenvolvimento motor geral. A especialização esportiva deve ser evitada antes dos 10 anos de idade. Aqueles que participam de vários esportes e se especializam somente na puberdade tendem a ter desempenho mais consistente, sofrem menos lesões e apresentam aderência mais prolongada à prática esportiva do que os que se especializam cedo[13]. Atenção especial deve ser dada ao volume e à intensidade do treinamento esportivo de crianças e adolescentes. Podem ocorrer abusos se forem utilizados modelos adultos na prescrição do regime de treinamento. Deve haver um cuidadoso monitoramento nutricional para garantir que os jovens atletas recebam dietas adequadas às elevadas demandas energéticas do esporte. Além disso, devem ser feitos esforços no sentido de evitar a ingestão marginal de nutrientes e práticas alimentares inadequadas, em especial a privação calórica para atrasar a maturação e o desenvolvimento físico. Manipulações dietéticas desse tipo devem ser consideradas abusivas. A participação ativa dos pais é importante na orientação e no treinamento de seus filhos. Os pais devem aumentar seus conhecimentos e a consciência acerca dos benefícios e riscos do esporte competitivo para essa faixa etária[36].

ESTRATÉGIAS NUTRICIONAIS NO ACOMPANHAMENTO DA CRIANÇA E DO ADOLESCENTE ESPORTISTAS

O exercício físico promove diversas alterações metabólicas e fisiológicas, além do aumento do gasto energético, dependendo da frequência, da intensidade e da duração da prática esportiva, das condições ambientais em que ela é realizada e das características pessoais do atleta como massa corporal, idade, gênero e grau de maturação sexual[8,42].

A avaliação individual para a determinação das necessidades energéticas é indispensável para as crianças e os adolescentes fisicamente ativos. Dados relativos ao efeito de exercícios com intensidade e duração variadas na utilização de diferentes substratos energéticos entre crianças e adolescentes são pouco abordados na literatura. Para estabelecer os requerimentos energéticos de crianças e adolescentes atletas, deve-se considerar o nível de atividade física habitual e o estilo de vida, para garantir a manutenção da saúde, o crescimento e a maturação adequados e também para atender às demandas sociais do indivíduo[8].

O cálculo das necessidades energéticas desse grupo populacional pode ser realizado por meio das equações sugeridas pelas *dietary reference intakes* (DRI)[43]. Estas levam em consideração o sexo, a idade, o peso, a estatura e diferentes fatores de atividade dependendo da intensidade do esporte praticado, além de um acréscimo energético necessário para o crescimento adequado do indivíduo.

Para o acompanhamento individual do estado nutricional e do desenvolvimento, deve-se avaliar a composição corporal e a ingestão alimentar. A avaliação do consumo alimentar por meio de recordatório habitual ou de 24 horas é um instrumento que permite uma intervenção educativa efetiva. O registro alimentar de 3 dias também pode ter esse objetivo, além de ajudar a avaliar as modificações do comportamento alimentar[14].

Em resumo, as características fisiológicas que distinguem crianças e adolescentes dos adultos requerem considerações nutricionais específicas. Essas diferenças, relativas à idade ou à maturação, refletem-se em maior necessidade proteica e energética para suportar o processo de crescimento, maior necessidade de cálcio para a deposição óssea, um custo energético maior para as atividades físicas aeróbias, um risco mais elevado de desidratação e hipertermia, e maior requerimento de ferro em razão do aumento na massa corporal e no volume sanguíneo e pelo surgimento da menarca nas meninas[3,7,44,45].

PESO

Via de regra, o peso da criança e do adolescente não deve nunca diminuir. O ganho de peso é esperado em razão do desenvolvimento ósseo e muscular decorrente do processo de crescimento e desenvolvimento[3]. Além do peso, a monitoração constante do percentual de gordura pode fornecer indícios da conduta a ser seguida em relação à dieta (aumento ou restrição de calorias), uma vez que as mudanças corporais dessa fase de vida e as modificações no treinamento são constantes e podem tornar quase impossível o estabelecimento de uma única conduta dietética. Baixos percentuais de gordura corporal podem retardar a maturação sexual. A prática intensa de exercícios aliada a uma dieta insuficiente em calorias e gordura pode levar à amenorreia nas meninas[14].

Uma perda de peso acentuada pode ser indicativa de problemas de saúde, treinamento intensivo ou de restrição alimentar. Crianças e adolescentes são vulneráveis a influências e exigências dos pais, dos treinadores e dos próprios atletas, especialmente nos esportes nos quais é exigido um biótipo específico[46].

AMENORREIA

Jovens ativas precisam não só atingir as demandas da vida diária e do treinamento físico, mas também de energia para sustentar o crescimento e o desenvolvimento, recuperar-se de lesões e manter um ciclo menstrual normal. Uma ingestão adequada de calorias e nutrientes pode prevenir distúrbios hormonais, como a oligomenorreia, atraso da menarca e amenorreia[6,30,47].

As adolescentes fisicamente ativas submetidas à restrição calórica apresentam com frequência atraso na menarca, assim como irregularidades menstruais. Esses problemas podem ser influenciados por vários fatores, mas a quantidade de gordura corporal reduzida parece ser determinante[22,48]. Outros fatores associados a irregularidades menstruais incluem estresse, ingestão energética inadequada, baixo peso, treinamento rigoroso e alterações hormonais crônicas[6,7,20,49,50].

A amenorreia é associada a menor densidade óssea e ao aumento no risco de fraturas por estresse[1,6-8,13,17,20,50], não devendo ser considerada uma resposta normal ao exercício. A American Academy of Pediatrics[49] recomenda que:

- a amenorreia associada ao exercício ou que seja atribuída a menor disponibilidade de energia seja considerada critério diagnóstico para afastamento do esporte. Uma adolescente com disfunção menstrual atribuída ao exercício deve ser encorajada a aumentar sua ingestão calórica e a reduzir a prática da atividade esportiva. Se uma atleta apresentar baixo peso, deve-se exigir que ganhe peso antes que reinicie a atividade esportiva;
- adolescentes com amenorreia sejam investigadas para transtornos alimentares;
- quando atletas e técnicos quiserem saber qual peso e qual percentual de gordura são ideais, é melhor estabelecer uma faixa de valores em vez de fornecer valores específicos. Mesmo assim, estabelecer níveis ideais de peso e/ou percentual de gordura para cada esporte ou para cada atleta é difícil e perigoso, já que o peso não é uma medida acurada de aptidão nem de quantidade de gordura; ao perder peso, a atleta pode perder músculo, além de gordura;
- a medição da densidade mineral óssea seja considerada uma ferramenta no acompanhamento da atleta amenorreica.

Meninas atletas tendem a apresentar a menarca mais tardiamente que as não atletas, o que leva a supor que o treinamento esportivo intenso pode retardar a maturação sexual. Em atletas, a menarca acontece, tipicamente, 1 a 2 anos mais tarde. A subnutrição, o estresse do treinamento e o nível reduzido de gordura corporal costumam ser responsabilizados por esse atraso. Pode ser, por outro lado, que a menarca tardia nas atletas seja simplesmente reflexo de um fenômeno de pré-seleção. Meninas com quadris estreitos, físico esbelto, pernas longas e baixos níveis de gordura – características vantajosas para muitos esportes femininos – são mais propensas a apresentar menarca tardia, independentemente da prática de esportes[13].

O uso de gorduras saudáveis como castanhas e nozes, linhaça, chia, azeite de oliva, óleo de canola, azeitonas, abacate e peixes gordurosos, além de queijos amarelos e leite semidesnatado ou integral é uma estratégia importante no acompanhamento de atletas com irregularidades menstruais.

RECOMENDAÇÕES ALIMENTARES

Uma dieta equilibrada para crianças e adolescentes de 4 a 18 anos deve apresentar de 45 a 65% de calorias provenientes de carboidratos, 10 a 30% de proteínas e 25 a 35% de lipídios, recomendações que podem ser utilizadas também para atletas[43]. Nas fases de treinamento mais intenso, sugere-se oferecer uma quantidade maior de carboidratos e de proteínas, no limite superior da faixa recomendada para cada nutriente, tendo em vista o aumento das suas necessidades com o esforço físico[43]. As necessidades nutricionais para atingir o máximo da *performance* atlética incluem ingestão calórica suficiente, hidratação adequada e atenção à frequência das refeições[2,10,23].

Na maioria dos esportes, acontece um aumento natural na ingestão alimentar para acomodar as necessidades nutricionais diárias dos jovens atletas. Por causa disso, ao contrário dos não atletas, jovens competidores geralmente costumam atingir suas necessidades de micronutrientes. No entanto, atletas de algumas modalidades esportivas podem apresentar mais problemas em suas dietas. Em comparação a atletas de times, os participantes de esportes que envolvem controle do peso podem apresentar maior risco de não atingir as necessidades de energia, proteínas e alguns micronutrientes. Atletas de corrida e atividades de resistência, especialmente meninas, podem apresentar déficit na ingestão de minerais como o ferro e o cálcio[51].

A nutrição para a criança e o adolescente atleta deve seguir as recomendações gerais da modalidade praticada, mais as necessidades específicas para essa faixa etária, discutidas adiante.

Energia

A ingestão energética das crianças e dos adolescentes que se exercitam deve ser maior do que as necessidades impostas pelo treinamento para garantir um crescimento adequado[13,14,47].

Como o gasto energético por quilograma de peso de crianças ativas é mais elevado que o de adultos, Bar-Or[11] sugere considerar um adicional de 20 a 25% no gasto energético do adulto para crianças entre 8 e 10 anos, e de 10 a 15% para adolescentes entre 11 e 14 anos.

Muitas vezes, porém, o jovem atleta não tem tempo suficiente para alimentar-se adequadamente, pois sua agenda deve comportar as obrigações escolares, os treinamentos e as demais atividades (idas ao médico, ao dentista, aos cursos de idiomas, aulas particulares etc.). O tempo reduzido para as refeições aliado à pequena capacidade gástrica e à anorexia pós-treino pode tornar necessário o uso de suplementos hipercalóricos para ajudar a atingir as necessidades energéticas.

O uso irrestrito de suplementos deve ser desaconselhado, uma vez que expõe o adolescente a vários efeitos adversos, além da falta de evidência de que tal prática levará à melhora no desempenho[24]. O uso de suplementos alimentares por conta própria deve ser desencorajado e o conceito de que mesmo esses suplementos não fazem efeito sem uma dieta adequada deve servir de estímulo para uma alimentação balanceada[14].

É importante considerar que um consumo maior de lipídios por crianças e adolescentes atletas justifica-se pelo gasto energético exigido tanto para o crescimento e desenvolvimento corporais como para o gasto do esporte praticado[52]. Porém, não há evidências de que as gorduras devam contribuir com mais de 30% do total energético da dieta[11].

Na prática, a melhor maneira para avaliar se a ingestão energética está sendo suficiente é acompanhar regularmente o peso e o desempenho do atleta. Qualquer prejuízo no desempenho físico, perda de peso ou redução na imunidade deve levantar suspeitas imediatas sobre uma ingestão energética insuficiente.

O fracionamento alimentar é a melhor estratégia para garantir uma oferta aumentada de nutrientes dentro dos limites da capacidade gástrica da criança e do adolescente. No entanto, fracionar a alimentação da forma calculada pelo nutricionista nem sempre é viável por conta da agenda do atleta mirim. Desse modo, aumentar a densidade energética sem comprometer o volume das refeições pode ser uma conduta interessante, incluindo-se no plano alimentar:

- frutas secas, castanhas e nozes – por sua portabilidade, praticidade e pouco volume. As oleaginosas têm maior aceitação que as frutas secas; entre as últimas, uva-passa, bananinha sem açúcar e charuto de banana-passa com chocolate costumam ser os preferidos;
- vitaminas – preparadas com várias frutas e leite, mais a adição de granola, aveia ou outro cereal;
- "cimento" ou "concreto" (apelido dado pelos adolescentes à mistura de banana amassada com aveia, mel, achocolatado em pó, linhaça, leite em pó, germe de trigo e outros ingredientes, normalmente o que há no armário), especialmente bem aceito por meninos;
- leite em pó para adicionar no leite, em sopas e vitaminas, como um reforço de cálcio e proteínas;
- doses generosas de azeite para regar pratos e sanduíches;
- doces como sobremesa em pelo menos uma das refeições.

Dificilmente, a orientação do nutricionista chega perto do tamanho da fome e da capacidade alimentar de atletas adolescentes. Há relatos em que o gasto energético pode chegar a 4.000 cal/dia[3]. Por isso, é importante perguntar na anamnese – e escutar sem juízo de valor – o que eles realmente comeriam (não apenas em quantidade, mas também o que sentem vontade de comer). Um dos adolescentes que acompanhei comia uma pizza inteira antes de ir para a academia. Outro, um tenista de 14 anos, comia diariamente (sem apresentar sobrepeso): 1 kg de picanha acompanhado de fritas, 4 L de refrigerante, um cachorro quente, dois *milk-shakes* e alguns copos de leite com achocolatado.

Vale lembrar que muitas crianças e adolescentes pulam refeições, como o café da manhã e o lanche do meio da manhã, portanto, reorganizar o esquema alimentar pode ser um bom começo. Um diário alimentar de alguns dias pode dar uma ideia do padrão alimentar e da distribuição de energia ao longo do dia[53]. Mais do que pedir diário alimentar, funciona pedir registros fotográficos. Com celulares e outros *gadgets* eletrônicos, essa é uma meta que fica fácil de cumprir.

O exercício intenso pode exercer um efeito anorexígeno, e muitos atletas sentem dificuldade em se alimentar após a atividade[3]. Alimentos líquidos como bebidas de recuperação, bebida esportiva, leite com achocolatado, sopas e vitaminas podem ser mais bem tolerados nesse período. A oferta de carboidratos com um pouco de sal (batata, purê de batatas, biscoitos salgados), juntamente com a reposição hídrica, também é bem aceita e pode ajudar a "abrir" o apetite para uma refeição maior.

Proteínas

Deve-se priorizar a manutenção de um balanço nitrogenado positivo durante a infância e a adolescência, para o crescimento e o desenvolvimento de órgãos e tecidos corpóreos[11].

Sugere-se que as necessidades de proteínas sejam ligeiramente maiores entre os atletas em razão do aumento da síntese proteica em decorrência do exercício físico regular, que, se não suprida adequadamente, poderia levar a um balanço nitrogenado negativo no organismo, prejudicando a saúde e o desempenho no esporte[42,54]. Bar-Or e Unnithan[55] sugerem 1,2 g/kg para meninos e meninas entre 7 e 10 anos de idade, 1 g/kg para a faixa dos 11 aos 14 anos e 0,8 g/kg dos 15 aos 18 anos.

Mesmo assim, a ingestão suficiente de proteínas para atingir as recomendações pode não garantir um adequado estado nutricional[11]. Boisseau et al.[56] verificaram a necessidade de estabelecer o consumo proteico em adolescentes atletas do sexo masculino entre 1,2 e 1,4 g/kg/dia para atingir um balanço nitrogenado positivo. Skinner et al.[53] recomendam a ingestão de 1,2 a 1,8 g/kg/dia para atletas adolescentes em crescimento e entre 1,4 e 1,8 g/kg de peso/dia para atletas que estão construindo músculos.

Independentemente da idade e da quantidade exata de proteínas a ser oferecida ao atleta, é consenso que uma dieta rica em carboidratos e proteínas favorece um menor catabolismo durante o exercício, além de promover um perfil hormonal anabólico, condições ideais para o bom desempenho do indivíduo[8].

Cálcio

O crescimento eleva as necessidades diárias de cálcio para o aumento da massa óssea. Aproximadamente metade da estrutura óssea adulta é depositada durante a adolescência[14]. A recomendação de cálcio para adolescentes é de 1.300 mg/dia[57]. Como os meninos tendem a consumir um maior volume de comida para atingir suas necessidades calóricas, a deficiência de cálcio neles não costuma ser tão comum. As meninas, no entanto, são notoriamente deficientes em cálcio, não só por comerem volumes menores, como também pela menor ingestão de calorias e pela exclusão de leite e derivados da dieta[3]. Na presença de amenorreia, a ingestão de cálcio deve ser aumentada para, pelo menos, 1.500 mg/dia[49].

A presença de queijos, leite e iogurte na dieta deve ser frequente. Queijos tipo *petit-suisse*, muito apreciados por crianças, também são boas fontes de cálcio e ferro (um pote de 45 g da marca líder de mercado contém 149 mg de cálcio e 0,95 mg de ferro, o que corresponde respectivamente a 15 e 7% das necessidades diárias de crianças de 4 a 8 anos)*. Queijos pasteurizados embrulhados individualmente podem complementar o lanche da escola, já que não requerem refrigeração. Leite em pó pode ser adicionado à dieta (em vitaminas, no próprio leite, em sopas e na banana amassada) como estratégia para elevar a ingestão de cálcio. Se o acréscimo de calorias for desnecessário, pode-se optar pelo leite em pó desnatado.

Ferro

A possibilidade de prevalência de deficiência de ferro entre crianças e, em especial, adolescentes, já é grande, tendo em vista que há maior necessidade fisiológica nesse período para o crescimento e o desenvolvimento adequados. Nos adolescentes atletas, o risco é ainda maior, pois pode haver um baixo consumo energético (proposital ou não) associado a uma ingestão inadequada desse mineral[20]. Além disso, esportes de grande impacto, como maratonas, podem levar a perdas maiores de ferro, em decorrência da hemólise e de possíveis sangramentos

* Dados retirados da embalagem do produto. As quantidades de cálcio e ferro variam conforme a marca escolhida.

gastrointestinais associados a perdas do mineral pela urina e pelo suor intenso[20,58].

Muito se fala da deficiência de ferro em meninas, em razão das perdas menstruais, no entanto, Constantini et al.[44] detectaram carência de ferro em adolescentes atletas de ambos os sexos por meio da investigação do percentual de saturação de transferrina e dos níveis de ferritina. Spodarik[59] concluiu, em um estudo com meninos envolvidos em treinamento intensivo, que o treinamento de resistência em meninos provoca decréscimo significativo na ferritina sérica, bem como nos estoques de ferro do organismo, levando a alta prevalência de deficiência de ferro em jovens atletas. Foram encontrados 15% de anemia latente e 9% de anemia manifesta após análise dos parâmetros hematológicos e dos níveis de ferro em meninos treinados.

Se houver decréscimo no desempenho esportivo, a ferritina sérica e as concentrações de hemoglobina devem ser dosadas e monitoradas, uma vez que a deficiência de ferro não anêmica é prevalente nos atletas pediátricos[60]. Vale lembrar que a hemodiluição gerada por maior volume plasmático e a hemólise por impacto em esportes como a corrida podem levar a diagnósticos como a "falsa anemia do esportista", pouco reconhecida por médicos e outros profissionais da saúde não familiarizados com nutrição esportiva.

Mesmo sem anemia, a depleção de ferro pode reduzir significativamente a capacidade de exercício[3]. As consequências da depleção de ferro incluem a redução na capacidade de transporte de oxigênio e na capacidade oxidativa celular, o declínio na capacidade aeróbia muscular (enzimas do ciclo de Krebs), a depleção de ferro tecidual e a diminuição na resistência (*endurance*) e na função cognitiva[13,53].

O consumo frequente de carne vermelha é importante para crianças e adolescentes não vegetarianos que se exercitam. A carne pode ser utilizada no preparo de sopas e caldos. Cereais matinais e achocolatados enriquecidos com ferro também estão disponíveis para o consumo regular. O queijo tipo *petit-suisse* também contém ferro, assim como o açaí que, acompanhado de granola e banana, pode ser um bom lanche pós-treino para adolescentes que necessitam aumentar seu aporte energético. A oferta de alimentos que são fonte de vitamina C, juntamente da refeição, pode melhorar a absorção do ferro não heme. No caso de deficiência de ferro em crianças e adolescentes, não é recomendável limitar a ingestão de fontes de cálcio, embora este interfira negativamente na absorção de ferro. Uma boa estratégia é trocar o leite habitualmente consumido por um leite com ferro (quelado com aminoácidos), encontrado nos supermercados. Na vigência de infecções, recomenda-se diminuir a oferta de ferro e voltar temporariamente ao uso do leite tradicional.

Hidratação

Por conta da variabilidade considerável nas taxas de sudorese e no conteúdo eletrolítico do suor, a reposição de líquidos deve ser individualizada. A fadiga prematura sinaliza desidratação e a sede não é um indicador adequado da necessidade de líquidos. Os atletas devem ser pesados antes e depois da atividade para determinar a perda hídrica[53].

Durante o exercício, a ingestão de bebidas com eletrólitos e carboidratos pode ser mais vantajosa que a água em determinadas circunstâncias[61], como quando há necessidade de fornecer carboidratos em exercícios prolongados ou intensos, em clima quente ou úmido, e quando há perda acentuada de sal pelo suor (perguntar ao atleta se a roupa dele fica branca ou "com areia" após os exercícios).

Além dos perigos associados à desidratação, o nível de hidratação pode ter efeito no desempenho, especialmente em esportes que requerem resistência, habilidade motora fina e precisão (p.ex., ginástica, patinação, futebol, basquete e tênis)[11]. Dougherty et al.[62] observaram uma diminuição nas habilidades do desempenho de jogadores de basquetebol na faixa etária de 12 a 15 anos com 2% de desidratação e também verificaram que a euidratação com bebida contendo eletrólitos e carboidratos a 6% melhora significativamente mais o desempenho de arremesso e *sprinting* em quadra do que com placebo (água flavorizada).

Há evidências de que as crianças conseguem manter-se hidratadas se forem estimuladas a beber a cada 15 a 20 minutos. Bebidas com sabor, geladas (10°C) e com presença de sódio e glicose em concentrações tipicamente encontradas em bebidas esportivas (18 mmol NaCl/L e 6 % de carboidratos) promovem uma maior ingestão voluntária[11,55].

A melhor estratégia é educar o atleta a beber frequentemente, mesmo quando não está com sede, e deixar líquidos facilmente acessíveis para serem consumidos antes, durante e depois do treino[11]. Pais, treinadores e a equipe técnica devem ser sensibilizados para fazer cumprir essa estratégia e sobre a importância de interromper o treinamento periodicamente para lembrar os atletas de beber água. A perda deliberada de líquidos para perder peso pode levar a efeitos adversos como agressividade, raiva e ansiedade[11], além da diminuição na *performance*.

CONSIDERAÇÕES FINAIS

Deve-se avaliar a alimentação de cada atleta individualmente, considerando a relação comprovada entre o consumo alimentar e o desempenho esportivo. No caso de queda no desempenho, é necessário averiguar se o atleta tem atingido seus requerimentos nutricionais de forma satisfatória por meio da alimentação e realizar os ajustes dietéticos pertinentes.

Questione sobre o desempenho escolar, a idade da menarca e a regularidade menstrual, a imunidade, a disposição e o ânimo para outras atividades, as expectativas em relação ao esporte e ao próprio desempenho, o uso de suplementos alimentares e drogas, a satisfação com o peso e com o próprio corpo. Jovens fisicamente ativos são particularmente afetados pelo desequilíbrio energético e vulneráveis ao apelo da mídia, dos ídolos, dos professores, dos técnicos e dos treinadores e devem receber orientação alimentar e acompanhamento profissional constantes. A infância e a adolescência são períodos críticos para o crescimento e o desenvolvimento e para o estabelecimento de hábitos alimentares.

O profissional de saúde que trabalha com a prescrição de treinamento e a alimentação para esse grupo deve conhecer suas particularidades fisiológicas e suas necessidades específicas. Não se pode perder de vista, no entanto, que antes de serem atletas, eles são, sobretudo, crianças e adolescentes.

Com a equipe técnica, esse profissional deve intervir sempre que possível nos alimentos disponíveis em treinos e competições. Há relatos de que jovens atletas costumam escolher alimentos de baixo valor nutritivo durante eventos esportivos (sorvete, balas, refrigerantes, cachorro quente e salgadinhos). Muitos pais não veem problema, pois acham que os filhos merecem uma compensação pelo "trabalho duro", e que vão "queimar" tudo no esporte[63,64]. Alguns eventos podem durar muitas horas ou o dia todo e o consumo alimentar neste momento é importante para o bom desempenho.

Por outro lado, é animador constatar que estudos de grande porte começam a detectar que os hábitos alimentares de adolescentes envolvidos em esportes são melhores que o dos adolescentes não envolvidos em nenhuma prática esportiva[65], assim como acontece com adultos[66].

O nutricionista deve enfatizar ao atleta mirim que ele não precisa deixar de consumir os alimentos de que gosta, e que, algumas vezes, com mudanças pequenas na sua alimentação (p. ex., horários e fracionamentos), ele poderá conciliar o prazer e a aceitação grupal com uma alimentação saudável, que propiciará a aparência e o desempenho almejados. Isso significa que ele não deve seguir uma agenda alimentar rígida, que não contemple alimentos desejados e normalmente consumidos por outras crianças e adolescentes, mas que em momentos de treino e competição deve priorizar alimentos compatíveis com as necessidades do organismo para aquela atividade. A comida, afinal, também é combustível.

As atividades de educação nutricional direcionadas aos adolescentes devem abordar temas como: hábitos alimentares saudáveis para atletas nessa faixa etária, controle saudável do peso corporal, transtornos alimentares, necessidade de líquidos durante a prática esportiva, riscos e indicações do uso de suplementos e ergogênicos, e opções alimentares recomendáveis durante os treinos e competições.

É importante incluir também os pais e os treinadores nas atividades educativas com o intuito de evitar orientações impróprias ou conflitantes em relação à alimentação desses atletas. Nas consultas e atividades (treinos ou atividades educativas) individuais e coletivas, dirija suas perguntas e orientações, sempre que possível, aos próprios atletas, e não aos adultos acompanhantes. O foco das orientações deve ser o aumento do desempenho e os ganhos imediatos, em vez de benefícios que acontecerão em um futuro que, para eles, é muito distante[53].

Crianças e adolescentes representam um investimento no futuro. Pais e atletas esclarecidos serão multiplicadores de informações nutricionais adequadas para seus colegas e familiares. Atletas com maior conhecimento nutricional tendem a fazer escolhas alimentares mais adequadas, resultando em melhor saúde e melhor desempenho esportivo[53]. O nutricionista tem o desafio de tornar atraentes opções alimentares que sejam também saudáveis[67].

REFERÊNCIAS

1. Loosli AR, Benson J. Nutritional intake in adolescent athlete. Pediatr Clin North Am 1990;37:1143-53.
2. Jeukendrup A, Cronin L. Nutrition and elite young athletes. Med Sport Sci 2011;56:47-58.
3. Miller EC, Maropis CG. Nutrition and diet-related problems. Prim Care 1998;25:193-210.
4. Vieira VCR, Priore SE, Fisberg M. A atividade física na adolescência. Adolesc Latinoam 2002;3(1).
5. Hirschbruch, MD. Consumo de suplementos por jovens frequentadores de academias de ginástica em São Paulo [Tese – Doutorado]. São Paulo: Universidade Federal de São Paulo; 2003.
6. Thompson JL. Energy balance in young athletes. Int J Sport Nutr 1998;8:160-74.
7. Juzwiak CR, Paschoal VCP, Lopez FA. Nutrição e atividade física. J Pediatr 2000;76(Supl 3):s349-58.
8. Toral N, Hirschbruch MD, Cintra IP, Costa RF, Fisberg M. Aspectos nutricionais e implicações do consumo energético insuficiente em adolescentes atletas. Nutrire: Rev Soc Bras Alim 2007;32(3).
9. Shephard RJ. Physical activity and "wellness" the child. In: Advances in pediatric sports science. Boileau RA (ed.). Champaign: Human Kinetics; 1984. p.1-28.
10. Meyer F, O'Connor H, Shirreffs SM. Nutrition for the young athlete. J Sports Sci 2007;25 Suppl 1:S73-82.
11. Bar-Or O. Nutrition for child and adolescent athletes. Gatorade Sports Science Institute. Sports Science Exchange 2000;

13(2). Disponível em: http://www.gssiweb.com/Article/sse-77--nutrition-for-child-and-adolescent-athletes. Acesso em: 14 abr. 2013.
12. Bandini LG, Schoeller DA, Dietz WH. Energy expenditure in obese and nonobese adolescents. Pediatr R 1990;27(2):198-203.
13. American Academy of Pediatrics. Committee on Sports Medicine and Fitness. Intensive training and sports specialization in young athletes. Pediatrics 2000;106:154-7.
14. Fisberg M, Bandeira CRS, Bonilha EA, Halpern G, Hirschbruch MD. Hábitos alimentares na adolescência. Pediatr Mod 2000;36:724-34.
15. Herbold NH, Frates SE. Update of nutrition guidelines for the teen: trends and concerns. Curr Opin Pediatr 2000;12:303-9.
16. Vinci DM. Effective nutrition support programs for college athletes. Int J Sport Nutr 1998;8:308-20.
17. Whal R. Nutrition in the adolescent. Pediatrics 1999;28:107-11.
18. Gambardella AMD, Frutuoso MFP, Franchi C. Prática alimentar de adolescentes. Rev Nutr Campinas 1999;12:55-63.
19. Moreira O, Carbajal A. Determinantes socioculturales del comportamiento alimentario de los adolescentes. An Esp Pediatr 1992;36(49 Suppl):102-5.
20. American Dietetic Association. Timely statement of the American Dietetic Association: nutrition guidance for adolescents athletes in organized sports. J Am Diet Assoc 1996;96:611-2.
21. American Dietetic Association. Timely statement of the American Dietetic Association: nutrition guidance for child athletes in organized sports. J Am Diet Assoc 1996;96:610-1.
22. Ortega RM. Nutrición y desporte en la adolescencia. An Esp Pediatr 1992;36(49 Suppl):100-2.
23. Cotunga N, Vickery CE, McBee S. Sports nutrition for young athletes. J Sch Nurs 2005;21(6):323-8.
24. Alves C, Lima RV. Dietary supplement use by adolescents. J Pediatr 2009;85(4):287-94.
25. Ziegler PJ, Nelson JA, Jonnalagadda SS. Nutritional and physiological status of US national figure skaters. Int J Sport Nutr 1999;9:345-60.
26. Cupisti A, D'Alessandro C, Castrogiovanni S, Barale A, Morelli E. Nutrition knowledge and dietary composition in Italian adolescent female athletes and non-athletes. Int J Sport Nutr Exerc Metab 2002;12:207-19.
27. Middleman AB, Vazquez I, Durant RH. Eating patterns, physical activity, and attempts to change weight among adolescents. J Adolesc Health 1998;22:22-37.
28. Neumark-Sztainer D, Story M, Falkner NH, Beuhring T, Resnick MD. Sociodemographic and personal characteristics of adolescents engaged in weight loss and weight/muscle gain behaviours: who is doing what? Prev Med 1999;28:40-50.
29. Perron M, Endres J. Knowledge, attitudes, and dietary practices of female athletes. J Am Diet Assoc 1985;85:573-6.
30. Chapman P, Toma, RB, Tuveson RV, Jacob M. Nutrition knowledge among adolescent high school female athletes. Adolescence 1997;32:437-46.
31. McCoy RL, Dec KL, McKeag, DB. Caring for the school-aged athlete. Primary Care 1994;21:781-99.
32. Congeni J, Miller S. Supplements and drugs used to enhance athletic performance. Pediatr Clin North Am 2002;49:435-61.
33. Greydanus DE, Patel DR. Sports doping in the adolescent athlete. The hope, hype, and hyperbole. Pediatr Clin N Am 2002; 49:829-55.
34. Micheli LJ. Overuse injuries in children's sport: the growth factor. Orthop Clin N Am 1983;14:337-60.
35. Stanitsky CL. Common injuries in preadolescent and adolescent athletes: recommendations for prevention. Sports Med 1989;7:32-41.
36. World Health Organization. Sports and children: consensus statement on organized sports for children. Bull World Health Organ 1998;76:445-7.
37. Brenner JS. American Academy of Pediatrics council on sports medicine and fitness. Overuse injuries, overtraining, and burnout in child and adolescent athletes. Pediatrics 2007;119(6):1242-5.
38. Kreider RB, Fry AC, O'Toole ML. Overtraining in sport. Champaign: Human Kinetics, 1998.
39. Wilmore JH, Costill DSL. Fisiologia do esporte e do exercício. 2.ed. Barueri: Manole; 2001. p.389-91.
40. Stanitsky CL. Common injuries in preadolescent and adolescent athletes: recommendations for prevention. Sports Med 1989;7:32-41.
41. Malina RM, Bouchard C. Growth, maturation and physical activity. Champaign: Human Kinetics, 1991.
42. González-Gross M, Gutiérrez A, Mesa JL, Ruiz-Ruiz J, Castillo MJ. La nutrición en la práctica deportiva: adaptación de la pirámide nutricional a las características de la dieta del deportista. Arch Latinoam Nutr 2001;51(4):321-31.
43. National Research Council. Food and Nutrition Board. Dietary reference intakes for energy, carbohydrate, fiber, fat, fatty acids, cholesterol, protein and amino acids (macronutrients). National Academy Press; 2005. Disponível em: http://www.nap.edu/catalog/10490.html. Acesso em: 14 abr. 2013.
44. Constantini NW, Eliakim A, Zigel L, Yaaron M, Falk B. Iron status of highly active adolescents: evidence of depleted iron stores in gymnasts. Int J Sport Nutr Exerc Metab 2000;10(1):62-70.
45. Bar-Or O. Nutritional considerations for the child athlete. Can J Appl Physiol 2001;26(Suppl):s186-91.
46. American College of Sports Medicine. A tríade da atleta. Posicionamento oficial. Rev Bras Med Esporte 1999;5(4):150-8.
47. Papadopoulou SK, Papadopoulou SD, Gallos GK. Macro and micro-nutrient intake of adolescent greek female volleyball players. Int J Sport Nutr Exerc Metab 2002;12:73-80.
48. Koop-Woodroffe SA, Manore MM, Dueck CA, Skinner JS, Matt KS. Energy and nutrient status of amenorrheic athletes participating in a diet and exercise training intervention program. Int J Sport Nutr 1999;9:70-88.
49. American Academy of Pediatrics. Committee on Sports Medicine and Fitness. Medical concerns in the female athlete. Pediatrics 2000;106(3):610-3.
50. Turner LW, Bass MA. Osteoporosis knowledge, attitudes, and behaviours of female collegiate athletes. Int J Sport Nutr Exerc Metab 2001;11:482-9.
51. Petrie HJ, Stover EA, Horswl CA. Nutritional concerns for child and adolescent competitor. Nutr 2004;20(7-8):620-31.
52. Chapman P, Toma RB, Tuveson RV, Jacob M. Nutrition knowledge among adolescent high school female athletes. Adolescence 1997;32:437-46.
53. Skinner P, Kopecky L, Seburg S, Roth T, Eich J, Lewis NM. Development of a medical nutrition therapy protocol for female collegiate athletes. J Am Diet Assoc 2001;101:914-7.
54. American College of Sports Medicine, American Dietetic Association, Dietitians of Canada. Nutrition and athletic

performance. Joint position statement. Med Sci Sports Exerc 2000;32(12):2130-45.
55. Bar-Or O, Unnithan VB. Nutritional requirements of young soccer players. J Sports Sci Summer 1994;12 Spec No:S39-42.
56. Boisseau N, Vermorel M, Rance M, Duché P, Patureau-Mirand P. Protein requirements in male adolescent soccer players. Eur J Appl Physiol 2007;100(1):27-33.
57. Committee to Review Dietary Reference Intakes for Vitamin D and Calcium, Food and Nutrition Board, Institute of Medicine. Dietary reference intakes for calcium and vitamin D. Washington: National Academy Press; 2010.
58. Inge K, Garden L. Nutrition advice for athletes. Aust Fam Physician 1990;19(3):333-49.
59. Spodarik K. Iron metabolism in boys involved in intensive physical training. Physiol Behav 2002;75(1-2):201-6.
60. Unnithan VB, Goulopoulou S. Nutrition for the pediatric athlete. Curr Sports Med Rep 2004;3(4):206-11.
61. Sawka MN, Burke LM, Eichner ER, Maughan RJ, Montain SJ, Stachenfeld NS. American College of Sports Medicine position stand. Exercise and fluid replacement. Med Sci Sports Exerc 2007;39(2):377-90.
62. Dougherty KA, Baker LB, Chow M, Kenney WL. Two percent dehydration impairs and six percent carbohydrate drink improves boys basketball skills. Med Sci Sports Exerc 2006;38(9):1650-8
63. Thomas M, Nelson T, Harwood E, Neumark-Sztainer D. Exploring parent perceptions of the food environment in youth sport. J Nutr Ed 2012;44(4):365-71.
64. Kelly B, Chapman K, King L, Hardy L, Farrell L. Double standards for community sports: promoting active lifestyles but unhealthy diets. Health Promot J Austr 2008;19(3):226-8.
65. Croll JK, Neumark-Sztainer D, Story M, Wall M, Perry C, Harnack L. Adolescents involved in weight-related and power team sports have better eating patterns and nutrient intakes than non-sport-involved adolescents. J Am Diet Assoc 2006;106(5):709-17.
66. Shephard RJ. Exercise and lifestyle change. Br J Sports Med 1990;23:11-22.
67. Neumark-Sztainer D, Story M, Perry C, Casey MA. Factors influencing food choices of adolescents: findings from focus-group discussions with adolescents. J Am Diet Assoc 1999;99(8):929-37.

Aspectos nutricionais da mulher no esporte 40

Cibele Crispim
Maria Carliana Mota

INTRODUÇÃO

Historicamente, não havia encorajamento da participação feminina em jogos esportivos, pois presumia-se que a mulher não estava apta fisiologicamente para participar de atividade física de alta intensidade e longa duração[1,2]. Somente a partir de 1900, permitiu-se a participação feminina nas Olimpíadas, e antes de 1960, só era permitido à mulher correr até 800 m. A maratona feminina foi incorporada somente a partir de 1984, evidenciando a falta de incentivo ao esporte feminino[3].

Desde então, houve um aumento expressivo da prática esportiva entre o público feminino, o que tornou evidente seus inúmeros benefícios: efeitos fisiológicos, como a prevenção de câncer de mama e de osteoporose; efeitos psicológicos, como a melhor aceitação do corpo e maior autoestima; efeitos sociais, evitando a gravidez na adolescência e o envolvimento com drogas e ocasionando maior assiduidade na escola, permitindo às adolescentes maior probabilidade de terminar o ensino médio. No entanto, apesar de todos esses benefícios atribuídos à prática de esportes, quando se trata de modalidades competitivas, sempre pode haver riscos de lesões e fraturas ou problemas relacionados à saúde e à nutrição[1,4].

Diante desse contexto, este capítulo aborda os aspectos nutricionais relacionados à mulher praticante de esportes.

NECESSIDADES NUTRICIONAIS DA MULHER ESPORTISTA

Energia

A necessidade calórica da mulher é influenciada por diversos fatores, como hereditariedade, idade, massa e composição corporal, condicionamento físico e fase de treinamento. Além disso, devem ser levadas em consideração a frequência, a intensidade e a duração das sessões de exercícios físicos.

Para muitas atletas – principalmente aquelas que participam de esportes nos quais o peso é um fator preponderante, como ginástica, corrida de distância, mergulho, patinação artística e balé clássico –, a não obtenção de energia e nutrientes suficientes ou de qualidade inferior pode comprometer o estado nutricional, além de provocar fadiga, desidratação, deficiências nutricionais, atraso de crescimento e imunocompetência prejudicada[5]. Dessa forma, o fornecimento de energia adequado pode contribuir para a manutenção da saúde da atleta e favorecer o desempenho esportivo.

Para a predição do valor calórico total, deve-se agregar ao valor da taxa metabólica basal o gasto energético proporcionado pela atividade física e o gasto referente ao efeito térmico do alimento. O efeito térmico dos alimentos representa cerca de 10% do gasto energético diário total e inclui os custos de energia da absorção, do metabolismo e do armazenamento[6], conforme apresentado no Capítulo 8, "Prescrevendo uma dieta".

A estimativa do valor calórico total pode ser feita de diferentes formas. Segundo as Dietary Reference Intakes[7], a necessidade energética estimada – do inglês *estimated energy requirement* (EER) – para mulheres é calculada com base na fórmula apresentada na Figura 40.1. Nela, são considerados a idade, o peso, a altura e o nível de atividade física (PA) realizado. A American Dietetic Association[8] recomenda a utilização do coeficiente de PA ativo ou muito ativo para o cálculo do valor calórico da alimentação de atletas.

As necessidades energéticas diárias para mulheres também podem ser calculadas por meio da equação de Harris-Benedict (Figura 40.2), a qual possibilita estimar

$$EER = 354 - (6,91 \times \text{idade [anos]}) + PA \times (9,36 \times \text{peso [kg]} + 726 \times \text{altura [m]})$$

PA = 1,00 a 1,39 – sedentário

Atividades típicas da vida diária (p. ex., tarefas domésticas, andar de ônibus)

PA = 1,4 a 1,59 – pouco ativo

Atividades típicas da vida diária mais 30-60 minutos de atividade moderada por dia (p.ex., caminhar com velocidade entre 5-7 km/h)

PA = 1,6 a 1,89 – ativos

Atividades típicas da vida diária, mais 60 minutos de atividade moderada por dia

PA = 1,9 a 2,5 – muito ativo

Atividades típicas diárias, além de pelo menos 60 minutos de atividade moderada por dia mais um adicional de 60 minutos de atividade vigorosa ou 120 minutos de atividade moderada

PA: coeficiente de atividade física.

Figura 40.1 A necessidade energética estimada – do inglês *estimated energy requirement* (EER) – para mulheres, segundo as Dietary Reference Intakes[7].

taxa de metabolismo basal (TMB). Nessa fórmula, também são considerados o peso, a altura e a idade do indivíduo. Nesse caso, deve-se multiplicar o valor encontrado por meio da fórmula por coeficientes de atividade física que variam entre 1,8 e 2,3, e representam os níveis de moderado a intenso[8].

$$TMB = 655,1 + (9,56 \times \text{peso}) + (1,85 \times \text{altura}) - (4,68 \times \text{idade})$$

Figura 40.2 Equação de Harris-Benedict para cálculo da taxa de metabolismo basal (TMB).

Segundo a Sociedade Brasileira de Medicina Esportiva (SBME), para o estabelecimento das necessidades energéticas diárias também deve ser levado em consideração o dispêndio energético das modalidades esportivas praticadas[9]. A Tabela 40.1 apresenta o gasto calórico por minuto, de acordo com o tipo de atividade física e o peso corporal[10], valores que também podem ser utilizados para o cálculo do gasto energético.

Tabela 40.1 Gasto calórico por minuto (cal/min) de acordo com o tipo de atividade física e o peso corporal

Atividade	Massa corporal (kg)			
	50	59	71	80
Caminhada	6,1	7,1	8,6	9,7
Ciclismo	3,2	3,8	4,5	5,1
Corrida	12,2	13,9	16,2	17,9
Dança	5,2	6,1	7,3	8,2
Futebol	6,8	8,1	9,8	10,9
Ginástica	3,3	3,9	4,7	5,3
Handebol	7,2	8,5	10,3	11,5
Ioga	3,1	3,7	4,4	5
Judô	9,8	11,5	13,8	15,6
Natação	8,1	9,6	11,5	13
Tênis	5,5	6,4	7,7	8,7

Fonte: adaptada de McArdle et al.[10].

Emagrecimento na mulher esportista

Como as mulheres apresentam maiores quantidades de gordura quando comparadas aos homens, o emagrecimento torna-se um objetivo frequente para grande parte do público feminino. Segundo a SBME[9], quando houver necessidade de redução de massa gorda, deve-se monitorar os resultados periodicamente, para que a perda não seja também de massa magra, a fim de não prejudicar o rendimento esportivo e a saúde da atleta. Nesses casos, a perda de peso deve ser de 0,5 a 1 kg/semana e normalmente propõe-se a redução da ingestão calórica com a escolha de alimentos de baixa densidade energética e pobres em gordura[9].

Em atletas, ainda segundo a SBME[9], o preconizado é que haja uma redução de 10 a 20% na ingestão calórica total, o que promove alteração na composição corporal, com redução de massa corporal de gordura, não induzindo à fome e à fadiga, como ocorre com dietas de muito baixo valor calórico e pobres em gordura. A redução drástica da gordura dietética pode não garantir a redução de gordura corporal e ocasionar perdas musculares importantes por falta dos nutrientes necessários à recuperação após o exercício físico, como as vitaminas lipossolúveis e as proteínas[8,9].

A Tabela 40.2 apresenta algumas estratégias nutricionais preconizadas pela American Dietetic Association[8] para o manejo do peso corporal de mulheres atletas.

Tabela 40.2 Estratégias para manejo do peso corporal de mulheres atletas

Deve-se diminuir o consumo de energia entre 10 e 20% da ingestão normal para conduzir a perda de peso sem a sensação de fome, evitando-se baixo consumo energético, que pode não sustentar o treinamento atlético
Estratégias como a substituição de alimentos com menor teor de gordura em vez da retirada drástica de fontes desse nutriente podem favorecer a perda de peso
A ingestão de gordura não deve ser reduzida abaixo de 15% do consumo total de energia, pois um pouco de gordura é essencial para a boa saúde
Deve-se enfatizar aumento da ingestão de grãos integrais, cereais e leguminosas
Oferecer cinco ou mais porções diárias de frutas e vegetais para garantir o fornecimento de nutrientes e fibras
A dieta das atletas não deve economizar em proteína e precisa manter a ingestão adequada de cálcio. Assim, o uso de produtos (lácteos) com baixo teor de gordura e carnes magras, além de peixes e aves, deve ser sugerido
Deve-se garantir a ingestão de uma variedade de líquidos, especialmente água, que deve ser consumida durante o dia, incluindo antes, durante e após o exercício. O uso da desidratação como um meio de alcançar uma meta de peso corporal é contraindicado

Fonte: adaptada de American Dietetic Association, American College of Sports Medicine[8].

RECOMENDAÇÕES DE MACRONUTRIENTES PARA MULHERES ESPORTISTAS

O metabolismo da mulher é bastante diferenciado do do homem. Ao atingir a maturidade, o corpo da mulher tende a manter mais as reservas de gordura. Dessa forma, apresentam demanda energética associada ao metabolismo de repouso entre 5 e 10% menor que a dos homens[11,12].

Além disso, mulheres utilizam mais gordura como fonte de energia, poupando a utilização de carboidratos e, consequentemente, o catabolismo proteico[13,14]. Assim, existem algumas peculiaridades no que diz respeito às necessidades de macronutrientes para mulheres que praticam esportes.

Carboidratos

Os carboidratos constituem uma importante fonte de energia para o exercício. O glicogênio do músculo esquelético e a glicose sanguínea derivada do fígado são carboidratos prontamente disponíveis que são utilizados como fonte primária de combustível durante o exercício[15].

Segundo a SBME[9], estima-se que a ingestão de carboidratos correspondente a 60 a 70% do aporte calórico diário atende à demanda de um treinamento esportivo. A fim de promover a recuperação muscular, recomenda-se que o consumo de carboidratos esteja entre 5 e 8 g/kg de peso/dia. No caso de atividades de longa duração e/ou treinos intensos, é recomendada a ingestão de até 10 g/kg de peso/dia ou de 30 a 60 g de carboidrato para cada hora de exercício, o que evita hipoglicemia, depleção de glicogênio e fadiga. Para se atingir essas recomendações, pode-se utilizar bebidas especialmente desenvolvidas para atletas e que contêm carboidratos em sua composição.

É importante destacar, ainda, que a manipulação da ingestão de carboidratos pela dieta antes, durante e depois do exercício pode melhorar muito o desempenho atlético das mulheres, pois otimiza os depósitos de glicogênio e mantém a homeostase da glicose sanguínea[16].

Carboidratos antes do exercício

É consenso entre as diretrizes estabelecidas para a alimentação de atletas que exercitar-se sob o estado de jejum pode comprometer o desempenho esportivo. Nesse sentido, a seleção dos alimentos deve considerar a preparação do atleta para a realização da atividade, além de evitar a fome e o desconforto gástrico[8].

Particularmente, a escolha dos alimentos fonte de carboidrato, assim como sua forma de preparo antes do evento esportivo, deve respeitar as características gastrointestinais individuais dos atletas e a recomendação do fracionamento da dieta deve considerar o tempo de digestão necessário para a refeição pré-treino ou provas. Além disso, o tamanho da refeição e sua composição em quantidades de proteínas e fibras podem exigir mais de 3 horas para o esvaziamento gástrico. Caso não seja possível esperar esse tempo para a digestão, pode-se evitar o desconforto gástrico com refeições pobres em fibras. ricas em carboidratos e com menor proporção de proteínas e gorduras. Ainda, deve-se escolher uma preparação com consistência leve ou líquida, com adequação na quantidade de carboidratos[8,9].

É recomendado que a refeição pré-competição contenha entre 1 e 5 g de carboidrato/kg de peso corporal e seja consumida até 30 minutos antes do início do exercício[8].

O índice glicêmico é um indicador qualitativo utilizado para estabelecer a habilidade de um carboidrato de elevar os níveis glicêmicos no sangue[17]. Nesse aspecto, uma revisão de estudos publicada recentemente concluiu que a ingestão de carboidratos com menor índice glicêmico pode aumentar a oxidação lipídica para produção de energia com consequente preservação das fontes de glicose durante o exercício, além de promover a melhora do desempenho funcional[18].

Carboidratos durante o exercício

Diversos trabalhos apontam que a reposição de carboidratos durante o exercício é muito importante para manter um fornecimento de energia regular e, dessa forma, sustentar o trabalho físico. Em exercícios de longa duração, as atletas devem consumir 30 a 60 g de carboidrato a cada hora de exercício para evitar hipoglicemia, depleção de glicogênio e fadiga[8,9].

No entanto, esse protocolo pode ser aplicado apenas a partir da primeira hora de exercício, pois, se a esportista iniciar a atividade com reservas de carboidratos íntegras, os primeiros 60 a 90 minutos serão facilmente subsidiados pela ingestão pré-exercício[19,20]. Além disso, em atividades aeróbicas, a inclusão de carboidratos na primeira hora de treino pode diminuir a mobilização de lipídios como fonte de energia e, assim, prejudicar o objetivo de emagrecimento de muitas mulheres. Portanto, durante a prática esportiva, pode-se recomendar a ingestão de 1 a 5 g de carboidrato/kg de peso corporal a cada 2, 4 e 6 horas para reposição dos estoques de glicogênio[8].

A utilização de gel energético contendo carboidrato durante o exercício vem sendo cada vez mais frequente, porém seu uso deve ser acompanhado da ingestão regular de água para que garanta também a hidratação[9] e minimize a ocorrência de desconforto abdominal.

Carboidratos após o exercício

O consumo de carboidratos imediatamente nas primeiras 4 horas pós-exercício intenso é recomendado, pois, nesse período, a sensibilidade à insulina, a permeabilidade do músculo à glicose e a atividade do complexo glicogênio-sintetase são máximas, permitindo maior recuperação e menor tempo para reposição total dos estoques[9,21,22]. Presume-se que a diminuição da oferta glicídica nesse período possa induzir a fome excessiva posterior, o que pode prejudicar o andamento da dieta.

Alimentos com alto índice glicêmico, como pão branco, cereais matinais, batatas cozidas, açúcar e geleias, produzem maiores concentrações de glicogênio nas primeiras horas de recuperação quando comparados aos de índice glicêmico moderado (massas, algumas frutas) e baixo (leguminosas e determinadas frutas), por produzirem maiores picos plasmáticos glicêmicos e insulinêmicos[23]. Para mulheres que têm preferência por esses alimentos, o período pós-treino seria o mais indicado para consumo.

Segundo a SBME[9], após o exercício exaustivo, recomenda-se a ingestão de carboidratos simples entre 0,7 e 1,5 g/kg de peso no período de 4 horas, o que é suficiente para a ressíntese plena do glicogênio muscular.

Proteínas

As proteínas são especialmente vistas como um dos principais fatores para aumentar a recuperação das fibras musculares estimuladas em resposta ao treino. Por esse motivo, o controle do metabolismo proteico pode ser modulado não só pelo exercício físico, mas também pela mudança na circulação de aminoácidos. Dessa forma, a justificativa para um aumento na ingestão proteica para atletas seria a de proporcionar um *pool* de aminoácidos maior para suprir possíveis perdas de aminoácidos oxidados durante o exercício e ainda para prover matéria-prima para a reparação tecidual[24].

Segundo as Dietary Reference Intakes[7], a ingestão recomendada de proteínas para a população em geral é de 0,8 g/kg de peso corporal ou obedecendo a distribuição percentual de 10 a 35% do valor calórico total. Os exercícios de força, porém, exigem maior consumo de proteínas quando comparados com as demandas exigidas pelos trabalhos de resistência. Para aquelas atletas que têm por objetivo aumento de massa muscular, sugere-se a ingestão de 1,6 a 1,7 g/kg de peso/dia. Para os esportes em que o predomínio é a resistência, as proteínas têm um papel auxiliar no fornecimento de energia para a atividade, calculando-se ser de 1,2 a 1,6 g/kg de peso a necessidade de seu consumo diário[9].

O consumo conforme essas recomendações pode ser atingido somente pela ingestão de uma dieta balanceada sem a necessidade do uso de suplementos alimentares, no entanto, é comum o uso da suplementação com fórmulas contendo diferentes formas de aminoácidos e proteínas de alta qualidade como *whey protein*, caseína ou soja. Embora estudos tenham revelado efeitos positivos dessa prática em determinados tipos de esportes[25,26], é recomendado que a indicação da suplementação de proteínas seja acompanhada por uma completa avaliação do consumo alimentar da atleta, tendo em vista que geralmente a ingestão de proteínas já sobrepõe as recomendações preconizadas[8].

No período de recuperação pós-treino, é importante que haja o consumo de proteínas concomitantemente com carboidratos nas primeiras horas após o exercício físico, por promover uma melhor situação anabólica para crescimento muscular, pois acredita-se que esta esteja relacionada com um aumento da disponibilidade de aminoácidos intracelulares e/ou aumento da concentração sérica de insulina, que promove uma melhor captação dos aminoácidos pelo músculo[27,28]. As composições 4:1 e 3:1 de carboidratos e proteínas têm demonstrado aumentar a velocidade de ressíntese de glicogênio muscular após o exercício físico[29].

Gorduras

A recomendação para ingestão de gorduras segue a mesma estabelecida para a população em geral. O ideal é que 30% do valor calórico total da dieta seja derivado de lipídios nas dietas de atletas. Com relação à distribuição de ácidos graxos para os atletas, tem prevalecido a mesma recomendação nutricional destinada à população em geral, que é de 10% de saturados, 10% de poli-insaturados e 10% de monoinsaturados[9].

De maneira geral, atletas consomem mais do que 30% do valor calórico total (VCT) em lipídios[30,31], com déficit na ingestão de carboidratos, que acabam sendo consumidos em proporções inferiores a sua recomendação. Por outro lado, as atletas não devem consumir dietas muito pobres em gorduras por muito tempo[8]. Quando houver a necessidade de dietas hipolipídicas, devem prevalecer as cotas, em relação ao aporte calórico total, menor do que 8% para as saturadas, maior do que 8% para as monoinsaturadas e de 7 a 10% para as poli-insaturadas[9].

Para obter o equilíbrio correto de ácidos graxos na dieta, deve-se preferir as fontes encontradas naturalmente nos alimentos como carnes magras, nozes, sementes, abacate, gema de ovo e peixes gordurosos (p.ex., salmão e truta), além dos óleos de linhaça, canola, girassol e milho. Esses alimentos podem ser facilmente incorporados na alimentação, usando-os também como refeições rápidas (p.ex., nozes) ou adicionando-os a outros pratos (p. ex., adicionando o abacate a massas e o óleo de linhaça em saladas) e ainda como componente principal de refeições (p. ex., o salmão para o jantar, os ovos no café da manhã). É recomendado que as mulheres evitem alimentos processados, pois as gorduras encontradas nesses alimentos são de natureza saturada e/ou parcial ou totalmente hidrogenada[14]. A escolha cuidadosa do tipo de gordura é necessária também para prover antioxidantes, o que pode proteger contra a peroxidação dos lipídios, que normalmente aumenta após o exercício intenso de resistência[32].

RECOMENDAÇÕES DE MICRONUTRIENTES PARA MULHERES ESPORTISTAS

Os micronutrientes possuem um papel importante na produção de energia, na síntese de hemoglobina, na manutenção da saúde óssea e na função imunológica adequada. São também solicitados para auxiliar na reparação e na construção do tecido muscular submetido ao exercício físico[33]. Mulheres atletas em geral correm risco de apresentar deficiência de micronutrientes em planos alimentares que restringem a ingestão calórica. Esse tipo de planejamento alimentar é muito comum entre atletas de ambos os sexos que buscam perda de peso e redução de gordura corporal, mas se torna especialmente evidente nas mulheres[34,35]. O maior risco de deficiência de vitaminas e minerais em mulheres ocorre em casos de restrição alimentar, práticas utilizadas para a perda de massa corporal, especialmente quando se elimina um ou mais grupos de alimentos ou se consomem grandes quantidades de carboidratos com diminuição da ingestão de vegetais e frutas[14,33,34].

Além disso, estudos sugerem que o exercício físico possa aumentar ou alterar as necessidades de vitaminas e minerais, pois o exercício físico altera uma série de vias metabólicas em que ocorre a participação dos micronutrientes e, dessa forma, pode resultar em adaptações bioquímicas que aumentariam as necessidades de micronutrientes. O maior *turnover* desses micronutrientes resulta em maior necessidade pelo corpo[33,36].

As vitaminas e minerais com maior risco de déficit nas dietas das atletas são vitamina D; vitaminas do complexo B; minerais cálcio, ferro, zinco e magnésio; e alguns antioxidantes como vitaminas C e E, betacaroteno e selênio[8].

Vitaminas do complexo B

Com relação às vitaminas, as do complexo B possuem funções primordiais diretamente relacionadas ao exercício físico. A tiamina, a riboflavina, a vitamina B6, a niacina, o ácido pantotênico e a biotina estão envolvidos na produção de energia durante o exercício, enquanto o folato e a vitamina B12 são necessárias para a produção das hemácias, a síntese proteica e o reparo e a manutenção dos tecidos[33]. No entanto, essa necessidade pode ser facilmente atingida com o consumo adequado de energia, de carboidratos e proteínas, o que consequentemente aumenta as fontes naturais desses nutrientes[8]. Esse aspecto pode ser confirmado em estudos nos quais somente foram verificadas deficiências dessa natureza em mulheres com a ingestão abaixo do recomendado, em função de distúrbios nutricionais ou entre as adeptas do vegetarianismo[37].

Vitaminas antioxidantes

As vitaminas antioxidantes, como A, E, C e betacaroteno, possuem um papel importante na proteção das membranas celulares contra os radicais livres, que estão aumentados em pessoas que praticam exercício físico regularmente[33]. Apesar de ser um tema controverso, a prescrição de vitamina C entre 500 e 1.500 mg/dia, com a alegação de que proporcionaria melhor resposta imunológica e antioxidante, e de vitamina E, sob o pretexto de que aprimoraria a ação antioxidante, tem sido sugerida por alguns profissionais. Essa atitude, no entanto, se baseia em baixo grau de evidência científica[8,9].

Cálcio, vitamina D, ferro e zinco

Os principais minerais que costumam estar deficientes em mulheres atletas são o cálcio, o ferro e o zinco. Ingestões baixas desses minerais são usualmente atribuídas à restrição energética ou à baixa ingestão de alimentos de origem animal[33,37,38].

O cálcio é um mineral importante para a construção e o reparo do tecido ósseo e a manutenção da calcemia, e sua deficiência pode gerar perda de massa óssea em mulheres, que são conhecidamente mais predispostas à osteoporose[7]. A vitamina D também é necessária para absorção adequada do cálcio, a regulação dos níveis séricos e a promoção da saúde óssea[6,33]. O risco de baixa densidade óssea é maior quando a ingestão energética e/ou de produtos lácteos e outros alimentos ricos em cálcio é inadequada e quando a disfunção menstrual está presente[35,39]. A suplementação com cálcio e vitamina D somente deve ser determinada após avaliação nutricional. As recomendações atuais para atletas com distúrbios nutricionais, amenorreia ou risco para a osteoporose precoce são 1.500 mg de cálcio elementar e 400 a 800 UI de vitamina D por dia[8]. A SBME recomenda que a dieta contenha a quantidade mínima de 1.000 mg/dia de cálcio[9]. A suplementação da vitamina D somente é indicada para atletas que vivem em locais onde a exposição solar é baixa[8].

O ferro possui um importante papel na formação de hemoglobina e mioglobina, que se ligam ao oxigênio, e, dessa forma, a falta de ferro pode resultar na diminuição da hemoglobina e com isso prejudicar o desempenho no exercício. A deficiência de ferro em atletas se dá pela falta desse nutriente na dieta, como em dietas vegetarianas ou pelo aumento nas perdas menstruais[37,40].

Há um número grande de atletas adolescentes do sexo feminino que apresentam algum nível de depleção de ferro ou decréscimo no armazenamento de ferro sem que haja anemia. Entre todos os esportes, corredoras parecem apresentar um risco aumentado de desenvolver deficiência de ferro durante a temporada de treinos por conta da hemólise ocasionada pelo impacto. Atletas negras praticantes de corrida apresentam duas vezes mais deficiência de ferro comparadas com atletas brancas praticantes da mesma atividade[41].

A alta incidência de depleção de ferro entre os atletas é geralmente atribuída à ingestão inadequada de energia. Outros fatores que podem afetar o nível de ferro incluem: dietas vegetarianas pobres em ferro de alta biodisponibilidade; estirões de crescimento; treinamento em altitudes elevadas; e aumento das perdas de ferro pelo suor, fezes, urina, menstruação, hemólise intravascular, doação de sangue regular ou lesão[40,42,43]. Segundo a American Dietetic Association[8], as corredoras de longa distância e as demais atletas adolescentes e vegetarianas devem ser rastreadas periodicamente para avaliar e monitorar o *status* de ferro.

A depleção de ferro armazenado (ferritina) reduz os níveis de mioglobina e citocromo, assim como de enzimas do sistema de transporte de elétrons e do ciclo do ácido tricarboxílico, o que pode prejudicar o metabolismo aeróbico e limitar a capacidade de se exercitar[44,45].

A deficiência de ferro pode causar mais problemas para a atleta adolescente do que simplesmente diminuir sua *performance*. A função gastrointestinal, o humor e o funcionamento cognitivo (como capacidades de raciocínio e atenção), assim como funções imunológicas, podem ser afetados de forma negativa pela baixa quantidade de ferro[46].

Dados de recomendações de micronutrientes específicas para atletas são insuficientes na literatura e, por isso, as DRI[7] são utilizadas como meta de ingestão para essa população. Especial atenção deve ser dada ao consumo de alimentos com ferro de elevada biodisponibilidade, com oferta recomendada de 15 mg/dia para a população feminina. Para as gestantes, a recomendação diária se eleva para 30 mg[7]. Segundo a SBME[9], tais necessidades são alcançadas por meio da alimentação balanceada, não sendo necessária suplementação.

O zinco também tem importante papel no esporte, pois está envolvido no processo respiratório celular, e sua deficiência em atletas pode gerar anorexia, perda de massa corporal, fadiga, queda no rendimento em provas de longa duração e risco de osteoporose[9]. Apesar da importância do mineral para a prática esportiva, o uso sistemático do zinco em suplementação nutricional não é justificado, exceto quando o acompanhamento nutricional individualizado determinar a necessidade[9].

TRÍADE DA MULHER ATLETA

A participação feminina no esporte cresceu de forma significativa nas últimas décadas. Uma consequência inevitável e, talvez, lamentável desse fenômeno tem sido a ênfase dada às competições e a pressão por parte de treinadores, patrocinadores e familiares na busca de melhores resultados, acarretando estresse físico e mental, além de efeitos fisiológicos do treinamento físico no sistema endócrino feminino. Nesse contexto, a tríade da mulher atleta tem se tornado muito mais frequente nesse meio[47-49].

A American College of Sports Medicine[39] define a tríade da mulher atleta como uma síndrome que relaciona a indisponibilidade de energia a alterações da função menstrual e da densidade mineral óssea, o que pode predispor a manifestações clínicas que incluem distúrbios alimentares, distúrbios hipotalâmicos, amenorreia e osteoporose. Quando a disponibilidade de energia é baixa, mecanismos fisiológicos reduzem o dispêndio energético para a termorregulação, o crescimento e a reprodução, provocando prejuízos nessas funções[5,39,50]. Esses fatores podem ocorrer em consequência um do outro ou de maneira isolada e a maioria dos efeitos parece ocorrer abaixo de uma disponibilidade de energia de 30 cal/kg de massa livre de gordura/dia[39].

As atletas mais jovens e as praticantes de esportes que enfatizam o peso como fator preponderante para o desempenho esportivo apresentam maiores riscos para desenvolver uma ou mais das condições clínicas associadas à síndrome[39,51]. A Tabela 40.3 resume alguns desses esportes. A síndrome, no entanto, ocorre não somente em mulheres que participam de exercícios de caráter competitivo, mas acomete de modo cada vez mais frequente adolescentes e mulheres praticantes de atividade recreacional[2].

Tabela 40.3 Esportes considerados fatores de risco para o desenvolvimento de um ou mais fatores da tríade da mulher atleta por enfatizarem baixo peso corporal

Esporte	Possível causa do desenvolvimento
Dança, patinação artística, mergulho, ginástica, aeróbica	O desempenho é qualificado subjetivamente e enfatiza-se um biotipo para obter sucesso no desempenho
Corrida de longa distância, ciclismo, esqui *cross-country*	Enfatiza-se um peso corporal baixo
Voleibol, natação, mergulho, corrida *cross-country*, esqui *cross-country*, provas de pista	Exige-se que a roupa seja capaz de revelar o contorno corporal durante a prática
Hipismo, algumas artes marciais, lutas, remo	Utilizam-se categorias de peso para a participação

Fonte: adaptada de American College of Sports Medicine[39].

A anorexia nervosa, principal distúrbio alimentar entre mulheres atletas, é caracterizada por restrição alimentar extrema e distorção da própria imagem corporal, na qual a atleta percebe-se obesa[8]. A população de atletas mais propensas a desenvolver anorexia engloba as bailarinas e as corredoras de longa distância. Elas têm obsessão por magreza e são muito cobradas por parte dos treinadores. Aproximadamente 25% das mulheres anoréxicas são atletas de elite[52]. O capítulo 44 discorre mais sobre os transtornos alimentares no esporte.

A amenorreia pode ser classificada como primária ou secundária e está comumente associada à perda de peso e ao treinamento físico intenso. A primária ocorre na ausência de menstruação após os 14 anos de idade. A prevalência geral fica em torno de 2 a 5% na população geral, enquanto nas atletas há uma ampla variação, entre 3,4 e 66%[2]. A amenorreia secundária é aquela que ocorre após a menarca e é definida como a ausência de ciclo menstrual por mais de 90 dias[39]. Na mulher atleta, esse distúrbio é reconhecido como amenorreia de causa hipotalâmica. Sob essa circunstância, a secreção pulsátil do hormônio liberador de gonadotrofina (GnRH) está alterada, resultando em uma diminuição da produção de hormônio luteinizante (LH) e hormônio folículo-estimulante (FSH) que, por sua vez, acarreta decréscimo dos esteroides ovarianos. A secreção de LH e FSH na adeno-hipófise também é pulsátil, em consequência de descargas rítmicas de GnRH através da circulação porta-hipofisária[47,53].

Ao longo dos anos, a disfunção menstrual tem sido comumente associada com o alto nível de atividade física no qual atletas competitivas estão engajadas. Por muito tempo, esse fato não despertou preocupação, pois acreditava-se que, ao diminuir a intensidade do treinamento, a ciclicidade menstrual retornava, aparentemente sem acarretar problemas para a atleta. Entretanto, Drinkwater et al.[54] observaram que a densidade mineral óssea em atletas amenorreicas era significativamente menor quando comparada à de atletas eumenorreicas. Por isso, atletas amenorreicas, ainda que recuperem a ciclicidade menstrual normal após a diminuição ou a interrupção do treinamento, apresentam massa óssea inferior àquela das atletas que sempre foram eumenorreicas.

A amenorreia hipotalâmica associada com a tríade da mulher atleta resulta em uma condição de hipoestrogenismo que leva à osteoporose prematura que, por sua vez, acarretaria consequências em curto e longo prazo. Em curto prazo, atletas oligomenorreicas têm sido vítimas de altas taxas de lesões, particularmente fraturas por estresse[55], e, em longo prazo, aquelas que se tornam osteoporóticas têm risco aumentado de fraturas com sua resultante morbidade, embora ainda jovens. Para se ter ideia, a escoliose idiopática da adolescente ocorre em aproximadamente 1,8% da população geral, 3,9% em meninas brancas e 24% nas bailarinas[56].

Tratamento e prevenção da tríade da mulher atleta

O primeiro objetivo do tratamento para qualquer componente da tríade é aumentar a disponibilidade de energia, aumentando o consumo calórico e/ou reduzindo as despesas de energia do exercício. Aconselhamento nutricional e monitoramento são intervenções suficientes para muitas atletas, mas os transtornos alimentares requerem psicoterapia[39].

Idealmente, a esportista deve diminuir sua atividade em 10 a 20% e ganhar peso com dietas acima de 2.500 calorias; dessa forma, sua menstruação pode retornar espontaneamente. Entretanto, em fases de competição, nem sempre é possível diminuir a atividade.

Algumas atletas vítimas de distúrbios alimentares são muito resistentes a ganhar peso e os ajustes nutricionais podem ser insuficientes para restaurar a ciclicidade menstrual. Nesses casos, pode até se fazer necessário tratamento de reposição hormonal para evitar a perda óssea precoce[47].

A suplementação de cálcio deve ser feita em todas as mulheres com tríade da mulher atleta, sendo recomendados entre 1.000 e 1.300 mg/dia[39,58]. Para vitaminas D e K, os valores recomendados são de 400 a 800 UI e 60-90 µg por dia, respectivamente. Eventualmente, suplementos contendo esses micronutrientes podem ser necessários[57,59]. A ingestão proteica também deve ser aumentada, em torno de 1,2 a 1,6 g/kg de peso corporal/dia[60,61]. Em geral, boas experiências são relatadas com o aumento de alimentos fontes de gordura boa na dieta, como azeite de oliva, azeitonas, peixes gordos, abacate, sementes, nozes e castanhas.

A educação das atletas em relação a assuntos como amenorreia e outras possíveis formas de disfunção menstrual é fundamental. Em alguns grupos de atletas, a amenorreia é tida como um processo fisiológico normal, como em maratonistas. Apesar de ser considerada normal, não se pode aceitar a amenorreia como um estado saudável entre essas mulheres[39].

Geralmente, há certa dificuldade em se trabalhar com adolescentes e mulheres que apresentem um dos fatores da tríade da mulher atleta ou todos eles combinados. Ainda persistem algumas dúvidas sobre a reversão de perda e restauração óssea, principalmente em casos de perda por longos períodos[39,62].

Especial atenção deve ser dada às mais jovens atletas, o que inclui investir o esforço extra necessário para informar os pais de crianças e adolescentes sobre as necessidades nutricionais para sua idade e desporto e o impacto sobre a saúde reprodutiva e óssea[2].

O American College of Sports Medicine[39] recomenda que, para a prevenção e a intervenção precoce sobre a tríade, a educação sobre o tema direcionada a atletas, pais, técnicos, treinadores, juízes e administradores seja uma prioridade. As atletas devem ser avaliadas para rastreio da síndrome em exames anuais e sempre que se apresentarem com qualquer uma das condições clínicas. Os administradores do esporte também devem considerar mudanças de regras para desencorajar práticas insalubres para a perda de peso. A equipe de tratamento multidisciplinar deve incluir, além do técnico da atleta, um médico, um nutricionista e, para atletas com distúrbios alimentares, um psicólogo.

Todos os profissionais envolvidos com esporte devem ser sensibilizados para reconhecer, tratar e especialmente prevenir os problemas nutricionais aos quais são suscetíveis as mulheres praticantes de exercícios físicos.

REFERÊNCIAS

1. Mantoanelli G, Vitalle MSS, Amancio OMS. Amenorrhea and osteoporosis in adolescents athletes. Rev Nutr 2002;15(3):319-40.
2. Leitão MB, Lazzoli JK, Oliveira MAB, Nóbrega ACL, Silveira GG, Carvalho T, et al. Posicionamento oficial da Sociedade Brasileira de Medicina do Esporte: atividade física e saúde na mulher. Rev Bras Med Esporte 2000;6(6):215-20.
3. Timmerman MG. Medical problems of adolescent female athletes. Wisconsin Medical J 1996;95(6):351-4.
4. Callahan LR. The evolution of the female athlete: progress and problems. Pediatrics Annals 2000;29(3):149-53.
5. Weinstein Y, Weinstein A. Energy balance, body composition and the female athlete triad syndrome. Harefuah 2012;151(2):97-101, 126, 127.
6. Biesek S, Alvez LA, Guerra I. Estratégias de nutrição e suplementação no esporte. Barueri: Manole; 2005.
7. Institute of Medicine. Dietary reference intakes for energy, carbohydrate, fiber, fat, fatty acids, cholesterol, protein, and amino acids. Washington: National Academy Press; 2005.
8. American Dietetic Association, American College of Sports Medicine. Position of the American Dietetic Association, Dietitians of Canada, and the American College of Sports Medicine: nutrition and athletic performance. J Amer Diet Assoc 2009;109(3):509-17.
9. Carvalho TR, Meyer F, Lancha Jr AH, De Rose E, et al. Modificações dietéticas, reposição hídrica, suplementos alimentares e drogas: comprovação de ação ergogênica e potenciais riscos para a saúde. Rev Bras Med Esporte 2009;15(2):2-12.
10. McArdle WD, Katch FI, Katch VL. Fisiologia do exercício: energia, nutrição e desempenho humano. 4.ed. Rio de Janeiro: Guanabara Koogan; 1996.
11. Guedes DP, Guedes JERP. Controle de peso corporal. Londrina: Midiograf; 1998.
12. Riddell MC, Partington SL, Stupka N, et al Substrate utilization during exercise performed with and without glucose ingestion in female and male endurance trained athletes. Int J Sport Nutr Exerc Metab 2003;13:407-21.
13. McArdle WD, Katch FI. Nutrição, exercício e saúde. 4.ed. São Paulo: Manole; 1996.
14. Volek JS, Forsythe CE, Kraemer WJ. Nutritional aspects of women strength athletes. Br J Sports Med 2006;40(9):742-8.
15. Burke L, Collier G, Hargreaves M. Glycemic index – a new tool in sport nutrition? Int J Sport Nutr 1998;8:401-15.
16. Wolinsky IRA. Nutrição no exercício e no esporte. São Paulo: Roca; 1996.
17. Siu PM, Wong SH. Use of the glycemic index: effects on feeding patterns and exercise performance. J Physiol Anthropol Appl Human Sci 2004;23:1-6.
18. Mondazzi L, Arcelli E. Glycemic index in sport nutrition. J Am Coll Nutr 2009;28 (Suppl):455S-63S.
19. Coyle EF, Martin WH, Bloomfield SA, Lowry OH, Holloszy JO. Effects of detraining on responses to submaximal exercise. J Appl Physiology 1985;59(3):853-9.
20. Flynn, MG, Costil DL, Hawley JA, Fink WJ, Neufer PD, Fielding RA, Sleeper MD. Influence of selected carbohydrate drinks on cycling performance and glycogen use. Med Sci Sports Exerc 1987;19:37-40.
21. Burke LM, Angus DJ, Cox GR, Cummings NK, Febbraio MA, Gawthorn K, et al. Effect of fat adaptation and carbohydrate

restoration on metabolism and performance during prolonged cycling. J Appl Physiol 2000;89:2413-21.
22. Tarnopolsky MA. Protein requirements for endurance athletes. Nutrition 2004;20:662-8.
23. Walton PT, Rhodes EC. The effects of solid and liquid carbohydrate ingestion on high-intensity intermittent exercise programs. Biol Sports 1997;14:45-54.
24. Lemon PWR. Do athletes need more dietary protein and amino acids? Int J of Sport Nutr 1995;5:S39-61.
25. Tipton KD, Elliott TA, Cree MG, Aarsland AA, Sanford AP, Wolfe RR. Stimulation of net muscle protein synthesis by whey protein ingestion before and after exercise. Am J Physiol Endocrinol Metab 2007;292:E71-6.
26. Hartman JW, Tang JE, Wilkinson SB, Tarnopolsky MA, Lawrence RL, Tipton KD, et al. Timing of amino acid-carbohydrate ingestion alters anabolic response of muscle to resistance exercise. Am J Physiol Endocrinol Metab 2001;281:E197-206.
27. Rodriguez NR, Vislocky LM, Gaine PC. Dietary protein, endurance exercise, and human skeletal-muscle protein turnover. Curr Opin Clin Nutr Metab Care 2007;10:40-5.
28. Gaine PC, Pikosky MA, Martin WF, Bolster DR, Maresh CM, Rodriguez NR. Level of dietary protein impacts whole body protein turnover in trained males at rest. Metabolism 2006;55:501-7.
29. Burke LM, Hawley JA. Carbohydrate and exercise. Curr Opin Clin Nutr Metab Care 1999;2:515-20.
30. Weight LM, Byrne MJ, Jacobs P. Sports anemia – a real or apparent phenomenon in endurance-trained athletes? Int J Sports Med 1992;13:334.
31. Singh A, Evans P, Gallagher KL, Deuster PA. Dietary intakes and biochemical profiles of nutricional status of ultramarathoners. Med Sci Spots Exercise 1993;25:330.
32. Ramel A, Wagner KH, Elmadfa I. Plasma antioxidants and lipid oxidation after submaximal resistance exercise in men. Eur J Nutr 2004;432-6.
33. Tellford RD, Catchpole EA, Deakin V, Hahn AG, Plank AW. The effect of 7 to 8 months of vitamin/mineral supplementation on athletic performance. Int Sports Nutr 1992;2:135.
34. Mastaloudis A, Traber M. Vitamin E. In: Driskell J, Wolinsky I, eds. Sports nutrition: vitamins and trace elements. New York: CRC/Taylor & Francis; 2006. p.183-200.
35. Nickols-Richardson SM, Beiseigel JM, Gwazdauskas FC. Eating restraint is negatively associated with biomarkers of bone turnover but not measurements of bone mineral density in young women. J Am Diet Assoc 2006;106:1095-101.
36. Driskell J. Summary: vitamins and trace elements in sports nutrition. In: Driskell J, Wolinsky I, eds. Sports nutrition: vitamins and trace elements. New York: CRC/ Taylor & Francis; 2006. p.323-31.
37. Lukaski HC. Vitamin and mineral status: effects on physical performance. Nutrition 2004;20:632-44.
38. Woolf K, Manore MM. B-vitamins and exercise: does exercise alter requirements? Int J Sports Nutr Exerc Metab 2006;16:453-84.
39. Nattiv A, Loucks AB, Manore MM, Sanborn CF, Sundgot-Borgen J, Warren MP; American College of Sports Medicine. American College of Sports Medicine position stand. The female athlete triad. Med Sci Sports Exerc 2007;39(10):1867-82.
40. Haymes E. Iron. In: Driskell J, Wolinsky I, eds. Sports nutrition; vitamins and trace elements. New York: CRC/Taylor & Francis; 2006. p.203-16.
41. Nickerson HJ, et al. Decreased iron stores in high school female runners. Am J Dis Child 1985;136:1115-9.
42. Volpe S. Vitamins, minerals, and exercise. In: Dunford M, ed. Sports nutrition: a practice manual for professionals. Chicago: American Dietetic Association; 2006. p.61-3.
43. Brownlie T, Utermohlen V, Hinton PS, Haas JD. Tissue iron deficiency without anemia impairs adaptation in endurance capacity after aerobic training in previously untrained women. Am J Clin Nutr 2004;79:437-43.
44. Rowland TW. Iron deficiency in the young athlete. Ped Clin NA 1990;5(37):1153-63.
45. McClung JP. Iron status and the female athlete. J Trace Elem Med Biol 2012;26(2-3):124-6.
46. Deinard AS et al. Cognitive deficits in iron-deficient and iron-deficient anemic children. J Pediatr 1986;108:681-9.
47. Pardini DP. Alterações hormonais da mulher atleta. Arq Bras Endocrinol Metab 2001;45(4):343-51.
48. McLean JA, Barr SI, Prior JYC. Dietary restraint, exercise, and bone mineral density in young women: are they related? Med Sci Sports Exerc 2001;33:1292-6.
49. Cobb KL, Bachrach LK, Greendale G, Marcus R, Neer RM, Nieves J, et al. Disordered eating, menstrual irregularity, and bone mineral density in female runners. Med Sci Sports Exerc 2003;35:711-9.
50. Beals KA, Meyer NL. Female athlete triad update. Clin Sports Med 2007;26(1):69-89.
51. Schtscherbyna A, Soares EA, de Oliveira FP, Ribeiro BG. Female athlete triad in elite swimmers of the city of Rio de Janeiro, Brazil. Nutrition 2009;25(6):634-9.
52. Sundgot-Borgen J, Torstveit MK. Prevalence of eating disorders in elite athletes is higher than in the general population. Clin J Sport Med 2004;14:25-32.
53. Yen SSC, Tsai CC, Naftolin F, Vanderberg G, Ajabor L. Pulsatile patterns of gonadotropin release in subjects with and without ovarian function. J Clin Endocrinol 1972;34:671-5.
54. Drinkwater BL, Nilson K, Chesnut CH III, et al. Bone mineral content of amenorrheic and eumenorrheic athletes. N Engl J Med 1984;311:277-81.
55. Dugowson CE, Drinkwater BL, Clark JM. Nontraumatic femur fracture in an oligomenorrheic athlete. Med Sci Sports Exerc 1991;23:1323-5.
56. Wynne-Davies R. Familial (idiopathic) scoliosis: a family survey. J Bone Joint Surg [Br] 1968;50:24-30.
57. Greer FR, Krebs NF. Optimizing bone health and calcium intakes of infants, children, and adolescents. Pediatrics 2006;117:578-85.
58. IOM. Institute of Medicine of the National Academies. Dietary reference intakes for calcium and vitamin D. Report briet; nov. 2010.
59. Trumbo P, Yates AA, Schlicker S, Poos M. Dietary reference intakes: vitamin A, vitamin K, arsenic, boron, chromium, copper, iodine, iron, manganese, molybdenum, nickel, silicon, vanadium, and zinc. J Am Diet Assoc 2001;101:294-301.
60. Manore MMS, Barr I, Butterfield GA. Nutrition and athletic performance. A joint position statement of the American Dietetic Association, the Dietitians of Canada, and the American College of Sports Medicine. Med Sci Sports Exerc 2000;32:2130-45.
61. Tarnopolsky MA. Protein requirements for endurance athletes. Nutrition 2004;20:662-8.
62. Maughan RJ, Burke LM. Nutrição esportiva. São Paulo: Artmed; 2004.

Aspectos nutricionais do idoso no esporte

41

Marcela Telles Ferreira

INTRODUÇÃO

Nos últimos anos, houve um interesse científico significativo na área do envelhecimento. Os focos principais incluíram a importância de prática regular de atividade física, a relevância de uma ingestão alimentar adequada e o reflexo desses fatores sobre a função e a qualidade de vida do organismo[1-3].

Sabe-se, atualmente, que diversas alterações fisiológicas decorrentes do processo de envelhecimento e as doenças associadas ao aumento da idade podem ser minimizadas com a alimentação adequada e com a prática regular da atividade física[1-3]. Nesse contexto, está cada vez mais evidente a necessidade de compreender as mudanças que ocorrem no envelhecimento e os demais fatores que afetam o consumo alimentar do idoso. Dentre esses fatores, é possível citar as mudanças fisiológicas próprias do envelhecimento, as doenças presentes e a situação social, econômica e familiar em que vive o idoso[4,5].

Para tanto, inicialmente serão abordados alguns itens que devem ser compreendidos pelo profissional que atua na área de nutrição e atividade física na terceira idade. Esses itens servirão de base para a elaboração de um plano alimentar adequado ao nível de atividade física e às particularidades do idoso[4].

Aspectos demográficos e biopsicossociais do envelhecimento

Inicialmente, o envelhecimento populacional era evidenciado somente na sociedade europeia, no entanto, tal fenômeno tem sido observado em todo o mundo[6]. Segundo a Organização Mundial da Saúde[7], nos países em desenvolvimento, entende-se por indivíduo idoso aquele que apresenta idade igual ou superior a 60 anos. O envelhecimento pode ser definido como uma série de processos que ocorrem nos organismos vivos e que, com o passar do tempo, leva à perda da adaptabilidade, à alteração funcional e, eventualmente, à morte. A taxa de envelhecimento é a mudança na função de órgãos e sistemas por unidade de tempo, sendo que apresenta um crescimento exponencial após os 40 anos[8].

Essa faixa populacional tem crescido e espera-se que, em 2025, o Brasil apresente a quinta maior população de idosos do mundo. O crescimento pode ser explicado pelo avanço da medicina moderna e pelo acesso a ela e à melhor qualidade de vida. Esses fatores promoveram o controle das doenças infectocontagiosas e a diminuição da incidência de doenças cardiovasculares, principais causas de morte no mundo. Por outro lado, em função da desigualdade social, esse incremento, de certa forma, gera um choque social e econômico na saúde dos idosos em razão da situação em que vivem[6,9-11].

Benefícios da prática da atividade física e perfil de atividade física de idosos

Uma grande parte dos idosos é acometida por pelo menos uma doença crônica, que gera, consequentemente, custos mais elevados para o sistema previdenciário. Além disso, as doenças crônicas são consideradas fatores de risco para a incapacidade física e a diminuição da vitalidade[3,11,12]. Contudo, verifica-se que mudanças positivas no estilo de vida podem melhorar o quadro de doenças e prevenir a perda da função física entre idosos[2,9,13,14]. Um dos aspectos do estilo de vida que tem sido destacado é a atividade física. A prática da atividade física de forma regular resulta na melhoria das funções cardiovascular, endócrina, metabólica, musculoesquelética e mental[3,13-16]. A recomendação mais atual de atividades físicas para promover saúde na população preconiza a realização de atividades aeróbicas de intensidade moderada por pelo menos 30 minutos diários, em 5 dias da semana, de forma contínua ou acumulada, ou atividade vigorosa por pelo menos 20 minutos por dia em 3 dias da semana[13]. Alguns exemplos dessas atividades incluem caminhada, pedalada, natação, hidroginástica, dança, ioga e *tai-chi-chuan*. A prática de exercícios de resistência ou de força tem sido recomendada para idosos na promoção da saúde, na prevenção e na reabilitação de diversas doenças crônicas[15,17,18]. O aumento da massa e da força muscular melhora a densidade óssea, previne a perda da capacidade funcional e diminui o risco de quedas e fraturas[15]. As diretrizes incluem a utilização de exercícios com peso realizados em uma série de dez a quinze repetições, de oito a dez exercícios que trabalhem os grandes grupos musculares, de 2 a 3 dias não consecutivos[13]. Além dos exercícios aeróbicos e de resistência, a realização de exercícios específicos para o equilíbrio, flexibilidade e mobilidade articular complementaria o programa de atividades para os idosos[13].

Apesar disso, segundo a Pesquisa Nacional de Promoção de Saúde, pequena parte dos idosos pratica algum tipo de atividade física, seja aeróbica ou exercícios de resistência[19]. Dos praticantes, a caminhada é a atividade física mais comum, com 70% dos homens e 57% das mulheres relatando que realizavam caminhadas regularmente[20]. Essa atividade deve ser encorajada, pois, além de ser a mais praticada por idosos, não requer equipamento e custo adicional para sua realização. Por outro lado, dados recentes publicados por uma pesquisa nacional intitulada VIGITEL 2011 ("Vigilância de Fatores de Risco e proteção para doenças crônicas por inquérito telefônico") têm mostrado uma alteração no perfil de atividade física da população idosa nas capitais brasileiras. Em 2010, a frequência de inatividade física entre idosos era de 36,7%, enquanto em 2011 a frequência diminuiu para 32,3%. Acredita-se que cada vez mais idosos se engajam em atividades físicas e necessitam de uma atenção nutricional mais específica[21].

A união do treinamento de força com exercícios de equilíbrio associados a atividades aeróbicas seguidas de exercícios de flexibilidade é considerada a melhor estratégia para reduzir as alterações negativas que acompanham o envelhecimento, aumentar e manter a capacidade física e funcional do indivíduo e incrementar a qualidade de vida[13,16,17,22].

Consumo alimentar de idosos praticantes de atividade física

Alguns estudos têm verificado uma associação entre a prática regular de atividade física e o maior consumo de frutas, legumes, peixe e bebidas não alcoólicas[23,24]. No entanto, outros têm demonstrado que a prática da atividade física regular não altera o consumo alimentar com relação ao valor calórico total (VCT) da dieta e macronutrientes (carboidratos, gorduras e proteínas)[25]. Parece, então, que nem sempre a prática da atividade física está vinculada a comportamentos alimentares saudáveis. Os idosos ativos podem apresentar inadequação das proporções de macronutrientes da dieta: ingestão de proteínas e gorduras acima do recomendado e, consequentemente, proporção de carboidratos deficientes[25-27]. Além disso, pode-se também observar inadequação quanto à ingestão de algumas vitaminas e minerais, como é o caso da vitamina D, do zinco e do magnésio[24,28].

Assim, parece que, independente da prática atividade física realizada, ocorrem diminuição da qualidade e proporções não adequadas de macronutrientes na dieta dos idosos ativos. Portanto, o profissional especializado que trabalha com essa faixa populacional deverá realizar orientações nutricionais com o objetivo de melhorar os resultados almejados pelo estímulo da prática de exercício e a qualidade de vida.

A pirâmide dos alimentos adaptada é um guia alimentar simples que pode auxiliar no processo de educação nutricional da população idosa. O guia alimentar leva em consideração idade, sexo e nível de atividade física, sendo construído com alimentos distribuídos em oito grupos (cereais, frutas, vegetais, leguminosas, leite, carnes, gorduras e açúcares), servindo para escolha dos alimentos e das porções na composição de uma dieta saudável. Preconiza-se a ingestão diária de uma variedade de alimentos enfatizando os grupos alimentares mais importantes na dieta e a moderação de outros. Dessa forma, evita-se a monotonia e a deficiência de nutrientes. De acordo com a pirâmide alimentar, a dieta de 1.600 kcal foi calculada para atender às recomendações dietéticas de idosos, sendo que aqueles que consomem menos do que esse número de calorias podem necessitar de suplementação de vitaminas e minerais[29].

Fatores que alteram o estado nutricional do idoso

Um dado publicado pelo Instituto Brasileiro de Geográfica e Estatística (IBGE) no censo demográfico de 2000 mostra grande parte dos idosos (62,4%) sendo responsável financeiramente pelos domicílios. Entre eles, 64,7% moram com filhos e/ou parentes (distintos do cônjuge) na mesma casa. Essa informação demonstra que o idoso possui um papel de destaque tanto na família, quanto na sociedade brasileira[30].

Por outro lado, a dificuldade da vivência do idoso em espaços residenciais muito restritos, associada ao conflito de gerações mais jovens dentro desse mesmo espaço, gera um estresse que diminui a qualidade de vida e contribui para a recusa da alimentação e a deficiência nutricional[10].

Diversos fatores associados ao processo de envelhecimento populacional são referidos como depreciadores do estado nutricional dessa população. Como consequência do crescimento dessa faixa etária, há a predominância das doenças crônicas não transmissíveis, como doenças cardiovasculares, diabetes, alguns tipos de câncer e doença pulmonar obstrutiva crônica, evidenciando a necessidade de elevados investimentos no setor hospitalar e na rede básica de saúde, e que não preveem atendimento integral à pessoa idosa[11,12]. Muitas vezes, o baixo valor da aposentadoria decorrente da ineficácia do sistema previdenciário reflete no quadro nutricional do idoso, deixando de garantir uma velhice digna[10].

Todos os fatores supracitados promovem impacto negativo na saúde mental, contribuindo para a baixa autoestima e a autoimagem depreciativa, a ansiedade, a depressão, sendo essa última um dos maiores problemas na população idosa. A depressão também é agravada pelas doenças crônicas não transmissíveis e por doenças psíquicas como as demências. Esses agravos contribuem ainda mais para a recusa da alimentação e a deficiência nutricional[10].

Portanto, todos esses aspectos relatados contribuem para a caracterização do comportamento alimentar e devem ser levados em consideração na elaboração do planejamento da dieta do idoso[10].

ASPECTOS NUTRICIONAIS DO IDOSO ATIVO

Importância da alimentação balanceada no envelhecimento

O conceito de saúde não está diretamente ligado apenas à ausência de doenças, mas ao fato de as pessoas manterem uma vida saudável mesmo quando têm de conviver com doenças crônicas. A melhor estratégia para manter a saúde é a mudança no estilo de vida. Pode parecer simples, mas alterar hábitos adquiridos durante anos não é uma tarefa fácil. O estilo de vida saudável inclui o bem-estar físico, mental e social. Pode-se destacar a alimentação, que atualmente tem sido motivo de grande preocupação por estar relacionada diretamente ao estilo de vida e, consequentemente, à saúde e também por proporcionar o aporte de substratos energéticos necessários para a prática da atividade física[31].

Considerando a importância da alimentação saudável na qualidade de vida, a Organização Mundial da Saúde desenvolveu, em maio de 2002, a estratégia global sobre dieta, atividade física e saúde que incluiu recomendações para a população. Algumas dessas recomendações estão resumidas na Tabela 41.1[32].

Tabela 41.1 Recomendações sobre alimentação saudável segundo a estratégia global sobre dieta, atividade física e saúde da Organização Mundial da Saúde

Limitar o consumo de energia diminuindo o consumo de gorduras	Limitar o consumo de gorduras saturadas (manteiga e carnes gordas)
Preferir as gorduras insaturadas (óleos vegetais)	Evitar o consumo de ácidos graxos trans
Limitar o consumo de açúcares simples (doces e açúcar)	Limitar o consumo de sal e de alimentos ricos em sódio (salgadinhos, embutidos, conservas, enlatados e sopas prontas)
Aumentar o consumo de frutas, vegetais, legumes, cereais integrais e oleaginosas (castanhas e nozes)	Controlar o peso, equilibrando o que se consome com o que se gasta

Fonte: WHO[32].

Dada a importância da nutrição no idoso, o nutricionista deverá primeiramente elaborar um plano alimentar. Os principais objetivos desse plano são a satisfação das necessidades nutricionais necessárias para o estabelecimento de um estado nutricional adequado e que esteja de acordo com a atividade física realizada, a prevenção e o tratamento de doenças e a diminuição das consequências decorrentes delas.

Antes da elaboração da conduta nutricional do idoso ativo, deverá ser realizada uma avaliação nutricional detalhada. A partir dos dados da avaliação, o próximo passo será estabelecer o diagnóstico nutricional e, então, prescrever a dieta de acordo com as características individuais.

Alguns dos itens mais práticos, rápidos e úteis utilizados a avaliação nutricional serão abordados mais especificamente neste capítulo. A partir dessa avaliação, verifica-se a necessidade de solicitação de exames bioquímicos.

Avaliação nutricional

Sugere-se que a avaliação nutricional do idoso deverá incluir o histórico clínico e alimentar, a avaliação antropométrica e a bioquímica. A determinação do nível de atividade e do gasto energético total diário servirá de base para o cálculo das necessidades energéticas. Complementando a avaliação, é recomendável a identificação da utilização de álcool e drogas, do padrão das refeições, do apetite, das alergias, das intolerâncias e preferências alimentares, da saúde oral e dentária, do uso de medicamentos ou suplementos de vitaminas e minerais, do nível socioeconômico, das relações familiares, das condições de habitação, das alterações ambientais recentes, dos problemas psicológicos e da realização da autoavaliação da aparência corporal. Neste capítulo, serão abordadas, com mais detalhes, as principais avaliações utilizadas.

Avaliação antropométrica

As mensurações de peso, estatura, circunferências e dobras cutâneas podem ser utilizadas como medidas indiretas da composição corporal e, portanto, medidas do estado nutricional[33,34]. O índice de massa corporal (IMC) é largamente utilizado em pesquisas com idosos como indicador de gordura corporal[35] e para prever o risco de doença[36]. Sugere-se a utilização dos critérios propostos por Lipschitz[37], que recomendam que indivíduos acima de 65 apresentem IMC entre 24 e 27 kg/m²; que abaixo de 22 kg/m² o indivíduo se encontra desnutrido; e com mais de 27 kg/m², acima do peso; da Surgeon General Report[38] (Tabela 41.2), ou da Organização Mundial da Saúde, 1996[38] (Tabela 41.3).

Tabela 41.2 Classificação de obesidade segundo o IMC

Classificação	Homens	Mulheres
Normal	24-27	23-26
Moderadamente obeso	28-31	27-32
Gravemente obeso	> 31	> 32

Fonte: SGR[38].

Tabela 41.3 Classificação do IMC segundo a Organização Mundial da Saúde

Classificação	IMC
Abaixo do normal	18,5
Normal	18,5-24,9
Sobrepeso	25
Pré-obeso	25-29,9
Obeso classe I	30-34,9
Obeso classe II	35-39,9
Obeso classe III	40

Fonte: OMS[38].

A adiposidade corporal pode ser determinada indiretamente com a mensuração de dobras cutâneas, embora existam poucos parâmetros comparativos de normalidade para essa faixa etária. Sugere-se a medida de três dobras cutâneas que representem a gordura central e periférica (tríceps, subescapular e suprailíaca) para estimativa da adiposidade (Tabela 41.4). Da mesma forma, em relação às circunferências, são necessários mais estudos que apresentem os padrões de comparação. Já a relação cintura-quadril está associada com a gordura visceral e parece ser um índice aceitável de gordura intra-abdominal, embora alguns autores considerem a circunferência da cintura um melhor preditor de depósito de gordura visceral do que a relação cintura-quadril (Tabela 41.5). Essa relação é também largamente reconhecida por sua capacidade de predizer o risco de doenças, estabelecendo padrões para classificar indivíduos em categorias de alto ou baixo risco. A determinação da média do grupo pode ser utilizada como forma de comparação e também de monitoramento de possíveis mudanças alcançadas com o treinamento físico e com a intervenção nutricional[36,38].

Tabela 41.4 Valores-padrão de referência, em média (x) e desvio padrão (dp), das dobras cutâneas: tríceps, subescapular e suprailíaca (mm), de acordo com a idade cronológica de mulheres fisicamente independentes de São Caetano do Sul

Dobra cutânea		50-59	60-69	70-79
Tríceps	x	26,3	23,5	23,6
	dp	9,5	6,2	6,8
Subescapular	x	22,6	18,0	18,0
	dp	9,1	5,6	6,5
Suprailíaca	x	21,7	18,3	18,1
	dp	9,7	6,5	7,8

Fonte: Matsudo[38].

Tabela 41.5 Valores da RCQ e indicação do risco para doenças

Sexo	Idade	Baixo	Moderado	Alto	Muito alto
Homens	50-59	< 0,90	0,90-0,96	0,97-1,02	> 1,02
	60-69	< 0,91	0,91-0,98	0,99-1,03	> 1,03
Mulheres	50-59	< 0,74	0,74-0,81	0,82-0,88	> 0,88
	60-69	< 0,76	0,76-0,83	0,84-0,90	> 0,90

Fonte: Heyward[36].

Avaliação do consumo alimentar

O consumo alimentar é um excelente indicador do estado de saúde. A identificação do padrão usual desse consumo e das variáveis que interferem na seleção desses alimentos serve de base para diagnóstico e posterior intervenção nas alterações do estado nutricional. Por isso, é importante a investigação detalhada do consumo atual e também do hábito alimentar que esse indivíduo apresentou por toda a vida[39,40].

Diversos métodos para avaliação desse consumo têm sido propostos e podem ser aplicados a idosos, devendo sempre ter em mente suas vantagens e desvantagens de critérios de aplicação e avaliação[33,38,39,41]. Os mais usualmente utilizados incluem o recordatório alimentar de 24 horas, o registro alimentar e o questionário de frequência de ingestão[39,40,42]. O registro alimentar pode ser preenchido durante 1, 2, 3 ou mais dias. Estudos realizados com idosos fisicamente ativos têm utilizado o registro alimentar de 4 dias[27]. O indivíduo deverá registrar todos os alimentos ingeridos durante 4 dias, sendo 2 do final de semana, detalhando a quantidade, a forma de preparo, o horário, a refeição e o local de consumo. Posteriormente, as medidas caseiras são convertidas em gramas e litros e estima-se o valor calórico total, o de macro e o de micronutrientes para 1 dia, obtido a partir da média dos 3 ou mais dias de registro. A possibilidade de o idoso subestimar o consumo alimentar deve ser considerada e, portanto, o avaliador deve estar consciente da padronização e apto para a explicação do método[39,40]. Sugere-se o preenchimento após cada refeição, considerando a diminuição da capacidade de memória do idoso e a amostragem de modelos ou imagens de alimentos que ajudariam na estimação do tamanho de porções.

Avaliação do nível de atividade física

O nível de atividade física é fundamental para se estabelecer o diagnóstico do estágio de atividade física em que o indivíduo se encontra, para, a partir de então, ser elaborado um plano de atividade física de acordo com os objetivos e as necessidades individuais. O questionário internacional de atividade física (Ipaq), validado internacionalmente, pode ser utilizado para a determinação desse nível e autoaplicado, contanto que o avaliador explique o padrão de preenchimento de maneira adequada (Anexo 1). Deve-se levar em consideração uma possível superestimação do nível de atividade física nessa população por meio desse tipo de instrumento[43]. Os dados obtidos por meio do questionário poderão ser analisados da seguinte forma:

1. muito ativo: aquele que cumpriu as recomendações de atividade física:
   a) vigorosa: ≥ 5 dias/semana e ≥ 30 min/sessão
   b) vigorosa: ≥ 3 dias/semana e ≥ 20 min/sessão + moderada e/ou caminhada: ≥ 5 dias/semana e ≥ 30 min/sessão.
2. ativo: aquele que cumpriu as recomendações de atividade física:
   a) vigorosa: ≥ 3 dias/semana e ≥ 20 min/sessão; ou
   b) moderada ou caminhada: ≥ 5 dias/semana e ≥ 30 min/sessão;
   c) qualquer atividade somada: ≥ 5 dias/semana e ≥ 150 min/semana(caminhada + moderada + vigorosa);
3. irregularmente ativo: aquele que realiza atividade física, porém insuficiente para ser classificado como ativo, pois não cumpre as recomendações quanto a frequência ou duração. Para realizar essa classificação, soma-se a frequência e a duração dos diferentes tipos de atividades (caminhada + moderada + vigorosa).
4. sedentário: aquele que não realizou nenhuma atividade física por pelo menos 10 minutos contínuos durante a semana.

Avaliação do gasto energético

O gasto energético diário é usualmente estimado mediante a soma da taxa metabólica basal (TMB) com as necessidades energéticas da atividade física e a termogênese da dieta. Diversas equações para estimar a TMB foram propostas, contudo, algumas incorrem no erro da superestimação. Recomenda-se a utilização da equação da Organização Mundial da Saúde, que leva em consideração o peso corporal[28,34]. Verifica-se a seguir o exemplo de uma das equações mais utilizadas na literatura. Após a verificação do nível de atividade física em que se encontra o idoso, soma-se à TMB o fator correspondente ao nível encontrado na tabela proposta pela Organização Mundial da Saúde[28] (Tabela 41.6). De forma prática, a termogênese da dieta é determinada como 10% da soma da TMB e da energia utilizada com a atividade física. A partir desses dados, é verificado se a ingestão energética se encontra de acordo com o gasto energético total e, então, posteriormente, realizam-se as correções das possíveis inadequações, de acordo com as recomendações nutricionais.

A equação da Organização Mundial da Saúde (1985)[28] para estimar a taxa metabólica basal pelo peso corporal de indivíduos acima de 60 anos de idade é apresentada a seguir:

$$\text{TMB} = 13{,}5 \times P + 487 \text{ (sexo masculino)}$$
$$\text{TMB} = 10{,}5 \times P + 596 \text{ (sexo feminino)}$$

Tabela 41.6 Necessidade de energia diária média de adultos cujo trabalho ocupacional é classificado como leve, moderado ou pesado, expresso com um múltiplo da taxa metabólica basal

Sexo	Leve	Moderado	Pesado
Homens	1,55	1,78	2,10
Mulheres	1,56	1,64	1,82

Fonte: OMS[28].

NECESSIDADES NUTRICIONAIS

O idoso deve receber uma dieta variada, saudável e balanceada, assim como toda a população. Alguns autores relatam que as necessidades calóricas e de lipídios diárias não são muito diferentes das de grupos mais jovens, no entanto, outros acreditam que as necessidades nutricionais ainda não estão bem definidas, uma vez que a maioria dos estudos sobre estimativa das necessidades energéticas é baseada nos mesmos princípios utilizados para jovens adultos. As recomendações dietéticas diárias[44] são aplicáveis a indivíduos saudáveis e podem não ser apropriadas àqueles que apresentam alguma doença. Quando se trata de idosos fisicamente ativos, infelizmente existem poucas pesquisas que definem as necessidades nutricionais[2,44-47]. Contudo, as novas recomendações (ingestão dietética de referência ou DRI) foram estipuladas visando suprir algumas lacunas. As DRI constituem-se de um grupo de quatro valores de referência de ingestão de nutrientes com maior abrangência que as recomendações nutricionais. Uma das alterações incluiu a criação de mais estágios de vida: 51 a 70 anos e maior que 70 anos de idade. Além disso, foram realizadas também alterações gerais das recomendações de macro e micronutrientes de acordo com o estágio de vida. No entanto, vale ressaltar que foram estabelecidas para as populações dos Estados Unidos e do Canadá, e não para os países em desenvolvimento[45,47]. Portanto, os valores das DRI poderão ser utilizados como referência das quantidades a serem consumidas de cada nutriente, procurando sempre complementá-los com informações sobre outros aspectos que poderão influenciar diretamente o estado nutricional do idoso (Tabelas 41.7, 41.8 e 41.9).

Tabela 41.7 Ingestão dietética recomendada (DRI): ingestão de macronutrientes recomendada para idosos

Grupo	Energia (kcal)	Proteína (g/d)	Carboidrato (g/d)	Gordura (%/kcal)
Homens				
51-70 anos	2.204	68	130	
> 70 anos	2.054	68	130	
Mulheres				
51-70 anos	1.978	48	130	
> 70 anos	1.873	48	130	
Variação(%)		10-35	45-65	20-35

Fonte: Trumbo et al.[45]

O envelhecimento pode vir acompanhado de mudanças que podem alterar a ingestão de alimentos e, consequentemente, levar a deficiências de nutrientes e até quadros de desnutrição. As mudanças na percepção do olfato e na sensação do paladar têm sido observadas e diminuem diretamente a ingestão de alimentos ou alteram os tipos de alimentos selecionados. Uma perda progressiva do número de papilas gustativas e da secreção salivar é também observada. A diminuição do apetite é comumente associada com essa redução no paladar e no olfato que ocorre em mais de 50% das pessoas idosas[2,10]. O uso de alguns tipos de medicamentos para tratamento de certas doenças, por seus efeitos colaterais (xerostomia, alteração da palatabilidade, diminuição da sensibilidade olfativa, hipocloridria, entre outros), pode causar limitações na ingestão alimentar e interagir com nutrientes, refletindo no estado nutricional. Por isso, é importante que a refeição apresente aspecto agradável (p.ex., cor, sabor, aroma, textura) a todos os órgãos dos sentidos. A menor capacidade de mastigação, seja por falta de dentes, pelas doenças periodontais ou pelo uso de próteses mal adaptadas e por diversos distúrbios da deglutição, pode contribuir para a redução no consumo alimentar[2,28,34]. Nesse caso, os alimentos devem ser, na sua maioria, cozidos ou preparados de modo que a mastigação seja facilitada. As carnes, por exemplo, podem ser picadas, desfiadas ou moídas; os legumes e verduras crus podem ser picados;

Tabela 41.8 Ingestão dietética recomendada: ingestão de vitaminas recomendada para idosos

Grupo	Vitamina A (µg/d)	Vitamina C (mg/d)	Vitamina D (µg/d)	Vitamina E (mg/d)	Tiamina (mg/d)	Ribof (mg/d)	B6 (mg/d)	Folato (µg/d)	Vitamina B12 (µg/d)
Homens									
51-70 anos	900	90	10	15	1,2	1,3	1,7	400	2,4
> 70 anos	900	90	15	15	1,2	1,3	1,7	400	2,4
Mulheres									
51-70 anos	700	75	10	15	1,1	1,1	1,5	400	2,4
> 70 anos	700	75	15	15	1,1	1,1	1,5	400	2,4

Fonte: Trumbo et al.[45]

Tabela 41.9 Ingestão dietética recomendada: ingestão de minerais recomendada para idosos

Grupo	Cálcio (mg/d)	Magnésio (mg/d)	Selênio (µg /d)	Ferro (mg/d)	Zinco (mg/d)	Manganês (mg/d)	Cobre (µg/d)
Homens							
51-70 anos	1.200	420	55	8	11	2,3	900
> 70 anos	1.200	420	55	8	11	2,3	900
Mulheres							
51-70 anos	1.200	320	55	8	8	1,8	900
> 70 anos	1.200	320	55	8	8	1,8	900

Fonte: Trumbo et al.[45]

as frutas, cortadas em pedaços menores, amassadas, raspadas ou passadas na peneira.

A falta de controle de todos esses fatores associados ou não podem desencadear um quadro de anorexia em maior ou menor grau, dependendo da intensidade, promovendo maior risco de produzirem estado de deficiência de micronutrientes[2,28].

A redução na produção de enzimas, levando a má digestão e absorção de nutrientes, a diminuição dos movimentos peristálticos e de alguns nutrientes (principalmente da vitamina B12, em razão da acloridria associada à velhice) e o aumento do gasto calórico com a prática da atividade física tornam o organismo mais suscetível à desnutrição[33].

O fracionamento aumentado e o volume reduzido das refeições facilitam todo o processo de digestão, absorção e aproveitamento dos alimentos, favorecendo o desempenho da atividade física. Portanto, é recomendável o consumo de quatro a seis refeições diárias, por exemplo: café da manhã, lanche matutino, almoço, lanche da tarde e jantar.

Energia

Existem poucos dados na literatura sobre as necessidades energéticas de idosos ativos. As mudanças fisiológicas e funcionais que alteram o estado nutricional prejudicam essa determinação. Embora essas mudanças contribuam para o maior risco nutricional, não são suficientes para precipitar um estado grave de deficiência[48,49].

O gasto energético total (GET) declina com o aumento da idade, o que contribui para a diminuição das necessidades energéticas. Têm-se atribuído à redução do GET a diminuição da taxa metabólica basal (TMB) (causada pela redução da massa muscular) e o declínio do nível de atividade física, principalmente das atividades da vida diária. A redução do efeito térmico do alimento com o envelhecimento contribui também para a diminuição das necessidades energéticas[28]. No entanto, o declínio do nível de atividade física parece ser o principal fator que promove a diminuição do GET[49].

As recomendações nutricionais[44] para ingestão energética diminuem com a idade e podem subestimar as necessidades energéticas de idosos ativos, portanto, os valores das necessidades energéticas devem ser adaptados à diminuição da TMB, ao estado nutricional e ao nível de atividade física. Já as novas recomendações dietéticas (DRI) fornecem valores e equações baseadas na estatura, no peso, no sexo, na idade e no nível de atividade física para predizer o GET e poderão ser utilizadas como referência[44,45] (Tabela 41.7). Em contrapartida, pesquisas nutricionais indicam redução da ingestão energética diária com o aumento da idade[2,3]. Essa redução parece ser insuficiente para compensar a diminuição do gasto energético que acontece com o decorrer da idade, resultando em balanço energético positivo e ganho de gordura total. Ao mesmo tempo, com o envelhecimento, ocorrem alterações no padrão de distribuição dessa gordura, independente do padrão da gordura corporal total, o que altera o risco para a saúde. O excesso de gordura na área abdominal (obesidade central ou androide) está associado ao maior risco de morte por coronariopatias, assim como a uma série de problemas de saúde, particularmente o diabetes tipo 2, as dislipidemias, a resistência à insulina, a hipertensão e a gota[1]. Cada doença demanda alterações específicas na composição da dieta, que devem ser feitas de acordo com o estado nutricional, as características da doença e os medicamentos utilizados no tratamento.

Dietas com baixo teor de carboidratos ou ainda hiperproteicas, muitas vezes recomendadas para perda de peso corporal, são contraindicadas porque podem causar efeitos deletérios à saúde como produção aumentada de corpos cetônicos, perda de massa corporal magra, interferência na excreção urinária de cálcio e alterações do sistema nervoso central, por exemplo, mau humor, irritabilidade e baixo poder de concentração[28].

Por outro lado, a prática da atividade física eleva não somente a TMB, como também a termogênese da atividade física e atenua o aumento dos estoques centrais e totais de gordura corporal. Contudo, o grau dessas mudanças depende de características biológicas individuais, do tipo e da duração do exercício[1]. Idosos mais ativos apresentam menores valores de peso, índice de massa e porcentagem de gordura corporais; relação cintura-quadril (RCQ); e velocidade de perda de massa muscular do que os indivíduos sedentários da mesma faixa etária[1,50,51].

Portanto, a prática da atividade física deve ser encorajada para promover a manutenção do peso e da gordura corporal e a melhoria do quadro de diminuição da massa muscular, observado durante o processo de envelhecimento.

Proteínas

As proteínas formam todos os órgãos do nosso corpo, participam na formação de hormônios, enzimas e anticorpos e também promovem a reparação tecidual[28].

O consumo adequado de proteínas é fundamental para a manutenção da massa muscular que diminui com o aumento da idade[1].

Sugere-se uma ingestão de 0,8 g de proteínas de alto valor biológico/kg de peso/dia para idosos saudáveis, compondo de 12 a 14% dos nutrientes ingeridos[45]. Klein e Rogers[48] recomendam a ingestão de pelo menos 1 g/kg/

peso corporal/dia de proteínas, ajustando os valores em casos de doenças ou ingestão energética não adequada. Já em estudos retrospectivos, observou-se uma ingestão segura de proteínas para idoso de 1,0 a 1,25 g/kg/dia[52]. Valores superiores de proteínas poderão promover digestão dificultosa e prolongada, sobrecarga hepática e renal e sinais de desidratação. Quantidades de proteína inferiores a 10% podem levar a um déficit de proteínas, comprometendo a regeneração celular e o estado nutricional do idoso[28].

No entanto, as recomendações podem subestimar os requerimentos proteicos de idosos que praticam atividade física regular, principalmente os que realizam atividades de resistência[53]. A ingestão de 1,2 g/kg de peso de proteínas não alterou a força e o tamanho muscular em idosos saudáveis que realizavam atividade física de resistência e atividades predominantemente aeróbicas[18,54].

Atualmente, a suplementação com creatina tem sido alvo de muitas pesquisas pelo seu papel ergogênico e por aumentar a massa muscular. No entanto, parece que a suplementação oral com creatina não promoveu benefícios adicionais na composição corporal e na força quando associada ao exercício de resistência em idosos[55].

A ingestão de proteínas entre 0,9 e 1,1 g/kg/dia parece ser adequada para idosos saudáveis. As proteínas podem ser encontradas em carnes, leite, iogurte, queijos, ovos, feijões, soja, lentilha e grão-de-bico, e o consumo desses alimentos deve ser recomendado para os idosos fisicamente ativos[28,56].

Carboidratos

As principais funções dos carboidratos são: fornecer energia necessária para o desenvolvimento e a manutenção de todas as funções celulares, preservar as proteínas, ativar o metabolismo e fornecer energia para o sistema nervoso central, que utiliza a glicose como único substrato energético. Além disso, é fundamental para a manutenção da reserva de glicogênio hepático e ressíntese rápida de glicogênio muscular. Uma perda de glicogênio hepático resulta em conteúdo diminuído de glicose no sangue e a falta de glicogênio muscular reduz a capacidade de trabalho. Portanto, um déficit de glicose durante a atividade pode ocasionar não somente o mau desempenho, mas também alteração da capacidade de concentração, equilíbrio e hipoglicemia. Recomenda-se a ingestão de uma refeição leve antes da atividade, que evita tais alterações e a indisposição abdominal. Essa refeição pode ser constituída de leite magro, iogurte, queijo fresco, suco de frutas, torradas, cereais integrais e geleias[28]. Outra vantagem oferecida pela ingestão de carboidratos é que os alimentos-fonte são de baixo custo e podem ser úteis para idosos que apresentam problemas mastigatórios. Logo, a dieta deve ser composta de aproximadamente 50 a 60% do valor energético total ingerido pelo idoso proveniente de carboidratos[29].

É recomendada a prevalência de carboidratos complexos como forma de minimizar os picos de hiperglicemia e hipoglicemia temporária observados em situações de intolerância à glicose (em razão da diminuição da secreção de insulina e redução da resposta dos tecidos à ação insulínica) ou em caso de diabetes tipo 2, que pode estar presente com o aumento da idade. A ingestão desses carboidratos é fundamental também para garantir o uso ótimo durante a prática da atividade física. Do mesmo modo, a ingestão de alimentos fonte de carboidratos complexos, como pães, arroz, macarrão, batatas e cereais e algumas hortaliças, é importante, pois esses alimentos são carreadores de vitaminas do complexo B (imprescindíveis para o funcionamento adequado do metabolismo energético), de certos minerais e de fibras alimentares[28].

A ingestão de fibras é fundamental, pois regularizam o trânsito intestinal, minimizando a constipação apresentada por uma grande porcentagem de idosos. A redução dos movimentos peristálticos, o sedentarismo, o consumo inadequado de fibras e de líquidos e a ingestão de medicamentos com ação constipante contribuem para a constipação intestinal. Igualmente, o consumo de fibras está associado a menor frequência de ganho de peso e de doenças como as diverticuloses, câncer de cólon, doenças cardiovasculares e diabetes. A ingestão dietética recomendada é de 20 a 30 g/dia, mediante a ingestão de frutas, hortaliças, grãos e sementes[2,5,33,34,45].

Os carboidratos simples como glicose e sacarose deverão ser limitados a 10% do total. Um consumo excessivo pode ocasionar maior predisposição para o aparecimento de alterações digestivas e de aumento de peso corporal, assim como a menor ingestão de outros nutrientes importantes[28].

Gorduras

As gorduras devem ser ingeridas com cautela pela sua riqueza em energia; no entanto, são fundamentais para o funcionamento do organismo e para a prática da atividade física, pois, além de apresentarem papel de reserva de energia potencial, fazem parte da composição de algumas estruturas e hormônios, protegem órgãos e vísceras, promovem o isolamento térmico, e ajudam na absorção e no transporte de vitaminas lipossolúveis (A, D, E e K)[28,34].

Recomenda-se, de modo geral, que a ingestão de gorduras seja de 20 a 30% do valor calórico total da dieta, no entanto, as gorduras de origem animal, que são na maioria saturadas, não devem ultrapassar 8% do valor calórico total em função de sua associação com inúmeras doenças, principalmente as coronarianas. As gorduras saturadas são encontradas em maiores proporções em carnes, ovos, leite e derivados[27,32,55]. O consumo de lipídios acima dos valores recomendados pode levar a um quadro de obesidade e a uma elevação das taxas de lipoproteínas séricas, aumentando o risco de aparecimento das doenças crônicas não transmissíveis[2,33,57]. O restante das gorduras (12-22% do valor calórico total) deverá ser mono e poli-insaturada, encontradas em óleos vegetais, castanhas e sementes. A ingestão de ácidos graxos essenciais (AGE), que são poli-insaturados, é importante, pois não são sintetizados pelo nosso organismo. Esses incluem o ácido linoleico ou ômega-6 e o linolênico ou ômega-3. O ômega-6 pode ser encontrado em oleaginosas como nozes e castanhas, sementes e óleos de soja, girassol e milho; o ômega-3, em óleos de canola, linhaça, na semente de chia, nos peixes de águas frias (salmão, arenque, atum e sardinha) e nas algas[28,34,45,56].

Micronutrientes

As vitaminas são fundamentais para a manutenção do metabolismo normal. Tanto a deficiência como o excesso podem ser prejudiciais ao organismo. Já os minerais fazem parte de compostos como enzimas, hormônios e secreções[28].

Claramente, em todas as idades, a capacidade de trabalho físico é reduzida pela nutrição deficiente e uma dieta adequada é a base importante para o ótimo desempenho durante a prática do exercício.

O uso de suplementos vitamínicos e de minerais pelos idosos merece um comentário a parte, pois existem situações relacionadas ao envelhecimento e ao uso de dietas inadequadas que fazem com que os idosos estejam mais propensos a apresentar carência de algumas vitaminas e minerais. Esse fato não justifica o uso indiscriminado desses suplementos nos idosos, visto que a maior parte dos que consomem uma dieta adequada não apresenta sinais clínicos de deficiência vitamínica e benefícios dessa prática[58].

A deficiência de vitaminas é mais evidenciada em idosos do que em jovens pela menor ingestão de alimentos e pelo aumento da incidência de doenças que podem interferir na ingestão, na absorção, no metabolismo e na utilização das vitaminas e minerais[28,34]. Portanto, é fundamental a garantia de alimentos-fonte desses micronutrientes na dieta do idoso ativo.

Verificou-se, em alguns estudos, que a média de consumo diário das vitaminas B1, B2, B6, C e niacina se encontrava dentro ou acima do valor estabelecido pela RDA-NRC[57]. No entanto, deve-se levar em consideração que nem sempre que o consumo de vitaminas se apresenta inadequado significa que haja alterações de níveis séricos e de estoques no organismo[59]. Dados de um importante estudo (Seneca) realizado na Europa com idosos de doze países demonstraram ingestão inadequada de pelo menos um nutriente em 23,9% dos homens e 46,8% nas mulheres, sendo que as deficiências na ingestão mais prevalentes foram do ferro e da riboflavina[60].

Uma pesquisa realizada na Inglaterra com indivíduos acima de 65 anos demonstrou ingestão de nutrientes adequada para a maioria dos micronutrientes, com exceção de vitamina D, magnésio, potássio e cobre. Verificaram também que uma grande proporção de pessoas que morava em instituições para idosos apresentou índices bioquímicos inadequados de vitamina C, ferro, riboflavina e folato[61].

Anemia é comum em idosos. Aproximadamente um terço dos idosos com anemia tem deficiência de ferro, folato e/ou vitamina B12; um terço tem insuficiência renal e/ou inflamação crônica e o terço remanescente tem anemia inexplicada. No caso da anemia por deficiência de ferro, a principal causa é representada por sangramento pelo trato digestório, sendo bem menos frequentes a ingestão e a absorção inadequadas[28,56]. Portanto, em primeiro lugar, deve-se investigar a possibilidade de sangramento antes de assumir que a deficiência de ferro seja relacionada a outras causas. O tratamento inclui parar o sangramento e repor o ferro. No caso de ingestão inadequada, cabe ressaltar que dietas reduzidas em calorias, ricas em fatores antinutricionais (que competem com o ferro em nível absortivo, como cálcio, cafeína, fitatos, fosfatos) e que o baixo consumo de proteínas podem reduzir a absorção do ferro. Nesses casos, correções na ingestão deverão ser realizadas. Além disso, a adição de alimentos fontes de ácido ascórbico nas principais refeições melhora a absorção do ferro[28,34,62].

A hipertensão arterial sistêmica é uma doença comum tanto em idosos sedentários, quanto nos fisicamente ativos[8,22]. O surgimento de níveis elevados de pressão arterial é facilitado por hábitos alimentares não adequados. Recomenda-se a redução de produtos ricos em sódio (alimentos embutidos e enlatados, queijos amarelos e curados, condimentos e sopas industrializados) e do sal na preparação de alimentos, o aumento do consumo de alimentos ricos em potássio (leguminosas, frutas frescas e secas, oleaginosas) e a redução do consumo de bebidas alcoólicas[57]. Por outro lado, o uso de medicamentos anti-hipertensivos e diuréticos é comum nessa faixa etária e o nutricionista deve ficar atento para a depleção excessiva de sódio, que pode provocar câibras e hiponatremia.

Micronutrientes x saúde neurológica

Algumas doenças gástricas, intestinais e pancreáticas comuns na terceira idade e que alteram o processo de absorção promovem a deficiência da vitamina B12[3]. Uma condição denominada atrofia gástrica ocorre em um grande número de idosos e está associada à falta do fator intrínseco. Na ausência desse fator, a absorção da vitaminas B12 está prejudicada, mesmo havendo a ingestão de uma dieta adequada dessa vitamina[56].

A falta de vitamina B12 pode levar à anemia megaloblástica e à neuropatia periférica, com dificuldades de marcha e déficits de cognição, podendo prejudicar a prática da atividade física. Além disso, o processo de conversão do ácido fólico em uma forma ativa é dependente da vitamina B12. Portanto, é possível que seja necessária a suplementação oral com vitamina B12[56,59].

Recentemente, pesquisas têm mostrado que baixos níveis de folato, vitaminas B6 e B12 e elevados níveis de homocisteína plasmática estão associados a alterações cognitivas, doença de Alzheimer e outras demências. O ácido fólico e as vitaminas B6 e B12 são cofatores e substratos do metabolismo da homocisteína, portanto, uma deficiência dessas poderia elevar os níveis de homocisteína plasmática. A homocisteína é um aminoácido sulfurado, derivado da metionina proveniente da dieta, que em altos níveis é tóxico e ocasiona lesão das células neurais[63].

Micronutrientes x saúde óssea

Aproximadamente 74% dos idosos ingerem menos que dois terços da RDA de vitamina D. A deficiência subclínica de vitamina D é comum em idosos ativos e pode levar à perda de massa óssea e ao aumento do risco de fraturas. A exposição não adequada ao sol, a diminuição da absorção ou do metabolismo da vitamina D e/ou a ingestão de medicamentos que influenciam o metabolismo da vitamina D, a intolerância à lactose e a má absorção de vitaminas lipossolúveis parecem contribuir para a diminuição dos níveis plasmáticos de vitamina D. Essa diminuição pode indicar a necessidade de suplementação. A suplementação diária com vitamina D pode aumentar a densidade óssea, mas somente a terapia combinada de cálcio e vitamina D é efetiva na redução de fraturas[64,65].

Recomenda-se atividade física em espaços abertos para evitar risco de deficiência de vitamina D, banhos de sol e a ingestão de alimentos-fonte. Estes incluem sardinhas, atum, salmão e gema de ovo[2,33,34,58,65]. O declínio da massa óssea em decorrência do aumento da idade está associado com a incidência de osteoporose e o aumento do risco de fraturas principalmente em mulheres pós-menopausa[2,65]. A absorção do cálcio também diminui com a idade e sua suplementação pode ser necessária, especialmente em mulheres em risco de osteoporose[66]. A ingestão de suplementos com cálcio pode reduzir em 1%/ano a perda óssea em mulheres na pós-menopausa[65]. Segundo as novas recomendações, a ingestão dietética de cálcio para indivíduos com idade igual ou superior a 51 anos deve ser de 1.200 mg/dia[47,67].

Alguns estudos têm demonstrado que o consumo diário de alimentos ricos em cafeína, quando associado à ingestão de cálcio inferior ao valor recomendado, pode acelerar a perda de massa óssea, principalmente em mulheres na pós-menopausa[68]. No entanto, outros autores não acreditam nessa relação[64,69]. No planejamento dietético, sugere-se que se leve em consideração os alimentos ricos nessa substância. Sabe-se que o café é um líquido frequentemente consumido por essa população[57]. Outros fatores podem também interferir na biodisponibilidade do cálcio, como os fitatos e oxalatos, as dietas hiperproteicas, a acloridria gástrica e a inadequação orgânica de vitamina D[69].

Por outro lado, a atividade física regular, principalmente os exercícios com pesos ou de resistência, deve ser incentivada, pois aumenta a densidade mineral óssea. O exercício promove um estresse mecânico ósseo, estimulando a formação óssea. Essa carga proveniente tanto de exercícios físicos, como de atividades diárias, contribui para o incremento da massa óssea e reduz o risco de quedas e fraturas[2,3,15,22,69]. A adoção de uma alimentação saudável e balanceada desde a infância, incluindo alimentos ricos em cálcio, atividades físicas e banhos de sol regulares, a redução do consumo de álcool e café, que dificultam a absorção do cálcio pelo organismo, são medidas que devem ser adotadas para a prevenção de osteoporose[69].

Micronutrientes x saúde imunológica

A maioria dos idosos tem consumo insuficiente de zinco, determinando valores de adequação abaixo do recomendado, principalmente pela redução da ingestão energética[56,57]. A deficiência de zinco é mais evidente em idosos que ingerem álcool e diuréticos. Essa deficiência está associada à diminuição da função imune e à anorexia, que podem prejudicar o consumo alimentar e a prática da atividade física[34]. A ingestão adequada de zinco em idosos que se exercitam regularmente deve ser estimulada, pois o exercício pode alterar o metabolismo do zinco[2,56]. Quantidades significativas de zinco podem ser encontradas em carnes, crustáceos (principalmente nas ostras), ovos, grãos integrais de cereais e nozes[56].

O consumo de frutas, verduras, hortaliças e cereais integrais merece atenção especial, pois são ricos em alguns pigmentos e micronutrientes, como o betacaroteno, vitaminas C e E, selênio, zinco, cobre e magnésio, que possuem propriedades antioxidantes e protegem as células contra a ação dos radicais livres. Essas moléculas (radicais livres) são produzidas normalmente em organismos aeróbicos e ocasionam danos celulares que se acumulam ao longo da vida. Esse acúmulo pode desencadear desequilíbrio da função celular, ocasionando doenças e o envelhecimento[70,71]. O organismo possui um sistema antioxidante constituído de enzimas dependentes de minerais e vitaminas antioxidantes que preservam o equilíbrio celular durante o repouso e o exercício leve a moderado. Além disso, se essa defesa estiver enfraquecida por deficiência nutricional, doenças ou intervenções farmacológicas, o organismo pode se tornar mais suscetível à ação dos radicais livres[70,71].

A prática de atividade física, quando realizada em alta intensidade, está associada à produção desses radicais, que consomem os antioxidantes produzindo lesões celulares. No entanto, o equilíbrio entre os efeitos benéficos e os possíveis efeitos "nocivos" da prática da atividade física deve ser especialmente importante em idosos, os quais podem apresentar deficiências nutricionais e doenças que, por si só, estão associadas à depleção das reservas de antioxidantes[71].

Sabe-se que mulheres na pós-menopausa estão mais suscetíveis a esses danos celulares[70]. Portanto, para se obter uma quantidade adequada de todas as vitaminas antioxidantes, deve-se orientar o consumo de refeições bem balanceadas ricas em verduras e legumes verde-escuros, como espinafre, brócolis e couve; frutas e vegetais amarelo-intensos, como cenoura, abóbora, mamão, manga, damasco; frutas cítricas; óleos vegetais; cereais integrais; feijão e semente de linhaça[56,71].

O consumo de alimentos ricos em fitoquímicos parece ter um papel de proteção em relação a algumas alterações decorrentes da idade como o declínio cognitivo e a imunidade. Portanto, tem-se estimulado o consumo desses alimentos como parte de uma dieta saudável. Alguns exemplos de alimentos que possuem componentes bioativos incluem o chá verde, ervas (alecrim, orégano, tomilho), condimentos, suco de uva, brócolis, laranja, leguminosas, alho, cebola e leites fermentados[72].

Hidratação

As necessidades de líquidos para os idosos são as mesmas de adultos jovens, no entanto, a desidratação é o distúrbio hidroeletrolítico mais comum evidenciado em idosos. A diminuição da sensibilidade à sede e da eficiência dos mecanismos renais e pulmonares relacionadas ao envelhecimento comprometem a ingestão suficiente de líquidos. O menor consumo de água associado ao uso de medicamentos diuréticos e ao exercício físico pode levar à desidratação[3,73].

Recomenda-se a ingestão de 3,7 L para homens e de 2,7 L para mulheres entre 51 e 70 e de 2,6 L para homens e 2,1 L para mulheres acima de 70 anos para a manutenção do balanço hídrico[45,74]. Todavia, deve-se aumentar as recomendações em determinadas condições, como é o caso do clima do local onde é praticada a atividade física ser quente ou úmido. A atividade física aumenta a perda de líquidos mediante a estimulação da respiração e do suor, por isso deve-se aumentar a ingestão de líquidos antes, durante e depois da atividade[3,73]. A ingestão de água e sucos naturais em detrimento de bebidas artificiais, alcoólicas e gaseificadas é recomendada.

CONSIDERAÇÕES FINAIS

Juntamente com a adesão do idoso a programas de atividade física, é necessário seu acompanhamento nutricional objetivando o aporte recomendado de energia, macro e micronutrientes. A satisfação das necessidades nutricionais contribui para o desempenho físico e impede deficiências nutricionais, que podem dificultar esse desempenho. Dessa forma, o bem-estar dessa população pode ser alcançado.

O idoso, assim como toda a população, deve receber uma dieta variada, saudável e balanceada, adequada às condições orgânicas ou funcionais peculiares de cada indivíduo, em função da diferenciação no processo de envelhecimento. Deve ser de fácil digestão, proporcionar uma sensação de saciedade, ser acessível do ponto de vista de fornecimento e custo e ir ao encontro do paladar do indivíduo.

Para a elaboração de um plano alimentar do idoso, deve-se levar em consideração a atividade física praticada, a duração e a intensidade, a composição corporal, os hábitos alimentares, a presença de doenças ou alterações fisiológicas e o nível socioeconômico. A composição corporal, em conjunto com outros dados, é importante no cálculo das necessidades calóricas. As condições climáticas influenciam na atividade física, principalmente no idoso que apresenta alterações fisiológicas que comprometem a ingestão suficiente de líquidos.

As necessidades proteicas, calóricas e de lipídios diárias não são muito diferentes das de grupos mais jovens. A dieta do idoso praticante de atividade física deverá conter porcentagens de carboidratos, proteínas, lipídios, vitaminas, minerais e líquidos adequadas para a satisfação das necessidades do organismo, assim como para correção de alterações na composição corporal e deficiências nutricionais. Dependendo do gasto energético com a atividade física, a dieta deverá ter mais calorias e mais carboidratos complexos do que a dieta de um idoso sedentário. Da mesma forma, deverá igualmente conter quantidades acrescidas de vitaminas do complexo B, de vitaminas C, A, D e E, de sódio (quando do uso de diuréticos), cálcio, potássio, cloro, ferro, magnésio, cobre, selênio, zinco, magnésio e água.

A ingestão de vitaminas em quantidade excessiva não melhora o desempenho físico nem promove benefícios adicionais. O aporte deficiente de vitaminas e de minerais pode levar a deficiências nutricionais e à redução do trabalho físico.

Recomenda-se a ingestão de cinco a seis refeições por dia. Se os alimentos forem divididos em diversas e pequenas refeições, o aparelho digestivo terá maior facilidade em absorver e digerir os alimentos, pois, com o aumento da idade, pode haver diminuição da produção de substâncias necessárias à digestão dos alimentos.

Alimentos que não são muito nutritivos, mas são muito calóricos, devem ser evitados, entre eles os bolos, as guloseimas, as bebidas gasosas e alcoólicas. Alimentos contendo cafeína devem ser evitados, pois podem promover a desidratação, entre outras alterações.

É importante respeitar o hábito alimentar do idoso. A experiência pessoal de cada um é muito importante, pois alimentos toleráveis para uns podem ser intoleráveis para outros.

Deve-se ter o cuidado de adequar a dieta para os indivíduos com dificuldade de mastigação e deglutição. As restrições dietéticas decorrentes de doenças específicas devem ser respeitadas, cabendo ao nutricionista proporcionar meios para que haja uma alimentação saborosa.

A ausência de doença não necessariamente garante qualidade de vida ao idoso. Mobilidade, independência, função cognitiva, estado psicológico e relações sociais são também muito importantes, podendo ser mantidos, em parte, através da boa alimentação.

Cabe ressaltar também que a alimentação tem um componente importante de prazer e um idoso fisicamen-

ANEXO 1 – QUESTIONÁRIO INTERNACIONAL DE ATIVIDADE FÍSICA (IPAQ) – VERSÃO CURTA

Nome:____
Data: ______/ _______/ ______ Idade : ______ Sexo: F ( ) M ( )

Nós estamos interessados em saber que tipos de atividade física as pessoas fazem como parte do seu dia a dia. Este projeto faz parte de um grande estudo que está sendo feito em diferentes países ao redor do mundo. Suas respostas nos ajudarão a entender quão ativos nós somos em relação a pessoas de outros países. As perguntas estão relacionadas ao tempo que você gastou fazendo atividade física na última semana. As perguntas incluem as atividades que você faz no trabalho, para ir de um lugar a outro, por lazer, por esporte, por exercício ou como parte das suas atividades em casa ou no jardim. Suas respostas são muito importantes. Por favor, responda cada questão, mesmo que considere que não seja ativo. Obrigado pela sua participação!

Para responder as questões, lembre que:

- atividades físicas vigorosas são aquelas que precisam de um grande esforço físico e que fazem respirar muito mais forte que o normal;
- atividades físicas moderadas são aquelas que precisam de algum esforço físico e que fazem respirar um pouco mais forte que o normal.

Para responder as perguntas, pense somente nas atividades que você realiza por pelo menos 10 minutos contínuos de cada vez.

1a. Em quantos dias da última semana você caminhou por *pelo menos 10 minutos contínuos* em casa ou no trabalho, como forma de transporte para ir de um lugar para outro, por lazer, por prazer ou como forma de exercício?

______ dias por semana ( ) Nenhum

1b. Nos dias em que você caminhou por pelo menos 10 minutos contínuos, quanto tempo no total você gastou caminhando *por dia?*

Horas: ______ Minutos: ______

2a. Em quantos dias da última semana você realizou atividades moderadas por *pelo menos 10 minutos contínuos*, como pedalar leve na bicicleta, nadar, dançar, fazer ginástica aeróbica leve, jogar vôlei recreativo, carregar pesos leves, fazer serviços domésticos na casa, no quintal ou no jardim, varrer, aspirar, cuidar do jardim, ou qualquer atividade que fez aumentar moderadamente sua respiração ou batimentos do coração (por favor, não inclua caminhada)?

_____ dias por semana ( ) Nenhum

2b. Nos dias em que você fez essas atividades moderadas por *pelo menos 10 minutos contínuos,* quanto tempo no total você gastou fazendo essas atividades *por dia*?

Horas: _______ Minutos: ______

3a. Em quantos dias da última semana você realizou atividades vigorosas por pelo menos 10 minutos contínuos, como correr, fazer ginástica aeróbica, jogar futebol, pedalar rápido na bicicleta, jogar basquete, fazer serviços domésticos pesados em casa, no quintal ou cavoucar no jardim, carregar pesos elevados ou qualquer atividade que fez aumentar muito sua respiração ou batimentos do coração?

_____ dias por semana ( ) Nenhum

3b. Nos dias em que você fez essas atividades vigorosas por *pelo menos 10 minutos contínuos*, quanto tempo no total você gastou fazendo essas atividades por dia?

Estas últimas questões são sobre o tempo que você permanece sentado todo dia, no trabalho, na escola ou faculdade, em casa e durante seu tempo livre. Isso inclui o tempo sentado estudando, sentado enquanto descansa, fazendo lição de casa, visitando um amigo, lendo, sentado ou deitado assistindo TV. Não inclua o tempo gasto sentando durante o transporte em ônibus, trem, metrô ou carro.

4a. Quanto tempo, no total, você gasta sentado durante um dia de semana?

Horas: _______ Minutos: ______

4b. Quanto tempo no total você gasta sentado durante um dia de final de semana?

Horas: _______ Minutos: ______

Pergunta somente para o Estado de São Paulo

5. Você já ouviu falar do Programa Agita São Paulo? ( ) Sim ( ) Não

6. Você sabe o objetivo do Programa? ( ) Sim ( ) Não

te ativo deve poder usufruir de alimentos que proporcionem não somente uma boa saúde e desempenho físico, mas prazer e alegria nessa etapa de vida.

REFERÊNCIAS

1. Fiatarone-Singh MA. Body composition and weight control in older adults. In: Lamb DR, Murray R, editores. Perspectives in exercise science and sports medicine: exercise, nutrition and weight control, v. 11. Carmel: Cooper; 1998. p.243-88.
2. Gariballa SE, Sinclair AJ. Nutrition, ageing an ill health. Br J Nutr 1998;80:7-23.
3. Kendrick ZV, Nelson-Steen S, Scafidi K. Exercise, aging, and nutrition. South Med J 1994;87(5):S50-S59.
4. Lowenthal DT, Kirschner DA, Scarpace NT, Pollock M, Graves J. Effects of exercise on age and disease. South Med J 1994;87(5):S5-S10.
5. Towers AL, Burgio KL, Locher JL, Merkel IS, Safaeian M, Wald A. Constipation in the elderly: influence of dietary, psychological, and physiological factors. JAGS 1994;42:701-6.
6. World Health Organization; Organização Pan-Americana da Saúde. Envelhecimento ativo: uma política de saúde; 2005. Disponível em: http://www.nhu.ufms.br/Bioetica/Textos/Bio%C3%A9tica%20Sa%C3%BAde/ENVELHECIMENTO%20ATIVO.pdf. Acesso em: 23 nov. 2012.
7. World Health Organization. Aging and health; 2004. Disponível em: www.who.int/hpr/ageing/menageingandhealth.pdf. Acesso em: 23 nov. 2012.
8. Spirduso W. Physical dimensions of aging. Champaign: Human Kinetics; 1995.
9. Haskell WL. Physical Activity and the diseases of technologically advanced society. Am Acad Physiol Ed Papers 1988;21:73-87.
10. Carvalho Filho ET, Papaléo Netto M (eds.). Geriatria: fundamentos, clínica e terapêutica. São Paulo: Atheneu; 2000. p.9-29.
11. Ramos LR, Veras RP, Kalache A. Envelhecimento populacional: uma realidade brasileira. Rev Saude Publ 1987;21:211-24.
12. Ramos LR. Fatores determinantes do envelhecimento saudável em idosos residentes em centro urbano: Projeto Epidoso, São Paulo. Cad Saúde Pública 2003;19(3):793-8.
13. Nelson ME, Rejeski WJ, Blair SN, Duncan PW, Judge JO, King AC, et al. Physical activity and public health in older adults: recommendation from the American College of Sports Medicine and the American Heart Association. Circulation 2007;166(9):1094-105.
14. Matsudo SM, Matsudo VKR, Barros Neto TL. Efeitos benéficos da atividade física na aptidão física e saúde mental durante o processo de envelhecimento. Rev Bras Ativ Fis Saude 2000;5(2):60-76.
15. Pollock ML, Evans WJ. Resistance training for health and disease: introduction. Med Sci Sports Exerc 1999;31(1):10-1.
16. Young A, Dinan S. Activity in later life. BMJ 2005;330:189-91.
17. Evans WJ. Exercise training guidelines for the elderly. Med Sci Sports Exerc 1999;21(1):12-7.
18. Haub MD, Wells AM, Tarnopolsky MA, Campbell WW. Effect of protein source on resistive-training-induced changes in body composition and muscle size in older men. Am J Clin Nutr 2002;76:511-7.
19. Teague ML, Hunnicutt BK. Analysis of the 1990 public health service physical fitness and exercise objectives for older Americans. Health Values 1989;13(4):15-23.
20. Dallosso HM, Morgan K, Bassey EJ, Ebrahim SB, Fentem PH, Arie TH. Levels of customary physical activity among the old and the very old living at home. J Epidemiol Community Health 1988;42:121-7.
21. Ministério da Saúde. Secretaria de Vigilância em Saúde. Vigilância de fatores de risco e proteção para doenças crônicas por inquérito telefônico (Vigitel Brasil); 2011. Disponível em: http://portalsaude.saude.gov.br/portalsaude/arquivos/pdf/2012/Ago/22/vigitel_2011_final_0812. Acesso em: 23 nov. 2012.
22. Matsudo SMM. Envelhecimento e atividade física. Londrina: Midiograf; 2001.
23. Keim NL, Barbieri TF, Belko AZ. The effect of exercise on energy intake and body composition in overweight women. Int J Obes 1990;14:335-46.
24. Ortega RM, Redondo MR, Zamora MJ, López-Sobaler AM, Andrés P. Eating behavior and energy and nutrient intake in overweight/obese and normal-weight Spanish elderly. Ann Nutr Metab 1995;39:371-8.
25. Wilcox S, King AC, Castro C, Bortz W. Do changes in physical activity lead to dietary changes in middle and old age? Am J Prev Med 2000;18(4):276-83.
26. Ferreira MT, Braggion G, Andrade E, Matsudo S, Matsudo V. Relação entre a adequação do consumo alimentar e variáveis antropométricas de mulheres de 55 a 75 anos fisicamente ativas. Anais XXIII Simpósio Internacional de Ciências do Esporte, 2000, São Paulo. Atividade Física e Terceira idade, 2000. p.100.
27. Ferreira, MT, Matsudo S, Braggion G, Matsudo V. Efeitos de um programa de orientação de atividade física e nutricional sobre a ingestão alimentar e composição corporal de mulheres fisicamente ativas de 50 a 72 anos de idade. Rev Bras Ciência Movimento 2003;11(2):35-40.
28. Shils ME, Olson JA, Shike M, Ross AC. Tratado de nutrição moderna na saúde e na doença. 9.ed. Barueri: Manole; 2003.
29. Philippi ST, Latterza AR, Cruz ATR, Ribeiro LC. Pirâmide alimentar adaptada: guia para escolha dos alimentos. Rev Nutr 1999;12(1):65-80.
30. Instituto Brasileiro de Geografia e Estatística. Censo demográfico 2000. Disponível em: http://www.ibge.gov.br/home/presidencia/noticias/25072002pidoso.shtm. Acesso em: 23 nov. 2012.
31. World Health Organization. Health 21: health for all in the 21st century; 2007 sep 10. Disponível em: http://www.euro.who.int/document/EHFA5-E.pdf. Acesso em: 23 nov. 2012.
32. World Health Organization. WHO Global strategy on diet, physical activity and health; 2006. Disponível em: http://www.who.int/dietphysicalactivity/strategy/en/. Acesso em: 28 nov. 2010.
33. Chandra RK, Imbach A, Moore C, Skelton D, Woolcott D. Nutrition of the elderly. CMAJ 1991;145(11):1475-87.
34. Mahan LK, Escott-Stump S. Krause's food, nutrition, and diet therapy. 9.ed. Philadelphia: WB Saunders Co; 1996.
35. Deurenberg P, van der Kooy K, Hulshof T, Evers P. Body mass index as a measure of body fatness in the elderly. Eur J Clin Nutr 1989;43:231-6.
36. Heyward, VH, Stolarczyk LM. Método antropométrico. Avaliação da composição corporal aplicada. Barueri: Manole; 2000. p.73-98.
37. Lipschitz DA. Screening for nutritional status in the elderly. Primary Care 1994;21(1):55-67.

38. Matsudo S. Avaliação funcional do idoso. Londrina: Midiograf; 2000.
39. Block G. A review of validations of dietary assessment methods. Am J Epidemiol 1982;115(4):492-505.
40. Larkin FA, Metzner HL, Thompson FE, Flegal KM, Guire KE. Comparison of estimated nutrient intakes by food frequency and dietary records in adults. J Am Diet Assoc 1989;89:215-33.
41. Matsudo VKR. Measuring nutrition status, physical activity, and fitness, with special emphasis on populations at nutritional risk. Nutr Rev 1996;54(4):S79-96.
42. Euronut Seneca Investigators. Validity of the dietary history method in elderly subjects. Eur J Clin Nutr 1991;45(Suppl 3):97-104.
43. Matsudo S, Araújo T, Matsudo V, Andrade D, Andrade E, Oliveira LC, et al. Questionário internacional de atividade física (IPAQ): estudo de validade e reprodutibilidade no Brasil. Rev Bras Atividade Física Saúde 2001;6(2):5-18.
44. Food and Nutrition Board, National Research Council. Recommended dietary allowances. 10.ed. Washington: National Academy of Sciences; 1989.
45. Trumbo P, Schlicker S, Yates AA, Poos M. Dietary reference intakes for energy, carbohydrate, fiber, fat, fatty acids, cholesterol, protein and amino acids. J Am Diet Assoc 2002;102(11):1621-47.
46. Young VR. Macronutrient need in the elderly. Nutr Rev 1992;50(12):454-62.
47. United States Department of Agriculture. Dietary reference intakes; 2004. Disponível em: http://fnic.nal.usda.gov/nal_display/index.php?info_center=4&tax_level=3&tax_subject=256&topic_id=1342&level3_id=5140. Acesso em: 23 nov. 2012.
48. Klein S, Rogers R. Nutritional requirements in the elderly. Gastroenterol Clin North Am 1990;19:473-91.
49. Vaughan L, Zurlo F, Ravussin E. Aging and energy expenditure. Am J Clin Nutr 1991;53:821-5.
50. Blair S, Kannel W, Kohl H. Surrogate measures of physical activity and physical fitness evidence for sedentary traits of resting tachycardia, obesity, and low vital capacity. Am J Epidemiol 1989;129(6):1145-56.
51. Thune I, Furberg AS. Physical activity and the risk of breast cancer. N Engl J Med 1997;336(18):1296-75.
52. Campbell WW, Crim MC, Dallal GE, Young VR, Evans WJ. Increased protein requirements in elderly people: new data and retrospective. Am J Clin Nutr 1994;60(4):501-9.
53. Meredith CN, Zackin MJ, Frontera WR, Evans WJ. Dietary protein requirements and body protein metabolism in endurance-trained men. J Appl Physiol 1989;66(6):2850-6.
54. Starling RD, Ades PA, Poehlman ET. Physical activity, protein intake, and appendicular skeletal muscle mass in older men. Am J Clin Nutr 1999;70:91-6.
55. Bermon S, Venembre P, Sachet C, Valour S, Dolisi C. Effects of creatine monohydrate ingestion in sedentary and weight-trained older adults. Acta Physiol Scand 1998;164:147-55.
56. World Health Organization; Tufts University. Keep fit for life: meeting the nutritional needs of older persons. Geneva: WHO; 2002. Disponível em: http://www.who.int/nutrition/publications/olderpersons/en/index.html. Acesso em: 23 nov. 2012.
57. Frank AA, Soares EA. Resultados obtidos na avaliação antropométrica e dietética. In: Nutrição no envelhecer. São Paulo: Atheneu; 2002. p.193-210.
58. Gupta KL, Dworkin B, Gambert SR. Common nutritional disorders in the elderly: atypical manifestations. Geriatrics 1988;43(2):87-97.
59. Russel RM, Suter PM. Vitamin requirements of elderly people: an update. Am J Clin Nutr 1993;58:4-14.
60. De Groot CPGM, Van Den Broek T, Van Staveren W. Energy intake and micronutrient intake in elderly Europeans: seeking the minimum requirement in the SENECA study. Age Ageing 1999;28:469-74.
61. Bailey AL, Maisey S, Southon S, Wright AJ, Finglas PM, Fulcher RA. Relationships between micronutrient intake and biochemical indicators of nutrient adequacy in a "free-living' elderly UK population. Br J Nutr 1997;77(2):225-42.
62. GualandroI SFM, Hojaij NHSL, Jacob Filho W. Deficiência de ferro no idoso. Rev Bras Hematol Hemoter 2010;32:57-61.
63. Malouf R, Grimley Evans J. Folic acid with or without vitamin B12 for the prevention and treatment of healthy elderly and demented people. Cochrane Data Sys Rev 2008;8:CD004514.
64. Dawson-Hughes B, Harris SS, Krall EA, Dallal GE. Effect of calcium and vitamin D supplementation on bone density in men and women 65 years old of age or older. N Engl J Med 1997;337:670-6.
65. Sahota O. Osteoporosis and the role of vitamin D and calcium-vitamin D deficiency, vitamin D insufficiency and vitamin D sufficiency. Age Ageing 2000;29:301-4.
66. Kanis JA. Calcium nutrition and its implications for osteoporosis: part II – after menopause. Eur J Clin Nutr 1994;48:833-41.
67. Nieves JW. Calcium, vitamin D, and nutrition in elderly adults. Clin Geriatr Med 2003;19(2):321-35.
68. Harris SS, Dawson-Hughes B. Caffeine and bone loss in healthy postmenopausal women. Am J Clin Nutr 1994;60:573-8.
69. Froes NDTC, Pereira ES, Negrelli WF. Fatores de risco da osteoporose: prevenção e detecção através do monitoramento clínico e genético. Acta Ortop Bras 2002;10(1):52-7.
70. Ji LL. Exercise and oxidative stress: Role of the cellular antioxidant systems. Exerc Sport Sci Rev 1995;23:135-66.
71. Radák Z. Free Radicals in Exercise and Aging. Champaign: Human Kinetics; 2000.
72. Hamilton-Miller JM. Probiotics and prebiotics in the elderly. Postgrad Med J 2004;80(946):447-51.
73. American College of Sports Medicine. Position stand on exercise and fluid replacement. Med Sci Sports Exerc 1996;28(1):i-vii.
74. Institute of Medicine. Dietary reference intakes for water, potassium, sodium, chloride, and sulfate. Washington: National Academy Press; 2004. Disponível em: http://www.nap.edu/books/0309091691/html. Acesso em: 23 nov. 2012.

42 Orientando o atleta que viaja

Heloisa Vidigal Guarita Padilha

INTRODUÇÃO

O atleta que apresenta melhor desempenho físico é aquele que melhor conhece seu corpo. Assim como o exercício constante é um preparo para a competição, a rotina de alimentação adequada aos treinos é um preparo para a vitória.

Uma vez entendido o papel dos nutrientes e suas necessidades individuais, não importa se a refeição é feita fora de casa, se o restaurante é um *fast-food* ou se a comida é caseira, a base da combinação dos alimentos será a mesma.

A viagem deve ser uma continuação do estilo de vida do atleta na sua cidade, mantendo hábitos, horários de treino, refeição e sono.

Assim, são regras básicas:

- desenvolver a forma saudável de se alimentar;
- iniciar a dieta na cidade do atleta, em período de base de treinamento, nunca em pré-competição;
- selecionar bem os restaurantes e conhecer seus cardápios;
- saber reconhecer a gordura no preparo do alimento;
- pedir de acordo com a prescrição da dieta;
- controlar a quantidade da porção;
- ser criativo ao pedir o prato, e este deve ser especial;
- respeitar seu poder de saciedade;
- manter uma hidratação adequada.

PLANEJAMENTO

É importante que o atleta e sua equipe pesquisem com antecedência os costumes e a disponibilidade de alimentos do local de destino. É essencial, por exemplo, questionar se haverá uma alimentação apropriada e segura no hotel ou se será preciso contar com restaurantes, conveniências ou mercados. Caso haja tal necessidade, recomenda-se investigar horários de funcionamento dos locais, higiene, opções de pratos e, se possível, fazer reservas com antecedência. Atualmente, com a internet, o rápido contato com o local de hospedagem e com a organização do evento possibilitam que essa programação ocorra de maneira satisfatória.

FAZENDO A MALA

Parece bobagem, mas o planejamento da viagem é tão importante quanto o momento da prova. No momento de arrumar a mala, deve-se separar todos os itens necessários para a competição e o treinamento – roupas, acessórios, suplementos e materiais esportivos. Faz muita diferença usar o que é de costume durante a competição. Portanto, instrua o atleta a fazer um *checklist* para conferir se na correria não esqueceu nada. Em provas de aventura ou competições em que existe apresentação dos *kits* obrigatórios, se não houver esse cuidado, o atleta pode até não iniciar a prova.

NO AVIÃO

Se a viagem pré-competição acontecer no avião, é possível prescrever um cardápio personalizado para a equipe ou para o atleta individual. É necessário que as informações sejam passadas para a companhia aérea ou para o serviço de alimentação responsável.

Se o atleta estiver viajando, ele deve ter sempre à mão barras de cereais ou barras energéticas, caso não goste do prato oferecido pela companhia. Instrua-o a ter cuidado com os molhos gordurosos. Se tiver duas opções de prato, deve escolher sempre aquele com menor gordura no molho, por exemplo, molho de tomate, de champignon ou de vegetais.

É importante lembrar que, se o atleta tiver alguma intolerância alimentar, a companhia aérea deve ser avisada na compra da passagem (é bom confirmar sempre no dia anterior, pois é comum ocorrerem falhas).

Com a pressurização e o controle de temperatura, o avião apresenta condições de ar seco, portanto instrua o atleta a hidratar-se constantemente, mesmo se não tiver sede.

DIFERENÇA DE FUSO HORÁRIO

A diferença de fuso horário pode atrapalhar o desempenho na competição. O melhor tratamento para entrar no fuso local é buscar se adequar o mais rápido aos horários da cidade, mesmo que inicialmente sinta-se cansado. Deve-se dar atenção especial à fome: é muito comum o indivíduo ficar inapetente ou enjoado nas refeições principais do primeiro dia, o que se justifica pelo sono e pelos horários das refeições principais. Por exemplo, quando o corpo estaria esperando um café da manhã, é hora de comer um bife com batatas. Mesmo assim, é importante que ele coma.

NO CARRO

A viagem de carro ou ônibus pode durar poucas horas ou até dias. A alimentação no percurso nem sempre é conhecida, mas sugere-se que as paradas para encher o tanque de gasolina combinem com os horários das refeições.

Se for necessário fazer lanches nos intervalos, deve-se parar nos postos de gasolina ou manter alimentos no carro. Deve-se ter cuidado para evitar calorias vazias no carro, como bolachas recheadas, amendoins, salgadinhos, refrigerantes, balas e chicletes. Se houver programação, é possível comprar frutas secas, biscoitos integrais, barras de cereais, barras energéticas, frutas frescas e sucos em caixinhas para comer durante o percurso.

NO POSTO DE GASOLINA

A escolha de um bom posto de gasolina é fundamental para a qualidade da refeição. Como dito anteriormente, o horário de parada no posto deve coincidir, se possível, com o horário da próxima refeição. Normalmente, encontram-se no Brasil os famosos "churrasquinhos no espeto" ou o "pastel do posto" – estas não são as melhores opções. Para escolher o que comer, procurar os alimentos com pouca gordura no preparo e ricos em carboidrato e proteína. Na Tabela 42.1, encontram-se algumas comparações. Para beber, deve-se optar por sucos de frutas ou vitaminas de leite e iogurte com frutas.

Tabela 42.1 Alimentos encontrados em postos e restaurantes de estrada

Alimento	Medida caseira	Calorias	Carboidratos (g)	Proteínas (g)	Lipídios (g)
Salgados					
Biscoito de polvilho	10 unidades	126,3	23,9	0,8	3,1
Biscoito água e sal	5 unidades	158,0	5,6	4,5	2,5
Esfirra	1 unidade	203,2	28,4	11,3	4,4
Pão de batata	1 unidade	137,0	29,1	4,1	0,4
Pão de queijo	1 unidade	86,8	9,1	1,3	5,0
Milho cozido	1 espiga	132,0	27,8	3,3	0,8
Sanduíche de peito de peru	1 unidade	238,4	29,9	13,9	6,8
Sanduíche de queijo minas	1 unidade	277,8	28,7	10,0	5,8
Prato feito*	1 prato	530,4	54,3	36,1	18,7
Frutas e doces					
Salada de frutas	1 copo	148,5	35,3	1,1	0,3
Açaí	1 pote pequeno	220,0	43,0	1,4	7,4
Barrinha de cereal	1 unidade	100,0	19,0	1,0	2,0
Queijo amarelo com goiabada	1 fatia de cada	236,7	41,0	5,4	5,7
Bebidas					
Suco de laranja	1 copo	95,7	21,6	0,9	0,6
Vitamina (mamão, banana, leite integral)	1 copo	249,8	34,2	8,9	8,6
Iogurte natural	1 copo	154,0	31,0	7,0	0,2
Café com leite integral e açúcar	1 xícara	128,0	17,2	5,2	4,2

* Arroz, feijão, farofa, carne, alface, tomate. Fonte: Benzecry e Pinheiro[1].

NO HOTEL

O nutricionista responsável por uma delegação deve enviar um cardápio de refeições especiais à equipe, mesmo que adaptadas ao cardápio do hotel. A composição do cardápio deverá variar segundo o horário de jogo ou competição. É normal e dever do nutricionista conversar com o *chef* de cozinha para solicitar um tipo de preparo mais magro. Em alguns casos, a comida típica do local não atende às necessidades de proteína, carboidrato e gordura. Quando isso ocorre, sugere-se o uso de preparações mundialmente conhecidas, como massas, ou um melhor entendimento por parte do nutricionista do tipo de preparo e composição dos pratos regionais, para eventual adaptação. Deve-se solicitar a mudança de horário de refeições se o grupo for grande. Por exemplo, se houver uma maratona na cidade, é comum o hotel se mobilizar por conta desse grupo. Se o grupo for pequeno ou se o atleta estiver sozinho, é importante que conheça o café da manhã do hotel para que compre um dia antes o que for necessário para complementá-lo.

ESCOLHENDO UM RESTAURANTE

Os restaurantes italianos ou os *self-service* com comida caseira são as melhores opções. Quanto mais simples o prato, menor a chance de errar. Na porta do restaurante, o atleta deve ler o cardápio ou verificar as preparações expostas no bufê e buscar os alimentos que está acostumado a incluir na sua dieta de rotina.

O dia que antecede a prova não é o melhor para conhecer diferentes culinárias, pois pode existir uma rejeição do corpo à comida ingerida, promovendo vômitos, enjoos, dores de cabeça e até diarreia. Isso acontece normalmente pela diferença de temperos ou misturas de ingredientes.

ESCOLHENDO O PRATO

- atenção ao prato que escolhe: em uma situação de véspera de prova, a maior exigência nutricional serão os carboidratos, podendo chegar a 80% do total de calorias do dia; portanto os alimentos que são fontes de carboidrato sempre serão a melhor pedida – massas, batata, purês, arroz, farofa, mandioca e mandioquinha;
- tipo de preparo: a escolha do prato deve levar em conta como ele é preparado. Em primeiro lugar, está o tipo de cocção: assados, grelhados e cozidos devem ser preferidos; e os fritos (p. ex., filé à parmegiana), evitados. Em segundo lugar, está o molho da preparação. Os molhos de queijo, molhos brancos e gratinados contêm grande quantidade de gordura, portanto, devem ser substituídos por molhos de tomate ou de legumes;
- modificações: não se deve hesitar em solicitar alterações no cardápio. Os restaurantes estão acostumados com mudanças e normalmente já têm pronto um molho de tomate ou um arroz branco no lugar da batata frita.

Lembre-se de utilizar os grãos como milho, grão-de-bico, ervilha e arroz. Esses alimentos apresentam alta concentração de carboidratos e normalmente são preparados com menor quantidade de gordura.

Sempre deve-se consumir os sucos de frutas e uma fruta de sobremesa; além do alto poder antioxidante, também contêm carboidratos provenientes da frutose capazes de ajudar no aporte de energia do dia. Saladas cruas não são recomendadas em lugares onde não se conhece a estrutura ou em locais muito simples, pois o processo de lavagem pode ter sido mal feito e existe o risco de contaminação.

NA PADARIA

Caso não haja um restaurante na cidade que atenda às necessidades, os sanduíches são bem-vindos. Sempre existirá uma padaria central. O atleta deve optar por queijos brancos e frango em vez dos frios e embutidos gordurosos (p. ex., salame e mortadela).

NA PRAIA

Se o dia que antecede a prova for na praia, deve-se ter muito cuidado com a alimentação e a hidratação. Não é aconselhado que se experimente qualquer alimento frito em óleo, como camarões, lulas ou batata frita, pois oferecem uma quantidade grande de gorduras e não se conhece a procedência do alimento nem as condições de armazenamento. É muito comum a intoxicação por camarões ou até pelo milho cozido em água desconhecida.

O hábito comum de quem gosta de praia é tomar café da manhã e almoçar só no final da tarde. Nesse caso, é imprescindível que se faça um lanche no horário habitual do almoço – 13h00 – acompanhado de um suco, água de coco ou outras opções comumente encontradas, como tigela de açaí com banana e granola. Mesmo sem fome, é necessário comer nesse horário para manter os estoques de glicogênio muscular e hepático cheios. Se o esporte está ligado à água e é praticado na praia, pode ser interessante levar um suplemento à base de carboidrato e proteína para tomar após o treino.

ÁGUA E HIDRATAÇÃO

Em função da taxa de sudorese ser elevada durante exercícios intensos e prolongados[2], a hidratação deve ser vista como fator determinante no desempenho[3]. Algumas evidências indicam que uma perda de mais de 2% da água corporal é capaz de diminuir o rendimento aeróbio e mental/cognitivo[3]. Em um estudo realizado por Walsh et al.[4], o quadro de desidratação, mesmo pequeno (1,8% do peso corporal), foi capaz de diminuir significativamente o rendimento esportivo.

Assim, avaliações de perda hídrica e o estabelecimento de recomendações para sua reposição devem ser realizados de maneira efetiva, com consumo adequado de alimentos e bebidas esportivas para que o estado ideal de hidratação seja alcançado[5].

Aspectos como a difícil disponibilidade de pontos de água em viagens requerem que os atletas possuam em seus carros garrafas de água e, além disso, reponham alimentos líquidos e frutas em cada parada. É importante ressaltar também que a procedência da água deve ser devidamente avaliada, optando-se sempre por produtos referenciados e devidamente fechados.

Sintomas da desidratação

- sede: deve-se iniciar a ingestão de líquidos antes de se sentir sede. Os sintomas de sede demonstram um nível de desidratação acima de 1% do peso corporal. Quando a desidratação atinge 2% de perda de peso, os batimentos e a temperatura corporal aumentam, e o desempenho começa a ficar comprometido. As perdas de 3 a 5% do peso corporal podem levar a risco de morte. É importante lembrar que não existe adaptação ao calor;
- inapetência: as condições de altas temperaturas e exercícios intensos podem duplamente deprimir o apetite. Mesmo inapetente, o atleta precisa se forçar a comer. Sugere-se ingerir qualquer alimento agradável e disponível, mesmo que seja uma repetição dos alimentos já consumidos no percurso. Usar alimentos líquidos, como sopas e bebidas esportivas, facilita a ingestão.

"ESQUECI MEU SUPLEMENTO!"

Se, por qualquer razão, o atleta esquecer de colocar algum de seus suplementos em sua mala, a melhor solução é entender a necessidade de cada um deles e tentar de alguma forma substituir pelo alimento *in natura* ou preparado. Para isso, é necessário que ele entenda antes por que usa tal suplemento. Por exemplo, um carboidrato em pó, para ser utilizado durante o treino, pode ser substituído pelo alimento usando o seguinte raciocínio: para cada hora de exercício, são necessários de 30 a 50 g de carboidrato. Para atender a essa necessidade, os valores são apresentados nas Tabelas 42.2 e 42.3.

É muito importante que não seja utilizado ou testado qualquer tipo de suplemento no dia ou na véspera da competição.

Tabela 42.3 Quantidade de carboidrato em alguns alimentos

Alimento	Carboidratos (g)	Medida (g)	Medida caseira
Pão de forma	14	25	1 fatia
Batata cozida	13	70	1 unidade pequena
Mandioca cozida	28,9	100	Pedaço médio
Macarrão cozido	74	320	1 prato raso cheio
Arroz cozido	8	25	1 colher de sopa cheia
Aveia	10	15	1 colher de sopa cheia
Banana	17	65	1 unidade
Biscoito água e sal	5,5	8	1 unidade

Fonte: Benzecry e Pinheiro[1].

COMENDO NAS DIFERENTES CULINÁRIAS

Culinária italiana

As massas são a especialidade da culinária italiana. Deve-se dar preferência às mais simples: espaguete, penne, parafuso, talharim. Quanto ao molho, a melhor escolha é o tradicional de tomate, evitando-se aqueles à base de creme de leite, *bacon* e queijos gordurosos. As pizzas

Tabela 42.2 Quantidade de carboidrato em produtos esportivos

Alimento	Medida caseira	Calorias	Carboidratos (g)	Proteínas (g)	Gorduras (g)
Barras energéticas*	1 unidade	230-300	40-50	9-10	2,4
Barra de cereais*	1 unidade	90-100	16-18	1,5	2-4
Carboidrato em gel*	1 unidade	100	20-28	–	–
Bebidas esportivas*	2 copos (500 mL)	120-160	30-40	–	–

* Dados dos fabricantes.

são outra atração dessa culinária. O atleta deve preferir as mais simples, com cobertura de verdura e carnes magras. Outra boa opção é o risoto, rico em carboidratos; os mais indicados são aqueles à base de vegetais.

Culinária chinesa

A comida chinesa apresenta uma grande variedade de pratos, podendo oferecer opções saudáveis e saborosas. É interessante aproveitar a variedade de preparações com vegetais misturados com carnes, macarrão e grãos. Deve-se ter cuidado apenas com as frituras, tipo de preparo muito presente na culinária chinesa. É importante certificar-se de que sua escolha tenha o mínimo de óleo possível. Outra dica é o atleta dividir seu pedido com outra pessoa, pois as porções de comida chinesa costumam ser bem generosas.

Culinária japonesa

O peixe, muito comum na culinária japonesa, pode ser uma excelente opção para garantir uma ingestão adequada de proteínas e pobre em gorduras. Uma ótima sugestão é o *teppanyaki*, uma mistura de legumes com carne, frango ou peixe, servida na grelha com *shoyu* e acompanhada de arroz. O *yakissoba*, uma mistura de macarrão com *shoyu* e legumes, e os *sushis* também são uma boa opção.

Culinária árabe

Nessa especialidade, as diversas esfirras são opções práticas e nutritivas, pois possuem carboidrato, proteínas e pouca gordura, já que são assadas. Outras boas opções são os charutos de folha de uva ou repolho, as abobrinhas recheadas e as berinjelas. A Tabela 42.4 sugere os alimentos nutritivos e práticos para utilização em viagens.

Tabela 42.4 Sugestões de alimentos e bebidas para viagem

Alimentos e bebidas	Comentários
Água com carboidrato	Manter em uma concentração de 6 a 8% de carboidrato. Buscar a ingestão constante durante toda a viagem. Levar na mochila o pó separado para adicionar na água
Bebidas em geral	Sucos de frutas, chá, café
Leite e derivados	Leite e achocolatados em pó, queijo pasteurizado
Grãos e cereais	Aveia, granola, *musli* (usar pacotes individuais), barras de cereais, pães
Sanduíches	Usar os sanduíches durante o percurso. O pão fornece grande quantidade de carboidrato e o recheio, de proteína
Batata e mandioca	São de fácil digestão e ingestão. Devem ser levadas já cozidas. Existem nos supermercados já cozidas e embaladas. Acrescentar sal

REFERÊNCIAS

1. Benzecry EH, Pinheiro ABV. Tabela para avaliação de consumo alimentar em medidas caseiras. 5.ed. São Paulo: Atheneu; 2005. 131p.
2. Sawka MN, Cheuvront SN, Carter R. Human water needs. Nutrition Reviews 2005;63(6):S30-9.
3. Casa DJ, Clarkson PM, Roberts WO. American College of Sports Medicine roundtable on hydration and physical activity: consensus statements. Curr Sports Med Rep 2005;4:115-27.
4. Walsh RM, Noakes TD, Hawley JA, Dennis SC. Impaired high-intensity cycling performance time at low levels of dehydration. Int J Sports Med 1994;15:392-8.
5. AIS Sports Nutrition, AIS – Australian Sports Commission. Nutrition for travelling athletes, 2009. Disponível em: http://www.ausport.gov.au/ais/nutrition/factsheets/travel2/nutrition_for_travelling_athletes.

Períodos de afastamento e de retorno à atividade física

43

Marcia Daskal Hirschbruch

INTRODUÇÃO

Interrupções e retomadas na atividade esportiva são muito comuns, seja por motivos programados, como o término e o reinício de temporadas; ou não intencionais, como lesões. Nas academias de ginástica, o grande desafio é a aderência. Parece que depois de alguns meses de prática esportiva as pessoas simplesmente abandonam o treinamento.

A retomada da prática de esporte após uma pausa, mesmo que se trate de esporte amador, é sempre uma fase difícil, que impõe desafios aos atletas. Quando não há um preparo para essa pausa ou durante ela, a perda de condicionamento e da forma física podem prejudicar a saúde do atleta e dificultar a retomada da prática do esporte.

O Brasil acompanhou pela mídia a luta de Ronaldo, o Fenômeno, contra a barriga e a perda de desempenho trazida pelo excesso de peso. Ele não é o único. Maradona, o "Imperador" Adriano e tantos outros são exemplos de atletas de ponta que tiveram dificuldades em retomar a prática esportiva por falta de orientação e acompanhamento na fase de afastamento. O que traz à tona a questão: não é possível oferecer cuidados durante os períodos de afastamento além da tradicional fisioterapia, para que as interrupções aconteçam de forma pouco traumática e com o mínimo possível de prejuízo ao atleta?

É surpreendente que não exista preocupação para se entender o processo pelo qual passam os atletas em transição para uma vida pós-carreira esportiva, e o impacto disso nas esferas pessoal e social.

A transição de uma vida esportiva para uma vida pós-esporte não se dá de forma fácil; muitas vezes, não existe suporte dos dirigentes esportivos e os atletas, em geral, têm poucas possibilidades de ingressar em uma nova profissão, que não esteja relacionada ao ambiente esportivo. Abandonar o papel de atleta faz com que muitos se sintam esquecidos e frustrados por não mais pertencerem à arena esportiva[1]; outros podem se sentir vigiados e pressionados para se recuperar rapidamente e retomar a carreira.

A recuperação é um processo por meio do qual as consequências psicológicas referentes ao estresse, causadas pelas atividades anteriores, são equilibradas e a capacidade funcional é restaurada. É um processo fisiológico, psicológico e social, sendo que alguns desses sistemas podem ser treinados ao mesmo tempo em que outros se recuperam[2].

A psicologia do esporte já usa o termo "destreinamento esportivo" para o processo que se inicia a partir da aposentadoria através da diminuição planificada e gradativa da carga física e da compreensão de que encerrar a carreira esportiva não significa o abandono da atividade física e do exercício, isto é, da saúde física e mental do atleta[2].

Os profissionais que atuam no esporte devem estar preparados para oferecer suporte físico, psicológico, emocional e nutricional para que os períodos de afastamento e retomada não se tornem obstáculos ao atleta.

Neste capítulo, são discutidas estratégias nutricionais para os períodos de afastamento e retomada da rotina esportiva com os quais os atletas de alto rendimento e amadores se defrontarão em algum momento de sua vida esportiva.

BALANÇO ENERGÉTICO

Atletas gastam uma boa parte de seu tempo e de seus esforços para manter e manipular o balanço energético. Dependendo do tipo de esporte praticado, os atletas podem se empenhar em ganhar, perder ou manter o peso.

A manipulação do balanço energético afeta não só o peso, mas também a proporção entre massa gorda e massa magra, os estoques de carboidrato, o perfil de micronutrientes, a saúde óssea e o ciclo menstrual. Essas modificações no estado nutricional e na energia têm implicação direta no desempenho[3,4]. Se a ingestão energética for muito maior ou muito menor que a necessidade do atleta, pode haver prejuízo para o desempenho e para a saúde[5-8].

A necessidade energética de um indivíduo é determinada como o nível de ingestão calórica que equilibra o gasto energético quando o peso, a composição corporal e o nível de atividade física do indivíduo são consistentes com a saúde em longo prazo, permitindo a manutenção de uma atividade física economicamente necessária e socialmente desejável[9].

O requerimento energético de um atleta depende de fatores como idade, sexo, peso e estatura, bem como do tipo, da duração e da intensidade do exercício[10,11]. O ideal é que a ingestão alimentar compense o gasto energético. Embora nem sempre consideradas, outras atividades além do treinamento também influenciam a necessidade calórica total do atleta[9].

Adultos atletas têm um requerimento energético e proteico maior do que adultos sedentários, pois a massa magra é um grande determinante do gasto energético[12]. De acordo com Thompson[3], enquanto adultos sedentários têm uma necessidade energética de aproximadamente 35 cal/kg de peso/dia (ou 1,2 a 1,5 vez o gasto energético basal), atletas têm um gasto de 40 a 50 cal/kg de peso/dia (ou 1,8 a 2,2 vezes o gasto energético basal).

A maneira mais prática de determinar a necessidade energética total é monitorando-se constantemente o peso e a ingestão calórica. Um peso estável demonstra equilíbrio no balanço energético, indicando que o consumo de calorias equivale ao gasto. Se o atleta estiver consumindo mais calorias do que o necessário, o peso aumentará. Uma redução no peso é um indicador de balanço energético negativo[3,9].

HÁBITO ALIMENTAR *VERSUS* AGENDA

Muitos atletas não fazem uma seleção de alimentos adequada para o aumento de rendimento e desempenho. Vários estudos com atletas e esportistas demonstram que estes não consomem nutrientes suficientes para satisfazer suas necessidades. Apesar de serem considerados "modelos de saúde", poucos atletas e esportistas seguem os padrões alimentares mais adequados para otimizar o desempenho[13-16]. Eles costumam consumir muita gordura e proteína, e menos carboidrato do que o necessário, tendo uma dieta bem parecida com a da população em geral[17-19]. A carência de micronutrientes na dieta também é comum[18,19].

Os atletas costumam acreditar na mídia e em outros atletas, seguindo estratégias muitas vezes estapafúrdias para atingir seus objetivos e até mesmo excluindo da dieta alimentos que podem trazer nutrientes importantes, como carboidratos, carnes vermelhas e laticínios, e preferindo ingerir os nutrientes dos suplementos[15,20].

Entre os fatores que influenciam muitos atletas a não seguir práticas nutricionais adequadas para otimizar seu rendimento no esporte estão[13]:

- pouco conhecimento sobre nutrição;
- extremismos dietéticos;
- falta de habilidade na escolha e na preparação de alimentos;
- estilo de vida ocupado;
- viagens frequentes.

A fome parece ser um dos fatores que mais influenciam a ingestão alimentar[21].

Uma dieta adequada é aquela que fornece bastante carboidrato (60 a 75% das calorias – entre 5 e 8 g/kg de peso/dia), proteínas suficientes para as necessidades do treinamento de *endurance* e de força (15 a 20% das calorias – 1,2 a 2g/kg de peso/dia) e gordura suficiente (20 a 30% do valor calórico total (VCT), divididos igualmente entre ácidos graxos saturados, monoinsaturados e poli-insaturados) para prevenir o excesso de adiposidade e reduzir os riscos de doenças crônicas não transmissíveis[4,10,11,14].

Muitas vezes, o atleta não tem tempo de consumir uma dieta adequada. Não é raro o atleta não profissional se ver obrigado a dividir seu tempo entre os treinamentos/competições e o trabalho/estudo[22].

Sua rotina engloba frequentar aulas e reuniões, atender prazos e preparar-se para provas e avaliações. Ao mesmo tempo, tem uma carga pesada de treinamentos, preparação para competições e pouco tempo para o lazer, as atividades sociais, os *hobbies*, os encontros com os amigos e com a família e até para dormir. Isso pode provocar um impacto psicológico muito grande, fazendo com que o atleta se sinta isolado do convívio dos amigos e da família e afastado de outras atividades "comuns"[2,9,10,21,23]. Isso é mais sério se o atleta for criança ou adolescente[22].

O período de folga possibilita ao atleta uma percepção de melhor eficiência nos processos de recuperação. Diversos estudos indicam que, após um período de descanso, a recuperação é alcançada e, normalmente, é observada uma melhora no desempenho do atleta[24,25]. O treinamento físico intenso afeta de forma significativa a percepção de praticamente todas as dimensões da recuperação, inclusive a qualidade do sono, que o atleta pode perceber como insuficiente[2].

Esses esportistas sofrem grande pressão em relação ao desempenho atlético: para ser o melhor e manter um desempenho alto; pela possibilidade de melhorar a classificação, de ganhar ou perder uma competição, ou de conseguir um patrocínio[1,21,23]. A falta de tempo para alimentar-se corretamente a fim de conseguir suprir a demanda das várias atividades e o aumento do número de fatores estressantes relacionados aos outros aspectos da vida (escolar, corporativa, familiar, social) e até mesmo os cuidados com a saúde geram autocríticas, intensificam o medo de falhar e de desapontar a si mesmo, ao treinador, aos colegas, à família, aos amigos, à torcida e até mesmo à mídia. Podem também exacerbar a necessidade de vencer, de ser um campeão[23].

A importância do fornecimento adequado de energia para o desempenho físico já é bastante reconhecida. Em geral, a literatura mostra que a aderência a uma dieta adequada permite aos atletas render de acordo com o nível dos treinos e de seu potencial genético. Em determinados momentos, manipulações dietéticas específicas podem melhorar o desempenho, mas não existe "pílula mágica" para suprir deficiências no treinamento ou no potencial atlético. Por outro lado, uma dieta inadequada pode até inibir o desempenho de atletas bem treinados[10,11,15].

AFASTAMENTO

Tanto os atletas amadores como os de alto rendimento, em algum momento de sua vida, defrontam-se com períodos de afastamento da atividade esportiva. Esse afastamento pode ser programado, como no caso do fim de uma temporada ou do encerramento da carreira esportiva, ou repentino, por conta de lesões. Pode, ainda, acontecer pela desistência.

A desistência acontece por uma série de fatores, como falta de tempo, de motivação, dificuldades financeiras, férias, viagens, problemas de saúde, distância do local da prática de exercícios ou até mesmo por um aumento na carga de estudos/trabalho[26]. Apenas 5% dos adultos sedentários que iniciam um programa estruturado de exercícios físicos em academias de ginástica aderem à prática[27]. No Brasil, os estudos sobre aderência têm verificado um índice de evasão de aproximadamente 70% entre os praticantes de exercícios físicos em academias[28].

Cerca de 50% das pessoas que iniciam programas de exercícios físicos os abandonam em um período de 3 a 6 meses[29].

Para atletas de ponta, o afastamento do exercício pode ocorrer simplesmente ao fim de uma temporada de competições ou na saída de determinado clube/time, mas principalmente em decorrência de lesões.

O aparecimento de lesões provenientes da prática de atividade física vigorosa pode levar à desistência, e isso aumenta com a frequência, a intensidade e a duração do exercício[26]. A falta de preparo físico adequado, muito vista naqueles projetos pessoais (p. ex., correr maratonas, fazer uma travessia ou participar de um *ironman*), também acontece em atletas de alto rendimento, em decorrência do aumento do volume de treinamento pra competições e um repouso inadequado[2,30].

Quando isso acontece, o atleta mantém a mesma ingestão energética e não tem mais o mesmo gasto calórico, tendendo a ganhar peso. Muitas vezes, a falta de atividade física (ociosidade), associada à ansiedade, provoca um incremento na ingestão de calorias, acarretando mesmo o aumento de peso. As evidências disponíveis indicam que o ganho de peso acontece frequentemente associado a uma redução da atividade física, e nem tanto de um aumento na ingestão calórica. Em jovens ativos e homens treinados, a gordura corporal é inversamente proporcional ao gasto energético. Parece também que, em indivíduos que se exercitam regularmente, o controle do apetite acontece de forma que a ingestão de alimentos é mais rapidamente equiparada ao gasto energético diário[31].

O medo de ficar doente ou de sofrer alguma lesão é um fator estressante para o atleta. Faltar aos treinamentos por vários dias ou ser excluído de uma competição importante pode levar à ansiedade, à depressão e à sensação de isolamento. Muitos atletas encaram as doenças ou as lesões como uma decepção para o time e sentem-se pressionados pelos treinadores ou colegas a retornar à prática esportiva[32]. O pior que pode acontecer para um atleta é ver sua carreira prejudicada ou até terminada por uma lesão. O excesso de treinamento aliado a uma nutrição inadequada pode prejudicar a saúde do atleta[23].

O balanço energético positivo gerado pela inatividade e pelo estresse pode resultar em sobrepeso ou obesidade, que é geralmente acompanhada por ingestão elevada de gordura (principalmente de gordura saturada), hipertensão e dislipidemias, que podem aumentar o risco para doenças cardiovasculares[3].

A gordura é transformada em tecido adiposo, enquanto os carboidratos são parcialmente perdidos no processo de conversão. Portanto, é mais fácil acumular gordura de uma dieta rica em gordura que de uma dieta rica em carboidrato[10]. O excesso de gordura (maior consumo do que oxidação) é estocado no organismo, e o fato de o indivíduo ser fisicamente ativo não atenua isso[33].

Dependendo da duração do afastamento, pode ocorrer perda de massa magra e de condicionamento físico decorrente da inatividade. De fato, a condição física da maioria dos atletas piora depois da aposentadoria, e o peso desses ex-atletas aumenta. Em um estudo[1] com ex-jogadores de futebol de salão que haviam encerrado a carreira esportiva há 2 anos, foi observado que 80% deles apresentaram piora na sua condição física após a saída do esporte.

A condição física atual de ex-atletas deveria ser considerada de grande importância, já que muitos apresentam aumento de peso, perda da massa muscular e problemas emocionais, como a depressão e a ansiedade, como consequências da aposentadoria no esporte. Algumas manifestações físicas e psicológicas, como hipertensão arterial e suas complicações, dores de cabeça, isquemia e infarto, aumento do peso corporal, fadiga mental, aumento do consumo de álcool e de cigarro podem ocorrer em ex-atletas como resultado da inatividade e pela falta de um programa de "destreinamento"[1].

O desequilíbrio entre a ingestão e o gasto energético pode se traduzir em balanço energético positivo (se a ingestão for maior que o gasto) ou balanço energético negativo (se o gasto for maior que a ingestão). Quando a ingestão energética é insuficiente para atender à demanda, é difícil manter o balanço nitrogenado, mesmo se a quantidade de proteínas consumida atingir as recomendações diárias[3], o que significa uso de proteínas musculares como fonte de energia.

Ao acompanhar o atleta em afastamento, o nutricionista deve:

- adaptar (o que, na maioria das vezes, significa reduzir) a ingestão calórica de acordo com o novo nível de atividade física. Se o atleta já recebe acompanhamento nutricional no período do treinamento e a estratégia do nutricionista for fazer uso de lanches pré, durante e pós-treinamento físico para incrementar calorias e demais nutrientes, simplesmente retirar esses lanches deve resolver o problema. Se não, uma redução no tamanho das porções pode ser necessária;
- fornecer opções para os momentos de ansiedade e ociosidade, que tenderão a ser preenchidos com comida. Alimentos fibrosos, como maçã, rabanete, nabo, cenoura, salsão, pepino e pipoca podem atender à demanda mastigatória sem um incremento considerável no número de calorias;
- garantir a oferta de nutrientes importantes para o processo de recuperação e cicatrização, no caso de o atleta estar afastado por algum tipo de lesão. Zinco, vitamina C, vitamina A, proteína, cálcio, selênio, glutamina, colágeno hidrolisado e ômega-3 são nutrientes importantes, que podem favorecer as respostas imunológicas e anti-inflamatórias. A oferta de ferro deve ser aumentada em casos de sangramentos, hemorragias ou até mesmo quando muito sangue for retirado para exames laboratoriais. Na presença de infecções bacterianas, deve-se reduzir o ferro;
- aproveitar o período de afastamento para corrigir inadequações alimentares e implementar hábitos alimentares mais saudáveis;
- conservar o máximo possível da massa magra e evitar o ganho excessivo de massa gorda;
- preparar o atleta para o retorno à atividade física dentro de seu potencial máximo. Caso o atleta esteja se aposentando, deve passar por um destreinamento gradativo, para evitar comprometer a forma física, a saúde e o emocional.

RETORNO

É comum os atletas ganharem peso (especialmente gordura) fora de temporada e depois submeterem-se a dietas "malucas" para perder peso rapidamente[20].

Já se sabe que a restrição calórica reduz o metabolismo basal. Como este corresponde a aproximadamente 60 a 75% do gasto energético diário em indivíduos sedentários, uma redução no metabolismo basal inibirá a perda de peso e pode fazer com que o atleta engorde[34].

A conservação da massa magra contribui para a manutenção de um metabolismo basal alto e pode elevar a oxidação lipídica durante o repouso, já que a massa livre de gordura é metabolicamente mais ativa do que a gordura corporal[26].

No estágio inicial da volta ao exercício, o indivíduo deve ser encorajado a adotar objetivos de longo prazo, disciplina pessoal e uma reestruturação do comportamento alimentar e de exercício[31].

O efeito de queima de calorias do exercício físico é cumulativo: um déficit calórico de 3.500 cal é equivalente à perda de 0,45 kg de gordura corporal; não importa se esse déficit ocorre rápida ou sistematicamente ao longo do tempo[31].

Atletas e esportistas podem se envolver em práticas não saudáveis de controle de peso, particularmente em esportes que exijam a manutenção de um peso determinado ou nos quais a forma física e a magreza sejam consideradas importantes para o sucesso, como fisiculturismo, dança, corridas de longa distância, mergulho, ginástica, natação, lutas, remo, hipismo e patinação[35,36]. Muitos atletas podem usar práticas extremas para perder peso, que englobam excesso de exercício, jejum prolongado, vômitos, uso de laxantes, de diuréticos e de pílulas para emagrecer, uso de nicotina e de outras drogas lícitas ou ilícitas, assim como se envolver em plásticos, roupas de náilon ou recorrer a banhos de sauna[35,37,38].

Perda de peso

Se a perda de peso for necessária, ela deve acontecer longe das competições, para que os atletas não comprometam o desempenho pela ingestão insuficiente de energia ou pela perda de massa magra[4,35].

Dois tipos de atletas podem se empenhar em perder peso:

- o atleta que está evidentemente acima do peso indicado (em relação ao percentual de gordura) e precisa reduzir gordura para ganhar rapidez e agilidade;
- o atleta que não apresenta sobrepeso pelos padrões convencionais, mas deseja perder gordura por propósitos estéticos ou de desempenho. A redução da gordura corporal melhora o desempenho daqueles que precisam se movimentar no espaço, como corredores ou saltadores. Um somatótipo muito magro é esperado em esportes como a ginástica olímpica e a patinação artística, e sempre influencia na pontuação[9,39].

A perda de peso rápida é uma prática comum em esportes com categorias de peso (como luta romana, judô, boxe e halterofilismo)[7,39]. Atingir o peso da categoria é um fator emocional e potencialmente contraditório entre pais, treinadores, atletas, médicos, nutricionistas e outros profissionais da medicina esportiva. A maioria dos nutricionistas desencoraja essa prática, alertando os atletas sobre os possíveis danos à saúde[9]. Apesar disso, a prática continua e é motivada por mais de um propósito. Uma das razões para a propagação dessa prática pode ser a crença entre os atletas e treinadores de que "se uma pessoa faz, todos têm de fazer", sob o medo de perder alguma vantagem competitiva. Outro motivo pode ser a necessidade. A categoria de peso de lutas, por exemplo, não se encaixa na distribuição de tamanho normal de homens jovens[9].

Perder peso é um verdadeiro "ritual" em alguns esportes. É muito comum, nas competições de lutas, o atleta ter de perder peso para poder competir em uma categoria de peso que seja abaixo do seu normal[7,9,12]. Também os halterofilistas procuram uma redução de peso antes dos campeonatos, modificando sua alimentação para atingir um baixo percentual de gordura, restringindo calorias e gordura, consumindo bastante proteína e aumentando a carga de treinamento[40].

A alimentação desordenada pode ter um impacto negativo em curto prazo no desempenho. Atletas que perdem peso rapidamente pela desidratação estão provavelmente prejudicando seu desempenho atlético, especialmente se seu esporte envolve força ou resistência, e esses déficits de força podem persistir até mesmo após a reidratação[6,7,8,35].

Fazer dieta pode implicar ingestão menor de nutrientes ou consumo de alimentos restritos a certos grupos, e também níveis aumentados de fadiga e compulsão. Quem faz dieta também pode apresentar maior risco de desenvolver posteriormente um transtorno alimentar.

Fazer dieta pode estar associado a modificações saudáveis, como adotar um padrão alimentar pobre em gordura, eliminar doces e aumentar a atividade física, ou não saudáveis, como restringir a ingestão calórica, pular refeições, jejuar e usar pílulas de emagrecimento, laxativos ou provocar o vômito[41].

A restrição calórica reduz o metabolismo basal, e o balanço energético negativo proveniente de restrição calórica e do exercício intenso pode reduzi-lo ainda mais. A perda de peso rápida, resultante dessa restrição calórica severa, é resultante da perda de massa magra[11,31,42]. Em uma tentativa de evitar a perda de peso rápida, é comum o nutricionista sugerir ao atleta que tenha uma perda de peso gradual, reduzindo moderadamente a ingestão calórica. Esse método é ideal para alcançar a perda de gordura, mas o problema é que muitos atletas competitivos que perdem peso não apresentam excesso de gordura, resultando assim na perda de tecido magro[9].

Parece que se a perda de peso não exceder 5% do peso corporal total e se o parâmetro avaliado for a força, a perda de peso rápida não prejudica o desempenho[9].

No entanto, se o objetivo de um atleta é maximizar a perda de gordura, preservando a massa magra, a perda gradual ainda é a conduta recomendada. Isso é atingido mantendo-se um balanço energético negativo, com o aumento do gasto energético e a redução da ingestão calórica. Contudo, aumentar o gasto energético de quem já treina várias horas por dia pode não ser viável nem desejável. Por outro lado, se o atleta pratica esportes que requerem basicamente habilidade ou força, seu gasto energético pode não ser significativo, e o aumento da atividade aeróbica pode ser necessário para atingir um balanço energético negativo. A redução da ingestão calórica também pode ser crítica, mas não deve ser feita em um nível em que a energia seja insuficiente para suportar o treinamento. O nível adequado de calorias será determinado pelo tamanho e pelo nível de atividade do atleta. A adequação da ingestão calórica é verificada pela perda de peso de pelo menos 200 g, mas geralmente não mais que 1 kg por semana, exceto em atletas maiores[9].

Atletas e treinadores costumam esperar do nutricionista um objetivo para perda de peso ou percentual de gordura. No entanto, fornecer números é um desafio por diversos motivos, por exemplo, as tabelas de padrão de peso podem não ser aplicáveis a atletas por causa de sua massa magra maior que a média; não há um nível de gordura ideal para cada esporte; o somatótipo, a predisposição genética, o esporte, a posição, as expectativas e as necessidades do treinamento são fatores críticos na determinação de um nível de gordura adequado para um indivíduo. Uma combinação de fatores deve ser utilizada para determinar o melhor peso ou a composição corporal para um atleta: desempenho, nível de energia, percepção pessoal e até o período menstrual em mulheres[9]. Via de regra, a redução de 10 a 20% na ingestão calórica total promove alteração na composição corporal, com redução de massa gorda, sem induzir fome e fadiga, como ocorre com dietas de valor calórico muito baixo[11].

Ganho de peso

Certos atletas podem ser estimulados a ganhar peso para alguns esportes. Eles também precisam de orientação cuidadosa para que o ganho de peso seja em massa magra e massa gorda em proporções apropriadas[35].

Muitos atletas costumam ingerir grandes volumes de alimentos para ganhar peso, e até mesmo de alimentos ricos em calorias e gorduras e pobres em carboidratos, especialmente os de *fast food*, em razão do baixo custo e da conveniência[4,23].

O objetivo do ganho de peso é obter massa muscular, não gordura. A massa muscular aumenta somente após um período suficiente de treinamento progressivo de força. Ela não pode ser aumentada pelo simples fato de se consumir mais proteína. Monitorar o ganho de peso pela medição de dobras cutâneas juntamente com o peso da balança indica o tipo de peso corporal que está sendo adquirido. O grau de ganho de peso e a localização da massa muscular adicional dependerá, contudo, do programa de treinamento, do sexo e do somatótipo do atleta, assim como de outros fatores genéticos[9].

A dieta sozinha não resulta nos ganhos desejados, por isso os atletas envolvidos em um programa de treinamento de força adequado precisam consumir uma dieta que também forneça as calorias e os nutrientes necessários para o crescimento muscular.

Para alguns atletas, porém, é difícil aumentar o consumo calórico; um maior volume das refeições pode causar desconforto, especialmente se o treino for imediatamente após a refeição. Além disso, a rotina agitada de estudo, trabalho e treinos pode tornar difícil o acréscimo de lanches ou refeições. Para a maioria dos atletas, a melhor solução é aumentar ligeiramente o volume das refeições e incluir dois a quatro lanches intermediários ao dia[9].

É impossível determinar a quantidade exata de calorias necessárias para um atleta aumentar a massa muscular. Assim, o primeiro passo é elevar ligeiramente a ingestão alimentar e monitorar os ganhos com o acompanhamento antropométrico rotineiro. O peso de balança aumentar e as dobras cutâneas diminuírem ou permaneceram iguais indica ganho de massa muscular; o peso aumentar e as dobras também indica ganho de gordura[9].

As outras atividades do atleta podem prejudicar o tempo de planejar, preparar e consumir uma dieta equilibrada. A suplementação pode ser necessária para esses atletas que, por razões diversas, não consomem uma dieta de boa qualidade[10].

A nutrição deve ajudá-lo fornecendo combustível e nutrientes para a retomada do exercício e para que os objetivos sejam atingidos rapidamente, sem o perigo de lesões. Hábitos como a refeição pré e pós-treino, uma eventual refeição durante o treino e a hidratação devem ser reforçados e adequados às características de cada etapa de treinamento.

O uso de alguns suplementos para facilitar o processo deve ser considerado, se necessário, sem esquecer que cada etapa de treinamento exige diferentemente do atleta. O uso de suplementos é pontual e deve ser feito por uma demanda do esporte, e não pela demanda psicológica do atleta. Ele dificilmente retomará do ponto em que parou e tanto o atleta quanto a equipe técnica e os colegas devem estar cientes disso.

Ao acompanhar o atleta na retomada da atividade esportiva, o nutricionista deve:

- adaptar a alimentação do atleta às novas demandas de energia e nutrientes decorrentes do treinamento: fornecer subsídios para que as necessidades de todas as etapas do treinamento sejam atingidas;
- garantir uma oferta calórica compatível com os objetivos e as necessidades do atleta: ganhar ou perder peso;
- garantir a oferta de nutrientes essenciais para que a perda de peso seja em gordura, e não em líquido ou massa magra: trabalhar com o fracionamento alimentar e cuidar para que a restrição alimentar não gere carências nutricionais ou redução de potência e rendimento;
- garantir a oferta de nutrientes essenciais para que o ganho de peso seja em massa magra e não em gordura: trabalhar com o fracionamento alimentar; alimentos nutricionalmente densos e de pouco volume como castanhas, frutas secas, germe de trigo, vitamina de frutas, assim como a adição de leite em pó ao leite e outras bebidas, e a inversão do consumo de saladas para o final das refeições podem ser estratégias interessantes para aumentar o aporte energético sem causar desconfortos;
- incluir refeições pré, durante e pós-treino para facilitar a manipulação energética, especialmente nos

dias em que não há treinamento e para períodos de afastamento;
- evitar comportamentos alimentares desordenados decorrentes da ansiedade e da pressa para atingir os objetivos e evitar fadiga excessiva e *overtraining*;
- reformular a estratégia de hidratação;
- fazer acompanhamento antropométrico regular do atleta.

CONSIDERAÇÕES FINAIS

Os atletas precisam de informações nutricionais para basear suas decisões alimentares. Do mesmo modo, necessitam de habilidade diária para ter sempre alimentos disponíveis, apesar da agenda apertada de treinamentos, escola, trabalho e vida social. Seguir uma dieta balanceada é difícil para quem trabalha em período integral, e torna-se ainda mais difícil para o atleta[9,22].

Para serem significativos, os componentes da dieta de um atleta precisam estar integrados à sua experiência de vida, às suas preferências e à rotina. Estratégias que englobem vários objetivos nutricionais simultaneamente são mais adequadas, uma vez que os atletas acham difícil integrar tópicos diferentes[9,13,22,43,44].

Fatores emocionais, físicos e ambientais influenciam a habilidade do praticante de exercício físico em consumir uma dieta ótima durante o treino e a competição[45]. Fatores pessoais englobam atitudes e crenças relativas à nutrição e ao desempenho. O autoconceito relacionado com a imagem corporal deve ser considerado quando se suspeita de transtorno alimentar. Os fatores sociais como a família, os colegas e os treinadores, que influenciam os padrões alimentares, devem ser discutidos com o atleta[3]. O planejamento da dieta deve, portanto, levar em consideração essas variáveis, tanto quanto as escolhas individuais.

Na teoria, a seleção de alimentos e bebidas deve ser baseada na manutenção dos estoques de glicogênio (carboidratos), na promoção de síntese e na reparação de tecidos (proteínas), na satisfação das necessidades de energia (gordura e carboidratos) e na garantia de hidratação (líquidos). Com paciência e um planejamento cuidadoso, o praticante de exercício físico pode consumir uma dieta que leve em consideração seu estilo de vida e suas preferências alimentares, ao mesmo tempo em que atinja as exigências do esporte[22,45].

O sucesso de um programa de nutrição esportiva depende do entendimento da cultura esportiva, dos aspectos psicológicos e dos fatores estressores aos quais os atletas são submetidos, das preocupações nutricionais desses atletas e da prevenção e do tratamento de transtornos alimentares. O nutricionista funciona como um educador e conselheiro. Aulas e consultas individuais e para a equipe podem fornecer ao atleta informações adequadas sobre alimentação balanceada e rendimento esportivo. O nutricionista é fundamental para fornecer informações técnicas de nutrição, já que nem o médico nem o treinador têm treinamento formal nessa área[23,43].

Relatos da literatura mostram que é possível conseguir resultados com uma dieta saudável, densa em nutrientes, e um programa de exercício adequado[20,22,23].

O nutricionista deve trabalhar com os atletas em risco de desequilíbrio energético para ajudá-los a atingir seus objetivos de desempenho e manter hábitos alimentares saudáveis. Não se pode, no entanto, deixar de considerar as exigências do esporte em que o atleta está envolvido. Para conseguir e manter credibilidade com os atletas e esportistas, deve-se ter a mente aberta e encontrar maneiras para que eles possam consumir uma dieta saudável e ainda assim atender às demandas do esporte[3].

REFERÊNCIAS

1. Agresta MC, Brandão MRF, Neto TLB. Causas e consequências físicas e emocionais do término de carreira esportiva. Rev Bras Med Esporte 2008;14(6):504-8.
2. Noce F, Costa VT, Simim MAM, Castro HO, Samulski DM, Mello MT. Análise dos sintomas de overtraining durante os períodos de treinamento e recuperação: estudo de caso de uma equipe feminina da superliga de voleibol 2003/2004. Rev Bras Med Esporte 2011;17(6):397-400.
3. Thompson JL. Energy balance in young athletes. Int J Sport Nutr 1998;8(2):160-274.
4. Rankin JW. Weight loss and gain in athletes. Curr Sports Med Rep 2002;1(4):208-13.
5. Ruud JS, Grandjean AC. Nutritional concerns of female athlete. In: Wolinsky I (ed.). Nutrition in exercise and sport. 3.ed. Boca Raton: CRC Press; 1998.
6. Filaire E, Maso F, Degoutte F, Jouanel P, Lac G. Food restriction, performance, psychological state and lipid values in judo athletes. Int J Sports Med 2001;22(6):454-9.
7. Paillard T. Optimal strategies to loose bodyweight for weight-class sports. Appl Physiol Nutr Metab 2006;31(6):684-92.
8. Degoutte F, Jouanel P, Bègue RJ, Colombier M, Lac G, Pequignot, JM et al. Food restriction, performance, biochemical, psychological, and endocrine changes in judo athletes. Int J Sports Med 2006;27(1):9-18.
9. Reimers KJ, Ruud JS, Grandjean AC. Sports nutrition. In: Mellion MB. Office sports medicine. 2.ed. Philadelfia: Hanley & Belfus; 1996. p.22-34.
10. Probart CK, Bird PJ, Parker KA. Diet and athletic performance. Med Clin North Am 1993;77(4):757-72.
11. Sociedade Brasileira de Medicina do Esporte. Modificações dietéticas, reposição hídrica, suplementos alimentares e drogas: comprovação de ação ergogênica e potenciais riscos para a saúde. Rev Bras Med Esp 2009;15:3-11.
12. Schmidt WD, Hyner GC, Lyle RM, Corrigan D, Bottoms G, Melby C. The effects of aerobic and anaerobic exercise con-

ditioning on resting metabolic rate and the thermic effect of a meal. Int J Sport Nutr 1994;4(4):335-46.
13. Burke L. Practical issues in nutrition for athletes. J Sports Sci 1995;13:S83-90.
14. Gonzáles-Gross M, Gutiérrez A, Mesa JL, Ruiz-Ruiz J, Castillo MJ. La nutrición en la práctica deportiva: adaptación de la pirâmide nutricional a las características de la dieta del deportista. Arch Latinoam Nutr 2001;51(4):321-31.
15. Hirschbruch MD. Consumo de suplementos por jovens frequentadores de academias de ginástica em São Paulo [Tese – Mestrado]. São Paulo: Universidade Federal de São Paulo; 2003.
16. Frentsos JA, Baer JT. Increased energy and nutrient intake during training and competition improves elite triathletes' endurance performance. Int J Sport Nutr 1997;7:61-71.
17. Grandjean AC. Macronutrients intake of US athletes compared with the general population and recommendations made for athletes. Am J Clin Nutr 1989;49:1070-6.
18. Chen JD, Wang JF, Li KJ, Zhao YW, Wang SW, Jiao Y, Hou XY. Nutritional problems and measures in elite and amateur athletes. Am J Clin Nutr 1989;49:1084-9.
19. Grandjean AC, Ruud JS. Energy intake of athletes. In: Harries M, Williams C, Stanish WD, Micheli L. Oxford textbook of sports medicine. London: Oxford University Press; 1994. p.53-65.
20. Manore MM, Thompson J, Russo M. Diet and exercise strategies of a world-class bodybuilder. Int J Sport Nutr 1993;3(1):76-86.
21. García-Rovés PM, Terrados N, Fernández S, Patterson AM. Comparison of dietary intake and eating behaviour of professional road cyclists during training and competition. Int J Sport Nutr Exerc Metabolism 2000;10(1):82-98.
22. Clark N. Nutrition support programs for young athletes. Int J Sport Nutr Exerc Metabolism 1998;8(4):416-25.
23. Vinci DM. Effective nutrition support programs for college athletes. Int J Sport Nutr 1998;8(3):308-20.
24. Angeli A, Minetto M, Dovio A, Paccotti P. The overtraining syndrome in athletes: a stress-related disorder. J Endocrinol Invest 2004;27:603-12.
25. Halson S, Lancaster G, Jeukendrup A, Gleeson M. Immunological responses to overreaching in cyclists. Med Sci Sports Exerc 2003;35:854-61.
26. Saba FKF. Aderência à prática do exercício físico em academias. Barueri: Manole; 2001.
27. American College of Sports Medicine. ACSM's guidelines for exercise testing and prescription. Rio de Janeiro: Revinter; 2000
28. Albuquerque CLFA, Alves RS. A evasão dos alunos das academias: um estudo de caso no centro integrado de estética e atividade física – CIEAF, na cidade de Caicó – RN. Dominium Rev Cient Faculdade de Natal 2007;1:1-33. ISSN 1678-7889. Disponível em: http://mail.falnatal.com.br:8080/revista_nova/a5_v1/artigo_4.pdf. Acesso em: 19 dez. 2008.
29. Assis MAA, Nahas MV. Aspectos motivacionais em programas de mudança de comportamento alimentar. Rev Nutr Campinas 1999;12(1):33-41.
30. Perroni MG. Estudo de casos: lesões musculoesqueléticas em atletas de voleibol em alto rendimento [Tese – Mestrado]. Porto Alegre: Universidade Federal do Rio Grande do Sul; 2007.
31. McArdle WD, Katch FI, Katch VL. Exercise Physiology. 4.ed. Baltimore: Williams & Wilkins; 1996. p.602-33.
32. Freire VM, Pereira ME. Crenças estereotipadas acerca de atletas que sofreram lesões. Cien Cogn 2009;14(2):225-34.
33. Bennet C, Reed GW, Peters JC, Abumrad NN, Sun M, Hill JO. Short-term effects of dietary-fat ingestion on energy expenditure and nutrient balance. Am J Clin Nutr 1992;55:1071-7.
34. Thompson JL, Manore MM, Thomas JR. Effects of diet and diet-plus-exercise programs on resting metabolic rate: a meta-analysis. Int J Sport Nutr 1996;6(1):41-61.
35. Committee on Sports Medicine and Fitness. Promotion of healthy weight-control practices in young athletes. Pediatrics 1996;97(5):752-3.
36. Thompson RA, Sherman RT. Specific sports and eating disorders. In: Helping athletes with eating disorders. Champaign: Human Kinetics Publishers; 1993. p.45-65.
37. Brito CJ, Roas AFC, Brito ISS, Marins JCB, Córdova C, Franchini E. Methods of body mass reduction by combat sport athletes. Int J Sport Nutr Exerc Metab 2012;22(2):89-97.
38. Sundgot-Borgen J, Garthe I. Elite athletes in aesthetic and Olympic weight-class sports and the challenge of body weight and body compositions. J Sports Sci 2011;29 Suppl 1:S101-14.
39. Fogelholm M. Effects of bodyweight reduction on sports performance. Sports Med 1994;18(4):249-67.
40. Bamman MM, Hunter GR, Newton LE, Roney RK, Khaled MA. Changes in body composition, diet and strenght of bodybuilders during the 12 weeks prior to competition. J Sports Med Phys Fitness 1993;33:383-91.
41. Story M, Neumark-Sztainer D, Sherwood N, Stang J, Murray D. Dieting status and its relationship to eating and physical activity behaviors in a representative sample f US adolescentes. J Am Diet Assoc 1998;98(10):1127-32,1135.
42. Byrne HK, Wilmore JH. The effects of a 20-week exercise training program on resting metabolic rate in previously sedentary, moderately obese woman. Int J Sport Nutr Exerc Metabolism 2001;11(1):15-31.
43. Benardot D. Working with young athletes: views of a nutritionist on the sports medicine team. Int J Sport Nutr 1996;6(2):110-20.
44. Burke LM. Energy needs of athletes. Can J Appl Physiol 2001;26(Suppl):S202-19.
45. Lindeman AK. Eating for endurance or ultraendurance. Phys Sports Med 1992;20:87.

Transtornos alimentares: um enfoque para a atividade física e o esporte

44

Marle Alvarenga

INTRODUÇÃO

Transtornos alimentares são quadros psiquiátricos caracterizados por consumo, estrutura e atitudes alimentares extremamente perturbadas. Uma excessiva preocupação com o peso e a forma corporal também está presente, podendo coexistir com atividade física excessiva e uso inadequado dos exercícios físicos – de forma compensatória ou compulsiva.

Esses distúrbios são mais prevalentes nos dias atuais, nos quais a busca pelo "peso ideal", o corpo perfeito e a boa forma é uma preocupação generalizada. A procura conjunta por hábitos alimentares "saudáveis" e a existência de uma "indústria do emagrecimento" são fatores socioculturais que se somam na etiologia multifatorial desses transtornos.

É fato conhecido que esses distúrbios são mais prevalentes em alguns grupos profissionais, para os quais a aparência, o peso e a forma corporal são mais "importantes". Dentre esses grupos, destaca-se o dos atletas e dos esportistas. Portanto, os profissionais de saúde que atuam com educação física, esporte e nutrição devem estar atentos à realidade dos transtornos alimentares, reconhecendo seus critérios diagnósticos, encaminhando os pacientes para tratamento especializado e tendo posturas de prevenção em relação a esses problemas.

CRITÉRIOS DIAGNÓSTICOS E CARACTERÍSTICAS CLÍNICAS

Os critérios diagnósticos para os transtornos alimentares são estabelecidos pela Organização Mundial da Saúde (OMS) na Classificação Internacional de Doenças (CID)[1] e pela American Psychiatric Association (APA) no *Manual de estatísticas de doenças mentais* (DSM)[2]. São três os quadros clássicos: anorexia nervosa, bulimia nervosa e transtorno alimentar não especificado ou outros transtornos alimentares.

Na anorexia nervosa, o comportamento clássico é uma progressiva e grave restrição alimentar. O paciente normalmente elimina os alimentos que julga ricos em calorias e continua excluindo progressivamente vários outros; as escolhas alimentares estão relacionadas a uma série de atitudes disfuncionais[3]. Questões ligadas ao alimento tornam-se centrais na vida desses pacientes. Muitos escondem alimentos, gostam de cozinhar sem ao menos experimentar o que preparam, colecionam receitas e conhecem muito sobre dietas da moda e conteúdo energético dos alimentos. Encontram-se ainda rituais obsessivos, como, na hora da refeição, cortar e selecionar os alimentos para, finalmente, ingerir uma quantidade mínima; evitar comer na presença dos outros; fiscalizar a cozinha e a despensa etc.[3,4]

Essa restrição alimentar leva a uma marcante perda de peso e os pacientes negam o problema, mostrando-se indiferentes ao seu péssimo estado nutricional, recusam-se a manter o peso no mínimo – ou acima do mínimo – normal para a idade e a altura. Apresentam, ao mesmo tempo, um medo mórbido de engordar, mesmo estando abaixo do peso, e, muitas vezes, sentem-se gordos, apesar de todas as evidências contrárias, ou não conseguem enxergar sua extrema magreza. Essa distorção de imagem corporal e a excessiva influência do peso e da forma na autoavaliação do indivíduo são acompanhadas pela negação da gravidade do estado nutricional – os pacientes, normalmente, não conseguem concordar que estão doentes[1,2].

A ausência de ciclos menstruais é outra característica da doença, ou transtorno endócrino generalizado envolvendo o eixo hipotalâmico-hipofisário-gonadal, como no caso dos homens com anorexia nervosa; mas esse critério permanece apenas no CID-10, e foi retirado da versão mais atual do DSM-5[1,2]. Ainda, o medo de tornar-se gordo leva a comportamentos com a finalidade de perder peso, como exercícios físicos excessivos, abuso de laxativos e diuréticos, e vômitos autoinduzidos em alguns casos (na anorexia do subtipo purgativo).

Os critérios diagnósticos para anorexia nervosa, segundo DSM[2], são:

1. restrição da ingestão de energia comparada às necessidades, levando a baixo peso significativo (BP) para a idade, sexo, trajetória de desenvolvimento e saúde física. BPS é definido como peso < que o mínimo normal, ou para crianças e adolescentes menos do que o mínimo esperado;
2. medo intenso do ganho de peso ou de se tornar gordo, ou comportamentos pesrsistentes que interferem no ganho de peso – mesmo estando abaixo do peso;
3. perturbação no modo de vivenciar o peso, tamanho ou forma corporais; excessiva influência do peso ou forma corporais na maneira de se autoavaliar; negação da gravidade do baixo peso.

Há dois subtipos da anorexia nervosa:

1. restritivo: quando o episódio atual de anorexia nervosa se caracteriza pela restrição quantitativa e qualitativa de alimentos e quando o paciente não tem comportamentos purgativos;
2. purgativo: quando o episódio atual de anorexia nervosa se caracteriza também pela prática regular de comportamentos purgativos, como vômito autoinduzido, abuso de laxativos, diuréticos ou enemas (e eventuais comportamentos compulsivos).

Já na bulimia nervosa, a principal característica são os episódios recorrentes do comer compulsivo, com ingestões rápidas e exageradas de alimento. Mais raramente, o episódio pode se constituir de um longo ritual de várias horas ou uma noite inteira e, geralmente, ocorre às escondidas e é seguido de uma sensação de culpa e vergonha. Durante os episódios, o paciente muitas vezes não dá atenção ao sabor nem à textura dos alimentos e prefere aqueles que não necessitam ser cozidos, para ingestão rápida[3,4].

Os alimentos mais consumidos durante os episódios compulsivos são aqueles que o paciente tende a excluir de sua dieta habitual por medo do ganho de peso. Estão presentes frequentemente doces, chocolates, biscoitos, pães, massas e salgadinhos de pacote. Muitas vezes, os episódios passam também a ser planejados, então o paciente escolhe os alimentos que vai ingerir, chegando a fazer compras específicas para isso. A quantidade de alimento e ingestão energética nesses episódios é muito variável, assim como a maneira de conduzir as compulsões. Descrevem-se consumos que variam de 60 a 15.000 kcal/dia ou em um único episódio compulsivo. Os episódios podem ainda acontecer várias vezes ao dia, sendo mais comuns nos momentos nos quais o paciente encontra mais privacidade para comer em excesso[3,4].

Os episódios do comer compulsivo na bulimia nervosa são seguidos por comportamentos compensatórios para evitar o ganho de peso – o vômito autoinduzido é o mais comum. Ainda, com o tempo, os pacientes obtêm o controle voluntário do reflexo do vômito por meio de uma contração abdominal, não mais necessitando muitas vezes forçá-lo mecanicamente (mas eles não acontecem "naturalmente"). O medo de ficar "gordo" é uma preocupação extrema, que se torna praticamente o único tema da vida do paciente[3,4].

Os critérios diagnósticos para bulimia nervosa, segundo o DSM[2], são:

1. episódios recorrentes do comer compulsivo, que são caracterizados por: ingerir, em curto intervalo (menos de 2 horas), uma quantidade de alimento definitivamente superior à que a maioria das pessoas conseguiria comer durante um período igual e sob circunstâncias similares, acompanhado de sentimento de perda de controle sobre a alimentação (um sentimento de não poder parar de comer ou não controlar o quê e quanto se consome);
2. episódios compensatórios, inadequados e recorrentes para evitar o ganho de peso, como vômito autoinduzido, abuso de laxativos e diuréticos, enemas ou outros medicamentos, jejum e exercícios físicos excessivos;
3. tanto os episódios do comer compulsivo como os comportamentos purgativos devem ocorrer com a frequência mínima de uma vez por semana, por no mínimo 3 meses;
4. prejuízo em sua autoavaliação em consequência da forma e do peso corporais;
5. o transtorno não acontece exclusivamente durante episódios de anorexia nervosa.

Em 1994, um apêndice B do DSM-IV[3] incluiu entre os outros transtornos alimentares o transtorno da compulsão alimentar periódica que o DSM5 classifica como transtorno alimentar específico[104]. Este transtorno é mais frequente em obesos e caracteriza-se por episódios compulsivos sem comportamento purgativo ou compensatório para evitar o ganho de peso. Descreve-se também que os pacientes com transtorno alimentar da compulsão periódica têm autoestima mais baixa e preocupam-se mais com o peso e a forma física do que outros indivíduos com o sobrepeso sem o transtorno[5].

Os critérios diagnósticos do transtorno alimentar da compulsão periódica segundo o DSM-5-APA são[104]:

1. episódios recorrentes de comer compulsivo, com ingestão de maior quantidade de comida do que a maior parte das pessoas comeria em um período e circunstâncias similares;
2. perda de controle sobre o episódio (sentir que não consegue parar de comer ou não consegue controlar o que está comendo);
3. episódios ocorrem no mínimo por 1 dia da semana por 3 meses;
4. episódios não estão associados com medidas compensatórias inadequadas e não ocorrem exclusivamente durante a presença de anorexia nevosa ou bulimia nervosa;
5. compulsão alimentar associada a pelo menos três dos seguintes comportamentos:
   a) comer mais rápido do que o habitual;
   b) comer até sentir-se cheio;
   c) comer grandes quantidades de comida mesmo sem estar com fome;
   d) comer sozinho por se sentir envergonhado pela quantidade ingerida;
   e) sentir repulsa de si próprio, depressão ou muita culpa após a compulsão;
   f) muida angústica pelos episódios de compulsão alimentar.

Outros casos estão na categoria outros transtornos alimentares que, de acordo com seu próprio nome, é o diagnóstico para aqueles casos que não preenchem critério para transtorno específico ou que englobam quadros subclínicos[1,2]. Os exemplos classificados como outros transtornos alimentares, segundo o DSM-5-APA, incluem[2]:

- todos os critérios para anorexia nervosa exceto que, apesar da significativa perda de peso, o indivíduo ainda tem peso atual dentro da faixa normal;
- todos os critérios para bulimia nervosa, exceto que os episódios do comer compulsivo e comportamentos purgativos ocorrem em frequência menor do que uma vez por semana ou com duração menor do que 3 meses;
- transtorno purgativo: uso regular de comportamentos purgativos pelo indivíduo de peso normal, depois de comer quantidades pequenas de alimento – transtorno purgativo ou purgação sem compulsão.

Os quadros clínicos são diagnosticados, de modo geral, por um psiquiatra, mas todos os profissionais de saúde deveriam conhecer os critérios diagnósticos para reconhecer casos que possam se apresentar em sua prática clínica.

Outros transtornos alimentares ou quadros relacionados a eles têm sido também estudados e sugeridos, embora não constem ainda nos manuais de diagnósticos. São eles: o exercício físico excessivo[6], a dismorfia muscular[7], a tríade da mulher atleta[8], a síndrome alimentar noturna[9], a ortorexia nervosa[10] e o transtorno de evitação alimentar pós-cirúrgica[11]. São discutidos, para o objetivo deste capítulo, além dos transtornos alimentares clássicos, o exercício físico excessivo, a dismorfia muscular e a tríade da mulher atleta.

A ortorexia nervosa merece também atenção na área de atividade física e esporte. Ela é ainda um transtorno alimentar não oficialmente reconhecido, caracterizado por uma "fixação" pela saúde alimentar, expressa não de uma forma quantitativa, como na anorexia nervosa e bulimia nervosa, mas qualitativa, com uma obsessão patológica com o alimento biologicamente "puro", levando a restrições nutricionais significativas.

A palavra é um neologismo do grego em que *orthos* significa correto e *orexis* significa apetite. O objetivo dos ortoréxicos seria o de ingerir alimentos que contribuam para o bom funcionamento do organismo e libertem o corpo e a mente de impurezas, para alcançarem um "corpo saudável e maior qualidade de vida"[10].

Poucos trabalhos científicos foram realizados sobre o tema[10], mas observa-se essa visão "ortoréxica" sobre alimentação adequada sendo cada vez mais prevalente, com os indivíduos acreditando que, para serem saudáveis, precisam ter uma dieta extremamente restritiva e estática e que não podem se permitir ingerir uma série de alimentos, mesmo que em quantidades pequenas ou com frequência baixa.

Trabalhando com atletas e esportistas, esse comportamento pode ser muitas vezes observado. É preciso ter cuidado para não incentivar essa visão disfuncional sobre alimentação saudável e alertar os indivíduos de que na dieta verdadeiramente adequada todos os alimentos são permitidos (com diferenças de quantidade e frequência), e que os aspectos sociais e emocionais da alimentação devem ser ainda considerados, não reduzindo o comer apenas à ingestão de "combustível" e nutrientes[12].

COMPLICAÇÕES CLÍNICAS E MORTALIDADE NOS TRANSTORNOS ALIMENTARES

Os transtornos alimentares levam a uma série de problemas clínicos e aumentado risco de morbidade e mortalidade. A taxa de mortalidade na anorexia nervosa é de 5,6% em uma década; para bulimia nervosa de 3,9% entre 8 e 25 anos; e mesmo os transtornos alimentares não especificados têm taxa de mortalidade que pode chegar a 5,2%[13].

As complicações são decorrentes da restrição alimentar e dos métodos compensatórios típicos dos quadros – além de suicídio – sendo comuns na anorexia nervosa, na bulimia nervosa e no transtorno alimentar não especificado, e mais raras no transtorno da compulsão alimentar periódica. É importante salientar que esses métodos, em especial os purgativos, além de provocarem complicações clínicas, não são métodos eficazes para perda e/ou prevenção de ganho de peso[13].

Para anorexia nervosa e bulimia nervosa observa-se um distúrbio na percepção e no reconhecimento da fome e da saciedade, e a acuidade gustativa costuma ser reduzida, assim como a motilidade gástrica. Na anorexia nervosa, o baixo consumo alimentar tem consequências evidentes no estado nutricional com efeitos similares à desnutrição proteico-calórica. O organismo realiza ajustes fisiológicos, que resultam em baixa taxa de metabolismo basal, baixa pressão sanguínea, bradicardia e hipotermia. Encontram-se, ainda, pele fria e pálida, estrutura óssea proeminente (sendo a osteopenia e a osteoporose frequentes) e o paciente aparenta ter mais idade. São comuns também queda de cabelos e aparecimento de lanugo (fina camada de pelos sobre a pele) e de petéquias e equimoses[14,15].

A hiperbetacarotenemia é frequentemente encontrada; as deficiências clássicas de vitaminas e minerais, no entanto, são raras. Altos níveis de colesterol plasmático são também encontrados, embora não haja excesso de colesterol na dieta. Esse achado não tem correlação com o risco cardiovascular aumentado observado nesses pacientes e geralmente melhora com a recuperação do peso[13]. Alterações hematológicas incluem mais comumente a anemia e a leucopenia. Alterações endócrinas são frequentes, aparecendo muitos sinais clássicos de hipotireoidismo, como hipotermia, intolerância ao frio, bradicardia e constipação, embora os níveis de hormônio estimulante da tireoide (TSH) no plasma permaneçam normais[13-15].

Na bulimia nervosa, existem três sinais clínicos clássicos na observação do paciente: a hipertrofia bilateral das glândulas salivares, particularmente das parótidas; a lesão de pele no dorso da mão, conhecida como "sinal de Russell", causada pela introdução da mão na boca para estimular o reflexo do vômito; e o desgaste dentário provocado pelo suco gástrico dos vômitos, que leva à descalcificação dos dentes e aumenta o desenvolvimento de cáries, podendo levar inclusive à perda dos dentes[13,14].

Alterações metabólicas e hidroeletrolíticas, como desidratação, hipocalemia, hipomagnasemia, hipocloremia, hiponatremia e alcalose metabólica, são encontradas frequentemente. São causadas por jejum, vômitos e pelo abuso de laxativos e diuréticos, e podem levar a alterações de eletroencefalograma e, em grau grave, à falência cardíaca, tanto na anorexia nervosa como na bulimia nervosa. Essas alterações clínicas têm regressão rápida quando a doença é efetivamente tratada. Hiperamilasemia discreta, de origem parotídea, também é frequentemente encontrada[13-15].

O consumo de grandes quantidades de alimento nos episódios bulímicos leva à dilatação gástrica, podendo gerar herniações de esôfago. O consumo irregular de alimento resulta em constipação crônica. O hábito prolongado de vomitar e abusar de diuréticos pode lesar seriamente os rins. Anormalidades na função do fígado também podem ocorrer, assim como arritmias, poliúria, equimoses na face e no pescoço e anormalidades menstruais. Complicações mais raras como perfurações esofágicas, gástricas e pneumomediastino também estão descritas[13,14].

Existe, também, a possibilidade de consequências clínicas nos transtornos alimentares por exercícios excessivos. Pouco se sabe a respeito, mas o exercício excessivo pode contribuir para a disfunção reprodutiva em mulheres com transtornos alimentares e aumentar uma tendência à osteoporose[13,15]; pode, ainda, implicar lesões musculares e articulares[6].

Para evitar todos esses problemas, os transtornos alimentares devem ser diagnosticados precocemente e, para tanto, os profissionais de saúde devem saber reconhecer esses quadros e encaminhá-los para tratamento especializado.

EXERCÍCIO FÍSICO EXCESSIVO

Na atualidade, não há dúvidas sobre os benefícios fisiológicos e psicológicos da atividade física, mas a combinação da "autoinanição" (dietas restritivas e hipocalóricas) com o exercício físico em excesso com a "função" de melhorar a saúde é um paradoxo.

O exercício excessivo, ou *compulsive exercise*, ocorre de forma irracional, apresentando padrões e comportamentos de atividade física inadequados em decorrência de preocupação excessiva com o próprio corpo – *dismorfia* –; insatisfação e distorção da imagem corporal – *dismorfofobia –;* e da necessidade de compensar prováveis abusos alimentares ou sobrepujar a ansiedade decorrente da insatisfação com o próprio corpo. O exercício compulsivo aparece muitas vezes relacionado aos transtornos alimentares, como um sintoma ou como precursor destes.

Eisler e Le Granje[6] descrevem o exercício excessivo em quatro modelos:

1. *obligatory runner*, ou corredores compulsivos: indivíduos que correm regularmente mais de 80 km/semana e frequentemente apresentam algum tipo de transtorno alimentar. São caracterizados pela insistência na prática diária da corrida, como se sua vida dependesse disso; apresentam sintomas de irritabilidade, ansiedade e depressão quando não praticam atividade física. A fadiga física e a perda de interesse por outras atividades e relações pessoais também são comuns, mas costumam manter a atividade física mesmo contra recomendações médicas e sociais;
2. exercício físico em excesso como sintoma de transtorno alimentar – mais frequente na anorexia nervosa: esses indivíduos compulsivos por exercícios físicos podem apresentar menor número de episódios bulímicos e uso de laxativos ou indução de vômito, mas usam a atividade física como uma troca de compensação, uma autopunição ou, ainda, como uma atitude compulsiva. O exercício físico aparece como uma estratégia para perda de peso instantânea e infinita, como resultado de uma insatisfação com a imagem corporal, ou seja, o modo de sentir o peso, o tamanho e a forma corporal;
3. transtornos alimentares induzidos por exercícios excessivos: podem aparecer por uma resposta hormonal do bem-estar trazida pelo exercício, já que altos níveis de atividade física provocam uma redução na ingestão alimentar que, por sua vez, gera uma hiperatividade por alterações no metabolismo hipotalâmico de serotonina, dopamina e noradrenalina, iniciando um ciclo de inapetência. Podem também ser desencadeados pelo uso de dietas restritivas para melhorar o desempenho e a forma física sem limites;
4. transtornos alimentares e exercícios físicos excessivos relacionados a outros transtornos psiquiátricos (doenças afetivas, depressão, doença afetiva bipolar).

Além dos fatores descritos, o baixo peso relacionado, em algumas situações, à prática esportiva faz com que alguns autores usem outra denominação de transtorno alimentar: a anorexia atlética[16,17]. Seria o caso de atletas tanto do sexo feminino, como do masculino, cuja prática esportiva tem uma ênfase na magreza, e que, para tanto, restringem a dieta e exercitam-se em excesso para alcançar ou manter um corpo magro e sem gordura. Nesse caso, a busca pela magreza seria diferente da anorexia nervosa "convencional", pois ela seria "necessária" à prática esportiva, assim, os pesquisadores acham que é importante diferenciá-las[18]. Sudi et al.[17] propõem que seria necessário estabelecer soluções alternativas de regulamentos para os esportes nos quais o baixo peso é uma vantagem extra para ótimo desempenho.

Quanto aos pacientes com transtornos alimentares clássicos, acredita-se que uma grande parte usa o exercício físico com o propósito de controlar o peso, normalmente em combinação com outros métodos inadequados de controle; existe, assim, o risco de problemas como tonturas, desidratação, desmaios e fadiga. A atividade física, nesses casos, é normalmente solitária, com o único intuito de queimar calorias e emagrecer; raramente é social, prazerosa e divertida. Não existe um consenso ainda sobre os transtornos alimentares e o exercício excessivo, nem mesmo sobre os critérios diagnósticos e instrumentos utilizados para considerar o exercício como inadequado ou excessivo, e seu uso como recurso para perda de peso[19]. Alguns autores afirmam que o exercício excessivo é mais um sintoma desses transtornos[20], enquanto outros sugerem que é uma variante mais frequente no sexo masculino[21].

Brewerton et al.[22], investigando a atividade física em um grupo de pacientes com transtornos alimentares, verificaram que 28% dos pacientes apresentavam um padrão de exercício excessivo e uma maior insatisfação com o seu corpo e, ao mesmo tempo, apresentavam maior frequência no uso de diuréticos e laxativos.

Peñas-Lledó et al.[23], analisando 63 pacientes com anorexia nervosa e 61 com bulimia nervosa, verificaram que pacientes com exercício excessivo tinham maiores níveis de depressão e que pacientes com anorexia nervosa e exercício excessivo tinham níveis ainda mais altos de ansiedade e somatização, sugerindo a possibilidade do uso do exercício como uma estratégia de regulação do humor nesses pacientes.

Assunção et al.[24], estudando 47 pacientes com transtornos alimentares (69%, bulimia nervosa e 27,7%, anorexia nervosa) de um centro de tratamento específico de São Paulo, encontraram que 42,6% faziam exercício de forma excessiva, em que as taxas para bulimia e anorexia eram de 75 e 61,5%, respectivamente. As razões apontadas para a prática de atividade física foram para perder peso (63%) e manter ou melhorar a forma física (63%) e apenas 26,3% para manter ou melhorar a saúde, e as preocupações com peso e imagem corporal precederam o início das atividades físicas. Os autores concluíram que a atividade física excessiva é um comportamento voltado para controle de peso muito frequente entre indivíduos com transtornos alimentares e que esse padrão excessivo é motivo de preocupação, uma vez que pode acarretar prejuízos psicológicos, sociais e físicos que se somam àqueles comuns dos transtornos.

Veale[20] propôs dois níveis de dependência da atividade física:

- dependência primária: acometeria principalmente atletas e a perda de peso não seria o objetivo único, pois comprometeria o desempenho do atleta; nesse caso, não existiria uma preocupação mórbida e exagerada com o peso nem a distorção de imagem corporal. Essa classificação não exclui o fato de que muitos atletas podem apresentar transtorno alimentar, constituindo-se em grupo de risco para o desenvolvimento dessas doenças;
- dependência secundária: nesses caso, a atividade física teria como principal objetivo a perda de peso, com a distorção de imagem corporal e a preocupação mórbida com o peso. Esse seria o caso dos pacientes com transtornos alimentares clássicos.

Por ser vista como uma atividade saudável se comparada ao hábito de vomitar ou usar laxativos e diuréticos, a atividade física dificilmente é percebida como excessiva, mas tem prejuízos, implicando lesões musculares e articulares. Podem ocorrer também problemas de convivência social, à medida que compromissos sociais e profissionais são substituídos por sessões prolongadas de atividade física, geralmente de forma obsessiva e compulsiva.

Dentre as alterações apresentadas no quadro dos transtornos alimentares, a insatisfação com o corpo e a distorção da imagem corporal são fenômenos importantes na gênese dos outros sintomas; a prática do exercício utilizada para manutenção ou perda de peso pode ocupar lugar dominante nessa estratégia, daí a necessidade da abordagem adequada do esportista/atleta e da razão de sua prática de atividade física[25].

DISMORFIA MUSCULAR

A preocupação excessiva com o corpo e a forma corporal parecia ser um fenômeno eminentemente feminino e os transtornos alimentares são realmente doenças mais prevalentes em mulheres; no entanto, homens podem ter esses transtornos[26,27] e as preocupações masculinas com imagem corporal são descritas cada vez mais frequentemente[24,27].

A dismorfia muscular, quadro associado à distorção de imagem corporal em homens, parece ser uma resposta equivalente à feminina na tentativa de se adequar ao padrão de corpo ideal da sociedade atual[28]. Sugere-se que as imagens da mídia sobre o "corpo masculino ideal" afetam a visão que os homens têm sobre seu corpo e podem afetar também suas atitudes em relação à aparência corporal[29].

Pope et al.[30] iniciaram essa discussão quando analisaram uma amostra de 108 fisiculturistas (com e sem uso de esteroides anabolizantes), descrevendo o que chamaram na época de anorexia reversa; 8,3% desses sujeitos descreviam-se como fracos e pequenos quando eram, na verdade, fortes e musculosos. Ao revisarem seus conceitos em 1997, Pope et al.[7] renomearam o quadro, que passou a ser chamado de dismorfia muscular, enquadrado entre os transtornos dismórfico-corporais. O quadro é também descrito de forma leiga como "vigorexia" ou "complexo de Adonis".

Nos transtornos dismórfico-corporais típicos, a principal preocupação é com áreas específicas do corpo; já na dismorfia muscular, a preocupação é não ser suficientemente forte e musculoso em todas as partes do corpo. Além disso, esses indivíduos passam a ter limitação das atividades diárias por se dedicarem horas a fio no levantamento de peso e às dietas para hipertrofia[24]. O transtorno é mais frequente em homens, mas pode acometer mulheres também.

Pope et al.[7] encontraram 10% de dismorfia em levantadores de peso e até 84% entre fisiculturistas que competiam. Hitzeroth et al.[31] encontraram 53,6% de dismorfia muscular entre fisiculturistas amadores na África do Sul.

A dismorfia muscular não é ainda um quadro validado nos manuais de psiquiatria e não há estudos epidemiológicos na população em geral. Os estudos foram realizados em amostras selecionadas, o que dificulta generalizações sobre a prevalência ou a incidência do problema[24]. De qualquer forma, os critérios diagnósticos propostos por Pope et al.[7] são:

1. o indivíduo preocupa-se com o fato de seu corpo não ser suficientemente forte e musculoso;
2. essa preocupação causa sofrimento e prejuízo social, ocupacional e em outras áreas de funcionamento clinicamente significativos e é representado por pelo menos dois dos quatro critérios a seguir:
   a) o indivíduo frequentemente desiste de atividades sociais, ocupacionais ou recreativas importantes pois tem uma necessidade compulsiva de manter sua rotina de exercícios físicos ou sua dieta;
   b) o indivíduo evita situações nas quais seu corpo possa ser exposto ou quando não pode evitá-las, passa por sofrimento e ansiedade intensos;
   c) a preocupação com a inadequação do tamanho corporal ou com a musculatura causa sofrimento e prejuízo social, ocupacional e em outras áreas de funcionamento clinicamente significativas;
   d) o indivíduo continua a se exercitar, fazer dieta ou usar substâncias para melhorar seu desempenho a despeito de efeitos colaterais ou consequências psicológicas.

3. o foco primário das preocupações e comportamentos é de ser muito pequeno ou sem musculatura suficiente e não em ser gordo, como na anorexia nervosa, ou em outros aspectos da aparência, como no transtorno dismórfico-corporal.

Oliveira e Araújo[32] propuseram um possível critério antropométrico sugestivo para a dismorfia muscular e, alguns anos depois, foi feita uma análise comparativa entre o critério antropométrico e um instrumento psicológico[33] para avaliação da dismorfia muscular, encontrando associação entre ambos[34].

Pope et al.[30] observaram que quatro entre nove indivíduos com dismorfia muscular haviam desenvolvido o quadro após uso de esteroides anabolizantes, sugerindo que estes possam causar alterações na percepção corporal. Corroborando esse dado, Schwerin et al.[35] verificaram que havia maior distorção de imagem corporal em indivíduos com uso dessas drogas. Além dos problemas clínicos associados ao uso de esteroides anabolizantes, uma série de alterações psiquiátricas é descrita naqueles que fazem uso dessas substâncias[36].

Do ponto de vista alimentar, aponta-se que a preocupação com a "fraqueza" do corpo na dismorfia muscular leva a padrões de alimentação específicos, com dietas hiperproteicas, além de suplementos à base de aminoácidos ou outras substâncias para "ganhar massa" ou aumentar o rendimento físico[24].

Assim, nessa busca do "ideal muscular", uma série de comportamentos não saudáveis pode ser adotada, levando a consequências físicas e psicológicas[37], portanto, a dismorfia muscular também deve merecer atenção dos profissionais que trabalham com esporte, especialmente naquelas modalidades mais envolvidas com esse problema – o fisiculturismo e o levantamento de peso.

TRÍADE DA MULHER ATLETA

Uma síndrome que pode afetar as mulheres e que tem inter-relações com os transtornos alimentares é a tríade da mulher atleta, caracterizada por disfunções menstruais, especialmente a amenorreia, presença de transtorno alimentar e disfunções ósseas, essencialmente a osteoporose. O termo foi criado pelo American College of Sports Medicine em 1992, após observar crescente frequência desses problemas entre as mulheres atletas[38]. A síndrome é muitas vezes negada, não diagnosticada e mal notificada[17,39-41].

Além dos três sinais clássicos da síndrome, pode haver, ainda, distúrbios do sono e de comportamento – como irritabilidade e distúrbios de atenção –, perda da massa muscular, aumento da frequência cardíaca e diminuição do rendimento durante o exercício. Podem ocorrer também lesões nos músculos, tendões e ligamentos e fraturas por estresse[42,43].

Essa síndrome pode afetar atletas e também esportistas recreacionais. Acredita-se que modalidades esportivas mais ligadas à estética, como as ginásticas artística e rítmica e o nado sincronizado; as que preconizam o baixo peso corporal, como a corrida de fundo e as maratonas; ou as que estabelecem índices de peso corporal por categorias, como as lutas e o remo, apresentam maior prevalência dos transtornos alimentares e alterações menstruais[44].

Segundo Mantoanelli et al.[39], a prevalência de irregularidades menstruais entre as esportistas nos Estados Unidos atinge até 66% do grupo, enquanto na população geral as irregularidades atingem 2 a 5%.

Beals e Manore[45], examinando a prevalência e a relação dos transtornos da tríade em 425 atletas que participavam de esportes ligados à estética, de resistência aeróbia ou de força, verificaram que a porcentagem de atletas relatando um diagnóstico clínico de anorexia nervosa e bulimia nervosa foi de 3,3 e 2,3%, respectivamente. A porcentagem de atletas com escores em testes de rastreamento para transtorno alimentar que indicavam alto risco foi de 15,2%, usando-se o *eating attitudes test* (EAT-26)[46], e 32,4%, usando-se o *eating disorder inventory* (EDI)[47]; irregularidades menstruais foram relatadas por 31% das atletas que não usavam contraceptivos orais; danos musculares, por 65,9%; danos ósseos, por 34,3%. Os autores concluíram que muitas atletas estão em risco para transtorno alimentar, o que as coloca ainda em maior risco para irregularidades menstruais e problemas ósseos.

Segundo Waldrop[41], a prevenção desse problema envolve intensa conscientização de atletas, pais e treinadores. Se os fatores de risco forem pesquisados rotineiramente, a detecção poderá ser mais precoce. Deve-se ter adequado acompanhamento médico da prática esportiva e alimentação apropriada para a atleta; no exame anual, sintomas e sinais devem ser investigados. O tratamento recomendado envolve nutricionista, treinador e psicólogo em uma equipe multiprofissional, além do possível uso de suplementos e medicações para melhores resultados.

Assim, é importante que profissionais que trabalham com mulheres atletas e esportistas fiquem atentos aos possíveis sintomas da síndrome; para tanto, médicos, nutricionistas, educadores físicos e treinadores devem se informar sobre esse problema.

TRANSTORNOS ALIMENTARES EM ATLETAS E ESPORTISTAS

Na atualidade, cada dia mais pessoas estão participando de programas de atividade física altamente competitivos, em que treinadores e atletas são estimulados a reduzir o peso para um desempenho ideal em todos os esportes. Essa urgência em reduzir gordura corporal pode levar a uma redução de peso voluntária e excessiva com graus patológicos de aversão ao alimento e à gordura. Às vezes, essas restrições são tão severas e os comportamentos alimentares, tão alterados, que se aproximam dos quadros de anorexia e bulimia nervosa.

Como visto anteriormente, os atletas e esportistas são também apontados como um grupo mais propenso a desenvolver um transtorno alimentar. Faz-se necessário, portanto, falar de transtorno alimentar dentro da nutrição esportiva para detectar comportamentos alterados e inadequados em esportistas e atletas que podem afetar seriamente sua saúde e seu desempenho. Diferentemente dos casos clássicos, muito mais frequentes em mulheres, no caso dos atletas, mulheres e homens parecem ter o mesmo risco de desenvolver os transtornos. Também se aponta que normalmente, no caso dos atletas com transtorno alimentar, estes tendem a ser diagnosticados e encaminhados mais precocemente para o tratamento, desde que os profissionais de saúde saibam reconhecer os quadros[48].

Sobre a prevalência desses transtornos em atletas e esportistas, no trabalho de revisão de Economos et al.[49], analisaram-se 22 estudos feitos com cinquenta grupos de atletas de elite, e concluiu-se que a prevalência de anorexia nervosa em atletas varia de 4 a 14%, sendo mais comum em ginastas do sexo feminino, corredores, bailarinas, nadadores e ciclistas. Essa prevalência está muito acima daquela encontrada para a população em geral, que é em torno de 0,5% no grupo das mulheres jovens[50]. Já a prevalência de bulimia nervosa encontrada nesses grupos de atletas de elite foi de 14% em homens e até 39% em mulheres; sendo mais comum em ginastas, praticantes de nado sincronizado, corredores, nadadores, mergulhadores e lutadores[49]. Essa prevalência é também muito maior do que a estimada para a população em geral; para as mulheres jovens, estima-se algo em torno de 1%[50].

Ainda, mesmo sem a síndrome completa da bulimia nervosa, pesquisas sugerem que de 8 a 41% dos atletas podem ter episódios de compulsão ou purgação ou um comportamento bulímico[51]. Uma vez que os critérios diagnósticos para bulimia nervosa incluem o exercício excessivo como um método compensatório, deve-se prestar atenção no padrão de atividade física de esportistas e atletas e elucidar para esses indivíduos os perigos do seu comportamento.

Algumas pesquisas mostram dados de comportamento de transtorno alimentar em atletas e esportistas. Yates et al.[21], estudando um grupo de "corredores obrigatórios", observaram uma série de características comuns aos pacientes com transtornos alimentares, e notaram que, apesar do aumento da força física com a prática esportiva, esses indivíduos continuavam excessivamente preocupados com o desempenho em suas atividades, com a sua dieta e com a redução do peso.

Sundgot-Borgen[52] estudou os fatores de risco e os desencadeantes para o desenvolvimento de transtorno alimentar em 603 atletas de elite do sexo feminino na Noruega e verificou que 117 (19,4%) tinham risco para transtorno alimentar e 92 (15,3%) preencheram critério diagnóstico para anorexia nervosa ou bulimia nervosa. Comparados aos controles, os atletas com esses transtornos começaram a treinar e a fazer dieta mais cedo na vida e tiveram a puberdade antecipada para aperfeiçoar o desempenho. Os fatores desencadeantes que tiveram associação com o início do distúrbio foram períodos prolongados de dieta, frequentes flutuações de peso, aumento súbito no volume do treino e algum evento traumático, como lesão ou perda do treinador.

Estudando atletas do time nacional de ginástica rítmica, também na Noruega, Sundgot-Borgen[53] constatou que duas das doze meninas preenchiam critério diagnóstico para anorexia nervosa e mais duas para anorexia atlética (ou transtorno alimentar não especificado) e todas faziam dieta, apesar de serem bem magras.

Também estudando ginastas, Petrie e Stoever[54] verificaram que 4,1% preenchiam critério para bulimia nervosa e, dentre os comportamentos inadequados, 32,6% tinham episódios bulímicos pelo menos uma vez por semana; 57,3% referiam exercitar-se pelo menos 2 h/dia "para queimar calorias"; 28,4% admitiam jejuar ou realizar dietas restritivas frequentemente; 6% vomitavam pelo menos duas a três vezes por mês; e 0,5 e 2,4% usavam diuréticos e laxativos, respectivamente.

Hulley e Hill[55], estudando mulheres corredoras de longa distância no Reino Unido, encontraram 16% com transtorno alimentar no momento do estudo e 3,3% que haviam recebido tratamento prévio. Essas corredoras tinham índice de massa corporal (IMC) significativamente mais baixo, menor autoestima e pior saúde mental, também tinham maior histórico de dietas e as faziam mais do que as outras corredoras.

Byrne e McLean[56], estudando a prevalência de transtorno alimentar em 263 atletas de elite australianos de ambos os sexos, concluíram que os competidores em modalidades que enfatizavam o corpo magro ou baixo peso corpóreo tinham uma prevalência de transtorno alimentar mais alta, assim como mais sintomas.

Já Johnson et al.[57], com 1.445 atletas dos Estados Unidos, encontraram prevalências menores: 1,1% das mulheres com bulimia nervosa e nenhuma mulher ou homem com anorexia nervosa; mas 2,8 e 9,2% das mulheres foram identificadas como portadoras de problemas clínicos significativos da anorexia nervosa e da bulimia nervosa, respectivamente. Ainda 10,8% das mulheres e 13% dos homens tinham compulsões semanalmente, ao menos, e 5,5% das mulheres e 2% dos homens apresentavam comportamento purgativo (vômitos, uso de laxativos e diuréticos) ao menos semanalmente.

Oliveira et al.[44], estudando doze mulheres atletas no Rio de Janeiro, verificaram por meio da pontuação do teste de investigação bulímica (BITE)[58] que 16,6% das atletas tinham padrão alimentar não usual e apontaram a importância da atenção e da vigilância sobre a possibilidade de um transtorno alimentar e seus precursores no meio esportivo.

Sobre o consumo alimentar, Beals e Manore[59], estudando um grupo de atletas com transtornos alimentares subclínicos, concluíram que a média de ingestão energética era menor que a dos controles (1.989 kcal/dia para 2.300 kcal/dia nos controles), embora o gasto energético fosse igual. O grupo subclínico teve também ingestão de gordura e proteínas significativamente menor que os controles. O estado de micronutrientes pareceu normal em ambos os grupos, provavelmente pelo uso de suplementos de vitaminas e minerais (declarado, de quatro vezes por semana).

Sundgot-Borgen[60] também estudou a ingestão alimentar de atletas do sexo feminino de elite que sofriam de transtorno alimentar e encontrou dietas muito pobres em energia e nutrientes, com ingestão de carboidratos abaixo do recomendado para mulheres ativas. Muitas não alcançaram também a recomendação de proteínas e tiveram baixa ingestão de micronutrientes, especialmente cálcio, vitamina D e ferro.

Beals e Manore[61] concluíram que as características mais comuns em atletas com transtornos alimentares subclínicos eram: preocupação com o alimento, ingestão de energia e peso corpóreo; distorção de imagem corporal e insatisfação com o peso corpóreo; desmedida influência do peso na autoavaliação; medo intenso de ganhar peso, mesmo estando um pouco abaixo do peso normal (aproximadamente 5%); esforços para perder peso usando um ou mais métodos inadequados para tanto; ingestão alimentar influenciada pelo ódio pessoal em "quebrar uma regra"; ausência de uma disfunção médica para explicar a restrição energética.

O conhecimento sobre transtornos alimentares em atletas já é divulgado há mais de duas décadas. A participação em eventos competitivos é considerada um importante fator relacionado a seu desenvolvimento. Aponta-se que a prevalência desses transtornos é maior em atletas do que em controles, maior em mulheres atletas e mais comum naquelas competições em que são dependentes de magreza e peso do que as outras[62].

Como os atletas são um grupo diferenciado, o impacto dos fatores treinamento, padrão alimentar, dietas extremas, restrição energética e perfil psicopatológico devem ser avaliados diferentemente. Atletas com transtorno alimentar raramente relatam seus sintomas, tendem a negar o problema e são muitas vezes resistentes ao tratamento. Orientações e intervenções devem ser feitas por profissionais especializados no assunto. Esclarecer aos profissionais envolvidos no treinamento do atleta sobre os sintomas do transtorno alimentar os malefícios para a saúde e o desempenho facilitam a detecção precoce do problema, o encaminhamento e o sucesso do tratamento[38]. Para reconhecer, prevenir e tratar os transtornos alimentares em atletas, deve-se concentrar os esforços de treinadores, pais, atletas e toda a equipe profissional envolvida com eles[63].

PRÁTICA DE ATIVIDADE FÍSICA E TRANSTORNOS ALIMENTARES

A maioria das pessoas – principalmente as mulheres – exercita-se atualmente não para melhorar seu condicionamento físico, mas para controlar seu peso. Isso acontece em função da supervalorização da magreza e da forma física. Muitas recorrem também à atividade física para melhorar sua "psique". O exercício físico tornou-se o grande controlador de peso a partir dos anos de 1980 e, na sociedade brasileira, *fitness* é sinônimo de magreza. Uma pessoa magra, no entanto, não é necessariamente uma pessoa esportiva. Se uma pessoa não está se alimentando adequadamente, extenuando seu coração, abusando de laxativos e diuréticos, ela não está "em forma". Um indivíduo com sobrepeso com uma dieta bem balanceada que participe de uma atividade física moderada pode estar em melhor condição física.

O problema é que os exercícios e as dietas são muito aceitos e encorajados pela sociedade e não se percebem os limites do comportamento saudável. Assim, não apenas os atletas, mas também as pessoas que fazem atividade física de forma recreacional, podem ter comportamentos inadequados em relação a sua alimentação e prática esportiva. Os frequentadores de clubes e academias de ginástica também são um público que merece atenção em relação aos sinais de risco para os transtornos alimentares.

Ravaldi et al.[64], analisando 54 mulheres que frequentavam um ginásio de esportes, encontraram a prevalência de 2,6% de anorexia nervosa e 18% de transtorno alimentar não especificado.

Os indivíduos acreditam, muitas vezes, que para o exercício vale a regra de "quanto mais melhor" e para a alimentação, a regra de "quanto menos melhor". É preciso esclarecer que a quantidade de calorias que o corpo queima na atividade física também depende do estado nutricional e que, quando há pouco "combustível", o metabolismo torna-se mais lento e usa menos energia. É por isso que nas dietas ocorre um platô na perda de peso: o metabolismo aumenta com o exercício, mas baixa novamente quando o exercício para.

A ênfase não deve ser em quantas calorias são queimadas com aquela atividade física, mas sim, no benefício maior que a prática contínua dos exercícios pode trazer à saúde. Deve-se, no ambiente das academias, especialmente, tomar cuidado com a divulgação de dietas da moda, práticas alimentares inadequadas (como jejuns, uso de suplementos sem recomendação, troca de refeições por *shakes*) que em nada beneficiam a saúde do indivíduo ou sua prática desportiva, podendo desencadear uma série de comportamentos inadequados e preocupação tão obsessiva com as calorias ingeridas ou gastas e o controle rígido do peso como nos pacientes com transtornos alimentares.

Uusitalo[65] propôs uma lista interessante de sinais de exercício físico excessivo úteis no acompanhamento de praticantes de atividade física em geral:

- forçar-se ao exercício mesmo quando não se sente bem;
- quase nunca se exercitar por prazer;
- cada vez que se exercitar, fazer o mais rápido que pode (ou com mais peso, ou buscando maior rendimento);
- ficar estressado e ansioso quando não se exercita;
- deixar de cumprir obrigações familiares para se exercitar e/ou preferir fazer exercícios a estar com amigos;
- calcular quanto deve fazer de atividade física com base em quanto come;
- não conseguir relaxar porque pensa que não está queimando calorias – se estiver, p. ex., sentado trabalhando ou assistindo aulas;
- preocupar-se em ganhar peso se pular um dia de atividade física.

A ênfase atual no *fitness* é considerada um dos fatores socioculturais que podem contribuir para o desenvolvimento dos transtornos alimentares, com a mensagem "com um pouco de trabalho pesado, qualquer um pode ter o corpo perfeito". A busca do corpo "perfeito" é um dos fatores implicados no aumento da incidência desses transtornos.

Deve-se ressaltar que a atividade física tem como resultado a melhora do condicionamento, da autoestima, da aceitação do corpo e a melhora do humor (independente do efeito no peso e na forma), sendo uma maneira muito saudável de lidar com o estresse; e que a alimentação adequada tem como benefícios uma saúde melhor, maior longevidade, bem-estar e que pode, sim, ajudar a ter um peso mais apropriado – dentro dos limites genéticos de cada um.

As pessoas deveriam examinar suas atitudes para com o exercício e os profissionais de saúde necessitam conhecer os motivos que estão por trás da atividade física, reconhecendo as atitudes não saudáveis como exercício compulsório (mesmo quando não se está sentindo bem ou se está machucado), atividade física aumentada depois de comer compulsivamente ou de comer alimentos mais calóricos, e utilização do exercício como uma distração para esquecer o apetite e a fome.

Nem toda atividade física é, portanto, saudável. Com isso em mente, os profissionais devem ter um olhar mais crítico para seus alunos e clientes e rever sua postura como profissionais de saúde, e não de estética.

TRATAMENTO DOS TRANSTORNOS ALIMENTARES

Para o tratamento efetivo dos transtornos alimentares, recomenda-se a presença de uma equipe multiprofissional, com um caráter interdisciplinar de atenção ao paciente[66-68].

A avaliação clínica e laboratorial ao longo do tratamento deve ser cuidadosa, já que complicações clínicas podem surgir em razão de estado nutricional debilitado e presença de vômitos, uso de laxativos e diuréticos. Atenção especial deve ser dada em relação aos níveis de potássio e à função cardíaca, já que a hipocalemia pode levar a alterações da condução cardíaca e, quando grave, à falência cardíaca[13]. Os transtornos alimentares, no entanto, não são quadros detectáveis por exame laboratorial e, mesmo, muitas vezes, em casos avançados, os pacientes não apresentam alterações clínicas em seus exame. Para diagnóstico, é necessária a avaliação de um psiquiatra[13,68].

Técnicas cognitivo-comportamentais (uma forma de psicoterapia que ensina os pacientes a modificar pensamentos e comportamentos anormais) são utilizadas, assim como acompanhamento nutricional, psicoterapia individual, familiar e/ou conjugal com a presença do paciente, além do acompanhamento clínico e psiquiátrico. O educador físico pode ajudar especialmente com as questões corporais e ligadas à prática de atividade física.

Aponta-se que a terapia cognitivo-comportamental é o tratamento mais eficaz para redução de atitudes disfuncionais em relação à forma, ao peso, à dieta e aos comportamentos purgativos em curto prazo[66,67]. Ela tem como pontos principais a automonitoração da ingestão alimentar (inclusive dos episódios de compulsão alimentar e purgação); a pesagem regular dos pacientes, com discussão sobre as causas de alteração e oscilação; as recomendações específicas para normalizar o comportamento alimentar e eliminar as dietas restritivas; a reestruturação cognitiva focada nos fatores relacionados ao desenvolvimento e à manutenção do transtorno alimentar, além da discussão de técnicas para a prevenção de recaídas.

O tratamento é eminentemente ambulatorial, reservando-se a internação para casos nos quais existam acentuada perda de peso, hipocalemia ou outras complicações clínicas, depressão com ideação suicida e resposta inadequada ao tratamento ambulatorial prévio[13,68].

TERAPIA E ACONSELHAMENTO NUTRICIONAL

O tratamento nutricional tem como objetivo, na anorexia nervosa, o restabelecimento das funções fisiológicas normais, o ganho gradual de peso, o estabelecimento de um padrão alimentar saudável e regular, a instrumentalização e a capacitação para que o paciente mantenha seu peso-alvo, a educação nutricional, a eliminação de práticas alimentares não adequadas e, de modo ideal, o redescobrimento do prazer de se alimentar[66,69-71]. Para bulimia nervosa, os objetivos do tratamento nutricional são: a quebra do ciclo da bulimia (restrição alimentar – episódio bulímico – purgação), o estabelecimento de um padrão alimentar saudável e regular, a aceitação de um peso normal, a eliminação de práticas alimentares não adequadas e, idealmente, a manutenção de uma relação saudável com o alimento[66,69,70,72]. Para o transtorno da compulsão alimentar periódica, os objetivos do tratamento nutricional são cessar os episódios de compulsão alimentar; melhorar a estrutura, o consumo e as atitudes alimentares; auxiliar a perda de peso, se necessário; e diminuir ou eliminar os distúrbios de imagem corporal[66,69,70,73].

Os nutricionistas, como provedores de informação sobre alimentos, nutrição e saúde, devem identificar o problema dos transtornos alimentares, reconhecendo a prática de dietas não saudáveis, o uso de produtos dietéticos sem recomendação e a manutenção de padrões arbitrários de peso. O profissional da área de nutrição deve, ainda, informar outros profissionais da área da saúde e o poder público sobre o perigo das dietas de emagrecimento e do uso inadequado de produtos dietéticos e suplementos, orientando a população sobre manter padrões saudáveis de peso e métodos adequados para estabilização de peso[66,69,70]. Tais intervenções devem ser parte significativa no tratamento e na prevenção dos transtornos alimentares, juntamente com os demais aspectos do cuidado nutricional.

A abordagem nutricional visa, basicamente, promover orientação alimentar para o estabelecimento de padrões nutricionais adequados. A mudança em atitudes alimentares – entendida como crenças, sentimentos, pensamentos e comportamentos para com a alimentação – é uma medida importante do resultado geral do tratamento nesses pacientes. Ensinar conceitos básicos sobre energia, nutrientes e alimentos, e fome/apetite/saciedade é importante, pois conhecimentos adequados de nutrição podem produzir comportamentos alimentares mais saudáveis. É preciso ajudar o paciente a encontrar resposta para perguntas básicas como: "O que é fome?", "Posso comer só quando tenho fome?", "Quanto de alimento é suficiente?", "O que é comer de forma normal?"[66,69-73].

Pesar os pacientes é importante, pois o "peso" é um assunto central e a preocupação com ele está normalmente associada com o início da doença; dessa forma, vários esclarecimentos devem ser feitos quanto a perda e variação de peso e compleição física. Se houver excesso de peso real, uma perda razoável só será trabalhada após a cessação dos comportamentos do transtorno alimentar e a estabilização de um padrão e atitudes alimentares mais adequados[66,69-73].

É preciso trabalhar com o público a consciência de que a alimentação normal não significa comer apenas alimentos saudáveis, mas ingerir uma dieta mista e balanceada, que contenha nutrientes e calorias suficientes para as necessidades corporais. O problema é que se acredita, hoje, que a ingestão exclusiva de alimentos ricos em nutrientes essenciais e pobres em açúcares e gorduras constitui a "dieta ideal" e todos os outros alimentos são vistos como "não saudáveis" ou "engordativos", de forma que sua ingestão causa sentimentos de pânico e culpa. Tal conceito deve ser trabalhado e esclarecido, de outro modo pode haver a frustração de falhar repetidamente em comer de acordo com uma "dieta ideal", "ortoréxica", perfeccionista e não realista. O comer adequadamente não está relacionado apenas com a manutenção da saúde, mas também com um comportamento socialmente aceitável, com flexibilidade e satisfação[10,12].

Assim, o foco de tratamento visa primeiramente à melhora do estado nutricional do paciente e à cessação dos comportamentos do transtorno alimentar, mas, de modo ideal, as atitudes para com a alimentação e o peso devem também ser trabalhados. Para tanto, os profissionais devem também rever suas próprias crenças pessoais sobre alimentação e peso adequados e saudáveis.

INSTRUMENTOS PARA AVALIAÇÃO DE COMPORTAMENTOS DE TRANSTORNO ALIMENTAR E DA IMAGEM CORPORAL E PADRÕES DE ATIVIDADE FÍSICA EM ATLETAS

Instrumentos padronizados de rastreamento de comportamentos de transtorno alimentar podem ser úteis em pesquisas e também para orientar as questões a serem feitas quando há a suspeita de um quadro. O EAT-26[46] é usado em vários estudos com populações clínicas ou não e tem uma versão traduzida e validada para o português[74]. Pesquisa principalmente o comportamento de dieta ou risco de transtorno alimentar. O BITE[58] investiga especialmente sintomas de bulimia nervosa e também tem uma versão traduzida para o português[75]. Para avaliação do transtorno da compulsão alimentar periódica, há duas escalas traduzidas e validadas para o português, a escala de compulsão alimentar periódica[76] e o questionário sobre padrões de alimentação e peso[77].

Instrumentos que avaliam a imagem corporal podem ser especialmente úteis para avaliar a insatisfação corporal, como o *body shape questionnaire* com versão validada em português[78] e o *body attitudes questionnaire*[79], também validado no Brasil, que avalia diferentes dimensões como atração física, depreciação, sentir-se gordo, saliência das formas e do corpo, gordura dos membros inferiores e força e aptidão física.

Escalas de silhuetas também podem ser utilizadas para avaliar a percepção do corpo atual, insatisfação com a imagem corporal (diferença entre a imagem que considera atual e a desejada), e eventualmente também a distorção de imagem corporal, se a escala tem validade para o estado nutricional do sujeito.

A escala de silhuetas de Stunkard é a mais antiga e conhecida, mas teve suas propriedades psicométricas testadas apenas para mulheres adultas no Brasil[80]. Atualmente, há escalas que foram desenvolvidas e validadas no Brasil para imagem corporal que se mostraram apropriadas à aplicação clínica e epidemiológica para avaliar a percepção da imagem corporal de crianças e adultos brasileiros[81]. Recentemente, inclusive, foram propostas fotossilhuetas para avaliação da imagem corporal de fisiculturistas no cenário nacional[82].

McNulty et al.[83] desenvolveram um instrumento específico para a investigação de transtorno alimentar em mulheres atletas, conhecido como FAST (*female athlete screening tool*), que não tem versão em português, mas pode ser utilizado por aqueles com maior interesse pelo tema.

A *commitment exercise scale* – que avalia o comprometimento, o comportamento e a atitude de pacientes com transtorno alimentar em relação ao exercício físico – foi, por sua vez, recentemente traduzida e validada para o português[84]; há também uma versão adaptada para o português da escala de dependência da corrida[85].

Existem, ainda sem versão para português, outras, como a *exercise dependence scale* (EDS)[86,87]; a *the bodybuilding dependence scale* (BDS)[88]; a *the crive for muscularity scale* (DMS)[89]; a *obligatory exercise questionnaire* (OEQ)[90]. Escalas para avaliação focada em muscularidade também foram propostas, com foco na avaliação da imagem corporal do público masculino[91,92,103].

PREVENÇÃO DOS TRANSTORNOS ALIMENTARES E POSTURAS DE PREVENÇÃO POR PARTE DOS PROFISSIONAIS DA SAÚDE

Como os transtornos alimentares são quadros crônicos, de difícil tratamento e de alto custo (já que o tratamento gratuito no Brasil ainda é muito limitado), é preciso que se pense e trabalhe cada vez mais para prevenir esses problemas.

Além disso, nem todos os profissionais de saúde são aptos a tratar esses quadros, que exigem especialização e experiência com transtornos alimentares. Aponta-se, inclusive, que nesses casos um tratamento qualquer pode ser pior do que nenhum[93].

Falando especificamente de nutricionistas e professores de educação física, sabe-se, ainda, que assim como os atletas e esportistas – dentre outros grupos –, que podem ter maior prevalência de transtornos alimentares (como bailarinos, dançarinos e modelos), esses profissionais podem ser alvo do desenvolvimento de um transtorno em razão de pressões para se apresentar um modelo de corpo e peso saudável.

Fredenberg et al.[94] afirmam que a escolha profissional pode estar relacionada à experiência pessoal e à extrema preocupação com o alimento e com o corpo, e encontraram em seu estudo maiores prevalências de transtorno alimentar em estudantes de graduação do curso de nutrição do que em outros cursos universitários.

Estudos que investigaram comportamentos de transtorno alimentar em diferentes cursos de graduação encontraram altas taxas entre universitários[94,95]; inclusive, no Brasil, Fiates e Sales[96] encontraram também alta taxa de sintomas desses transtornos em estudantes de nutrição e discute-se se estudantes de educação física e de outras áreas da saúde têm comportamentos piores.

Olson et al.[97], estudando trinta instrutoras de aeróbica, verificaram que 23% relataram uma história prévia de bulimia nervosa e 17%, de anorexia nervosa. Estudando instrutoras de *fitness,* Höglund e Normén[98] constataram que 35% referiam uma experiência com transtorno alimentar, sendo que 11% ainda tinham transtorno ativo. Observou-se que o grupo como um todo tinha uma alta frequência semanal de exercícios, que tinha uma ligação com um comportamento inadequado de controle do peso.

Assim, um primeiro foco em prevenção seria que os próprios profissionais – conhecendo melhor a realidade dos transtornos alimentares – revissem suas posturas em relação à alimentação e ao corpo.

Não existem muitas descrições sistemáticas de modelos de prevenção, mas destacam-se comportamentos que podem trazer efeitos negativos ou positivos.

Segundo O'Dea e Maloney[99], programas que fornecem informações diretas sobre transtorno alimentar, como citar as dietas praticadas, apontar que os pacientes vomitam e usam laxativos, por exemplo, podem introduzir crenças, atitudes e comportamentos precedentes aos transtornos, tornando essas atividades comuns e normais. Essa abordagem de prevenção já foi testada e mostrou-se inadequada. As pessoas "aprendiam" esse tipo de compensação quando ouviam tais relatos.

Sabe-se, ainda, que programas que tratam os alimentos de forma negativa, por meio da referência de "bons" e "maus" alimentos, contribuem para o medo do alimento, da gordura da dieta e do ganho de peso e podem precipitar ou agravar os transtornos alimentares. Os programas também podem criar efeitos negativos se a equipe transferir crenças e atitudes negativas, incluindo má imagem corporal, prejuízos sobre o peso corporal e preconceito quanto à obesidade[100,101]. Portanto, a linguagem usada pelo nutricionista e pelo educador físico para se referir aos diferentes alimentos e corpos pode fazer diferença.

Quanto aos efeitos positivos, é possível obtê-los com a redução da insatisfação corporal, que se pode fazer com o aprendizado sobre os vários tipos corpóreos, desenvolvendo um pensamento crítico sobre os padrões de beleza atuais e criando expectativas corporais de peso mais realistas. Desenvolver também o pensamento crítico sobre as normas socioculturais atuais é uma estratégia que permite uma avaliação crítica sobre as mensagens da mídia sobre forma corporal e nutrição[100,101].

Novamente, nutricionistas e educadores físicos podem propor metas reais de peso e treinamento para seus clientes, considerando a genética dos indivíduos, sua história e suas necessidades. Seguir modismos alimentares e modismos de corpo perfeito não é a estratégia adequada.

Aumentar o conhecimento sobre nutrição e peso saudável também é uma estratégia positiva. Ensinar, ainda, que a restrição alimentar é contraproducente ajuda a internalizar a alimentação de forma mais saudável[100,101].

Desenvolver aptidões, promovendo um aprendizado sobre seleção e preparação de alimentos, e praticar atividade física são também medidas importantes, assim como aumentar a disponibilidade de alimentos saudáveis e atrativos em casa, nas escolas e nos restaurantes[100,101].

Outro efeito positivo pode ser obtido ajudando especialmente o adolescente a entender o desenvolvimento físico para que este possa reconhecer que a puberdade e a genética contribuem para a gordura corporal, e isso não pode ser modificado a partir de uma dieta ou um programa de exercícios[100,101].

Portanto, mesmo não estando todo profissional de saúde apto a tratar os transtornos alimentares, todos têm um importante papel na prevenção destes e devem, para tanto, reconhecer seu papel como especialistas em alimentação e/ou atividade física, e pensar no impacto de suas recomendações, atitudes e posturas.

PROCEDIMENTOS EM CONSULTA E ACOMPANHAMENTO

O professor de educação física e o treinador devem trabalhar com os porquês da atividade física de seus alunos e atletas. Deveriam, em sua prática, trabalhar conceitos adequados da atividade física saudável e orientar a realização do exercício físico de modo a beneficiar a saúde (e não a perder peso ou "queimar calorias" simplesmente). No dia a dia, os professores de educação física deveriam ajudar a trabalhar a imagem corporal dos esportistas e atletas e outros clientes, orientando-os a realizar a atividade que mais se adapte ao seu biótipo e que lhes traga prazer. No caso da desconfiança ou constatação de transtorno alimentar, deve-se encaminhar o cliente a uma equipe especializada e, durante todo o processo de tratamento, ajudar essa pessoa na aceitação do seu corpo e sua forma, orientar a prática de atividade física dentro de um limite saudável e atuar de forma integrada com a equipe para modificar os comportamentos relacionados ao peso e à alimentação[19,38].

Os nutricionistas devem estar atentos ao perfil de prática de atividade física de seus clientes e, sobretudo, dar especial atenção às atitudes alimentares. Principalmente trabalhando com atletas e esportistas, devem dar particular atenção à reversão das práticas alimentares utilizadas para controlar rigidamente o peso, como beber água em excesso, café ou bebidas dietéticas, pesar ou medir os alimentos, contar calorias e comer vegetais em excesso para "disfarçar a fome". Quando se trata de transtorno alimentar, deve-se sempre ter o cuidado de relacionar os aspectos psicológicos e os nutricionais, lembrando que a alimentação para o ser humano é mais do que um combustível[12].

Vilardi et al.[102] afirmam que a presença de um baixo peso corporal e um consumo energético muito restrito são o principal fator de risco para o desenvolvimento de transtorno alimentar em atletas. Como os esportistas e seus treinadores não dominam conhecimentos adequados sobre nutrição, é necessária uma orientação nutricional individualizada, de forma a evitar o desenvolvimento dos quadros.

Todos os profissionais que trabalham com alimentação e saúde podem, de qualquer forma, atentar para comportamentos disfuncionais em relação ao alimento e à prática de atividade física, e devem procurar acompanhar e orientar o indivíduo em questão, tendo como base uma alimentação e uma atividade física verdadeiramente saudáveis.

REFERÊNCIAS

1. Organização Mundial da Saúde. Classificação de transtornos mentais e de comportamento da CID-10. Porto Alegre: Artes Médicas; 1993. p.175-6.
2. American Psychiatric Association. Diagnostic and statistical manual of mental disorders. 4.ed. (DSM-IV). Washington: APA; 1994.
3. Alvarenga MS, Dunker KLL. Padrão e comportamento alimentar na anorexia nervosa e na bulimia nervosa. In: Philippi ST, Alvarenga MS (orgs.). Transtornos alimentares – uma visão nutricional. Barueri: Manole; 2004. p.131-48.
4. Alvarenga M, Philippi ST. Estrutura, padrão, consumo e atitude alimentar: conceitos e aplicações nos transtornos alimentares. In: Alvarenga M, Scagliusi FB, Philippi ST (orgs.). Nutrição e transtornos alimentares: avaliação e tratamento. Barueri: Manole; 2010.
5. Azevedo AP, Santos CC, Fonseca DC. Transtorno da compulsão alimentar periódica. Rev Psiq Clin 2004;31(4):170-2.
6. Eisler I, Le Grange D. Excessive exercise and anorexia nervosa. Int J Eat Disord 1990;9(1):377-86.
7. Pope HG Jr, Gruber AJ, Choi P, Olivardia R, Phillips KA. Muscle dismorphia. An under recognized form of body dysmorphic disorder. Psychosomatics 1997;38:547-8.
8. West RV. The female athlete. The triad of disordered eating, amenohrrea and osteporosis. Sports Med 1998;26(2):63-71.
9. Allison KC, Lundgren JD, O'Reardon JP, Geliebter A, Gluck ME, Vinai P, et al. Proposed diagnostic criteria for night eating syndrome. Int J Eat Disord, 2010; 43(3):241-7.
10. Martins MCT, Alvarenga MS, Vargas SVA, Sato KSCJ, Scagliusi FB. Ortorexia nervosa: reflexões sobre um novo conceito. Rev Nutr 2011;24:345-57.
11. Segal A, Kinoshita KD, Larino MA. Post-surgical refusal to eat: anorexia nervosa, bulimia nervosa or a new eating disorder? A case series. Obes Surg 2004;14(3):353-60.
12. Scagliusi FB, Alvarenga MS, Philippi ST. Conceituação de alimentação saudável sob a perspective biopsicosocial. In: Alvarenga M, Scagliusi FB, Philippi ST (orgs.). Nutrição e transtornos alimentares: avaliação e tratamento. Barueri: Manole; 2010.
13. Polacow VO, Alvarenga M. Complicações clínicas nos transtornos alimentares. In: Alvarenga M, Scagliusi FB, Philippi ST (orgs.). Nutrição e transtornos alimentares: avaliação e tratamento. Barueri: Manole; 2010.
14. Assunção CL, Cabral MD. Complicações clínicas da anorexia nervosa e bulimia nervosa. Rev Bras Psiquiatr 2002;24(Supl III):29-33.
15. D'Elia FGL, Cordás TA. Complicações clínicas. In: Cordás TA (coord.). Bulimia nervosa, diagnóstico e propostas de tratamento. São Paulo: Lemos; 1998. p.33-40.
16. Matejek N, Weimann E, Witzel C, Mölenkamp G, Schwidergall S, Böhles H. Hypoleptinaemia in patients with anorexia nervosa and in elite gymnasts with anorexia athletica. Int J Sports Med 1999;20:451-6.
17. Sudi K, Ottl K, Payerl D, Baumgartl P, Tauschmann K, Müller W. Anorexia athletica. Nutr 2004;20:657-61.
18. Neumärker KJ, Bartsch AJ. Anorexia nervosa and anorexia athletica. Wien Med Wochenschr 1998;148:245-50.
19. Teixeira PC, Costa RF, Matsudo SMM, Cordas TA. A prática de exercícios físicos em pacientes com transtornos alimentares. Rev Psiq Clín 2009;36(4):145-52.
20. Veale DMWC. Exercise dependence. Br J Addiction 1987; 82:735-40.
21. Yates A, Leehey K, Shisslak C. Running: an analogue of anorexia? N Eng J Med 1983;308:251-5.
22. Brewerton TD, Stellefson EJ, Hodges EL, Cochrane CE. Comparison of eating disorder patients with and without compulsive exercise. Int J Eat Disord 1995;17:413-6.
23. Peñas-Lledó E, Vaz Leal FJ, Waller G. Excessive exercise in anorexia nervosa and bulimia nervosa: relation to eating characteristics and general psychopathology. Int J Eat Disord 2002;31(4):370-5.
24. Assunção SSM, Cordás TA, Araújo LASB. Atividade física e transtornos alimentares. Rev Psiq Clin 2002;29(1):4-13.
25. Beaumont PJV, Touyz SW, Hook S. Excessive exercise in anorexia. Paper read at The International Conference on Anorexia Nervosa and Related Disorders, University College Swansea; 1984.
26. Melin P, Araújo AM. Transtornos alimentares em homens: um desafio diagnóstico. Rev Bras Psiquiatr 2002;24(Supl III):73-6.
27. Fabbri AD, Sato PM, Queiroz GKO, Silva MB. Transtornos alimentares em homens: quais são as diferenças em relação às mulheres? In: Alvarenga M, Scagliusi FB, Philippi ST (orgs.). Nutrição e transtornos alimentares: avaliação e tratamento. Barueri: Manole; 2010.
28. Assunção SSM. Dismorfia muscular. Rev Bras Psiquiatr 2002;24(Supl III):80-4.
29. Leit RA, Gray JJ, Pope HG Jr. The media's representation of the ideal male body: a cause for muscle dysmorphia? Int J Eat Disord 2002;31:334-8.
30. Pope HG Jr, Katz DL, Hudson JI. Anorexia nervosa and "reverse anorexia" among 108 male bodybuilders. Comprehensive Psych 1993;34(6):406-9.
31. Hitzeroth V, Wessels C, Zungu-Dirwayi N, Oosthuizen P, Stein DJ. Muscle dysmorphia: a South African sample. Psychiatry Clin Neurosci 2001;55(5):521-3.
32. Oliveira JO, Araújo CGS. Proposição de um critério antropométrico para suspeita diagnóstica de dismorfia muscular. Rev Bras Med Esporte 2004;10:187-90.
33. Mayville S, Williamson D, White M, Netemeyer R, Drab D. Development of the muscle appearance satisfaction scale. Assesment 2002;9:351-60.
34. Sardinha A, Oliveira JA, Araujo CGS. Dismorfia muscular: análise comparativa entre um critério antropométrico e um instrumento psicológico. Rev Bras Med Esporte 2008;14(4):387-92.
35. Schwerin MJ, Corocoran KJ, Fisher L, Patterson D, Askew W, Olrich T, et al. Social physique anxiety, body esteem, and social anxiety in bodybuilders and self-reported anabolic steroid users. Addict Behav 1996;21(1):1-8.
36. Peluso MAM, Assunção SSM, Araújo LASB, Andrade LHG. Alterações psiquiátricas associadas ao uso de anabolizantes. Rev Psiq Clin 2000;27(4):229-36.
37. Cafri JG, Thompson K, Rcciardelli L, McCabe M, Smolak L, Yesalis C. Pursuit of the muscular ideal: physical and psycho-

logical consequences and putative risk factors. Clin Psychology Rev 2005;25:215-39.
38. Teixeira PC, Polacow VO, Queiroz GKO, Alvarenga MS. Relação exercício físico e transtornos alimentares. In: Alvarenga M, Scagliusi FB, Philippi ST (orgs.). Nutrição e transtornos alimentares: avaliação e tratamento. Barueri: Manole; 2010.
39. Mantoanelli G, Vitalle MSS, Amancio OMS. Amenorreia e osteoporose em adolescentes atletas. Rev Nutr 2002;15(3):319-40.
40. Sanborn CF, Horea M, Siemers BJ, Dieringer KL. Disordered eating and female athlete triad. Clin Sports Med 2000;19(2):199-213.
41. Waldrop J. Early identification and interventions for female athlete triad. J Pediatr Health Care 2005;19(4):213-20.
42. Arendt EA. Fraturas de estresse e a mulher atleta. Clin Orthop Related Res 2000;372:131-8.
43. Rogero MM, Mendes RR, Tirapegui J. Neuroendocrine and nutritional aspects of overtraining. Arq Bras Endocrinol Metab 2005;49(3):359-68.
44. Oliveira FP, Bosi MLM, Vigario PS, Vieira RS. Comportamento alimentar e imagem corporal em atletas. Rev Bras Med Esporte 2003;9(6):348-56.
45. Beals KA, Manore MM. Disorders of the female athlete triad among collegiate athletes. Int J Sport Nutr Exerc Metab 2002;12(3):281-93.
46. Garner DM, Olmested MP, Bohr Y, Garfinkel PE. The eating attitude test: psychometric features and clinical correlates. Psychol Med 1982;12:871-79.
47. Garner DM, Olmested MP, Polivy J. Development and validation of a multidimensional eating disorder inventory for anorexia and bulimia. Int J Eat Disord 1983;2:14-34.
48. Smith NJ. Excessive Weight loss and food aversion in athletes simulating Anorexia Nervosa. Pediatrics 1980;66(1):139-42.
49. Economos CD, Bortz S, Nelson ME. Nutritional practices of elite athletes – pratical recommendations. Sports Med 1993;16(6):381-99.
50. Hay PJ. Epidemiologia dos transtornos alimentares: estado atual e desenvolvimentos futuros. Rev Bras Psiquiatr 2002;24(Supl III):13-7.
51. Clark N. How to help the athlete with bulimia: practical tips and a case study. Int J Sport Nutr 1993;3(4):450-60.
52. Sundgot-Borgen J. Risk and trigger factors for the development of eating disorders in female elite athletes. Med Sci Sports Exerc 1994;26(4):414-9.
53. Sundgot-Borgen J. Eating disorders, energy intake, training volume, and menstrual function in high-level modern rhythmic gymnasts. Int J Sport Nutr 1996;6(2):100-9.
54. Petrie TA, Stoever S. The incidence of bulimia nervosa and pathogenic weight control behaviors in female collegiate gymnasts. Res Quarterly Exerc Sport 1993;64(2):238-41.
55. Hulley AJ, Hill AJ. Eating disorders and health in elite women distance runners. Int J Eat Disord 2001;30(3):312-7.
56. Byrne S, McLean N. Elite athletes: effects of the pressure to be thin. J Sci Med Sport 2002;5(2):80-94.
57. Johnson C, Powers PS, Dick R. Athletes and eating disorders: the national collegiate athletic association study. Int J Eat Disord 1999;26(2):179-88.
58. Henderson M, Freeman A. A self-rating scale for bulimia: the BITE. Brit J Psych 1987;150:18-24.
59. Beals KA, Manore MM. Nutritional status of female athletes with subclinical eating disorders. J Am Diet Assoc 1998;98(4):419-25.
60. Sundgot-Borgen J. Nutrient intake of female elite athletes suffering from eating disorders. Int J Sport Nutr 1993;3(4):431-42.
61. Beals KA, Manore MM. Behavioral, psychological, and physical characteristics of female athletes with subclinical eating disorders. Int J Sport Nutr Exerc Metab 2000;10(2):128-43.
62. Sundgot-Borgen J, Torstveit MK. Prevalence of eating disorders in elite athletes is higher than in the general population. Clin J Sport Med 2004;14(1):25-32.
63. Sundgot-Borgen J, Torstveit MK, Skårderud F. Eating disorders among athletes. Tidsskr Nor Laegeforen 2004;124(16):2126-9.
64. Ravaldi C, Vannacci A, Zucchi T, Mannucci E, Cabras PL, Boldrini M, et al. Eating disorders and body image disturbances among ballet dancers, gymnasium users and body builders. Psychopathol 2003;36(5):247-54.
65. Uusitalo ALT. Overtraining making a difficult diagnosis and implementing targeted treatment. Physi Sports Med 2001;29(5):35-50.
66. American Dietetic Association. Position of the American Dietetic Association: nutrition intervention in the treatment of anorexia nervosa, bulimia nervosa and other eating disorder. J Am Diet Assoc 2006;106:2073-82.
67. American Psychiatric Association. Practice guideline for the treatment of patients with eating disorders. 3.ed. Washington: APA; 2006.
68. Polacow VO, Aquino RC, Scagliusi FB. Aspectos gerais da terapia nutricional para transtornos alimentares: avaliação nutricional, objetivos, modalidades e alta. In: Alvarenga M, Scagliusi FB, Philippi ST (orgs.). Nutrição e transtornos alimentares: avaliação e tratamento. Barueri: Manole; 2010.
69. Alvarenga MS, Larino MA. Terapia nutricional na anorexia e bulimia nervosas. Rev Bras Psiquiatr 2002;24(Supl III):39-43.
70. Latterza AR, Dunker KLL, Scagliusi FB, Kemem E. Tratamento nutricional dos transtornos alimentares. Rev Psiquiatr Clin 2004;31(4):173-6.
71. Scagliusi FB, Alvarenga M, Fabbri AD, Queiroz GKO, Polacow VO, Lourenço BH, et al. Protocolo de terapia nutricional para pacientes com bulimia nervosa. In: Alvarenga M, Scagliusi FB, Philippi ST (orgs.). Nutrição e transtornos alimentares: avaliação e tratamento. Barueri: Manole; 2010.
72. Larino MA, Fassarella E, Alvarenga M, Scaliusi FB. Protocolo de terapia nutricional para pacientes com anorexia nervosa. In: Alvarenga M, Scagliusi FB, Philippi ST (orgs.). Nutrição e transtornos alimentares: avaliação e tratamento. Barueri: Manole; 2010.
73. Pisciolaro F, Sanches C, Colaço C, Labate F, Magri G, Pedrosa MC, et al. Protocolos de terapia nutricional para pacientes com transtorno da compulsão alimentar periódica. In: Alvarenga M, Scagliusi FB, Philippi ST (orgs.). Nutrição e transtornos alimentares: avaliação e tratamento. Barueri: Manole; 2010.
74. Bighetti F, Santos CB, Santos JE, Ribeiro RPP. Tradução e validação do eating attitudes test em adolescentes do sexo feminino de Ribeirão Preto-SP. J Bras Psiquiatr 2004;53:339-46.
75. Cordas TA, Hochgraf PB. O BITE: Instrumento para avaliação da bulimia nervosa. J Bras Psiq 1993;2:141-4.

76. Freitas S, Lopes CS, Coutinho W, Appolinario JC. Tradução e adaptação para o português da escala de compulsão alimentar periódica. Rev Bras Psiquiatr 2001;23(4):215-20.
77. Borges MBF, Morgan CM, Claudino AM, Silveira DX. Validação da versão em português do questionário sobre padrões de alimentação e peso: revisado (QEWP-R) para o rastreamento do transtorno da compulsão alimentar periódica. Rev Bras Psiquiat 2005;27(4):319-22.
78. Di Pietro MC, Silveira DX. International validity, dimensionality and performance of the body shape questionnaire in a group of Brazilian college students. Rev Bras Psiq 2009;31(1):21-4.
79. Scagliusi FB, Polacow VO, Cordás TA, Coelho D, Alvarenga M, Philippi ST, Lancha Jr AH. Psychometric testing and applications of the body attitudes questionnaire translated into portuguese. Percept Mot Skills 2005;100:25-41.
80. Scagliusi FB, Alvarenga MS, Polacow VO, Cordás TA, Queiroz G, Coelho DF, et al. Concurrent and discriminant validity of the Stunkard's figure rating scale adapted into portuguese. Appetite 2006;47:77-82.
81. Kakeshita IS, Silva AIP, Zabatta DP, Almeida SS. Construção e fidedignidade teste-reteste de escalas de silhuetas brasileiras para adultos e crianças. Psicologia: Teoria e Pesquisa 2009;25:263-70.
82. Castro APA, Damasceno VO, Miranda JA, Lima JRP, Vianna JM. Fotossilhuetas para avaliação da imagem corporal de fisiculturistas. Rev Bras Med Esporte 2011;17(4):250-3.
83. McNulty KY, Adams CH, Anderson JM, Affenito SG. Development and validation of a screening tool to identify eating disorders in female athletes. J Am Diet Assoc 2001;101(8):886-92.
84. Teixeira PC, Hearst N, Matsudo SMM, Cordas TA, Conti MA. Adaptação transcultural: tradução e validação de conteúdo da versão brasileira do Commitment Exercise Scale. Rev Psiquiatr Clin 2011;38(1):24-8.
85. Rosa DA, Mello MT, Souza-Formigoni MLO. Dependência da prática de exercícios físicos: estudos com maratonistas brasileiros. Rev Bras Med Esporte 2003;9(1):9-14.
86. Hausenblas, Symons D. How much is too much? The development and validation of the exercise dependence scale. Psychol Health 2002;17:387-404.
87. Symons D, Hausenblas H, Nigg CR. Factorial validity and psychometric examination of the exercise dependence scale – revised. Measurement Physical Educ Exercise Sci 2004;8:183-201.
88. Smith D, Hale B. Validity and factor structure of the bodybuilding dependence scale. Br J Sports Med 2004;38:177-81.
89. Mccreary DR, Sasse DK. An exploration of the drive for muscularity in adolescent boys and girls. J Am Col Health 2000;48:297-304.
90. Pasman L, Thompson JK. Body image and eating disturbance in obligatory runners, obligatory weightlifters, and sedentary individuals. Int J Eat Disord 1988;7:759-69.
91. Edwards S, Launder C. Investigating muscularity concerns in male body image: development of the Swansea Muscularity attitudes questionnaire. Int J Eat Disord 2000;28:120-4.
92. Ochner CN, Gray JA, Brickner K. The development and initial validation of a new measure of male body dissatisfaction. Eat Behav 2009;10:197-201.
93. Stellefson EJ. Winning the war within – nutrition therapy for clients with anorexia or bulimia nervosa. Lake Dallas: Helm Publishing; 1999.
94. Fredenberg JP, Berglund PT, Dieken HA. Incidence of eating disorders among selected female university students. J Am Diet Assoc 1996;96(1):64-8.
95. Souza FGM, Martins MCR, Monteiro FCC, Neto GC. Anorexia e bulimia nervosa em alunas da Faculdade de Medicina da Universidade Federal do Ceará. Rev Psiq Clin 2002;29 (4):172-80.
96. Fiates GMR, Salles RK. Fatores de risco para o desenvolvimento de distúrbios alimentares: um estudo em universitárias. Rev Nutr 2001;14:3-6.
97. Olson MS, Williford HN, Richards LA, Brown JA, Pugh S. Self-reports on the eating disorder inventory by female aerobic instructors. Percept Mot Skills 1996;82(3):1051-8.
98. Höglund K, Normén L. A high exercise load is linked to pathological weight control behavior and eating disorders in female fitness instructors. Scand J Med Sci Sports 2002;12(5):261-75.
99. O'Dea J, Maloney D. Preventing eating and body image problems in children and adolescents sing the health promoting schools framework. J Sch Health 2000;70:18-21.
100. Dunker KLL, Timerman F, Alvarenga M, Philippi ST. Prevenção dos transtornos alimentares e postura do nutricionista In: Alvarenga M, Scagliusi FB, Philippi ST (orgs.). Nutrição e transtornos alimentares: avaliação e tratamento. Barueri: Manole; 2010.
101. Dunker KLL. Eating disorders prevention: a methodological review. Nutrire Rev Soc Bras Alim Nutr 2009;34(2):195-211.
102. Vilardi TCC, Ribeiro BG, Soares EA. Distúrbios nutricionais em atletas femininas e suas inter-relações. Rev Nutr 2001;14(1):61-9.
103. Campana ANNB, Tavares MdCGCF, Swami V, Silva D. An examination of the drive for muscularity scale, the Swansea Muscularity Attitudes Questionnaire and the Masculine Body Ideal Distress Scale. Psychology of Men & Masculinity 2012;3.
104. American Psychiatric Association. Diagnotic and Statistical Manual of Mental Disorders (DSM-V). 5.ed. Arlington: APPI; 2013.

Parte 5
Fique por dentro

Fisiologia e metabolismo dos nutrientes 45

Sueli Longo

NUTRIÇÃO E DESEMPENHO FÍSICO

A escolha adequada de alimentos e fluidos, o ajuste das quantidades a ingerir, a definição do momento mais apropriado para consumi-los e a seleção de suplementos são as formas que a nutrição possui de contribuir com o desempenho físico[1].

Avaliar todas as variáveis que interferem nas necessidades nutricionais do atleta e, juntamente com a comissão técnica, definir objetivos são o primeiro passo para a individualização do plano alimentar.

Acompanhar periodicamente os resultados da intervenção e adequar de acordo com o momento do calendário esportivo é outro aspecto importante do trabalho.

A base para a elaboração do plano alimentar recai sobre a determinação da necessidade de energia e nutrientes para o exercício físico de acordo com sua intensidade, duração e frequência, bem como a necessidade de adequação da composição corporal do atleta de acordo com a modalidade e a posição (nos casos de esporte em equipe).

METABOLISMO DE NUTRIENTES

Os alimentos são constituídos de nutrientes que contêm energia (carboidratos, proteínas e lipídios) e de nutrientes que não contêm energia (vitaminas, sais minerais e compostos bioativos).

A energia presente nos alimentos não é transferida diretamente para as células para a realização do trabalho biológico.

Carboidratos, proteínas e lipídios serão primeiramente metabolizados e convertidos em um composto de alta energia denominado trifosfato de adenosina (ATP), também conhecido com "moeda energética" da célula.

O metabolismo é uma atividade celular altamente coordenada, com propósitos determinados, na qual cooperam muitos sistemas multienzimáticos. O metabolismo tem quatro funções específicas:

- obter energia química pela degradação de nutrientes ricos em energia;
- converter as moléculas dos nutrientes em unidades fundamentais precursoras das macromoléculas celulares;
- reunir e organizar essas unidades fundamentais em proteínas, ácidos nucleicos e outros componentes celulares;
- sintetizar e degradar biomoléculas necessárias às funções especializadas das células[2].

O metabolismo consiste em vias catabólicas (degradativas) e vias anabólicas (biossintetizantes). O catabolismo é a fase degradativa do metabolismo, na qual carboidratos, proteínas e gorduras serão degradados em produtos finais menores e mais simples – monossacarídeos, aminoácidos, ácidos graxos e glicerol (unidades fundamentais) –, liberando energia química (ATP, NADH) e tendo por produtos finais CO_2, H_2O e NH_3 (Figura 45.1).

O anabolismo consiste na fase sintetizante ou construtiva do metabolismo. Nele, as unidades fundamentais são reunidas para formar as macromoléculas componentes das células, como proteínas e ácidos nucleicos[2].

METABOLISMO DE NUTRIENTES NO ESFORÇO

O ATP é a moeda energética da célula, sendo armazenado nela em pequena quantidade. Para garantir a continuidade da oferta desse substrato, o organismo tem de equilibrar as taxas de utilização e síntese com a ação dos sistemas de fornecimento de energia – anaeróbio e aeróbio[3].

Logo no início do esforço, parte dessa energia para a ressíntese do ATP é fornecida pela transferência de energia química de outro composto de fosfato de alta energia,

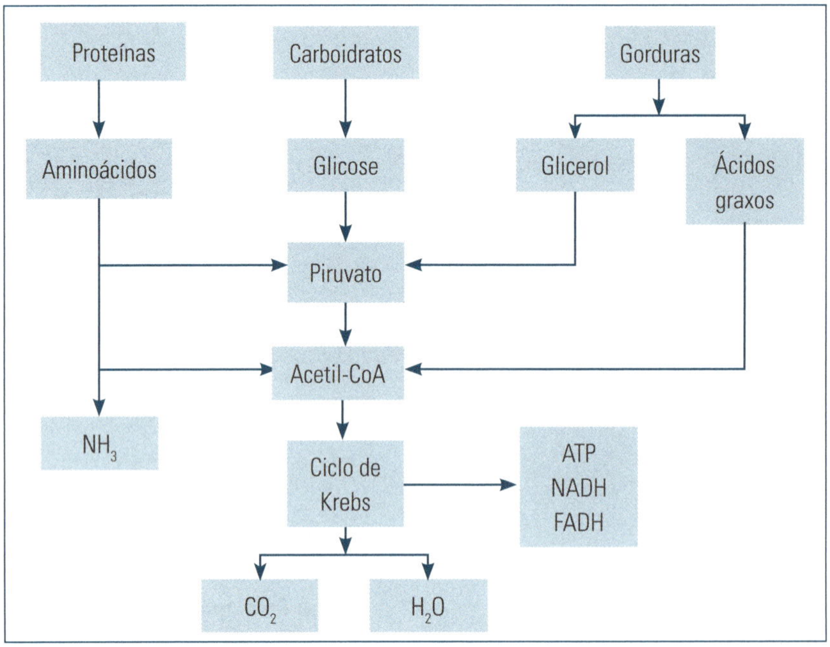

Figura 45.1 Oxidação dos macronutrientes.

denominado fosfato de creatina (CP). A concentração de CP na célula é de três a cinco vezes maior do que a concentração de ATP[3,4].

Exercícios de curta duração e alta intensidade exigem um fornecimento rápido de energia, a qual será proporcionada quase exclusivamente pelos fosfatos de alta energia (ATP e CP) armazenados dentro dos músculos ativados durante o exercício.

O ATP deve ser ressintetizado em um ritmo rápido para que o exercício possa continuar além de um curto período. A glicólise propiciará a formação de ATP, sendo que a energia para fosforilar o difosfato de adenosina (ADP) provém principalmente da glicose e do glicogênio armazenados durante o processo anaeróbico da degradação da glicose, com subsequente formação do ácido láctico[3,4].

A energia liberada nessa fase da glicólise é rápida e não requer utilização de oxigênio, porém pouco ATP é ressintetizado. À medida que o exercício progride além de poucos minutos e a intensidade diminui, o sistema aeróbio predomina e o consumo de oxigênio passa a constituir um fator importante. As reservas de glicogênio sofrem uma redução, porém um percentual cada vez maior de energia é fornecido por meio do metabolismo dos lipídios.

Ocorre fadiga quando o exercício é realizado até o ponto em que o glicogênio hepático e o muscular sofrem uma redução intensa, pois a produção de glicose pelo fígado não consegue acompanhar sua utilização pelo músculo e a concentração de glicose sanguínea circulante começa a cair lentamente.

Cabe ressaltar que a fadiga se instala mesmo quando há oferta adequada de oxigênio para os músculos e a energia potencial proveniente da gordura armazenada continua quase ilimitada[4]. As funções da glicose sanguínea como energia para o sistema nervoso central e do glicogênio muscular como ativador no metabolismo das gorduras são possíveis explicações para o fato[4].

Assim, os carboidratos constituem a fonte primária de energia para o trabalho celular por serem o único macronutriente cuja energia armazenada gera ATP anaerobicamente, durante o exercício leve a moderado, proporcionando um terço das demandas energéticas do organismo, além de participarem do metabolismo lipídico[4].

Ingerir o carboidrato certo, em quantidade adequada, no horário apropriado, garante um melhor resultado do exercício.

Os carboidratos são conhecidos por serem utilizados mais predominantemente em atividades de alta intensidade, enquanto os lipídios têm sua utilização favorecida em atividades de baixa intensidade e longa duração (atividades aeróbias)[3].

Durante o exercício prolongado de baixa intensidade, ocorre um desvio gradativo do metabolismo de carboidratos em direção ao metabolismo de lipídios.

Em atividades de baixa intensidade e longa duração, os lipídios respondem por cerca de 80% da energia fornecida para o trabalho. Os ácidos graxos são a principal fonte energética utilizada, estando armazenados no tecido adiposo e nas células musculares como triacilgliceróis.

Os carboidratos também são importantes para a quebra de lipídios por estimularem a produção de inter-

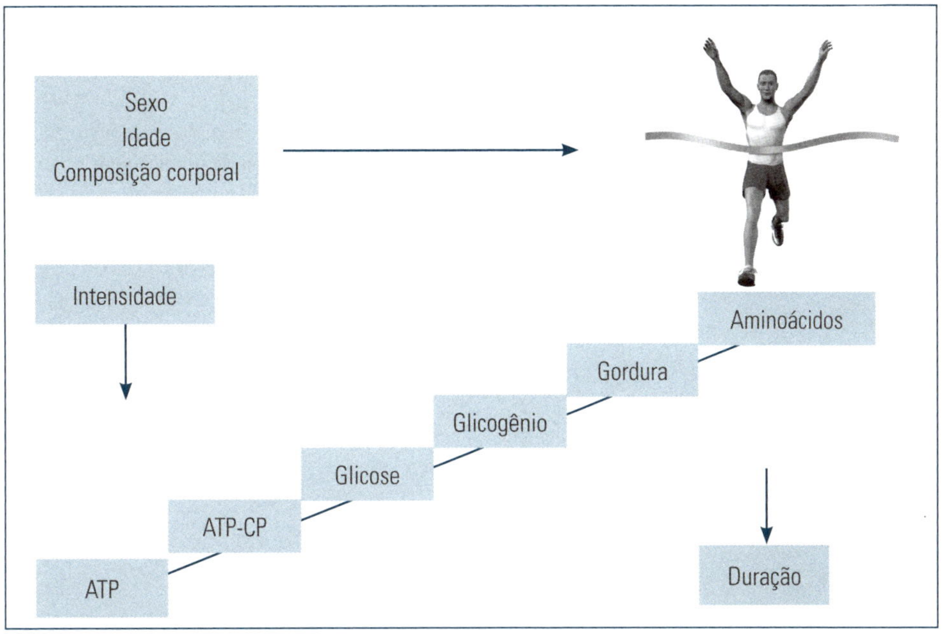

Figura 45.2 Substratos energéticos durante o esforço.

mediários do ciclo de Krebs que estimulam a velocidade deste e suprem a demanda de ATP durante o exercício, prevenindo a proteólise[3,4].

As proteínas possuem funções importantes no organismo, mas também podem auxiliar na manutenção do metabolismo aeróbio; no entanto, sua contribuição é bem menor que a do carboidrato e dos lipídios (Figura 45.3). A participação das proteínas ocorre pelo ciclo glicose-alanina ou pela conversão de intermediários do ciclo de Krebs.

A regulação da seleção de combustíveis durante o exercício depende da intensidade e da duração do esforço, da alimentação, assim como da aptidão e do estado nutricional do indivíduo (Figura 45.2).

A oferta adequada de energia e macronutrientes nas diferentes etapas que envolvem o exercício físico contribuem com a manutenção do peso corporal adequado, favorecem a deposição de glicogênio muscular, propiciam a reparação tecidual e auxiliam na manutenção da saúde.

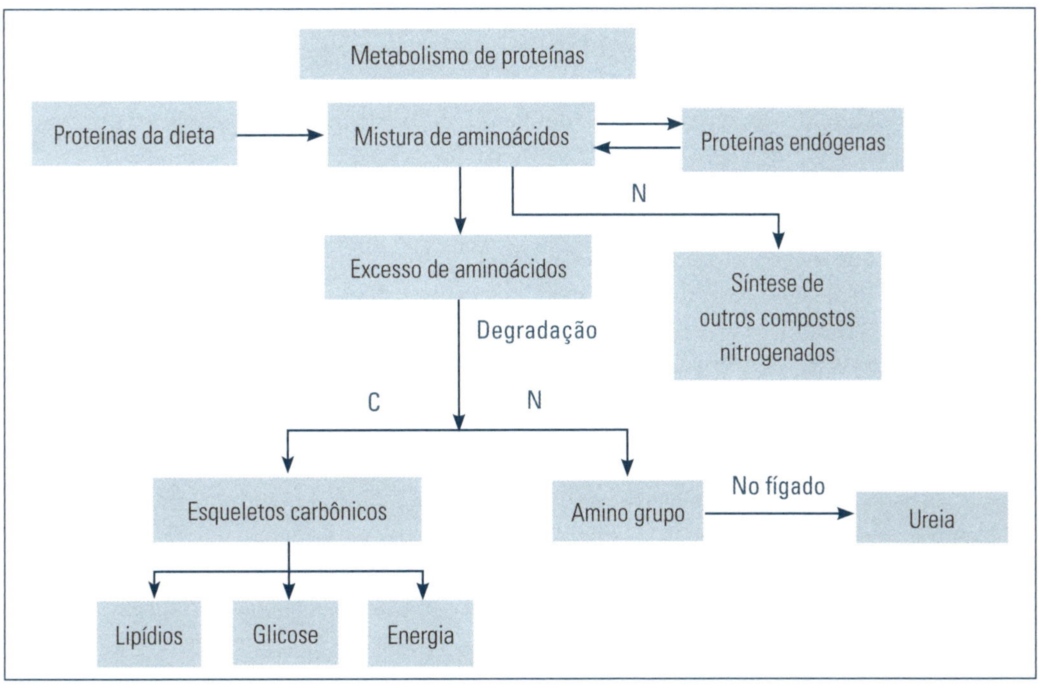

Figura 45.3 Metabolismo de proteínas. Fonte: Longo[5].

REFERÊNCIAS

1. American College of Sports Medicine. Nutrition and athletic performance. Med Sci Sports Exerc 2009;41(3).
2. Lehninger AL, et al. Princípios da bioquímica. São Paulo: Sarvier; 2000.
3. Costa ASS, Hamilton AR, Carnevali Jr, Luiz C. Bioenergética. In: Lancha Jr, Antonio H. Suplementação nutricional no esporte. Rio de Janeiro: Guanabara Koogan; 2009
4. McArdle WD, Katch FI, Katch VL. Fisiologia do exercício. 5.ed. Rio de Janeiro: Guanabara Koogan; 2001.
5. Longo S. Manual de nutrição para o exercício físico. São Paulo: Atheneu; 2013.

Modulação nutricional nas alterações hormonais e imunológicas provocadas pelo exercício físico

46

Marcelo Macedo Rogero

INTRODUÇÃO

Respostas hormonais agudas são importantes para a regulação ou o aumento da utilização de substratos por meio de alterações na permeabilidade ou na atividade enzimática da célula-alvo (músculo, fígado, tecido adiposo). Hormônios que aumentam a taxa de lipólise, glicólise, glicogenólise e gliconeogênese são elevados durante o exercício, ao mesmo tempo em que a concentração de hormônios que promovem lipogênese e glicogênese é diminuída ou inalterada. A magnitude dessas alterações hormonais é mais relacionada à carga de trabalho relativa do que à absoluta. Além disso, algumas alterações hormonais são positivamente relacionadas à duração do exercício.

O exercício físico promove alterações na resposta imunológica, sendo essas relacionadas, principalmente, à duração e à intensidade do exercício. Nesse contexto, verifica-se que o sistema imune é influenciado agudamente e, em uma menor extensão, cronicamente pelo exercício. Dados epidemiológicos e experimentais sugerem que o exercício moderado aumenta a imunocompetência, enquanto durante o treinamento intenso e após um evento competitivo ocorre um aumento da incidência de infecções do trato respiratório superior em atletas.

Uma das possíveis causas relacionadas à diminuição da funcionalidade do sistema imune está relacionada à alteração neuroendócrina induzida pelo exercício, uma vez que o exercício físico provoca a liberação de hormônios do estresse, como o cortisol, os quais modulam a resposta imune.

Diversas estratégias nutricionais têm sido utilizadas tanto durante o exercício, quanto no período de recuperação pós-exercício. Grande parte dessas estratégias é baseada na modulação exercida pelos nutrientes sobre a resposta hormonal, a qual, por sua vez, influencia o metabolismo de carboidratos, lipídios e proteínas, ao mesmo tempo em que modula a resposta imune do indivíduo.

RESPOSTAS HORMONAIS NO EXERCÍCIO FÍSICO

Hormônios são substâncias químicas secretadas dentro de fluidos corporais, geralmente por glândulas endócrinas. Quimicamente, há dois tipos de hormônios: esteroides e polipeptídicos. Esteroides são produzidos, a partir do colesterol, pelo córtex adrenal e pelas gônadas. Hormônios polipeptídeos são derivados de aminoácidos em outras glândulas endócrinas. Os tecidos-alvo de ação hormonal podem ser anatomicamente próximos ou relativamente afastados em relação à glândula de secreção. Além disso, os alvos podem ser um ou mais tecidos, como o hormônio insulina, que exerce seus efeitos em diversos tecidos (músculo esquelético, tecido adiposo, entre outros). Nos locais de ação, os hormônios apresentam potente efeito sobre o metabolismo, fato observado em situações como o repouso e a prática de exercício físico.

Uma primeira consideração relacionada ao estresse fisiológico induzido pelo exercício físico refere-se à manutenção das concentrações sanguínea e celular de determinados metabólitos próximas aos "valores normais de repouso". Em particular, a manutenção da concentração sanguínea de glicose (glicemia) entre 90 e 100 mg/dL é crítica, uma vez que o exercício provoca o aumento da captação muscular de glicose a partir do sangue. A resposta fisiológica coordenada para manutenção da homeostase da glicemia durante o exercício é regulada por dois sistemas corporais relacionados: o sistema nervoso autônomo (SNA) e o sistema endócrino (hormonal). Especificamente em relação ao controle do metabolismo durante o exercício, a parte simpática do SNA, ou seja, o sistema nervoso simpático (SNS), é a mais relevante. Mediadores químicos são liberados tanto pelo SNA quanto pelo sistema hormonal no intuito de auxiliar a manutenção da glicemia. Durante o exercício exaustivo, no entanto, a diminuição da glicemia induz uma resposta contrarregulatória, que visa promover o aumento da glicemia e a manutenção da concentração sanguínea de glicose. Cabe ressaltar que, durante o exercício moderado ou de maior intensidade, o fígado exerce um papel importante no aumento e na manutenção da glicemia, uma vez que esse tecido sofre influência neural e hormonal, as quais estimulam a produção hepática de glicose[1,2].

Glicose e glicogênio representam importantes substratos energéticos durante o exercício, ao mesmo tempo em que favorecem a utilização de lipídios como substrato energético na célula muscular. A glicose é geralmente o único substrato energético utilizado pelo cérebro e por outros tecidos do sistema nervoso central (SNC) e, desse modo, é fundamental para a funcionalidade desses tecidos. Assim, a manutenção da glicemia durante o exercício prolongado pode ser mais relevante para o fornecimento de combustível ao cérebro do que para a oferta de substratos ao músculo esquelético, o qual utiliza também outros substratos além da glicose. Diversos hormônios agem especificamente para manter a glicemia e são denominados contrarregulatórios (glucagon, adrenalina, noradrenalina, cortisol), ou seja, suas ações são opostas à da insulina (Figura 46.1)[3,4].

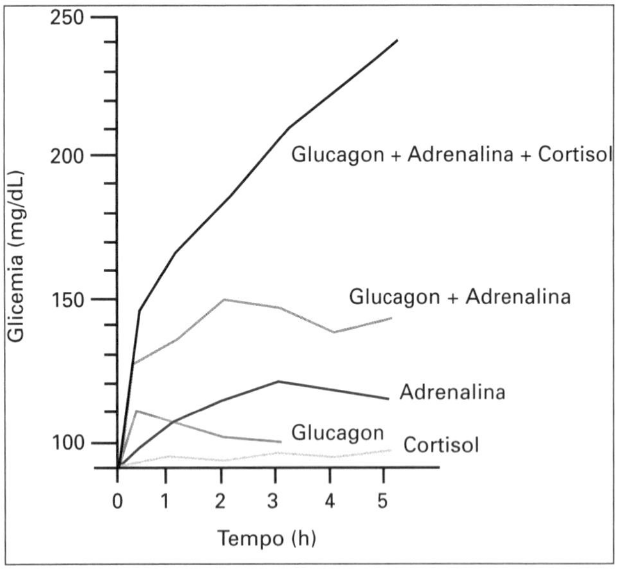

Figura 46.1 Efeito dos hormônios contrarregulatórios sobre a concentração sanguínea da glicose.

Insulina e exercício físico

A necessidade de glicose pelo tecido muscular durante o exercício físico de intensidade moderada tende a causar, no decorrer do tempo, uma diminuição da glicemia, que pode ser compensada pela liberação de glicose, principalmente a partir do fígado. Essa liberação de glicose a partir do tecido hepático, principalmente durante o exercício de alta intensidade, pode promover o aumento transitório da glicemia, uma vez que a captação de glicose pelos tecidos pode inicialmente ser inferior à taxa de liberação de glicose hepática. Interessante notar que, se a glicemia aumenta durante o exercício intenso, a insulinemia diminui. Esse efeito é decorrente da ação da adrenalina, que suprime a secreção de insulina. Por suprimir a secreção da insulina, a adrenalina não apenas atua diretamente, mas também indiretamente, promovendo o aumento da produção hepática de glicose. O efeito direto envolve a estimulação da glicogenólise, enquanto o efeito indireto está relacionado ao aumento da gliconeogênese, processos que são inibidos pela insulina. Cabe ressaltar que a diminuição da insulinemia durante o exercício é diretamente proporcional à intensidade do esforço físico[3-6].

O declínio da insulinemia durante o exercício minimiza a captação de glicose pelos tecidos não ativos, protegendo, portanto, o fornecimento de glicose para o cérebro e o tecido muscular ativo. Cabe ressaltar que, durante o exercício prolongado, a glicemia e a insulinemia diminuem, o que favorece o aumento da lipólise e da disponibilidade de ácidos graxos livres na circulação sanguínea tanto para tecidos ativos, quanto não ativos[5-7].

Glucagon e exercício físico

Glucagon é um hormônio secretado pelas células alfa-pancreáticas. Esse hormônio promove o aumento da taxa de glicogenólise e sua resposta está relacionada à concentração de glicose no sangue. Em situações nas quais a glicemia diminui (exercício prolongado, jejum), a concentração de glucagon aumenta no intuito de manter a glicemia em valores próximos aos de repouso[4,7].

As concentrações de glucagon no plasma são diminuídas durante o exercício intenso de curta duração em humanos. Somente se a duração do exercício for mantida por mais de 1 hora (aproximadamente), verifica-se aumento da concentração plasmática de glucagon[4].

Hormônio do crescimento e exercício físico

O hormônio do crescimento (GH) é um polipeptídeo liberado a partir da hipófise anterior e estimula a síntese proteica, principalmente em jovens. Tanto em jovens quanto em indivíduos mais velhos, o GH representa um dos principais hormônios lipolíticos. Ele estimula a captação tecidual de aminoácidos, a síntese proteica e o crescimento de ossos longos. Além disso, opõe-se à ação da insulina, uma vez que reduz a utilização da glicose plasmática, aumenta a síntese de glicose no fígado (gliconeogênese) e eleva a mobilização de ácidos graxos do tecido adiposo para poupar a demanda tecidual por glicose plasmática. Diante disso, verifica-se que a concentração plasmática de GH aumenta durante o exercício físico e a magnitude da resposta é mais relacionada com o pico da intensidade do exercício, preferencialmente, do que com a duração ou a carga total de trabalho no exercício. O aumento da concentração de GH durante o exercício favorece a manutenção da glicemia, ao mesmo tempo em que estimula a lipólise, sendo isso efeito observado apenas na presença de glicocorticoides[8-10].

Cortisol e exercício físico

O cortisol é um membro da família dos hormônios esteroides liberados pelo córtex adrenal, denominados glicocorticoides. O estresse (físico ou emocional) ou a diminuição da glicemia estimula o hipotálamo a secretar o hormônio liberador de corticotrofina, o qual estimula a liberação pela hipófise anterior do hormônio adrenocorticotrófico (ACTH). Posteriormente, o ACTH promove no córtex adrenal a liberação de cortisol para a circulação[11].

Tanto o exercício aeróbico intenso quanto o de força vigoroso provocam aumento da concentração sérica de cortisol. Durante o exercício exaustivo, o cortisol favorece a manutenção da glicemia por meio do estímulo da liberação de aminoácidos a partir do tecido muscular (proteólise muscular), pela estimulação da gliconeogênese hepática a partir de aminoácidos e por favorecer a mobilização de ácidos graxos livres a partir do tecido adiposo. Cabe ressaltar que indivíduos treinados apresentam menor aumento da concentração sérica de cortisol durante o exercício em comparação com indivíduos não treinados[11-13].

Tem sido postulado que o aumento da concentração sérica de repouso de cortisol e/ou a diminuição da razão testosterona/cortisol são indicativos de *overtraining* – ou excesso de treinamento – uma vez que estudos demonstram que atletas apresentam diminuição de desempenho durante períodos em que se observa aumento da concentração sérica de cortisol de repouso[14-16].

Catecolaminas e exercício físico

Catecolaminas – adrenalina, noradrenalina e dopamina – representam qualquer um dos hormônios derivados do catecol, sintetizados pelas glândulas suprarrenais e pelo sistema nervoso. A liberação das catecolaminas pela medula adrenal é estimulada pelo sistema nervoso simpático, sendo que essa liberação promove o fenômeno fisiológico conhecido como resposta para "atacar ou fugir"[4].

Durante o exercício prolongado contínuo, as concentrações plasmáticas de catecolaminas aumentam linearmente com a duração do exercício e exponencialmente com a intensidade do exercício. Além disso, o exercício físico com característica intermitente, como levantamento de peso ou repetidos *sprints* – de apenas alguns segundos de duração –, também resulta em aumento da concentração plasmática de catecolaminas. Igualmente, em indivíduos pedalando por apenas 6 segundos na sua força máxima, verifica-se aumento das concentrações plasmáticas de adrenalina e noradrenalina em relação aos valores basais[3,4].

Testosterona e exercício físico

Testosterona é um hormônio esteroide que apresenta consideráveis efeitos anabólicos sobre o tecido muscular. Dentre esses efeitos, destacam-se o aumento da síntese proteica e a diminuição da taxa de catabolismo proteico dentro da fibra muscular[1].

Diversos estudos têm demonstrado que o exercício físico provoca aumento agudo na concentração sanguínea de testosterona. Cabe ressaltar que a intensidade, a duração e o tipo de exercício são importantes fatores na determinação da resposta da testosterona durante o exercício. Por exemplo, quando indivíduos são submetidos a uma corrida por 45 minutos em uma velocidade elevada (1 km/3,3 minutos) e por 90 minutos em uma velocidade moderada (1 km/4,3 minutos), verifica-se um aumento de 7 e 21% da concentração de testosterona no plasma, respectivamente[2,4,17].

O treinamento de força também promove aumento da concentração plasmática de testosterona imediatamente após o exercício. É interessante e relevante observar que diferentes protocolos de treinamento podem induzir diferentes respostas da testosterona durante e/ou após o exercício[10,17].

Influência do treinamento físico sobre as respostas hormonais induzidas pelo exercício

Em geral, as respostas hormonais a um período de exercício são significativamente atenuadas após o treinamento. Por exemplo, ocorre menor elevação da concentração plasmática de adrenalina durante o exercício após determinado período de treinamento, nas mesmas intensidades absoluta e relativa, se comparada com o período pré-treinamento. A atividade nervosa simpática, refletida pela concentração de noradrenalina plasmática durante o exercício, encontra-se diminuída na mesma taxa absoluta de trabalho após um período de treinamento, porém permanece constante em relação à mesma taxa relativa de trabalho. As concentrações plasmáticas dos hormônios ACTH, cortisol, glucagon e GH também apresentam menores aumentos durante o exercício submáximo em indivíduos treinados. A concentração plasmática de insulina, de modo geral, diminui durante o exercício intenso, contudo, em indivíduos treinados, essa diminuição da insulinemia é menor. Esse fato está relacionado, em parte, à diminuição induzida pelo treinamento sobre a resposta da adrenalina durante o exercício, uma vez que esse hormônio inibe a secreção pancreática de insulina[2,4,10,13,18].

Dentre as implicações fisiológicas relacionadas às adaptações neuroendócrinas ao treinamento, verifica-se, por exemplo, menor concentração plasmática de cortisol e de catecolaminas, o que acarreta menor estresse global e menor frequência cardíaca, a qual também representa uma característica do treinamento físico.

Tabela 46.1 Resumo dos efeitos metabólicos dos hormônios

Efeito metabólico	Hormônio
Captação de glicose celular	Insulina
Síntese de glicogênio	Insulina
Síntese de triacilgliceróis	Insulina
Diminuição da glicemia	Insulina
Glicogenólise hepática	Adrenalina, glucagon
Gliconeogênese hepática	Glucagon
Glicogenólise muscular	Adrenalina
Lipólise	Cortisol, adrenalina, hormônio do crescimento
Síntese de proteínas	Hormônio do crescimento
Catabolismo proteico	Insulina
Aumento da glicemia – efeito direto	Glucagon
Aumento da glicemia – efeito indireto	Cortisol, adrenalina, glucagon
Aumento da taxa metabólica	Adrenalina, noradrenalina, tiroxina

SISTEMA IMUNE E EXERCÍCIO

A imunologia do exercício é atualmente uma das principais áreas de pesquisa que tem verificado os efeitos agudos e crônicos do exercício físico sobre diversas variáveis do sistema imune. O estudo da influência do exercício sobre a imunocompetência é de grande importância em razão do crescente número de casos relacionando doenças infecciosas e redução de desempenho em atletas, principalmente quando estes estão engajados em treinamento intenso e prolongado. Estudos recentes demonstram que o exercício exaustivo pode induzir significativas alterações em ambas as divisões do sistema imune (inata e específica), incluindo: diminuição da atividade de neutrófilos, da concentração de imunoglobulina A (IgA) salivar e nasal, da atividade citolítica de células *natural killer* (NK) e da capacidade proliferativa de linfócitos, aliada ao aumento da concentração plasmática de citocinas pró e anti-inflamatórias. Os mecanismos relacionados à imunomodulação induzida pelo exercício são provavelmente multifatoriais e incluem alterações circulatórias (hemodinâmicas) e hormonais (liberação de cortisol e catecolaminas). Além disso, a modulação da resposta imune mediada pelo exercício pode estar ligada a fatores metabólicos, como a concentração plasmática de glutamina[19-21].

O primeiro estudo publicado relacionando sistema imune e exercício físico ocorreu em 1902, o qual verificou significativa leucocitose em um grupo de corredores imediatamente após a maratona de Boston. Posteriormente, outros estudos verificaram que o exercício tem relevante papel na diminuição da ocorrência e da gravidade de infecções e doenças relacionadas ao câncer humano, embora os mecanismos pelos quais o exercício agudo ou o treinamento físico alteram a resposta imune do indivíduo ainda não tenham sido completamente compreendidos. O efeito particular depende do tipo, da intensidade e da duração do exercício. Estudos sugerem que exercícios de intensidade moderada podem melhorar a imunocompetência, enquanto o exercício intenso e prolongado pode conduzir à situação oposta, que tem sido descrita pela curva em J (Figura 46.2). Após o exercício intenso e prolongado, pode ser demonstrada supressão parcial momentânea de diversos parâmetros da imunocompetência de atletas, caracterizando esse período como uma "janela aberta" para a invasão de microrganismos. Os estudos que relatam efeitos imunológicos "clinicamente" benéficos a partir do exercício moderado (a primeira parte da curva em J) demonstram redução do risco para infecções; a segunda parte da curva em J mostra que o exercício que

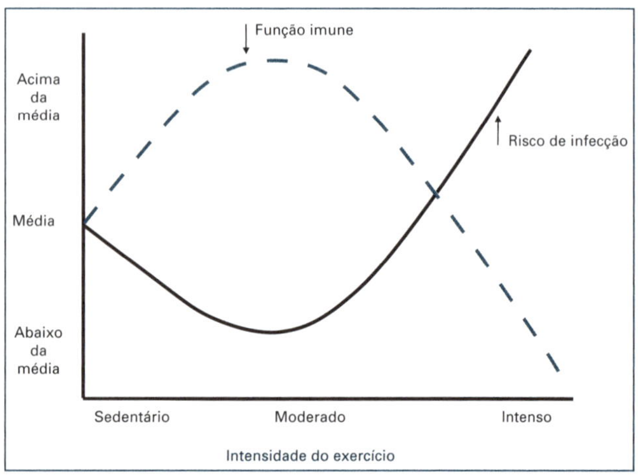

Figura 46.2 Modelo da "curva em J", que relaciona os efeitos do exercício moderado e intenso, o risco de infecção e a função imune. Fonte: modificada de Woods et al.[22]

excede o nível moderado está associado ao aumento do risco para infecções, sendo este superior em relação ao risco em pessoas sedentárias. Todavia, uma questão nesse campo de pesquisa ainda não apresenta uma resposta definitiva: como o exercício moderado precisamente atua sobre o sistema imune, favorecendo a melhoria da imunocompetência do indivíduo? Parâmetros laboratoriais que podem explicar os benefícios clínicos demonstram aumento de diversos fatores, como atividade citotóxica de células NK, fagocitose, expressão de moléculas de adesão e concentração salivar de IgA[19,23].

Enquanto a descrição das alterações induzidas pelo exercício físico no sistema imune em atletas é extensa, o significado clínico dessas informações é ainda pouco claro. O fato de que alterações na imunocompetência de atletas podem não necessariamente se manifestar como uma apresentação clínica de doenças, ainda persiste como uma questão a ser investigada. A doença mais comum observada em atletas é uma branda infecção viral do trato respiratório superior. Uma revisão de estudos que examina a incidência de infecções do trato respiratório superior (ITRS) concluiu que somente atletas engajados em exercícios intensos e prolongados – p. ex., maratonas e ultramaratonas – ou submetidos a um volume de treinamento excessivo aliado com um período de recuperação inadequado apresentam maior risco para ITRS[19].

Cabe destacar que uma dieta inadequada e/ou repouso insuficiente são também fatores importantes que colaboram para a ocorrência de infecções do trato respiratório superior, como resfriados e gripes, de forma mais recorrente, em indivíduos com excesso de treinamento.

EXCESSO DE TREINAMENTO (*OVERTRAINING*)

Em todos os programas de treinamento, há a aplicação do princípio de sobrecarga progressiva, que implica uma carga de trabalho acima do nível considerado confortável, o que visa maximizar a *performance* do atleta por meio de adaptações fisiológicas positivas, que são obtidas a partir do treinamento físico exaustivo. Desse modo, essas adaptações visam evitar a ocorrência de lesões e prejuízo do processo de adaptação[24]. Todavia, há uma tênue linha entre a melhoria e o prejuízo do desempenho e, surpreendentemente, estudos demonstram que os sintomas de *overtraining* são observados em 65% dos corredores de longa distância em algum momento da sua carreira profissional, em 50% dos jogadores de futebol semiprofissionais após uma temporada competitiva de 5 meses e em 21% dos nadadores – equipe nacional australiana – durante uma temporada de 6 meses[25,26].

A associação de um programa exaustivo de treinamento – pelo aumento do volume e/ou da intensidade de treinamento – com insuficiente período de recuperação e consequente prejuízo da *performance* por longos períodos (diversas semanas ou meses) caracteriza a síndrome de *overtraining*. Além disso, outros sinais e sintomas estão presentes, como fadiga generalizada, depressão, apatia, dores musculares e articulares, ITRS e perda de apetite (Tabela 46.2)[27].

Tabela 46.2 Principais sintomas de *overtraining*

Fisiológicos/*performance*	Imunológicos	Psicológicos
↓ *Performance*	↑ Suscetibilidade e gravidade de ITRS	Depressão
Período de recuperação prolongado	↓ Atividade funcional de neutrófilos	Apatia
↓ Tolerância à sobrecarga de treinamento	↓ Contagem total de linfócitos	Instabilidade emocional
↓ Força muscular	↓ Resposta para mitógenos	Alteração de personalidade
↓ Capacidade de trabalho máxima	↑ Contagem de eosinófilos no sangue	↓ Concentração no treinamento
Perda de coordenação	↑ Infecção bacteriana	Medo de competições
Alterações na pressão sanguínea	Significativas variações na razão CD4:CD8	↓ Autoestima
↑ Frequência de respiração	Bioquímicos	
↓ Gordura corporal	Balanço nitrogenado negativo	
↑ Taxa metabólica basal	Disfunção hipotalâmica	
Fadiga crônica	↓ Concentração de glicogênio muscular	
Insônia	↓ Conteúdo mineral ósseo	
Anorexia nervosa	↓ Ferro sérico	
Perda de apetite	↓ Ferritina sérica	
Bulimia	Depleção de minerais (Zn, Mn, Se, Cu etc.)	
Dor de cabeça	↑ Concentração de ureia	
Náusea	↑ Concentração de cortisol	
Dores musculares	↓ Testosterona livre e total	
	↓ Razão testosterona livre:cortisol (> 30%)	
	↑ Concentração de ácido úrico	
	↑ Concentração de creatina quinase	

Fonte: adaptada de Fry et al.[27]

O *overtraining* deve ser diferenciado do termo *overreaching*. Esse último ocorre durante um período curto de dias, sendo essa condição facilmente recuperada em curto prazo. Corresponde frequentemente a uma fase planejada dentre muitos programas de treinamento, desde que se acredite que essa intervenção contribua para subsequentes aumentos de *performance*, porém, se não identificado, o estado de *overreaching* pode desenvolver-se em *overtraining* (Figura 46.3)[28].

OVERTRAINING EM ATLETAS DE *ENDURANCE* E FORÇA

A maioria dos estudos sobre a síndrome de *overtraining* tem sido realizada a partir de protocolos com exercícios físicos predominantemente aeróbicos (*endurance*). Quanto ao exercício anaeróbico, sintomas e sinais de *overtraining* são derivados a partir de estudos com atividades aeróbicas ou de dados empíricos obtidos de técnicos ou atletas. Poucos resultados de estudos longitudinais foram realizados sobre as respostas fisiológicas frente à diminuição de *performance* decorrente do estado de *overtraining* em atletas de força.

Segundo Fry e Kraemer[28], existem diferenças nas respostas fisiológicas entre o *overtraining* decorrente de exercícios físicos aeróbicos e anaeróbicos. Sendo assim, muitos dos sinais e sintomas do *overtraining* de natureza aeróbica não necessariamente se aplicam ao *overtraining* de natureza anaeróbica. Estudos demonstram que atividades de *endurance* podem originar um estado de *overtraining* caracterizado pela regulação parassimpática, enquanto atividades anaeróbicas podem causar um estado de *overtraining* dominado pela regulação simpática.

Além disso, diferentes protocolos de treinamento de exercício de força produzem uma variedade de respostas neuroendócrinas que sugerem a existência de diferentes etiologias do *overtraining* frente ao aumento do volume e da intensidade do treinamento de força. Pesquisas recentes sobre *overtraining* demonstram que o aumento da intensidade relativa do treinamento de força acarreta respostas fisiológicas completamente diferentes daquelas observadas frente ao aumento do volume do treinamento de força. Além disso, verifica-se que a concentração dos hormônios do crescimento, testosterona total e livre e cortisol não é substancialmente afetada pelo protocolo de exercício de força de alta intensidade em indivíduos em estado de *overtraining*.

Desse modo, é possível distinguir respostas fisiológicas diferentes que ocorrem no *overtraining* devido ao aumento do volume de treinamento ou ao aumento da intensidade de treinamento em praticantes de exercícios de força. Com o aumento do volume do treinamento de força, muitas das respostas neuroendócrinas são similares àquelas observadas em atletas de *endurance* com *overreaching* ou *overtraining*, os quais, tipicamente, apresentam excesso de volume de treinamento (Figura 46.4). Contudo, quando a intensidade relativa do treinamento de força é aumentada, uma substancial diferença nas respostas neuroendócrinas é observada. Sendo assim, muitos dos marcadores neuroendócrinos clássicos para o estado de *overtraining* não são apropriados para identificar o *overtraining* decorrente do exercício de força de alta intensidade.

Embora os mecanismos precisos que levam à ocorrência do *overtraining* não tenham sido estabelecidos, diversos estudos sustentam a hipótese de envolvimento de fatores neuroendócrinos nessa condição. Como exemplo, observa-se a diminuição da razão plasmática da testosterona livre para cortisol em atletas que apresentam *overtraining*. Alguns autores sugerem, no entanto, que a consequente diminuição dessa razão possa refletir uma resposta fisiológica em relação à sessão prévia de treinamento, preferivelmente do que a ocorrência de *overtraining*.

OVERTRAINING E SISTEMA IMUNE

Estudos demonstram aumento da incidência de sintomas de ITRS após exercícios de *endurance* exaustivos[30]. Do mesmo modo, a experiência pessoal de atletas, técnicos e equipe médica sugere que a incidência de infecções – principalmente ITRS – é mais elevada após uma sessão de exercício vigoroso e/ou durante períodos com elevada carga de treinamento e/ou aumento da frequência de competições, especialmente se associados a outros fatores estressores (aspectos psicológicos, má nutrição, perda de peso, medicamentos e distúrbios do ritmo biológico), do que em outros períodos de treinamento. Além disso, as ITRS ou outras infecções de menor gravidade frequentemente apresentam recidivas em atletas que retornam ao treinamento, quando os mesmos não se encontram

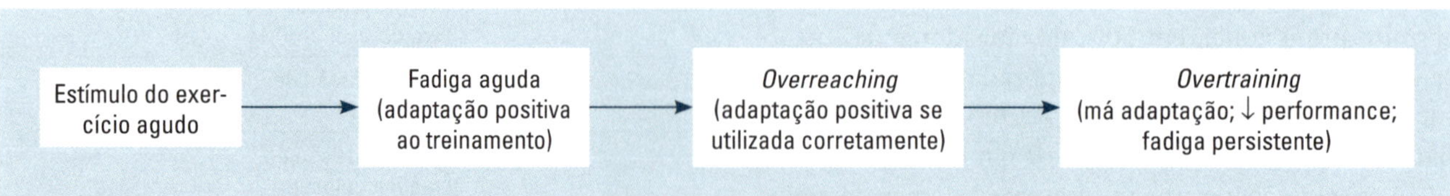

Figura 46.3 Progressão de eventos que podem resultar no estado de *overtraining*. Fonte: adaptado de Fry e Kraemer[28].

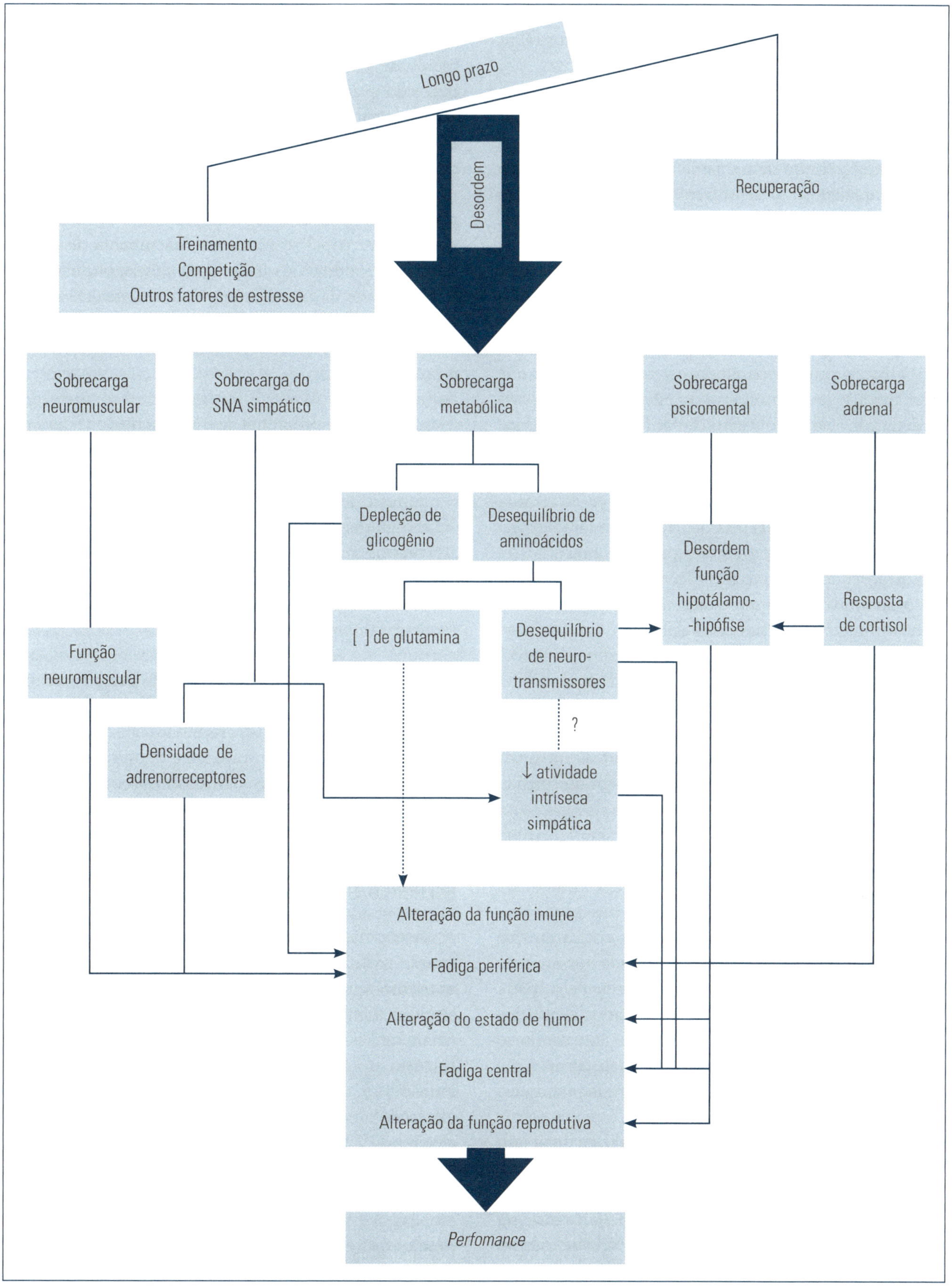

Figura 46.4 Esquema da gênese da síndrome de *overtraining* em esportes de *endurance* relacionados ao treinamento com elevado volume durante longo prazo. Fonte: adaptada de Lehmann et al.[29].

totalmente recuperados. Essa situação acarreta um ciclo de infecções recorrentes dentro de períodos curtos (algumas semanas)[26].

Estudos não têm verificado, no entanto, aumento da incidência de ITRS em atletas com *overtraining*. Mackinnon e Hopper[31] acompanharam 24 nadadores de elite durante um período de treinamento intenso, sendo que 33% dos nadadores desenvolveram *overreaching* e 42% apresentaram ITRS. Surpreendentemente, a incidência da ITRS foi muito maior nos atletas bem treinados (56%) do que naqueles que apresentavam os sintomas de *overtraining* (12,5%). Esse resultado sugere que os sintomas de ITRS são mais relacionados ao treinamento intenso do que ao *overtraining*.

O mais promissor parâmetro de resposta imune que possa auxiliar na identificação do estado de *overtraining* é a determinação da concentração de IgA secretória. Essa imunoglobulina é responsável pela resposta imune humoral da superfície de mucosas, sendo sua concentração altamente correlacionada com a resistência a determinadas viroses responsáveis pela ocorrência de ITRS. A IgA pode ser facilmente mensurada a partir de uma amostra de saliva, sendo sua concentração nessa secreção utilizada como um marcador do estado imune de mucosas. O exercício intenso tem sido associado com a diminuição da concentração de IgA salivar e esse resultado parece estar relacionado ao aumento da intensidade do treinamento. Mackinnon e Hopper[32] observaram uma diminuição significativa da concentração de IgA salivar em um grupo de nadadores de elite com *overtraining* quando comparados aos colegas de equipe que foram considerados bem treinados.

IMPLICAÇÕES PRÁTICAS PARA A PREVENÇÃO DO *OVERTRAINING*

A prevenção do *overtraining* é mais crítica do que seu tratamento e pode ser somente adotada por meio do controle cuidadoso do estresse promovido pelo treinamento. Esse fato implica que procedimentos científicos que descrevem e monitoram esses fatores estressores representem ferramentas fundamentais, pois fornecem a base para a separação entre a fadiga de treinamento e a fadiga residual associada ao *overtraining*[24,25].

A metodologia dos testes deve ser capaz de distinguir o aumento de rendimento e o estado de *overtraining* e, ao mesmo tempo, possibilitar o planejamento futuro de períodos de treinamento. O treinamento diário deve ser monitorado quanto às flutuações nos níveis de estresse sobre uma base observacional. Os dados de cada atleta devem ser regularmente monitorados e avaliados com ajustes imediatos para o treinamento, o que reforça o papel relevante dos treinadores, que devem estar conscientizados das causas e consequências relacionadas ao estado de *overtraining*. Além disso, diversos parâmetros têm sido avaliados e utilizados no diagnóstico do *overtraining*, como a concentração de IgA salivar e glutamina plasmática e a avaliação do estado de humor, por meio de testes psicológicos[24-27].

Cabe destacar o papel do nutricionista em relação à redução do risco de *overtraining*. A orientação nutricional tem um papel relevante no desempenho esportivo de atletas e indivíduos fisicamente ativos, o que reforça a necessidade da conscientização destes quanto às suas necessidades nutricionais[21,23].

Três fatores relevantes destacam-se na prevenção do *overtraining*:

- estrutura do programa de treinamento, que deve permitir recuperação adequada e prevenção de lesões e fadiga excessiva, decorrentes de níveis extremos de estresse de treinamento;
- programa de testes científicos que consistam de parâmetros capazes de detectar o estado de *overtraining*;
- testes que permitam distinguir a fadiga normal associada com o treinamento daquela associada com o *overtraining*[26].

Cabe ressaltar que testes psicológicos parecem ser mais sensíveis às alterações no volume de treinamento, os quais podem representar um instrumento usual na identificação de atletas que estão desenvolvendo a síndrome de *overtraining*. Esse fato é relevante, pois se observa que o aumento do volume de treinamento mais comumente induz ao estado de *overtraining* quando comparado ao da intensidade[26].

EXERCÍCIO, SISTEMA IMUNE E NUTRIÇÃO

A manutenção de uma resposta imune efetiva é, em grande parte, relacionada à ausência de deficiências de nutrientes que apresentam uma função essencial para a ativação, a interação, a diferenciação e a expressão funcional de células do sistema imune. A desnutrição diminui a resposta imune contra a invasão de patógenos e torna o indivíduo mais suscetível a infecções. Ao mesmo tempo, infecções causadas por determinados patógenos podem afetar o estado nutricional por causarem supressão do apetite, má absorção, aumento da necessidade de ingestão de nutrientes e maior perda de nutrientes endógenos[20,21].

Carboidratos

A lesão tecidual que ocorre após o exercício intenso e prolongado provoca uma resposta de fase aguda caracterizada pela liberação de citocinas pró-inflamatórias como interleucina (IL)-1β, IL-6 e fator de necrose tumoral, as quais atuam sinergisticamente. Todavia, o efeito dessas citocinas pró-inflamatórias é modulado por diversos mecanismos, que incluem a produção de citocinas anti-inflamatórias como IL-4, IL-10 e antagonista de receptor de IL-1. Além disso, citocinas pró-inflamatórias liberadas em resposta à lesão muscular induzida pelo exercício exaustivo estimulam o eixo hipotálamo-hipófise-adrenal (HHA), o que promove aumento da liberação de cortisol – potente anti-inflamatório e imunossupressor – ao mesmo tempo em que limita a liberação de IL-1β e IL-6. Cabe destacar que a diminuição da concentração plasmática de glicose está relacionada com a ativação do eixo HHA e o subsequente aumento da síntese e da liberação de cortisol[33].

Diversas intervenções nutricionais têm sido testadas visando modular os efeitos induzidos pelo exercício intenso e prolongado sobre a resposta inflamatória e imune, sendo que os resultados mais efetivos são observados com a suplementação de carboidratos. As respostas hormonal e inflamatória em atletas suplementados com carboidrato comparado com placebo são relacionadas com a redução do nível de estresse fisiológico, o que é refletido pela atenuação do aumento da concentração plasmática de cortisol durante o exercício. Esse efeito pode ser decorrente do mecanismo de manutenção da glicemia e consequente redução da ativação do eixo HHA. Estudos mostram que a ingestão de carboidrato antes, durante e depois do exercício físico está associada com maior concentração de glicose no plasma, diminuição da resposta de citocinas inflamatórias e anti-inflamatórias, atenuação do aumento da concentração plasmática de cortisol e do hormônio do crescimento, menores alterações na contagem de leucócitos no sangue e diminuição do processo de fagocitose e da produção de espécies reativas de oxigênio por neutrófilos e monócitos[34].

Em um estudo[35] com dez triatletas, foi avaliado o efeito do modo do exercício e da ingestão de uma bebida contendo carboidrato (6%) *versus* placebo sobre a resposta imune após 2,5 horas de corrida ou ciclismo. Cada triatleta correu ou pedalou durante 2,5 horas (~ 75% $VO_{2máx}$) ingerindo bebida com carboidrato ou placebo. A ingestão de carboidrato, mas não a modalidade de exercício, influenciou significativamente as respostas plasmáticas de glicose e hormônios, promovendo diminuição das alterações na contagem de leucócitos e de citocinas no sangue. A atividade das células NK, a fagocitose e a produção de espécies reativas de oxigênio em granulócitos também apresentaram menores alterações no grupo suplementado com carboidrato em relação ao grupo placebo.

De modo geral, as respostas imunológicas e hormonais são atenuadas pela ingestão de carboidratos comparadas com a ingestão de placebo, portanto, esses resultados indicam que atletas que ingerem bebidas com carboidratos antes, durante e depois de um exercício prolongado e intenso devem apresentar menor estresse fisiológico.

Proteínas

A necessidade proteica diária para atletas de *endurance* é aproximadamente o dobro quando comparada com a da população sedentária. Uma ingestão inferior a 1,6 g de proteína/kg de massa corporal/dia é comumente associada com um balanço nitrogenado negativo em atletas de *endurance* que estão treinando intensamente. Partindo da suposição de que atletas consomem uma dieta equilibrada e balanceada, que atendem as suas necessidades energéticas, o aumento em relação à necessidade de proteínas é facilmente alcançado. Porém, atletas submetidos a um programa de restrição alimentar visando à redução da gordura corporal, vegetarianos e atletas que consomem uma dieta desbalanceada podem apresentar uma ingestão inadequada de proteínas, que prejudica a imunocompetência desses atletas, particularmente em relação à funcionalidade de linfócitos T, resultando no aumento da incidência de infecções oportunistas[19,20]. Cabe destacar que, em alguns casos, o próprio ritmo de treinamento não permite a ingestão adequada de energia e de nutrientes, fator que deve ser observado atentamente pelos nutricionistas.

Glutamina

A glutamina é o aminoácido livre mais abundante no plasma e no tecido muscular e é utilizada em altas concentrações por células de divisão rápida, incluindo enterócitos e leucócitos, para fornecer energia e favorecer a síntese de nucleotídeos. Dentre os órgãos envolvidos na síntese de glutamina, incluem-se os músculos esqueléticos, os pulmões, o fígado, o cérebro e, possivelmente, o tecido adiposo, enquanto células da mucosa intestinal, leucócitos e células do túbulo renal caracterizam-se como tecidos primariamente consumidores de glutamina. Sob certas condições, como reduzido aporte de carboidratos, o fígado pode tornar-se um sítio consumidor de glutamina (Figura 46.5)[36-39].

Estudos têm demonstrado diminuição significativa das concentrações plasmática e tecidual de glutamina durante e após o exercício intenso e prolongado, decorrente do aumento da captação de glutamina por diversos órgãos, que supera as taxas de síntese e liberação de glutamina pelo músculo esquelético, acarretando diminuição do fornecimento desse aminoácido para as células do sistema imune. A glutamina representa um substrato essencial para diversas subclasses de células do sistema imune, incluindo neutrófilos, linfócitos e macrófagos e, desse modo, tem sido sugerido que a diminuição da concentração plasmática de glutamina possa contribuir para o aumento da suscetibilidade a infecções do trato respiratório superior em atletas após o exercício exaustivo, durante períodos de treinamento intenso ou em atletas com síndrome de *overtraining*[14].

Castell et al.[40] verificaram os efeitos da suplementação oral de glutamina sobre a incidência de infecções em atletas. O grupo de atletas estudado era composto de ultramaratonistas, maratonistas, corredores de média distância (participantes de provas de 10 km) e remadores. O grupo placebo recebeu uma solução de maltodextrina; o suplementado, uma solução de glutamina (5 g em 330 mL de água) imediatamente e 2 horas após o término da competição ou da sessão de treinamento intenso. Os atletas receberam questionários para reportar a ocorrência de infecções durante 7 dias após o término da prova. No grupo suplementado com glutamina (n = 72), apenas 19% relataram algum tipo de infecção naquele período. Dentre os atletas que receberam o placebo (n = 79), 51% apresentaram algum tipo de infecção no mesmo período. Embora a incidência de infecção tenha aumentado em ambos os grupos, os autores concluíram que a suplementação de glutamina durante as 2 primeiras horas pós-exercício diminuiu a ocorrência de infecções na semana posterior ao evento. Apesar disso, outros estudos relacionados à suplementação com glutamina demonstraram pouco ou nenhum efeito positivo sobre a imunocompetência de indivíduos submetidos a treinamento exaustivo ou exercício intenso e prolongado, o que sugere que a suplementação com glutamina pós-exercício exaustivo exerça pouco efeito sobre a redução da incidência de infecções em atletas[41,42].

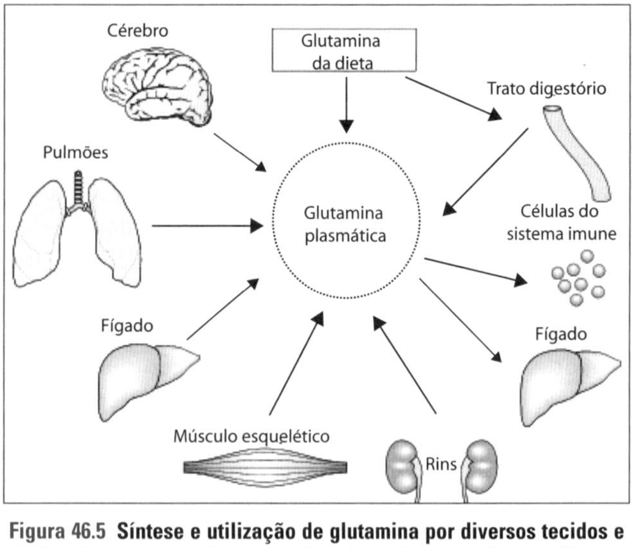

Figura 46.5 Síntese e utilização de glutamina por diversos tecidos e órgãos do organismo. Fonte: modificado de Rogero e Tirapegui[37].

Aminoácidos de cadeia ramificada

A glutamina é sintetizada a partir do grupo amino de aminoácidos de cadeia ramificada e de precursores de cadeia de carbono, incluindo aminoácidos, glicogênio e glicose. Desse modo, os aminoácidos de cadeia ramificada (ACR) – também conhecidos no meio esportivo como *branched chain amino acids* (BCAA) – são considerados precursores de glutamina. Bassit et al.[43] avaliaram o efeito da suplementação com ACR sobre a resposta imune e a concentração plasmática de glutamina em triatletas. Os autores verificaram que a suplementação com ACR – 6 g/dia de ACR durante 30 dias antes do triatlo, aliada à ingestão de 3 g de ACR 30 minutos antes da prova e de 3 g/dia durante os 7 dias posteriores ao triatlo – manteve a concentração plasmática de glutamina em triatletas após a realização do triatlo olímpico (1,5 km de natação, 40 km de ciclismo e 10 km de corrida). A manutenção da concentração plasmática de glutamina aumentou tanto a resposta proliferativa de linfócitos quanto a síntese de IL-1, IL-2, fator de necrose tumoral-β e interferon-β, o que possivelmente esteve relacionado à menor incidência de sintomas de infecção no grupo suplementado com aminoácidos de cadeia ramificada.

Desse modo, conclui-se que a suplementação com ACR – os quais atuam como precursores de glutamina – promove aumento da resposta imune em atletas. Esse fato sugere que essa intervenção nutricional possa exercer maior efeito que a suplementação isolada com glutamina em razão do fato de os ACR serem pouco metabolizados no epitélio intestinal e hepático quando comparados à glutamina. Além disso, existe a possibilidade de os ACR também atuarem no metabolismo das células do sistema imune. Esse fato está relacionado à elevada síntese de proteínas – imunoglobulinas, citocinas, proteínas de fase aguda etc. – em células do sistema imune em uma resposta imune, sendo que a insuficiente disponibilidade de ACR nessas células prejudica a síntese proteica e, consequentemente, influencia a função de células como linfócitos ante um estímulo antigênico.

Lipídios

Relativamente, pouco se sabe a respeito da potencial contribuição dos ácidos graxos da dieta sobre a regulação da modificação da função imune induzida pelo exercício. Dois grupos de ácidos graxos poli-insaturados são essenciais para o organismo: os da série ômega-6 derivados do ácido linoleico, e os da série ômega-3 derivados do ácido linolênico. Em relação à resposta imune, destaca-se o papel dos ácidos graxos poli-insaturados ômega-3, que possuem potente atividade imunomodulatória, e entre estes destacam-se aqueles obtidos a partir do óleo de peixe (ácido eicosapentaenoico – EPA, e ácido docosaexaenoico – DHA), que são biologicamente mais potentes do que o ácido alfa-linolênico. Componentes das imunidades inata e adquirida, incluindo a síntese de importantes mediadores inflamatórios, podem ser afetados por ácidos graxos poli-insaturados ômega-3. Além disso, estudos em animais indicam que dietas ricas em EPA e DHA são anti-inflamatórias e imunomodulatórias *in vivo*. Tem sido sugerido que a elevada ingestão de ácido araquidônico (ômega-6) relativa à ingestão de ácidos graxos da série ômega-3 pode exercer influência prejudicial sobre a inflamação e função imune durante e após o exercício. Todavia, um estudo demonstrou que a suplementação com ácidos graxos poli-insaturados ômega-3 não influenciou o aumento induzido pelo exercício da concentração plasmática de citocinas pró e anti-inflamatórias[44,45].

Um estudo que investigou os efeitos do treinamento de *endurance* durante 7 semanas em indivíduos submetidos a uma dieta rica em carboidratos (65% do valor calórico total da dieta a partir de carboidratos) ou rica em lipídios (62% do valor calórico total da dieta a partir de lipídios) concluiu que a composição da dieta durante o treinamento pode influenciar a imunidade inata, uma vez que a atividade de células NK aumentou em resposta ao treinamento nos indivíduos submetidos a uma dieta rica em carboidratos comparada com uma dieta rica em lipídios. Os resultados do estudo sugerem que essa última dieta é prejudicial para a função imune comparada àquela; todavia, é necessário avaliar se esse efeito é decorrente da ausência de carboidratos na dieta ou do excesso de um componente específico dos lipídios da dieta[46].

Vitaminas e minerais

Diversas vitaminas e minerais são essenciais para a função imune normal. Deficiência das vitaminas lipossolúveis A e E e das vitaminas hidrossolúveis B6, B12, ácido fólico e C prejudicam a imunocompetência e diminuem a resistência do organismo a infecções. Além disso, diversos minerais são conhecidos por exercer efeitos imunomodulatórios sobre a função imune, incluindo zinco, ferro, magnésio, selênio e cobre. O excesso de ingestão de alguns minerais (particularmente zinco e ferro), no entanto, pode prejudicar a função imune e aumentar a suscetibilidade a infecções.

Vitamina C

Durante o exercício, o aumento da utilização de oxigênio promove a elevação da produção de espécies reativas de oxigênio (ERO). Antioxidantes podem – em teoria – neutralizar essas ERO, que são produzidas também por leucócitos, como neutrófilos, durante o processo de fagocitose.

Estudos indicam que a vitamina C – potente antioxidante hidrossolúvel dietético – pode reduzir a incidência de infecções após um exercício intenso e prolongado. Peters et al.[47] avaliaram o efeito da suplementação de vitamina C (600 mg de vitamina C diariamente, durante as 3 semanas que antecediam a competição) sobre a incidência de ITRS durante um período de 2 semanas após uma prova de ultramaratona (90 km). A incidência de ITRS foi de 68% no grupo placebo, enquanto no suplementado com vitamina C foi de apenas 33%. Em outro estudo[48], verificou-se que a suplementação com vitamina C (500 mg/dia durante 3 semanas), diferentemente da suplementação com vitaminas A e E, alterou a incidência de ITRS após uma prova de ultramaratona. Desse modo, observou-se que apenas 15,9% dos corredores suplementados com vitamina C reportaram algum caso de ITRS durante o período de 2 semanas após a prova, em comparação com 40,4% dos que utilizaram placebo, e 20% dos que utilizaram vitamina C com vitamina E e betacaroteno. Os autores sugeriram que o exercício intenso e prolongado aumenta a produção de ERO, que depletam o *pool* de vitamina C corporal, acarretando em prejuízo da função fagocitária de neutrófilos e, desse modo, diminuição da imunocompetência do atleta.

Por outro lado, Nieman et al.[49] não observaram efeito da suplementação de vitamina C sobre a funcionalidade de linfócitos e o perfil hormonal após uma sessão de exercício intenso com duração de 150 minutos. Nesse estudo, a suplementação com vitamina C (1.000 mg/dia durante 8 dias) não influenciou as subclasses de leucócitos, a atividade de células NK, a proliferação de linfócitos, a fagocitose de granulócitos, a produção de ERO e as concentrações plasmáticas de catecolaminas e de cortisol. Em outro estudo[50], a ingestão de 1.500 mg de vitamina C durante 7 dias antes de uma ultramaratona aliada ao consumo de vitamina C (diluída em bebida com carboidratos) durante a prova não influenciou o estresse oxidativo, a concentração plasmática de citocinas e os parâmetros de funcionalidade do sistema imune durante ou após a ultramaratona.

Desse modo, verifica-se que os efeitos benéficos da suplementação com vitamina C sobre a imunocompetência de atletas ocorrem predominantemente em eventos muito prolongados, como ultramaratonas.

Vitamina E

O consumo de megadoses de vitaminas, que parece ser comumente praticado por atletas, pode prejudicar a função imune e ter outros efeitos tóxicos. Por exemplo, a ingestão de 300 mg de vitamina E diariamente por homens durante 3 semanas significativamente diminuiu a capacidade de fagocitose e a proliferação de linfócitos. Em outro estudo[51], a suplementação de atletas com 600 mg de vitamina E durante 2 meses antes de um evento de triatlo *ironman* resultou em aumento do estresse oxidativo e da resposta de citocinas inflamatórias durante o triatlo em relação ao grupo placebo. A partir dos resultados observados nesse último estudo, evidencia-se que os efeitos descritos a respeito da suplementação aguda com vitamina sobre o estresse oxidativo induzido pelo exercício físico podem diferir daqueles observados em estudos de suplementação crônica com vitamina E e exercício físico.

Zinco

O zinco é essencial para o desenvolvimento do sistema imune e mais de cem metaloenzimas têm sido identificadas como zinco-dependentes, incluindo aquelas envolvidas no processo de transcrição de DNA e síntese de proteínas. Os efeitos da deficiência de zinco sobre a função imune incluem atrofia linfoide, diminuição da resposta cutânea de hipersensibilidade do tipo tardia, diminuição da produção de IL-2, prejuízo da proliferação de linfócitos estimulada por mitógenos e diminuição da atividade citotóxica de células NK. Uma vez que o zinco é perdido pelo suor e pela urina, e essas perdas são aumentadas pelo exercício, é possível que o treinamento intenso possa provocar uma deficiência de zinco em atletas[52].

Todavia, apesar da relevante função do zinco no sistema imune, o excesso de ingestão desse mineral pode ser prejudicial para a imunocompetência. Um estudo[51] com corredores do sexo masculino verificou que a suplementação com zinco (25 mg de zinco e 1,5 mg de cobre, duas vezes por dia) durante 6 dias inibiu o aumento de formação do radical livre superóxido a partir de neutrófilos ativados e intensificou a supressão sobre a proliferação de linfócitos estimulados por mitógenos. Em outro estudo, a administração de zinco (150 mg, duas vezes ao dia) para onze atletas, durante um período de 6 semanas, foi associada com a redução da resposta proliferativa de linfócitos e prejuízo da atividade fagocítica de neutrófilos. Portanto, megadoses de zinco não são recomendadas e atletas devem ser orientados a ingerir alimentos ricos em zinco, como carnes, peixes, aves e produtos lácteos[23,52].

Ferro

A deficiência de ferro é prevalente em todo o mundo e algumas estimativas demonstram que aproximadamente 25% da população mundial apresenta deficiência de ferro. Atletas de *endurance* apresentam potencial risco para deficiência de ferro em razão do aumento das perdas desse mineral pelo suor, pela urina e pelas fezes. Entretanto, a proporção de atletas que apresentam depleção de ferro não é maior do que a porcentagem encontrada na população[19,20,23].

O sistema imune parece ser particularmente sensível à disponibilidade de ferro. Por um lado, a deficiência de ferro deprime vários aspectos da função imune, incluindo a produção de IL-1 por macrófagos, a resposta proliferativa de linfócitos estimulada por mitógenos, a atividade citotóxica de células NK e a resposta de hipersensibilidade do tipo tardia. A função fagocitária é também prejudicada pela baixa disponibilidade de ferro. Por outro lado, a ingestão excessiva de ferro inibe a fagocitose de neutrófilos humanos *in vitro*, diminui a razão de linfócitos T CD4:CD8 e pode predispor o indivíduo a doenças infecciosas, particularmente porque o ferro prejudica a biodisponibilidade de zinco[52].

O consenso na literatura é que todos os atletas devem obter suas necessidades de ferro a partir de alimentos fonte desse mineral. A ingestão diária de ferro recomendada para corredores dos sexos masculino e feminino de longa distância é de 17,5 e 23 mg, respectivamente[19,20,23].

CONSIDERAÇÕES PRÁTICAS SOBRE NUTRIÇÃO, EXERCÍCIO E IMUNOCOMPETÊNCIA

Dados epidemiológicos e clínicos sustentam o conceito de que o exercício intenso e prolongado e o treinamento exaustivo aumentam o risco de ITRS, enquanto a prática de exercícios de intensidade moderada diminui o risco de ITRS, por meio de alterações favoráveis sobre alguns parâmetros de funcionalidade do sistema imune. Além disso, o exercício físico e a nutrição exercem sobre o sistema imune influências distintas, as quais parecem ser maiores quando o estresse causado pelo exercício e a nutrição inadequada agem sinergisticamente.

O treinamento físico aumenta a necessidade diária de ingestão de alguns nutrientes e, em muitos casos, isso é suprido pelo aumento da ingestão de alimentos. Porém, muitas pesquisas indicam que poucos atletas seguem um padrão alimentar adequado para alcançarem seu melhor desempenho esportivo. Assim, a somatória desses fatores aumenta a predisposição para um quadro de imunossupressão. Por outro lado, é possível minimizar os efeitos de muitos fatores que contribuem para a imunossupressão induzida pelo exercício com a adoção de uma dieta balanceada. Além disso, o consumo de bebidas com carboidratos durante o treinamento é recomendado como uma prática que visa atenuar alguns dos fatores imunossupressores induzidos pelo exercício prolongado. O risco da suplementação de vitaminas e minerais em doses elevadas deve ser salientado; muitos micronutrientes ingeridos em quantidades acima da recomendável diminuem a resposta imune.

REFERÊNCIAS

1. Brooks GA, Fahey TD, White TP, Baldwin KM. Neuroendocrine control of metabolism: blood glucose homeostasis during exercise. In: Brooks GA, Fahey TD, White TP, Baldwin KM (eds.). Exercise physiology: human bioenergetics and its applications. 3.ed. California: Mayfield Publishing Company; 2000. p.165-96.
2. Bunt JC. Hormonal alterations due to exercise. Sports Med 1986;3:331-45.
3. Coker RH, Kjaer M. Glucoregulation during exercise: the role of the neuroendocrine system. Sports Med 2005;35:575-83.
4. Deschenes MR, Kraemer WJ, Maresh CM, Crivello JF. Exercise-induced hormonal changes and their effects upon skeletal muscle tissue. Sports Med 1991;12:80-93.
5. Borba-Murad GR, Souza HM, Lopes G, Ferreira EB, Dambroso D, Bazotte RB. Changes in glycemia induced by exercise in rats: contribution of hepatic glycogenolysis and gluconeogenesis. Res Commun Mol Pathol Pharmacol 1998;102:113-23.
6. Kjaer M. Hepatic glucose production during exercise. Adv Exp Med Biol 1998;441:117-27.
7. Viru A. Plasma hormones and physical exercise. Int J Sports Med 1992;13:201-9.
8. Doessing S, Kjaer M. Growth hormone and connective tissue in exercise. Scand J Med Sci Sports 2005;15:202-10.
9. Kjaer M. Regulation of hormonal and metabolic responses during exercise in humans. Exerc Sport Sci Rev 1992;20:161-84.
10. Kraemer WJ, Ratamess NA. Hormonal responses and adaptations to resistance exercise and training. Sports Med 2005; 35:339-61.
11. Chatard JC, Atlaoui D, Lac G, Duclos M, Hooper S, Mackinnon L. Cortisol, DHEA, performance and training in elite swimmers. Int J Sports Med 2002;23:510-5.
12. Hargreaves M, Spriet LL (eds.). Exercise metabolism. Champaign: Human Kinetics; 2006.
13. Viru A, Viru M. Cortisol – essential adaptation hormone in exercise. Int J Sports Med 2004;25:461-4.
14. Smith LL. Cytokine hypothesis of overtraining: a physiological adaptation to excessive stress? Med Sci Sports Exerc 2000;32:317-31.
15. Urhausen A, Gabriel HHW, Kindermann W. Impaired pituitary hormonal response to exhaustive exercise in overtrained endurance athletes. Med Sci Sports Exerc 1998;30:407-14.
16. McKenzie DC. Markers of excessive exercise. Can J Appl Physiol 1999;24:66-73.
17. Blazevich AJ, Giorgi A. Effect of testosterone administration and weight training on muscle architecture. Med Sci Sports Exerc 2001;33:1688-93.
18. Marliss EB, Vranic M. Intense exercise has unique effects on both insulin release and its roles in glucoregulation. Diabetes 2002;51:271S-283S.
19. Nieman DC, Pedersen BK. Exercise and immune function. Sports Med 1999;27:73-80.
20. Moreira A, Kekkonen RA, Delgado L, Fonseca J, Korpela R, Haahtela T. Nutritional modulation of exercise-induced immunodepression in athletes: a systematic review and meta-analysis. Eur J Clin Nutr 2007;61:443-60.
21. Gleeson M. Immune system adaptation in elite athletes. Curr Opin Clin Nutr Metab Care 2006;9:659-65.
22. Woods JA, Davis JM, Smith JA, Nieman DC. Exercise and cellular innate immune function. Med Sci Sports Exerc 1999;31:57-66.
23. Bishop NC, Blannin AK, Walsh NP, Robson PJ, Gleeson M. Nutritional aspects of immunesupression in athletes. Sports Med 1999;28:151-76.
24. Kuipers H. Training and overtraining: an introduction. Med Sci Sports Exerc 1998;30:1137-9.
25. Gastmann U, Lehmann MJ. Overtraining and the BCAA hypothesis. Med Sci Sports Exerc 1998;30:1173-8.
26. McKenzie DC. Markers of excessive exercise. Can J Appl Physiol 1999;24:66-73.
27. Fry RW, Morton AR, Keast D. Overtraining in athletes. An update. Sports Med 1991;12:32-65.
28. Fry AC, Kraemer WJ. Resistance exercise overtraining and overreaching. Neuroendocrine responses. Sports Med 1997;23:106-29.
29. Lehmann, M, Foster C, Dickhuth HH, Gastmann U. Autonomic imbalance hypothesis and overtraining syndrome. Med Sci Sports Exerc 1998;30:1140-5.
30. Gleeson M, McDonald WA, Pyne DB, Clancy RL, Cripps AW, Francis JL, et al. Immune status and respiratory illness for elite swimmers during a 12-week training cycle. Int J Sports Med 2000;21:302-7.
31. Mackinnon LT, Hooper SL. Plasma glutamine and upper respiratory tract infection during intensified training in swimmers. Med Sci Sports Exerc 1996;28:285-90.
32. Mackinnon LT, Hooper SL. Mucosal (secretory) immune system responses to exercise of varying intensity and during *overtraining*. Int J Sports Med 1994;15:S179-83.
33. Nieman DC, Bishop NC. Nutritional strategies to counter stress to the immune system in athletes, with special reference to football. J Sports Sci 2006;24:763-72.
34. Nieman DC. Marathon training and immune function. Sports Med 2007;37:412-5.
35. Henson DA, Nieman DC, Blodgett AD, Butterworth DE, Utter A, Davis JM, et al. Influence of exercise mode and carbohydrate on the immune response to prolonged exercise. Int J Sport Nutr 1999;9:213-28.
36. Rogero MM, Pedrosa RG, Tirapegui J, Castro IA, Pires ISO. Effect of L-alanyl-L-glutamine supplementation on plasma, liver and muscle concentration of glutamine in rats submitted exhaustive exercise. Nutrition 2006;22:564-71.
37. Rogero MM, Tirapegui J. Aspectos atuais sobre glutamina, atividade física e sistema imune. Rev Bras Ciências Farm 2000;36:201-12.

38. Rogero MM, Tirapegui J. Aspectos nutricionais sobre glutamina e exercício físico. Nutrire 2003;25:101-26.
39. Rogero MM, Tirapegui J, Pedrosa RG, Castro IA, Pires ISO. Plasma and tissue glutamine response to acute and chronic supplementation with L-glutamine and L-alanyl-L-glutamine in rats. Nutr Res 2004;24:261-70.
40. Castell LM, Poortmans JR, Newsholme EA. Does glutamine have a role in reducing infections in athletes? Eur J Appl Physiol 1996;73:488-90.
41. Rohde T, Asp S, MacLean DA, Pedersen BK. Competitive sustained exercise in humans, lymphokine activated killer cell activity, and glutamine: an intervention study. Eur J Appl Physiol 1998;78:448-53.
42. Rohde T, MacLean DA, Pedersen BK. Effect of glutamine supplementation on changes in the immune system induced by repeated exercise. Med Sci Sports Exerc 1998;30:856-62.
43. Bassit RA, Sawada LA, Bacurau RF, Navarro F, Costa Rosa LFBP. The effect of BCAA suplementation upon the immune response of triathletes. Med Sci Sports Exerc 2000;32:1214-9.
44. Sijben JW, Calder PC. Differential immunomodulation with long-chain n-3 PUFA in health and chronic disease. Proc Nutr Soc 2007;66:237-59.
45. Calder PC. n-3 polyunsaturated fatty acids, inflammation, and inflammatory diseases. Am J Clin Nutr 2006;83:1505S--19S.
46. Venkatraman JT, Leddy J, Pendergast D. Dietary fats and immune status in athletes: clinical implications. Med Sci Sports Exerc 2000;32:389S-95S.
47. Peters EM, Goetzsche JM, Grobbelaar B, Noakes TD. Vitamin C supplementation reduces the incidence of postrace symptoms of upper-respiratory-tract infection in ultramarathon runners. Am J Clin Nutr 1993;57:170-4.
48. Petres EM, Goetzsche JM, Joseph LE, Noakes TD. Vitamin C is effective as combination of anti-oxidant nutrients in reducing symptoms of upper respiratory tract infections in ultramarathon runners. S Afr J Sports Med 1996;11:23-7.
49. Nieman DC, Henson DA, Butterworth DE, Warren BJ, Davis JM, Fagoaga OR, et al. Vitamin C supplementation does not alter the immune response to 2,5 hours of running. Int J Sport Nutr 1997;7:173-84.
50. Palmer FM, Nieman DC, Henson DA, McAnulty SR, McAnulty L, Swick NS, et al. Influence of vitamin C supplementation on oxidative and salivary IgA changes following an ultramarathon. Eur J Appl Physiol 2003;89:100-7.
51. Nieman DC, Henson DA, McAnulty SR, McAnulty LS, Morrow JD, Ahmed A, et al. Vitamin E and immunity after the Kona Triathlon World Championship. Med Sci Sports Exerc 2004;36:1328-35.
52. Nieman DC, Pedersen BK. Nutrition and exercise immunology. Boca Raton: CRC Press; 2000.

Recomendações nutricionais para evitar distúrbios gastrointestinais durante o exercício

47

Erick Prado de Oliveira
Roberto Carlos Burini

INTRODUÇÃO

O efeito do exercício no trato gastrointestinal depende principalmente da intensidade e da duração do exercício. Enquanto exercícios de intensidade moderada têm efeito protetor[1], exercícios extenuantes e agudos podem causar problemas gastrointestinais[2]. Observa-se que em exercícios aeróbios e de longa duração, 30 a 50% dos indivíduos podem apresentar um ou mais sintomas relacionados com problemas gastrointestinais[3]. Esses sintomas podem piorar o desempenho e, possivelmente, evitar que alguns atletas vençam ou terminem uma prova de corrida, natação, ciclismo etc. Existem várias causas para o aparecimento desses problemas durante o exercício, entre eles os hábitos errôneos do consumo hídrico e alimentar, portanto, é importante que os atletas saibam selecionar e testar o consumo alimentar antes da competição. Além disso, existem as causas relacionadas diretamente com o exercício físico[4].

CAUSAS DOS PROBLEMAS GASTROINTESTINAIS DURANTE O EXERCÍCIO

Existem duas causas principais para o aparecimento dos problemas gastrointestinais durante o exercício: fatores mecânicos e isquêmicos [2].

- problemas mecânicos – ocorrem principalmente durante a corrida e em exercícios resistidos, decorrentes do balanço dos órgãos e do aumento da pressão intra-abdominal[5];
- fatores isquêmicos – resultantes do desvio de fluxo sanguíneo das vísceras para os tecidos ativos (músculo, coração, pulmão e cérebro)[6,7], o que pode causar isquemia na mucosa intestinal e aumentar a permeabilidade[5], com consequências como náusea, vômito, dor abdominal e diarreia[2,4]. Esses sintomas ocorrem frequentemente durante competições em ambientes quentes[8] e em indivíduos desidratados, o que está associado com a redução do esvaziamento gástrico[9].

São vários os sintomas de problemas gastrointestinais durante o exercício e eles podem ser divididos em sintomas gastrointestinais superiores e inferiores (Tabela 47.1)[2].

Tabela 47.1 Principais problemas gastrointestinais durante o exercício

Problemas abdominais superiores	Problemas abdominais inferiores
Refluxo/queimação	Dores intestinais
Arroto	Dores laterais
Distensão abdominal	Flatulência
Dores estomacais	Vontade de defecar
Vômitos	Diarreia
Náusea	Sangramento intestinal

QUEM TEM MAIOR CHANCE DE APRESENTAR PROBLEMAS GASTROINTESTINAIS?

Os problemas gastrointestinais durante o exercício estão associados com o histórico de problemas gastrointestinais, portanto, parece que algumas pessoas têm maior propensão a desenvolver distúrbios gastrointestinais, provavelmente por fatores genéticos[10].

Além disso, mulheres têm maiores chances de desenvolver esses problemas, principalmente durante a menstruação. Esses distúrbios também são mais observados em atletas jovens, provavelmente por causa de o exercício ser realizado em maior intensidade; além disso, atletas mais velhos apresentam maior experiência de treinamento e estratégias de alimentação, o que seria um fator protetor. Sabe-se que o indivíduo treinado apresenta menos problemas gastrointestinais durante o exercício, quando comparado com iniciantes[5].

FATORES NUTRICIONAIS ASSOCIADOS COM OS PROBLEMAS GASTROINTESTINAIS

Os principais fatores dietéticos relacionados com os distúrbios gastrointestinais estão descritos na Tabela 47.2 e explicados mais detalhadamente em seguida.

Tabela 47.2 Fatores dietéticos e suplementos associados com problemas gastrointestinais durante o exercício

Baixo consumo hídrico
Fibra e gordura antes e durante o exercício
Soluções hipertônicas antes e durante as competições
Elevado consumo de carboidrato (em alguns indivíduos)
Lactose (se for intolerante)
Anti-inflamatórios não esteroidais (p. ex., aspirina, paracetamol, ibuprofeno)
Bicarbonato de sódio
Altas doses de cafeína

Fluxo sanguíneo e desidratação

Durante o exercício, o fluxo sanguíneo das vísceras é reduzido em aproximadamente 80% e o esvaziamento gástrico é afetado negativamente em exercícios com intensidade acima de 70% do $VO_{2máx}$[7,11]. A desidratação aumenta a redução do fluxo sanguíneo no trato gastrointestinal e também resulta em menor esvaziamento gástrico.

Composição nutricional e digestão

O processo digestivo dos alimentos no corpo humano pode durar de 24 a 72 horas. Isso sugere que não apenas a alimentação do dia da competição pode influenciar o desconforto gastrointestinal, mas também a nutrição nos dias anteriores ao evento. O consumo elevado de fibras, gordura e proteínas está relacionado a menor esvaziamento gástrico, o que está ligado diretamente a dores de estômago, vômitos, refluxo e queimação[3].

Intolerância à lactose

A intolerância à lactose tem prevalência de 5 a 15% na população do Reino Unido e não há dados de prevalência para a população brasileira. É uma das intolerâncias alimentares mais comuns, entretanto, não se sabe se há diferenças entre indivíduos sedentários e atletas. É possível que a intolerância à lactose de grau moderado não cause problemas gastrointestinais no atleta durante o período de repouso, mas existem algumas teorias de que durante o exercício esses sintomas possam ser agravados[12].

Ergogênicos

Outros componentes dietéticos podem estar associados com problemas gastrointestinais durante o exercício. A cafeína pode apresentar efeitos laxativos quando consumida em altas doses e o bicarbonato de sódio, que é utilizado frequentemente como tamponante da acidose metabólica do exercício, também pode causar distúrbios como vômitos e diarreia[13]. Para evitar que esses problemas ocorram durante a competição, esses suplementos devem ser testados durante o treinamento, pois ambos estão relacionados com aumento de desempenho, desde que sejam evitados os efeitos colaterais.

Alteração da permeabilidade intestinal

Alguns medicamentos anti-inflamatórios não esteroidais (aspirina, paracetamol e ibuprofeno) estão diretamente relacionados com problemas gastrointestinais, especialmente quando utilizados em grandes quantidades, o que é comum entre os atletas. O consumo de aspirina combinado com o exercício aumenta a permeabilidade intestinal, o que permite a absorção de alguns componentes alergênicos derivados dos alimentos, causando sintomas anafiláticos[14]. Alguns dos alimentos relacionados com o processo de anafilaxia durante o exercício são cereais, alimentos marinhos, nozes, castanhas, amendoins, ovos, leite e vegetais[15]. É importante ressaltar que a anafilaxia dependente do exercício ocorre apenas após o consumo de algum alimento alergênico algumas horas antes de o indivíduo realizar atividade física vigorosa[16,17]. Os sintomas da anafilaxia ocorrem durante ou imediatamente após o exercício[14,18].

Carboidratos

O consumo de carboidrato tem grande variação entre os atletas, com valores entre 6 a 136 g/h. Competidores de triatlo, meio-*ironman* e *ironman* ingerem aproximadamente 62 ± 26, 65 ± 25 e 35 ± 26 g/h de carboidrato durante o exercício. Sabe-se que o elevado consumo de carboidrato durante o exercício está diretamente relacionado com aumento do desempenho, entretanto, também está associado com aumento de problemas gastrointestinais. O elevado consumo de carboidrato está correlacionado com náusea (r = 0,34) e flatulência (r = 0,35)[19].

A forma que o carboidrato é consumido é geralmente sólida, em gel ou líquida, sendo as duas últimas as formas mais consumidas durante a competição[19]. Todas as formas de carboidrato podem ser ingeridas durante o exercício, pois não há diferença na oxidação exógena do carboidrato, entretanto, o consumo de barras aumenta a sensação de estômago cheio dos atletas[20,21] e, por conta disso, atletas mais suscetíveis a apresentarem problemas gastrointestinais durante o exercício devem dar preferência às formas líquidas e em gel. É importante lembrar que os atletas que utilizam o gel devem se preocupar com a hidratação.

Muitos atletas consomem frutas secas como fonte energética durante o exercício, entretanto, é importante lembrar que esse consumo não é adequado, pois esses alimentos contêm fibras e sorbitol, que é laxativo.

ESTRATÉGIAS PARA PREVENIR OU MINIMIZAR DISTÚRBIOS GRASTROINTESTINAIS DURANTE O EXERCÍCIO

Concentração de carboidratos

Durante a competição, a concentração ideal de consumo de carboidrato na bebida é em torno de 5 a 8% e os atletas devem consumir entre 60 e 70 g/h. A limitação da absorção de glicose é de 1 a 1,1 g/min e quando grandes quantidades são ingeridas, a absorção é o principal fator limitante, aumentando os problemas gastrointestinais[9].

A concentração de carboidrato da bebida esportiva é importante para a velocidade de absorção e o consequente esvaziamento gástrico. Os efeitos de diferentes concentrações de carboidrato (0, 3, 6 e 9%) foram testados em homens saudáveis em relação à distribuição do líquido ingerido e à consequente velocidade de absorção da bebida. Concluiu-se que bebidas com concentrações de até 6% apresentam distribuição do líquido semelhante à água. Adicionalmente, bebidas com 3% de carboidrato mostraram maior distribuição do líquido, inclusive quando comparadas com a água[22]; portanto, para evitar distúrbios gastrointestinais durante o exercício, bebidas com um único tipo de carboidrato (glicose ou maltodextrina) devem ser consumidas em diluição de aproximadamente 6% na quantidade de 1 g/min de carboidrato. Bebidas hipertônicas > 10% devem ser evitadas, por reduzirem o tempo de esvaziamento gástrico e aumentarem os problemas gastrointestinais.

Múltiplos transportadores

O consumo de carboidratos de múltiplo transporte (glicose + frutose) aumenta a absorção intestinal de carboidrato e do líquido ingerido, o que ocorre por esses dois carboidratos serem absorvidos por transportadores intestinais independentes. A glicose é absorvida pelo transportador de glicose sódio-dependente (SGLT1), enquanto a frutose é absorvida por meio do GLUT-5[23].

Comparando o consumo de 90 g/h de carboidrato de duas bebidas com 8,6% de diluição, uma contendo apenas glicose e a outra glicose + frutose (2:1), foi observado que o consumo da bebida com carboidratos de múltiplo transporte acelerou o esvaziamento gástrico e a distribuição do líquido[24]. Em outro estudo, mesmo após 5 horas de exercício, foi observado o mesmo resultado, mostrando que o elevado consumo de carboidrato (1,5 g/min) por meio de glicose e frutose não aumentou a sensação de estômago cheio, sendo que esse aumento foi observado no grupo que consumiu somente a bebida com glicose[25].

O consumo da bebida com glicose e frutose pode ser recomendado na quantidade de 1,5 g/min[24] até 1,8 g/min[26]. Essa solução pode ser elaborada na proporção de 1,2 g/min de glicose ou maltodextrina + 0,6 g/min de frutose (proporção 2:1)[26].

Ainda não há consenso sobre qual seria a proporção ideal de glicose e frutose na bebida para prevenir os distúrbios gastrointestinais, entretanto, um estudo recente avaliou 10 ciclistas que pedalaram durante 150 minutos a 50% da potência máxima até a exaustão. Foram comparadas as proporções do consumo de frutose e maltodextrina (1,8 g/min) na proporção de 0,6 frutose + 1,2 maltodextrina (relação 0,5), 0,8 frutose + 1 maltodextrina (relação 0,8) e 1 frutose + 0,8 maltodextrina (relação 1,25) e seus efeitos sobre o desempenho físico e a presença de problemas gastrointestinais. Os autores concluíram que a relação de 0,8 provocou menos relatos de distúrbios gastrointestinais (sensação de estômago cheio e náusea) e esse foi o principal fator relacionado com o aumento de desempenho desse grupo[27].

Portanto, o consumo de carboidratos de múltiplo transporte é uma ótima estratégia para reduzir os problemas gastrointestinais durante o exercício, mesmo que haja o consumo de grandes quantidades de carboidrato. Isso ocorre principalmente por aumentar a absorção e diminuir o carboidrato residual no intestino. Além disso, essa estratégia pode aumentar a oxidação do carboidrato consumido e melhorar o desempenho[28].

Bochecho de carboidrato

Uma estratégia para prevenir os distúrbios gastrointestinais durante o exercício seria não utilizar o trato digestório durante a atividade física. Sabe-se que o consumo de carboidrato aumenta o desempenho[28], mas existem algumas evidências que mostram que não há necessidade de ingerir grandes quantidades da substância em exercícios com duração de até 60 minutos. Levando-se em consideração esses aspectos, o bochecho com bebidas com carboidrato parece ser uma boa estratégia para aumentar o desempenho sem utilizar o trato gastrointestinal[29]. A melhora do desempenho com o bochecho de carboidrato ocorre porque existem alguns receptores na mucosa oral que ativam algumas regiões cerebrais relacionadas com a sensação de recompensa[30]. Portanto, em exercícios de curta duração, poder-se-ia sugerir a realização do bochecho de carboidrato em vez do consumo, principalmente naqueles atletas que apresentam histórico de distúrbios gastrointestinais.

Treinabilidade do intestino com elevadas quantidades de carboidrato

Levando-se em consideração que a maior absorção de carboidrato está associada com menos carboidrato residual no intestino e, consequentemente, redução dos sintomas gastrointestinais, outra estratégia poderia ser aumentar a capacidade de absorção intestinal. Recente estudo mostrou que o intestino é treinável e que os indivíduos que consomem grande quantidade de carboidrato podem aumentar a capacidade de absorção desse macronutriente[31]. Dezesseis ciclistas e triatletas foram estudados e separados em dois grupos, sendo que um consumia grande quantidade e outro, baixa quantidade de carboidrato durante 28 dias. O aumento do consumo de carboidrato foi realizado principalmente durante o treinamento. Os autores concluíram que o grupo com alto consumo de carboidrato aumentou a oxidação exógena do macronutriente após o "treinamento intestinal", demonstrando aumento da capacidade de absorção intestinal. Mais estudos são necessários para observar os efeitos desse treinamento sobre os sintomas gastrointestinais.

RECOMENDAÇÕES PRÁTICAS

- a ocorrência de distúrbios gastrointestinais é individual. É muito importante testar o alimento e a bebida durante o treinamento antes de realizar as intervenções na competição;
- a hidratação correta antes e durante o exercício é essencial para prevenir a desidratação e reduzir os problemas gastrointestinais;
- deve-se evitar alimentos ricos em fibra (p. ex., feijão, farelo de trigo, frutas e pão integral) nos dias precedentes à corrida;
- deve-se evitar alimentos gordurosos nos dias anteriores e imediatamente antes da corrida;
- alimentos sólidos devem ser consumidos até 3 horas antes da corrida;
- deve-se ter cautela com a utilização de alguns medicamentos, como aspirina, paracetamol etc.;
- principalmente para os indivíduos com histórico de problemas gastrointestinais, o consumo de carboidratos em gel ou líquidos é mais indicado do que o de barras;
- devem ser evitados os alimentos ricos em frutose (principalmente bebidas que contenham exclusivamente frutose) como doces, biscoitos etc.;
- a utilização da frutose em conjunto com a glicose, na proporção correta, não causa problemas e pode reduzir o desconforto gastrointestinal. Para aumentar o consumo de carboidrato, reduzindo-se assim os problemas gastrointestinais, é recomendado o consumo de glicose/maltodextrina (bebida a 6% ou 1 g/min) ou glicose/maltodextrina + frutose (bebida a 8 a 10% ou 1,5 a 1,8 g/min);
- o bochecho de carboidrato pode ser recomendado para evitar problemas gastrointestinais em exercícios com duração menor que 60 minutos;
- evidências recentes têm mostrado que o treinamento do intestino com elevadas quantidades de carboidrato durante o período de treinamento pode diminuir os problemas gastrointestinais durante as competições.

REFERÊNCIAS

1. Dainese R, Serra J, Azpiroz F, Malagelada JR. Effects of physical activity on intestinal gas transit and evacuation in healthy subjects. Am J Med 2004;116:536-9.
2. de Oliveira EP, Burini RC. The impact of physical exercise on the gastrointestinal tract. Curr Opin Clin Nutr Metab Care 2009;12:533-8.
3. Brouns F, Beckers E. Is the gut an athletic organ? Digestion, absorption and exercise. Sports Med 1993;15:242-57.
4. de Oliveira EP, Burini RC. Food-dependent, exercise-induced gastrointestinal distress. J Int Soc Sports Nutr 2011;8:12.
5. Casey E, Mistry DJ, MacKnight JM. Training room management of medical conditions: sports gastroenterology. Clin Sports Med 2005;24:525-40, viii.
6. Ogoh S. Autonomic control of cerebral circulation: exercise. Med Sci Sports Exerc 2008;40:2046-54.
7. Qamar MI, Read AE. Effects of exercise on mesenteric blood flow in man. Gut 1987;28:583-7.
8. van Nieuwenhoven MA, Vriens BE, Brummer RJ, Brouns F. Effect of dehydration on gastrointestinal function at rest and during exercise in humans. Eur J Appl Physiol 2000;83:578-84.
9. Jeukendrup AE, Jentjens RL, Moseley L. Nutritional considerations in triathlon. Sports Med 2005;35:163-81.
10. Pfeiffer B, Cotterill A, Grathwohl D, Stellingwerff T, Jeukendrup AE. The effect of carbohydrate gels on gastrointestinal tolerance during a 16-km run. Int J Sport Nutr Exerc Metab 2009;19:485-503.

11. Leiper JB, Broad NP, Maughan RJ. Effect of intermittent high-intensity exercise on gastric emptying in man. Med Sci Sports Exerc 2001;33:1270-8.
12. de Vrese M, Stegelmann A, Richter B, Fenselau S, Laue C, Schrezenmeir J. Probiotics-compensation for lactase insufficiency. Am J Clin Nutr 2001;73:421S-9S.
13. Burke LM, Pyne DB. Bicarbonate loading to enhance training and competitive performance. Int J Sports Physiol Perform 2007;2:93-7.
14. Fujii H, Kambe N, Fujisawa A, Kohno K, Morita E, Miyachi Y. Food-dependent exercise-induced anaphylaxis induced by low dose aspirin therapy. Allergol Int 2008;57:97-8.
15. Porcel S, Sanchez AB, Rodriguez E et al. Food-dependent exercise-induced anaphylaxis to pistachio. J Investig Allergol Clin Immunol 2006;16:71-3.
16. Orhan F, Karakas T. Food-dependent exercise-induced anaphylaxis to lentil and anaphylaxis to chickpea in a 17-year-old boy. J Investig Allergol Clin Immunol 2008;18:465-8.
17. Loibl M, Schwarz S, Ring J, Halle M, Brockow K. Definition of an exercise intensity threshold in a challenge test to diagnose food-dependent exercise-induced anaphylaxis. Allergy 2009;64:1560-1.
18. Choi JH, Lee HB, Ahn IS, Park CW, Lee CH. Wheat-dependent, exercise-induced anaphylaxis: a successful case of prevention with ketotifen. Ann Dermatol 2009;21:203-5.
19. Pfeiffer B, Stellingwerff T, Hodgson AB, et al. Nutritional intake and gastrointestinal problems during competitive endurance events. Med Sci Sports Exerc 2012;44:344-51.
20. Pfeiffer B, Stellingwerff T, Zaltas E, Jeukendrup AE. CHO oxidation from a CHO gel compared with a drink during exercise. Med Sci Sports Exerc 2010;42:2038-45.
21. Pfeiffer B, Stellingwerff T, Zaltas E, Jeukendrup AE. Oxidation of solid versus liquid CHO sources during exercise. Med Sci Sports Exerc 2010;42:2030-7.
22. Jeukendrup AE, Currell K, Clarke J, Cole J, Blannin AK. Effect of beverage glucose and sodium content on fluid delivery. Nutr Metab 2009;6:9.
23. Wright EM, Martin MG, Turk E. Intestinal absorption in health and disease – sugars. Best Pract Res Clin Gastroenterol 2003;17:943-56.
24. Jeukendrup AE, Moseley L. Multiple transportable carbohydrates enhance gastric emptying and fluid delivery. Scand J Med Sci Sports 2010;20:112-21.
25. Jeukendrup AE, Moseley L, Mainwaring GI, Samuels S, Perry S, Mann CH. Exogenous carbohydrate oxidation during ultraendurance exercise. J Appl Physiol 2006;100:1134-41.
26. Wallis GA, Rowlands DS, Shaw C, Jentjens RL, Jeukendrup AE. Oxidation of combined ingestion of maltodextrins and fructose during exercise. Med Sci Sports Exerc 2005;37:426-32.
27. O'Brien WJ, Rowlands DS. Fructose-maltodextrin ratio in a carbohydrate-electrolyte solution differentially affects exogenous carbohydrate oxidation rate, gut comfort, and performance. Am J Physiol Gastrointest Liver Physiol 2011;300:G181-9.
28. Jeukendrup AE. Carbohydrate and exercise performance: the role of multiple transportable carbohydrates. Curr Opin Clin Nutr Metab Care 2010;13:452-7.
29. Jeukendrup AE, Chambers ES. Oral carbohydrate sensing and exercise performance. Curr Opin Clin Nutr Metab Care 2010;13:447-51.
30. Chambers ES, Bridge MW, Jones DA. Carbohydrate sensing in the human mouth: effects on exercise performance and brain activity. J Physiol 2009;587:1779-94.
31. Cox GR, Clark SA, Cox AJ, et al. Daily training with high carbohydrate availability increases exogenous carbohydrate oxidation during endurance cycling. J Appl Physiol 2010;109:126-34.

Diferenças de gênero no esporte e suas implicações nutricionais

48

Michele Caroline de Costa Trindade
Alex Silva Ribeiro

INTRODUÇÃO

Nas últimas décadas, tem crescido a preocupação em definir bases científicas sobre as diferenças fisiológicas, alimentares e de treinamento entre homens e mulheres, aumentando, assim, a publicação de trabalhos de qualidade e expandindo o conhecimento sobre essa área.

Enquanto muitos alimentos e protocolos de treinamento têm benefícios à saúde comprovados, por influência da mídia e/ou por causa de profissionais não qualificados, que fazem alegações à saúde, à estética e ao desempenho físico com pouca ou nenhuma evidência científica de sua eficácia ainda gastam-se bilhões de dólares por ano em produtos e/ou serviços desnecessários.

Diante do exposto, com base nas informações disponíveis na literatura, este capítulo tem por objetivo esclarecer e apresentar algumas das diferenças fisiológicas, alimentares e de treinamento existentes entre os sexos.

COMPOSIÇÃO CORPORAL E MORFOLOGIA

Musculatura esquelética

Dentre os diferentes elementos da composição corporal, o tecido muscular esquelético exerce papel de destaque, uma vez que tal componente é importante para o desempenho esportivo de várias modalidades.

Em relação às diferenças sexuais, os homens geralmente possuem maior massa muscular do que as mulheres, sendo que as maiores diferenças entre os sexos ocorrem na massa muscular de membros superiores[1].

Os hormônios sexuais são sempre candidatos para explicar os mecanismos por trás das diferenças observadas entre os gêneros. De fato, a maior massa muscular observada nos homens ocorre principalmente por causa dos maiores níveis do hormônio testosterona[2], que é reconhecidamente um potente homônimo anabólico com propriedades de síntese proteica.

Apesar disso, homens e mulheres não se diferenciam em nível muscular somente pelo volume, mas, também, na arquitetura muscular. Basicamente, o músculo esquelético é composto predominantemente por dois tipos de fibras musculares, que se diferenciam pelas suas propriedades metabólicas e contráteis. As fibras do tipo I, também denominadas de fibras de contração lenta, são conhecidas pela maior capacidade de resistência à fadiga, com grande capacidade oxidativa, sendo importantes em eventos de predominância aeróbica. Por sua vez, as fibras do tipo II, também denominadas de fibras de contração rápida, têm predomínio do metabolismo energético anaeróbico. As fibras do tipo II são ainda subdivididas principalmente em tipos IIA e IIB. As do tipo IIA possuem predomínio do metabolismo anaeróbico, porém com boa capacidade oxidativa. Já nas do tipo IIB, o metabolismo anaeróbico é dominante. Geralmente, as mulheres possuem menor área de secção transversa em todos os tipos de fibra muscular. Além disso, a área total ocupada pelos principais tipos de fibras é diferente entre os sexos. Enquanto nos homens a ordem de tamanho segue IIA > I > IIB, nas mulheres a ordem de tamanho é I > IIA > IIB[3]. A respeito do percentual que cada tipo de fibra muscular ocupa no músculo, os estudos têm observado resultados inconclusivos. Enquanto alguns autores atribuem maior percentual de fibras do tipo II para os homens e do tipo I para as mulheres, outros estudos demonstram semelhanças entre os sexos[3-7]. De modo geral, essas diferenças podem ser relacionadas a diferentes procedimentos metodológicos utilizados nos estudos.

O aumento na massa muscular esquelética é o objetivo de muitos homens e mulheres, para fins de saúde, melhora da estética corporal ou desempenho esportivo. Nesse sentido, é reconhecido que tanto homens quanto mulheres são capazes de aumentar a massa muscular em resposta a um determinado modelo de treinamento, fenômeno que ocorre principalmente em virtude do aumento no tamanho da fibra muscular, evento conhecido como hipertrofia. Dentre os diferentes modelos de exercício físico que promovem a hipertrofia da musculatura esquelética, destaca-se, com maior eficiência, o treinamento com pesos. Entretanto, a magnitude dessas respostas adaptativas a esse tipo de exercício pode ser afetada por uma série de fatores, como o sexo do indivíduo.

Ao longo das últimas décadas, alguns estudos foram conduzidos comparando-se as respostas adaptativas ao treinamento com pesos entre homens e mulheres. Nesse sentido, um dos indicadores de hipertrofia muscular mais frequentes nos estudos de intervenção que realizaram a comparação entre homens e mulheres é a massa livre de gordura estimada por diferentes métodos, como a absortometria radiológica de dupla energia, a pesagem hidrostática e a espessura de dobras cutâneas, nos quais, para esse componente, os estudos observaram ganho relativo similar em homens e mulheres[8-12]. Todavia, em relação às comparações entre os sexos, é importante destacar que similar resposta relativa indica maior aumento absoluto nos homens, já que a musculatura aumenta de forma proporcional, e os homens, em geral, possuem maior massa muscular em relação às mulheres.

Entretanto, investigações que utilizaram métodos de avaliação mais sensíveis, como imagem por ressonância magnética, tomografia computadorizada, ultrassonografia e biópsia muscular, encontraram diferença significativa entre os sexos, sendo que a maioria aponta para maior resposta nos homens[13-16]. De fato, os indivíduos do sexo masculino possuem melhor ambiente anabólico, proporcionado pelo maior nível de hormônios androgênicos, principalmente a testosterona, e, ainda, a concentração plasmática desse hormônio tem maior aumento nos homens em resposta a um programa de treinamento com pesos[17] do que nas mulheres. Já o hormônio catabólico cortisol apresenta semelhantes níveis em homens e mulheres destreinados, e, após um programa de treinamento com pesos, o nível desse hormônio nos homens tende a diminuir, enquanto nas mulheres não se altera[17]. Ou seja, a melhor resposta no hormônio anabólico e um decréscimo no hormônio catabólico favorecem os homens, permitindo-lhes um ambiente favorável para a maior síntese de proteínas.

Dessa forma, pode-se sugerir que os mecanismos responsáveis pela promoção da hipertrofia muscular possivelmente não atuam de maneira semelhante em homens e mulheres, uma vez que existem diferenças em agentes importantes para o desenvolvimento muscular. Além dos níveis de testosterona e cortisol, também existem diferenças quanto a outro agente fundamental para a promoção da hipertrofia muscular, o fator de crescimento semelhante à insulina (IGF), hormônio que apresenta maiores valores nas mulheres em relação aos homens[1,18]. O hormônio do crescimento humano (GH), que também possui papel importante na síntese de proteínas, apresenta níveis diferenciados em homens e mulheres, sendo observado, em alguns experimentos, maiores concentrações nas mulheres em relação aos homens[19,20].

Entretanto, é importante destacar que as análises dos resultados encontrados nos diferentes estudos devem ser pautadas no tempo de treinamento utilizado, uma vez que muitos estudos utilizam somente um tempo entre 8 e 24 semanas de intervenção, enquanto as adaptações e o remodelamento dos componentes da musculatura esquelética continuam após esse período.

Tecido adiposo

No que diz respeito ao efeito do dimorfismo sexual sobre a gordura corporal, as mulheres, de maneira geral, possuem maior quantidade de massa gorda em relação aos homens – em média, valor de aproximadamente + 5 kg[4], sobretudo pelo maior acúmulo de gordura na metade inferior do corpo[1]. A maior quantidade de gordura corporal ocorre, principalmente, em virtude de funções biológicas específicas do sexo feminino.

Os mecanismos responsáveis pelo acúmulo ou pela degradação da gordura corporal também são diferentes em homens e mulheres. O desenvolvimento da obesidade, particularmente o acúmulo da gordura visceral nas mulheres, pode ser influenciado pela interação entre os glicocorticoides e os níveis elevados de andrógenos. Em contrapartida, a obesidade abdominal em homens está associada com níveis mais baixos de testosterona[21]. As principais diferenças entre os hormônios sexuais são: a testosterona induz o acúmulo de gordura na região abdominal enquanto o estrogênio induz o acúmulo de gordura na região gluteofemoral. Dependendo da oscilação hormonal, é comum que as pessoas encontrem dificuldade para atingir o percentual de gordura adequado, mesmo com a realização de um plano alimentar adequado e com a prática regular de atividades físicas. Para promover alteração do peso corporal, em geral, independentemente do sexo, considera-se a diferença de 7.000 kcal no balanço energético. Entretanto, Pietrobelli et al.[22] verificaram que, em as mulheres que tiveram modificações no peso corporal, a diferença no balanço energético foi de 7.190 a 7.690 kcal/kg de peso corporal, enquanto, para os homens, a diferença no balanço energético foi de 5.207 a 5.685 kcal/kg de peso corporal.

APTIDÃO NEUROMUSCULAR

Os parâmetros da aptidão neuromuscular, que normalmente estão correlacionados com o desempenho esportivo, envolvem as diferentes formas de manifestação da força muscular, como a força muscular máxima, a força rápida e a resistência de força. Tal correlação é mais forte em eventos que envolvam atividades de curta duração e alta intensidade, como os *sprints* e as ações explosivas realizadas em vários esportes. Além desses, a flexibilidade articular também exerce papel importante em algumas modalidades esportivas.

Força

A força muscular é a habilidade de gerar tensão contra uma resistência; a força muscular máxima refere-se à quantidade máxima de força que uma pessoa pode produzir. Existem muitos métodos para a avaliação da força máxima; entretanto, esse tipo de manifestação de força usualmente é avaliado pelo teste de uma repetição máxima, que consiste na mobilização da maior carga possível em uma única repetição. Nas mulheres, em geral, a força geral máxima representa, em média, 55% da força dos homens[23]; quando essa análise é feita de maneira segmentada, a força de tronco, membros superiores e membros inferiores das mulheres representa 51, 57 e 57% da força dos homens, respectivamente[24].

Essa diferença de força entre os sexos é dependente de uma série de fatores, destacando-se a maior massa muscular esquelética dos homens. Quando a força máxima é expressa em termos relativos à massa corporal magra, a diferença entre os sexos diminui, porém ainda é maior nos homens, sobretudo nos membros superiores. A força relativa à massa corporal magra de membros inferiores, por sua vez, é equivalalente em homens e mulheres. Análise relativa também pode ser realizada em relação à área de secção transversa do músculo; nesse caso, Miller et al.[5] observaram não haver diferença entre homens e mulheres nos exercícios de flexão de cotovelo e extensão de joelhos.

Em relação à treinabilidade da força máxima, embora os homens apresentem maior ganho de força muscular absoluta após um programa de treinamento, quando esses valores são corrigidos pela condição inicial ou expressos de maneira relativa à força inicial, as mulheres apresentam melhor resposta nos incrementos da força máxima[8,10,11,13,25,26], principalmente nos exercícios que envolvem membros superiores.

A produção de força muscular de maneira rápida é vital para o sucesso de muitos esportes. De maneira geral, as mulheres apresentam menor produção de potência em relação aos homens, mesmo quando expresso relativamente. Uma possível explicação é a diferença na composição do tipo de fibra muscular, ou seja, as fibras do tipo II são caracterizadas pela capacidade de contração rápida; logo, já que as mulheres possuem menor área de secção transversa e, possivelmente, menor percentual de fibras de contração rápida, é esperada menor produção de força rápida.

Resistência à fadiga

Homens e mulheres também se diferenciam na capacidade de resistência à fadiga – a fadiga é caracterizada como o declínio na capacidade do sistema neuromuscular de produzir força[27]. A literatura está bem documentada no sentido de apontar que as mulheres possuem a capacidade de resistência à fadiga superior à dos homens[28,29], contudo, não existe um simples mecanismo para explicar tais diferenças. Dessa forma, algumas diferenças biológicas têm sido sugeridas para explicar a diferença entre homens e mulheres na capacidade de resistir à fadiga. Os principais mecanismos são classificados em três temas gerais: massa muscular, utilização de substrato energético e morfologia.

A menor massa muscular das mulheres faz com que utilizem menor carga absoluta em relação aos homens para a mesma carga relativa; logo, há menores compressão mecânica e pressão intramuscular da musculatura local, e, consequentemente, menor oclusão vascular da musculatura ativa. Dessa forma, possibilita-se maior disponibilidade de oxigênio e remoção de metabólitos durante o exercício nas mulheres, protelando a fadiga. Contudo, quando homens e mulheres são equiparados pelo nível de força muscular, as diferenças são atenuadas[29,30].

O substrato energético utilizado durante o exercício tem sido sugerido como outro mecanismo que pode contribuir para as diferenças entre homens e mulheres. Os sujeitos do sexo masculino têm maior eficiência na via glicolítica de produção de energia em relação às mulheres; consequentemente, maior liberação de subprodutos do metabolismo da glicose. Nesse sentido, estudos vêm demonstrando que as mulheres, durante o exercício, têm menor concentração de subprodutos que induzem a fadiga muscular, como o lactato e a amônia[31-34].

Levando-se em consideração que a composição da fibra muscular é diferente entre os sexos e que as mulheres apresentam maiores proporção e predominância de fibras do tipo I, que se caracterizam pela sua maior capacidade de resistir à fadiga, pode-se, em parte, explicar a diferença entre os sexos na resistência à fadiga.

As diferenças observadas ainda podem ser dependentes da tarefa motora realizada. Avin et al.[35] encontraram diferença na flexão do cotovelo, mas não na do tornozelo em ação isométrica. Além disso, a intensidade do exercício também parece exercer papel importante, já que não tem sido reportada sistematicamente maior capacidade de resistência à fadiga em relação aos homens durante exercícios de elevada intensidade[29,36]. Ademais, o tipo de ação muscular realizada também pode influenciar na capacidade de resistência à fadiga. No estudo de Clark et al.[37], as mulheres somente foram mais resistentes que os homens em ações isométricas, mas não em ações dinâmicas.

Se, por um lado, vários estudos indicam que as mulheres são menos fatigáveis que os homens em contrações isométricas, não existe ampla gama de estudos disponíveis elucidando as possíveis diferenças em ações dinâmicas[4]. As investigações realizadas nesse sentido não demonstram diferença sistemática durante ações dinâmicas[24,29,37,38].

Flexibilidade

A extensão na qual a flexibilidade contribui para o sucesso do desempenho esportivo varia grandemente. Claramente, altos graus de flexibilidade, em certas articulações, são vitais para otimizar o desempenho em algumas modalidades. Geralmente, as mulheres apresentam maiores níveis de flexibilidade em relação aos homens[39,40]. Alguns fatores contribuem para os maiores níveis de flexibilidade das mulheres em relação aos homens, dentre os quais estão envolvidas as diferenças hormonais e anatômicas. Por exemplo, hormônios femininos como relaxina e oxitocina possuem propriedades importantes para relaxar os músculos, contudo, atuam de maneira importante durante a gestação, mas também podem circular em quantidades menores após o parto. A diferença entre os sexos nos níveis de flexibilidade também pode estar atrelada a fatores sociais, ou seja, as mulheres desde o período da infância e adolescência são encorajadas a praticarem atividades esportivas que, por características específicas, desenvolvem a flexibilidade, como as danças e a ginástica.

DANO MUSCULAR E DOR MUSCULAR

Programas de exercício físico ou treinamento esportivo podem eventualmente produzir dor e dano muscular, sendo que os principais tipos de exercícios que promovem esses eventos são os exercícios extenuantes, especialmente os que envolvem ações excêntricas.

Alguns estudos sugerem que as mulheres possuem menor índice/volume/escore de dano muscular em resposta ao exercício[41,42]. Essa diferença entre os sexos seria atribuída aos hormônios sexuais, sendo que o hormônio 17-β-estradiol é forte candidato a protagonizar esse fenômeno, por possuir potentes propriedades antioxidantes e subsequente impacto no grau de dano muscular induzido pelo exercício no processo inflamatório e de reparação pós-exercício. No entanto, os resultados são controversos e não suportam essa hipótese[43,44]. Por exemplo, Stupka et al.[44] observaram que o dano muscular foi similar entre os sexos, porém, com diferença significativa para a resposta inflamatória, que foi atenuada nas mulheres após o exercício excêntrico. Flores et al.[43] identificaram nível de dor muscular e taxa de queda de produção de força similar em homens e mulheres; todavia, esses mesmos autores reportaram que a recuperação pós-exercício ocorre de maneira mais rápida nas mulheres.

APTIDÃO CARDIORRESPIRATÓRIA

A magnitude na qual a aptidão cardiorrespiratória influenciará o evento esportivo depende principalmente da duração e da intensidade do exercício. O metabolismo oxidativo será de extrema importância em eventos de longa duração, por exemplo, maratona, ciclismo de rua e triatlo. Ainda existem eventos nos quais o metabolismo oxidativo tem contribuição importante para o suprimento de energia e pode exercer impacto sobre o desempenho. Esses eventos incluem aqueles que envolvem a combinação de atividades de alta e baixa intensidades, como a maioria dos esportes coletivos.

Um dos principais parâmetros da aptidão cardiorrespiratória é o consumo máximo de oxigênio ($VO_{2máx}$), que corresponde à quantidade máxima de oxigênio que pode ser transportada e utilizada nos tecidos corporais na unidade de tempo.

O sexo é um potente mediador do sistema cardiovascular, porque homens e mulheres diferem, em vários aspectos, na fisiologia cardiorrespiratória. Nesse contexto, existem estudos que demonstram que o $VO_{2máx}$ tanto absoluto quanto relativo à massa corporal é superior nos homens[32].

Essas diferenças entre homens e mulheres têm sido atribuídas a vários fatores, como o maior tamanho do coração, o maior débito cardíaco, o maior volume sistólico e a maior concentração de hemoglobina e hematócrito observados nos sujeitos do sexo masculino[45,46]. Essas diferenças são relacionadas ao efeito dos hormônios sexuais estrogênio e testosterona que influenciam as respostas moleculares e fisiológicas do coração[47]. Enquanto a testosterona serve para aumentar a hipertrofia do miocárdio, o estrogênio, por diferentes mecanismos, promove efeito anti-hipertrófico.

As diferenças sexuais existentes na estrutura pulmonar também podem influenciar no exercício. Mulheres adultas apresentam menor tamanho do pulmão, diminuição da taxa de fluxo expiratório máximo, menor número total de alvéolos, reduzido diâmetro das vias aéreas e menor superfície de difusão em relação aos homens, mesmo corrigidos por idade e peso[48]. Assim, essas diferenças afetam a passagem de ar durante a ventilação, a respiração muscular e pulmonar, além da troca gasosa durante o exercício.

Em relação às respostas cardiovasculares durante o exercício, homens exibem significativamente maiores valores de pressão arterial sistólica durante o exercício, o que se dá, provavelmente, pelo maior volume sistólico e pelo débito cardíaco observados nos sujeitos do sexo masculino. Por sua vez, o menor tamanho do coração observado nas mulheres pode ocasionar uma maior frequência cardíaca durante alguns tipos de exercícios[32].

METABOLISMO ENERGÉTICO

Dentre as diferentes vias de produção de energia, o metabolismo dos carboidratos exerce papel fundamental na maioria dos eventos esportivos, uma vez que essa via de ressíntese de componentes de alta energia atua de maneira importante, tanto no metabolismo aeróbico quanto no anaeróbico.

A utilização dos carboidratos durante o exercício ocorre de maneira diferenciada entre homens e mulheres. Em exercícios de moderada intensidade e longa duração, os homens demonstram, proporcionalmente, maior mobilização de carboidratos em relação às mulheres[49-51]. Dessa forma, as mulheres, em compensação pela menor utilização dos carboidratos, utilizam mais a oxidação dos lipídios.

A explicação dessa diferença é baseada em duas hipóteses: a primeira é de que as mulheres têm melhor eficiência na habilidade de mobilização dos lipídios; e a segunda, de que as mulheres teriam limitada capacidade de utilizar a via glicolítica. Assim, as células seriam obrigadas a utilizar mais lipídios para satisfazer a demanda energética[49].

Fisiologicamente, vários fatores contribuem para essa diferença entre os sexos. A maior proporção de fibras do tipo I nas mulheres pode parcialmente explicar a maior oxidação de lipídios durante o exercício. Esse não é, contudo, o único fator, pois grande parte pode ser atribuída aos maiores níveis do hormônio 17-β-estradiol nas mulheres; hormônio que, por sua vez, exerce papel importante para as diferenças entre os sexos na mobilização de substratos energéticos[49-51]. Fortes evidências da participação desse hormônio têm sido reportadas em estudos que observaram que as diferenças entre os sexos são atenuadas quando os sujeitos do sexo masculino recebem a administração de 17-β-estradiol, ou seja, os homens aumentaram a taxa de lipólise e diminuíram a oxidação de carboidratos durante o exercício[52].

Outros hormônios também poderiam explicar as diferenças entre os sexos, especialmente as catecolaminas[53], que exercem papel importante na regulação da lipólise. De fato, as catecolaminas são os principais hormônios cujas concentrações marcadamente aumentam durante o exercício, chegando a atingir 1,5 a vinte vezes as concentrações basais, dependendo da característica do exercício[54]. Esses hormônios atuam de maneira significativa na mobilização de substratos; durante o exercício, o aumento das catecolaminas circulantes estimula a lipólise pela ativação do receptor beta-adrenérgico. Além de regular a lipólise, as catecolaminas também estimulam a glicogenólise tanto no fígado, quanto no músculo em exercício.

A concentração de adrenalina e noradrenalina no exercício é significativamente menor nas mulheres quando comparadas, aos homens[53-55]. Os autores sugerem que as mulheres podem ser mais sensíveis à ação lipolítica das catecolaminas[51].

Fisicamente, homens e mulheres demandam solicitações orgânicas diferenciadas, existindo importantes diferenças fisiológicas. Isso justificaria a possível diferença entre os sexos na recomendação de exercícios. Entretanto, os principais documentos de recomendação de prescrição de exercícios físicos ainda não levam em consideração as diferenças sexuais para a elaboração de um programa de exercícios físicos[56-59] – provavelmente, em razão do limitado número de estudos que investigaram o efeito crônico dos exercícios e que tenham realizado uma comparação direta entre homens e mulheres. Nesse sentido, estudos, em sua maioria, têm se limitado a submeter homens e mulheres ao mesmo protocolo de treinamento e observado as respostas adaptativas ao treinamento. Assim, são raros os experimentos que submeteram e compararam as respostas de homens e mulheres a programas de treinamento com diferentes formas de manipulação das variáveis de treinamento, verificando qual tipo de treinamento poderia favorecer um determinado sexo. Porém, pelas diferenças apresentadas entre os sexos, pode-se especular que as mulheres toleram mais o treinamento com maior volume e/ou menor tempo de recuperação do que os homens – enquanto estes suportariam melhor o treinamento com maior intensidade.

HÁBITO E COMPORTAMENTO ALIMENTAR

Os hábitos e comportamentos alimentares podem ser determinados por vários fatores, dentre eles as características genéticas, sociais, culturais, religiosas e de conhecimentos adquiridos sobre a nutrição[60].

Enquanto os homens consideram o exercício físico mais relevante para a saúde, para as mulheres, os cuidados com a alimentação exercem papel central na saúde[60]. Essa informação pode ser observada pelas descrições alimentares diferenciadas entre os sexos, haja vista que as mulheres preferem uma alimentação com mais frutas, cereais, grãos, leites e produtos lácteos, e os homens optam por refeições mais gordurosas, com o consumo de carnes, salsichas, ovos, bebibas alcoólicas, batatas e pães[61,62].

Em razão desses diferentes perfis alimentares, constata-se alterações na ingestão de nutrientes entre os sexos. Os homens, por exemplo, acabam ingerindo maiores quantidades de vitamina B12, ferro e colesterol pelo aumento no consumo de produtos de origem animal, e há baixa ingestão de betacaroteno entre eles[60]. Por apresentar maior desenvolvimento muscular, o sexo masculino possui necessidade energética maior em relação ao feminino e ainda tem recomendações diferenciadas para vários nutrientes, como proteínas; vitaminas A, E, K; tiamina; riboflavina; niacina; piridoxina e minerais magnésio, ferro, iodo, flúor e zinco[60]. Por isso, atender às necessidades nutricionais é de extrema importância para atletas e praticantes de exercícios físicos, pois os nutrientes antioxidantes podem atenuar a lesão muscular e o estresse oxidativo resultante do trabalho físico extenuante e ainda minimizar a degradação proteica e os sinais e sintomas da lesão muscular, como perda da força muscular e dores musculares[63].

Dentre os trabalhos publicados que mencionam a comparação entre os sexos, estudo realizado com vinte atletas profissionais e amadores relata que 50% deles apresentaram déficit energético com deficiências de micronutrientes, sendo que o sexo masculino teve deficiência de 40% das vitaminas e 54,2% dos minerais e o sexo feminino teve deficiência de 29% das vitaminas e 44,2% dos minerais[64]. Ainda, o estudo de coorte realizado com 13.770 italianos, sendo 6.879 homens e 6.891 mulheres, avaliou o consumo de alimentos antioxidantes entre os sexos[65]. O papel protetor de compostos antioxidantes incluídos em um padrão alimentar saudável, como a dieta mediterrânea, sobre os níveis de pressão arterial e hipertensão, foi estabelecido nos homens, mas não nas mulheres. Os homens acabam, ainda, por produzir mais espécies reativas de oxigênio (ERO) – marcadores de oxidação – quando comparados às mulheres, por possuírem maior quantidade de massa muscular e, consequentemente, metabolismo energético mais elevado[65,66]. Ainda, os homens tinham mais riscos metabólicos para doenças cardiovasculares do que as mulheres, mas, pelo fato de sua alimentação ser mais rica em compostos antioxidantes (consumo 15% maior), verificou-se diminuição de 3% no risco de níveis elevados de proteína C reativa (importante marcador de inflamação aguda relacionado às doenças cardiovasculares) e de 6% de redução para o risco de desenvolverem hipertensão arterial. Os efeitos protetores sobre a hipertensão ocorreram pela redução do estresse oxidativo excessivo diante de dietas antioxidantes ricas em fitoquímicos e selênio; vitaminas C, A e E; tocoferol; betacaroteno; licopeno; luteína e todo tipo de flavonoides. Independentemente da etiologia da hipertensão arterial, as ERO em excesso formam uma via central comum e induzem o aumento da pressão arterial. Além disso, baseados nos resultados significativos desse estudo, os autores relatam que é de grande importância enfatizar não só a escolha de alimentos saudáveis, mas também a inclusão, como critério, do conteúdo antioxidante total. Os alimentos incluídos na categoria de alto teor de antioxidantes presentes na dieta analisada são: vegetais de folhas verdes, tomate, frutas cítricas, nozes e sementes, peixes e vegetais em geral[65].

Quando o assunto é redução de peso corporal, os indivíduos tornam-se mais suscetíveis às deficiências nutricionais, pois, além da restrição energética, na maioria das vezes, investe-se erroneamente na exclusão ou privação de determinados alimentos, sendo que na realidade as pessoas mais ativas necessitam de maior variedade de alimentos com o intuito de prevenir principalmente a deficiência de micronutrientes[64], e não prejudicar o fornecimento de energia durante a prática esportiva. Diversas vitaminas e minerais estão relacionados diretamente com a produção de energia (ATP – adenosina trifosfato) e seu consumo insuficiente pode resultar em fadiga excessiva, falta de ar, consumo máximo de oxigênio reduzido e menor desempenho atlético.

Ao longo das últimas décadas, as mulheres foram e ainda são as mais afetadas pelas mudanças de hábitos para o culto ao corpo, dispondo-se a enfrentar qualquer tipo de conduta nutricional por esse objetivo, enquanto os homens só usam a dieta com objetivos de redução de peso por razões de saúde, caso contrário, acreditam que apenas com os exercícios físicos seja possível a redução do peso corporal[60]. Contudo, o American College of Sports Medicine (ACSM) afirma que há poucas evidências de que o exercício *per se* é tão eficaz quanto a restrição energética para promover a perda de peso. Além disso, a restrição energética não é uma forma sustentável de solução de longo prazo para modificações na composição corporal e para a saúde[67] e, ainda, quando prolongada, pode comprometer a execução das atividades de vida diária, provocando variações de humor, diminuição da taxa metabólica de repouso, níveis de cortisol elevados, baixa densidade mineral óssea, maior risco de fraturas e distúrbios menstruais. Os indivíduos que apresentam restrição alimentar rígida têm maior probabilidade de sofrer de compulsão alimentar com mais frequência com aqueles alimentos que restringiram. Os homens enfrentam maiores problemas com o consumo de bebidas alcoólicas (22,3%), doces (17,8%) e realização de refeições fora de casa (17,2%), enquanto as mulheres relatam desejo por doces (28,1%), refeições fora de casa (23,6%) e apetite repentino (17,1%)[60].

Cabe salientar que, em condições de restrições energéticas, o número de refeições realizadas ao longo do dia é importante, pois minimiza-se a perda da massa corporal magra, tanto para atletas quanto para praticantes de exercícios de ambos os sexos, preservando também a taxa metabólica de repouso[60,68]. Além disso, em condições isoenergéticas, o número elevado de refeições ao dia pode favorecer o ganho de massa corporal magra, a oxidação da gordura corporal e, ainda, melhorar a potência anaeróbia[68].

Mais uma estratégia que pode auxiliar na perda de peso, associada ou não à restrição energética, é a composição dos macronutrientes. Estudos têm sugerido que a ingestão reduzida de carboidrato e o aumento de proteína reduz significativamente o peso corporal e a massa gorda e aumenta a massa livre de gordura, a saciedade e a termogênese de indivíduos de ambos os sexos[69-71].

Outros estudos[72,73] verificaram associação positiva entre a qualidade da dieta e o controle do perfil metabólico, tanto em homens, quanto em mulheres. Essas informações sugerem a necessidade de estratégias de promoção de saúde voltadas para a escolha equilibrada de alimentos saudáveis com alto teor antioxidante, o que, consequentemente, repercutirá de maneira satisfatória para a saúde, o desempenho físico e a recuperação dos praticantes de atividades físicas e atletas de ambos os sexos – ainda mais quando se estabelece que a aderência a hábitos alimentares saudáveis, mesmo com todo o reconhecimento sobre as vantagens para a saúde e o rendimento físico, ainda é muito baixa.

HORMÔNIOS SEXUAIS E SACIEDADE

O acúmulo de gordura corporal é um ponto preocupante para ambos os sexos, não só com relação às questões estéticas, mas também para a saúde. Enquanto muitos culpam, principalmente, as inadequações do comportamento alimentar, as explicações para esse acúmulo podem estar em algumas relações fisiológicas. Os hormônios sexuais estrogênio, progesterona e androgênicos são moduladores importantes da ingestão alimentar e do balanço de energia. Os hormônios sexuais interagem com peptídeos gastrointestinais e com neurotransmissores no controle central do apetite e do gasto de energia, ao mesmo tempo, exercendo ação periférica direta em adipócitos. Os adipócitos, por sua vez, secretam a leptina, que inibe a ingestão de alimentos e estimula a taxa metabólica, atuando diretamente sobre os seus receptores no hipotálamo, inibindo os neurotransmissores orexígenos, estimulando os neurotransmissores anorexígenos e ativando os neurotransmissores responsáveis pela saciedade[21].

As principais diferenças entre os hormônios sexuais são[21]:

- testosterona: aumenta o apetite e o consumo de alimentos por ativação dos mecanismos centrais, promove a compulsão alimentar, induz o acúmulo de gordura na região abdominal, aumenta a massa corporal magra;
- estrogênio: reduz o apetite e o consumo de alimentos por ativação dos mecanismos centrais, diminui o peso corporal e distribui a gordura na região gluteofemoral;
- progesterona: em combinação com o estrogênio, aumenta o apetite, o consumo de alimentos e o peso corporal; por isso, na fase lútea e pré-menstrual, as mulheres sentem mais fome e comem mais[74].

Deve-se considerar, ainda, que a alteração do ciclo menstrual está associada com transtornos alimentares em atletas do sexo feminino. Aquelas que possuem ciclos mais curtos ou mais longos estão mais propensas ao transtorno do que aquelas com ciclos normais (26-32 dias); contudo, essa distinção não foi observada em não atletas[75].

CONSIDERAÇÕES FINAIS

Apesar da crescente inquietação para se conhecer e determinar as diferenças fisiológicas e comportamentais entre homens e mulheres, as pesquisas publicadas até o momento ainda não elucidaram diversos pontos.

Sabe-se que a escolha de protocolos de exercícios e de alimentos/dietas é fundamental à manutenção da saúde, à qualidade de vida e à melhora do desempenho físico. Até o presente momento, no entanto, não é possível definir qual o melhor protocolo de treinamento e/ou alimento ou dieta para homens e mulheres. As prescrições devem ser individualizadas, realizadas com bom senso, baseadas sempre nas diretrizes disponíveis e com constantes consultas à literatura científica atual.

Enfim, é preciso respeitar as individualidades fisiológica, biológica e metabólica, além das especificações de treinamento, reconhecendo aquilo que poderá ser prejudicial e sabendo trabalhar com os diferentes comportamentos existentes em homens e mulheres.

REFERÊNCIAS

1. Nindl BC, Scoville CR, Sheehan KM, Leone CD, Mello RP. Gender differences in regional body composition and somatotrophic influences of IGF-I and leptin. J App Physiol 2002;92(4):1611-8.

2. Vingren JL, Kraemer WJ, Ratamess NA, Anderson JM, Volek JS, Maresh CM. Testosterone physiology in resistance exercise and training: the up-stream regulatory elements. Sports Med (Auckland) 2010;40(12):1037-53.
3. Staron RS, Hagerman FC, Hikida RS, Murray TF, Hostler DP, Crill MT, et al. Fiber type composition of the vastus lateralis muscle of young men and women. J Histochem Cytochem 2000;48(5):623-9.
4. Billaut F, Bishop D. Muscle fatigue in males and females during multiple-sprint exercise. Sports Med (Auckland) 2009;39(4):257-78.
5. Miller AE, MacDougall JD, Tarnopolsky MA, Sale DG. Gender differences in strength and muscle fiber characteristics. Eur J App Physiol Occup Physiol 1993;66(3):254-62.
6. Simoneau JA, Bouchard C. Human variation in skeletal muscle fiber-type proportion and enzyme activities. Am J Physiol 1989;257(4 Pt 1):E567-72.
7. Simoneau JA, Lortie G, Boulay MR, Thibault MC, Theriault G, Bouchard C. Skeletal muscle histochemical and biochemical characteristics in sedentary male and female subjects. Can J Physiol Pharmacol 1985;63(1):30-5.
8. Deruisseau KC, Roberts LM, Kushnick MR, Evans AM, Austin K, Haymes EM. Iron status of young males and females performing weight-training exercise. Med Sci Sports Exerc 2004;36(2):241-8.
9. Hunter GR. Changes in body composition, body build and performance associated with different weight training frequencies in males and females. Nat Strength Conditioning Assoc 1985;4:26-8.
10. Lemmer JT, Ivey FM, Ryan AS, Martel GF, Hurlbut DE, Metter JE, et al. Effect of strength training on resting metabolic rate and physical activity: age and gender comparisons. Med Sci Sports Exerc 2001;33(4):532-41.
11. Lemmer JT, Martel GF, Hurlbut DE, Hurley BF. Age and sex differentially affect regional changes in one repetition maximum strength. Nat Strength Conditioning Assoc 2007;21(3):731-7.
12. Roth SM, Ivey FM, Martel GF, Lemmer JT, Hurlbut DE, Siegel EL, et al. Muscle size responses to strength training in young and older men and women. J Am Geriat Soc 2001;49(11):1428-33.
13. Hubal MJ, Gordish-Dressman H, Thompson PD, Price TB, Hoffman EP, Angelopoulos TJ, et al. Variability in muscle size and strength gain after unilateral resistance training. Med Sci Sports Exerc 2005;37(6):964-72.
14. Ivey FM, Roth SM, Ferrell RE, Tracy BL, Lemmer JT, Hurlbut DE, et al. Effects of age, gender, and myostatin genotype on the hypertrophic response to heavy resistance strength training. J Geront Series A, Biol Sci Med Sci 2000;55(11):M641-8.
15. Martel GF, Roth SM, Ivey FM, Lemmer JT, Tracy BL, Hurlbut DE, et al. Age and sex affect human muscle fibre adaptations to heavy-resistance strength training. Exp Physiol 2006;91(2):457-64.
16. Peterson MD, Pistilli E, Haff GG, Hoffman EP, Gordon PM. Progression of volume load and muscular adaptation during resistance exercise. Eur J App Physiol 2011;111(6):1063-71.
17. Staron RS, Karapondo DL, Kraemer WJ, Fry AC, Gordon SE, Falkel JE, et al. Skeletal muscle adaptations during early phase of heavy-resistance training in men and women. J App Physiol 1994;76(3):1247-55.
18. Aizawa K, Hayashi K, Mesaki N. Relationship of muscle stgrength with dehydroepiandrosterone sulfate (DHEAS), testosterone and insulin-like growth factor-1 in male and female athletes. Adv Exerc Sports Physiol 2006;12(1):29-34.
19. Weltman A, Weltman JY, Roy CP, Wideman L, Patrie J, Evans WS, et al. Growth hormone response to graded exercise intensities is attenuated and the gender difference abolished in older adults. J App Physiol 2006;100(5):1623-9.
20. Wideman L, Weltman JY, Shah N, Story S, Veldhuis JD, Weltman A. Effects of gender on exercise-induced growth hormone release. J App Physiol 1999;87(3):1154-62.
21. Hirschberg AL. Sex hormones, appetite and eating behaviour in women. Maturitas 2012;71:248-56.
22. Pietrobelli A, Allison DB, Heshka S, Heo M, Wang ZM, et al. Sexual dimorphism in the energy content of weight change. Int J Obesity 2002; 26:1339-48.
23. Dias RMR, Cyrino ES, Salvador EP, Nakamura FY, Pina FLC, Oliveira AR. Impacto de oito semanas de treinamento com pesos sobre a força muscular de homens e mulheres. Rev Bras Med Esporte 2005;11(4):224-8.
24. Salvador EP, Ritti-Dias RM, Gurjão ALD, Avelar A, Pinto LG, Cyrino ES. Effect of eight weeks of strength training on fatigue resistance in men and women. Isokinetics Exerc Sci 2009;17:101-6.
25. Kosek DJ, Kim JS, Petrella JK, Cross JM, Bamman MM. Efficacy of 3 days/wk resistance training on myofiber hypertrophy and myogenic mechanisms in young vs. older adults. J App Physiol 2006;101(2):531-44.
26. O'Hagan FT, Sale DG, MacDougall JD, Garner SH. Response to resistance training in young women and men. Int J Sports Med 1995;16(5):314-21.
27. Taylor JL, Gandevia SC. A comparison of central aspects of fatigue in submaximal and maximal voluntary contractions. J App Physiol 2008;104(2):542-50.
28. Hicks AL, Kent-Braun J, Ditor DS. Sex differences in human skeltal muscle fadigue. Exerc Sport Sci Rev 2001;29(3):109-12.
29. Hunter SK. Sex differences and mechanisms of task-specific muscle fadigue. Exerc Sport Sci Rev 2009;37(3):113-22.
30. Ratamess NA, Chiarello CM, Sacco AJ, Hoffman JR, Faigenbaum AD, Ross RE, et al. The effects of rest interval length on acute bench press performance: the influence of gender and muscle strength. Nat Strength Conditioning Assoc 2012;26(7):1817-26.
31. Sargent C, Scroop GC. Plasma lactate accumulation is reduced during incremental exercise in untrained women compared with untrained men. Eur J App Physiol 2007;101(1):91-6.
32. Deschenes MR, Hillard MN, Wilson JA, Dubina MI, Eason MK. Effects of gender on physiological responses during submaximal exercise and recovery. Med Sci Sports Exerc 2006;38(7):1304-10.
33. Esbjornsson-Liljedahl M, Jansson E. Sex difference in plasma ammonia but not in muscle inosine monophosphate accumulation following sprint exercise in humans. Eur J App Physiol Occup Physiol 1999;79(5):404-8.
34. Kent-Braun JA, Ng AV, Doyle JW, Towse TF. Human skeletal muscle responses vary with age and gender during fatigue due to incremental isometric exercise. J App Physiol 2002;93(5):1813-23.
35. Avin KG, Naughton MR, Ford BW, Moore HE, Monitto-Webber MN, Stark AM, et al. Sex differences in fatigue re-

sistance are muscle group dependent. Med Sci Sports Exerc 2010;42(10):1943-50.

36. Russ DW, Towse TF, Wigmore DM, Lanza IR, Kent-Braun JA. Contrasting influences of age and sex on muscle fatigue. Med Sci Sports Exerc 2008;40(2):234-41.
37. Clark BC, Manini TM, The DJ, Doldo NA, Ploutz-Snyder LL. Gender differences in skeletal muscle fatigability are related to contraction type and EMG spectral compression. J App Physiol 2003;94(6):2263-72.
38. Pullinen T, Nicol C, MacDonald E, Komi PV. Plasma catecholamine responses to four resistance exercise tests in men and women. Eur J App Physiol Occup Physiol 1999;80(2):125-31.
39. Gusi N, Prieto J, Olivares PR, Delgado S, Quesada F, Cebrian C. Normative fitness performance scores of community-dwelling older adults in Spain. J Aging Phys Activity 2012;20(1):106-26.
40. Loch MR, Konrad LM, Santos PD, Nahas MV. Perfil da aptidão física relacionada à saúde de universitários da educação física curricular. Rev Bras Cineantropometria Desempenho Hum 2006;8(1):64-71.
41. Kerksick C, Taylor Lt, Harvey A, Willoughby D. Gender-related differences in muscle injury, oxidative stress, and apoptosis. Med Sci Sports Exerc 2008;40(10):1772-80.
42. Roetert EP. Muscle soreness in men and women. Nat Strength Conditioning Assoc 2000;22(6):66.
43. Flores DF, Gentil P, Brown LE, Pinto RS, Carregaro RL, Bottaro M. Dissociated time course of recovery between genders after resistance exercise. Nat Strength Conditioning Assoc 2011;25(11):3039-44.
44. Stupka N, Lowther S, Chorneyko K, Bourgeois JM, Hogben C, Tarnopolsky MA. Gender differences in muscle inflammation after eccentric exercise. J App Physiol 2000;89(6):2325-32.
45. Wiebe CG, Gledhill N, Warburton DE, Jamnik VK, Ferguson S. Exercise cardiac function in endurance-trained males versus females. Clin J Sport Med 1998;8(4):272-9.
46. Wilmore JH, Stanforth PR, Gagnon J, Rice T, Mandel S, Leon AS, et al. Cardiac output and stroke volume changes with endurance training: the HERITAGE Family Study. Med Sci Sports Exerc 2001;33(1):99-106.
47. Milne KJ, Noble EG. Response of the myocardium to exercise: sex-specific regulation of hsp70. Med Sci Sports Exerc 2008;40(4):655-63.
48. Harms CA, Rosenkranz S. Sex differences in pulmonary function during exercise. Med Sci Sports Exerc 2008;40(4):664-8.
49. Braun B, Horton T. Endocrine regulation of exercise substrate utilization in women compared to men. Exerc Sport Sci Rev 2001;29(4):149-54.
50. Tarnopolsky LJ, MacDougall JD, Atkinson SA, Tarnopolsky MA, Sutton JR. Gender differences in substrate for endurance exercise. J App Physiol 1990;68(1):302-8.
51. Tarnopolsky MA. Sex differences in exercise metabolism and the role of 17-beta estradiol. Med Sci Sports Exerc 2008;40(4):648-54.
52. Hamadeh MJ, Devries MC, Tarnopolsky MA. Estrogen supplementation reduces whole body leucine and carbohydrate oxidation and increases lipid oxidation in men during endurance exercise. J Clin Endocr Metab 2005;90(6):3592-9.
53. Paravidino AB, Portella ES, Soares EA. Metabolismo energético em atletas de endurance é diferente entre os sexos. Rev Nutr 2007;20(3):317-25.
54. Zouhal H, Jacob C, Delamarche P, Gratas-Delamarche A. Catecholamines and the effects of exercise, training and gender. Sports Med (Auckland) 2008;38(5):401-23.
55. Horton TJ, Grunwald GK, Lavely J, Donahoo WT. Glucose kinetics differ between women and men, during and after exercise. J App Physiol 2006;100(6):1883-94.
56. American College of Sports Medicine Position stand. Progression models in resistance training for healthy adults. Medicine Sci Sports Exerc 2009;41(3):687-708.
57. Garber CE, Blissmer B, Deschenes MR, Franklin BA, Lamonte MJ, Lee IM, et al. American College of Sports Med position stand. Quantity and quality of exercise for developing and maintaining cardiorespiratory, musculoskeletal, and neuromotor fitness in apparently healthy adults: guidance for prescribing exercise. Med Sci Sports Exerc 2011;43(7):1334-59.
58. Chodzko-Zajko WJ, Proctor DN, Fiatarone Singh MA, Minson CT, Nigg CR, Salem GJ, et al. American College of Sports Med position stand. Exercise and physical activity for older adults. Med Sci Sports Exerc 2009;41(7):1510-30.
59. Donnelly JE, Blair SN, Jakicic JM, Manore MM, Rankin JW, Smith BK. American College of Sports Medicine position stand. Appropriate physical activity intervention strategies for weight loss and prevention of weight regain for adults. Med Sci Sports Exerc 2009;41(2):459-71.
60. Kiefer I, Rathmanner T, Kunze M. Eating and dieting differences in men and women. J Men's Health Gender 2005;2(2):194-201.
61. Fraser GE, Welch A, Luben R, Bingham SA, Day N. The effect of age, sex and education on food consumption of a middle-aged English cohort – EPIC in East Anglia. Prev Med 2000;30:26-34.
62. Pelchat ML. Food cravings in young and elderly adults. Appetite 1997;28:103-13.
63. Bloomer RJ, Falvo MJ, Schilling BK, Smith WA. Prior exercise and antioxidant supplementation: effect on oxidative stress and muscle injure. J Int Soc Sports Nutr 2007;4:9.
64. Misner B. Food alone may not provide sufficient micronutrients for preventing deficiency. J Int Soc Sports Nutr 2006;3(1):51-5.
65. Pounis G, Costanzo S, Guiseppe R di, Lucia F de, Santimone I, et al. Consumption of healthy foods at different content of antioxidant vitamins and phytochemicals and metabolic risk factors for cardiovascular disease in men and women of the Moli: sani study. Eur J Clin Nutr 2013;67:207-13.
66. Ide T, Tsutsui H, Ohashi N, Hayashidani S, Suematsu N, Tsuchihashi M, et al. Greater oxidative stress in healthy young men compared with premenopausal women. Arteriosclerosis, Thrombosis Vascular Biol 2002;22:438-42.
67. Jakicic JM, Clark K, Coleman E, Donnelly JE, Foreyt J, Melanson E, Volek J, Volpe SL. Appropriate strategies for intervention weight loss and prevention of weight regain for adults. Med Sci Sports Exerc 2001; 33(12):2145-2156.
68. La Bounty PM, Campbell BI, Wilson J, Galvan E, Berardis J, Kleiner SM, et al. International Society of Sports Nutrition position stand. Meal frequency. J Int Soc Sports Nutr 2011;8:4.
69. Layman DK, Evans E, Baum JI, Seyler J, Erickson DJ, Boileau RA. Dietary protein and exercise have additive effects on body composition during weight loss in adult women. J Nutr 2005; 135(8):1903-10.
70. Krieger JW, Sitren HS, Daniels MJ, Langkamp-Henken B. Effects of variation in protein and carbohydrate intake on body mass

and composition during energy restriction: a meta-regression 1. Am J Clin Nutr 2006;83(2):260-74.

71. Lockwood CM, Moon JR, Tobkin SE, Walter AA, Smith AE, Dalbo VJ, et al. Minimal nutrition intervention with high--protein/low-carbohydrate and low-fat, nutrient-dense food supplement improves body composition and exercise benefits in overweight adults: a randomized controlled trial. Nutr Metab 2008;5:11.
72. Wennberg M, Tornevi A, Johansson I, Hörnell A, Norberg M, Bergdahl IA. Diet and lifestyle factors associated with fish consumption in men and women: a study of whether gender differences can result in gender-specific confounding. Nutr J 201;11:101.
73. Wang H, Livingston KA, Fox CS, Meigs JB, Jacques PF. Yogurt consumption is associated with better diet quality and metabolic profile in American men and women. Nutr Res 2013;33:18-26.
74. Brown SG, Morrison LA, Calibuso MJ, Christiansen TM. The menstrual cycle and sexual behavior: relationship to eating, exercise, sleep and health patterns. Women Health 2008;48(4):429-44.
75. Williams NY, Leidy HJ, Flecker KA, Galucci A. Food attitudes in female athletes: association with menstrual cycle length. J Sports Sci 2006;24(9):979-86.

Ritmos biológicos e exercícios: como o tempo biológico pode influenciar no desempenho?

49

Silvio de Araújo Fernandes Junior

INTRODUÇÃO

A busca pelo máximo desempenho, seja por indivíduos não atletas ou por atletas de alto nível, sempre foi o grande objetivo a ser alcançado, desde os primórdios da ciência do esporte. No entanto, a partir do final do século XX, à medida que o avanço tecnológico e a medicina esportiva reduziram a centésimos de segundos a diferença entre a vitória ou a derrota, alcançar esse objetivo se tornou uma missão cada vez mais árdua.

A questão mais relevante para técnicos e atletas está em como elaborar um programa de treinamento que produza o desempenho máximo para determinada competição. Todos os profissionais envolvidos no desporto devem se perguntar: qual a combinação ideal entre intensidade, duração, frequência e repouso necessária para garantir a melhora do desempenho esportivo? Em que momento do dia o atleta estará mais apto para receber esses estímulos? Existem períodos do dia mais eficazes para o treinamento físico? Existem momentos específicos em que os nutrientes dos alimentos e suplementos são potencializados e mais bem aproveitados?

Nesse contexto, todo e qualquer recurso que contribua para o melhor desempenho, como técnicas modernas de treinamento, alimentação cientificamente elaborada, equipamentos de última geração e até mesmo o vestuário, fazem parte do novo arsenal disponível para que atletas possam conquistar a tão esperada medalha, o pódio e, não menos importante, sua saúde plena.

Atualmente, a medicina esportiva conta com avanços importantes no que podemos chamar de ferramentas de controle para aperfeiçoar o desempenho. Tais controles podem ser endógenos (fisiológicos, anatômicos) ou ambientais (treinamento, equipamento, ergonomia etc.). A fisiologia do exercício possibilita ajustar as técnicas de treinamento a partir do controle dos mecanismos bioquímicos e fisiológicos. A nutrição esportiva ajuda na obtenção de força e resistência, a partir do controle calculado do balanço energético. As técnicas de treinamento utilizam recursos ergonômicos para garantir a obtenção do máximo desempenho.

Outro importante recurso de controle, que não raramente é ignorado pela maioria dos profissionais envolvidos no desporto, é o controle do tempo biológico endógeno. A compreensão dos mecanismos envolvidos nessa ferramenta de controle pode fazer uma enorme diferença na busca pela vitória, por respeitar e entender que os processos fisiológicos não ocorrem exatamente da mesma maneira a qualquer hora do dia.

Serão abordados neste capítulo os conceitos principais da ciência que estuda os ritmos biológicos associados aos exercícios e a importância desses conceitos para a ciência do esporte.

CIÊNCIA DO TEMPO BIOLÓGICO

A área da ciência que se ocupa em estudar a organização do tempo em estruturas celulares de quase toda matéria viva é a cronobiologia. O termo pode ser definido como a junção derivada das palavras gregas *chronos* (tempo) + *bios* (vida) + *logos* (razão), o que significa, na tradução conceitual, "o estudo do tempo da vida"[1]. Esse ramo da biologia investiga as características temporais dos organismos vivos[2] e objetiva descrever os fatores que determinam os ritmos biológicos e sua influência na manutenção da vida[1].

Diversos relatos ao longo dos séculos demonstraram a importância que o "fator tempo" exercia sobre a vida do homem e seu cotidiano. Um dos primeiros trabalhos que alcançou notoriedade na comunidade científica foi realizado pelo astrônomo francês Jean Jacques d'Ortous de Mairan, em 1729, que, ao colocar uma planta, provavelmente a *Mimosa pudica*, em obscuridade total constatou que esta continuava a orientar periodicamente suas folhas para o sol mesmo na ausência de qualquer luminosidade[1,3]. A princípio, acreditava-se que os movimentos das folhas dessas plantas ocorriam apenas pela influência da luz solar, no entanto, com essa experiência, foi demonstrado que poderia existir um mecanismo endógeno de controle do tempo.

Em 1814, o ambientalista Julien-Joseph Virey apresentou uma tese sobre as flutuações diárias da temperatura tanto em condições de saúde quanto na doença em seres humanos, defendendo que existia ritmicidade em fenômenos biológicos e que estes seriam controlados por sistemas de temporização sincronizados pela oscilação ambiental do ciclo claro/escuro (dia/noite)[4].

Em 1893, Bechterew e Kraepelin verificaram que nossas capacidades não são as mesmas em todos os momentos do dia: a velocidade das reações e a qualidade das associações de ideias aumentam no princípio da manhã e mantêm-se elevadas até as 11h00-12h00. Após esse horário, há uma queda muito nítida que se prolonga até as 15h00-16h00, existindo então nova subida com pico entre as 17h00 e as 21h00[5].

Essa baixa após o período prandial não pode ser atribuída ao cansaço, pois há nova subida a partir do meio da tarde, mesmo que o indivíduo esteja sempre em atividade. Zadek, em 1881, constatou a existência de uma variabilidade intradiária na pressão arterial, aumentando durante a tarde e diminuindo à noite com variações entre 8 e 15 mmHg. Já em 1898, Hill observou uma queda na pressão arterial em sujeitos saudáveis à noite, durante o sono[5,6].

Essas experiências sugeriram que diversas espécies vegetais e animais, incluindo os mamíferos, teriam um sistema endógeno de controle do tempo. Esses mecanismos de controle, posteriormente conhecidos como relógios biológicos, sincronizariam as oscilações rítmicas fisiológicas, determinando assim os "ritmos biológicos".

Ainda em meados do século XX, o pesquisador romeno Franz Halberg introduziu o termo circadiano para caracterizar todos os eventos biológicos que se repetem periodicamente em intervalos entre 20 e 28 horas[7], como a oscilação endógena da temperatura central, a força muscular, o humor, a atenção, a precisão, além do ciclo vigília-sono. Essa denominação tornou-se recorrente com a popularização da cronobiologia como ciência.

Relógio biológico e sua localização

Se existem alterações biológicas que oscilam de maneira regular, parece tentador imaginar que há um mecanismo interno que, de alguma maneira, exerce uma função controladora capaz de ajustar tais variáveis.

Esse sistema controlador teria a capacidade de sincronizar de maneira orquestrada todas as oscilações fisiológicas e promoveria uma "organização temporal interna". Essa estrutura reguladora, de acordo com várias evidências, foi atribuída a um núcleo de células, denominado núcleo supraquiasmático do hipotálamo (NSQ)[1].

O NSQ foi classificado como uma espécie de relógio biológico-mestre em uma estrutura multioscilatória. Essa estrutura na verdade é composta por múltiplas células que estão sincronizadas entre si (sincronização endógena) e também com o ciclo claro-escuro ambiental, por meio de informação luminosa captada pela retina[1]. A atividade física e as rotinas diárias sociais também contribuem para sua sincronização (sincronização ambiental/social).

Atualmente, sabe-se que existem diversos outros "relógios" não centrais, em células periféricas, e que alguns mecanismos moleculares descrevem famílias de genes responsáveis por conferir ritmicidade à atividade intracelular, os chamados genes-relógio[8].

RITMOS BIOLÓGICOS

O termo ritmo, originado do grego *rhytmos*, significa "movimento medido". Portanto, um ritmo biológico é aquele tempo ou alteração de uma variável X, que pode ser medido, pois apresenta regularidade de ocorrência de sua função.

Os ritmos biológicos podem ser classificados segundo sua ocorrência em relação às horas do dia:

- circadianos: ritmos que completam um ciclo em torno de 24 horas, ou cerca de 1 dia. Os humanos apresentam um conjunto de ritmos circadianos, todos relacionados ao desempenho: temperatura corporal; secreção do hormônio melatonina; o ciclo sono-vigília; cortisol plasmático; excreção urinária de potássio e sódio; a capacidade máxima de absorção duodenal; o ciclo peristáltico do intestino e consequente capacidade de absorção de cálcio, magnésio e fosfato plasmáticos; as mitoses celulares; a variação média da frequência cardíaca; a pressão arterial sistólica; o pico de testosterona; ácido úrico; a curva plasmática de glutamina; o conteúdo de glicogênio dos músculos; o consumo de oxigênio máximo; o volume do plasma sanguíneo; a taxa de suor; tempos de reação e de escolha múltipla; a força muscular total; a coordenação neuromuscular; a flexibilidade das principais articulações; e a resistência muscular. Além deles, algumas funções psicológicas, como a memória de curto prazo, o raciocínio lógico, o estado de humor, o vigor e as flutuações na atenção e na concentração[9] também completam um ciclo em torno de 24 horas;

- ultradianos: dois ou mais ciclos que se completam em um período menor que 24 horas, como as frequências cardíaca e respiratória pura, o sono em bebês etc[1];
- infradianos: são aqueles ritmos que se completam uma única vez em um período superior a 24 horas, ou seja, não se completam em um único dia, como o ciclo menstrual e os ciclos sazonais[1].

Outras denominações podem ser utilizadas para classificar os ritmos biológicos, como aqueles que se completam em 1 semana (circaseptanos), 1 mês (circamensal) ou 1 ano (circanual)[1].

Alguns termos também são frequentemente utilizados para caracterizar o momento do dia (fase) em que exista maior ou menor probabilidade de que o pico de determinado ritmo ocorra. Se for mais provável que o pico máximo de uma variável ocorra em um período do dia, tal período é denominado de acrofase. Já se for mais provável que o valor mínimo dessa mesma variável ocorra em outro período, esse denomina-se batifase[1]. Se uma determinada variável oscila mais ou menos ao longo de um determinado período, pode-se mensurar sua amplitude. Sendo assim, variáveis mais oscilantes apresentam maiores amplitudes.

Todos esses termos serão importantes para nossa compreensão a seguir.

RITMOS BIOLÓGICOS E EXERCÍCIOS

Foram apresentadas até então os conceitos básicos e históricos da ciência que investiga o controle do tempo biológico (cronobiologia) e as variáveis que apresentam sincronismo e ritmicidade (ritmos biológicos) e que estruturas regem essa orquestra fisiológica (relógios biológicos).

A seguir, será discutido como algumas variáveis rítmicas, especialmente as circadianas, influenciam no exercício físico.

Entre dezenas de oscilações rítmicas, serão discutidos alguns eventos marcadamente circadianos e que estão relacionados ao desempenho: o sono, a temperatura central, as oscilações cardiovasculares, os parâmetros metabólicos e cognitivos e as oscilações rítmicas sob aspectos nutricionais. Essas variáveis resultam direta ou indiretamente de outros aspectos relacionados ao exercício.

Sono e exercício

O ciclo vigília-sono é um dos ritmos biológicos mais evidentes e fáceis de serem observados. O sono é de tamanha relevância para os seres vivos que quase a totalidade das espécies apresenta algum grau de estado sonífero ao longo de determinado período[10,11].

De maneira geral, o sono pode ser dividido em estágios, de acordo com fases pré-definidas. Essas fases também oscilam de forma rítmica ao longo de toda noite de sono. Cada um dos ciclos é composto pelas fases do sono de ondas lentas, denominada de sono não REM (NREM) ou paradoxal, com duração de 45 a 84 minutos e pela fase do sono REM, que dura de 5 a 45 minutos[11,12].*

De modo geral, o sono NREM apresenta baixa atividade neuronal, taxa metabólica baixa, temperatura encefálica baixa, declínio da atividade simpática e aumento da atividade parassimpática e pouca atividade muscular. A regulação da temperatura ainda está presente, apesar de diminuída[12].

Grande parte dos processos metabólicos e hormonais relacionados aos exercícios, como a liberação de testosterona, hormônio do crescimento (GH) e hormônios corticosteroides, ocorre durante essas fases do sono, portanto, existe uma relação direta entre um sono eficaz e alto desempenho.

Efeitos do exercício sobre o sono

Os modelos teóricos que buscam explicar os efeitos do exercício sobre o sono estão associados às hipóteses termorregulatórias, da conservação de energia e da restauração corporal. Evidências dos efeitos do exercício sobre o sono a partir dos mecanismos termorregulatórios foram inicialmente propostos por Horne e Moore[13]. Esses autores verificaram que após exercício com aquecimento por uso de roupas extras, ou seja, agasalhos especiais que mantinham a temperatura interna elevada após os exercícios, ocorria um aumento no sono de ondas lentas, o que não aconteceu em exercícios com esfriamento abrupto após o término da sessão.

A hipótese termorregulatória apoia-se na evidência de que o início do sono é disparado pela redução da temperatura corporal que ocorre circadianamente no início da noite[14]. Estudos também descrevem a função crucial do hipotálamo na regulação da temperatura corporal e na indução do sono[14,15].

Portanto, o exercício, ao aumentar a temperatura corporal, criaria uma condição capaz de facilitar o "dis-

* Sono não REM ou sono de ondas lentas (SOL): período do sono composto por 3 fases distintas, caracterizadas por atividade elétrica cerebral de baixa frequência. Nesta fase ocorre diminuição da temperatura corporal, hipotonia muscular e a liberação da maior porção do hormônio GH. Sono REM ou sono paradoxal: período do sono em que a atividade elétrica cerebral aumenta sua frequência, tornando-se similar ao que ocorre na vigília. Nesta fase os sonhos são mais frequentes e a atonia muscular é mais acentuada.

paro" do início do sono, por ativar os processos de dissipação de calor controlados pelo hipotálamo, assim como os mecanismos indutores do sono dessa mesma região[16]. Tanto a teoria da conservação de energia como a restauração corporal apoiam-se nos mecanismos homeostáticos reguladores do sono[17], visto que ambas as teorias afirmam que a duração total do episódio de sono, assim como a quantidade de sono de ondas lentas (sono restaurador) aumenta em função do aumento do gasto energético[18]. A redução do metabolismo durante o sono e a sensação de fadiga descrita por sujeitos privados de sono reforçam a hipótese de que o sono tenha uma função restauradora[19,20].

Efeitos do sono sobre o exercício

Sabe-se que um fator importante para o ganho de desempenho é um período de recuperação adequado e esse período de recuperação sem dúvida alguma inclui o sono. A importância do sono na recuperação entre as sessões de treinamento torna-se mais evidente em vista da associação entre a secreção de GH e o sono de ondas lentas, podendo-se inferir a importância de um sono adequado para a restauração corporal.

A relação entre GH e sono de ondas lentas já está muito bem estabelecida, sendo que cerca de 50 a 70% da secreção do hormônio ocorre durante a parte inicial do sono[21]. O aumento na secreção desse hormônio levou à ideia de que o sono de ondas lentas poderia estar relacionado com a restauração dos estoques energéticos e ressíntese proteica[18]. Por outro lado, o perfil noturno de GH mostrou-se útil para indicar alterações nas funções anabólicas que ocorrem durante o sono induzidas pelo exercício realizado durante o dia[22].

A importância do sono noturno sobre a secreção do GH foi demonstrada em diversas evidências científicas. Van Cauter et al.[23] privaram de sono seus voluntários por uma noite completa e verificaram uma diminuição drástica nos níveis plasmáticos de GH. É interessante notar que esses mesmos autores demonstraram que, após essa noite sem sono, quando os mesmos voluntários dormiram na tarde seguinte, o hormônio não só voltou a ser secretado como apresentou uma concentração de rebote[23].

Contudo, devemos lembrar que exercícios demasiadamente intensos e de longa duração podem levar a um período inadequado de recuperação. Existem evidências de que a síndrome de *overtraining* se manifesta, além de outros parâmetros fisiológicos, também no padrão de sono[24].

No caso dos exercícios, existe uma relação em forma de "U" invertido entre a fadiga induzida pelo exercício e a qualidade do sono[25] (Figura 49.1).

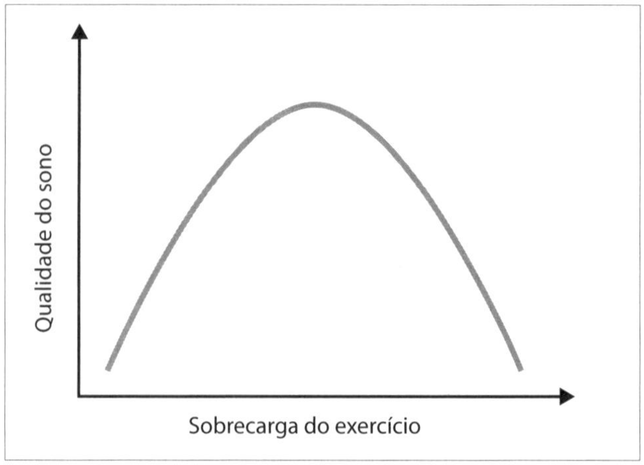

Figura 49.1 Relação entre sobrecarga do exercício e qualidade do sono durante a noite seguinte de sono. Fonte: adaptada de Hobson[25].

OSCILAÇÃO RÍTMICA DA TEMPERATURA E EXERCÍCIO

Mecanismos de termorregulação

O organismo está continuamente produzindo e trocando calor com o ambiente por meio de quatro mecanismos termorregulatórios: condução, convecção, radiação e mudança de fase (evaporação). O resultado momentâneo dessas trocas é a temperatura corporal, que deve ser mantida o mais constante possível para que os processos fisiológicos ocorram de forma adequada. A temperatura varia em cada parte do corpo, sendo a resultante média das temperaturas de diferentes tecidos[26].

A temperatura corporal flutua em resposta às atividades físicas, às emoções e às variações de temperatura ambiente, além da variação circadiana de cerca de 1ºC na temperatura central: as temperaturas mais baixas ocorrem durante o sono e as temperaturas ligeiramente mais altas, durante a vigília, mais especificamente no final da tarde e início da noite[26,27].

Controle circadiano da temperatura e desempenho

A temperatura central tem sido descrita como uma "variável fundamental" nos estudos cronobiológicos[1] e utilizada como principal marcador dos ritmos circadianos[1,28] (Figura 49.2).

Os mecanismos que elevam o ritmo circadiano da temperatura corporal são semelhantes aos que ocorrem durante a termorregulação na condição de exercício. Em repouso, as modificações na perda de calor pelas extremi-

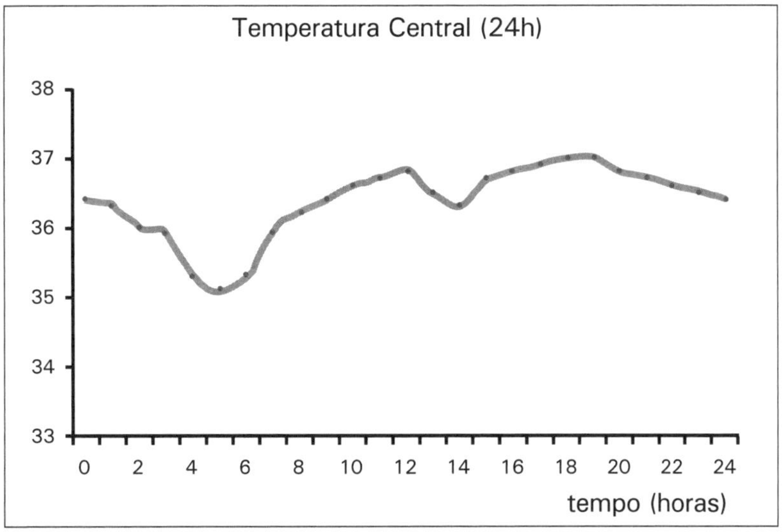

Figura 49.2 Oscilação da temperatura corporal ao longo do dia e um efeito indutor de aquecimento em resposta ao exercício. Fonte: adaptada por Marques e Menna-Barreto[1].

dades (membros) são em grande parte responsáveis pelo controle circadiano da temperatura corporal. Acredita-se que essas mudanças sejam produzidas por uma ação do NSQ sobre os centros termorregulatórios hipotalâmicos, os quais alteram o limiar de vasodilatação cutânea e a transpiração[29,30].

Vários autores têm sugerido que, em condições circadianas normais, diversas variáveis relacionadas ao desempenho físico possuem um ritmo circadiano que flutua em paralelo à temperatura corporal, com um valor de pico máximo aproximadamente às 18h00 e um valor mínimo às 4h00. Portanto, as variáveis envolvidas com o desempenho físico e esportivo apresentam valores máximos entre 12h00 e 21h00 e um declínio entre 3h00 e 6h00[31-33].

Uma das teorias que explicariam esse fenômeno diz que aumento da temperatura em 1°C aumenta a condução nervosa em média de 2,4 ms até certo limite. Esse aumento da velocidade do impulso nervoso pode explicar um princípio geral de que atividades musculares e neurológicas possam se beneficiar com o aumento sutil de temperatura[34]. É importante refletir, no entanto, que não é só o aumento da temperatura central que favorece a melhora do desempenho, mas sim o acoplamento das fases circadianas (sincronização endógena) para o aumento do alerta, do metabolismo e da liberação de catecolaminas que produz mais calor, expressando a curva da temperatura clássica, tendo a liberação do calor como produto desses fenômenos[1].

RITMOS CARDIOVASCULARES E EXERCÍCIO

Os batimentos cardíacos durante o exercício são consistentemente mais baixos à noite a despeito da intensidade do exercício. Em uma investigação realizada por Klein e Wegman citado por Minors e Waterhouse[35], em exercício moderado, a frequência cardíaca e a taxa de consumo de oxigênio apresentaram uma acrofase entre 12h00 e 18h00 e uma batifase entre 3h00 e 5h00.*

A expressão da pressão arterial (PA) também apresenta marcante oscilação rítmica circadiana (Figura 49.3). Ao longo das 24 horas, o padrão da PA, controlado pelo sistema nervoso autônomo, acompanha um intricado conjunto de demandas e ofertas, dependente de atividade ou repouso[36]. A sequência da curva de variação pode ser dividida entre os períodos descritos a seguir:

- sono: início do sono (descenso rápido), meio do sono (descenso e vale), final do sono (ascendência rápida);
- vigília: início da manhã (ascendência rápida), fim da manhã e início da tarde (descenso sutil), meio e final da tarde (ascendência), início da noite até o sono (descenso).

Em resumo, a lógica fisiológica para esse padrão oscilatório da PA está associada ao ciclo rítmico sono-vigília ou atividade-repouso. Após a metade do período do sono noturno, inicia-se um aumento gradativo da temperatura central e da atividade simpática.

No último terço do período de sono, a temperatura ainda está em ascendência e o hormônio cortisol também começa a se elevar. Esses processos, em conjunto com outros fenômenos rítmicos, superficializam o sono

* Acrofase: momento do dia de maior probabilidade de ocorrer picos máximos de uma determinada variável rítmica. Batifase: momento do dia de maior probabilidade de ocorrer valores mínimos de uma determinada variável rítmica.

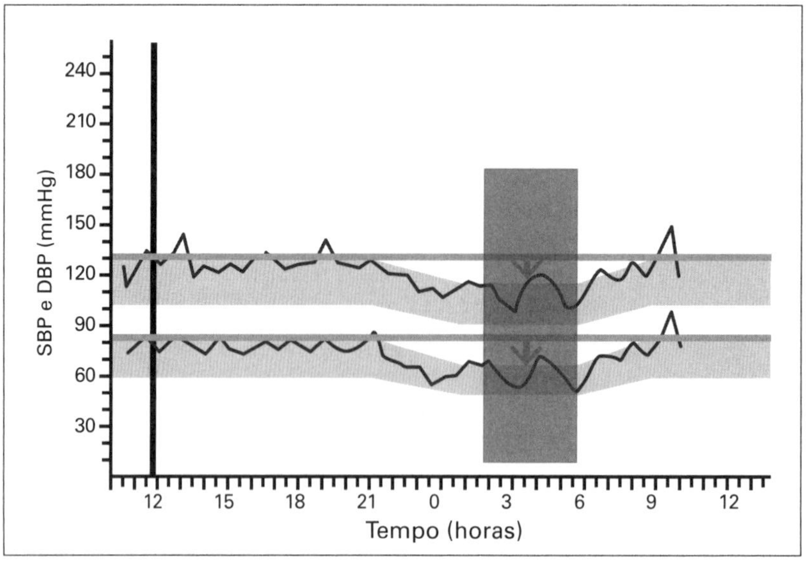

Figura 49.3 Padrão circadiano normal da oscilação das pressões arteriais, sistólica e diastólica. A porção escura representa a queda normal que ocorre durante a noite de sono. Fonte: adaptada de Chugh et al.[36]

e acionam o sistema de ativação da vigília, promovendo o fim do sono. Para essa transição entre o sono e a vigília, o organismo necessita de dispêndio de energia e maior consumo de oxigênio, o que é garantido com uma maior descarga adrenérgica, aumento da frequência cardíaca e do débito cardíaco, o que eleva a PA nas primeiras horas da manhã.

PARÂMETROS RÍTMICOS METABÓLICOS, COGNITIVOS E EXERCÍCIO

Quanto ao valor relativo do consumo de oxigênio por quilograma de peso (VO_2) a taxas moderadas de trabalho (150 W), uma investigação realizada por Reilly em 1990 mostrou que a acrofase ocorre às 15h00[37]. Contudo essa variação podia ser explicada inteiramente pela massa corporal dos participantes. No entanto, com taxas de esforço mais baixas que 150 W, o VO_2 apresenta variação circadiana independente da massa corporal[38]. Quanto ao valor relativo do dióxido de carbono eliminado por quilograma de peso (VCO_2), sua fase e amplitude são semelhantes à do VO_2. Quando a dieta é controlada, não se verifica nenhuma variação circadiana na taxa respiratória[38].

No que se refere à ventilação por minuto, a fase mantém-se igual à do ritmo em repouso, mas é amplificada de 20 a 40% dependendo da intensidade do exercício. Tal como outros parâmetros ventilatórios (quociente expiratório e capacidade vital dos pulmões), a ventilação por minuto atinge seu mínimo de manhã, especialmente em asmáticos. Nesse caso, seria recomendado, portanto, que esses atletas não fizessem exercícios antes das 9h00[39].

Os pesquisadores Baxter e Reilly[39] realizaram uma investigação aos finais de semana, para não interferir nos treinos, em quatorze nadadores que realizavam suas provas de 100 m e 400 m livres em cinco momentos do dia: 6h30, 9h00, 13h30, 17h00 e 22h00 depois de um aquecimento padronizado. A temperatura, assim como a flexibilidade do tronco, dos quadris e dos ombros, a força de preensão e o fluxo expiratório também eram medidos. Os resultados obtidos às 22h00 eram em média melhores cerca de 2,7 segundos nas provas de 100 m e 8,6 segundos nas provas de 400 m. Também encontraram um padrão diurno significativo para a flexibilidade do tronco com a batifase às 7h00 e duas acrofases, uma às 12h00 e outra às 22h00, o que pode ser em razão de maior rigidez articular de manhã provocada pela imobilidade do sono.

Quanto ao estado de humor, Monk et al.[40] encontraram variações diurnas na sonolência, felicidade e aborrecimento, com melhores taxas de humor sendo atingidas cerca de 4 horas depois de acordar.

A percepção cognitiva do esforço também pode oscilar de acordo com o horário do dia em que o exercício é realizado. O conceito de esforço percebido emergiu nos anos 1950 juntamente com os métodos para sua medição[41]. Esse conceito refere-se principalmente ao trabalho muscular pesado, que implica os sistemas musculoesquelético, cardiovascular e pulmonar. Apesar de diferenças individuais consideráveis, a percepção do esforço, avaliada pela escala de esforço percebido de Borg, demonstra uma variação circadiana apenas quando o exercício é de máxima intensidade[41].

OSCILAÇÕES RÍTMICAS E ASPECTOS NUTRICIONAIS

Como herança primitiva e evolutiva, a necessidade biológica do consumo alimentar dos seres humanos é influenciada primeiramente pela necessidade de se consumir energia suficiente para evitar a perda excessiva de peso e, em seguida, pela influência circadiana da hora do dia nesse sistema. A regulação da fome e do sono realizada pelo hipotálamo está interligada aos fenômenos de controle circadianos e, em ambos os casos, esses processos regulam a taxa orgânica de energia[42].

A característica diurna dos seres humanos associa o sono noturno à mudança dos processos catabólicos do período diurno para o processo anabólico (utilização de energia para crescimento e reparação) no período noturno. No entanto, durante a noite também ocorrem processos catabólicos, em razão da necessidade de mobilização de energia endógena durante o estado de jejum prolongado do sono. Assim, processos anabólicos e catabólicos ocorrem pararelamente durante o dia e a noite[42,43].

Durante a noite, o aporte de energia endógena induzida pelo cortisol se faz pela mobilização da glicose no sangue. Porém, nesse período os níveis de glicose disponíveis estão reduzidos e a glicose é "poupada", de modo a fornecer energia para o sistema nervoso central[43]. Ainda, os hormônios grelina (fome) e leptina (saciedade) também são controlados pelo NSQ do hipotálamo (relógio biológico central)[44]. Todas as oscilações circadianas relacionadas aos processos nutricionais podem explicar, por exemplo, por que a ingestão de determinado nutriente no período da manhã não terá as mesmas reações fisiológicas se ingerido à noite[45].

As bases moleculares para o controle circadiano do trato gastrointestinal (TGI) envolvem *feedbacks* de controle entre genes-relógio, que culminam na expressão rítmica dos movimentos do trato (atividade periódica dos segmentos intestinais) e na liberação de seus hormônios relacionados. No estômago, ocorre uma atividade rítmica de três ciclos completos por minuto; no duodeno, doze ciclos por minuto; no jejuno e no ílio, de sete a dez ciclos por minuto[44].

Os hormônios do TGI, como a gastrina, a colecistocinina e a serotonina estão envolvidos com a geração e a propagação dos movimentos peristálticos e todos esses hormônios apresentam ritmos com padrões circadianos e ultradianos[44].

Esses dados mostram que, dependendo da hora do dia em que ingerimos determinados alimentos, a capacidade de aborção e consequentemente a otimização e a distribuição de seus nutrientes serão variáveis[45]. A nutrição esportiva deve lançar mão desses conceitos para planejar uma excelente organização da dieta e calcular os melhores horários para suplementação, considerando quanto tempo o atleta está acordado, seu débito de sono nos últimos dias e em quais horários do dia serão administradas as refeições.

Alimentos calóricos e pesados devem ser evitados ao avançar da noite e de madrugada, assim como muito próximo ao horário de despertar, pois, de acordo com as oscilações circadianas, nesses horários não haveria adequada absorção dos nutrientes pelo aparelho digestório[44].

Como se pode observar, a distribuição equivocada da ingestão alimentar vai muito além do simples desconforto estomacal que os atletas possam apresentar.

O efeito da hora do dia para a prática esportiva

Se forem consideradas as informações de que existem sistemas de organização do "tempo biológico" por meio de "relógios biológicos" e que tais sistemas de controle determinam as oscilações rítmicas de centenas de variáveis e, ainda, que todas essas variáveis influenciam direta ou indiretamente no desempenho físico, seria possível identificar individualmente o período do dia mais adequado para determinada atividade física, desde que respeitemos as diferenças individuais, analisando caso a caso, atleta por atleta.

De acordo com os trabalhos de diversos autores citados neste capítulo, variáveis fundamentais ao desempenho como força muscular, resistência, potência, capacidade aeróbia, controle da PA, variação do humor e flexibilidade, entre outros, apresentam horários do dia mais propícios para a prática do exercício. Em relação às atividades relacionadas ao maior dispêndio de calor, observa-se uma associação com a curva da temperatura central, apresentando melhores resultados no período da tarde, entre 15h00 e 19h00. Já para algumas atividades com esforço cognitivo predominante, o período da manhã também pode ser adequado, desde que respeitado um intervalo após o despertar.

É provável que melhoras acentuadas no desempenho físico ocorram ao entardecer, não em virtude da resposta ao treino, mas, sim, porque nessa hora do dia a maioria dos atletas escolhe voluntariamente taxas de esforço maiores. Nota-se também que nas primeiras horas da manhã a resistência brônquica é maior e a capacidade pulmonar é reduzida, portanto, nesse período, o exercício pode provocar maior desconforto e ser menos seguro, sobretudo para atletas asmáticos ou com problemas respiratórios[38]. De fato, para alguns autores o exercício é mais eficiente ao fim da tarde porque o indíviduo pode responder melhor e com mais velocidade, além de percebê-lo como menos difícil[46].

Esses resultados devem ser interpretados com cautela, pois envolvem mecanismos bastante complexos dos quais os relógios biológicos são apenas uma parte, nem sempre a mais importante.

O que deve ser levado em consideração ao prescrever um exercício

Os fatores individuais como genética, idade, experiência, mudanças de estratégia de treinamento, personalidade, gênero, forma física, motivação, dificuldade e duração da tarefa, além do cronotipo, também influenciam no desempenho, da mesma forma que fatores climáticos, ambientais e ergonômicos.

Infelizmente, talvez pela dificuldade metodológica de realizar pesquisas consistentes sobre a influência dos ritmos biológicos no desempenho, alguns profissionais do desporto simplesmente ignoram o fator "tempo" e "hora do dia" em que seus atletas realizam suas provas e competições. Outros fatores, como disponibilidade de horário ou questões de patrocínio, também impedem que o tempo biológico seja respeitado.

Relacionam-se, a seguir, alguns desses fatores, que devem ser considerados ao se prescrever algum programa de atividade que vise ao rendimento:

Cronotipo

Esse termo, utilizado pelos cronobiologistas, refere-se às preferências individuais sobre hábitos de sono e atividade e classificam grupos de indivíduos por meio de questionários subjetivos de matutinidade e vespertinidade[47]. Tal classificação refere-se às tendências biológicas, portanto involuntárias, quanto à necessidade de realizar atividades laborais, esportivas ou sociais e de iniciar o sono em determinado período do dia. O cronotipo pode ser um importante preditor do padrão de sono habitual na espécie humana, pois o período circadiano intrínseco pode alterar entre os indivíduos, e a avaliação da fase dos ritmos circadianos fornece informações sobre a organização temporal de processos de regulação endógena[48]. Nesse contexto, os atletas podem ser classificados como vespertinos (os que preferem realizar atividades nas horas mais tardias do dia), matutinos (os que preferem realizar atividades nas primeiras horas após acordar) ou mesmo estarem entre esses dois, sendo classificados como intermediários[47].

Uma hipótese que parece lógica é que os matutinos atinjam o pico do seu desempenho esportivo antes dos vespertinos e que esses últimos tenham vantagem no rendimento desportivo, uma vez que é à tarde que, de acordo com muitas investigações, se obtêm os melhores resultados. Porém, a restrição crônica de sono afeta sobremaneira o rendimento e, de acordo com alguns estudos, são justamente os vespertinos os mais restritos, por na maioria das vezes acordarem horas mais cedo do que realmente gostariam.

No entanto, as poucas pesquisas realizadas até então sobre esse tema não fornecem nenhum apoio para essa hipótese.

Idade

Deve-se considerar, também, que os ritmos biológicos sofrem alterações significativas ao longo da idade (ontogênese dos ritmos) e isso influencia o desempenho, dependendo do esporte em questão. Dos primeiros anos de vida, passando pela adolescência, idade adulta e velhice, alguns parâmetros rítmicos se moldam aos processos do envelhecimento. O padrão de sono, só para citar um exemplo, altera-se drasticamente, com um tempo total de sono de mais ou menos 16 horas diárias nos primeiros anos de vida até mais ou menos 5 horas após os 65 anos de idade[12,17].

Algumas modalidades também são mais ou menos favoráveis para atletas de mais ou menos idade, o que depende da maturação estrutural, do grau de experiência, da flexibilidade, entre outros.

Gênero

As variações circadianas relacionadas ao desempenho são ligeiramente diferentes entre homens e mulheres, sobretudo no que diz respeito às oscilações *infradianas*, como o ciclo menstrual – portanto, são mais evidentes em determinado momento do mês. No entanto, as demais diferenças estruturais, como massa óssea e muscular, além de expressões hormonais, são mais importantes que as variações estritamente circadianas.

Uma revisão realizada em 2010[49] comparando essas diferenças entre atletas de alto rendimento mostrou que existe uma estabilização entre os gêneros desde a década de 1980. No entanto, ao se comparar as principais modalidades esportivas, como natação, saltos, ciclismo de pista, atletismo, levantamento de peso e patinação de velocidade, observou-se uma diferença média nos resultados em geral de 10 ± 2,94% entre homens e mulheres para todos os eventos. A diferença média é de 17,5% para saltos, 8,9% para as provas de natação, 7% para patinação de velocidade e de 8,7% no ciclismo.

Motivação

Sem dúvida, a motivação é a variável mais difícil de ser controlada. Observou-se, até então, que em diversos estudos, mesmo com alguma diversidade de suas metodologias e variáveis adotadas, o rendimento desportivo apresenta flutuações diurnas com períodos ideais para sua realização. Porém, no domínio da investigação em psicologia do desporto, não se têm levado em conta os ritmos biológicos, assim como são escassos os estudos que relacionem a cronobiologia com a motivação para o exercício e a atividade desportiva. Assim, é necessário que se realizem estudos no âmbito da psicologia do desporto para averiguar essa difícil variável, que desafia tanto atletas quanto seus treinadores.

CONSIDERAÇÕES FINAIS

O desenvolvimento da cronobiologia ao longo dos anos está intimamente relacionado à elaboração de um conjunto de conceitos gerais que permitem compreender os organismos sob seus aspectos temporais, e não somente estáticos no tempo. Sendo assim, os estudos que avaliam os ritmos biológicos têm representado uma nova visão para se entender os fenômenos que podem contribuir diretamente com o melhor desempenho.

Compreender que atletas não terão os mesmos padrões de rendimento às 10h00 em comparação às 22h00 não significa apenas saber a que hora deve-se ajustar seu despertador ou a que horas deve-se agendar essa ou aquela competição. Entender o tempo biológico é, na verdade, possibilitar um "algo a mais" que sutilmente separa a derrota da tão almejada vitória. Entender e relacionar os ritmos biológicos à individualização da nutrição e do treinamento esportivo certamente estará na agenda dos cientistas do esporte nas próximas décadas.

AGRADECIMENTOS

- Escola Paulista de Medicina da Universidade Federal de São Paulo;
- Centro Multidisciplinar em Sonolência e Acidentes;
- Centro de Estudos Transdisciplinar em Cronobiologia;
- Grupo Multidisciplinar de Desenvolvimento e Ritmos Biológicos (GMDRB-USP);
- Associação Fundo de Incentivo a Pesquisa

REFERÊNCIAS

1. Marques N, Menna-Barreto L. Cronobiologia: princípios e aplicações. 3.ed. São Paulo: Edusp; 2003. p.435.
2. Halberg F. Chronobiology. Ann Rev Physiol 1969;31:675-725.
3. Minors D, Waterhouse J. Circadian rhythms and the human. Bristol: John Wright & Sons; 1981.
4. Reinberg A, Lewy H, Smolensky M. The birth of chronobiology: Julien Joseph Virey 1814. Chronobiol Int 2001;18(2):173-86.
5. Arendt J, Minors D, Waterhouse J. Biological rhythms in clinical practice. London: Wright; 1989.
6. Pittendrigh CH. Circadian rhythms and circadian organization of living systems. Cold Spring Harbor Symp Quant Biol 1960;25:159-82.
7. Halberg F. Physiologic 24-hour periodicity; general and procedural considerations with reference to the adrenal cycle. Z. vitamin, Hormon u Fermenrforschung 1959;10;224-96.
8. von Schantz M. Phenotypic effects of genetic variability in human clock genes on circadian and sleep parameters. J Genet 2008;87(5):513-9.
9. Kulle R. The influence of light on circarhythms in humans. J Physiol Anthropol Appl Human Sci 2002;21(2):87-91.
10. Krueger JA, Obál Jr. F, Fang J. Why we sleep: a theoretical view of sleep function. Sleep Med Rev 1999;3(2):119-29.
11. Mello MT. Sono: aspectos profissionais e suas interfaces na saúde. São Paulo: Atheneu; 2008.
12. Tufik S. Medicina e biologia do sono. Barueri: Manole; 2004. p.43-4.
13. Horne JA, Moore VJ. Sleep EEG effects of exercise with and without additional body cooling. Electroenceph Clin Neurophysiol 1985;60:33-38.
14. Murphy PJ, Campbell SS. Nighttime drop in body temperature: a physiological trigger for sleep onset? Sleep 1997;20(7):505-11.
15. Lu J, Greco MA, Shiromani P, Saper CB. Effect of lesions of the ventrolateral preoptic nucleus on NREM and REM sleep. J Neurosci 2000;20(10):3830-42.
16. Driver HS, Taylor S. Exercise and sleep. Sleep Med Rev 2000;4(4):387-402.
17. Davis FC, Frank MG, Heller HC. Ontogeny of sleep and circadian rhythms. In: Turek FW, Zee PC. Regulation of sleep and circadian rhythms. Nova York: Marcel Dekker; 1999. p.19-79.
18. Rechastchaffen A. Current perspectives on the function of sleep. Perspect Biol Med 1998;41:359-90.
19. Chervin RD. Sleepiness, fatigue, tiredness, and lack of energy in obstructive sleep apnea. Chest 2000;118:372-9.
20. Montgomery I, Trinder J, Paxton SJ. Energy expenditure and total sleep time: effect of physical exercise. Sleep 1982;5(2):159-68.
21. van Cauter E, Copinschi G. Interaction between sleep and the somatotropic axis. Sleep 1998;21:553-66.
22. Kern W, Perras B, Wodick R, Fehm HL. Hormonal secretion during nighttime sleep indicating stress of daytime exercise. J Appl Physiol 1995;79(5):1461-8.
23. Van Cauter E, Kerkhofs M, Caufriez A, et al. A quantitative estimation of GH secretion in normal man: reproducibility and relation to sleep and time of day. J Clin Endocrinol Metab 1992;74:1441-50.
24. Budgett R. Overtraining syndrome. Br J Sports Med 1990;24:231-6.
25. Hobson JA. Sleep after exercise. Science 1968;162:1503-5.
26. Cabanac M, Hildebrandt G, Massonnet B, Strempel H. A study of the nycthemeral cycle of behavioural temperature regulation in man. J Physiol 1976;257(2):275-91.
27. Moore RY. Circadian rhythm: basic neurobiology and clinical applications. Ann Rev Med 1997;48:253-66.
28. Reilly T, Atkinson G, Waterhouse J. Chronobiology and physical performance. In: Garrett WE, Kirkendall DT. Exercise and sport science. Philadelphia: Lippincott Williams & Wilkins; 2000. p.351-72.
29. Waterhouse J, Drust B, Weinert D, Edwards B, Gregson W, Atkinson G, et al. The circadian rhythm of core temperature: origin and some implications for exercise performance. Chronobiol Int 2005;22(2):207-25.
30. Moore RY. Development of the suprachiasmatic nucleus. In: Klein DC, Moore RY, Reppert SM, eds. Suprachiasmatic nu-

cleus: the mind's clock. Nova York: Oxford University Press; 1991. p.391-410.

31. Refinetti R. Body temperature and behavior of tree shrews and flying squirrels in a thermal gradient. Physiol Behav 1998;63:517-20.
32. Atkinson G, Reilly T. Circadian variation in sports performance. Sports Med 1996;21:292-312.
33. Reilly T, Garrett R. Investigation of diurnal variation in sustained exercise performance. Ergonomics 1998;41:1085-94.
34. Winget CM, DeRoshia CW, Holley DC. Circadian rhythms and athletic performance. Med Sci Sport Exerc 1985;17(5):498-516.
35. Minors D, Waterhouse J. Circadian rhythms and the human. Bristol: John Wright & Sons; 1981.
36. Chugh RA, Loughran JH, Slaughter MS. Circadian variations in blood pressure in health and disease: implications for patient management. ChronoPhysiology and Therapy 2011;1:17-31.
37. Reilly T. Human circadian rhythms and exercise. Crit Rev Biomed Eng 1990;18(3):165-80.
38. Reilly T, Atkinson G, Waterhouse J. Biological rhythms and exercise. Oxford: Oxford University Press; 1997.
39. Baxter C, Reilly T. Influence of time of day on all-out swimming. Br J Sports Med 1983;17(2):122-8.
40. Monk T, Fookson J, Moline M, Pollak C. Diurnal variation in mood and performance in a time isolated environment. Chronobiol Int 1985;2:185-93.
41. Borg G. Borg's perceived exertion and pain scales. Champaign Ill: Human Kinetics; 1998.
42. Zimberg IZ, Fernandes-Junior SA, Crispim CA, Tufik S, de Mello MA. Metabolic impact of shift work. Work 2012;41:4376-83.
43. Van Cauter E, Polonsky KS, Scheen AJ. Roles of circadian rhythmicity and sleep in human glucose regulation. Endocrine Rev 1997;18:716-38.
44. Konturek PC, Brzozowski T, Konturek SJ. Gut clock: implication of circadian rhythms in the gastrointestinal tract. J Physiol Pharm 2011;62:139-50.
45. Halberg F. Cornélissen G, Singh RB. Timing nutriceuticals? Open Nutraceuticals J 2011;3: 100-11.
46. Waterhouse J, Minors D, Folkard S, Owens D, Atkinson G, Macdonald I, et al. Lack of evidence that feedback from lifestyle alters the amplitude of the circadian pacemaker in humans. Chronobiol Int 1999;16(1):93-107.
47. Horne JA, Ostberg O. A self-assessment questionnaire to determine morningness-eveningness in human circadian rhythms. Int J Chronobiol 1976;4:97-110.
48. Kerkhof GA, Van Dongen HP. Morning-type and evening--type individuals differ in the phase position of their endogenous circadian oscillator. Neurosci Lett 1996;218:153-6.
49. Thibault V, Guillaume M, Berthelot G, El Helou N, Schaal K, Quinquis L, Nassif H, et al. Women and men in sport performance: the gender gap has not evolved since 1983. J Sports Sci Med 2010;9:214-23.

Aplicabilidade do índice glicêmico na nutrição esportiva

50

Marcelo Macedo Rogero
Luciana Rossi

INTRODUÇÃO

O objetivo deste capítulo é prover informações e recomendações práticas para a aplicação do índice glicêmico (IG) como ferramenta de planejamento de estratégias nutricionais para o aumento da *performance* antes, durante e após treinamentos ou eventos esportivos, bem como para o período de recuperação de atletas.

Em relação às outras áreas da nutrição, aquela aplicada ao esporte encontra uma linha de pesquisa que fortemente indica a utilização do IG para direcionar também a escolha de suplementos à base de carboidratos. Assim, a manipulação do IG em diferentes refeições ao longo do período de treinamento se traduz atualmente em uma nova e excitante área de pesquisa. Levando-se em conta que os carboidratos devem ser o macronutriente consumido em maior proporção dentro do valor calórico total (VCT) de desportistas e atletas (acima de 60% do VCT), o IG pode direcionar escolhas que influenciam diretamente o alcance de níveis ideais de rendimento esportivo. No tocante às manipulações nutricionais, cabe destacar que refeições ricas em carboidratos de baixo índice glicêmico (BIG) pré-exercícios de longa duração podem promover a manutenção de um alto rendimento. Em contraste, refeições contendo alto índice glicêmico (AIG), em razão de seu conhecido efeito na insulinemia e na glicemia, parecem ser mais adequadas para a ressíntese de glicogênio pós-exercício. Apesar de haver bastante pesquisa, várias lacunas precisam ser esclarecidas, evidenciando a necessidade de maior aprofundamento quanto ao intrínseco relacionamento entre carboidratos, IG e *performance.*

ÍNDICE GLICÊMICO

Otto e Niklas, em 1980, foram os primeiros que se encarregaram de propor uma classificação sistemática dos alimentos de acordo com suas respostas glicêmicas. Depois de testados, certos alimentos foram incorporados em dietas para diabéticos em quantidades inversamente proporcionais às suas respostas glicêmicas, no intuito de manter o impacto da carga de carboidratos constante[1].

Jenkins et al.[2] propuseram, em 1981, o conceito de IG a fim de caracterizar a taxa de absorção de carboidratos após a refeição.

Em 1998, foi proposta uma das primeiras revisões sobre o IG como uma nova ferramenta na nutrição aplicada ao esporte[3].

O IG é caracterizado pelo incremento da área abaixo da curva glicêmica produzido por uma porção de 50 g de carboidrato de um alimento em relação à mesma porção de alimento considerado padrão, neste caso a glicose ou o pão branco[4].

O IG veio estabelecer que a taxa de digestão e, portanto, a resposta glicêmica, não está relacionada com o comprimento da cadeia glicídica. Desse modo, os carboidratos designados simples – monossacarídeos e dissacarídeos – possuem diferentes índices glicêmicos, sendo que a glicose apresenta AIG, enquanto a frutose, baixo índice glicêmico (BIG)[5,6]. É importante observar que o conceito de IG foi desenvolvido de forma independente para classificar os efeitos glicêmicos dos alimentos e complementar informações sobre sua composição química a partir de tabelas de composição centesimal[1].

O principal problema na classificação a partir do IG relaciona-se aos carboidratos complexos, no caso, os polissacarídeos, que incluem o amido, a celulose, a fibra e outros compostos relacionados[6]. Particularmente, o amido possui diferentes frações, amilose e amilopectina, que apresentam BIG e AIG, respectivamente, e, por isso, diferentes IG. Assim, o conceito de IG permite a comparação entre os carboidratos presentes nos alimentos com base mais no seu efeito fisiológico que na sua composição química[6].

Cabe destacar que alimentos com quantidades equivalentes de carboidratos podem produzir uma ampla variação de respostas glicêmicas em relação ao alimento de referência. O efeito na concentração sanguínea de insulina e de glicose decorrente da ingestão de um alimento ocorre em função da quantidade consumida ou da qualidade do carboidrato e de sua taxa de absorção. A determinação dos valores de IG é também influenciada por outros fatores além do tipo de carboidrato, como sua composição em quantidades de gordura, proteína, fibra, entre outros não pertinentes ao alimento em si, como modo de preparo, grau de gelatinização do amido etc.[6]

IG e diretrizes sobre atividade física e rendimento

Conforme o último posicionamento conjunto da American Dietetic Association (ADA), do Dietitians of Canada e do American College of Sports Medicine[7], com base na análise de evidências sobre atividade física, rendimento atlético e recuperação do exercício para atletas, orienta-se que o rendimento está atrelado a uma nutrição adequada, incluindo a seleção apropriada de alimentos e líquidos, tempo de ingestão e suplementos para o alcance e a manutenção do estado de saúde condizente com o exercício realizado. Em relação aos pontos-chave dessa diretriz sobre consumo de carboidratos, tem-se:

- carboidratos são importantes para manter a glicose sanguínea durante o exercício e repor o glicogênio muscular: essas recomendações variam entre 6 e 10 g de carboidrato/kg de peso/dia. A quantidade necessária depende do gasto energético total, do tipo de esporte, do sexo e das condições ambientais;
- os atletas com maior risco de deficiência de micronutrientes são aqueles que restringem o consumo energético ou utilizam práticas severas de perda de peso, eliminando um ou mais grupos alimentares da dieta ou consumindo dietas hiperglicídicas com baixa densidade de nutrientes. Os atletas devem ser encorajados a consumir dietas que forneçam pelo menos as *recommended dietary allowance* e *dietary reference intake* (RDA/DRI) para todos os micronutrientes por meio da alimentação;
- antes do exercício, deve-se realizar uma refeição/lanche que forneça líquidos suficientes para manter a hidratação, seja relativamente pobre em fibras, facilite o esvaziamento gástrico e minimize o desconforto gastrointestinal, relativamente rica em carboidratos para maximizar a manutenção da glicose sanguínea, moderada em proteína, e composta de alimentos familiares e bem tolerados pelos atletas. Quanto ao tempo e ao consumo prévio de carboidratos e sua relação com o rendimento, conclui-se que o impacto das recomendações deve ser ajustada a cada atleta, pela variabilidade das respostas encontradas nos estudos analisados. Referente ao IG das refeições, os resultados ainda são inconclusivos (grau de evidência II, bom);
- durante o exercício, o objetivo principal é repor a perda de líquidos e fornecer carboidratos (aproximadamente 30 a 60 g/h ou 0,7 g de carboidratos/kg de peso/h) para a manutenção da glicemia: essa reposição se mostra benéfica ao rendimento em atividades de resistência com duração ≤ 1 hora, mas é mais evidente em atividades com duração superior a 1 hora. O carboidrato pode ser preferencialmente ingerido na forma de suplemento hidroeletrolítico, contendo entre 6 e 8% de carboidratos (grau de evidência II, bom).
- após o exercício, para reposição do glicogênio muscular e hepático, é aconselhável consumo de refeição rica em carboidratos (> 65% do valor calórico total ou 0,8 a 1,0 g de carboidratos/kg de peso) por um período de 4 horas ou mais (grau de evidência II, bom).

Embora as recomendações de carboidrato se direcionem para a quantidade, o tempo e as fontes de consumo e outras orientações pertinentes, no tocante à qualidade do carboidrato, previsto pelo IG, há poucas informações disponíveis nas diretrizes. Atualmente, porém, o estudo do IG no esporte é um área crescente e de grande contribuição para o entendimento entre nutrição e *performance.*

Atualmente, o IG é uma ferramenta que provê informações para o planejamento de estratégias nutricionais adequadas para a suplementação em diferentes exercícios, levando-se em consideração o consumo dietético por meio de alimentos ou suplementos de carboidratos.

Portanto, as discussões a seguir têm como objetivo a aplicação dos conceitos de IG em diferentes padrões de ingestão alimentar de carboidratos, a fim de complementar e enriquecer as informações dos guias destinados ao público fisicamente ativo, no que concerne à qualidade de consumo de carboidratos para o provimento de rendimento físico e atlético[8].

IG no exercício

Pré-exercício

As recomendações baseiam-se nas respostas metabólicas e hormonais do consumo de carboidratos de BIG no exercício de longa duração (*endurance*) quanto a menores hiperglicemia e hiperinsulinemia, quando comparadas ao consumo de carboidratos de AIG. A integração dessas respostas promove uma glicemia mais estável e mantém elevadas as concentrações de ácidos graxos livres (AGL) durante o exercício. Diversos pesquisadores especulam ser esse perfil responsável pela economia na utilização de glicogênio, resultando em sensível melhora no rendimento de longa duração.

Em relação ao tempo de ingestão dos carboidratos, ao contrário dos efeitos benéficos observados durante o exercício prolongado, a eficácia no consumo entre 30 e 60 minutos antes da prática esportiva não está totalmente elucidada[7], uma vez que essa intervenção nutricional tem apresentado aumento[9,10], diminuição[11] ou ausência de efeitos sobre a utilização de glicogênio muscular[12-15], ao mesmo tempo em que se observa aumento[15-17], diminuição[9,18] ou ausência de efeitos[13,19-21] sobre a *performance*. Os diferentes resultados observados na literatura provavelmente decorrem do tempo de ingestão da refeição, da quantidade de carboidrato ingerido ou do grau de alteração à resposta insulinêmica e glicêmica nas refeições pré-exercício. Em relação a esse último aspecto, verifica-se que, quando a refeição pré-exercício é quantificada de acordo com seu IG, os resultados são contraditórios. Alguns estudos[18,21-23], mas não todos[13,15,24], observaram que a ingestão de uma refeição pré-exercício com BIG reduz a oxidação de carboidratos quando comparada à ingestão de uma refeição com AIG. Desse modo, evidencia-se a necessidade de outros estudos que avaliem a hipótese na qual a ingestão pré-exercício de alimentos com BIG possa ser vantajosa durante o exercício pela redução na oxidação de carboidratos.

Diversos estudos têm avaliado o efeito do IG dos alimentos sobre o metabolismo e a *performance* quando consumidos em diferentes momentos antes do exercício prolongado, sendo que alguns demonstraram melhora da *performance* quando alimentos de BIG foram consumidos antes ou imediatamente antes do exercício[25-27].

As respostas glicêmicas durante o exercício precedido pela ingestão de carboidratos são determinadas por diversos fatores, como os efeitos estimulatórios combinados da insulina e da atividade contrátil sobre a captação muscular de glicose; o balanço dos efeitos inibitórios e estimulatórios da insulina e das catecolaminas, respectivamente; a liberação hepática de glicose; e a absorção intestinal da glicose a partir do carboidrato ingerido. Nesse contexto, destaca-se a ocorrência de hipoglicemia de rebote em indivíduos suscetíveis – causada pela ingestão de carboidratos (principalmente AIG) de 30 a 60 minutos antes do exercício –, a qual não parece estar relacionada à sensibilidade à insulina ou à intensidade do exercício. A etiologia da hipoglicemia de rebote permanece desconhecida e a suscetibilidade para essa condição deve ser determinada de modo individual, uma vez que não existem indicadores evidentes relacionados à suscetibilidade para a hipoglicemia durante o exercício[28-31].

O aumento da ingestão de carboidratos para aproximadamente 10 g/kg de massa corporal nos dias que antecedem uma competição promove a elevação dos estoques de glicogênio muscular e está associado com o aumento da *performance* em eventos com duração ≥ 90 minutos. Além disso, a ingestão de uma refeição rica em carboidrato (cerca de 200 a 300 g) após um jejum noturno e 3 a 4 horas antes do exercício aumenta a concentração de glicogênio hepático e muscular e está associada à melhora do desempenho. O aumento da concentração de glicogênio muscular pré-exercício é uma das explicações para o aumento do desempenho. Em contrapartida, pelo fato de as concentrações de glicogênio hepático serem substancialmente reduzidas após um jejum noturno, a ingestão de carboidratos pode aumentar essas reservas e contribuir, em conjunto com o carboidrato ingerido durante o exercício, para a manutenção da glicemia e a melhora da *performance*[32-34]. Outros estudos não têm demonstrado efeitos benéficos da ingestão elevada de carboidratos 4 horas antes do exercício sobre a *performance*[35-37].

Sherman et al.[37] estudaram indivíduos treinados moderadamente, os quais receberam 0,6, 2 ou 4,5 g de carboidrato líquido/kg de peso, 4 horas antes de realizarem 95 minutos de exercício intermitente em ciclismo, seguido de um teste de desempenho. Esses autores observaram que a ingestão de 4,5 g de carboidrato líquido/kg de peso (total de 312 g de carboidratos, sendo 70% maltodextrina, 15% glicose e 15% sacarose) aumentou a *performance* em 15%, provavelmente pelo aumento da oxidação de carboidratos. Wright et al.[38] verificaram os efeitos da ingestão de carboidratos pré-exercício em nove ciclistas treinados. Os indivíduos pedalaram a 70% do $VO_{2máx}$ até a exaustão, com 3 minutos de exercício de alta intensidade a cada 45 minutos, e consumiram 5 g de maltodextrina/kg de peso corporal, 3 horas antes do exercício. A ingestão de carboidratos pré-exercício aumentou em 18% o tempo de tolerância ao esforço em relação aos indivíduos do grupo placebo. É relevante ressaltar que nesses estudos[37,38] o quociente respiratório tipicamente declinou de 0,9 para 0,81 nos grupos placebo e a glicemia diminuiu para 58 mg/dL. Por outro lado, nos indivíduos que ingeriram carboidrato pré-exercício, o quociente respiratório permaneceu acima de 0,85 e a concentração sanguínea de glicose não apresentou diminuição significativa.

Cabe ressaltar a utilização de uma estratégia para aumentar a concentração de glicogênio no período pré-competição denominado dieta de supercompensação de glicogênio. Essa manipulação nutricional é realizada na última semana de treinamento. Durante os 6 dias que antecedem a competição, o tempo de treinamento é de 90 minutos, 40 minutos, 40 minutos, 20 minutos, 20 minutos e repouso, respectivamente, sendo a intensidade de treinamento de aproximadamente 75% do $VO_{2máx}$. Nos primeiros 3 dias do protocolo de supercompensação, a ingestão de carboidratos é reduzida para 250 a 300 g/dia – considerando um indivíduo de 70 kg – e, nos dias subsequentes, a ingestão de carboidratos é aumentada para 600 g/dia. Essa manipulação nutricional permite aumento de 20 a 40% no conteúdo de glicogênio muscular, o que promove uma melhora do rendimento em exercícios de intensidade média a alta[29,39-42].

Durante o exercício

Estudos das décadas de 1980 e 1990 claramente demonstraram que a ingestão de carboidratos aumenta o desempenho em atividades de *endurance*, que são limitadas pelo estoque endógeno de carboidrato. Assim, a ingestão de carboidratos que visa aumentar a *performance* de forma efetiva deve ocorrer preferencialmente em exercícios com duração ≥ 90 minutos e intensidade 70% do $VO_{2máx}$[38,43-48].

O papel da suplementação com carboidratos sobre o aumento da *performance* durante o exercício foi inicialmente relacionado ao seu efeito poupador de glicogênio muscular, ou seja, de diminuir a taxa de glicogenólise muscular em razão do aumento da oxidação da glicose sanguínea. Contudo, estudos demonstraram que a ingestão de carboidratos durante o exercício a 70% do $VO_{2máx}$ até a exaustão não alterou o modelo de depleção dos estoques de glicogênio. Essa evidência sugere que a ingestão de carboidratos retarda de modo significativo a ocorrência de fadiga em razão da elevada taxa de oxidação de carboidratos decorrente da disponibilidade adequada de glicose sanguínea nas etapas finais do exercício[38,48].

Uma suplementação que forneça de 40 a 65 g de carboidratos/h mantém a concentração sanguínea de glicose e, positivamente, influencia o desempenho em exercícios de *endurance*. Além disso, observa-se que a ingestão de glicose, sacarose e maltodextrina durante o exercício apresenta efeitos positivos equivalentes[38,47-49].

A glicose exógena é oxidada em uma taxa máxima de até 1 g/min, enquanto os outros dois monossacarídeos, frutose e galactose, são oxidados em taxas muito inferiores durante o exercício. Esse fato se deve à conversão da frutose e da galactose em glicose no fígado antes que possam ser metabolizadas[33].

As taxas de oxidação de carboidratos exógenos (maltose, sacarose e maltodextrina) são comparáveis àquela da glicose. O amido que contém uma quantidade relativamente alta de amilopectina é rapidamente digerido e absorvido, enquanto aquele com um elevado conteúdo de amilose apresenta baixa taxa de hidrólise. Portanto, a amilopectina ingerida é oxidada em altas taxas – da mesma forma que a glicose –, enquanto a amilose, em uma taxa muito baixa[33].

Em resumo, carboidratos exógenos podem ser divididos em duas categorias, de acordo com a taxa de oxidação durante o exercício físico. Um grupo é oxidado em taxas relativamente altas, de até cerca de 1 g/min e o outro, em taxas menores, com valores até cerca de 0,6 g/min.

Portanto, verifica-se que a taxa máxima na qual um único tipo de carboidrato pode ser oxidado é de aproximadamente 1 g/min. Ressalta-se também que essa taxa máxima de oxidação de carboidrato exógeno pode ser obtida quando a ingestão desse carboidrato em particular for de cerca de 1 a 1,2 g/min. Isso implica que atletas devem ingerir aproximadamente 60 a 70 g de carboidratos/h para que ocorra uma ótima oferta desse nutriente. A ingestão superior a esses valores não resulta em maiores taxas de oxidação do carboidrato isolado ingerido e, por outro lado, é provável que esteja associada a desconforto intestinal[32].

De outra forma, os resultados de estudos sobre a ingestão de diferentes tipos de carboidratos associados em uma mesma solução demonstram que essa estratégia resulta em maior taxa de oxidação do carboidrato exógeno quando comparada com a ingestão de uma quantidade isoenergética de glicose. A quantidade cumulativa de carboidrato exógeno oxidado foi 21% maior com a ingestão de glicose e frutose em comparação à ingestão isolada de glicose[50]. A maior taxa de oxidação de carboidrato exógeno a partir da ingestão de glicose associada à frutose está relacionada aos diferentes mecanismos de transporte através do epitélio intestinal para glicose (SGLT 1) e frutose (GLUT 5) (Figura 50.1).

Corroborando esse fato, Jentjens et al.[52] demonstraram, em um estudo com ciclistas que pedalaram durante 120 minutos (63% do $VO_{2máx}$), que a ingestão de glicose em uma taxa de 1,8 g/min resultou em uma taxa máxima de oxidação de carboidrato exógeno de 0,83 g/min, enquanto a ingestão de uma solução isoenergética contendo frutose (0,6 g/min) e glicose (1,2 g/min) resultou em uma taxa de 1,26 g/min, representando um valor 55% superior àquele observado a partir da ingestão de 1,8 g/min de glicose. Em outro estudo, Jentjens et al.[24] verificaram a taxa de oxidação de carboidrato exógeno a partir de uma mistura de glicose, frutose e sacarose. Oito ciclistas treinados pedalaram durante 150 minutos a 62% do $VO_{2máx}$ e consumiram água ou duas diferentes soluções com carboidratos, uma das quais forneceu 2,4 g/min de glicose, enquanto a outra (MIX) forneceu 1,2 g/min de glicose,

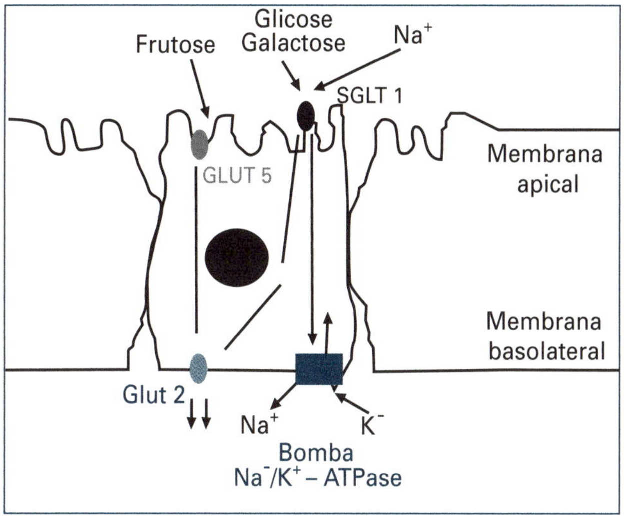

Figura 50.1 Sistemas de transporte de monossacarídeos no enterócito[51].

0,6 g/min de frutose e 0,6 g/min de sacarose; ou seja, 2,4 g de carboidratos/min. A taxa máxima de oxidação de carboidrato exógeno observada a partir da ingestão do MIX (1,7 g/min) foi 44% superior àquela do grupo que ingeriu apenas glicose (1,18 g/min). Ao mesmo tempo, verificou-se que a oxidação de carboidrato endógeno foi significativamente menor no grupo MIX (0,76 g/min) em relação àquele que ingeriu apenas glicose (1,05 g/min).

Pós-exercício

A rápida ressíntese das reservas de carboidrato endógeno do organismo durante as horas subsequentes à realização do exercício representa um ponto crítico para atletas engajados em diversas atividades em um único dia ou que possuem um esquema de treinamento que permita pausas limitadas para uma alimentação plena. Quando as reservas de glicogênio muscular são depletadas, a glicose ingerida e não utilizada pelo leito esplâncnico contribui preferivelmente para a ressíntese do glicogênio muscular[53-59].

A repleção do glicogênio muscular pós-exercício ocorre em duas fases distintas. Na primeira fase (30 a 60 minutos pós-exercício), tanto a permeabilidade da membrana plasmática da célula muscular à glicose quanto a atividade da enzima glicogênio sintetase apresentam-se elevadas e, consequentemente, a ressíntese de glicogênio ocorre rapidamente. Cabe ressaltar que a primeira fase, que se inicia imediatamente após o término do exercício, é caracterizada por mecanismos independentes de insulina. Diferentemente, a segunda fase é muito mais lenta, depende de insulina e prossegue até que a concentração de glicogênio esteja próxima dos valores normais – em geral, dentro de 24 horas (Figura 50.2)[54,60].

Ainda em relação ao consumo de carboidratos após o exercício, alguns fatores são relevantes para a prescri-

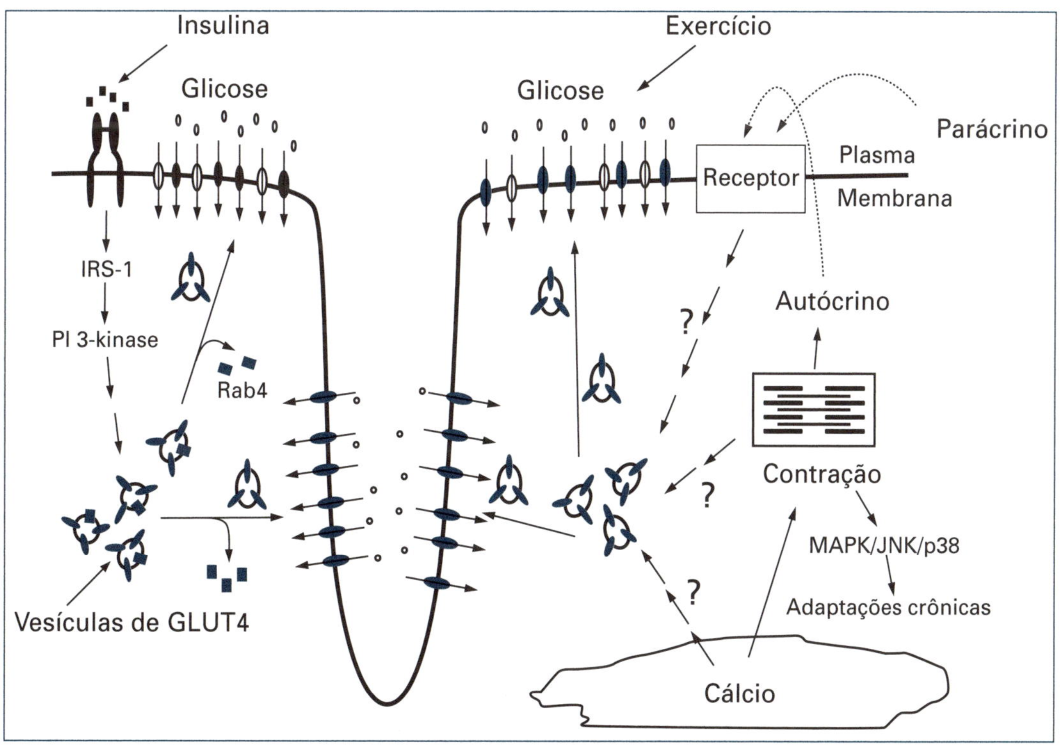

Figura 50.2 Mecanismos de transporte de glicose mediados pela insulina e pelo exercício.

ção nutricional e serão abordados mais detalhadamente a seguir.

Quantidade

O fator dietético mais relevante que afeta o estoque de glicogênio é a quantidade de carboidrato consumida. Resultados a partir de estudos que têm monitorado o estoque de glicogênio muscular após 24 horas de recuperação, depois de uma sessão de exercício capaz de depletar os estoques de glicogênio, demonstram que há uma relação direta e positiva entre a quantidade de carboidrato presente na dieta e o estoque de glicogênio pós-exercício, ao menos até que a capacidade máxima de estoque muscular tenha sido alcançada[60].

A mais alta taxa de síntese de glicogênio muscular tem sido reportada quando grandes quantidades de carboidrato (1 a 1,85 g/kg/h) são consumidas imediatamente após o exercício, em intervalos de 15 a 60 minutos, e por até 5 horas pós-exercício. O retardo da ingestão de carboidrato por diversas horas após o exercício pode acarretar uma diminuição de cerca de 50% na taxa de síntese de glicogênio muscular. Van Loon et al.[61] verificaram que o aumento da taxa de ingestão de carboidratos de 0,8 para 1,2 g/kg/h resultou em maior taxa de síntese de glicogênio muscular. Nesse estudo, suplementos com carboidratos foram fornecidos em intervalos de 30 minutos, enquanto em outros, nos quais nenhuma diferença foi observada na taxa de síntese de glicogênio com o aumento da ingestão de carboidrato, o fornecimento ocorreu em intervalos de 2 horas. Desse modo, sugere-se que suplementos de carboidratos fornecidos em intervalos de 2 horas possam não aumentar e manter a glicemia e a insulinemia adequadamente durante esse período, o que poderia explicar a discrepância entre os resultados. Portanto, taxas máximas de síntese de glicogênio ocorrem com uma ingestão de carboidratos de cerca de 1,2 g/kg/h, oferecido em intervalos regulares durante as primeiras 5 horas de exercício.

Forma do carboidrato

A ingestão de carboidratos com AIG, tanto na forma líquida quanto na sólida, imediatamente ou até 2 horas após o exercício não acarreta diferença sobre a síntese de glicogênio, pois estes são igualmente efetivos nesse processo. Porém, cabe ressaltar que suplementos de carboidratos na forma líquida são esvaziados mais rapidamente a partir do estômago e mais facilmente digeridos que aqueles na forma sólida. Além disso, nos estudos que avaliaram o efeito da forma do carboidrato, a taxa de ingestão foi relativamente baixa (0,75 a 0,85 g/kg/h). Desse modo, não pode ser excluída a hipótese de que o consumo de grandes quantidades de carboidratos na forma líquida resulta em maior taxa de síntese de glicogênio do que na forma sólida. A forma líquida é, com frequência, recomendada para atletas, uma vez que a oferta e a absorção de líquidos são mais rápidas a partir de uma solução (em comparação ao alimento sólido) e, consequentemente, resultam em melhor reidratação do indivíduo[54].

Tipo de carboidrato

Uma vez que o estoque de carboidrato é influenciado tanto pela insulina quanto pelo rápido fornecimento de glicose, os alimentos fonte de carboidrato com moderado a AIG são indicados para aumentar os estoques de glicogênio pós-exercício. Estudos têm demonstrado menores taxas de síntese de glicogênio quando a ingestão de frutose (BIG) é comparada com a de glicose (AIG). Isso decorre, possivelmente, da menor taxa de absorção da frutose no intestino aliada ao fato de que a frutose precisa ser convertida em glicose no fígado, antes que esse monossacarídeo possa ser metabolizado pelo músculo esquelético, e essa conversão é relativamente lenta. Desse modo, quando altas taxas de síntese de glicogênio muscular são necessárias, a ingestão de glicose é preferível à de frutose. Todavia, a frutose pode ser mais vantajosa em relação à ressíntese de glicogênio hepático, uma vez que a infusão de frutose resulta em maior síntese de glicogênio hepático quando comparada à infusão de glicose[25,54,60].

Alguns estudos têm demonstrado taxas similares de síntese de glicogênio muscular quando a glicose ou a sacarose (IG moderado) são ingeridas. Esse fato é notável, uma vez que a sacarose contém quantidades equimolares de glicose e frutose e, consequentemente, apenas metade da quantidade de glicose é diretamente direcionada para a síntese de glicogênio muscular. Tem sido sugerido que a frutose, em decorrência do seu metabolismo predominantemente hepático, comparado ao da glicose, possa inibir a captação de glicose pelo fígado pós-exercício e, desse modo, uma maior quantidade de glicose pode estar disponível para a síntese de glicogênio no músculo esquelético. Portanto, quantidades moderadas a elevadas de sacarose ingeridas após o exercício podem resultar em taxas de síntese de glicogênio similares às de correspondentes quantidades de glicose[54].

Em resumo, altas taxas de síntese de glicogênio muscular são obtidas, durante as horas iniciais após o exercício, por meio da ingestão de alimentos ricos em carboidratos com AIG.

Tempo de ingestão

A enzima glicogênio sintetase apresenta um aumento de aproximadamente 50% da sua atividade até 2 horas após o término do exercício. O início da ingestão de carboidratos, preferivelmente após o término do exercício, reduz o tempo total de ressíntese de glicogênio. A ingestão de carboidrato imediatamente após o exercício é relevante em relação à ressíntese de glicogênio em situações nas quais o intervalo entre as sessões de exercício é de apenas 4 a 8 horas[62]. Essa intervenção pode apresentar menor impacto sobre períodos de recuperação maiores.

Ivy et al.[62] demonstraram que a ingestão de uma solução de carboidratos (70% maltodextrina, 15% glicose e 15% sacarose), 2 horas após o término do exercício, acarretou uma ressíntese de glicogênio 47% mais lenta – avaliada durante o período de 4 horas pós-exercício – em relação à mesma ingestão realizada imediatamente após o término do exercício. Além disso, Blom et al.[63] demonstraram que a taxa de ressíntese de glicogênio muscular foi similar a partir da ingestão de sacarose ou de glicose, porém a ingestão isolada de frutose provocou uma taxa 50% menor de ressíntese de glicogênio muscular. Diferentemente do estudo de Ivy et al.[62], que avaliou a taxa de síntese de glicogênio muscular durante um período de 4 horas pós-exercício, Parkin et al.[64] não verificaram diferenças no estoque de glicogênio muscular após 8 e 24 horas de recuperação após exercício exaustivo prolongado em indivíduos que iniciaram a ingestão de alimentos ricos em carboidratos (com alto IG) imediatamente ou 2 horas após o exercício.

De modo geral, quando o intervalo entre as sessões de exercício é curto (< 8 horas), o atleta deve maximizar o tempo de recuperação efetiva ingerindo carboidrato logo após o exercício. Contudo, quando períodos de recuperação mais prolongados são disponíveis, os atletas podem escolher seu plano de refeições preferido, desde que a quantidade total recomendada de carboidratos seja ingerida[60].

Número de refeições

Tem sido sugerido que a ingestão de suplementos de carboidrato em intervalos frequentes mantém as concentrações de glicose e insulina elevadas e pode promover alta taxa de síntese de glicogênio. Essa hipótese tem sido corroborada por meio de estudos que verificaram altas taxas de síntese de glicogênio muscular quando elevadas quantidades de carboidrato (1,2 a 1,6 g/kg/h) foram oferecidas em intervalos regulares (30 minutos)[54,60].

Estudos que avaliaram a ressíntese de glicogênio durante o período de recuperação de 24 horas pós-exercício observaram que esta não varia se determinada quantidade de carboidrato é ingerida por meio de duas ou de sete refeições[65]; ou por meio de quatro grandes refeições comparadas à ingestão de dezesseis pequenas refeições (ingeridas a cada 1 hora)[66]. Nesse último estudo, similares concentrações de glicogênio foram obtidas apesar da significativa diferença na glicemia e na insulinemia ao longo do período de 24 horas. Por outro lado, elevadas taxas de síntese de glicogênio muscular durante as primeiras 4 a 6 horas de recuperação têm sido observadas quando grandes quantidades de carboidrato são ingeridas em intervalos de 15 a 30 minutos, fato relacionado à manutenção de valores maiores de glicemia e insulinemia. As respostas metabólica e hormonal, respectivamente, são fundamentais durante as primeiras horas do período de recuperação ou quando a ingestão de carboidratos está abaixo da capacidade de estoque máximo de glicogênio. Todavia, durante períodos de recuperação prolongados ou quando a ingestão de carboidratos está acima desse limite, manipulações nutricionais de respostas metabólicas e hormonais não adicionam benefícios[60].

Em resumo, a ingestão da quantidade total de carboidratos recomendada é mais relevante que o modelo de ingestão, ao menos para indivíduos com prolongados períodos de recuperação, sendo recomendado ao atleta escolher um plano de alimentação prático e confortável. A ingestão mais frequente de pequenas refeições pode ser proveitosa para sobrepujar o desconforto gástrico frequentemente associado à ingestão de grandes quantidades de alimentos ricos em carboidratos, aliado ao fato de promover benefícios diretos sobre a síntese de glicogênio durante o período inicial da fase de recuperação.

Índice e carga glicêmica

O IG proposto inicialmente por Jenkins, em 1981, parte do pressuposto de que, apesar de todos os tipos de carboidrato serem absorvidos e metabolizados na forma de glicose, eles podem induzir a respostas glicêmicas e insulinêmicas diferentes[2]. Essa resposta fisiológica representaria a capacidade que determinado alimento possui de aumentar a glicemia pós-prandial e essa capacidade caracterizaria, então, uma propriedade particular desse alimento, ou seja, seu IG. Dessa forma, a classificação dos alimentos pelo IG possibilita a análise da qualidade dos seus carboidratos[67]. Além da qualidade, determinada pelo IG, a relação desse parâmetro com a quantidade (em gramas), traduzido pelo conceito de carga glicêmica (CG), é um fato adjuvante para a alteração da resposta glicêmica ante o consumo de um alimento. A CG é calculada multiplicando-se o valor do IG (qualidade) pelo total em gramas de carboidrato (quantidade) contido no alimento, e o produto, posteriormente, dividido por 100

(CG = IG × CHO g/100)[68]. Uma classificação baseada na CG dos alimentos propõe uma divisão em três categorias: alta, média e baixa (Tabela 50.1).

Tabela 50.1 Classificação dos alimentos pela sua carga glicêmica

	Índice glicêmico (IG)	Carga glicêmica (CG)
Alto	> 70	> 20
Moderado	56-69	11-19
Baixo	< 55	< 10

Fonte: Coutinho et al.[68].

Desde 1997, um comitê de especialistas da Food and Agriculture Organizations (FAO) e da Organização Mundial da Saúde tem revisado as evidências relacionadas à importância dos carboidratos na nutrição humana e o impacto sobre a saúde, e endossado o uso do IG como método de classificação dos alimentos ricos em carboidratos. Entretanto, muitos pesquisadores têm externado preocupação acerca das dificuldades práticas no seu emprego[67]. Essa é uma das razões pelas quais a American Diabetes Association não recomenda o uso dos valores de IG no aconselhamento dietético, ao contrário da European Association for the Study of Diabetes, da Canadian Diabetes Association e da Dietitians Association of Australia. Tanto para fins clínicos, quanto de pesquisa na área esportiva, valores de IG confiáveis devem ser empregados. Nesse sentido, um grupo australiano de Sidney divulgou, em 2002, a tabela internacional de índice e carga glicêmica[67], para fomentar e padronizar as pesquisas a respeito do emprego do IG (Tabela 50.2).

Índice glicêmico dos alimentos e o cálculo em refeições

O ponto-chave na educação nutricional aplicada ao esporte enfoca a quantidade de carboidratos que o atleta deve ingerir e o tempo adequado para seu consumo. O tipo de carboidrato a ser consumido é estudado com menor frequência e preocupação prática. Como exemplo, Burke et al.[3] observaram que a maioria dos estudos sobre ingestão de carboidratos antes, durante e após atividade tem sido realizada com preparações isoladas de glicose, frutose, sacarose ou polímeros de glicose. Essas situações podem ser artificiais na vida de um atleta ou até mesmo evitáveis na prescrição dietética, cujo objetivo é alcançar o consumo de carboidrato por meio de alimentos. Cabe ressaltar também que os alimentos isolados ou mesmo combinações deles (lanches, refeições) possuem diversas propriedades funcionais, metabólicas e composições nutricionais, difíceis ou até mesmo impossíveis de serem mimetizadas por uma combinação de suplementos alimentares. Uma alternativa investigada em alguns estudos é a utilização de barras de cereais ou aquelas direcionadas a atletas, o que alia praticidade à prescrição nutricional e fornecimento de alimentos de diferentes IG para antes, durante e após exercício[69,70].

Tabela 50.2 Alimentos selecionados segundo o índice glicêmico (IG)*

Alto IG (≥ 70)		Moderado IG (56 a 69)		Baixo IG (≤ 55)	
Cereais matinais	81 ± 3	*Croissant*	67	Bolo de banana	47 ± 8
Pretzels	83 ± 9	Bolo (massa folhada)	59 ± 6	Pão com aveia (farelo)	47 ± 3
Glicose	99 ± 3	Pão de aveia	65	Cereal All bran®	42 ± 5
Maltose	105 ± 12	Pão de trigo	53 ± 3	Pão de centeio	50 ± 4
Tapioca cozida com leite	81	Sacarose	68 ± 5	Iogurte (adoçante)	36 ± 4
Baguete italiana	95 ± 15	Biscoito *cream cracker*	65 ± 11	Iogurte (↓ gordura)	14 ± 4
Arroz (↓ amilose)	139	Sorvete	61 ± 7	Maçã	38 ± 2
Arroz parboilizado (↓ amilose)	87 ± 7	Power Bar® barra de proteínas (chocolate)	56 ± 3	Banana	52 ± 4
Pão libanês	86 ± 12	Arroz parboilizado (↑ amilose)	50 ± 6	Suco de laranja	52 ± 3
Biscoito de água	71 ± 8	Arroz branco cozido	69 ± 15	Lentilha	30 ± 4
Lichia	79 ± 8	Muesli® granola	66 ± 9	Soja	18 ± 3
Melancia	72 ± 13	Mamão papaia	59 ± 1	Frutose	19 ± 2
Pipoca	72 ± 17	Pêssego em calda	58 ± 11	Mel	55 ± 5
Batata frita	75	Abacaxi	59 ± 1	Arroz parboilizado cozido	47 ± 3
Batata cozida	79 ± 9	Pizza de queijo	60	Leite desnatado	32 ± 5

*Glicose como padrão de referência.

Fonte: Foster-Powell et al.[67].

Wolever et al.[1] foram os primeiros a demonstrar o cálculo para obtenção do IG de refeições em sua aplicação prática. A seguir, os cálculos serão apresentados e exemplificados.

O cálculo do IG de uma refeição hipotética pode ser realizado da seguinte maneira: na Tabela 50.3, pode-se observar os dados referentes a três alimentos ricos em carboidratos que compõem uma refeição hipotética. Os alimentos são designados por A, B e C, e seus índices glicêmicos, IG_A, IG_B e IG_C, respectivamente. O total de carboidratos da refeição (g_T) equivale à soma das contribuições individuais de carboidratos de cada porção do alimento, isto é, $g_T = g_A + g_B + g_C$. O próximo passo é calcular a proporção com que essas quantidades de carboidratos contribuem na refeição, por exemplo:

$$P_A = g_A/g_T;\ P_B = g_B/g_T, \text{ e assim por diante.}$$

Tabela 50.3 Refeição hipotética para o cálculo do IG

Alimento	Carboidrato por porção (g)	Proporção do total glicêmico do carboidrato	IG do alimento	IG da refeição
A	g_A	P_A	IG_A	IGR_A
B	g_B	P_B	IG_B	IGR_B
C	g_C	P_C	IG_C	IGR_C
Total	g_T	1		IGR_T

Fonte: Coutinho et al.[68]

Então, a partir das proporções calculadas (P_A, P_B, P_C), multiplica-se esse valor pelo IG correspondente, resultando na contribuição do alimento para o total do IG da refeição:

$$IGR_A = P_A \times IG_A;\ IGR_B = P_B \times IG_B, \text{ e assim por diante.}$$

Finalmente, a contribuição de cada alimento (IGR_A, IGR_B, IGR_c) é somada para fornecer o IG da refeição (IGR_T):

$$IGR_T = IGR_A + IGR_B + IGR_c$$

A seguir, aplicam-se os cálculos em refeições reais, sendo que, a partir da primeira refeição, ocorrerão mudanças nos alimentos que permitirão, com base em uma refeição de AIG (Tabela 50.4), propor alternativas que o reduzam significativamente (Tabela 50.5). Cabe ressaltar que o conteúdo total de carboidratos das refeições é semelhante, sendo 94 g para o de AIG e 92 g para o de BIG, o que demonstra o potencial de aplicação do IG.

Tabela 50.4 Cálculo de uma refeição de AIG

Alimento	Carboidrato por porção (g)	Proporção do total glicêmico	IG do alimento*	IG da refeição
Corn Flakes®	60	0,6	81	48,6
Mamão	10	0,1	32	3,2
Leite desnatado	20	0,2	59	11,8
Sacarose	10	0,1	68	6,8
Total	100	1,0	–	70,4

* Vide Tabela 50.1.

Tabela 50.5 Cálculo de uma refeição de BIG*

Alimento	Carboidrato por porção (g)	Proporção do total glicêmico do carboidrato	IG do alimento	IG da refeição
All bran®	60	0,6	42	25,2
Leite	10	0,1	32	3,2
Maçã	20	0,2	38	7,6
Frutose	10	0,1	19	1,9
Total	100	1,0	–	36,0

* Vide Tabela 50.1.

REFERÊNCIAS

1. Wolever TMS, Jenkins DJA, Jenkins AL, Josse RG. The glycemic index: metholology and clinical implications. Am J Clin Nutr 1991;54:846-54.
2. Jenkins DJ, et al. Glycemic index of foods: a physiological basis for carbohydrate exchange. Am J Clin Nut 1981;34:363-6.
3. Burke LM, Collier GR, Hargreaves M. Glycemic index: a new tool in a sport nutrition? Int J Sport Nutr 1998;8:401-15.
4. Caruso L, Menezes EW. Índice glicêmico dos alimentos. Nutrire 2000;19-20:49-64.
5. Ludwing DS. Dietary glycemic index and obesity. Am J Clin Nutr 2000;130:280S-3S.
6. Olendzki BC, et al. Methodology for adding glycemic index and glycemic load values to 24-hour dietary recall database. Nutr 2006;22:1087-95.
7. ACSM/ADA/DC. Joint Positon Statement. Nutrition and athletic *performance*. Med Sci Sports Exerc 2009;41:709-31.
8. Siu PM, Wong SHS. Use of the glycemic index: effects on feeding and exercise *performance*. J Physiol Antrhropol Appl Human Sci 2004;23:1-6.
9. Costill DL, Coyle E, Dalsky G et al. Effects of plasma FFA and insulin on muscle glycogen usage during exercise. J Appl Physiol 1977;43:693-9.
10. Hargreaves M, Costill DL, Katz A, et al. Effects of fructose ingestion on muscle glycogen usage during exercise. Med Sci Sports Exerc 1985;17:360-3.
11. Levine L, Evans WJ, Cadarette BS, et al. Fructose and glucose ingestion and muscle glycogen use during submaximal exercise. J Appl Physiol 1983;55:1767-71.

12. Devlin JT, Calles-Escandon J, Horton ES. Effects of preexercise snack feeding on *endurance* cycle exercise. J Appl Physiol 1986;60:980-5.
13. Febbraio MA, Stewart KL. Carbohydrate feeding before prolonged exercise: effect of glycemic index on muscle glycogenolysis and exercise *performance*. J Appl Physiol 1996;81:1115-20.
14. Fielding RA, Costill DL, Fink WJ, et al. Effects of pre-exercise carbohydrate feedings on muscle glycogen use during exercise in well-trained runners. Eur J Appl Physiol 1987;56:225-9.
15. Kirwin JP, O'Gorman D, Evans WJ. A moderate glycemic index meal before *endurance* exercise can enhance *performance*. J Appl Physiol 1998;84:53-9.
16. Gleeson M, Maughan RJ, Greenhaff PL. Comparison of the effects of pre-exercise feeding of glucose, glycerol and placebo on *endurance* and fuel homeostasis in man. Eur J Appl Physiol 1986;55:645-53.
17. Sherman WM, Peden MC, Wright DA. Carbohydrate feeding 1 h before exercise improves cycling *performance*. Am J Clin Nutr 1991;54:866-70.
18. Thomas DE, Brotherhood JR, Brand JC. Carbohydrate feeding before exercise: effect of the glycemic index. Int J Sports Med 1991;12:180-6.
19. Decombaz J, Sartori D, Arnaud MJ, et al. Oxidation and metabolic effects of fructose or glucose ingested before exercise. Int J Sports Med 1985;6:282-6.
20. Hargreaves M, Costill DL, Fink WJ, et al. Effects of pre-exercise carbohydrate feedings on *endurance* cycling *performance*. Med Sci Sports Exerc 1987;19:33-6.
21. Sparks MJ, Selig S, Febbraio MA. Pre-exercise carbohydrate ingestion: effect of the glycaemic index on *endurance* exercise *performance*. Med Sci Sports Exerc 1998;30:844-59.
22. Thomas DE, Brotherhood JR, Miller JB. Plasma glucose levels after prolonged strenuous exercise correlate inversely with glycemic response to food consumed before exercise. Int J Sport Nutr 1994;4:361-73.
23. Wee SL, Williams C, Gray S, et al. Influence of high and low glycemic index meals on *endurance* running capacity. Med Sci Sports Exerc 1999;31:393-9.
24. Jentjens RL, Achten J, Jeukendrup AE. High oxidation rates from combined carbohydrates ingested during exercise. Med Sci Sports Exerc 2004;36(9):1551-8.
25. Siu PM, Wong SH. Use of the glycemic index: effects on feeding patterns and exercise *performance*. J Physiol Anthropol Appl Human Sci 2004;23(1):1-6.
26. Demarco HM, Sucher KP, Cisar CJ, et al. Pre-exercise carbohydrate meals: application of glycemic index. Med Sci Sports Exerc 1999;31(1):164-70.
27. Febbraio MA, Keenan J, Angus DJ, et al. Preexercise carbohydrate ingestion, glucose kinetics, and muscle glycogen use: effect of the glycemic index. J Appl Physiol 2000;89(5):1845-51.
28. Achten J, Jeukendrup AE. Effects of pre-exercise ingestion of carbohydrate on glycaemic and insulinaemic responses during subsequent exercise at differing intensities. Eur J Appl Physiol 2003;88(4-5):466-71.
29. Hargreaves M, Hawley JA, Jeukendrup A. Pre-exercise carbohydrate and fat ingestion: effects on metabolism and *performance*. J Sports Sci 2004;22(1):31-8.
30. Jentjens RL, Cale C, Gutch C, et al. Effects of pre-exercise ingestion of differing amounts of carbohydrate on subsequent metabolism and cycling *performance*. Eur J Appl Physiol 2003;88(4-5):444-52.
31. Tokmakidis SP, Volaklis KA. Pre-exercise glucose ingestion at different time periods and blood glucose concentration during exercise. Int J Sports Med 2000;21:453-7.
32. Jeukendrup AE. Carbohydrate intake during exercise and *performance*. Nutrition 2004;20(7-8):669-77.
33. Jeukendrup AE, Jentjens R. Oxidation of carbohydrate feedings during prolonged exercise: current thoughts, guidelines and directions for future research. Sports Med 2000;29(6):407-24.
34. Wagenmakers AJM, Beckers EJ, Brouns F, et al. Carbohydrate supplementation, glycogen depletion, and amino acid metabolism during exercise. Am J Physiol 1991;260:E883-90.
35. Okano G, Sato Y, Takumi Y, et al. Effect of 4h preexercise high carbohydrate and high fat meal ingestion on *endurance performance* and metabolism. Int J Sports Med 1996;17(7):530-4.
36. Whitley HA, Humphreys SM, Campbell IT, et al. Metabolic and *performance* responses during *endurance* exercise after high-fat and high-carbohydrate meals. J Appl Physiol 1998;85(2):418-24.
37. Sherman WM, Brodowicz G, Wright DA, et al. Effects of 4h preexercise carbohydrate feedings on cycling *performance*. Med Sci Sports Exerc 1989;21(5):598-604.
38. Wright DA, Sherman WM, Dernbach AR. Carbohydrate feedings before, during, or in combination improve cycling *endurance performance*. J Appl Physiol 1991;71(3):1082-8.
39. Costa Rosa LFBP. Carboidratos. In: Lancha Jr AH. Nutrição e metabolismo aplicados à atividade motora. São Paulo: Atheneu; 2002. p.37-69.
40. McArdle WD, Katch FI, Katch VL. Exercise physiology: energy, nutrition, and human *performance*. 4.ed. Baltimore: Williams & Wilkins; 1996. 850p.
41. Newsholme E, Leech T, Duester G. Keep on runing: the science of training and *performance*. Baffins Lane: John Wiley & Sons; 1993. 443p.
42. Schabort EJ, Bosch AN, Weltan SM, et al. The effect of a preexercise meal on time to fatigue during prolonged cycling exercise. Med Sci Sports Exerc 1999;31:464-71.
43. Jentjens R, Jeukendrup A. Determinants of post-exercise glycogen synhesis during short-term recovery. Sports Med 2003;33(2):117-44.
44. Melby CL, Osterberg KL, Resch A, et al. Effect of carbohydrate ingestion during exercise on post-exercise substrate oxidation and energy intake. Int J Sports Nutr E Metab 2002;12:294-309.
45. Tsintzas K, Williams C. Human muscle glycogen metabolism during exercise. Effect of carbohydrate supplementation. Sports Med 1998;25(1):7-23.
46. Tsintzas K, Williams C, Wilson W, et al. Influence of carbohydrate supplementation early in exercise on *endurance* running capacity. Med Sci Sports Exerc 1996;28(11):1373-9.
47. Valeriani A. The need for carbohydrate intake during *endurance* exercise. Sports Med 1991;12(6):349-58.
48. Sherman WM. Metabolism of sugars and physical *performance*. Am J Clin Nutr 1995;62(suppl):228S-41S.
49. Devlin TM. Textbook of biochemistry: with clinical correlations. 5.ed. New York: Wiley-Liss; 2002. 1216 p.
50. Adopo E, Peronnet F, Massicotte D, et al. Respective oxidation of exogenous glucose and fructose given in the same drink during exercise. J Appl Physiol 1994;76:1014-9.

51. Rossi L, Tirapegui J. Carboidratos. In: Tirapegui J (org.). Nutrição: fundamentos e aspectos atuais. 2.ed. São Paulo: Atheneu; 2006. p.35-44.
52. Jentjens RL, Moseley L, Waring RH, et al. Oxidation of combined ingestion of glucose and fructose during exercise. J Appl Physiol 2004;96(4):1277-84.
53. Ivy JL, Katz AL, Cutler CL, et al. Muscle glycogen synthesis after exercise: effect of time of carbohydrate ingestion. J Appl Physiol 1988;64:1480-5.
54. Ivy JL. Glycogen resynthesis after exercise: effect of carbohydrate intake. Int J Sports Med 1998;19(Suppl 2):142-5.
55. Kimber NE, Heigenhauser GJ, Spriet LL, et al. Skeletal muscle fat and catbohydrate metabolism during recovery from glycogen-depleting exercise in humans. J Physiol 2003;548(Pt3):919-27.
56. Miller SL, Tipton KD, Chinkes DL, et al. Independent and combined effects of amino acid and glucose after resistance exercise. Med Sci Sports Exerc 2003;35(3):449-55.
57. Rotman S, Slotboom J, Kreis R, et al. Muscle glycogen recovery after exercise measured by 13C-magnetic resonance spectroscopy in humans: effect of nutritional solutions. Magma 2000;11(3):114-21.
58. Tsintzas K, Williams C, Boobis L, et al. Effect of carbohydrate feeding during recovery from prolonged running on muscle glycogen metabolism during subsequent exercise. Int J Sports Med 2003;24(6):452-8.
59. Williams MB, Raven PB, Fogt DL, et al. Effects of recovery on glycogen restoration and *endurance* exercise *performance*. J Strength Cond Res 2003;17(1):12-9.
60. Burke LM, Collier GR, Davis PG, et al. Muscle glycogen storage after prolonged exercise: effect of the frequency of carbohydrate feedings. Am J Clin Nutr 1996;64:115-9.
61. Van Loon LJ, Saris WH, Kruijshoop M, et al. Maximizing postexercise muscle glycogen synthesis: carbohydrate supplementation and the application of amino acid or protein hydrolysate mixtures. Am J Nutr 2000;72(1):106-11.
62. Ivy JL, Katz AL, Cutler CL, et al. Muscle glycogen synthesis after exercise: effect of time of carbohydrate ingestion. J Appl Physiol 1988;64:1480-5.
63. Blom PC, Hostmark AT, Vaage O, et al. Effect of different post-exercise sugar diets on the rate of muscle glycogen synthesis. Med Sci Sports Exerc 1987;19(5):491-6.
64. Parkin JA, Carey MF, Martin IK, et al. Muscle glycogen storage following prolonged exercise: effect of timing of ingestion of high glycemic index food. Med Sci Sports Exerc 1997;29(2):220-4.
65. Costill DL, Sherman WM, Fink WJ, et al. The role of dietary carbohydrates in muscle glycogen resynthesis after strenuous running. Am J Clin Nutr 1981;34(9):1831-6.
66. Burke LM, Kiens B, Ivy JL. Carbohydrates and fat for training and recovery. J Sports Sci 2004;22:15-30.
67. Foster-Powell K, Holt SHA, Brand-Miller J. International table of glycemic index and glycemic load values: 2002. Am J Clin Nutr 2002;76:55-6.
68. Coutinho VF, Mendes RR, Rogero MM. Bioquímica e metabolismo dos carboidratos. In: Silva SMCS, Mura JDAP (org.). Tratado de alimentação, nutrição e dietoterapia. 2.ed. São Paulo: Roca; 2010.
69. Hertzler S. Glycemic index of "energy" snack bars in normal volunteers. J Am Diet Assoc 2000;100:97-100.
70. Miller CK, Gabbay RA, Dillon J, Apgar J, Miller D. The effect of three snack bars on glycemic response in heathy adults. J Am Diet Assoc 2006:106:745-748.

Suplementos nutricionais: o que o profissional que trabalha com esporte precisa saber

51

Marcia Daskal Hirschbruch

INTRODUÇÃO

Existe uma relação positiva entre a prática de exercícios e o uso de suplementos[1,2]. Atletas, como era de se esperar, são consumidores regulares de suplementos[1,3-8]. E não é de hoje. Há relatos de que atletas fazem uso de substâncias tendo em vista alguma vantagem competitiva desde a Antiguidade[9-11].

Não são apenas os atletas de alto rendimento, no entanto, que usam suplementos regularmente[9,12-18]. O uso de suplementos também é disseminado entre os frequentadores de academias e os "esportistas de final de semana"[19,20], representando o aspecto mais em moda da nutrição esportiva.

O gasto financeiro com suplementos pode ser substancial[21,22]. Os produtos utilizados por atletas e entusiastas do *fitness* incluem bebidas, aminoácidos, oligoelementos, ervas, hormônios, vitaminas e minerais e os *packs* ou combinados, que consistem em uma variedade desses produtos em uma mesma embalagem[21].

Muitos acreditam que os suplementos nutricionais possam melhorar o desempenho, recuperar o desgaste dos treinamentos intensos ou, ainda, compensar uma dieta inadequada[1,13,16,17,19,23], pois os ergogênicos são muitas vezes oferecidos como a única resposta para o melhor rendimento nas diversas práticas esportivas[24], inclusive por nutricionistas e especialistas em exercício.

Os suplementos nutricionais são apresentados como um método "natural" e "seguro" de melhorar a habilidade atlética. O tipo de suplemento utilizado varia continuamente[25], em ciclos ou tendências, com novos suplementos se tornando populares e outros saindo de moda rapidamente[6].

As informações errôneas espalham-se por meio da mídia e ficam disponíveis para atletas, seus técnicos, os treinadores e o público. Por via das dúvidas, as pessoas vão comprar e experimentar[21,26].

Atletas e esportistas são o alvo perfeito da "pílula mágica" e, nos últimos anos, vários produtos têm sido comercializados com a promessa de melhorar a capacidade atlética. Infelizmente, muitos desses apelos são baseados em evidências anedóticas ou vias metabólicas teóricas, no lugar de pesquisas científicas revisadas. Além disso, muitos suplementos comercializados como ergogênicos são baseados em dados de estudos *in vitro* ou com animais, com pouca ou nenhuma evidência de que sejam eficazes em melhorar o desempenho de humanos[27-29].

Para a maior parte dos suplementos, não há provas conclusivas de benefícios à saúde e ao desempenho, e qualquer melhora no desempenho tende a ser pequena e provavelmente mediada por um efeito placebo[6,9,18,24] ou por algum outro estímulo fisiológico[15]. Por exemplo, proteínas e hipercalóricos desviados como fonte de energia quando a dieta é insuficiente (que tal melhorar a dieta?), ou a retenção hídrica provocada pela creatina (o "inchaço" muscular gera a falsa sensação de hipertrofia).

Na maioria dos casos, "melhoradores de desempenho" são simplesmente formas mais caras de proteínas, açúcares ou vitaminas. Contudo, quando os atletas se convencem de que certos alimentos, dietas ou suplementos melhoram o desempenho, os benefícios acabam sendo mais psicológicos do que fisiológicos. No entanto, quando essas práticas substituem um programa nutricional equilibrado, a saúde e o desempenho podem ser comprometidos[30].

Relatos em todo o mundo sobre contaminações em suplementos e sobre a falta de controle ou fiscalização destes preocupam profissionais da saúde, sociedades científicas e atletas, que podem ser "pegos" no controle *antidoping*[7,8,17,18,31-34].

Atletas de alta *performance* estão sendo orientados por instituições esportivas governamentais a evitar os suplementos, pois não há garantias quanto à segurança que eles apresentam[17].

Quando um especialista em nutrição esportiva aconselha indivíduos que treinam, deve primeiro avaliar a dieta e o programa de treinamento e certificar-se de que esse atleta esteja consumindo uma dieta adequada em energia e densa em nutrientes, com um treino bem planejado. Essas são as bases de um bom programa. Somente depois disso os suplementos serão recomendados, e apenas os que se mostraram eficazes nos estudos[35].

A Sociedade Brasileira de Medicina do Esporte[24] orienta que a alimentação saudável e adequada ao esforço físico deve ser o ponto de partida para obter o desempenho máximo, e que manipulações nutricionais – suplementação inclusive – devem ser caracterizadas como uma estratégia complementar.

O uso de agentes ergogênicos no esporte de alto rendimento desencadeou um processo que representa atualmente uma das grandes preocupações na área das ciências do esporte, tanto no que diz respeito ao combate ao *doping*, como no âmbito do uso indiscriminado de drogas e suplementos nutricionais com objetivos puramente estéticos[36].

Os nutricionistas esportivos devem se posicionar como a primeira e principal fonte de informação em suplementação. Para tanto, precisam manter-se antenados sobre aspectos relacionados a eficácia, segurança e regulamentação dos suplementos, bem como aos fatores que influenciam o uso desses produtos[37].

UM POUCO É BOM, MAIS É MELHOR?

A popularidade dos suplementos nutricionais tem crescido nos últimos anos, em paralelo com a cultura estética e de um corpo musculoso. O uso de suplementos tende a ser mais prevalente naqueles esportes que enfatizam o tamanho muscular[1,16,19,38,39].

Na ânsia de obter um melhor rendimento, aumentar os músculos e reduzir a gordura corporal, muitos recorrem a suplementos alimentares e até a substâncias farmacológicas, supondo que "se é natural, não pode fazer mal" e que "se um pouco faz bem, mais será ainda melhor"[38,40].

Há uma preocupação crescente com possíveis reações adversas aos suplementos disponíveis comercializados. A ingestão de alguns agentes nutricionais, particularmente em dosagens elevadas ou por períodos prolongados, pode estar associada a efeitos adversos[8,17,23,41]. A natureza desses efeitos pode variar de pequenas queixas a problemas sérios de saúde, até mesmo a morte[*]. O consumo de grandes doses de "drogas alimentares", como a cafeína, comumente utilizada como ergogênico, também pode causar problemas[41].

Muitos produtos contêm um ou mais agentes nutricionais para os quais informações médicas importantes (p. ex., toxicológicas) não estão disponíveis. Além disso, a quantidade exata dos ingredientes individuais que compõem esses suplementos nem sempre é fornecida[8,41].

Assim como acontece com os produtos farmacêuticos convencionais, os suplementos também contêm ingredientes biologicamente ativos. Um estudo realizado em 2001 para entender as atitudes dos americanos com relação a vitaminas, minerais, ervas e suplementos específicos demonstrou que os consumidores utilizam suplementos alimentares mesmo sabendo que estes não passaram por testes rigorosos de eficácia ou de segurança. É cada vez mais evidente que os suplementos alimentares não constituem um grupo de substâncias inócuas, que apenas complementam uma alimentação balanceada. Sozinhos, podem ser tóxicos para alguns indivíduos e reconhecidamente interagem com outros suplementos e medicamentos[43].

A maior parte das pessoas não compreende os riscos inerentes ao uso de produtos novos e não testados e também não parece estar preocupada com problemas de saúde futuros que possam ser causados por seu uso[21]. Não é raro encontrar alunos de academias e atletas consumindo suplementos sem conhecer seu ingrediente principal, sua função, ou por quais mecanismos esse produto alcançará os resultados prometidos no rótulo[16,17,44,45]. Apesar disso, muitos usuários consideram a suplementação eficaz[13-15,21,46,47].

A crescente acessibilidade a produtos diversos com apelos variados aumenta ainda mais a confusão sobre o tema. A ambiguidade produzida pela convivência de certos produtos alimentares junto a medicamentos nas prateleiras contribui para uma abordagem medicalizada da alimentação. É como se agora a comida não bastasse, tornou-se necessário utilizar suplementos[48].

Na medida em que os atletas cada vez mais recorrem ao uso de suplementos, o indivíduo comum parece ser levado a acreditar que exercício só tem efeito se associado a algum recurso ergogênico. A eficácia do treinamento associado a uma dieta balanceada parece cada vez ser mais questionada pela população[36].

A falta de estudos suficientes e conclusivos sobre suplementos dietéticos se deve não só ao fato de este ser um assunto recente, mas também ao constante aparecimento de novos suplementos no mercado[16,18]. Além disso, muitos dos estudos existentes abordam a suplementação como parte de um contexto em que outros tópicos são investigados em primeiro plano[15].

---

* A morte do jogador de beisebol do Baltimore Orioles, Steve Bechler, de 23 anos, foi atribuída ao consumo de Xenadrine®, um composto de cafeína e efedrina (Revista *Época*, 3 de março de 2003, p. 22). Começam a surgir também relatos científicos de mortes e intercorrências ocasionadas por suplementos contendo efedrina[42].

Os suplementos alimentares foram introduzidos com base na argumentação de que, no estilo de vida urbano, muitas vezes é difícil dedicar-se à alimentação de modo adequado para atender às necessidades diárias de nutrientes e de que situações físicas, como exercício ou condições fisiológicas, aumentam a necessidade de certos nutrientes. Mas o que acaba acontecendo é que, por entrarem na lógica do mercado, esses produtos passam a ser comercializados e veiculados em propagandas, às vezes, sem critérios. O consumidor pode comprar diversos suplementos desse tipo, imaginando atender às diferentes funções sugeridas pela propaganda. A indústria é rápida, capitaliza com velocidade qualquer descoberta ou constatação científica[48]. Tanto é assim que "vitaminas" e "suplementos" são os temas de saúde que mais confundem os consumidores, seguidos das informações sobre nutrição[49].

Melhorar o desempenho, prevenir doenças, compensar uma alimentação inadequada, ganhar mais energia, combater a fadiga, melhorar a aparência física e conseguir nutrientes específicos em razão do intenso nível de atividade são as principais razões dadas pelos usuários para justificar o consumo de suplementos[1,13,16,23] – não parece texto de propaganda?

Diez-Garcia[48] questiona: "se a cada dia aumentam os lançamentos no mercado de produtos que emagrecem, rejuvenescem, aumentam a massa muscular, eliminam o estresse, a gordura localizada etc., como é que ainda existem pessoas cansadas, envelhecidas, gordas e flácidas? Com tantas soluções, como tais problemas ainda persistem?".

Não chega a ser surpreendente que usuários de suplementos ergogênicos e produtos naturais acreditem mais na eficácia e segurança desses produtos do que os não usuários[13]; atletas (63%) e usuários que se exercitam (76%) são ainda mais propensos a acreditar que os suplementos realmente funcionam do que usuários de suplementos sedentários (38%)[1].

Atletas ingerem mais calorias que os indivíduos sedentários, o que frequentemente garante a eles níveis adequados de vitaminas e minerais. Há uma tendência de alguns atletas em consumir alimentos com baixa densidade de nutrientes, o que pode colocá-los em risco de deficiências. Porém, curiosamente, os que suplementam sua alimentação são geralmente os que menos precisam[1]. De fato, alguns estudos mostram que as dietas de usuários de suplementos de vitaminas e minerais são mais densas em nutrientes do que as dos não usuários[50,51].

Para a Sociedade Brasileira de Medicina do Esporte[24], a suplementação alimentar deve ficar restrita a casos específicos. Uma dieta balanceada, que atenda às recomendações dadas à população em geral, já é, na maior parte dos casos, suficiente para os indivíduos que praticam exercício físico sem o foco de desempenho.

MERCADO

Suplementos alimentares são produtos de ingestão oral que têm o intuito de complementar a dieta e que contêm pelo menos um dos seguintes elementos: vitaminas, minerais, ervas ou outros componentes botânicos, aminoácidos, proteínas, carboidratos ou uma substância dietética utilizada para suplementar a dieta, aumentando a ingestão alimentar total, ou concentrados, metabólitos, constituintes, extratos ou uma combinação dos ingredientes anteriores. Os suplementos alimentares podem estar na forma de tabletes, cápsulas, pó, gel, barras ou líquidos; precisam ser rotulados como suplementos alimentares e não podem ser apresentados como um alimento convencional ou como o único item de uma refeição ou dieta[7,17,23,43,52].

O primeiro produto voltado à nutrição esportiva, o Gatorade®, surgiu em 1960 para melhorar o desempenho do time de futebol americano da Flórida, o *Gators*, após evidências de que o carboidrato poderia retardar a fadiga. O Gatorade®, uma solução de glicose e sacarose em água, deu frutos a uma indústria multimilionária de bebidas esportivas. Atualmente, há diversas bebidas esportivas no mercado mundial, e esses produtos são utilizados por atletas e também por não atletas, estando disponíveis para o público em geral[9].

O mercado tradicional das farmácias e lojas de produtos naturais se expandiu com as lojas esportivas e as vendas pela internet. Os suplementos direcionados a atletas e ao desempenho esportivo constituem um importante nicho desse mercado[6], uma indústria multibilionária que cresce a passos largos[6,12,13,43,46,52-54].

O mercado global de suplementos foi estimado em US$ 46 bilhões em 2001. Somente nos Estados Unidos esse mercado foi responsável por valores que superaram US$ 16 bilhões no ano 2000[7]. Uma década antes, a estimativa de faturamento foi de US$ 3 bilhões[13,54]. Calcula-se que as vendas anuais de suplementos nos Estados Unidos ultrapassem os US$ 20 bilhões[55]. Em 2010, a venda de suplementos foi de US$ 30 bilhões[46]. O Food and Drug Administration (FDA) estima que a cada ano cerca de mil produtos novos sejam lançados no mercado[23,43,52].

O fato de esportistas tornarem-se cada vez mais adeptos do uso de suplementos nutricionais abre espaço para a utilização indevida destes[44,56].

QUALIDADE

Os apelos promocionais dos produtos e o desejo de atletas e treinadores de vencer a qualquer custo são uma combinação explosiva, que leva à proliferação de inúmeros produtos "naturais", tornando ainda mais difícil verificar a eficácia, a segurança, a legalidade e a pureza dessas substâncias[25,43,53,57].

Um estudo com anúncios de suplementos em revistas encontrou 624 tipos diferentes de produtos, com um total de mais de oitocentos apelos de desempenho, a maioria dos quais não respaldada pelas pesquisas científicas[3], em especial as que comprovem sua eficiência em seres humanos[29,39].

O Consumer Affairs Department[21] da cidade de Nova York apontou que 56% dos anúncios de página inteira de suplementos nutricionais em quatro revistas de musculação populares eram sobre produtos inócuos ou até mesmo potencialmente perigosos. Philen et al.[58] analisaram doze exemplares diferentes de revistas sobre saúde e fisiculturismo para quantificar os anúncios de suplementos. Os autores computaram 89 marcas, 311 produtos e 235 ingredientes diferentes. Os mais comuns eram os aminoácidos e o benefício mais propagado era o aumento de massa muscular. Além disso, muitos ingredientes incomuns e não identificáveis foram encontrados, sendo que 22% dos produtos não tinham os ingredientes listados nos anúncios.

O entusiasmo e a natureza emotiva desses apelos fornecem um falso senso de confiança nesses produtos. A maioria dos consumidores não sabe que esses anúncios não são regulamentados[6,43] e acaba acreditando em apelos feitos sem comprovação científica[15,18,59]. Um estudo citado por Baylis et al.[6] revela que 50% dos atletas pensavam que os apelos dos suplementos eram embasados médica e cientificamente, pelo simples fato de acreditarem que apelos mentirosos não seriam permitidos.

A desmerecida credibilidade dos suplementos provenientes desses apelos continua não só a promover a venda desses produtos, como a seduzir os atletas com uma falsa sensação de segurança a respeito de sua qualidade[6]. Muitos atletas tornam-se vítimas dos coloridos anúncios e de testemunhos feitos por atletas bem-sucedidos, que se dizem vitoriosos "graças" a determinado produto[12].

Pesquisa da Universidade de Brasília* realizada em setembro de 2002 com 305 produtos demonstrou que 51,1% dos suplementos alimentares vendidos em drogarias e lojas especializadas no Brasil não possuem registro no Ministério da Saúde e que 26% dos que têm o registro não trazem no rótulo as informações necessárias ao consumidor. Alguns produtos disponíveis no mercado não trazem sequer os ingredientes listados no rótulo[41].

Kamber et al.[60] analisaram 75 produtos de diversos fabricantes utilizados em nutrição esportiva, dos quais 9% continham uma substância diferente da indicada no rótulo ou continham substâncias como efedrina e cafeína sem indicação clara no rótulo.

Os suplementos são embalados de maneira a sugerir rigor médico ou científico[6,23,43], porém o controle de qualidade da manufatura de suplementos é confiado à própria indústria. É bem provável que as grandes empresas que produzem suplementos convencionais como vitaminas e minerais – especialmente as que seguem os padrões de manufatura utilizados no preparo de produtos farmacêuticos – tenham um bom controle de qualidade. Isso inclui precisão na dosagem dos ingredientes e na rotulagem e controle na qualidade dos ingredientes (evitando contaminantes e ingredientes não declarados). Contudo, há evidências de que isso não é verdadeiro para todos os tipos de suplementos e fabricantes[6,52].

No melhor dos casos, o produto pode não conter a quantidade de ingrediente ativo indicada no rótulo, fazendo com que o consumidor perca dinheiro. No pior, o produto pode conter contaminantes, níveis perigosos de ingredientes ativos, substâncias não identificáveis ou ingredientes não usuais que, se consumidos em excesso, podem representar riscos até mesmo de morte. Por conta disso, os profissionais da saúde devem investigar antes de recomendar um produto particular[5,8,35,52,61].

A Agência Antidoping Americana** alerta para a possibilidade de a contaminação ocorrer na manufatura, por resquícios de substâncias utilizadas em outros suplementos que ficaram nas máquinas, já que uma empresa em geral faz vários produtos. Isso ocorre, provavelmente, porque as empresas não são obrigadas a declarar integralmente a composição dos suplementos, além de não seguirem Boas Práticas de Fabricação[7]. Para Maughan[8], embora essa contaminação possa, em muitos casos, ser decorrente da manipulação inadequada, há evidências de que possa ser resultado da adulteração deliberada do produto.

A Agência Mundial Antidoping e a Agência Antidoping Americana não consideram os suplementos seguros[55]. Nos últimos anos, vários atletas pegos no *antidoping* alegaram o uso somente de suplementos legalizados. Uma revisão da literatura mostrou que a contaminação nos suplementos chega a 25%, sendo a maior parte com esteroides anabólicos[62]. Também tem sido demonstrado que alguns suplementos podem conter outros tipos de substâncias proibidas, como os estimulantes. Nesse sentido, o consumo de suplementos pode colocar em risco a saúde do consumidor[7].

* Veiculada no Caderno Equilíbrio do jornal *Folha de S. Paulo*, 30 de janeiro de 2003, p. 10. Disponível em: http://www1.folha.uol.com.br/folha/equilibrio/noticias/ult263u2082.shtml. Acesso em: 18 maio 2013.

** Disponível em: http://www.usada.org/supplement411/why-risk-exists/contamination. Acesso em: 17 maio 2013.

A Sociedade Brasileira de Medicina do Esporte[31], por alerta do Comitê Olímpico Internacional (COI), que aponta para a detecção da presença de esteroides em suplementos alimentares (como vitaminas, creatina e aminoácidos) sem a devida indicação no rótulo dos produtos, recomendou aos profissionais de medicina do esporte a máxima cautela na prescrição desses produtos. De acordo com um estudo internacional financiado pelo COI[33], de 634 suplementos analisados pelo Laboratório Antidoping de Colônia (provenientes de 215 fornecedores e treze países), 94 (14,8%) continham precursores de hormônios não declarados nos rótulos, entre eles precursores de nandrolona e testosterona, que poderiam, inclusive, gerar casos positivos de *doping* em provas olímpicas.

Outro estudo na Suíça[34] com 103 suplementos adquiridos pela internet também encontrou traços de hormônios e pró-hormônios, como creatina e "ativadores mentais", em quatro produtos e, inclusive, uma grande quantidade do esteroide anabólico metandienona em três produtos, o que acarretaria *doping*.

A concentração dos ingredientes ativos varia de um produto para outro, justamente em razão da ausência de regulamentação[3,13,39,43,52]. Frequentemente, os dados disponíveis são insuficientes para respaldar cientificamente a segurança de um suplemento e, sem dados representativos, o FDA não tem autoridade para remover um produto do mercado[43]. A realidade é que a regulamentação fica ainda mais difícil com a crescente popularidade das vendas pela internet[18,62].

No Brasil, a regulamentação é realizada pela Agência Nacional de Vigilância Sanitária (Anvisa), do Ministério da Saúde. A Resolução n. 18, de 27 de abril de 2010, da Anvisa*, estabelece a classificação, a designação, os requisitos de composição e de rotulagem dos alimentos para atletas, conforme o art. 27 da RDC n. 18 da Anvisa, nos rótulos dos produtos não podem constar:

I. imagens e/ou expressões que induzam o consumidor a engano quanto a propriedades e ou efeitos que não possuam ou não possam ser demonstrados referentes a perda de peso, ganho ou definição de massa muscular e similares;
II. imagens e/ou expressões que façam referências a hormônios e outras substâncias farmacológicas e ou do metabolismo;
III. as expressões: "anabolizantes", "hipertrofia muscular", "massa muscular", "queima de gorduras", "*fat burners*", "aumento da capacidade sexual", "anticatabólico", "anabólico", equivalentes ou similares.

O art. 21 da RDC n. 18 determina que nos rótulos de todos os produtos deve constar a seguinte frase em destaque e negrito: "Este produto não substitui uma alimentação equilibrada e seu consumo deve ser orientado por nutricionista ou médico".

CONSUMO

O uso de "aditivos" para atingir o ideal estético o mais rapidamente possível é costumeiro e quase necessário: suplementos para emagrecimento e aumento da musculatura, esteroides, cirurgias plásticas de lipoescultura, dietas da moda e produtos diversos têm o consumo estimulado e visto com naturalidade[63,64].

Em um estudo sobre o consumo de suplementos em academias de São Paulo[15], o uso de suplementos na amostra estudada (61,19%) apresentou-se superior ao consumo de suplementos anteriormente descrito na literatura para frequentadores de academias (27 a 40%)[16,56,65], atletas (40 a 60%)[1,23] e para a população em geral (35 a 40%)[1]; demonstrando que esse dado pode ter se modificado com maior oferta e divulgação dos produtos no mercado. Alguns estudos sugerem que a participação em esportes pode ser uma motivação para o consumo de suplementos entre os jovens[1,2,66]. Jovens estão preocupados com a aparência física e com o peso, o que os leva a treinar por razões estéticas, em vez de pelo desempenho físico[20].

Os estudos têm demonstrado que, em geral, os indivíduos do sexo masculino são os maiores consumidores de suplementos[14,15,19,20,45,65]. Sobal e Marquart[1] analisaram estudos que revelam que, na população em geral, as mulheres tendem a consumir mais suplementos do que os homens em todas as faixas etárias. A explicação para isso seria o fato de as mulheres serem mais ligadas a assuntos de saúde e nutrição, e o uso de suplementos seria uma expressão dessa preocupação com a saúde. Entre os atletas, o uso maior de suplementos ocorre no sexo masculino, por causa da ênfase no desempenho e na competição.

Os amigos, as revistas e os professores de educação física estão entre as principais fontes de informação e recomendação sobre nutrição e suplementação[2,14,19,20,45,67]. Os esportistas confiam nas informações dos entusiastas esportivos, treinadores, dos vendedores das lojas de suplementos, das propagandas e de outras fontes não científicas de informação sobre os benefícios das drogas, das ervas e de outros agentes disponíveis que podem ajudá-los a melhorar o rendimento e a aparência[14,20,45,68].

Como o treinador é o profissional que mais indica a suplementação, criou-se um mito na área do esporte de

* Disponível em: http://portal.anvisa.gov.br/wps/wcm/connect/52bee2804745886b91ffd53fbc4c6735/RDC_18_2010.pdf?MOD=AJPERES. Acesso em: 18 maio 2013.

que o nutricionista "não gosta" ou "é contra" a prescrição de suplementos[20]. De acordo com a American Dietetic Association[69], qualquer recomendação para atletas e esportistas deve ser baseada em dados científicos atuais e em suas necessidades individuais. Os suplementos devem ser utilizados com cautela e somente após revisão cuidadosa da literatura corrente sobre os ingredientes que constam no rótulo do produto e sua legitimidade; eles não devem ser recomendados até que se faça uma avaliação da saúde, da dieta, das necessidades nutricionais, do uso atual de suplementos e drogas, e das necessidades energéticas do indivíduo.

O profissional capacitado para fazer essas avaliações é o nutricionista.

Indivíduos mais jovens e mulheres são mais influenciados no consumo de suplementos pela presença de um usuário em casa[15]. A maioria dos frequentadores de academias estudados por Hirschbruch[15] (80%) tem um ou mais amigos usuários de suplementos, independentemente do fato de eles próprios serem ou não usuários. Um dado desse estudo que chama a atenção é que 66% dos indivíduos da amostra conhecem algum usuário de anabolizantes (a maioria entre 15 e 19 anos) e que cerca de 10% dos usuários de suplementos disseram que usariam anabolizantes.

SUBSTÂNCIAS ILÍCITAS

Substâncias ilícitas são aquelas cuja utilização, de acordo com a Agência Mundial Antidoping e o COI, caracteriza uma infração de códigos éticos e disciplinares, podendo ocasionar sanções aos atletas, bem como aos seus técnicos, médicos e dirigentes. A lista de substâncias e métodos proibidos fica disponível para *download* no site da Agência Mundial Antidoping[24], assim como o Código Mundial Antidoping*.

Estudo recente[70] com 212 atletas competitivos verificou que o *doping* é 3,5 vezes mais prevalente nos atletas que usam suplementos. Atletas que consomem suplementos também demonstraram maior probabilidade de se engajar em atitudes de risco para melhorar o desempenho, sendo caracterizados como um grupo de risco de transição para o *doping*.

Para Yesalis e Bahrke[71], a demanda por drogas que melhorem o desempenho foi criada pela fixação da sociedade moderna na vitória e na aparência física. Porém, as pesquisas têm indicado que muitos indivíduos estão utilizando essas substâncias para melhorar a aparência física, e não necessariamente o desempenho esportivo[72].

Vários estudos encontraram taxas perturbadoras de uso de esteroides, em particular entre os meninos adolescentes. Esteroides anabolizantes são utilizados por 3 a 12% dos adolescentes homens. Entre as mulheres, o uso relatado de esteroides é de 0,5 a 2,5%[68,71,73,74].

Contrariamente ao que se possa imaginar em um primeiro momento, os meninos mais franzinos, e não os mais fortes, são os que apresentam maior risco de usar esteroides[73]. A preocupação com a aparência física pode motivá-los a consumir esteroides anabólicos como um atalho para aumentar o tamanho e a resistência muscular[57,75].

Sabe-se que o uso de esteroides anabolizantes é precedido pelo uso de pós de proteínas e suplementos de aminoácidos, sugerindo que esses componentes podem ser uma porta de entrada para o uso de esteroides anabolizantes. O consumo de aminoácidos, suplementos de proteínas e de carboidrato é, de fato, maior naqueles que pretendem fazer uso de anabolizantes[75], o que não significa que o consumo de suplementos proteicos leva, necessariamente, ao uso de substâncias ilícitas. Certamente, os dados que indicam mudanças de atitudes e crenças dos usuários de suplementos em relação ao *doping*[70] não devem ser ignorados pelo profissional da saúde que acompanha atletas e esportistas.

As recorrentes notícias relacionando atletas** e ídolos esportivos como Lance Armstrong com substâncias e métodos ilícitos certamente colabora para a banalização do assunto.

É importante notar que muitos indivíduos confundem esteroides anabolizantes com suplementos alimentares, e os riscos à saúde devem ser discriminados[15].

CONSIDERAÇÕES FINAIS

O aparecimento dos suplementos no mercado tem sido mais rápido do que o surgimento de pesquisas científicas que comprovem os efeitos, a eficácia e a segurança de seu uso em longo prazo, e o surgimento de regulamentações que possam nortear sua fabricação e prescrição[16,23].

A potência e a pureza dos agentes nutricionais não são conhecidas e ainda não há informações suficientes sobre os efeitos em longo prazo; mesmo assim, o uso de suplementos permanece bastante popular[23,68], a ponto de chamar a atenção de especialistas e sociedades científicas. O fato é que atletas e esportistas não vão esperar até que haja evidências consistentes sobre a eficácia e a segurança dos novos produtos[18].

* Disponível em: http://www.wada-ama.org/. Acesso em: 18 maio 2013.

** Em maio de 2013, o atacante Michael, do Fluminense, foi flagrado no *antidoping* e admitiu o uso de cocaína. Disponível em: http://www.estadao.com.br/noticias/esportes,doping-de-michael-por-uso-de-cocaina-provoca-preocupacao-no-fluminense,1031441,0.htm. Acesso em: 18 maio 2013.

Indivíduos que estão pensando em usar suplementos podem ser receptivos à educação nutricional[2], e indivíduos que já fazem uso de suplementos podem se tornar receptivos à ideia do *doping*[70]. Se o uso de suplementos for feito de maneira inadequada e sem um suporte dietético específico, a falta de resultados pode se tornar mais um fator motivador da busca por outras estratégias. A relação entre dieta e rendimento atlético já é muito bem documentada e está nela a oportunidade para o nutricionista mostrar seu valor e o diferencial do seu trabalho.

Embora a principal preocupação de muitos atletas seja suplementar a dieta com proteínas, vitaminas, minerais e outros componentes, questões alimentares relevantes frequentemente são negligenciadas. Os atletas precisam estabelecer seus objetivos nutricionais e precisam ser capazes de traduzi-los em estratégias alimentares eficientes. Os atletas costumam se preocupar com manipulações dietéticas no período que cerca as competições, mas o principal papel da nutrição é dar suporte consistente ao treinamento intenso que vai levar à melhora do desempenho[76].

Vários desafios surgem na avaliação dos suplementos, incluindo falta de regulamentação, efeitos à saúde e apelos de desempenho desses produtos[12]. Os vários relatos de contaminação[8,62], efeitos colaterais negativos e graves danos[77-81] provocados por produtos facilmente encontrados no mercado servem como uma oportunidade para os profissionais da saúde exercerem sua responsabilidade de aconselhar os atletas sobre a eficiência e a segurança dos suplementos[55].

Suplementos alimentares podem ter um papel significativo ajudando atletas a consumir a quantidade adequada de calorias, carboidratos e proteínas em sua alimentação. Contudo, devem ser vistos como o que são: complementos da dieta, não substitutos de uma boa alimentação. Embora seja verdade que muitos suplementos esportivos disponíveis tenham pouca evidência científica embasando seu papel potencial em melhorar o treinamento e/ou o desempenho, também é verdade que inúmeros nutrientes e suplementos demonstraram causar melhorias no desempenho e/ou na recuperação. A suplementação com esses nutrientes pode ajudar a incrementar a dieta, contribuindo para otimizar o desempenho. Especialistas em nutrição esportiva precisam estar atualizados sobre nutrição, exercício e desempenho e educar honestamente seus clientes sobre os resultados dos vários estudos (prós e contras). Com a proliferação da informação disponível sobre suplementos alimentares para os consumidores, os especialistas em nutrição esportiva, os nutricionistas e a indústria perdem credibilidade quando não informam minuciosamente os resultados dos vários estudos para o público[35].

Sabendo que metade dos usuários não informa ao médico sobre o uso de suplementos, que os consumidores não entendem como os suplementos funcionam e que há equívocos no uso dos produtos[43], os nutricionistas esportivos devem incluir na anamnese um histórico de uso de suplementos para que a partir daí possam educar os clientes sobre o uso, o desempenho atlético e a aparência física. Os profissionais devem perguntar rotineiramente aos esportistas sobre o uso de suplementos (quais produtos utilizam e em que dose) e conhecer como o uso de suplementos pode afetar o desempenho e a saúde[1,2,15,68].

Greydanus e Patel[68] propõem um roteiro antecipatório do uso de agentes ergogênicos:

- pergunte rotineiramente sobre o uso de drogas e suplementos;
- pergunte sobre os motivos do uso (ganho de peso, redução de gordura, aumento de força, maior resistência, melhor aparência, saúde, melhorar a *performance*, perda de peso e assim por diante). Aumentar a força e melhorar o desempenho são motivos comuns para o uso de agentes ergogênicos;
- pergunte sobre as fontes de incentivo do uso de drogas ou suplementos (amigos, pais, técnico, treinador, médico, colegas de time, anúncios em revistas, TV ou internet);
- pergunte sobre as fontes de obtenção de drogas e suplementos (lojas de produtos naturais, internet, médico, amigos, pais, academias, treinador), bem como o custo. A maioria das drogas é obtida ilegalmente, e a maioria dos suplementos, em lojas de produtos naturais.

Por conta da falta de estudos que justifiquem o uso, da presença de possíveis contaminantes e agentes não declarados, do uso indiscriminado e muitas vezes desnecessário e principalmente para reforçar o papel imprescindível dos alimentos e de uma dieta planejada nos resultados do treinamento, as fontes alimentares devem ser recomendadas e incentivadas como a primeira opção sempre que possível. Além de serem fonte dos nutrientes desejados para modular o metabolismo energético e muscular, os alimentos também trazem os benefícios dos nutrientes adicionais, fitoquímicos e do custo, em geral menor do que o dos suplementos[52].

O especialista em nutrição esportiva deve ser o principal recurso para ajudar seus clientes a interpretar as pesquisas médicas e científicas que podem ter impacto em seu bem-estar e que efetivamente possam ajudá-los a treinar de forma mais eficiente e inteligente[35].

REFERÊNCIAS

1. Sobal J, Marquart LF. Vitamin/mineral supplement use among athletes: a review of the literature. Int J Sport Nutr 1994;4:320-34.
2. Perkin JE, Wilson WJ, Schuster K, Rodriguez J, Allen-Chabot A. Prevalence of nonvitamin, nonmineral supplement usage among university students. J Am Diet Assoc 2002;102:412-4.
3. Grunewald KK, Bailey RS. Commercially marketed supplements for bodybuilding athletes. Sports Med 1993;15:90-103.
4. Felder JM, Burke LM, Lowdon BJ, Cameron-Smith D, Collier GR. Nutritional practices of elite female surfers during training and competition. Int J Sport Nutr 1998;8:36-48.
5. Brill JB, Keane MW. Supplementation patterns of competitive male and female bodybuilders. Int J Sport Nutr 1994;4:398-412.
6. Baylis A, Cameron-Smith D, Burke LM. Inadvertent doping through supplement use by athletes: assessment and management of the risk in Australia. Int J Sport Nutr Exerc Metab 2001;11:365-83.
7. Parra RMT, Palma A, Pierucci APTR. Contaminação de suplementos dietéticos usados para prática esportiva: uma revisão de literatura. Rev Bras Cienc Esporte 2011;33(4):1071-84.
8. Maughan RJ. Contamination of dietary supplements and positive drug tests in sport. J Sports Sci 2005;23(9):883-9.
9. Applegate EA, Grivetti LE. Search for the competitive edge: a history of dietary fads and supplements. J Nutr 1997;127(Suppl):869-73s.
10. Grivetti LE Applegate EA. From Olympia to Atlanta: a cultural-historical perspective on diet and athletic training. J Nutr 1997;127:860-68S.
11. Grandjean AC. Diets of elite athletes: has the discipline of sports nutrition made an impact? J Nutr 1997;127:874-7S.
12. Applegate E. Effective nutritional ergogenic aids. Int J Sport Nutr 1999;9:229-39.
13. Stephens MB, Olsen C. Ergogenic supplements and health risk behaviours. J Fam Pract 2001;50:696-9.
14. Carvalho JR, Hirschbruch MD. Consumo de suplementos nutricionais por frequentadores de uma academia de ginástica de São Paulo. In: I Prêmio Maria Lúcia Ferrari Cavalcanti. Conselho Regional de Nutricionistas – 3ª região, São Paulo. Anais. São Paulo, 2000.
15. Hirschbruch MD. Consumo de suplementos por jovens frequentadores de academias de ginástica em São Paulo [Dissertação]. São Paulo: Universidade Federal de São Paulo; 2003.
16. Pereira RF, Lajolo FM, Hirschbruch MD. Consumo de suplementos por alunos de academias de ginástica em São Paulo. Rev Nutr 2003;16(3):265-72.
17. Petróczi A, Naughton DP, Mazanov J, Holloway A, Bingham J. Performance enhancement with supplements: incongruence between rationale and practice. J Int Soc Sports Nutr 2007;4:19.
18. Maughan RJ, Greenhaff PL, Hespel P. Dietary supplements for athletes: emerging trends and recurring themes. J Sports Sci 2011;29(Suppl 1):S57-66.
19. El Khoury D, Antoine-Jonville S. Intake of nutritional supplements among people exercising in gyms in Beirut city. J Nutr Metab 2012;2012:703490.
20. Hirschbruch MD, Fisberg M, Mochizuki L. Consumo de suplementos por jovens frequentadores de academias de ginástica em São Paulo. Rev Bras Med Esporte 2008;14(6).
21. Short SH. Health quackery: our role as professionals. J Am Diet Assoc 1994;94:607-11.
22. Vinci DM. Effective nutrition support programs for college athletes. Int J Sport Nutr 1998;8:308-20.
23. Petróczi A, Naughton DP. Supplement use in sport: is there a potentially dangerous incongruence between rationale and practice? J Occup Med Toxicol 2007;2:4.
24. Sociedade Brasileira de Medicina do Esporte. Modificações dietéticas, reposição hídrica, suplementos alimentares e drogas: comprovação de ação ergogênica e potenciais riscos para a saúde. Rev Bras Med Esporte 2009;15:3-11.
25. Applegate L. A mania das dietas e utilização de suplementos na prática esportiva. Sport Sci Exchange 1996;4.
26. Trissler RJ. Urban food legends: fighting the hype. J Am Diet Assoc 1999;99:1504.
27. Clarkson PM. Nutrition for improved sports performance. Sports Med 1996;21:393-401.
28. McNaughton L, Dalton B, Tarr J. Inosine supplementation has no effect on aerobic or anaerobic cycling performance. Int J Sport Nutr 1999;9:333-44.
29. Philp A. Should Willy Wonka have been a sports nutritionist? J Physiol 2011;589(19):4643.
30. American Dietetic Association. Position of the American Dietetic Association: nutrition for physical fitness and athletic *performance* for adults. J Am Diet Assoc 1987;87:933-9.
31. Sociedade Brasileira de Medicina do Esporte. Modificaçoes dietéticas, reposição hídrica, suplementos alimentares e drogas: comprovação de ação ergogênica e potenciais riscos para a saúde. Rev Bras Med Esporte 2003;9(2):43-56.
32. Cohen PA. American Roulette: contaminated dietary supplements. N Engl J Med 2009;361(16):1523-5.
33. Geyer H, Parr MK, Mareck U, Reinhart U, Schrader Y, Schänzer W. Analysis of non-hormonal nutritional supplements for anabolicandrogenic steroids – results of an international study. Int J Sports Med 2004;25(2):124-9.
34. Baume N, Mahler N, Kamber M, Mangin P, Saugy M. Research of stimulants and anabolic steroids in dietary supplements. Scand J Med Sci Sports 2006;16(1):41-8.
35. Kreider RB, et al. ISSN exercise & sport nutrition review: research & recommendations. J Int Soc Sports Nutr 2010;7:7
36. Barros Neto TL. A controvérsia dos agentes ergogênicos: estamos subestimando os efeitos naturais da atividade física? Arq Bras Endocrinol Metabol 2001;45(2):121-2.
37. Marra MV, Boyar AP. Position of the American Dietetic Association: nutrient supplementation. J Am Diet Assoc 2009;109(12):2073-85.
38. Johnson WA, Landry GL. Nutritional supplements: fact vs. fiction. Adolesc Med 1998;9(3):501-13.
39. Clarkson PM. Suplementos nutricionais para ganho de peso. Sport Sci Exchange 1999;22.
40. Juzwiak CR, Paschoal VCP, Lopez FA. Nutrição e atividade física. J Pediatr 2000;76(Supl 3):349-s58.
41. Engels HJ. Publication of adverse events in exercise studies involving nutritional agents. Int J Sport Nutr 1999;9:89-91.
42. Fillmore CM, Bartole L, Bach R, Park Y. Nutrition and dietary supplements. Phys Med Reahabil Clin N Am 1999;10:673-703.
43. Gibson JE, Taylor DA. Can claims, misleading information, and manufacturing issues regarding dietary supplements be improved in the United States? J Pharmacol Exp Therap 2005;314:939-44.

44. Rosenbloom CA, Jonnalagadda SS, Skinner R. Nutrition knowledge of collegiate athletes in a divison I National Collegiate Athletic Association Institution. J Am Diet Assoc 2002;102:418-20.
45. Pereira RF. Conhecimento de nutrição e hábitos alimentares de alunos de academias de ginástica na cidade de São Paulo. [Dissertação]. São Paulo: Universidade de São Paulo; 1999.
46. Carvey CE, Farina EK, Lieberman HR. Confidence in the efficacy and safety of dietary supplements among United States active duty army personnel. BMC Complement Altern Med 2012;12:182.
47. Council For Responsible Nutrition. Supplement usage, consumer confidence remains steady. Washington: Council for Responsible Nutrition (CRN); 2010. Disponível em: http://www.crnusa.org/prpdfs/CRNPR10ConsumerSurvey_Usage +Confidence.pdf. Acesso em: 20 maio 2013.
48. Diez-Garcia RW. A comida, a dieta, o gosto. [Dissertação]. São Paulo: Universidade de São Paulo; 1999.
49. Ific Foundation. Beyond the headlines: what consumers need to know about nutrition news. Food Insight 2001 november/december.
50. Stang J, Story MT, Harnack L, Neumark-Sztainer D. Relationships between vitamin and mineral supplement use, dietary intake, and adequacy among adolescents. J Am Diet Assoc 2000;100:905-10.
51. Dwyer JT, Garcea AO, Evans M, Li D, Lyhel L, Hoelscher D, et al. Do adolescent vitamin-mineral supplement users have better nutrient intakes than nonusers? Observations from the CATCH tracking study. J Am Diet Assoc 2001;101:1340-6.
52. Sarubin A. The health professional's guide to popular dietary supplements. Am Diet Assoc 2000.
53. Bishop D. Dietary supplements and team-sport performance. Sports Med 2010;40(12):995-1017.
54. Camire ME, Kantor MA. Dietary supplements: nutritional and legal considerations. Food Technol 1999;53:87-96.
55. Mason BC, Lavallee ME. Emerging supplements in sports. Sports health 2012;4(2):142-6.
56. Araújo ACM, Soares YNG. Perfil de utilização de repositores proteicos nas academias de Belém, Pará. Rev Nutr Campinas 1999;12:81-9.
57. Congeni J, Miller S. Supplements and drugs used to enhance athletic *performance*. Pediatr Clin North Am 2002;49:435-61.
58. Philen RM, Ortiz DL, Auerbach SB, Falk H. Survey of advertising for nutritional supplements in health and bodybuilding magazines. J Am Med Assoc 1992;268:1008-11.
59. Bowerman SJA, Harrill I. Nutrient consumption of individuals taking or not taking nutrient supplements. J Am Diet Assoc 1983;83:298-305.
60. Kamber M, Baume N, Saugy M, Rivier L. Nutritional supplements as a source for doping positive cases? Int J Sport Nutr Exerc Metab 2001;11:258-63.
61. American Dietetic Association; Dietitians of Canada; American College of Sports Medicine, Rodriguez NR, Di Marco NM, Langley S. American College of Sports Medicine position stand. Nutrition and athletic performance. Med Sci Sports Exerc 2009;41(3):709-31.
62. Petroczi A, Taylor G, Naughton DP. Mission impossible? Regulatory and enforcement issues to ensure safety of dietary supplements. Food Chem Toxicol 2011;49(2):393-402.
63. Antonaccio C. Estudantes de nutrição: uma ótica sobre o comportamento alimentar e os transtornos alimentares [Dissertação]. São Paulo: Universidade de São Paulo; 2001.
64. Vieira VCR, Priore SE, Fisberg M. A atividade física na adolescência. Adolesc Latinoam 2002;3(1).
65. Rocha LP, Pereira MVL. Consumo de suplementos nutricionais por praticantes de exercícios físicos em academias. Rev Nutr Campinas 1998;11:76-82.
66. Hoyte CO, Albert D, Heard KJ. The use of energy drinks, dietary supplements, and prescription medications by United States college students to enhance athletic *performance*. J Community Health 2013;38(3):575-80.
67. Stefanuto A, Max M, Zaccarelli EM, Hirschbruch MD, Carvalho JR. Estudo do comportamento alimentar de praticantes de atividade física em uma academia de ginástica. Nutr Bras 2002;1:49-53.
68. Greydanus DE, Patel DR. Sports doping in the adolescent athlete. The hope, hype, and hyperbole. Pediatr Clin N Am 2002;49:829-55.
69. American Dietetic Association. Position of the American Dietetic Association, Dietitians of Canada, and the American College of Sports Medicine: nutrition and athletic performance. J Am Diet Assoc 2000;100:1543-5.
70. Backhouse SH, Whitaker L, Petróczi A. Gateway to doping? Supplement use in the context of preferred competitive situations, doping attitude, beliefs, and norms. Scand J Med Sci Sports 2013;23:244-52.
71. Yesalis CE, Bahrke MS. Doping among adolescent athletes. Bailliers Best Pract Res Clin Endocrinol Metab 2000;14:25-35.
72. Lamb DR. O uso abusivo de esteroides anabolizantes no esporte. Sport Sci Exchange 1996;5.
73. Neumark-Sztainer D, Story M, Falkner NH, Beuhring T, Resnick MD. Sociodemographic and personal characteristics of adolescents engaged in weight loss and weight/muscle gain behaviours: who is doing what? Prev Med 1999;28:40-50.
74. Elliot D, Goldberg MD. Intervention and prevention of steroid use in adolescents. Am J Sports Med 1996;24(Suppl 6):s46-s7.
75. Durant RH, Ashworth CS, Newman C, Rickert VI. Stability of the relationship between anabolic Steroid use and multiple substance use among adolescents. J Adolesc Health 1994;15(2):111-6.
76. Maughan R.The athlete's diet: nutritional goals and dietary strategies. Proc Nutr Soc 2002;61(1):87-96.
77. Palmer ME, Haller C, McKinney PE, Klein-Schwartz W, Tschirgi A, Smolinske SC, et al. Adverse events associated with dietary supplements: an observational study. Lancet 2003;361(9352):101-6.
78. Young C, Oladipo O, Frasier S, Putko R, Chronister S, Marovich M. Hemorrhagic stroke in young healthy male following use of sports supplement Jack3d. Mil Med 2012;177(12):1450-4.
79. Eliason MJ, Eichner A, Cancio A, Bestervelt L, Adams BD, Deuster PA. Case reports: death of active duty soldiers following ingestion of dietary supplements containing 1,3-dimethylamylamine (DMAA). Mil Med 2012;177(12):1455-9.
80. Thomas JE, Munir JA, McIntyre PZ, Ferguson MA. Stemi in a 24-year-old man after use of a synephrine-containing dietary supplement: a case report and review of the literature.Tex Heart Inst J 2009;36(6):586-90.
81. Haller CA, Meier KH, Olson KR. Seizures reported in association with use of dietary supplements. Clin Toxicol (Phila) 2005;43(1):23-30.

Esteroides anabolizantes e a saúde reprodutiva e sexual masculina

52

Guilherme Leme de Souza
Patricia de Campos Pieri
Jorge Hallak

INTRODUÇÃO

Desde seu isolamento e caracterização, em 1935, a testosterona (assim denominada pelos radicais de testículo e esterol e o sufixo de *ketona*) tem sido estudada por vários pesquisadores independentes no mundo todo. Foram sintetizados inúmeros derivados com propriedades diferentes da molécula original, como uma atividade *in vivo* mais prolongada, administração oral e um perfil de "melhoramento esportivo". Esses derivados são chamados esteroides androgênicos anabolizantes (EAA) ou, mais popularmente, esteroides anabolizantes. Inicialmente, o uso dessas substâncias era restrito a atletas de alto desempenho e fisiculturistas profissionais. Aos poucos, foram se tornando populares entre os atletas recreacionais e, o mais preocupante, entre adolescentes e mulheres. As estimativas atuais indicam que existem 3 milhões de usuários de EAA nos Estados Unidos, e quase 3% dos jovens americanos informaram ter usado esteroides pelo menos uma vez na vida. Curiosamente, dois terços dos usuários norte-americanos são fisiculturistas não competitivos, ou seja, não são atletas profissionais e apenas usam essas substâncias para fins estéticos. Dados recolhidos no Reino Unido indicam o abuso de esteroides por mais de 1 milhão de indivíduos, e nos últimos 5 anos esse número duplicou entre jovens. De acordo com o Centro Brasileiro de Informação sobre Drogas Psicotrópicas (Cebrid), entre 2000 e 2005, mais de 1,2 milhão de indivíduos admitiram abuso de esteroides no país[1]. Essa mesma pesquisa indica o uso de esteroide pelo menos uma vez na vida por 0,7% da população brasileira, com uma clara predominância entre indivíduos homens. Hoje em dia, informações sobre esteroides, estatísticas e planilhas de orientação para automedicação são encontradas com facilidade no mundo inteiro. Com a mesma facilidade também são encontradas várias páginas na internet oferecendo EAA, aumentando a facilidade de acesso a essas substâncias.

Além disso, os esteroides também podem ser encontrados nos chamados suplementos alimentares que, supostamente, são livres de EAA. Uma recente pesquisa internacional apontou uma taxa mundial de 15% de contaminação por esteroides. No Brasil, um estudo recente encontrou traços de esteroides em 25% das fórmulas desses suplementos e 7% são sais de testosterona. Nos Estados Unidos, estão aparecendo no mercado suplementos alimentares contendo os clássicos EAA, geralmente sem a devida rotulagem de seus conteúdos. Existem estados norte-americanos com proteção legal de divulgação de até um terço da formulação, portanto, claramente, por mais que se leia o rótulo do produto, até 33% da fórmula não é informada. Portanto, evidências mostram que muitos fabricantes têm misturado seus produtos com esteroides anabolizantes, que levam a casos inadvertidos de *doping* positivo e resultados rapidamente atingidos sem equivalência com produtos nacionais sujeitos a controle mais rigoroso.

O abuso de EAA é, portanto, um assunto preocupante, levando em consideração o notável aumento de consumo em todas as estatísticas analisadas[2]. É importante destacar que os esteroides androgênicos anabolizantes não constituem o único grupo de substâncias utilizado para melhorar o desempenho atlético. A World Anti-Doping Agency (Wada) anualmente divulga a "lista proibida", uma relação detalhada de todas as substâncias internacionalmente proibidas em esportes. Nela, estão listados vários grupos de drogas, incluindo diuréticos, beta-agonistas, narcóticos, analgésicos, estimulantes, derivados do sistema hematopoiético (eritropoietina – EPO), hormônios e, obviamente, esteroides anabolizantes. Assim, as "drogas de desempenho" são claramente uma classe heterogênea, sendo os EAA um grupo muito específico entre elas. EAA não são as únicas substâncias presentes nesse grande conjunto de drogas, mas, certamente, são os compostos mais utilizados, com resultados e efeitos colaterais mais evidentes[3].

Tabela 52.1 "Lista proibida – 2012" da Wada[5]

Substâncias proibidas dentro e fora das competições	
S1: Agentes anabolizantes	1. Esteroides androgênicos anabolizantes (exógenos e endógenos)
	2. Outros agentes anabolizantes (não esteroides)
S2: Hormônios peptídicos, fatores de crescimento e substâncias afins	1. Eritropoietina e substâncias afins
	2. Gonadotrofina coriônica e hormônio luteinizante (LH)
	3. Insulinas
	4. Corticotrofinas
	5. GH, IGF-1 e substâncias afins
	6. Substâncias derivadas de plaquetas
S3: Beta-agonistas	
S4: Antagonistas hormonais e moduladores	1. Inibidores da aromatase (anastrozole)
	2. Serm: moduladores seletivos dos receptores de estrógeno (tamoxifeno)
	3. Substâncias antiestrogênicas (clomifeno)
	4. Inibidores de miostatina
S5: Diuréticos	
Substâncias proibidas em competição: todos os esportes	
S6: Estimulantes	Anfetaminas, cocaína, efedrina etc.
S7: Narcóticos	Heroína, fentanil etc.
S8: Canabinoides	
S9: Glucocorticosteroides	
Substâncias proibidas em determinados esportes	
P1: Álcool	
P2: Betabloqueadores	
Métodos proibidos	
M1: Aumento da transferência de oxigênio	1. *Doping* sanguíneo (transfusões)
	2. Produtos à base de hemoglobina (eritropoietina)
M2: Manipulação química e física	Cateterização da bexiga, fluidos intravenosos
M3: *Doping* genético	Transferência de DNA

Wada: World Antidoping Agency[5].

A infertilidade masculina pode ocorrer em razão de uma grande variedade de condições. Algumas dessas condições são identificáveis, mas não são reversíveis; outras podem ser identificadas e também revertidas. O hipogonadismo hipogonadotrófico é um exemplo típico de condição reversível e, por vezes, o efeito sobre o eixo hipotálamo-hipofisário-gonadal pode ser causado pela ingestão de drogas, como EAA. Por outro lado, algumas substâncias podem causar deficiência testicular, levando a uma causa menos reversível da disfunção gonadal. Os estudos experimentais analisados neste capítulo sugerem que o uso de EAA também pode estar relacionado a esse tipo de implicação[4].

O presente texto oferece uma visão geral e esclarecedora sobre os esteroides anabolizantes, incluindo não apenas a recente literatura médica, mas também o vasto e detalhado material não técnico e sem suporte acadêmico e científico, vindo de um submundo de más orientações sobre EAA, facilmente encontrado na internet por qualquer usuário. Esse "dossiê" ressalta o mecanismo bioquímico dos esteroides, seus padrões de uso, implicações fisiológicas e questões clínicas. Trata-se de uma revisão aprofundada sobre os resultados de fertilidade entre homens que abusam de EAA, incluindo relatos sobre inibição axial, oligospermia transitória e resultados de estudos recentes que mostram alterações histológicas e ultraestruturais, potencialmente não reversíveis. É importante ressaltar que a literatura relacionada a esse tema é bastante escassa, contrastando com o aumento na incidência de usuários de esteroides em vários países, em particular entre jovens do sexo masculino.

ESTEROIDES ANABOLIZANTES – O QUE O PROFISSIONAL DA SAÚDE PRECISA SABER?

Fatos sobre a testosterona

A testosterona é, de longe, o andrógeno mais importante sintetizado no corpo humano (os testículos são responsáveis por até 95% da produção total; a glândula suprarrenal responde pelos 5% restantes, mas tem função reguladora e de produção de outros esteroides sexuais). Os efeitos dos andrógenos aparecem em vários tecidos, cumprindo diferentes funções em todas as fases da vida. Eles são mais evidentes durante a puberdade, uma vez que provocam mudanças fisiológicas dramáticas no corpo masculino, incluindo o início das características sexuais secundárias, como mudança de voz, padrão de pilificação, atividade das glândulas sebáceas, maturação dos espermatozoides e libido. Todos esses efeitos são considerados parte do efeito virilizante ou "androgênico".

A síntese diária de testosterona classicamente conhecida encontra-se entre 2,1 e 11 mg (média de 7 mg) em indivíduos do sexo masculino e entre 1 e 4 mg (tipicamente 10% da síntese observada em homens) em indivíduos do sexo feminino. O nível normal de testosterona no plasma em homens é de 300 a 1.000 ng/dL, diminuindo progressivamente com a idade. A testosterona tem vários destinos metabólicos possíveis. Primeiro, ela se liga ao receptor de andrógeno (RA) nos tecidos-alvo para exercer efeitos anabólicos e androgênicos. Depois, pode ser submetida à ação da 5-alfa-redutase (no couro cabeludo, no fígado, na próstata e nos testículos), ou convertida em di-hidrotestosterona (5DHT), que também atua sobre o RA. Seguindo um caminho diferente, a testosterona pode ser também aromatizada em estradiol e estrona para exercer efeitos estrogênicos, geralmente retenção de água, crescimento de tecido mamário e aumento na deposição de gordura corporal. Aromatização é um fenômeno estudado pelo nosso grupo de forma intensa e pode-se afirmar que acontece com frequência e intensidade muito altas nesse grupo de indivíduos, tendo implicações que vão muito além e são muito mais graves do que se pode atribuir hoje.

Anabolismo *versus* androgenismo

Com os efeitos "androgênicos" ocorrem as mudanças anabólicas. O anabolismo é definido como qualquer estado no qual o nitrogênio é diferencialmente retido na massa corporal magra por meio da estimulação da síntese de proteínas e/ou uma redução de degradação proteica. No contexto clínico, esse estado inclui a estimulação do crescimento, a intensificação na taxa de síntese proteica, o aumento de tamanho dos músculos, do metabolismo ósseo e da síntese de colágeno. Caracteristicamente, os produtos mais anabólicos apresentam ligações mais fracas de RA em vários pontos. Por outro lado, os esteroides mais androgênicos se ligam com maior intensidade aos RA, proporcionando um efeito nitidamente mais potente.

Há mais de 50 anos, foi criado o índice miotrófico-androgênico para quantificar melhor a proporção anabólico-androgênica de cada droga. O índice é basicamente uma relação entre o aumento de peso no músculo levantador do ânus, em ratos (como um bioensaio da atividade anabólica proteica) e o crescimento das vesículas seminais ou o peso da próstata ventral (como um ensaio de androgenicidade). Esses ensaios são passíveis de muitas críticas em razão de sua natureza pouco sofisticada, *in vivo*. No entanto, as atividades de muitas substâncias foram avaliadas por esses métodos ao longo de décadas, permitindo certo grau de confronto entre eles. Uma vez que a testosterona é a base dos EAA, costuma-se dizer que tem uma proporção de 1:1 de anabólicos-androgênicos (ou *index* 1:1).

Esteroides anabolizantes: além da testosterona

Algumas mudanças estruturais foram introduzidas na molécula da testosterona com o objetivo de tentar maximizar o efeito anabólico e minimizar os efeitos androgênicos. Porém, todos os EAA são virilizantes se administrados por tempo suficiente, em dosagens altas. Assim, um termo mais preciso para esteroides anabolizantes seria "esteroides androgênicos anabolizantes" (os EAA já mencionados); são esteroides sintéticos derivados da testosterona, e não apenas a própria testosterona. Essas modificações químicas tendem, principalmente, a alterar a potência anabólico-androgênica relativa, reduzem a taxa de inativação e diminuem sua aromatização em estradiol, em condições fisiológicas normais. A base estrutural dos EAA é o chamado "núcleo de Steran", um esqueleto policíclico contendo dezessete átomos de carbono, que consiste em três anéis de cicloexanos condensados em ligação não linear ou de fenantreno (A, B e C) e um anel ciclo-pentano (D)[6]. Os efeitos anabólicos da testosterona (e EAA) dependem de sua dose e ocorrem apenas quando os valores séricos da concentração de testosterona estão acima dos níveis fisiológicos (normalmente mais do que 1.000 ng/dL), os quais geralmente exigem doses de 300 mg/semana ou mais (uma clara condição suprafisiológica).

Tradicionalmente, os EAA são classificados de acordo com a via de administração e o seu solvente de transporte.

Preparações orais de EAA, ou esteroides 17-alfa-alquilados

A administração oral pode ocorrer pela substituição do 17-alfa-OH do núcleo do esteroide por um grupo metil ou etil, chegando aos esteroides anabolizantes 17-alfa-alquilados. A substituição do alquilo impede a desativação do esteroide por meio do metabolismo de primeira passagem, impedindo a oxidação do grupo 17-alfa-hidroxil. Assim, a 17-alfa-alquilação permite que esses produtos se tornem absorvíveis quando tomados por via oral. Caracteristicamente, a maioria dessas substâncias é absorvida no estômago ou no intestino delgado proximal e tem uma meia-vida curta, sendo, portanto, necessário o uso de várias doses diárias para manter a concentração adequada no sangue. A ingestão desses compostos deve sinalizar a necessidade de avaliação de estresse hepático. Nessa classe, estão incluídos o stanozolol e a oxandrolona, duas substâncias muito comuns. Outros compostos desse grupo são oximetolona, metandrostenolona, fluoximesterona, mesterolona e metiltestosterona.

Preparações parenterais de EAA ou esteroides 17-beta-esterificados

Normalmente, o grupo 17-beta-hidroxil está esterificado com um grupo ácido para evitar a rápida absorção do veículo oleoso, geralmente óleo de amendoim (*arachis*) com álcool benzílico. O tipo de ácido usado para acidificar o grupo 17-beta-hidroxil determina a duração da ação anabólica. Resumidamente, quanto maior o comprimento da cadeia do grupo ácido, maior é a lentidão da liberação do composto na corrente sanguínea, prolongando, desse modo, a duração da ação. Uma vez na circulação, a hidrólise ocorre imediatamente, e se obtém o composto ativo. Eles têm geralmente uma meia-vida mais longa e uma taxa de absorção mais lenta, gerando menos tensão hepática que os esteroides administrados por via oral. Outro ponto de referência desses produtos é a ocorrência muito comum de dor no local da injeção, em razão de sua base oleosa.

Existem quatro compostos ativos básicos:

1. testosterona, ligada a ésteres de acetato, cipionato, decanoato, enantato, isocaproato, fenilpropionato, propionato e undecanoato;
2. 19-nortestosterona (ou nandrolona), ligada a ésteres ciclohexil-propinato, decanoato, laurato e fenilpropionato. Os ésteres de nandrolona são extremamente comuns entre os usuários de EAA em razão de sua excelente proporção anabólico-androgênica. Ao contrário da testosterona, a nandrolona é convertida em um metabólito menos potente depois da ação da enzima 5-alfa-redutase. Adicionalmente, a nandrolona tem menor afinidade com o RA, o que explica a razão de esse composto apresentar um maior índice miotrófico/androgênico quando comparado à testosterona;
3. boldenona, ligado a éster undecilinato;
4. trembolona, ligado a éster acetato.

Tabela 52.2 Os EAA mais comuns no mundo, segundo o efeito principal

Compostos e nome das marcas (EUA, Europa e Brasil)		
Efeito "tipo testosterona"		
Nome do composto		Nome da marca
Ésteres de testosterona	Cipionato	Deposteron®, Testex Leo®
Ésteres de testosterona	Undecanoato	Nebido®, Androxon®
Ésteres de testosterona	Misturas	Sustanon®, Omnadren® Durateston®, Testoviron®

(*continua*)

Tabela 52.2 Os EAA mais comuns no mundo, segundo o efeito principal (*cont.*)

Metiltestosterona	Methyltestosterone®, Metandren®
Metandrostenolona	Dianabol®, Anabol®, Naposim®
Clorode-hidrometiltestosterona	Turinabol®
Fluoximesterona	Halotestin®
Boldenona	Equipoise®, Equilon®
Efeitos "tipo DHT"	
Nome do composto	Nome da marca
Stanozolol	Winstrol®, Stromba®
Oximetolona	Anadrol®, Hemogenin®, Anapolon®
Mesterolona	Proviron®
Metenolona	Primobolan®
Efeito "tipo nandrolona"	
Nome do composto	Nome da marca
Decanoato de nandralona	Decadurabolin®
Fenilpropinato de nandralona	Durabolin®
Trenbolona	Finaplix®, Parabolan®
Undecanoato de nandralona	Dynabolon®
Oxandrolona	Anavar®

DHT: di-hidrotestosterona.

Além disso, EAA também podem ser classificados considerando-se a principal atividade da substância:

1. efeito "tipo testosterona": muito potente, incluindo maior ganho de força muscular. Esses compostos geralmente mostram uma taxa anabólica/androgênica de 1:1, muito semelhante à da testosterona em si. Isso também explica as altas taxas de aromatização, que são comparáveis às taxas de testosterona. Essas drogas incluem os ésteres de testosterona e suas misturas, metiltestosterona, metandrostenolona e boldenona, fluoximesterona;
2. efeitos "tipo di-hidrotestosterona" (tipo DHT): potente, mas altamente androgênico. Como se parecem moléculas de 5DHT, eles basicamente não podem ser aromatizados em estrógenos (característica do grupo). Esse fato também explica a baixa retenção de água e sal das drogas que fazem parte desse grupo, que inclui: estanozolol, oxandrolona, metenolona, mesterolona e oximetolona;
3. efeito "tipo nandrolona": o menos potente de todos, no entanto, com a mais elevada taxa anabólica/androgênica. Essas substâncias têm uma atividade parecida com a da progesterona, inibindo o eixo hipotalâmico. Essas são as drogas mais usadas

no âmbito clínico, quando se deseja efeitos anabólicos (reverter estados catabólicos, como caquexia associada a Aids, queimaduras graves, sarcopenias em doentes recebendo diálise, síndromes de emagrecimento e doença pulmonar obstrutiva crônica)[7]. Tais drogas incluem os ésteres de nandrolona e trembolona.

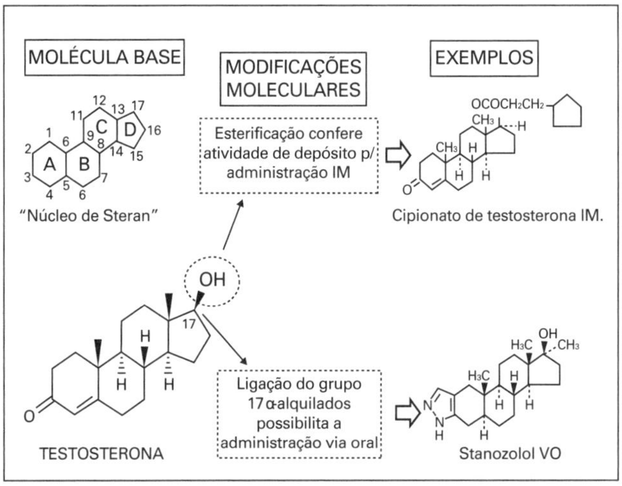

Figura 52.1 A base do "núcleo de Steran", modificações estruturais típicas e exemplos de moléculas modificadas.

Combinação e somatória de drogas: terminologia dita *stacks* e "ciclos"

As informações formais sobre o uso não medicinal de EAA são relativamente escassas. Vários estudos examinaram o uso de drogas sem supervisão por usuários de EAA, mas esse tipo de estudo está claramente sujeito a diferentes tipos de vieses. Contudo, esses estudos de campo não podem ser desprezados, uma vez que constituem uma fonte válida de informações.

Segundo esses estudos observacionais, as formas de uso de drogas seguem um padrão típico[8]. Diferentes compostos orais e injetáveis são geralmente combinados (*stacks*), gerando um uso de altas dosagens, na maioria das vezes autoadministradas durante períodos (ciclos) que costumam durar entre 4 a 12 semanas.

Os *stacks* ou "empilhamento" de EAA constituem o método mais comumente utilizado por indivíduos que fazem uso não medicinal dessas drogas. O conceito leigo geral é o de supostamente minimizar os potenciais efeitos colaterais e maximizar a eficácia da utilização. Tomar doses menores de diferentes drogas pode reduzir a chance de complicações hepáticas quando comparadas a doses maiores de uma única droga, em condições fisiológicas aceitáveis, e quando a função hepática ainda está preservada. Pode haver também um aumento de tolerância do fígado a uma dose menor de diferentes substâncias, com diminuição de sua função e destruição de hepatócitos. Isso também pode facilitar a administração de múltiplos agentes anabólicos por longos períodos, minimizando o efeito platô. A revisão das pesquisas observacionais revela que as dosagens da droga encontram-se entre 250 e 3.200 mg de testosterona (ou seu equivalente) por semana. Para atingir doses suprafisiológicas, a maioria dos usuários combina ("empilha") dois ou mais tipos diferentes de EAA. A duração dos ciclos não apresenta grandes diferenças entre essas pesquisas (de 4 a 12 semanas). No entanto, os intervalos sem uso de drogas variam muito entre esses ciclos, desde vários meses (entre os usuários menos frequentes) até 4 a 6 semanas entre usuários frequentes (alguns usuários regulares podem até apresentar um padrão de uso contínuo, sem interrupção). Os usuários frequentes geralmente combinam os *stacks* de EAA com outras "drogas de desempenho", como analgésicos (incluindo os opiáceos), diuréticos, insulina, hormônio do crescimento, estimulantes (anfetaminas, clenbuterol, efedrina), antiestrogênicos, inibidores de aromatase e tiroxina. Essa prática, obviamente, aumenta o risco de problemas médicos. Os *stacks* visam combinar de forma racional os compostos com diferentes características, evitando a sobreposição de vantagens ou efeitos colaterais. Um exemplo típico é a combinação de metandrostenolona (base de andrógeno, cromatizável e com atividade média de ganho de força) e decanoato de nandrolona (um anabólico leve com propriedades de ganho de massa). Esse tipo de associação, combinando drogas "tipo testosterona" e "tipo nandrolona" é considerado a base dos chamados *stacks* para ganho de massa muscular, os quais visam maximizar o aumento muscular e o ganho de força. As combinações que contêm andrógenos potentes, especialmente os esteroides não aromatizáveis do "tipo DHT", são as preferidas quando se pretende obter "definição da musculatura", por causa da falta de atividade estrogênica desse grupo (menor retenção de água, sal e gordura). Essas combinações são chamadas de *stacks* de corte ou ciclos de corte (do inglês, *cutting cycles*). Alguns *stacks* "avançados" combinam ambos, um primeiro "ciclo de construção de massa" e um subsequente "ciclo de corte", terminando com a chamada "terapia pós-ciclo", que pode incluir clomifeno, tamoxifeno e gonadotrofina coriônica humana (hCG), visando ao reinício da produção de andrógeno. Depois dos ciclos, os testes geralmente ficam dessensibilizados e os níveis de testosterona geralmente começam a subir após 10 semanas (ao contrário dos níveis de LH, que geralmente começam a aumentar após 2 a 3 semanas). Assim, o objetivo é obter níveis elevados de gonadotrofina para estimular suprafisiologicamente os testículos e associar um efeito antiestrogênico, uma vez que a aromatização costuma provocar elevados níveis de estrógenos.

Efeitos fisiológicos, clínicos e colaterais

Alguns efeitos fisiológicos diretos da testosterona e dos EAA são bem conhecidos, aqueles que são sempre mediados pela ativação do receptor androgênico. Eles incluem um aumento na eritropoiese renal, na lipólise geral (levando a uma diminuição na gordura corporal total), na síntese de proteínas, na secreção sebácea, no crescimento de pelos no corpo, na libido e no couro cabeludo (levando à alopecia androgenética). Não obstante, esses não são os únicos efeitos do uso de testosterona. Os efeitos indiretos também merecem atenção. Eles incluem um efeito antiglucocorticoide por meio da ocupação dos receptores de cortisol pela testosterona (existe uma afinidade notável entre a testosterona e esses receptores), levando a um efeito anticatabólico. Há também um aumento na creatina muscular (que faz parte da síntese de ATP e, portanto, é uma fonte de energia durante o metabolismo anaeróbico, que gera resistência atlética e ganho muscular imediato). Também ocorre um aumento dos receptores de IGF-1, especialmente em células musculares, tornando-as, portanto, mais sensíveis ao IGF-1 e, assim, mais propensas a um estado anabólico. Esse aumento na atividade muscular é certamente um dos motivos principais do uso de esteroides.

É necessário entender o anabolismo muscular para compreender como a testosterona age sobre ele. É uma simplificação grosseira resumir tais efeitos como um mero aumento na síntese de proteínas. Obviamente, todos esses efeitos não se limitam apenas à construção de proteínas a partir de aminoácidos; trata-se de um fenômeno mais complexo que envolve, basicamente, hipertrofia das fibras musculares esqueléticas, que contêm células musculares e também células-satélite indiferenciadas. O anabolismo muscular começa com um microtrauma (geralmente causado pelo excesso de exercitação do músculo), o qual fornece o estímulo para a ativação das células-satélite, que se tornam mioblastos. Estes são incorporados pelas células musculares esqueléticas (multinucleadas), aumentando o número de seus núcleos e também a quantidade de citoplasma, actina e miosina, fazendo com que essas células contráteis fiquem maiores e mais potentes. Esse fenômeno não aumenta o número de fibras, mas aumenta o tamanho delas. Em alguns casos, os mioblastos também podem ser convertidos em células musculares, aumentando seu número em cada fibra e criando uma situação de hiperplasia do músculo. Entretanto, tal conversão não constitui a situação normal de crescimento muscular mediado pela testosterona em um indivíduo adulto.

Os efeitos colaterais durante o uso de esteroides anabolizantes também são bem conhecidos e não devem ser esquecidos quando se lida com um usuário. Historicamente, os efeitos colaterais do uso de EAA têm sido exagerados. Problemas de saúde graves são raros e os efeitos adversos mais comuns são benignos e reversíveis[7]. A real incidência de complicações diretamente relacionadas ao uso não medicinal de EAA não é clara, uma vez que a incidência real e o padrão de uso por atletas não estão precisamente definidos. Normalmente, a acne está relacionada a um forte efeito androgênico, especialmente 5-DHT, que ocorre após a conversão de testosterona ou administração de um esteroide sintético com atividade 5-DHT. Isso também explica tanto a ocorrência de alopecia entre usuários de potentes esteroides androgênicos quanto os sintomas do trato urinário, em razão do aumento da próstata.

Quando um indivíduo está tomando esteoides com um perfil mais anabolizante, pode ocorrer disfunção erétil e perda de libido. Isso realmente ocorre após a descontinuação dessas substâncias, uma vez que o eixo hipotalâmico é geralmente inibido e a testosterona endógena tende a ficar em níveis baixos, por retroalimentação (*feedback*) negativa. Isso cria uma situação de hipogonadismo hipogonadotrófico (incluindo testículos atrofiados), normalmente considerado erroneamente um estado temporário entre homens. Quando há perda de volume testicular, isso determina uma condição instalada e não é mais recuperável.

Curiosamente, essa situação leva a uma condição diferente em indivíduos do sexo feminino, com um quadro mais permanente e devastador, que inclui virilização, hirsutismo, aumento de pelos faciais, engrossamento da voz, hipertrofia do clitóris, irregularidades menstruais e calvície de padrão masculino.

O aumento sustentado nos níveis de testosterona (ou em seus análogos) leva a um aumento de andrógenos C19, androstenediona e aromatização de testosterona em estrógenos C18, estrona e estradiol, respectivamente, pela enzima aromatase CYP19A1, localizada na célula de Leydig. Esse aumento de estrógeno é responsável pela típica ginecomastia encontrada em usuários de esteroides (seu tratamento deve incluir terapia antiestrogênica, com citrato de clomifeno ou inibidores de aromatase, como anastrozol).

Também são descritos efeitos colaterais hepáticos e a maioria está relacionada com o uso oral de agentes alquilados. Eles incluem a incomum *peliosis hepatis*, com seus múltiplos e pequenos cistos hemorrágicos do fígado; assim como a icterícia colestática, estreitamente relacionada com a dosagem e a duração da administração oral de EAA alquilados. Os estudos de laboratório revelam aumento na bilirrubina conjugada e transaminases hepáticas. Na maioria dos pacientes, os níveis de fosfatase alcalina se apresentam normais ou levemente elevados. Neoplasias hepáticas, como a hiperplasia difusa, a hiperplasia nodular regenerativa e a hiperplasia nodular focal também foram atribuídas aos EAA alquilados. O carcinoma hepatocelular (CHC) é o efeito adverso mais grave associado ao EAA. A maioria dos relatórios indica uma clara relação entre os casos de CHC, a duração da terapia (mais de 2 a 4 anos) e as altas doses utilizadas. Também foi relatada a ocorrência do tumor de Wilms como efeito colateral pelo uso de EAA. Não há relatos que façam uma ligação entre EAA e o câncer de próstata ou entre tratamento androgênico e aumento significativo no antígeno próstata-específico. As consequências mais graves do uso de EAA por longos períodos recaem sobre o sistema cardiovascular. Vários efeitos colaterais cardiovasculares foram relatados, incluindo hipertensão, arritmia, eritrocitose e disfunção ventricular. Normalmente, o perfil lipídico apresenta aumento nos níveis de LDL e diminuição nos níveis de HDL, e pode contribuir para um problema vascular, aumento do risco de infarto no miocárdio e riscos de morte súbita em usuários de longo prazo. É importante ressaltar o aumento do risco de mortalidade entre usuários crônicos de EAA, que chega a ser 4,6 vezes maior que entre os não usuários.

O uso de esteroides pode causar elevação da ureia, creatinina e ácido úrico séricos. As combinações de EAA com suplementos de creatina são muito comuns e podem danificar os rins por sobrecarga, excedendo a capacidade de metabolização e, depois, por perda de glomérulos. Em usuários muito pesados foram relatados casos de insuficiência renal, secundários à rabdomiólise e glomerulonefrite membranoproliferativa difusa. Comportamento agressivo, depressão, oscilação de humor, libido alterada, euforia e até mesmo psicose são alguns dos padrões psíquicos classicamente relacionados ao uso de testosterona. O de múltiplas substâncias (polifarmácia) pode aumentar o risco da criminalidade violenta. Também foram relatadas síndrome de abstinência e dependência de EAA, assim como um aumento da probabilidade de efeitos psiquiátricos em pacientes com um histórico psiquiátrico, alcoolismo e outras drogas[10]. Por fim, há complicações relacionadas com a administração de EAA (especialmente aqueles parenterais). Em termos sistêmicos, a reação anafilática é certamente a que deve ser mais temida. Efeitos relativos à injeção podem acontecer por causa de técnicas inadequadas de injeção, injeções em lugares repetidos, compartilhamento de agulhas ou frascos e drogas contaminadas. A injeção direta no músculo para a obtenção de "melhores resultados" localizados (bíceps ou peitorais) pode levar à formação de abscessos, granuloma induzido por óleo, fibrose intramuscular e calcificações distróficas. Podem ocorrer lesões por agulha, causando dano a nervos periféricos após uma injeção aplicada com técnica inadequada.

IMPACTO DOS ESTEROIDES ANABOLIZANTES SOBRE A INFERTILIDADE MASCULINA

O clássico e erroneamente considerado reversível quadro de hipogonadismo hipogonadotrófico induzido por EAA

A infertilidade após o uso de EAA normalmente aparece como oligospermia ou azoospermia, associada a anormalidades na motilidade dos espermatozoides e na sua morfologia. Segundo a maioria dos relatórios, a qualidade do sêmen tende a se recuperar espontaneamente dentro de um período de 4 a 12 meses após a interrupção do abuso de esteroides anabolizantes[11-13]. No entanto, o efeito negativo sobre a qualidade seminal pode persistir por períodos mais longos, juntamente com baixos níveis de testosterona sérica e gonadotrofinas. A administração exógena de testosterona sintética pode afetar seriamente o eixo hipotalâmico-pituitário masculino. Pode-se induzir um estado hipogonadal, caracterizado pela diminuição das concentrações de testosterona séricas, atrofia testicular e espermatogênese prejudicada. Esses efeitos resultam da resposta negativa dos andrógenos sobre o eixo hipotalâmico-pituitário e, possivelmente, dos efeitos supressivos locais de andrógenos exógenos sobre os testículos. Nesse estado de hipogonadismo hipogonadotrófico induzido por esteroides, as concentrações de FSH e LH também são baixas. Todo esse quadro leva a um estado de diminuição da espermatogênese e baixa qualidade do sêmen, resultando em subfertilidade. Além disso, em uma situação de abuso de EAA, as concentrações de andrógenos séricos podem ser suprafisiologicamente altas, mas geralmente não conseguem produzir as concentrações testiculares necessárias para manter a espermatogênese.

O tratamento da infertilidade masculina induzida por abuso de EAA também tem sido amplamente divulgado. O tratamento conservador foi descrito anteriormente. A simples suspensão do uso de EAA pode garantir a recuperação da fertilidade em certa proporção de indivíduos do sexo masculino. Provavelmente, a duração do abuso de EAA pode interferir nos resultados do tratamento conservador (ou até mesmo não conservador) dessa condição, embora já tenha sido sugerido também que, mesmo após o uso prolongado de altas doses de EAA, a produção de espermatozoides pode retomar os níveis normais. Além disso, há poucos dados na literatura e discordância significativa quanto à gestão de tais casos (especialmente aqueles que envolvem azoospermia prolongada). Por outro lado, os pacientes podem ser ativamente tratados de maneira semelhante ao tratamento de hipogonadismo hipogonadotrópico. Nessas situações, há falta de produção de FSH e LH, diminuindo a produção endógena da testosterona, similar ao que foi observado em atletas que usam esteroides anabolizantes. O tratamento para a virilização nos pacientes com hipogonadismo hipogonadotrópico envolve doses semanais de testosterona intramuscular (a qual obviamente não faz parte da infertilidade masculina relacionada ao uso de EAA). No entanto, a indução da espermatogênese requer um tratamento com gonadotrofinas ou análogos, incluindo injeções intramusculares de hCG e gonadotrofina menopáusica humana (hMG). O objetivo do tratamento da azoospermia induzida por EAA centra-se na retomada da função endócrina. As drogas endócrinas são administradas especificamente para melhorar o eixo hipotalâmico-hipofisário-gonadal. Existem relatos de uso de hCG, isoladamente ou em combinação com hMG, com resultados bem-sucedidos no tratamento desse grupo de pacientes. Não há consenso sobre a dosagem ideal de hCG ou hMG no tratamento dessa condição. Os relatórios sobre terapia com hCG mencionam doses que variam de 2.000 unidades, três vezes por semana, até 10.000 unidades, duas vezes por semana (por cerca de 90 dias). As dosagens de hMG variam de doses de 75 unidades diárias ou três vezes por semana (por cerca de 30 dias)[14]. Normalmente, assim que se inicia a terapia, as taxas de fertilidade no indivíduo com hipogonadismo hipogonadotrófico já apresentam incremento. Pode ocorrer um grande aumento na qualidade do sêmen em curtos períodos (até 1 mês), mesmo em situações de azoospermia persistente após 5 anos de interrupção de uso de EAA, daí a extrema importância de se criopreservar os espermatozoides nesse período de recuperação temporária da espermatogênese que pode não persistir ou se manter após a suspensão dos hormônios indutores. Os artigos revisados apresentam casos de vários pacientes que foram capazes de chegar à gravidez natural após a recuperação seminal ou por meio de inseminação artificial com sêmen autólogo.

A infertilidade masculina associada ao uso de EAA está nitidamente subdiagnosticada, mas é uma forma de infertilidade relacionada ao uso de drogas, em razão de sua natureza endócrina. Considerando a crescente prevalência de abuso de EAA, é razoável considerá-la como possível causa de infertilidade e subinfertilidade masculina. O tratamento hormonal deve ser considerado uma alternativa eficiente e adequada se a espermatogênese não der sinais de uma potencial recuperação espontânea. No entanto, análises anteriores sobre o tema sugerem que se considere o tratamento agressivo com gonadotrofinas exógenas se não houver melhora nos parâmetros seminais por mais de 12 a 24 meses[14].

Descobertas experimentais inovadoras sobre EAA induzido

Histopatologia

Experimentos em modelos animais (particularmente ratos e garanhões) relatam alterações principais em células de Leydig em situações de uso de EAA[15]. A depleção das células de Leydig é, de longe, a descoberta mais comum dentre esses estudos, embora também tenham sido relatadas anomalias morfológicas (desde aberrações no formato da célula, núcleo em picnose e atrofia celular). A diminuição dessa população de células é acompanhada por baixos níveis de testosterona e de LH em todos os artigos revisados, especialmente entre os animais adultos. Também foram feitas análises imuno-histoquímicas, com resultados que sugerem uma diminuição de esteroidogênese no tecido testicular. Resultados interessantes mostram níveis baixos de inibina, juntamente com níveis normais de FSH, sugerindo uma importante participação do compartimento das células de Leydig em toda produção de inibina. Além disso, a espermatogênese não foi considerada anormal em nenhum dos relatórios experimentais, sendo até considerada inalterada por alguns autores em animais de experimentação. Por outro lado, um estudo encontrou uma deficiência específica no estado final da espermatogênese, com a falta de túbulos nos estágios VII e VIII, que normalmente contêm as formas mais avançadas de espermátides.

Também foram descritos os padrões histológicos após a interrupção do uso de EAA. As células de Leydig tendem a se proliferar, mas ainda permanecem abaixo das contagens normais, mesmo depois de um longo período de abstinência, até de 16 semanas (artigos anteriores mencionam a necessidade de períodos de 2 a 7 semanas para o reaparecimento das células de Leydig, após sua total eliminação com implantes de testosterona e estradiol). Certamente, não podem ser descartados os efeitos de longa duração ou efeitos possivelmente persistentes. É importante destacar que em todos os estudos experimentais que envolvem histologia testicular, todas as amostras foram fixadas em formol e imediatamente inseridas em parafina, o que dificulta muito o estudo adequado delas. O líquido de Bouin não foi utilizado em nenhum dos estudos aqui revisados, e isso pode ter causado o encolhimento de todas as formas de células germinativas, levando ao subdiagnóstico de algum grau de anormalidade sementogênica.

Impacto na qualidade do sêmen

A associação de hCG com esteroides é uma prática comum entre os usuários de EAA. O objetivo é evitar o impacto da supressão de LH após um longo período de administração de EAA, o que geralmente pode levar a um estado persistente de hipogonadismo (com baixos níveis endógenos de testosterona, com todos os seus efeitos potenciais) e baixos parâmetros de qualidade seminal, normalmente descrita como oligozoopermia grave ou até azoospermia (mais recentemente também se identificou teratozoospermia). Em um interessante estudo, os autores analisaram dezoito usuários concomitantes de EAA e hCG. A espermatogênese pôde ser restaurada, porém foram produzidos mais espermatozoides anormais e hipocinéticos, e a dosagem de hCG foi correlacionada independentemente à porcentagem de espermatozoides morfologicamente anormais. Mais uma vez, alterações potencialmente persistentes têm mais possibilidade de aparecer entre os usuários de esteroides[16].

Desregulação do mecanismo de apoptose

Sabe-se que a apoptose em células germinativas desempenha um papel importante na fisiologia testicular normal, e os controles apoptóticos são importantes para regular a população de células germinativas nos testículos de adultos. Recentemente, avaliou-se através de experimentos a correlação entre apoptose, altas doses de EAA e exercícios[15]. Os métodos TUNEL (*deoxinucleotidil transferase terminal – TdT – dUTP nick-end Labeling*), ensaio da atividade da caspase-3 (C3AA) e microscopia eletrônica de transmissão (MET) foram realizados para identificar a apoptose em modelos animais. Houve um aumento significativo da apoptose após a administração de nandrolona, certamente sendo amplificado pelo exercício físico[17]. Esses autores também relatam evidente deficiência nos parâmetros seminais entre esse grupo de indivíduos, nessas mesmas condições. Também foi realizada a avaliação histopatológica testicular, revelando espermatogênese de baixa qualidade, seguindo o método de Johnsen.

Aneuploidias e alterações ultraestruturais em espermatozoides

Para estudar as malformações específicas do sêmen que causam infertilidade humana, o MET é certamente a ferramenta mais valiosa. Por outro lado, a avaliação de erros meióticos durante a espermatogênese requer o emprego de hibridização fluorescente *in situ* (FISH). Um estudo de 2007 fez uso dessas duas ferramentas com um usuário de EAA, uma tentativa inovadora para esclarecer ainda mais as consequências do abuso de esteroides. Realizou-se o MET e foram pesquisados os três principais padrões fenotípicos patológicos espermáticos (imaturidade, necrose e apoptose). Encontraram uma alta porcentagem de espermatozoides estruturalmente normais, sugerindo ausência de correlação entre o uso de EAA e alterações ultraestruturais dos espermatozoides. Em oposição a essas constatações, a análise Fish de sêmen revelou alguns graus de dissomias XY, junto com altas frequências de dissomias nos cromossomos 1 e 9. Não foram encontradas incidências significativas de diploides. Esses resultados indicam uma segregação anômala na primeira divisão meiótica (o aumento da frequência de dissomia do cromossomo sexual), sugerindo, pela primeira vez, anomalias no processo meiótico e danificação genética entre os indivíduos que fazem uso habitual de esteroides[18].

CONSIDERAÇÕES FINAIS

O traço comum entre toda a literatura médica disponível sobre uso e abuso de esteroides anabolizantes é certamente a falta de homogeneidade, não só entre os pacientes estudados, como também no padrão de uso dessas substâncias. As chamadas "drogas de desempenho" são prescritas e geralmente administradas de forma "não oficial e dentro de um submundo confuso e desorientado de informações tendenciosas e com interesse comercial claro", tornando quase impossível o estabelecimento de comparações objetivas entre as drogas e suas combinações. Podem-se encontrar algumas das combinações de substâncias (*stacks*) mais conhecidas na literatura, mas apenas na literatura considerada *underground*, nunca entre os estudos bem desenhados, a partir dos quais se chega a conclusões médicas adequadas.

Existem várias maneiras pelas quais o uso e o abuso de esteroides anabolizantes podem causar impacto na saúde de um indivíduo. O impacto sobre a fertilidade masculina é um dos menos relatados, mas, certamente, é um dos impactos que o profissional da saúde deve conhecer bem em seu dia a dia, uma vez que a maioria das disfunções causadas por esse abuso podem ser revertidas, pelo menos entre usuários leves e moderados e no começo do uso. Uma orientação médica correta, a identificação imediata dos usuários e o subsequente tratamento clínico das consequências deletérias (por vezes exigindo o uso de terapia hormonal) são a pedra fundamental de uma boa prática médica quando se lida com uma situação de uso de esteroides anabolizantes. Deve ser feita uma avaliação que inclua o exame físico (com especial atenção aos sinais e sintomas de desequilíbrios hormonais), análise seminal com testes de função espermática que envolvam a pesquisa de anticorpos antiespermatozoide, radicais livres de oxigênio e fragmentação de DNA. O uso de esteroides deve ser interrompido imediatamente. Deve-se dar atenção especial aos suplementos de vitaminas e proteínas "livres de esteroides", especialmente em países que distribuem produtos com patentes protegidas ou onde os instrumentos de regulamentação não funcionam corretamente. Em alguns países, esses suplementos podem conter traços de substâncias hormonais em até 25% das amostras. Em caso de dúvida, seu uso também deve ser interrompido.

Após aproximandamente 6 meses, a maioria dos casos revisados mostra uma recuperação dos níveis seminais e hormonais a um estado de quase normalidade. Porém, em uma porcentagem significativa, isso não ocorre, particularmente onde há perda de volume testicular e/ou função e nos casos onde existam outras patologias que afetam os testículos, como varicocele, criptorquidia, orquite prévia, histórico de caxumba, uso de outras substâncias e medicamentos que afetem a função gonadal. Em alguns casos, quando tal estado não é alcançado, a função testicular dos pacientes é aumentada temporariamente por meio da indução hormonal, administrando-se gonadotrofinas e outras. Trabalhos clássicos dão suporte a essa prática, mostrando a recuperação de azoospermia em usuários de EAA, com até 5 anos de abuso de esteroides.

Por outro lado, estudos experimentais e casos clínicos sugerem algum grau de comprometimento definitivo da função testicular, que nos leva a concluir que o impacto do uso de esteroides na fertilidade e na saúde sexual masculina não é apenas uma condição transitória. Até onde se sabe, a melhor política é desencorajar fortemente o uso desses tipos de substâncias e oferecer acompanhamento cuidadoso àqueles que insistem em abusar delas, garantindo um suporte clínico adequado e ético.

REFERÊNCIAS

1. Souza GL, Hallak J. Anabolic steroids and male infertility: a comprehensivee review. BJU Int 2011;108(11):1860-5.
2. Maravelias C, Dona A, Stefanidou M, Spiliopoulou C. Adverse effects of anabolic steroids in athletes. A constant threat. Toxicol Lett 2005;158(3):167-75.
3. Evans NA. Current concepts in anabolic-androgenic steroids. Am J Sports Med 2004;32(2):534-42.
4. Parr MK, Flenker U, Schänzer W. Sports-related issues and biochemistry of natural and synthetic anabolic substances. Endocrinol Metab Clin North Am 2010;39(1):45-57.
5. The 2012 prohibited list – world anti-doping code. Disponível em: http://www.wada-ama.org/documents/world_anti-*doping*_program/wadp-prohibited-list/2012/wada_prohibited_list_2012_en.pdf. Acesso em: 01 jul. 2012.
6. Kicman AT. Pharmacology of anabolic steroids. Br J Pharmacol 2008;154(3):502-21.
7. Shahidi NT. A review of the chemistry, biological action, and clinical applications of anabolic-androgenic steroids. Clin Ther 2001;23(9):1355-90.
8. Graham MR, Davies B, Grace FM, Kicman A, Baker JS. Anabolic steroid use: patterns of use and detection of doping. Sports Med 2008;38(6):505-25.
9. Sjöqvist F, Garle M, Rane A. Use of doping agents, particularly anabolic steroids, in sports and society. Lancet 2008;371(9627):1872-82.
10. Feinberg MJ, Lumia AR, McGinnis MY. The effect of anabolic-androgenic steroids on sexual behavior and reproductive tissues in male rats. Physiol Behav 1997;62(1):23-30.
11. Turek PJ, Williams RH, Gilbaugh JH 3rd, Lipshultz LI. The reversibility of anabolic steroid-induced azoospermia. J Urol 1995;153(5):1628-30.
12. Gazvani MR, Buckett W, Luckas MJ, Aird IA, Hipkin LJ, Lewis-Jones DI. Conservative management of azoospermia following steroid abuse. Hum Reprod 1997;12(8):1706-8.
13. Dohle GR, Smit M, Weber RF. Androgens and male fertility. World J Urol 2003;21(5):341-5.
14. Menon DK. Successful treatment of anabolic steroid-induced azoospermia with human chorionic gonadotropin and human menopausal gonadotropin. Fertil Steril 2003;79(3):1659-61.
15. Nagata S, Kurosawa M, Mima K, Nambo Y, Fujii Y, Watanabe G, Taya K. Effects of anabolic steroid (19-nortestosterone) on the secretion of testicular hormones in the stallion. J Reprod Fertil 1999;115(2):373-9.
16. Karila T, Hovatta O, Seppälä T. Concomitant abuse of anabolic androgenic steroids and human chorionic gonadotrophin impairs spermatogenesis in power athletes. Int J Sports Med 2004;25(4):257-63.
17. Shokri S, Aitken RJ, Abdolvahhabi M, Abolhasani F, Ghasemi FM, Kashani I, et al. Exercise and supraphysiological dose of nandrolone decanoate increase apoptosis in spermatogenic cells. Basic Clin Pharmacol Toxicol 2010;106(4):324-30.
18. Moretti E, Collodel G, La Marca A, Piomboni P, Scapigliati G, Baccetti B. Structural sperm and aneuploidies studies in a case of spermatogenesis recovery after the use of androgenic anabolic steroids. J Assist Reprod Genet 2007;24(5):195-8.

Aplicações da fitoterapia no esporte 53

Vanderli Marchiori

INTRODUÇÃO

A fitoterapia é uma ciência que utiliza as plantas medicinais para prevenção e tratamento de doenças somáticas e/ou físicas. Desde a Antiguidade, as plantas medicinais são usadas com grande eficácia, mas durante um longo período foram descartadas por serem consideradas primitivas e pouco eficientes. Existem registros de uso de plantas com finalidade terapêutica desde o Egito Antigo. O primeiro relato de uso medicinal é o Papiro de Ebers. Esse papiro foi descoberto pelo egiptólogo George Ebers e relaciona as plantas usadas no processo de embalsamamento das múmias.

Atualmente, observa-se que a maioria dos medicamentos tem sua síntese baseada em princípios ativos isolados de plantas. É possível contar com o tratamento por meio de plantas e até mesmo como adjuvante de cura de algumas patologias descartando-se efeitos colaterais e minimizando ou isentando as agressões a outros órgãos. Este é o princípio dos alimentos com propriedades funcionais, que em nada diferem das plantas medicinais, uma vez que os princípios ativos são sempre fitoquímicos ou fitocomplexos com atividade específica e seletiva.

Considere-se também o fato de que só haverá eficácia quando forem consumidos corretamente e pelo tempo mínimo exigido para sua ação. Segundo Roberfroid[1], o alimento funcional é o alimento natural, adicionado ou não de algum componente, que, quando consumido com frequência, poderá minimizar os riscos de alguma doença e/ou melhorar a função de algum órgão. O uso de plantas medicinais obedece o mesmo princípio uma vez que até mesmo os Departamentos de Saúde da Alemanha e do Canadá apresentam seus protocolos de tratamento de saúde sem fazer distinção entre alimentos e plantas.

Há várias maneiras de utilizar plantas medicinais. São mais comumente usadas sob a forma de chás, extratos líquidos (também chamados de tinturas), temperos, óleos e extratos secos que podem ser encapsulados ou adicionados a sucos ou qualquer outra preparação culinária. É importante ressaltar que cada planta tem uma finalidade específica e que, apesar de terem algumas propriedades conhecidas há muito tempo, é sempre bom checar outras características, as quais podem até prejudicar o paciente, uma vez que os princípios ativos apresentam toxicidade variável (em geral muito baixa quando consumida na forma de chás ou sucos).

As plantas medicinais potencializam os resultados de um bom plano de reeducação alimentar, gerando maior credibilidade e diminuindo o tempo de tratamento. Sempre que possível, é interessante sugerir especiarias e temperos específicos para a utilização diária. A intuição do paciente deve ser levada em conta, pois, em geral, cada um busca o aroma ou sabor que lhe falta. Um bom exemplo é de pessoas com tendências depressivas que relatam gostar do uso de cravo e canela em caldas e frutas. Essas duas plantas medicinais são responsáveis pela diminuição de depressão e pelo aumento de autoestima. Seu óleo essencial, o eugenol, quando inalado, ativa o sistema límbico na região da recompensa, fazendo a pessoa sentir-se mais recompensada e menos deprimida.

Na realidade, as plantas medicinais têm amplo espectro de ação, dependendo sempre da forma e da dosagem utilizada para determinação dos efeitos físicos. As formas mais comuns no Brasil são: chás, tinturas, xaropes, óleos, sucos e encapsulados.

Chás

Os chás podem ser preparados de várias maneiras. Cada uma apresenta resultados diferentes quando se avalia a concentração de substâncias biologicamente ativas, que são a essência dos chás terapêuticos.

- **tisana ou decoto (ou decocto):** forma de preparo em que há maior concentração de princípios ativos, embora haja também alta concentração de taninos. Essa técnica prevê a fervura das plantas medicinais durante um período mínimo de 5 minutos e máximo de 10 minutos. Após essa fervura, deixa-se em infusão por mais 10 minutos. Então, coa-se o líquido antes de bebê-lo. A fervura de 5 minutos é indicada para plantas medicinais que apresentam-se em flores (p. ex., camomila) ou folhas partidas (p. ex., erva-cidreira). Já o tempo superior é indicado para plantas medicinais em caule (p. ex., salsaparrilha), raiz (p. ex., gengibre) ou folhas inteiras (p. ex., espinheira-santa);
- **infusão:** adição de água fervente sobre a erva, deixando-se essa mistura coberta por 10 minutos antes da coagem e da ingestão. Essa é a maneira mais eficaz para a liberação de catequinas em plantas, em especial as catequinas do chá verde (*Camelia sinensis*);
- **maceração:** a erva é colocada "de molho" em água fria e deixada em descanso por, no mínimo, 6 horas. O grande problema dessa técnica é que há um enorme risco de contaminação bacteriana, pois a maioria das plantas medicinais apresenta alto grau de contaminação em razão da forma de colheita e/ou armazenamento, frequentemente inadequados.

Qualquer que seja a técnica escolhida, há sempre um princípio básico: as plantas medicinais utilizadas devem ser de procedência conhecida e, se possível, ter todo o seu processo supervisionado por um profissional capacitado, como um farmacêutico-bioquímico ou outro profissional da área da saúde que possa ser responsabilizado pela garantia da qualidade. Não é possível que plantas medicinais de origem desconhecida sejam utilizadas, mesmo porque a contaminação de plantas medicinais secas por fungos e bactérias patogênicas é bastante frequente. Quando isso ocorre, o resultado não é previsível. Na presença de fungos, o sabor apresenta-se alterado e é possível que haja irritação gastrointestinal após o consumo. Isso nem sempre acontece com a contaminação bacteriana, que pode causar danos mais sérios ao sistema digestório[1,2,3].

Tinturas

As tinturas podem ser divididas em vegetais ou tinturas-mãe:

- **vegetais:** são preparadas em temperatura ambiente pela ação do álcool sobre a(s) planta(s). A tintura simples equivale a 1/5 do peso da erva seca, ou seja, do total do peso final da tintura, 20% correspondem ao peso inicial da(s) planta(s);
- **tinturas-mãe:** são preparações líquidas nas quais há ação dissolvente do álcool em plantas frescas e/ou estabilizadas. A equivalência nesse caso é de 10% de plantas medicinais no total da tintura. As tinturas-mãe são as mais largamente utilizadas, por serem as mais comercializadas e mais facilmente manipuladas. São consideradas tinturas homeopáticas e, em função disso, são de prescrição médica exclusiva.

Xaropes

Os xaropes são preparações líquidas resultantes da decocção da(s) planta(s). Mais viscosos do que as tinturas, contêm um teor mínimo de 50% de sacarose. Esse alto teor inibe o crescimento de microrganismos na solução, pois a atividade de água apresenta-se extremamente reduzida[4]. É um excelente recurso para tratamento pediátrico e infantojuvenil, pois o sabor é bastante tolerado por essa faixa etária.

Óleos

Os óleos são um bom recurso para uso externo. Em geral, a técnica aplicada para a obtenção do óleo é a maceração a frio. Essa técnica garante a pureza do óleo. Quando é necessário o uso de calor para a extração do óleo, pode ser observado menor grau de pureza e/ou necessidade de filtragem dupla para eliminação de outros componentes extraídos em conjunto. Os óleos aromáticos são amplamente utilizados como forma de tratamento, seja em massagens, aplicações locais ou até mesmo diluídos em banhos de imersão. Qualquer uso externo pode ser classificado como aromaterapêutico. Para ingestão, os óleos apresentam-se encapsulados, normalmente em cápsulas de gel macias. Embora esta seja a apresentação mais adequada para consumo, um percentual representativo de pacientes refere desconfortos gástricos após o consumo. Há também a possibilidade de se usar gotas de óleos não tóxicos diluídos em água e consumidos por via oral.

Sucos

A principal característica dos sucos vegetais é o forte sabor, que, dependendo da planta, inviabiliza seu consumo dessa forma[5]. Podem ser adicionados estabilizantes, conservantes e/ou aromatizantes, que modificam a biodisponibilidade dos fitocomplexos ou fitoquímicos e podem alterar até mesmo seu sabor[6]. Em geral, são popularmente conhecidos como "garrafadas", cuja comercialização é bastante intensa fora dos grandes centros urbanos e sem registro de Agência Nacional de Vigilância Sanitária (Anvisa). Isso quer dizer que são preparações sem garantia de eficácia, qualidade e segurança de consumo.

Encapsulados

Os genericamente chamados de encapsulados englobam uma variedade de apresentações dos extratos secos das plantas medicinais: cápsulas, comprimidos, gomas, gelatinas, chocolates ou pastilhas. As concentrações divergem, mas são obrigatoriamente informadas na embalagem, bem como a dose prescrita pelo médico ou nutricionista. Apesar de ser a forma mais prática, há dificuldades em sua administração. A mais importante é que, por haver quantidades fixas em cada cápsula, devem ser muito bem calculadas, levando-se criteriosamente em conta o peso, a condição clínica do paciente e a toxicidade da planta em questão[7]. Outra dificuldade é a enorme variedade de laboratórios produtores e a falta de garantia de qualidade deles. Pouquíssimos são os que asseguram a qualidade do processo produtivo e também da composição herbácea utilizada. Infelizmente, não é raro encontrar cápsulas com concentrações divergentes do rotulado e divulgado.

É extremamente prudente lembrar que os chás são a forma mais segura de consumo das plantas medicinais, pois a concentração pode ser calculada com mais acuidade, quando não há produto similar produzido por laboratório com qualidade reconhecida e registro correto na Anvisa. Além disso, há a indução ao consumo de maior volume de líquidos, o que é bastante benéfico. Chás com finalidade terapêutica devem ter consumo mínimo de 7 dias, considerando-se uma ingestão média de 700 mL/dia. Isso não significa que os sinais e sintomas clínicos já não se modifiquem após o segundo dia de consumo. Outro ponto importante é que as plantas medicinais cuja ação seja no sistema nervoso central são de prescrição exclusiva dos médicos (p. ex., *Gingko biloba, Piper methysticum* e *Hypericum perforatum*). Esse fato confere bastante segurança ao paciente, uma vez que há vários práticos sem formação e/ou conhecimento específicos que prescrevem produtos fitoterápicos. A Resolução Anvisa n. 5/2010 lista todas as plantas que são de prescrição médica exclusiva. Além desta, a Resolução n. 402 do Conselho Federal de Nutricionistas regulamenta e assegura o direito de prescrição de plantas medicinais por nutricionistas nas mais diversas formas, desde que haja necessidade de complementação do plano alimentar e de que essas plantas não estejam listadas na Resolução n. 5/2010. A Resolução n. 402 regulamenta a prática da fitoterapia por nutricionistas e alerta para a necessidade de conhecimento específico sobre essa ciência, sugerindo capacitação para embasar a prescrição.

Analisando-se essas informações, como podem ser usados os fitoterápicos em auxílio ao atleta? Neste capítulo, vamos discorrer sobre dois casos de atletas que receberam acompanhamento nutricional e fitoterápico e apresentar as características das principais plantas medicinais que podem ser utilizadas no esporte.

FITOTERAPIA NO ESPORTE

A primeira aplicação prática da fitoterapia no esporte é sobre o processo digestório do esportista. Considerando-se que maus hábitos alimentares, medicamentos, suplementos, estresse físico e/ou mental produzem e armazenam toxinas no organismo, o princípio básico é a desintoxicação. As plantas medicinais usadas para isso são desintoxicantes, pois sua ação é quelante de toxinas, metabólitos e/ou gorduras, além de seu papel antioxidante e hepatoprotetor.

Dois atletas do sexo masculino, de faixas etárias diferentes, foram acompanhados há alguns anos. Um deles é jogador de futebol, 14 anos, índice de massa corporal (IMC) inicial de 17,5, com queixas de baixo rendimento, frequentes infecções de garganta e ouvido, cansaço físico e mental constantes e baixa concentração nos processos de aprendizagem cognitiva. O outro é um maratonista, 38 anos, IMC inicial de 22,3, com queixas de má digestão constante, insônia, flatulência, distensão abdominal com cólicas que atrapalhavam seu rendimento nas corridas, independentemente da alimentação utilizada nos dias de competição. Ambos realizaram o acompanhamento durante aproximadamente 2 anos. O maratonista fazia uso, com frequência, de suplementos à base de creatina e maltodextrina. O jogador de futebol não usava suplementos.

A composição básica do chá desintoxicante inicial indicado para os atletas foi de salsaparrilha, alecrim e hortelã. Ambos foram orientados a consumir 1 L de chá/dia com adição máxima de 10 g de cada planta, preparada com tisana. A fase inicial durou 7 dias. Nesse período, não foi permitido o consumo de bebidas alcoólicas, açúcar refinado, frituras e suplementos nutricionais. Nenhum dos atletas usava medicamentos. O objetivo principal dessa fase é melhorar o trabalho hepático e gástrico.

A salsaparrilha (*Smilax japicanga*) é uma planta cujos galhos e/ou raízes (hastes finas e pequenas) são usados para a confecção do chá. É uma erva rica em saponinas (similasaponina, sarsaponina), parrilina e sitosterol, entre outras substâncias biologicamente ativas. Tem ação sudorífica, depurativa, diurética, anti-inflamatória e antirreumática[8]. Forma complexos lipossolúveis com colesterol, metais pesados e outras gorduras, facilitando seu processo de excreção urinária. Além disso, é bastante utilizada nos tratamentos de gota, também por auxiliar na excreção de ácido úrico e ureia. Foi administrada somente nos 10 primeiros dias, pois a sapogenina existente potencializa a reabsorção de substâncias como sais de cálcio e digitálicos, entre outros. A superdosagem é facilmente identificada, pois caracteriza-se por dor epigástrica. Seu sabor é levemente amargo. Por toda a sua ação, observa-se significativo aumento na diurese. Portanto, seu uso é desaconselhado em períodos de competição.

O alecrim (*Rosmarinus officinalis*) é tônico e diaforético, ou seja, favorece a transpiração. Um de seus flavonoides é o diosmin, que diminui a fragilidade capilar e aumenta a irrigação periférica, favorecendo a oxigenação dos tecidos[9]. Aumenta a secreção biliar, reduz a formação de gases e quela gorduras. Além de hepatoprotetor, é um potente anti-inflamatório[10]. Apresenta 73% de poder antioxidante[11]. Por diminuir dores, também é indicado nos casos de contusões e entorses. Recomenda-se evitar seu consumo à noite, pois pode alterar o ciclo de sono. Nessa fase inicial, seu uso aplica-se pelo efeito colagogo e por quelar gorduras em geral. Não deve ser usado por hipertensos e gestantes, pois pode potencialmente aumentar a pressão diastólica e ser abortivo, respectivamente[12].

A hortelã (*Mentha piperita*) tem um sabor refrescante em razão de sua composição química. A concentração do óleo aromático mentol varia entre 50 e 90% quando destilado a frio. Há ainda em sua composição mentonas, ésteres e terpenos. Estimula a secreção de ácido clorídrico, além de aumentar a contratilidade intestinal. Também é colagoga e antisséptica do trato digestivo, uma vez que o mentol é excretado pela bile. Pode ser utilizada como estimulante de apetite se consumida isoladamente 40 minutos antes da refeição[13]. Outro papel importante é que a sensação de refrescância provocada pelo mentol incentiva o consumo de líquidos, diminuindo assim o risco de desidratação em atletas. Pode ser usada topicamente como recurso para a diminuição de dores advindas de traumas e/ou contusões, pois a aplicação local de óleo de menta anestesia superficialmente os tecidos lesionados[12].

Nos dois casos analisados, o resultado prático foi similar. Ambos reportaram intensa formação de gases nos 2 primeiros dias, porém sem dores ou distensão abdominal. Essa formação de gases inicial deve-se ao tratamento da grave disbiose intestinal presente em ambos. A diurese aumentou de modo significativo e ambos evacuaram diariamente. A evacuação, porém, foi mais plena e as fezes apresentaram consistência mais pastosa que antes, embora permanecessem moldadas. A coloração escura das fezes denotava a saída de toxinas e do excesso de proteínas consumidas por ambos. Não apresentaram desconforto ou diarreia em nenhum momento do tratamento. O jogador de futebol afirmou se sentir aliviado no momento de evacuar, pois anteriormente seu bolo fecal era ressecado e o processo, dolorido. Não houve relato de diminuição de sono, pois ambos seguiram a orientação de consumir o chá até o horário de jantar. Ambos relataram desaparecimento da sensação de peso pós-prandial.

Em seguida, ambos foram orientados para a reeducação alimentar com planos hipolipídicos, hiperproteicos e com valor energético adequado ao desgaste diário médio individualizado. As fontes de lipídios foram analisadas e criteriosamente escolhidas com complementação alimentar, por meio do consumo de suco de linhaça como principal fonte de ômega-3.

Atualmente, a melhor fonte de ômega-3 para esses casos seria a semente de chia. A chia é uma semente oleaginosa vinda da planta *Salvia hispanica L.*, cuja maior produção encontra-se na Bolívia, no México e no Chile, e que também vem sendo cultivada no Brasil. Essa semente é uma excelente fonte de ácidos graxos fundamentais na saúde, ou seja, seu papel funcional é indiscutível. As mudanças na produção de alimentos provocaram alterações em suas composições. O consumo de alimentos fontes de ômega-6 tem aumentado, enquanto o dos de ômega-3 tem diminuído através dos tempos, uma escala antes estimada de 1:1 (ômega-6 para ômega-3) atualmente chega de 10 até 25:1. Os ácidos graxos poli-insaturados abrangem as famílias de ácidos graxos ômega-3 e ômega-6. Os ácidos graxos de cadeia muito longa, como os ácidos araquidônico e docosaexaenoico, desempenham importantes funções no desenvolvimento e funcionamento do cérebro e da retina. Esse grupo de ácidos graxos não pode ser obtido pela síntese de novo, mas pode ser sintetizado a partir dos ácidos linoleico e alfalinolênico presentes na dieta. A chia, comprovadamente, é um dos alimentos que contribuem para aumentar a ingestão do ácido alfalinolênico e dos ácidos graxos de cadeia muito longa. A essencialidade dos ácidos graxos de cadeia muito longa é muito dependente do metabolismo do indivíduo, sendo que a razão ômega-6/ômega-3 da dieta exerce grande influência nesse sentido. Os componentes lipídicos, especialmente os ácidos graxos, desempenham importantes funções na estrutura das membranas celulares e nos processos metabólicos. Em humanos, os ácidos linoleico (18:2n-6, AL) e alfa-linolênico (18:3n-3, ALA) são necessários para manter sob condições normais as membranas celulares, as funções cerebrais e a transmissão de impulsos nervosos[14]. Esses ácidos graxos também participam da transferência do oxigênio atmosférico para o plasma sanguíneo, da síntese da hemoglobina e da divisão celular, sendo denominados essenciais por não serem sintetizados pelo organismo a partir dos ácidos graxos provenientes da síntese de novo. O consumo frequente de 20 g/dia de sementes de chia misturadas aos sucos ou vitaminas da manhã ou como parte de receitas de sobremesa garante menor índice de lesões e maior proteção de todos os tecidos e células.

Para os dois atletas citados, o plano fitoterápico inicial baseou-se em plantas medicinais que aumentam a imunidade, melhoram a formação de colágeno e/ou massa óssea e, sem dúvida, que também facilitam o trabalho gástrico e hepático.

Durante a primeira semana de tratamento, ambos foram orientados a consumir diariamente, além dos chás, um copo de suco de babosa com limão e mel. A babosa (*Aloe vera*) tem como principais elementos a aloína, a emodina e a aloinase. Sua principal função nesse caso é a de regeneração celular, ou seja, auxiliar o processo de recuperação de lesões e/ou de estresse muscular[12]. Não pode ser administrada por mais de 10 dias, tampouco em alta dosagem, pois pode provocar diarreias. A combinação de mel com limão deve-se ao fato de que os atletas apresentam alta necessidade calórica diária e o mel, além de fornecer parte dessa energia, ainda potencializa o efeito antibacteriano da mistura. O sabor da bebida é caracterizado pela adição do limão, que não só acidifica, aumentando a vida útil da bebida, como lhe confere agradável sabor. A quantidade desse suco não ultrapassou 50 mL/dia e só foi utilizado em função de nenhum deles usar medicação. É extremamente importante destacar a interação da babosa com muitos medicamentos, reduzindo assim a eficácia deles. Atualmente, a Anvisa proibiu a comercialização de produtos contendo *Aloe vera* de uso oral e somente uma marca é permitida no território brasileiro.

As plantas medicinais descritas a seguir foram usadas em diferentes fases do tratamento, invariavelmente conjugadas com pelo menos duas plantas medicinais digestivas, uma delas sempre hepatoprotetora.

Durante todo o tratamento, foi usado o extrato líquido de ginseng (*Panax ginseng*), que é uma raiz rica em panacene, panaxosídeos e saponinas como a ginsenina e o ginsenosídeo[15]. Essa planta apresenta várias atividades metabólicas, mas com destaque no esporte há o aumento da taxa metabólica e a redução da fadiga muscular, elevando o tempo de resistência ao esforço físico e melhorando o desempenho e a exposição à temperatura externa. Facilita, ainda, a oxigenação dos tecidos com destaque para o músculo cardíaco[8].

Em períodos de treinamento sem competição, o uso de mulungu (*Erythrina mulungu Benth*) foi indicado por várias razões. A primeira delas é que essa é uma planta indutora do sono. É clara a importância do sono como agente reparador em qualquer organismo, principalmente de um atleta, cujo desgaste físico intenso nem sempre é recuperado em intervalos normais. Destaca-se a indução ao sono em momento próprio que favoreça a ação do hormônio de crescimento, favorecendo a ação ergogênica dele. Essa planta ainda apresenta ação de controle de produção e liberação de cortisol e gerenciamento do estresse causado pelo descontrole da suprarrenal em muitos atletas[16]. Além disso, há outro importante fator: seus principais alcaloides são a eritrina e a erisopina e atribui-se a elas o estímulo da regeneração tissular. Por ser extremamente sedativa, só pode ser usada com segurança no chá da noite, antes do repouso. A parte mais utilizada para o chá é a entrecasca da árvore, cuja coloração é avermelhada.

A arnica (*Arnica montana*) é encontrada em flores cujo chá apresenta altos teores de terpenos[17]. Essas substâncias diminuem a formação de exsudato e, portanto, parte de seu poder anti-inflamatório se explica. Além disso, é espasmolítica, diminuindo sensivelmente as dores em geral, principalmente as decorrentes de lesões e/ou traumas. Sua atividade é potencializada na presença de hamamélis.

As algas, em especial a clorela (*Chlorella pyrenoidosa*), foram bastante utilizadas por serem fonte de vários aminoácidos, vitaminas e minerais, com destaque para a vitamina C, B2, além de fósforo, potássio e cálcio. A clorela é extremamente importante na síntese do colágeno. Em sua composição, pode-se ainda destacar a presença de *chlorella growth factor* (CGF), uma substância biologicamente ativa que, em conjunto com outras, estimula o trabalho do sistema imunológico. Sua apresentação mais comum é em comprimidos prensados, podendo também ser encontrada em pó[18]. A dose recomendada foi de 2 g/dia. O consumo de pó em geral é desaconselhado, pois o sabor forte o inibe. Indivíduos mais sensíveis podem apresentar diarreia. Sua ação é maximizada quando associada à suplementação de 60 mg de ácido ascórbico. No caso dos atletas, essa suplementação foi feita através de tabletes de acerola orgânica.

A castanha-da-índia (*Aesculus hippocastanum*) em tisana, por sua vez, foi administrada durante todo o tratamento com intervalos de consumo mensal e descanso quinzenal. Seu uso deve-se ao fato de que a circulação sanguínea é muito melhor na presença de aescina e aescigenina[19]. Elas aumentam a resistência e o tônus das veias e favorecem o retorno sanguíneo[12]. A recuperação de hematomas é agilizada com o uso dessa erva associada ao hamamélis.

O alho (*Allium sativum*) foi recomendado cru e como tempero culinário. A alicina presente em sua composição é amplamente reconhecida como agente bactericida e fungicida[20]. Além dela, há a quercetina, que também atua positivamente na diminuição dos processos inflamatórios[14]. Há ainda uma gama de compostos sulfurados como:

- aliina com ação hipotensora e hipoglicemiante;
- ajoeno (ajocisteína), que atua na prevenção de coágulos e tem papel anti-inflamatório, vasodilatador, hipotensor e antibiótico;
- alicina e tiossulfinatos, que são antibióticos, antifúngicos e antivirais;
- alil mercaptano e sulfeto dialil com ação hipocolesterolemiante;
- s-alil-cisteína e compostos g-glutâmico, que são hipocolesterolemiantes, antioxidantes e quimioprotetores frente ao câncer.

Os fitoquímicos não sulfurados do alho podem ser:

- adenosina, cuja ação é vasodilatadora, hipotensora e miorrelaxante;
- escorodosa, com ação cardioprotetora;
- fração proteica F-4, que é imunoestimulante;
- saponinas (gitonina F, eurobósido B), com ação hipotensora e antimicrobiana;
- escordinina, que, além de hipotensora, aumenta a utilização de vitamina B1 e é antibacteriana.

O dente-de-leão (*Taracaxum officinale*) foi usado durante períodos de 10 dias com intervalos mensais de descanso, em conjunto com a mistura de sementes oleaginosas ricas em cálcio. É uma planta rica em boro, assim como o repolho, a maçã e a salsa[21]. Esse mineral favorece a deposição de cálcio nos ossos e por isso foi associado às sementes. Seu uso prolongado não é indicado, porque pode provocar desidratação em atletas, já que aumenta muito a diurese[22].

É importante discorrer sobre o gengibre (*Zingiber officinalis*), pois sua larga utilização deve-se a vários fatores. É rico em gingeróis, especialmente a zingiberina e o zingiberol. O gengibre inibe a produção de prostaglandinas[23] e, portanto, reduz as dores, principalmente quando em articulações[24]. É estimulante da digestão, pois aumenta a secreção dos sucos gástricos e hepáticos[25]. Tem importante papel na desobstrução das vias aéreas respiratórias superiores, sendo ótimo aliado na otimização da capacidade de oxigenação. Além disso, aumenta o metabolismo basal e a produção de células T do sistema imune[23]. Não apresenta riscos de superdosagem nem efeitos colaterais, podendo ser consumido à vontade. Seu uso recomendado é diário em chás (a parte usada é o rizoma) e em pó adicionado à água de coco, que atua como veículo carreador dos fitoquímicos para o interior da célula[26]. O uso do rizoma cozido em preparações também foi incentivado, bem como o consumo de alimentos da culinária japonesa.

Outra planta medicinal muito utilizada atualmente por praticantes de exercícios é o *Tribulus terrestris*. O extrato de *Tribulus terrestris* é obtido das frutas dessa planta, que têm como principal princípio ativo a saponina. É rico também em esteroides, flavonoides, alcaloides, ácidos de óleos insaturados, cálcio, fósforo, ferro e proteína. A fruta contém resina, tanina, açúcares redutores, nitratos, peroxidase (estável abaixo de 50°), diastase e traços de um glucosídeo. A planta contém saponinas e sapogeninas: diosgenina, gitogenina, clorogenina, ruscogenina, entre outros[27]. Grandes quantidades de potássio e nitrato estão também presentes nas frutas. Sua ação é a de um fito-hormônio não esteroidal que aumenta a testosterona e aumenta os níveis do hormônio luteinizante (LH). Estudos comprovam que, quando administrado em homens saudáveis de 28 a 45 anos, em três doses de 250 mg/dia, ocorre um aumento de 41% dos níveis de testosterona no decorrer de 5 dias. Além da elevação da testosterona, há um aumento da libido, da frequência e da força das ereções e recuperação da atividade sexual. Reduz os níveis de colesterol e melhora o humor. Em mulheres, diminui os sintomas da frigidez sexual, aumenta a libido e reduz os sintomas da menopausa[28,29]. Possui significativa atividade diurética e inibe a formação de pedras nos rins, bem como atua em casos de espermatorreia, fosfatúria, doenças geniturinárias como disúria, gonorreia, cistite crônica, distúrbios urinários, gota e também em distúrbios uterinos após o parto. Útil em diabetes, infecções respiratórias do trato inferior e superior e problemas cardíacos. Também mostrou reduzir a pressão alta, por aparentemente quelar parte do sódio, e mostrou efeito analgésico. Quando usado na dosagem correta, aumenta a formação de massa muscular em atletas e esportistas, sem efeitos colaterais. A dosagem pode variar de 250 a 750 mg/dia, dependendo da necessidade individual. Não há estudos que comprovem alguma contraindicação. Porém, por sua ação fito-hormonal, deve ser observada cuidadosamente, por possíveis interações medicamentosas. As diosgeninas são muito similares às presentes no inhame e o consumo conjunto pode maximizar os efeitos do tribulus em mulheres, pois os receptores seletivos para fitoestrógeno estão presentes em maior número nas pessoas do sexo feminino.

Transitoriamente, foram usadas outras plantas medicinais para fins específicos sempre que ocorriam intercorrências, como gripes, inchaço e alterações de sono. As plantas medicinais usadas eram as adequadas aos casos em questão e não diferiram do tratamento em função da condição dos atletas. As doses, porém, eram menores do que o habitual, pois os pacientes já apresentavam significativo comprometimento com o tratamento, e o nível de toxinas circulantes aparentemente estava reduzido.

Os resultados práticos para esses atletas acompanhados foram o aumento de IMC no jogador de futebol, aumento de massa muscular em ambos (média de 4% a cada 5 meses de acompanhamento), significativa redução de doenças oportunistas/viróticas (média de dois episódios de resfriados com menor tempo de duração no período de 18 meses e menor volume de sintomas e sinais clínicos associados), diminuição do número de lesões e/ou contusões decorrentes de estresse físico e desaparecimento de sinais clínicos dos distúrbios digestivos. Com isso, a ingestão do total de calorias diárias foi facilitada; e o trabalho gástrico e hepático, poupado. O rendimento de ambos aumentou como consequência da melhora do quadro clínico que atrapalhava o aproveitamento dos treinos.

Embora ainda não haja comprovações científicas suficientes, o tratamento fitoterápico evidenciou o potencial individual dos dois atletas, neutralizando suas dificuldades fisiológicas. Ainda há muito que se testar e estudar, porém os primeiros resultados são bastante motivadores. A satisfação dos atletas é de suma importância. Com melhor disposição, ambos aumentaram as chances de alcançar seus objetivos com menores dificuldades. O custo do tratamento também foi decisivo para a continuidade, pois qualquer tratamento fitoterápico representa economia aproximada de pelo menos 30% quando comparado ao custo do sintético similar.

CONSIDERAÇÕES FINAIS

A fitoterapia é um complemento valioso em qualquer condição física, bastando, para tanto, orientação adequada e acompanhamento constante. Em casos específicos, como o de atletas, é fundamental a integração multidisciplinar para que os resultados sejam os esperados. Por sua ação e origem, é um excelente recurso ante o uso de sintéticos. É importante ressaltar que nos dias de competição nenhum fitoterápico é utilizado, e no dia anterior usam-se somente plantas medicinais digestivas [30,31].

Em linhas gerais, além de tratar questões individuais, a fitoterapia pode agregar no acompanhamento de atletas e esportistas por:

- ajudar na digestão e no processo de assimilação adequada dos nutrientes, reduzindo a disbiose;
- diminuir dores, edemas e processos inflamatórios;
- acelerar a recuperação de entorses, lesões e contusões;
- diminuir a incidência de infecções e comprometimento do sistema imunológico decorrentes de exercícios intensos;
- facilitar a recuperação muscular e o ganho de massa magra;
- aumentar a resistência ao esforço muscular e diminuir a fadiga;
- melhorar a qualidade do sono, maximizando o efeito do repouso;
- favorecer a regeneração celular e tissular;
- otimizar o estado físico dos atletas.

Nenhum tratamento fitoterápico, apesar de natural, é isento de riscos. As interações dos fitoterápicos com suplementos, medicamentos e mesmo com outras plantas medicinais deve ser conhecida. Além do conhecimento da dosagem, das interações, dos efeitos colaterais e do tempo de tratamento adequado de cada planta, o nutricionista deve estar atento à forma de prescrição e à qualidade de cada planta sugerida.

REFERÊNCIAS

1. Roberfroid. Disponível em http://www.farmacia.ufg.br/revista/_pdf/vol3_2/artigos/ref_v3_2-2006_p109-122.pdf.
2. Blumenthal M, et al. The complete German commission e monographs: therapeutic guide to herbal medicines. Germany: Thieme; 1998.
3. Blumenthal M, Goldberg A, Brinckmann J. Herbal medicine – expanded commission E monographs. Newton: American Botanical Council; 2000. 519p.
4. Gonsalves PE. Livro dos alimentos. São Paulo: Martins Fontes; 1992.
5. Lee WH. Guia dos sucos. Rio de Janeiro: Angra; 2000.
6. Franco G. Tabela de composição química dos alimentos. 3.ed. São Paulo: Atheneu; 2000.
7. Brinker F. Herb contraindications and drug interactions. J Altern Complem Med 2002;8(2):215-7.
8. Borchers AT, et al. Complementary medicine: a review of immunomodulatory effects of chinese herbal medicines. Am J Clin Nutr 1997;66:1303-12.
9. Greenstein N, Goldberg S, Marku-Cohen S, Sterer N, Rosenberg M. Reduction of oral malodor by oxidizing lozenges. J Periodontol – Am Dental Assoc 1997;68:1176-81.
10. Borrelli F, Izzo AA. The plant kingdom as a source of anti-ulcer remedies. Phytother Res 2000;14(8):581-91.
11. Gürbüz I, Ustün O, Yesilada E, Sezik E, Kutsal O. Anti-ulcerogenic activity of some plants used as folk remedy in Turkey. J Ethnopharmacol 2003;88(1):93-7.
12. Schulz SF, Hansel R, Tyler VE. Fitoterapia racional. Barueri: Manole; 2002.
13. Matos FJA. Farmácias vivas: sistema de utilização de plantas medicinais projetado para pequenas comunidades. 3.ed. Fortaleza: EUFC; 1998. p.47-8.
14. Carper J. Food – your miracle medicine. Nova York: Harper Perennial; 1998.
15. World Health Organization. WHO monographs on selected medicinal plants, v. 1. Malta: WHO; 1999.
16. Winston J. Craig health-promoting properties of common herbs. Am J Clin Nutr 1999;70(suppl):491S-9S.
17. Song G, Deng C, Wu D, Hu Y. Headspace solid-phase microextraction – gas chromatographic – mass spectrometric analysis of the essential oils of two traditional chinese medici-

nes, Angelica pubescens and Angelica sinensis. Chromatographia 2004;59(5-6):343-9.
18. Hospital das Forças Armadas. Departamento de Pesquisa. Memento terapêutico fitoterápico. Brasília: GDF; 1998.
19. Gruenwald J, et al. PDR for herbal medicines. 2.ed. Montvale: Thomson; 2000.
20. Garcia AA. Vade mecum de prescripción-plantas medicinales. 3.ed. Barcelona: Masson; 1999. 1148p.
21. Pawlak L. A perfect 10 phyto "new-trients" against cancers. Boston: Biomed General Corp; 1998.
22. Gold JL, Laxer DA, Dergal JM, Lanctot KL, Rochon PA. Herbal-drug therapy interactions: a focus on dementia. Curr Opin Clin Nutr Metabolic Care 2001;4(1):29-34.
23. Grzanna R, Lindmark L, Frondoza CG. Ginger – an herbal medicinal product with broad anti-inflammatory actions. J Med Food 2005;8(2):125-32.
24. Altman RD, Marcussen KC. Effects of a ginger extract on knee pain in patients with osteoarthritis. Arthr Rheumatism 2001;44(11):2531-8.
25. Borrelli F, et al. Effectiveness and safety of ginger in the treatment of pregnancy-induced nausea and vomiting. Obst Gynecol 2005;105:849-56.
26. Ghayur M, et al. Ginger lowers blood pressure through blockade of voltage-dependent calcium channels. J Cardiov Pharmacol 2005;45(1):74-80.
27. Duke JA. The green pharmacy. California: St. Martin's Paperbacks; 2001.
28. Krause M. Alimentos, nutrição e dietoterapia. Londres: Harper Collins; 1998.
29. Liu HC. Alimentos chineses para longevidade. São Paulo: Roca; 1997.
30. Chopra D, Simon D. O guia Deepak Chopra de plantas medicinais. Rio de Janeiro: Campus; 2001.
31. Bucci LR. Selected herbals and human exercise performance. Am J Clin Nutr 2000;72(suppl):624S-36S.

Funcionamento psicológico do atleta: ampliando a visão do nutricionista

54

Roberta Lobato
Fernanda Elpes

INTRODUÇÃO

Neste capítulo, serão abordadas questões relacionadas ao funcionamento psicológico do esportista – padrões de comportamento e de pensamentos –, com relação a como podem interferir no vínculo com o profissional de nutrição, na adesão ao plano nutricional e, por fim, no desempenho nas atividades esportivas. Também será discutido como o profissional de nutrição pode agregar ao seu atendimento clínico a perspectiva psicológica, por meio do conhecimento dos estágios de mudança, dos pensamentos disfuncionais e da possibilidade de estabelecer metas que levem em consideração aspectos motivacionais do atleta.

PSICOLOGIA DO ESPORTE E PSICOLOGIA COGNITIVO-COMPORTAMENTAL: BASES TEÓRICAS DO FUNCIONAMENTO PSICOLÓGICO DO ESPORTISTA

Psicologia do esporte

A psicologia do esporte analisa as bases e efeitos psíquicos das ações esportivas, considerando, por um lado, a análise de processos psíquicos básicos (cognição, motivação e emoção) e, por outro lado, a realização de tarefas práticas do diagnóstico e da intervenção. O papel do psicólogo do esporte é intermediar a relação técnico-atleta, realizar psicodiagnóstico, analisar as condições emocionais do treino e da competição, otimizar o desempenho, solucionar conflitos e buscar promover a saúde e o bem-estar do atleta[1].

O foco da intervenção é a potencialização das capacidades e habilidades psíquicas para aumentar o desempenho esportivo, levando em consideração o bem-estar físico e emocional do atleta. Sendo assim, o nível de atenção, concentração, motivação, percepção, pensamento, automonitoramento do comportamento, capacidade de lidar com o desconforto, com o estresse, com a cobrança, estratégias de *coping* (enfrentamento), análise da situação e tomada de decisão serão otimizados e estabilizados durante o tratamento psicológico.

No treinamento esportivo, os ciclos de atividades físicas são planejados e organizados em função de objetivos e necessidades específicas do atleta. Esse processo é chamado de periodização e pode acontecer a partir de um planejamento de longo prazo ou em planos anuais[2]. A partir dessa periodização, serão estabelecidos os planos de trabalho nas diversas esferas da preparação esportiva (física, técnico-tática, psicológica e nutricional), sendo importante, para tanto, estabelecer parcerias com os diversos profissionais envolvidos no processo e discutir as formas e possibilidades de intervenção.

O processo de aperfeiçoamento esportivo leva o atleta ao aumento de suas capacidades de realização, obtendo maior segurança em suas forças e vontade de vencer, que alcançam sua máxima expressão no treinamento por intermédio da expressão das seguintes características:

- consciência sobre a ação, o que aumenta a rapidez motora;
- maior rapidez, qualidade e eficiência na percepção da atividade física;
- aumento da capacidade de concentração e ampliação da atenção do atleta;
- melhora das percepções de tempo;
- controle sobre suas próprias ações;
- atingimento de um nível emocional que leva o atleta a um melhor estado de ânimo e controle emocional[2].

O treinamento mental amplia a conscientização do atleta sobre suas capacidades e se este for aliado ao acompanhamento nutricional, pode-se ter sucesso em melhorar o desempenho do atleta, visto que um atleta mais motivado tende a seguir melhor a dieta. Ao aprimorar suas percepções, o atleta será capaz de realizar um melhor automonitoramento, o que pode aumentar sua capacidade de lidar com desconforto e cobrança, auxiliando sua conscientização sobre os benefícios que pode adquirir ao seguir um planejamento alimentar direcionado. Esse trabalho conjunto desencadeia no atleta pensamentos mais positivos ou funcionais sobre seus resultados, o que o motiva cada vez mais a dar continuidade à dieta.

Entendendo o esportista segundo o modelo cognitivo-comportamental

O modelo cognitivo é embasado na hipótese de que nossas reações emocionais, comportamentais e reações fisiológicas são influenciadas pela forma como percebemos uma situação e a interpretamos[3]. Essas interpretações são chamadas de pensamentos disfuncionais, pois não correspondem necessariamente à realidade, e sim à leitura que é feita segundo as crenças do indivíduo e seus valores de vida.

A mesma situação pode ser interpretada de maneiras diferentes por cada indivíduo, e isso tem um impacto nas reações emocionais e comportamentais de cada um. Por exemplo, ao procurar o nutricionista porque o sobrepeso atrapalha o rendimento, um atleta poderia pensar:

1. Eu nunca vou conseguir fazer essa dieta: ele provavelmente se sentirá triste e a reação diante disso será não seguir a dieta;
2. Não preciso que alguém fale o que eu devo ou não comer ou O nutricionista deveria saber minhas dificuldades e me ajudar e não me cobrar mudanças: assim, poderia sentir-se raivoso e não querer mais seguir a dieta, nem voltar para o próximo atendimento;
3. Será que vou conseguir? Será que o profissional é capaz de me ajudar? E se eu me frustrar?: esses pensamentos aumentariam sua ansiedade e ele poderia aumentar a impulsividade diante da comida;
4. Essa rotina faz parte, com ela vou melhorar meu rendimento: dessa forma, esse atleta pode sentir-se motivado, empolgado e se engajar no processo de mudança.

A forma como o atleta interpreta as situações diárias tem origem em experiências adquiridas ao longo da vida – com o decorrer do tempo, criam-se padrões de interpretação (crenças) a respeito de si próprio, dos outros, do mundo e do futuro. Esses conceitos negativos são organizados em estruturas psíquicas por meio do processamento de informação – o atleta foca sua atenção seletivamente para as informações que confirmam suas crenças, ignorando ou distorcendo os dados que poderiam questioná-los. Diante de novas situações, procura significados e continuamente acomoda novos dados aos esquemas ou modelos existentes. Logo, quanto mais o foco seletivo está nas informações, mais rígidas serão suas percepções.

Esses padrões de pensamento (crenças) influenciam todas as áreas da vida, podendo, portanto, interferir na prática esportiva e na aderência ao plano nutricional, por exemplo, "não darei conta de fazer reeducação alimentar", "serei criticado e decepcionarei minha equipe e seguidores" e "não terei sucesso no meu futuro".

O processo de distorção acontece da seguinte maneira: diante de uma situação, a crença é ativada (estrutura psíquica) e vem em forma de pensamento disfuncional, o qual determina a emoção e o comportamento (Figura 54.1).

Essas crenças negativas geram sofrimento intenso, então os indivíduos desenvolvem comportamentos de autoproteção para encobri-las ou compensá-las.

Esses comportamentos podem ou não ter sido funcionais na infância/adolescência, mas tornam-se inadequados quando o indivíduo se desenvolve, entra em uma nova situação de vida e continua utilizando os mesmos comportamentos. A ligação entre a crença e os comportamentos se dá por meio das regras.

As regras têm por objetivo proteger momentaneamente o indivíduo da ativação da crença, porém, o uso contínuo a reforça e a mantém. Nesse exemplo, quanto mais o indivíduo se esquiva, não faz a dieta, inventa desculpas, menos chance tem de colocar em questionamento a crença de que poderia conseguir, de que seria capaz. Logo, a regra mantém o padrão disfuncional.

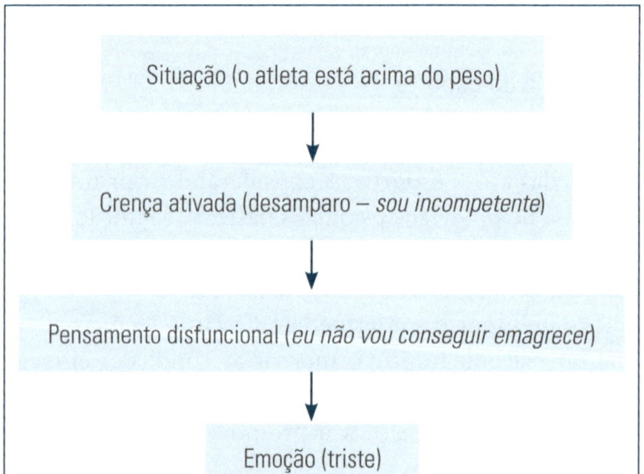

Figura 54.1 Crenças e pensamentos disfuncionais.

Existem basicamente três grupos de crenças negativas que merecem atenção, pois o objetivo dos profissionais de saúde é auxiliar na mudança para crenças positivas/funcionais que ajudarão o esportista a atingir suas metas (Tabela 54.1).

Tabela 54.1 Grupos de crenças disfuncionais[4]

Crença disfuncional	Conteúdo da crença	Expressão da crença
Desamparo	Tema principal é o sentimento de incompetência	"Sou inadequado"
		"Sou ineficiente"
		"Sou imcompetente"
		"Eu não consigo me proteger"
		"Sou fraco"
		"Sou vulnerável, sem recursos"
		"Sou inferior"
		"Sou um perdedor"
		"Não sou bom o suficiente"
Desamor	Tema principal é acreditar não ser merecedor de amor ou não ser amado	"Sou diferente, indesejável, feio, monótono, não tenho nada a oferecer"
		"Não sou amado, querido, sou negligenciado"
		"Sempre serei rejeitado, abandonado"
		"Sempre serei sozinho"
		"Sou imperfeito, não sou suficientemente bom para ser amado"
Desvalor	Tema principal é a ideia de não ter valor, normalmente ligado a um aspecto moral, valores ou regras de vida	"Não tenho valor, sou um lixo, sou um nada"
		"Sou cruel, sou mau"
		"Não mereço viver"

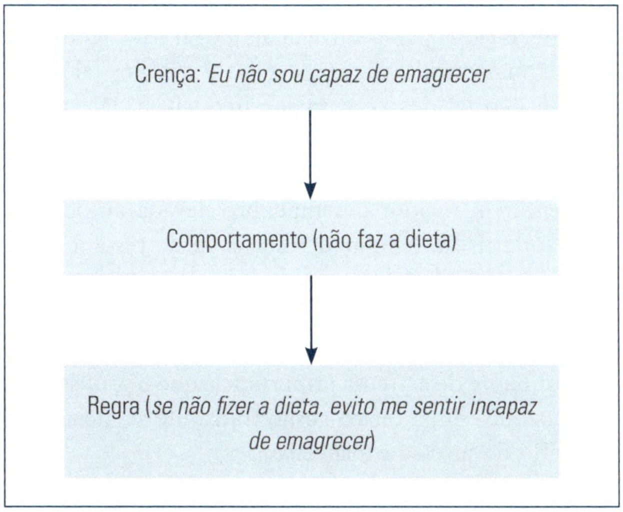

Figura 54.2 Exemplo de regra.

Perfil cognitivo do atleta

A terapia cognitivo-comportamental pressupõe que o sistema de crenças de um indivíduo exerce importante papel nas reações emocionais e comportamentais. Dessa forma, os atletas podem apresentar crenças distorcidas e disfuncionais acerca de sua *performance*, seu peso, seu formato corporal, sua alimentação e seu valor pessoal (capacidade e adequação social), que são significativos para baixo desempenho ou transtornos psicológicos. Uma das crenças distorcidas centrais mais comuns entre atletas envolve valor pessoal *versus* desempenho, ignorando ou não valorizando outros parâmetros. Para os atletas, seu desempenho tem sido cada vez mais associado a competência, superioridade, sucesso e aceitação social, tornando-se, assim, intrinsecamente associado à autoestima.

Segundo Samulski[5], o perfil cognitivo do atleta para alcançar a vitória e utilizar seu máximo de forças pessoais faz com que ele tenha uma alta autoexigência. Pode-se pensar que o atleta busca constantemente superar suas expectativas, medos e receios, fazendo o seu melhor (sendo perfeccionista, autocrítico e autoexigente). Nesse sentido, é importante que a nutrição apareça como mais um fator que colabore para seu desenvolvimento, pois a não adaptação à dieta proposta pelo nutricionista ou característica da cultura daquela modalidade esportiva pode gerar frustração e desmotivação.

Identificar esses pensamentos e comportamentos é fundamental para que o profissional que atende o atleta crie empatia, não ignore as dificuldades e possa determinar o nível de cobrança que determinado perfil de esportista normalmente apresentará. É importante tomar cuidado ao reforçar as vitórias, pois isso pode aumentar ainda mais a autocobrança do atleta e, com isso, gerar um aumento em sua ansiedade e, como consequência, um desempenho abaixo do esperado.

Os padrões de comportamento mais comuns em atletas são:

- autoexigência e autocobrança;
- esquiva/boicote;
- hipervigilância ao ganho de peso ou à dieta;
- controle excessivo de desempenho.

E as crenças mais comuns são relacionadas à:

- vulnerabilidade (ameaças futuras, como conseguir ou não ter sucesso, ser reconhecido);
- competência (altas expectativas criadas, esforço contínuo para manter o melhor padrão).

Essas crenças interferem diretamente na motivação, no empenho, na concentração, na determinação, na adequação às rotinas de treino e nas rotinas alimentares.

Portanto, o desafio da psicoterapia cognitiva é compreender como diversos fatores interagem entre si em cada caso ou situação e, associada e integrada a outras terapias, favorecer a melhora no manejo do sintoma para que o atleta possa dispor de um repertório qualitativamente mais amplo para responder às demandas da vida.

NUTRIÇÃO E PSICOLOGIA

É importante que todos os profissionais envolvidos com o atleta tenham um entendimento global sobre o funcionamento psicológico do indivíduo. Com isso, é possível descrever e explicar os problemas apresentados, aliviar o sofrimento do atleta e desenvolver sua resiliência. Além disso, pode-se traçar uma trajetória mais eficiente e efetiva de tratamento, auxiliando na tomada de decisão e pensando em intervenções com maior custo-benefício. Assim, é desenvolvida empatia com o atleta e será possível entender a não resposta e/ou não aderência ao tratamento (plano nutricional).

INTERVENÇÕES: COMO AJUDAR O ESPORTISTA NO ATENDIMENTO NUTRICIONAL

Para ter acesso ao que está impedindo o atleta de aderir ao plano nutricional, o primeiro passo é identificar seu padrão de pensamentos (crenças), comportamentos e as regras utilizadas por ele. Assim, pode-se delinear um plano de tratamento adequado e individualizado.

Os pensamentos automáticos parecem surgir espontaneamente, o que é uma experiência comum a todas as pessoas, porém é preciso estar atento aos pensamentos que são disfuncionais, ou seja, que distorcem a realidade, são emocionalmente aflitivos e/ou interferem com habilidades do atleta para alcançar suas metas.

As falhas de interpretação e julgamentos provocam emoções dolorosas, que por sua vez levam a tomar iniciativas das quais mais tarde o atleta acaba se arrependendo ou, o que pode ser ainda pior, impedem-no de tomar medidas capazes de melhorar sua vida. As pessoas às vezes se justificam dizendo: *eu não consegui pensar direito...*, e quando não pensam, são criados e aprofundados sentimentos de ansiedade, tristeza, culpa, raiva ou estresse. Quando as pessoas identificam e evitam essas falhas de pensamento, descobrem como aliviar emoções negativas[6].

Dessa forma, é importante o nutricionista:

- incentivar o atleta a questionar seus pensamentos, analisando todas as evidências disponíveis que possam confirmar ou refutar o pensamento distorcido, tornando-o mais funcional. Esse processo é realizado de forma colaborativa entre nutricionista e atleta;
- reduzir expectativas de desempenho muito elevadas, desenvolvendo com o atleta padrões realistas de autoavaliação e incentivando-o a focalizar-se em seus sucessos e qualidades;
- levantar e focar outros atributos (valores pessoais) que vão além do desempenho "perfeito", reforçando, assim, a autoestima do atleta;
- fornecer informações sobre nutrição que ajudem esse indivíduo a fazer escolhas adequadas de alimentos dentro de um esquema viável, com flexibilidade para evitar o pensamento de "tudo ou nada";
- implementar estratégias para controle de estímulos, que consistem na diminuição da exposição do atleta às condições que facilitam alimentação inadequada (por exemplo, diminuir a exposição a alimentos que devem ser ingeridos em baixa frequência).

Corrigir os erros de pensamentos durante a consulta através dos questionamentos, da empatia, da busca de fatos que o cliente está desconsiderando a respeito do próprio relato é fundamental para melhorar o humor, a autoestima e a motivação do atleta.

Na Tabela 54.2, estão algumas falhas/erros no processamento de informações que podem facilitar a identificação do profissional de nutrição.

ESTILOS DE ATRIBUIÇÃO

É importante entender como os atletas e esportistas estão interpretando a mudança de sua alimentação e quais atribuições eles fazem de suas conquistas e fracassos para, assim, conseguir realizar as correções necessárias.

Atletas com perspectiva mais pessimista tendem a desistir mais facilmente das tarefas e desafios, além de ficarem deprimidos com maior frequência. Já os com estilo explicativo otimista acreditam que o insucesso é apenas um contratempo passageiro e específico. Além de apresentarem melhor desempenho, elevada autoestima, boa saúde física, habilidades sociais e de resolução de problemas e facilidade para fazer amigos, eles lidam com os conflitos, respeitam as diferenças e apresentam metas claras e objetivas.

Por isso, é de extrema importância que o profissional se preocupe com a forma como transmite as ideias e os conceitos de sucesso e insucesso.

Tabela 54.2 Falhas ou erros cognitivos

Falhas/erros cognitivos	Explicação	Exemplos
Deu branco	Atos baseados no emocional e não no raciocínio lógico. Atitudes que não seriam tomadas com o uso mais adequado do raciocínio. O estresse, a ansiedade e o nervosismo impedem um raciocínio adequado	*Eu sabia o que fazer, mas ...; Fiz tal ação, mas não parei para pensar*
Catastrofismo	A pessoa é levada a acreditar no pior, em um desastre ou ameaça iminente sem levar em consideração resultado mais provável	*Eu não vou conseguir emagrecer, Eu não vou ganhar o campeonato; Eu serei um atleta fracassado; Ninguém vai me patrocinar*
Telepatia	Pode-se manifestar de duas formas: por meio da presunção de que sabemos o que o outro está pensando e por meio da premissa de que os outros deveriam saber exatamente o que nós estamos pensando	*Meu nutricionista sabe o que eu preciso, ele me conhece pois estamos juntos há anos; Ele está pensando que eu não vou conseguir me adaptar a essa nova dieta*
Mania de perseguição	Quando o indivíduo "leva tudo para o lado pessoal", interpreta eventuais comentários, perguntas e comportamentos de terceiros como afrontas diretas ao seu próprio valor como ser humano	*Ele está falando de mim; Ninguém notou meu esforço; Ainda vem me criticar!*
Acreditar no seu assessor de imprensa	Otimismo excessivo quanto a suas qualidades e competências, ser positivo demais	*Eu já ganhei tantos campeonatos que não preciso ficar treinando, pois sei que conseguirei; Estou em um momento tão bom, que não preciso me esforçar, as coisas vão acontecer naturalmente*
Levar as críticas muito a sério	Acredita nos fatores negativos e os vê por toda parte. Se vê cercado de críticos que resumem seu desempenho em uma única palavra: fracasso	*O nutricionista falou que preciso melhorar minha alimentação; Sou um fracasso, eu não presto para nada mesmo*
Perfeccionismo	Faz tudo com o máximo de perfeição, é crítico e exigente. Geralmente é extremista e não reconhece o meio termo das atitudes	*Eu tenho que seguir a dieta corretamente, caso contrário serei um fraco e nunca vou ser bom!*
Mania de comparação	Faz comparações descabidas, em excesso ou com muita frequência	*Ele consegue entrar em forma de modo muito mais fácil do que eu*
Pensamento condicional "E se..."	Preocupações com coisas que não existem ou são altamente improváveis, pensamentos hipotéticos catastróficos	*E se eu não conseguir mudar minha alimentação? Será que vou ser criticado? E se meu empenho não melhorar? E se eu perder a competição por esse motivo?*
Deve ser assim	São regras de vida, atitudes tomadas sem reflexão, obrigações impostas a si mesmo	*O nutricionista deveria me acompanhar o tempo inteiro e reconhecer meus ganhos, caso contrário ele não me ajudará!*
Sim, mas...	Reconhece os aspectos positivos, mas em seguida acrescenta a perspectiva negativa que anula toda e qualquer possibilidade de realização do que foi dito antes	*Sim, essa dieta parece boa, mas não sei se vai funcionar*

Mas, afinal, o que é ser otimista? Será que somente frases ou imagens positivas conseguem eliminar esses sentimentos?

Pesquisas indicam que frases positivas, apenas, não surtem qualquer efeito. O importante diante do fracasso é a forma como se pensa sobre esse fracasso, usando o pensamento "não negativo", e para tanto é importante pensar que as bases do otimismo não estão assentadas nas frases positivas ou imagens de vitórias, mas na maneira como se pensa sobre as causas, sejam do sucesso ou do fracasso, do que passamos.

A diferença entre o otimista e o pessimista está na forma como explicam as causas de eventos ruins ou positivos que lhes acontecem no cotidiano, ou seja, como é o seu "estilo explicativo". Por exemplo, os otimistas entendem as situações de sucesso como mérito próprio, além de serem eventos capazes de permanecer e influenciar todas as áreas de suas vidas (generaliza). Já as situações de insucesso são entendidas como situações passageiras e específicas àquele evento, cujas causas foram provocadas por circunstâncias desfavoráveis. Os pessimistas explicam as situações de sucesso como algo passageiro e específico àquela situação, cujas causas são provocadas por circunstâncias externas. As situações de insucesso são entendidas como eventos capazes de permanecer e influenciar todas as áreas de suas vidas, sendo eles os únicos responsáveis pelas vicissitudes[7].

ENTENDENDO A MOTIVAÇÃO DO ESPORTISTA

Refletir sobre a motivação é um dos pontos determinantes para o sucesso ou o fracasso de uma carreira esportiva. O atleta com motivação elevada treina com mais entusiasmo, cuida de sua alimentação, obtém melhora nos gestos motores, ganha confiança em si mesmo e, consequentemente, tem mais chances do que atletas despreparados física e mentalmente. Ganhando, o atleta volta a se motivar e treina com mais entusiasmo, começando tudo outra vez.

Segundo Weinberg e Gould[8], a motivação interacional é a visão de motivação mais aceita por psicólogos do esporte e do exercício. Ela é composta por fatores pessoais (intrínsecos) e situacionais (extrínsecos). Essa visão estabelece uma relação entre os fatores, tratando-os de modo conjunto, sem isolá-los. Os fatores pessoais e situacionais juntos resultam na motivação do atleta.

Samulski[5] denomina os traços internos de motivação intrínseca, que consiste na capacidade desenvolvida pelo próprio atleta para a realização de um interesse. Esses determinantes podem ser chamados de vontade, desejo, determinação, e muitas vezes podem contrastar com situações externas adversas que dificultariam seu cumprimento. Já a motivação extrínseca é aquela referenciada em fatores externos como o reconhecimento social, o elogio, premiações que interferem e/ou determinam uma conduta. O autor sustenta que, para o esporte, especialmente para o esporte de alto rendimento, é de fundamental importância o desenvolvimento da motivação para o rendimento.

Assim, pode-se dizer que a motivação para a mudança é afetada por uma variedade de condições externas e internas do atleta. A motivação não deve ser pensada como um problema de personalidade nem como um traço que o atleta carrega consigo quando procura um nutricionista. Pelo contrário, a motivação é um estado de prontidão ou de avidez para a mudança, que pode oscilar de tempos em tempos ou de uma situação para a outra. Esse é um estado que pode ser influenciado.

ENTREVISTA MOTIVACIONAL

Quando se pensa no nível de motivação necessário para um atleta sentir-se entusiasmado, fala-se de fatores internos e externos e como eles influenciam na reação do atleta. Nesse sentido, a entrevista motivacional tem sido muito utilizada para mobilizar e auxiliar o atleta na fase de mudança.

Segundo Miller e Rollnick[9], a entrevista motivacional é um meio de ajudar as pessoas a reconhecer e fazer algo a respeito de seus problemas presentes ou potenciais, sendo extremamente útil a pessoas que estejam ambivalentes quanto à mudança.

A entrevista motivacional não envolve ensinar novas habilidades, psicoeducar ou realizar reestruturação cognitiva (características da terapia cognitivo-comportamental) e, sim, estimular, orientar à mudança[10] e, por esse motivo, pode também ser utilizada por nutricionistas.

A entrevista motivacional utiliza-se dos estágios da mudança propostos por Prochaska e DiClemente[11]. É uma técnica centrada no cliente e tem por objetivo reforçar a motivação intrínseca para a mudança, sem críticas ou julgamentos por parte do entrevistador[12]. O sucesso da entrevista motivacional dependerá dos seguintes fatores[9]:

- postura do nutricionista (sendo empático, evitando a argumentação, trabalhando com a resistência);
- capacidade do nutricionista de desenvolver a ambivalência até o momento de a pessoa ter que decidir pela mudança;
- promoção, por parte do nutricionista, da autoeficácia do atleta, tornando-o o maior responsável pelas mudanças de seus comportamentos.

Os estágios de mudança são[13]:

- **pré-ponderação ou pré-contemplação:** há resistência em reconhecer ou modificar um problema ou padrão comportamental; a pessoa não aceita que precisa mudar, embora outros a seu redor procurem alertá-la ou pressioná-la à mudança;
- **ponderação ou contemplação:** há consciência do problema e a pessoa pensa seriamente em enfrentá-lo, mas não há esforço efetivo; a pessoa começa a admitir que tem um problema e considera a necessidade de enfrentá-lo, mas sem chegar a realmente fazê-lo;
- **determinação ou preparação:** as ações ocorrem, mas não são efetivas; a pessoa tenta alguma mudança, mas não chega a ser bem-sucedida ou não persiste;
- **ação**: há a adoção de medidas e de atitudes de enfrentamento do problema; a pessoa é capaz de tomar decisões e realmente modificar os comportamentos, atitudes ou padrões relacionais. É importante haver reconhecimento externo pelo esforço;
- **manutenção:** a pessoa estabiliza seus padrões de conduta resultantes da mudança, porém essa mudança pode exigir um conjunto de habilidades e estratégias diferentes das que foram primeiramente necessárias para a obtenção da mudança;
- **recaída:** nesse estágio, a tarefa da pessoa é retomar o comportamento de mudança em vez de ficar mobilizado.

Ao discriminar estágios diferentes de disposição para mudança, o modelo parte do pressuposto de que um nutricionista utilize diferentes abordagens com um atleta, dependendo do estágio em que esse se encontrar no processo de mudança[14]. Assim, é muito importante que o nutricionista utilize a estratégia adequada para o estágio de mudança atual do atleta. Na Tabela 54.3, é possível visualizar os estágios de mudança e as tarefas de aconselhamento do nutricionista.

Tabela 54.3 Aconselhamento nutricional conforme estágios de mudança

Estágio do cliente	Tarefas motivacionais do nutricionista
Pré-ponderação	Levantar dúvidas, aumentar a percepção do cliente sobre os riscos e problemas do comportamento atual
Ponderação	Evocar as razões para a mudança, os riscos de não mudar; fortalecer a autossuficiência do cliente para a mudança do comportamento atual
Determinação	Ajudar o cliente a determinar a melhor linha de ação a ser seguida na busca da mudança
Ação	Ajudar o cliente a dar passos rumo à mudança
Manutenção	Ajudar o cliente a identificar e a utilizar estratégias de prevenção de recaída
Recaída	Ajudar o cliente a renovar os processos de ponderação, determinação e ação sem que este fique imobilizado ou desmoralizado por causa da recaída

Dessa forma, o atleta pode ser motivado para um comportamento visando à mudança através de oito estratégias[9]. São elas:

1. Oferecer orientação

O nutricionista deve oferecer orientação clara, compassiva e diretiva para o atleta. Ele deve identificar claramente o problema ou área de risco, explicar por que a mudança é importante e defender mudanças específicas.

2. Remover barreiras

Identificar e remover barreiras pode ser a porta de entrada para a mudança. Uma vez identificadas as barreiras (pensamentos, comportamentos disfuncionais, condições ambientais), a tarefa do nutricionista será ajudar o atleta na resolução prática do problema.

3. Proporcionar escolhas

É importante que o atleta não se sinta forçado a fazer determinada mudança, ele precisa ter escolhas. A motivação intrínseca desse atleta será intensificada pela percepção de que ele escolheu de livre vontade um modo de ação sem influência externa significativa nem coerção.

4. Diminuir o aspecto desejável do comportamento

É importante identificar os objetivos internos que motivam a aderência e o mantêm na atividade proposta (emagrecer, ter reconhecimento social etc.), pois quando superados ou não atingidos fazem com que o esportista desista de seus objetivos. O nutricionista então terá que buscar abordagens eficazes para diminuir e enfraquecer esses incentivos positivos que podem prejudicá-lo e buscar motivações mais realistas (busca pela saúde etc.).

5. Praticar a empatia

A empatia é a habilidade para compreender os significados da outra pessoa pelo uso da escuta reflexiva, ou seja, o nutricionista deve desenvolver características como receptividade, respeito, apoio, afeto, preocupação, compreensão empática, comprometimento e interesse ativo.

6. Dar *feedback*

Dar *feedback* é essencial para o conhecimento claro sobre a situação presente e assim motivar o atleta para a mudança e fornecer a ele informações sobre sua situação atual e suas consequências ou riscos.

7. Esclarecer objetivos

Esclarecer para o atleta quais objetivos devem ser atendidos com a mudança proposta para que ele possa participar de forma ativa durante o processo, ajudando identificar e remover as possíveis barreiras e mantendo o foco.

8. Ajudar ativamente

A ajuda ativa está relacionada em acompanhar e reforçar os ganhos obtidos. É importante estar interessado no processo de mudança do atleta, sendo este um processo colaborativo, e não coercivo.

ESTABELECIMENTO DE METAS

Estabelecer metas claras, mensuráveis e alcançáveis facilita ao atleta orientar-se em relação ao objetivo que se quer alcançar. Portanto, ao estabelecer metas nutricionais com o atleta, o profissional deve observar alguns fatores que auxiliam na adesão e na motivação do cliente. Segundo Persons[15], os passos importantes são:

- listar todos os problemas/dificuldades encontradas pelo cliente na mudança da alimentação, organizando e categorizando os problemas/dificuldades em uma lista. Listar as dificuldades ajuda o atleta na identificação e na solução dos problemas, aumentando sua autoestima, estabelecendo crenças positivas e reafirmando a resiliência do indivíduo;

- auxiliar com muito cuidado o cliente, caso ele não identifique suas dificuldades. O profissional deve tentar perguntar sobre coisas disfuncionais (pensamentos, comportamentos, dificuldades ambientais) que capta em sua fala e sugerir que estas possam ser possíveis dificuldades para posteriormente estabelecerem metas juntos;
- identificar os padrões de pensamento disfuncionais e comportamentos que podem atrapalhar no estabelecimento das metas;
- estabelecer prioridade de importância nas metas. É muito importante iniciar pelas dificuldades simples e rápidas para aumentar a confiança do cliente e seguir para passos mais avançados;
- identificar obstáculos potenciais às metas: quais fatores ambientais ou psicológicos poderiam impedir a adesão ou até mesmo aumentar as chances de fracasso. Por exemplo, um atleta precisa fazer uma restrição alimentar específica, mas vem de uma família na qual comida significa prazer e convivência familiar/social. Com isso, todos os dias tem refeições calóricas. Como ajudar esse cliente a enfrentar esse obstáculo? Que recursos ele teria? O cliente tem recursos financeiros para adequação da nova dieta? Qual a sua rotina? É uma pessoa desorganizada em sua rotina e alimentação? Identificar obstáculos e buscar recursos para solucioná-lo com o atleta ajuda muito a adesão;
- identificar auxílios potenciais às metas. Quais são os apoios e forças desse atleta? Ele tem apoio familiar? Isso é importante para ele? Quem são os referenciais motivadores dele? Com quem podemos contar para auxiliá-lo na adequação alimentar?

Outro ponto importante a considerar é observar se as metas estabelecidas são coerentes com a personalidade ou os traços psicológicos daquele atleta, e também daquela fase de treinamento específica, pois uma meta que pode ser muito simples para um atleta pode não ser para outro, assim como uma meta que pode ser simples em uma etapa do treinamento fica mais difícil de seguir em outra etapa. Individualizar as metas segundo o perfil psicológico e o funcionamento do atleta e dos fatores ao redor dele é fundamental.

No estabelecimento de metas, é importante que a construção da lista seja colaborativa e acordada entre as partes, nunca imposta. As metas precisam fazer sentido para o atleta.

Além disso, as metas têm que ser estabelecidas para curto, médio e longo prazos, observando fatores de urgência, tempo dedicado para obtenção da meta, se são dificuldades leves, simples e fáceis ou mais complexas e elaboradas. Para isso, o acrônimo Smart, muito utilizado na terapia cognitiva, no *coaching* e na área administrativa, indica que as metas devem ser:

- S: simples e específicas;
- M: mensuráveis;
- A: acordadas (combinadas);
- R: realistas;
- T: tempo (determinado para ser realizado).

Por meio do apoio nutricional mais compreensivo (discutido ao longo deste capítulo), que envolve mais fatores que apenas o suporte de nutrientes, é possível observar que os atletas tornam-se mais resilientes e aptos à mudança.

Resiliência é entendida como o exercício de duas forças praticamente opostas sobre os indivíduos. De um lado, estão as ameaças, o sofrimento, os perigos, os fatores de risco, o que vários autores chamaram de experiências estressantes ou de condições adversas, isto é, tudo que torna o indivíduo vulnerável. Do outro lado, estariam as forças pessoais, a competência, o sucesso, a capacidade de enfrentar, resistir, adaptar, reagir, o que torna o indivíduo resiliente[16].

Pode-se dizer que as pessoas que possuem um perfil de personalidade resiliente são aquelas que buscam ajuda, são motivadas a fazer o melhor, procuram soluções.

Logo, identificar, reconhecer e reforçar as resiliências do atleta no atendimento clínico o mantém mobilizado para a mudança, pois o profissional, nesse momento, está desenvolvendo e instalando crenças positivas a seu respeito (amparo, estima, valor, capacidade), aumentando e estabilizando o humor e o vínculo com o atleta (empatia, cuidado) e mantendo-o motivado por suas próprias forças. Nesse momento, é importante que os elogios e os reforços positivos aconteçam dentro da individualidade do atleta, reconhecendo o potencial único dele e estabelecendo novas metas. Elogios soltos e falas positivas inespecíficas podem não surtir efeito. Outro ponto importante para trabalhar a resiliência é buscá-la em momentos de crise também, quando o atleta encontra-se desencorajado, tem recaídas no plano nutricional, quando vem de uma derrota ou crítica etc. Apenas elogiar e reconhecer as vitórias não ajuda, é importante, dentro da fragilidade do momento, identificar as forças pessoais que ele pode usar para mudar, o que ele fez de bom com aquela experiência; apontar que, mesmo não atingindo a meta, ele conseguiu certas coisas com aquela experiência e que isso já é muito válido. O importante é tentar obter algum ganho para o estabelecimento de novas metas.

CONSIDERAÇÕES FINAIS

A visão que o atleta tem sobre si, sobre o mundo e sobre o futuro irá influenciar diretamente na adesão ao plano alimentar. Muitos aspectos permeiam a relação do nutricionista com seu atleta e a influência dessa relação sobre o sucesso do planejamento alimentar não pode ser negligenciada. Assim, é extremamente importante que o nutricionista compreenda o estágio de prontidão para mudança e o nível de motivação do seu atleta, para que consiga empatizar com ele e que juntos conquistem um planejamento adequado.

Embora os atletas saibam os benefícios de realizar a dieta, muitos ainda não modificam seu comportamento, pois isso exige compromisso, planejamento e energia para manter a rotina. Desenvolver hábitos que contribuam para um estilo de vida saudável frequentemente exige mais do que força de vontade, exige motivação e flexibilidade cognitiva, logo, comprometimento. Está aí a palavra-chave a ser buscada pelo nutricionista: comprometimento.

Normalmente, o atleta precisa ter claro para ele seus objetivos, e mesmo assim podem surgir dúvidas durante o processo: *Por que fazer isso? Por que fracionar porções? Por que comer isso antes do treino? Por que comer isso depois do treino? Será que tudo isso de comida vai me engordar?* Os possíveis sabotadores são muitos, e testam a determinação o tempo todo. Quando o nutricionista estabelece uma meta, busca suas motivações e ajuda na adequação dos pensamentos disfuncionais junto com o atleta, tem-se as resposta para essas perguntas.

Portanto, algumas dicas para estabelecer metas eficazes junto com o atleta são:

- estabelecer uma rotina específica, com objetivos claros e mensuráveis;
- determinar metas reais e alcançáveis;
- fazer um planejamento para os curto, médio e longo prazos;
- vibrar com cada conquista e com cada objetivo alcançado;
- ter novas metas e desafios;
- avaliar constantemente suas metas e objetivos;
- orientar o atleta a pedir apoio de familiares, amigos e comissão técnica para a realização de seu planejamento;
- combater pensamentos disfuncionais sabotadores das metas.

O nutricionista faz parte do processo de aperfeiçoamento do desempenho do atleta, auxiliando-o não apenas no plano nutricional, mas também como um agente motivador e colaborador no desenvolvimento dos aspectos emocionais. Ao estabelecer o plano nutricional, é necessário desenvolver e acompanhar as capacidades e forças internas positivas do atleta (empenho, determinação, capacidades, recursos de enfrentamento), incentivando seus ganhos, reconhecendo suas conquistas, amparando-o e ajudando nas dificuldades (medos, frustrações, cobranças excessivas, derrotas), na busca de solução de problemas e mudança de estratégias.

Um apoio nutricional mais amplo, que compreenda o atleta e o esportista como indivíduos sobre os quais incidem diversos fatores, pode provocar não só melhor aceitação e adesão à dieta como contribuir para aumentar a resiliência e a capacidade de mudança desses indivíduos.

Em uma era em que o esporte está mais estudado e em evidência do que nunca, é imprescindível para o profissional que atua nessa área conhecer os fundamentos da psicologia do esporte e aplicá-los em sua rotina.

REFERÊNCIAS

1. Singer R. Future trends in sport psychology. In: Proceedings of the 7th Wold Congress of Sport Psychology. Singapura; 1989.
2. Makunas M. Periodização da preparação e do treinamento psicológico. In: Rubio K (org.). Psicologia do esporte – teoria e prática. São Paulo: Casa do Psicólogo; 2003
3. Beck A. Thinking and depression: theory and therapy. Archives of General Psychiatry. Belmont: Jama & Arquives, v.10, n.6, 1964.
4. Beck JS. Terapia cognitiva: teoria e prática. São Paulo: Artmed; 2007.
5. Samulski DM. Psicologia do esporte. Barueri: Manole; 2002.
6. Freeman A, Dewolf D. As 10 bobagens mais comuns que as pessoas inteligentes cometem. São Paulo: Guarda-chuva; 2006.
7. Seligman MEP. Aprenda a ser otimista. São Paulo: Nova Era; 1992.
8. Weinberg R, Gould D. Fundamentos da Psicologia do Esporte e do Exercício. Porto Alegre: Artmed; 2001.
9. Miller W, Rollnick S. Entrevista motivacional: preparando as pessoas para a mudança de comportamentos aditivos. Porto Alegre: Artmed; 2001
10. Miller W, Rollnick S. Ten things that motivational interviewing is not. Behavi Cogn Psychother 2009;37(2):129-40.
11. Prochaska JO, Diclemente CC. Stages and processes of self-change in smoking: toward an integrative model of change. J Consulting Clin Psychol 1983;5:390-5.
12. Schwartz RP. Motivational interviewing (patient-centered counseling) to address childhood obesity. Pediatric Ann 2010;39(3):154-8.
13. Prochaska JO. An eclectic and integrative approach: transtheorical therapy. In: Gurman AS, Messer SB (eds.). Essential psychotherapies: theory and practice. Nova York: Guilford Press; 1995. p.403-40.

14. Davidson R, Rollnick S, MacEwan I (eds.). Couselling problem drinkers. London: Tavistock/Routledge; 1991.
15. Persons JB. Cognitive Therapy in Practice: a case formulation approach. New York: WW Norton; 1989.
16. Trombeta LH, Guzzo RSL. Enfrentando o cotidiano adverso: estudo sobre resiliência em adolescentes. Campinas: Alínea; 2002.

Engajamento: contribuições do *wellness and health coaching* na nutrição esportiva

55

Cinthia Alves
Catia Cristina Lorenzi Guerbali
Rodrigo Bornhausen Demarch

INTRODUÇÃO

Os desafios relacionados ao desempenho e aos resultados de atletas e esportistas têm sido cada vez maiores. A exigência pela excelência acompanha o ritmo do crescimento trazido a partir de estudos e desenvolvimentos tecnológicos, que possibilitam treinos e dieta especial, respeitando necessidades individuais frente ao alcance dos objetivos propostos.

Muitos são os avanços em nutrição esportiva e, neste capítulo, será focada uma nova abordagem cognitiva e comportamental que poderá somar-se ao plano de cuidados e metas, facilitando ao esportista a melhora de seu rendimento. Trata-se do *wellness and health coaching* ou *coaching* de saúde e bem-estar.

BREVE HISTÓRICO

O uso do termo *coach* surgiu por volta de 1830, na Universidade de Oxford, e referia-se ao tutor, aquele que ajudava os estudantes; já na área dos esportes, o começo de seu emprego ocorreu em 1850.

Historicamente, a evolução de sua aplicabilidade foi visivelmente influenciada por diversos campos de estudo, incluindo os de desenvolvimento pessoal, educação de adultos, psicologia (cognições, emoções, comportamentos), administração (liderança), sociologia, negócios industriais, entre outros.

DEFINIÇÕES BÁSICAS

- *coach*: é o profissional que utiliza os procedimentos específicos para ajudar seus clientes a gerar mais realizações e resultados em suas vidas. O *coach* concentra-se no ponto em que seus clientes estão hoje e no que estão fazendo para alcançar seus objetivos futuros;
- *coachee*: é o cliente. Apresenta alguma disposição para mudança, o que nem sempre significa ter claramente estabelecidos seus objetivos;
- *coaching*: é a arte de criar um ambiente por meio da conversa e de um jeito de ser que facilita o processo pelo qual a pessoa pode caminhar em direção a metas desejadas de uma forma que a preencha como pessoa[1], ou seja, o *coaching* é o que ocorre entre o *coach* e o *coachee* que visa elevar o desempenho, aumentando os resultados positivos por meio de metodologias, ferramentas e técnicas específicas.

Quando as metas são relacionadas a saúde, exercício físico e bem-estar, o *coaching* é uma ferramenta que auxilia as pessoas a alcançarem níveis elevados de bem-estar físico e mental.

WELLNESS AND HEALTH COACHING NA NUTRIÇÃO ESPORTIVA

O nutricionista esportivo, o psicólogo do esporte, o educador físico e o treinador técnico são importantes referências profissionais para o acompanhamento, o desenvolvimento, o incentivo e a orientação para a busca por melhores resultados. Embora haja interface nos conhecimentos afins a esses, o *coach* de saúde e bem-estar difere-se em sua atuação em importantes aspectos, pois se propõe a capacitar os atletas e esportistas em sua autorrealização, em busca do alcance de suas metas de curto, médio e longo prazo, o que deve resultar em uma vida equilibrada e saudável. Isso se dá pelo alinhamento com seus valores, missão e propósito de vida, que ocorre a partir da construção da responsabilidade pessoal, do fortalecimento da motivação, do desenvolvimento de capacidades e da melhora sustentável em saúde e bem-estar.

A identificação das metas, que trataremos com detalhes mais adiante, consiste em etapa primordial no processo e pode estar relacionada a qualquer área de vida, tal como saúde, relacionamentos, espiritualidade, finanças, carreira, administração do tempo, família etc.

Afinal, se o atleta não está bem em uma dessas áreas, apesar de não necessariamente diretamente relacionadas ao rendimento esportivo em si, elas podem acabar por comprometer seu desempenho.

Porque o papel do *wellness and health coaching* é importante na nutrição esportiva?

Sabemos que a abordagem do especialista em saúde é essencial, porém há evidências de ganhos e benefícios ao atleta ou esportista quando se estabelece uma parceria destes com o *coach* de saúde e bem-estar, pois processos são abreviados e o trabalho do especialista é potencializado.

Quando se almeja uma mudança comportamental efetiva, é preciso que a pessoa seja estimulada a buscar as próprias respostas. A construção da confiança necessária a isso requer novos padrões de pensamento, ações e relacionamento. É preciso adotar uma mudança que enfatize os pontos fortes e as oportunidades, construindo em cima do que está funcionando na rotina de vida, além de se evitar diagnosticar e consertar aquilo que não está funcionando[2].

É preciso conectar bem-estar, saúde e bom condicionamento físico com o que mais é valorizado pelo atleta ou esportista. Sem um propósito definido e claro, raramente se fará uma mudança profunda e duradoura. Em geral, o atleta ou esportista foca nos fracassos obtidos em processos anteriores e isso pode criar um padrão de repetição que dificulta que as mudanças aconteçam[3].

Nesse sentido, o *coach* poderá encorajá-lo a buscar seus pontos fortes e, a partir deles, superar as dificuldades de mudança, que influenciarão seus padrões mentais e de comportamentos, possibilitando melhora no desempenho e facilitando o alcance de suas metas.

A partir do momento que a pessoa tem clareza da importância do esporte para sua vida, seu envolvimento e responsabilidade com treino, dieta, restrições e demais necessidades passam a ser percebidos de outra forma. Ao entrar em contato com o que realmente é importante para si, passa a abrir mão de alguns desejos em prol de um benefício maior, então mais claro[3]. Chegar a essa percepção que potencializa a atenção e a motivação é resultado de um processo intenso, que requer interesse e disposição para mudança.

É papel do *coach*, portanto, auxiliar o esportista a desenvolver maior confiança, energia e otimismo frente a seus desafios. Antes de adquirir hábitos e mudar a rotina, é preciso estimular a pessoa a avaliar a importância e o impacto destes ao longo de sua vida. Estar de bem consigo mesmo, em paz e equilíbrio com seus valores pessoais, com hábitos de vida incorporados e condizentes com uma rotina que esteja alinhada às necessidades de sua prática esportiva, possibilitarão um fortalecimento emocional que faz a diferença não apenas no desempenho, mas na satisfação com a vida.

Processo de *Coaching*

Há inúmeras abordagens para desenhar os processos de *coaching* e suas sessões, de forma a facilitar os caminhos para a mudança.

A sessão inicial definirá o relacionamento e o processo de vinculação que acompanharão todo o processo. A periodicidade deverá ser definida de acordo com as necessidades e é fundamental estabelecer confiança, criar visão de bem-estar e definir metas.

O *coach* vai apoiar o *coachee* na definição de seus objetivos, assim como nas metas que levam à realização destes, nas estratégias para alcançar os resultados almejados e também na identificação e na superação de possíveis obstáculos e desafios que aparecerem ao longo do caminho.

Diferentemente das abordagens tradicionais de apoio, o *coaching* enfatiza o processo motivacional e decisório e mantém seu foco na ação e no futuro, de modo que os hábitos possam ser incorporados de forma saudável, de maneira congruente com suas necessidades e desejos, e que sejam sustentáveis em longo prazo[4].

Com uma atuação focada em necessidades individuais, o *coach* auxiliará o esportista a identificar sua visão de bem-estar, seus valores, forças pessoais e propósito de vida relacionado aos seus objetivos. No caso do esporte, identificará a motivação pela prática esportiva, auxiliando no engajamento de seu sentido e significado pessoais para o aumento de seu desempenho.

CONCEITOS IMPORTANTES EM CIÊNCIA COMPORTAMENTAL

Sabe-se que a sensibilização e um ambiente que proporcione o suporte necessário pode fazer real diferença na mudança comportamental, e entretanto, sabe-se que as pessoas encontram-se em diferentes fases de aceitação para isso.

Para sua atuação, o *coach* deve ter conhecimentos a respeito da ciência comportamental, com base no modelo transteórico de mudança comportamental desenvolvido por Prochaska[5]. Esse modelo é baseado em mais de 25 anos de pesquisa para avaliar a mudança comportamental com foco em uma vasta variedade de comportamentos relacionados à área de saúde e em seus estudos. Destacam-se alguns itens fundamentais nessas reflexões sobre mudança:

1. problemas comportamentais são comuns;
2. o ritmo da mudança varia em função do comportamento e da pessoa;
3. a mudança acontece sempre em fases e o conhecimento "teórico" para mudança não é o suficiente. É necessária a aprendizagem de habilidades;
4. a mudança não é um processo linear e a recaída é uma constante.

Há três coisas que devem ser investigadas antes que se inicie a mudança:

1. as motivações do atleta devem ser fortes;
2. deve-se ter clareza em relação a quais são as barreiras;
3. deve-se ter sugestões quanto às soluções para superar as barreiras.

As fases identificadas foram descritas por Prochaska e DiClemente[6] e são comumente utilizadas, como apresentado nos itens a seguir:

Pré-contemplação

Na fase de pré-contemplação, as pessoas tendem a apresentar uma grande resistência em entender, reconhecer ou modificar um determinado problema ou dificuldade.

Uma característica fundamental dessa fase é que não há pretensão de mudança em um futuro próximo, já que, em muitos casos, sequer há o reconhecimento de um problema.

Contemplação

Na fase de contemplação, as pessoas tendem a conseguir identificar que apresentam um problema ou dificuldade e desejam encontrar um modo de enfrentamento.

Uma característica fundamental dessa fase é que as possibilidades percebidas para mudança não costumam ocorrer, pois não se sentem preparados para adotar os comportamentos necessários.

Preparação

Na fase de preparação, as pessoas tendem a identificar seu problema ou dificuldade e apresentam tentativas para modificar e melhorar seu comportamento, porém, tais atitudes em geral não são bem-sucedidas ou persistentes.

Uma característica fundamental dessa fase é que a pessoa está preparada para a mudança e faz algumas tentativas, mas não consegue mantê-las de forma efetiva.

Ação

Na fase de ação, as pessoas tendem a identificar seu problema ou dificuldade, consideram enfrentá-los e apresentam tentativas bem-sucedidas, ou seja, realmente modificam seus comportamentos.

Manutenção

A fase de manutenção se caracteriza pela persistência da mudança dos comportamentos desejados e pelo empenho em evitar recaídas.

A partir do momento em que o comportamento saudável torna-se um hábito e não se apresentam riscos para recaídas, considera-se que se atingiu a fase de término, ou seja, um padrão estável, ou cura[6].

Ter conhecimento a respeito de como o processo de mudança pode estar acontecendo é muito importante. Por exemplo, se o atleta não está motivado e confiante para entrar em ação, suas tentativas podem reforçá-lo negativamente e comprometer seu desenvolvimento e desempenho. Nesse sentido, o *coaching* tem uma importante contribuição a fazer: identificar junto dele suas motivações, dificuldades, possíveis soluções para obstáculos percebidos e nível de confiança para experimentar novos hábitos, condizentes com seus valores pessoais e rotina. A partir dessa abordagem, há a clarificação das razões pelas quais se está neste ou naquele determinado estágio, gerando fortalecimento para seguir adiante com a escolha das próximas metas[7].

Uma maneira eficaz de envolver os atletas no processo de mudança, especialmente quanto aos recursos cognitivos, que dizem respeito ao conhecimento teórico e à informação técnica, é levá-los a avaliar os prós e contras de um determinado comportamento, bem como de sua mudança[8].

Essas reflexões aumentam a possibilidade de mudar o comportamento para melhor.

É importante que capacidades como inteligência, habilidades, conhecimentos, entre outras, estejam presentes e sejam percebidas, levando à conscientização de que "eu posso fazer" determinada ação[9].

MOTIVADORES DA MUDANÇA: DOR E PRAZER

Para haver prontidão para mudança, muitos aspectos são necessários, porém o mais importante é o que nos impulsiona a querer, buscar e comprometer-nos com ela. Trata-se dos motivadores e, nesse caso, da dor e do prazer[10].

Os motivadores da dor são facilmente reconhecidos, pois a maioria das pessoas sabe claramente o que as incomoda. Portanto, pensar em algo que quer modificar porque está sentindo desconforto não parece ser uma tarefa complexa. Quando identificamos a dor, ou seja, do que não estamos gostando, naturalmente começamos a buscar formas de modificar isso, e logo encontramos algo que possa auxiliar. Em um processo de mudança, isso também poderá ocorrer muito rapidamente, o que gera certo alívio e satisfação inicial, mas dificilmente constitui uma mudança efetiva e sustentável[11].

Os motivadores do prazer nem sempre são fáceis de serem percebidos, pois para saber o que nos dá prazer, temos que saber o que queremos na vida, e isso nem sempre é tarefa simples, a começar por considerar-se a cultura e os valores sociais compartilhados, que em geral privilegiam satisfações imediatas de necessidades, ainda que por vias fugazes.

O *coach* poderá auxiliar o esportista ao longo de seu processo a identificar um propósito de vida, saber aonde quer chegar, reconhecer valores e crenças, sejam elas limitantes ou fortalecedoras. É um modo eficaz de obter motivadores pelo prazer, ou seja, quer-se modificar algo que é específico e sabe-se de que forma satisfazer a essa necessidade de modo efetivo, o que, certamente, resulta de um processo com etapas que, para serem cumpridas, precisam de disciplina, perseverança e clareza a respeito do que se espera da vida.[1]

ENGAJAMENTO NA MUDANÇA COMPORTAMENTAL: O PAPEL DO *COACH*

Nossos comportamentos são modelados e respondem a crenças e valores individuais e coletivos, sendo que não necessariamente há nesse ponto uma congruência, o que pode gerar certos conflitos e angústias no processo decisório[12]. A todo instante fazemos escolhas e para cada uma delas há inevitáveis renúncias que ocorrem automaticamente.

Em uma competição, há diversos esportistas e profissionais envolvidos, com diferentes pensamentos, comportamentos, sensações e desejos. O ambiente é o mesmo, a forma de interpretar e fazer escolhas dentro desse contexto é que é subjetiva e individual. Cada ser humano carrega dentro de si uma forma de perceber o mundo e as relações. Permeadas de crenças e desejos, tais significados são a lente com que as pessoas enxergam o mundo e tudo mais a sua volta[13].

Se uma pessoa deseja, portanto, modificar suas reações frente a determinados eventos ou até mesmo frente à vida, o processo pelo qual ela precisará passar para adquirir novas formas de pensar e agir inclui inevitavelmente conhecer melhor a si própria, identificar limites e fraquezas, potencial, qualidades e, acima de tudo, seus valores, ou seja, o que realmente a satisfaz. Nenhuma mudança comportamental que não esteja pautada nisso será efetiva e sustentável, simplesmente porque as pessoas vivem em busca de resolver conflitos e saciar suas necessidades, ou seja, somos potencialmente incapazes de viver uma vida inteira incongruente com nossos reais valores – ainda que jamais os conheçamos, eles estão lá e a todo momento são responsáveis pelas escolhas que fazemos, esteja isso claro ou não[14].

Nossas crenças e valores são a mola propulsora de nossas opções e decisões diárias. Muitas vezes, as pessoas se boicotam frente a um objetivo e não compreendem a razão e ela é simples: seus valores mais fundamentais podem estar sendo desafiados em determinadas situações e, portanto, falta-lhes a motivação para buscar a mudança. Se isso estiver ocorrendo, é o momento de parar e avaliar se o objetivo pretendido atende às reais necessidades, se é algo que a fará feliz e ao meio/comunidade em que ela vive também, pois, do contrário, a rede de apoio importante e necessária para a posterior manutenção da mudança comportamental obtida será vulnerável e isso poderá interferir no sucesso do processo[15].

Em resumo, para mudar comportamentos, é necessário flexibilizar os modos de pensamento, o que pode trazer mais opções de sentimentos e reações frente aos estímulos ou situações que se apresentem. Quando os comportamentos apresentados são socialmente aceitos ou são percebidos como adequados pela própria pessoa, há um reforço na autoestima que fortalece suas crenças e valores; quando o processo é o contrário, temos uma vulnerabilidade emocional que pode interferir na forma como percebemos a própria capacidade de realização e a satisfação de necessidades[16].

Para trabalhar a mudança comportamental, é necessário desafiar as crenças limitantes, desenvolver a autoeficácia e a autoestima e, assim, obter resultados percebidos na forma de compreender (pensar + sentir) e comportar-se diante do mundo. É essa a razão do trabalho do *coach*: despertar nas pessoas o que de melhor elas possuem, para que identifiquem e busquem seus sonhos e ideais.

Configura-se, portanto, um grande desafio: desenvolver o potencial humano e encorajá-lo na busca de seu melhor e mais completo rendimento. Levar o cliente ao estado de *flow*, ou seja, de engajamento, de estar tão prazerosamente envolvido consigo mesmo e com suas atividades de modo que praticamente perca a noção do tempo, que seja capaz de experimentar tamanha satisfação com seus sucessos e desempenho, que fortaleça cada vez mais a si mesmo, sentindo-se encorajado diante dos desafios da vida[17].

Orientar o atleta e o esportista a preservar seu estado de saúde e aperfeiçoar seu rendimento físico e esportivo por meio de uma conduta alimentar adequada é a principal função do nutricionista esportivo. Dessa forma, o *coaching* pode auxiliar na quebra de paradigmas, desprendimento de hábitos anteriores, envolvimento e senso de propósito, além de potencializar a criatividade dos profissionais de nutrição esportiva rompendo com as formas convencionais de atuação profissional.

Nesse sentido, a parceria entre o *coach* e o nutricionista pode avançar na construção de uma proposta de atuação capaz de contribuir para a saúde e a garantia da qualidade de vida, repensando seu lugar como profissional da área da saúde e integrando as diversas áreas de conhecimento, as práticas e o conjunto de experiências.

REFERÊNCIAS

1. Gallwey WT. The inner game of work. Nova York: Random House; 2000.
2. Seligman M. Authentic happiness: using the new positive psychology to realize your potential for lasting fulfillment. Nova York: Free Press; 2002
3. Weinberg RS, Gould D. Fundamentos da psicologia do esporte e do exercício. 4.ed. Porto Alegre: Artmed; 2008.
4. Miller WR, Rollnick S. Motivational interviewing: preparing people for change. New York: Guilford Press; 2002.
5. Prochaska JO. Why do we behave the way we do? Can J Cardiol 1995;11(Suppl A):20-5A.
6. Prochaska JO, DiClemente C. In search of how people change. Applications to addictive behaviours. Am Psychol 1992;47(9):1102-14.
7. Moore M, Morant TB. Coaching psychology manual. Philadelphia: Lippincott; 2009.
8. Janis IJ, Mann L. Decision-making: a psychological analysis of conflict, choice and commitment. Nova York: Free Press; 1977.
9. Bandura A. Social foundations of thought and action: a social cognitive theory. Englewood Cliff: Prentice-Hall; 1986.
10. Damásio AR. Em busca de Espinosa: prazer e dor na ciência dos sentimentos. São Paulo: Companhia das Letras; 2004.
11. Damásio AR. O mistério da consciência. São Paulo: Companhia das Letras; 2000.
12. Krausz RR. Coaching executivo: a conquista da liderança. São Paulo: Nobel; 2007.
13. Beck A, Clark DA. Cognitive therapy of anxiety disorders: science and practice. Nova York: Guilford; 2010.
14. Beck A, Clark DA, Brad AA. Scientific foundations of cognitive theory and therapy of depression. Nova York: Willey Press; 1999.
15. Mowen JC, Minor MS. Comportamento do consumidor. Jordan. São Paulo: Pearson Prentice Hall; 2003.
16. Beck JS. Cognitive behavior therapy: Basics and beyond. 2.ed. Nova York: Guilford; 2011.
17. Csikszentmihalyi M. Finding flow: the psychology of engagement with everyday life. New York: Basic Books; 1997.

Anexos

Anexo 1
Anamnese

NOME:

DATA: ______/______/______

1. Objetivos

2. Histórico pessoal

3. Saúde (histórico familiar; hábito intestinal; menarca/menstruação; fumo; patologias; medicação; sono)

4. Antropometria

Peso: Estatura: IMC: % gordura:

Idade: Punho: Ossatura:

5. Observações (profissão, objetivo do treino, suplementos, outros)

6. Gasto energético

Basal: Total:

7. Exercício físico

Treino	Tempo	Frequência	Gasto energético
1.			
2.			
3.			
4.			

Fonte: Recomendo – Assessoria em Nutrição e Qualidade de Vida

NOME:

DATA: ___/___/___

8. Anamnese alimentar

Refeição	Local/ Horário	Alimentos /Quantidades
Café da manhã		
Lanche		
Almoço		
Lanche		
Jantar		
Lanche		

9. Finais de semana

10. Conduta

11. Retornos

Fonte: Recomendo – Assessoria em Nutrição e Qualidade de Vida

Anexo 2
Diário alimentar

NOME:

Diário alimentar

DATA: _____/_____/_____

Refeição	Horário	Local	Alimento	Quantidade

Fonte: Recomendo – Assessoria em Nutrição e Qualidade de Vida

Anexo 3

Planilha de acompanhamento antropométrico

NOME:

PLANILHA DE ACOMPANHAMENTO ANTROPOMÉTRICO

					CIRCUNFERÊNCIAS							DOBRAS CUTÂNEAS						
DATA	ID	PC	EST	IMC	PUN	BD	BE	CIN	TX	CXD	CXE	TR	SB	SI	AB	CXM	Σ5	P

ID = idade
PC = peso corporal
EST = estatura
IMC = índice de massa corporal

PUN = punho
BD = braço direito
BE = braço esquerdo
CIN = cintura

TX = tórax
CXD = coxa direita
CXE = coxa esquerda

TR = tríceps
SB = subescapular
SI = supra-ilíaca
AB = abdominal
CXM = coxa medial

Σ5 = somatória das cinco dobras cutâneas
P = percentil da somatória de dobras cutâneas

Fonte: Recomendo – Assessoria em Nutrição e Qualidade de Vida

Anexo 4
Fórmulas para cálculo do metabolismo

FÓRMULAS PARA CÁLCULO DE GASTO ENERGÉTICO BASAL

IDADE	SEXO MASCULINO	SEXO FEMININO
0-3 anos	60,9 x peso - 54	61 x peso - 51
3-10 anos	22,7 x peso + 495	22,5 x peso + 499
10-18 anos	17,5 x peso + 651	12,2 x peso + 746
18-30 anos	15,3 x peso + 679	14,7 x peso + 496
30-60 anos	11,6 x peso + 879	8,7 x peso + 829
> 60 anos	13,5 x peso + 487	10,5 x peso + 596

Fonte: National Research Council (1989); FAO/OMS (1985)

FATOR ATIVIDADE

Fatores para estimar as necessidades energéticas diárias em vários níveis de atividade física para homens e mulheres (de 19 a 50 anos de idade)

INTENSIDADE	SEXO MASCULINO	SEXO FEMININO
Muito leve	1,3	1,3
Leve	1,6	1,5
Moderada	1,7	1,6
Intensa	2,1	1,9
Muito intensa	2,4	2,2

Fonte: National Research Council (1989)

GASTO ENERGÉTICO POR INTENSIDADE DE ATIVIDADE FÍSICA (kcal/kg de peso corporal/dia)

Fatores para estimar as necessidades energéticas diárias em vários níveis de atividade física para homens e mulheres (de 19 a 50 anos de idade)

INTENSIDADE	SEXO MASCULINO	SEXO FEMININO
Muito leve	31	30
Leve	38	35
Moderada	41	37
Intensa	50	44
Muito intensa	58	51

Fonte: National Research Council (1989)

MUITO LEVE: atividades mínimas deitadas, sentadas ou em pé; movimentar-se muito pouco: dormir, repousar, assistir televisão, andar de carro como passageiro, ler, falar ao telefone.

LEVE: a maior parte dos trabalhos em escritórios, andar, passear, estudar, dirigir, usar transporte coletivo.

MODERADA: atividades mecânicas, exercícios leves e moderados, andar vigorosamente, carregar peso, esquiar, dançar; atividades domésticas (varrer, usar o aspirador, passar roupa, lavar roupa).

INTENSA: caminhar com carga, trabalho manual pesado, exercícios intensos ou prolongados.

MUITO INTENSA: esforços exacerbados.

Índice remissivo

A

D

E